# H. Wagner/M. Wiesenauer

## Phytotherapie

H. Wagner/M. Wiesenauer

# Phytotherapie

Phytopharmaka
und pflanzliche Homöopathika

Mit 191 Abbildungen
und 128 Tabellen

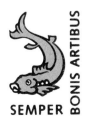

SEMPER BONIS ARTIBUS

Gustav Fischer Verlag
Stuttgart · Jena · New York · 1995

Anschrift der Autoren:

Prof. Dr. Dr. H. c. Hildebert Wagner
Institut für Pharmazeutische Biologie der
Ludwig-Maximilians-Universität München
Karlstraße 29
80333 München

Dr. med. Markus Wiesenauer
Facharzt für Allgemeinmedizin
Homöopathie – Naturheilverfahren
In der Geiß 8
71384 Weinstadt

Die Deutsche Bibliothek – CIP-Einheitsaufnahme

**Wagner, Hildebert:**
Phytotherapie : Phytopharmaka und pflanzliche
Homöopathika ; mit 128 Tabellen / H. Wagner/
M. Wiesenauer. – Stuttgart ; Jena ; New York :
G. Fischer, 1995
 ISBN 3-437-00775-0
NE: Wiesenauer, Markus:

© Gustav Fischer Verlag
Stuttgart · Jena · New York · 1995
Wollgrasweg 49, D-70599 Stuttgart
Das Werk einschließlich aller seiner Teile ist urheberrechtlich geschützt. Jede Verwertung außerhalb der engen Grenzen des Urheberrechtsgesetzes ist ohne Zustimmung des Verlages unzulässig und strafbar. Das gilt insbesondere für Vervielfältigungen, Übersetzungen, Mikroverfilmungen und die Einspeicherung und Verarbeitung in elektronischen Systemen.
Gesetzt in der Sabon 9/11 Punkt auf Mac/Quoin
Gedruckt auf 100g/qm LUXOMATT, holzfrei matt kompaktgestrichen mit 1,0-fachem Volumen, chlorfrei gebleicht – TCF
Herstellung: Birgit Kugel
Umschlaggestaltung: Klaus Dempel, Stuttgart
Satz: Typomedia Satztechnik GmbH, Scharnhausen
Druck und Einband: Wilhelm Röck GmbH, Weinsberg
Printed in Germany

**Wichtiger Hinweis**
Die pharmakotherapeutischen Erkenntnisse in der Medizin unterliegen laufendem Wandel durch Forschung und klinische Erfahrungen. Die Autoren dieses Werkes haben große Sorgfalt darauf verwandt, daß die in diesem Werk gemachten therapeutischen Angaben (insbesondere hinsichtlich Indikation, Dosierung und unerwünschten Wirkungen) dem derzeitigen Wissensstand entsprechen. Das entbindet den Benutzer dieses Werkes aber nicht von der Verpflichtung, anhand der Beipackzettel zu verschreibender Präparate zu überprüfen, ob die dort gemachten Angaben von denen in diesem Buch abweichen und seine Verordnung in eigener Verantwortung zu bestimmen.

Geschützte Warennamen (Warenzeichen) wurden nicht zwangsläufig kenntlich gemacht. Aus dem Fehlen eines solchen Hinweises kann also nicht geschlossen werden, daß es sich um einen freien Warennamen handelt.

# Vorwort

Nachdem die Naturheilverfahren Aufnahme in die Prüfungsordnung der Ärzte gefunden haben, ist auch im Fach Phytotherapie ein Lehrbuch moderner Konzeption dringend notwendig geworden. Die Dringlichkeit ergibt sich darüber hinaus aus der Tatsache, daß die Anwendung von phytotherapeutischen und homöopathischen Behandlungsmethoden durch den niedergelassenen Arzt in den letzten Jahren stark zugenommen hat, so daß auch aus diesem Grund eine dem heutigen Wissensstand entsprechende Darstellung der Möglichkeiten und Grenzen dieser Behandlungsverfahren erforderlich wurde. Weshalb die Verfasser das bisherige Tabu, in einem Lehrbuch Phytotherapie zusammen mit der Homöopathie zu behandeln, durchbrochen haben, hat mehrere Gründe. Einmal ist wie die Phytotherapie auch die Homöopathie als besondere Therapierichtung vom Gesetzgeber anerkannt, zum zweiten entstammen viele Homöopathika auch dem Pflanzenreich und drittens ist offensichtlich, daß in den Indikationsansprüchen und möglicherweise in den Wirkmechanismen zwischen Phytotherapeutika und sogenannten Niederpotenz-Homöopathika eine Reihe von Gemeinsamkeiten bestehen.

Die Verfasser waren außerdem, im Gegensatz zu der weitverbreiteten Auffassung, der Meinung, daß dem Mediziner sehr wohl etwas Chemie zugemutet werden kann, schließlich verdanken die Phytopharmaka und sicher auch die sogenannten Niederpotenz-Homöopathika chemischen Stoffprinzipien ihre Wirkungen und Wirksamkeiten.

Die Verfasser haben außerdem versucht, den Studierenden und dem praktischen Arzt die Grundlagen der Phytotherapie dadurch näherzubringen, daß sie den augenblicklichen Stand der pharmakologischen und klinischen Forschung für die wichtigsten in den Arzneipräparaten enthaltenen Drogen ausführlich wiedergegeben haben. Neu ist auch, daß aus didaktischen Gründen für nahezu alle Hauptindikationsgebiete entsprechende Therapiebeispiele mit bewährten und wissenschaftlich geprüften Präparaten aufgenommen wurden. Außerdem sollen diese Beispiele zeigen, daß Placebo-kontrollierte Studien bei Phytopräparaten und auch Homöopathika grundsätzlich möglich sind und sehr häufig bei Wahl der richtigen Indikation gleich gute Ergebnisse wie die Synthetika liefern.

Die in den Präparatelisten aufgeführten Präparate spiegeln nicht in jedem Falle die Verordnungshäufigkeit wider. Darauf hinzuweisen ist außerdem, daß sich die Zusammensetzung des einen oder anderen Präparates im Verlauf der Nachzulassung geändert haben könnte, worauf zu achten ist.

Das Buch ersetzt nicht die praktische Erfahrung, aber es gibt Hilfestellung bei der Entscheidung ob, wann und wie beide Therapieverfahren in ein Behandlungskonzept eingefügt werden können.

Die Autoren danken zahlreichen Hochschulkollegen und Naturheilärzten für wertvolle Ratschläge und Hinweise.

Zu besonderem Dank sind die Autoren verpflichtet der Lehrstuhlsekretärin Frau I. Reimann und Frau I. Schwartzkopff für die immensen Schreibarbeiten, Herrn Dr. P. Wolff für Literaturarbeiten, Frau V. Rickl für das Zeichnen von Formeln und Graphikentwürfen und dem Gustav Fischer Verlag für das geduldige Warten auf die Manuskriptendfassung sowie das verständnisvolle Eingehen auf alle unsere Wünsche.

Im Herbst 1994
München, H. Wagner
Weinstadt, M. Wiesenauer

# Inhaltsverzeichnis

# Allgemeiner Teil

# 1 Phytotherapie

## 1.1 Geschichte: Von den Anfängen der Kräutermedizin

Die Phytotherapie hat ihren Ursprung in der Kräutermedizin der frühen Jahrhunderte. Berühmte Ärzte wie Hippokrates (460–377 v. Ch.), Galenos (129–199 n. Chr.), Avicenna (980–1037 n. Chr.), Paracelsus (1493–1541) und die «Botanikärzte» A. Lonicerus, H. Bock, A. Matthiolus und L. Fuchs (14. und 15. Jh.) haben die «Kräuterheilkunde» gelehrt, schriftlich niedergelegt und praktisch weiterentwickelt.

Die Arzneipflanzen wurden von den Menschen bei der Suche nach genießbaren Nahrungsmitteln entdeckt und fortan empirisch für die Behandlung von Krankheitszuständen eingesetzt. In gleicher Weise wurden bestimmte Pflanzen zur Verbesserung und Veredelung von Nahrungsmitteln (Gewürze) oder zur Körperpflege (Kosmetika, Parfüms) aufgefunden. Unsere Vorfahren wußten auch bereits zwischen arzneilich verwendbaren und giftigen Pflanzen zu unterscheiden. Paracelsus erkannte als erster, daß die Frage, was Arzneimittel, was Gift ist, im wesentlichen von der **Dosierung** abhängt. *«Alle Dinge sind Gift und nichts ist ohne Gift. Allein die Dosis macht, daß ein Ding kein Gift ist.»*

In den einzelnen Kontinenten und Ländern haben sich entsprechend einer oft abweichenden Auffassung und Interpretation von Gesundheit, Gesundsein, Krankheit und Kranksein des Menschen verschiedene *Medizinschulen* mit zum Teil sehr verschiedenen Therapiekonzepten entwickelt. In diesen spielte die «Kräutermedizin» von Anfang an eine dominierende Rolle.

Vor allem in den fernöstlichen traditionellen Medizinen wurde «Kräutermedizin» als Teil einer **ganzheitlichen Krankheitsbehandlung** angesehen.

Sie war und ist heute noch ähnlich wie die spätere Homöopathie stark *ursachen-* und *konstitutions-* d.h. auf den individuellen Patienten *bezogen* und von *diagnostischen* Kriterien geprägt. Sie berücksichtigt den jeweiligen Krankheitszustand und versucht diesem die Dosierung anzupassen. Die Kombination von mehreren Drogen war und ist bei diesen Therapien die Regel.

Eine große Bedeutung wird in der Therapie mit Pflanzen der **Prophylaxe** zuerkannt.

Eigenständige Behandlungsmethoden mit Pflanzenpräparaten haben sich z. B. in Indien, in Form der *Ayurvedischen-* und *Unani-Medizin*, in China und Tibet, in Form der traditionellen *Chinesischen Medizin*, oder in Japan, in Gestalt der *Kampoo-Medizin* entwickelt.

In Europa entwickelte sich die Kräutermedizin bereits vor Einführung der Homöopathie zur beherrschenden Behandlungsmethode.

## 1.2 Phytotherapie und Phytopräparate: Allgemeine Definitionen

Bis zur Entdeckung des Salvarsans durch P. Ehrlich (1854–1915), die Synthese des Antipyrins im Jahre 1890 durch L. Knorr und die Entdeckung des Penicillins durch A. Fleming (1921) war die Kräutermedizin die alleinige Arzneitherapieform.

Mit dem Aufkommen der Chemo- und Antibiotika-Therapie verlor diese Therapie mit Pflanzenpräparaten ihre Monopolstellung. Mit der Reindarstellung des Morphins aus der Mohnkapsel im Jahre 1805 durch den Apotheker Friedrich W. A. Sertürner hat gleichzeitig die Entwicklung hin zur Therapie mit reinen Naturstoffen, zur **Monosubstanztherapie,** begonnen.

Damit stehen heute zur Therapie neben den synthetischen Arzneipräparaten, den Chemotherapeutika, **drei Haupt-Präparateformen aus Pflanzen** zur Verfügung:
- **Rohdroge**
- **Daraus hergestellte Mono- bzw. Poly-Extrakt-Präparate.**
- **Isolierte Reinstoff (Mono)-Präparate.**

Alle drei Präparateformen faßt man unter den Begriffen **Phytotherapeutika** oder **Phytopharmaka** zusammen. Sehr häufig werden beide Begriffe synonym gebraucht. Der Gesetzgeber hat den Begriff Phytopharmaka übernommen. Der Vorschlag, die Bezeichnung Phytopharmaka nur für isolierte Reinstoffe (z. B. Digitoxin, Morphin, Reserpin) und die

Bezeichnung Phytotherapeutika nur für die Mehrstoffgemische (Rohdroge und Extrakte) zu verwenden, hat sich nicht durchgesetzt.

Um aber zwischen beiden Präparatetypen zu unterscheiden, hat F. Weiß (1985) die Bezeichnung «forte»- und «mite»-Präparate vorgeschlagen.

Nach G. Vogel (1986) werden Phytopharmaka definiert als: *«Präparationen aus Pflanzen oder getrockneten Drogen pflanzlicher Herkunft, die den Wirkstoff oder die Wirkstoffe in mehr oder minder angereicherter Form enthalten und zusätzlich noch Begleitstoffe – mögen sie Wirksamkeit entfalten oder nicht.»*

Dieser Definition hat sich die Sachverständigenkommission (Arzneimittelkommission E) beim Bundesgesundheitsamt angeschlossen.

Hiernach würden Reinstoffpräparate (Monopräparate) aus Pflanzen nicht zu den Phytopharmaka sondern zu den «pflanzlichen Chemotherapeutika» zählen. Wir halten diese Einteilung nicht für zweckmäßig und plädieren dafür, *alle* Pflanzenpräparate als *Phytopharmaka* zu bezeichnen und zur genaueren Charakterisierung und Unterscheidung die einzelnen Präparate mit Zusatzangaben (z.B. Rohdroge, Extrakt- oder Tinkturenpräparat) und mit genauen Indikationsansprüchen zu versehen.

Im Gegensatz zu den Drogenpräparaten der früheren «Kräutermedizin» sind aber die heutigen Phytopharmaka (Rohdrogen oder Extrakte) in ihrer chemischen Zusammensetzung weitgehend definiert und auf Mindestgehalte an Wirkstoffen standardisiert. Sie müssen den Anforderungen des geltenden Arzneimittelgesetzes hinsichtlich Qualität, Wirksamkeit und Unbedenklichkeit entsprechen.

Die erstmals von dem franzöischen Arzt H. Leclerc eingeführte Bezeichnung «**Phytotherapie**» beinhaltet die Anwendung von Pflanzenpräparaten der vorangegangenen Definition. Hieraus erklärt sich, weshalb der Gesetzgeber die Phytotherapie als «Besondere Therapierichtung» eingestuft und anerkannt hat. Ob die Therapie mit pflanzlichen Reinstoffpräparaten auch als Phytotherapie bezeichnet werden soll, ist eine Definitions- und Standpunktfrage. Die hierfür gelegentlich verwendete Bezeichnung «Pharmakotherapie» wäre die logische Konsequenz.

Phytotherapie gehört als «Besondere Therapierichtung» zu den sogenannten *Naturheilverfahren*, über die der Arzt nach der Approbationsordnung Kenntnisse besitzen muß. Demnach ist Phytotherapie nicht *Alternative Medizin*, sondern Teil der heutigen naturwissenschaftlich orientierten Medizin.

## 1.3 Hauptindikationsbereiche für Phytopharmaka

Aus den später noch zu beschreibenden charakteristischen Wirkeigenschaften und Wirkmechanismen lassen sich folgende Hauptindikationsbereiche für Phytopharmaka vom Typ der Extrakt- und Rohdrogen-Präparate (Typ 1) oder Phytopharmaka (Reinstoffe) (Typ 2) im engeren Sinne ableiten:

- Zur kurzzeitigen Behandlung bis zur Diagnosestellung durch den Arzt.
- Befindlichkeitsstörungen (z.B. Schnupfen, Dysfunktionen des Magens, Obstipation, Schwächezustände).
- Leichte bis mittelschwere Erkrankungen zur alleinigen Therapie (z.B. Prostatahyperplasie oder Herzinsuffizienz NYHA II).
- Adjuvanstherapie in Kombination mit Pflanzenreinstoffpräparaten, Antibiotika oder Chemosynthetika bei der Behandlung schwerer Krankheitszustände.
- Weitgehend chemotherapieresistente chronische Erkrankungen (z.B. Arthritis, Sinusitis, Allergien, Neurodermitis, rezidivierende Infektionen).
- Geriatrische Erkrankungen, degenerative Krankheitszustände.
- Zur Prophylaxe von infektiösen, degenerativen und Stoffwechsel-Erkrankungen.
- Zur Nachbehandlung und in der Rekonvaleszenz.

Hieraus wiederum ergeben sich in Abgrenzung zu den pflanzlichen Reinstoffpräparaten und Chemotherapeutika bestimmte Anwendungsbereiche *(Tab. 1.1)*.

## 1.4 Selbstmedikation mit Phytopharmaka

Ein Kriterium der Phytopharmaka vom Typ 1 bzw. im engeren Sinne ist ihre Verwendbarkeit zur Selbstmedikation. Hierunter versteht man die **Selbstbehandlung** mit einem Arzneimittel. Dazu gehört vor allem die Anwendung mit dem Ziel, eine **Linderung** oder **Beseitigung** von Schmerzen zu erreichen.

**Tab. 1.1:** Anwendungsbereiche für Extrakt- und Rohdrogen Präparate (Typ 1) und pflanzliche Reinstoff-präparate und Synthetika (Typ 2).

| Phytopharmaka (Typ 1): Extrakt- und Roh-drogen-Präparate | Pflanzliche Reinstoffpräparate und Synthetika (Typ 2) |
| --- | --- |
| Selbstmedikation von Befindlichkeitsstörungen | Primär zur Verordnung durch Ärzte bestimmt |
| Akute Erkrankungen, chronische Erkrankungen, leichte bis mittelschwere Krankheitszustände | Schwere und schwerste Krankheitszustände (Not-fall-Therapie) |
| Langzeit- oder Intervalltherapie bei chronischen Erkrankungen | Kurzzeittherapie bei schweren und schwersten Erkrankungen |
| Prophylaxe und Therapie | Bevorzugt zur Therapie, selten zur Prophylaxe |

Nach der in § 2 AMG getroffenen Definition zählen hierzu auch Arzneimittel, die dazu bestimmt sind
– Krankheiten, Leiden, Körperschäden oder krank-hafte Beschwerden zu verhüten (§ 2 Abs. 1 Nr. 1 AMG) und
– die Beschaffenheit, den Zustand oder die Funk-tion des Körpers zu beeinflussen (§ 2 Abs. 1 Nr. 5 AMG).

Nach Auffassung der «Deutschen Gesellschaft für Phytotherapie» handelt es sich hierbei bevorzugt um
– Arzneimittel zur Stärkung und Kräftigung (Ro-borantien),
– Arzneimittel zur Verbesserung des Befindens und gegen Mißbefindlichkeiten (sog. Umstimmungs-mittel),
– Arzneimittel zur Unterstützung von Organfunk-tionen (Tonika),
– Arzneimittel zur Abwehr stummer, krankheits-wertiger Störungen im Vorfeld krankhafter Ver-änderungen und diagnostisch faßbarer Krankhei-ten (Prophylaktika).
Hierzu zählen Arzneimittel, die vom Apotheker her-gestellt werden oder Fertigarzneimittel. Im besonde-ren gehören hierzu die nicht verschreibungspflich-tigen sog. OTC (over the counter)-Präparate.

Der Anteil der Selbstmedikation am Gesamtumsatz rezeptfreier Arzneimittel und damit Phytophar-maka ist besonders hoch (50–95 %) bei
– Tonika und Stärkungsmitteln,
– Geriatrika,
– Schmerzmitteln,
– Vitaminen,
– Beruhigungs- und Schlafmitteln.
Er ist weniger hoch (20–50 %) bei
– Erkältungs- und Grippe-Mitteln,
– Dermatika,
– Mittel gegen Verdauungsbeschwerden,
– Rheumamittel sowie
– Urologika.

Die Tendenz zur Selbstmedikamention ist zwar stei-gend, doch ist gerade die heute zunehmende kriti-sche Einstellung der Bevölkerung zum Arzneimittel schlechthin ein natürliches Regulativ gegen den Mißbrauch der Selbstmedikation.
Eine besondere Aufgabe wird in diesem Zusammen-hang der Beratungsfunktion des Apothekers zu-kommen (arztgestützte Selbstmedikation).
**Literatur:** Siehe hierzu Crantz, 1987; Ammon, 1989.

## 1.5 Wissenschaftliche Bewertung von Phytopharmaka

Soweit Phytopharmaka in Form ihrer isolierten Reinstoffe d.h. als **Monosubstanzpräparate** vorlie-gen, kann man davon ausgehen, daß ihre Wirkun-gen experimentell und ihre Wirksamkeit auch kli-nisch gut belegt sind.

Die **zweite Gruppe** beinhaltet vorwiegend **Monoex-trakte** oder **Extraktkombinationen**, von denen *in vitro oder tierexperimentelle Prüfungen, ärztliche Studien oder bei Monoextraktpräparaten auch kon-trollierte Studien vorliegen.* Als beispielhaft können hier z.B. die mit standardisierten Knoblauch-, Ginkgo-, Hypericum-, Sabal-, Urtica- oder Cratae-gus-Monoextrakten durchgeführten Doppelblind-studien der letzten Jahre genannt werden. Man kann davon ausgehen, daß bis zum Jahr 2000 von allen wichtigen Monoextraktpräparaten kontrol-lierte klinische Untersuchungen vorliegen werden. Wie eine Reihe von erfolgreich durchgeführten kon-trollierten Studien von Extraktkombinationspräpa-raten zeigen, sind auch bei dieser Klasse von Präpa-raten Wirksamkeitsnachweise grundsätzlich mög-lich.

Von einer **dritten Gruppe** von Phytopharmaka wiederum existieren *nur Erfahrungsberichte als Belege ihrer Wirksamkeit.*

Bei einer **vierten Gruppe** von Phytopräparaten wiederum *fehlen sowohl pharmakologische und klinische Arbeiten als auch brauchbare Erfahrungsberichte.* Pflanzen oder Drogen dieser Gruppen werden daher von der Kommission E beim BGA mit einer sog. *«Negativmonographie»* belegt.

Ob die Phytopharmaka der zweiten bis vierten Gruppe auch in Zukunft dem Arzt noch zur Verfügung stehen werden, wird davon abhängen, ob für diese Präparate reproduzierbare und gut dokumentierte klinische Wirksamkeitsnachweise – soweit noch nicht vorhanden – erbracht werden können. Wichtig ist in diesem Zusammenhang, daß nach dem 2. AMG für die Beweisführung außer Einfach- und Doppelblindstudien auch «anderes wissenschaftliches Erkenntnismaterial» herangezogen werden kann. Nach § 25 Abs. 7 wurde für die Aufbereitung dieses Erkenntnismaterials eine Zulassungs- und Aufbereitungskommission für den humanmedizinischen Bereich «phytotherapeutische Therapierichtung und Stoffgruppe» (Kommission E) berufen.

Literatur: Siehe auch Fintelmann 1982, 1986; Schilcher 1988, 1990.

## 1.6 Erfahrungsmedizinische Bewertung von Phytopharmaka

Es gibt eine Reihe von Gründen, weshalb der Wirk- und Wirksamkeitsnachweis bei den Nichtreinstoff-Phytopräparaten (Typ 1) in vielen Fällen auf Schwierigkeiten stößt. Hierzu gehören die in Tab. 1.2 aufgelisteten Stoffcharakteristika und der Mangel an adäquaten Tiermodellen und Prüfdesigns. Dies gilt speziell für Präparate zur Behandlung vegetativ beeinflußter Krankheitszustände, degenerativ-chronischer Erkrankungen und präventiv verwendbarer Präparate. Hier ist es oft schwierig, ein einzelnes Symptom als Zielgröße für den Therapie- und Präventiverfolg zu definieren.

Da sich auch bei Doppelblindstudien der **Plazeboeffekt** nicht völlig ausschalten und sich speziell bei funktionellen Krankheitszuständen die Komplexität von Physis und Psyche in keinem Patientenkollektiv deutlich erfassen läßt, sollte nach Vogel (1986) «aus erkenntnistheoretischen und praktischen Erwägungen heraus die subjektive Aussage des Patienten zu seiner Befindlichkeit als ebenso gültiges Beweismaterial für ein Arzneimittel bewertet werden wie die Befunde der Labormedizin». Gemeint sind hier speziell Phytopharmaka vom Typ der Extrakt- und Rohdrogen-Präparate. Die Erfassung der Lebensqualität als Zielkriterium wird zukünftig große Bedeutung erfahren.

Außerdem sollte die Methode für den Wirksamkeitsnachweis in einem vernünftigen Verhältnis zum zu erwartenden Nutzen stehen. Dieses Kriterium ist bei zahlreichen Phytopräparaten nicht erfüllbar.

Nach Buchborn (1983) gehört zum Begriff der **Erfahrung in der Medizin** nicht nur die *wissenschaftlich* gewonnene und gesicherte Erfahrung, sondern auch die *ärztliche Erfahrung* und die *Grunderfahrung des Krankseins.* Dies bedeutet wiederum, daß in die Bewertung der Wirksamkeit eines Arzneipräparates auch die Erfahrung des Patienten einbezogen werden muß, d.h. daß dort die Erfahrung ihre Berechtigung hat, wo Doppelblindstudien wie bei zahlreichen Phytopharmaka fehlen bzw. mangels fehlender Meßmethoden bisher versagten.

Allerdings muß nach Überla (1982) Erfahrung in der Medizin *dokumentierbar, wiederholbar, beschreibbar, überprüfbar und kommunizierbar* sein. Diese Kriterien sollten in Zukunft für alle Phytopharmaka gelten.

Die **stärkere Einbeziehung erfahrungsmedizinischer Erkenntnisse** bei der Bewertung von Phytopharmaka ist keine Umschreibung für «Plazeboeffekte». Auf der anderen Seite muß darauf hingewiesen werden, daß die Phytopharmaka nicht in jedem Falle den gleichen Gesetzmäßigkeiten von Bioverfügbarkeit, Pharmakokinetik und Rezeptor-Interaktionen folgen, sondern eine eigene bisher in ihrem Mechanismus noch nicht voll erforschte und verstandene Wirkqualität besitzen. Dies trifft vor allem für die vielen Kombinationspräparate zu. Dies wiederum bedeutet, daß sich die Phytoforschung in Zukunft stärker den Themen der «Regulation von pathophysiologischen Prozessen» und den «unspezifischen Wirkungen» sowie der «Prävention» wird widmen müssen.

Die Forderung von Bock (1980), die Phytotherapie durch Beseitigung der Indikationslyrik, durch Beschränkungen in den Kombinationen und durch Standardisierung und Normierung der Präparate *rationaler* zu gestalten, muß dagegen neben der Sicherstellung der Unbedenklichkeit dieser Präparategruppe angestrebt und in absehbarer Zeit erfüllt werden.

**Tab. 1.2:** Stoffcharakteristika von Phytopharmaka Typ 1 und Typ 2

| Phytopharmaka (Typ 1): Extrakt- und Roh-drogen-Präparate | Pflanzliche Reinstoffpräparate und Synthetika (Typ 2) |
|---|---|
| Zumeist komplexe Mehrstoffgemische in natürlicher Kombination mit wirkungslosen Begleitstoffen | Isolierte oder synthetisierte reine Einzelstoffe |
| Wirkprinzipien nur z.T. bekannt oder nicht genau geklärt | Chemische Strukturen bekannt |
| Chemisch und biologisch bisher nur z.T. standardisiert | Exakt quantitativ zu bestimmen und zu standardisieren |
| Große Präparateformen-Vielfalt | Wenige Präparateformen |
| In der Regel nicht injizierbar | Alle Anwendungsformen möglich (p.o., i.m., i.v.) |

## 1.7 Stoffcharakteristik

Nach § 3 des 2. Arzneimittelgesetzes (AMG) vom 1. 1. 1978 gehören hierzu *Pflanzen, Pflanzenteile und Pflanzenbestandteile in bearbeitetem und unbearbeitetem Zustand.*

Je nachdem, ob Phytopharmaka in bearbeitetem oder unbearbeitetem Zustand vorliegen unterscheiden sie sich voneinander zum Teil sehr deutlich in ihrer chemischen Zusammensetzung, den auf sie anwendbaren Analysen- und Standardisierungsverfahren sowie den von ihnen herstellbaren Präparateformen.

Die wichtigsten Unterschiede sind in der Tab. 1.2 aufgeführt.

### 1.7.1 Präparateformen

In der **Roten Liste**[1] sind z.Z. etwa 9000 *Arzneifertigpräparate* aufgelistet, von denen die *Phytopharmaka* rund 1300 ausmachen.

In der **Präparate-Liste der Naturheilkunde**(Grüne Liste)[2] sind fast 3800 nur pflanzliche Drogen oder Drogenzubereitungen aufgeführt. Die Gesamtzahl der Drogen, die in der Roten Liste allein oder in Kombination bzw. in Zubereitungen im Gebrauch ist, liegt bei ungefähr 350.

In einer weiteren erst kürzlich erschienenen «Gelben Liste» **Pharmindex 1994**[3] sind 1700 Phytopharmaka, pflanzliche Mono- und Kombinationspräparate sowie Homöopathika zusammengestellt.

Neben den Fertigpräparaten gewinnt die **individuelle Rezeptur** wieder zunehmend an Bedeutung. In der folgenden Tabelle (Tab. 1.3) sind die wichtigsten heute noch im Gebrauch befindlichen Drogenzubereitungen aufgelistet. Über die Herstellungsweise dieser Zubereitungen informieren Lehrbücher der pharmazeutischen Technologie.

### 1.7.2 Heiß- und Kaltwasser-Auszüge

Die meisten Tees werden im Bedarfsfall durch Übergießen der geschnittenen oder pulverisierten Rohdroge mit heißem, d.h. kochendem Wasser im Verhältnis 1.0–1.5 g Droge/Tasse 150–200 ml Wasser, 5- bis 10minütiges Ziehenlassen und Filtration gewonnen.

Ausnahmen: Auszüge von schleimhaltigen Drogen wie z.B. Eibisch (Radix Altheae), Leinsamen (Semen Lini) oder Isländisches Moos (Lichen islandicus) werden durch 15- bis 20minütige *Kaltmazeration* in Wasser gewonnen.

Bei der **Rezeptur** einer Teemischung unterscheidet man:
a) *Leitdrogen* mit 1. Relevanz für den jeweiligen Indikationsanspruch,
b) *Ergänzungsdrogen* mit nachgeordneter Relevanz und
c) *Hilfsdrogen* für Aroma, Geschmack und Aussehen («Schönen» eines Tees).

---

1 Verzeichnis von Fertigarzneimitteln der Mitglieder des Bundesverbandes der Pharmazeutischen Industrie, Hrsg. Bundesverband der Pharmaz. Industrie e.V. Frankfurt a. M., Editio Cantor-Aulendorf/Württ.
2 Sommer Verlag, Teningen, Hrsg. S. Sommer.

3 IMP Kommunikationsgesellschaft mbH, Am Forsthaus Gravenbruch 9, 63263 Neu-Isenburg 2.

**Tab. 1.3:** Die wichtigsten heute im Gebrauch befindlichen Drogenzubereitungen.

| Typ | Definition |
|---|---|
| 1. Infus | Heißer Aufguß von Blatt-, Kraut- und Blütendrogen, von Früchten und Samen. |
| 2. Dekokt | Abkochung (ca. 30 min. lang) von Holz-, Rinden-, Wurzel- und Früchtedrogen. |
| 3. Mazerat | Kaltwasserauszug von Drogen aus primär galenischen Gründen (z. B. Eibisch-wurzeln). |
| 4. Tinkturen | Drogenauszüge mit reinem Alkohol (Spiritus) oder Alkohol-Wassergemischen in unterschiedlichen Mengenverhältnissen (meist 1: 5 bis 1: 10). |
| 5. Fluid-Extrakte | Alkoholische Auszüge im Mengenverhältnis 1: 2. |
| 6. Spissum- und Siccum-Extrakte | Zähflüssige bzw. zum Trocknen eingeengte wäßrige oder alkoholische Aus-züge. |
| 7. Salben | Spissum-Extrakte oder Tinkturen in Emulsionssalbengrundlagen. |
| 8. Olea | Ölige Drogenauszüge, hergestellt von zahlreichen Drogen durch Mazeration oder Digestion mit trocknenden Ölen, z. B. Mandelöl, Erdnußöl oder Olivenöl. |
| 9. Aetherolea | Durch Wasserdampfdestillation, Trockendestillation oder Lösungsmittelextrak-tion gewonnene Ätherischöle. |
| 10. Suppositorien | Spissum-Extrakte in leicht schmelzbaren Zäpfchengrundlagen (z. B. Oleum Cacao). |
| 11. Preßsäfte | Durch Auspressen frischen Pflanzenmaterials gewonnene wäßrige Auszüge. |
| 12. Sirupe | Unter Zusatz von Zucker hergestellte zähflüssige Drogenzubereitungen. |

*Infuse, Mazerate* und *Dekokte* enthalten die in Was-ser gut löslichen Wirkstoffe einer Droge. Die lipo-philen Stoffe gehen bei dieser Extraktionsweise nur zum Teil in Lösung. Bei Vorliegen von Ätherisch-ölen in einer Droge ist mit einer höchstens 25 %igen Extrahierbarkeit mit Wasser zu rechnen.

Da durch enzymatische und oxidative Einflüsse die Wirkstoffe wäßriger Auszüge relativ rasch abgebaut werden und somit wäßrige Auszüge instabile Präpa-rateformen darstellen, sind diese nach der Herstel-lung *zum sofortigen Verbrauch bestimmt.*

Ein Vorteil von wäßrigen Teezubereitungen ist, daß sich die *meistens lipophilen Pestizide* darin nur sehr schlecht lösen und daher höchstens bis zu 10–20 % der ursprünglich in der Ausgangsdroge vorliegen-den Menge enthalten sind.

Eine besondere Form der Teezubereitungen sind die sog. «tassenfertigen», als Trockenpulver vorliegen-den *Instant-Tees*: Diese werden industriell nach ver-schiedenen Verfahren hergestellt. Die in der Regel mit Wasser-Alkohol-Mischungen erhaltenen Flüs-sigextrakte werden in einem warmen Luftstrom einem *Sprüh-Trocken-Verfahren* unterworfen. Die bei diesem Verfahren flüchtig gegangenen Ätherischöle werden nachträglich wieder zugesetzt.

Die sog. *Granulat-Tees* gewinnt man dadurch, daß man die flüssigen Drogenextrakte auf Trägerma-terialien wie z. B. Saccharose «aufzieht» und das Ganze in der Wärme trocknet. Beide Tee-Präparate lösen sich gut nur in heißem Wasser.

**Literatur:** Siehe Wichtl, 1989.

## 1.8 Wirkstoffqualität und Standardisierung (Normierung) von Drogen und Phytopharmaka

Die *Stoff-Qualität* der im Arzneimittelhandel be-findlichen Drogen, isolierten Reinstoffe und regi-strierten pflanzlichen Präparate ist durch amtliche Prüfrichtlinien festgelegt.

### 1.8.1 Roh-Drogen

Im Deutschen Arzneibuch (DAB 10) sind 80 Dro-gen ohne Ätherischöle offizinell. Nicht in dieser Pharmakopoe enthaltene Drogen findet man z. T. im Deutschen Arzneimittel-Codex (AC) oder in an-deren europäischen Pharmakopöen, z. B. Öster-reich. Ph. P. (ÖAB) und Schweizer Ph. P. (Helv. VII).

# Kap-Aloe

### Aloe capensis

Kap-Aloe ist der zur Trockne eingedickte Saft der Blätter einiger Arten der Gattung *Aloe*, insbesondere der *Aloe ferox* MILLER und seiner Hybriden und enthält mindestens 18,0 Prozent Hydroxyanthracen-Derivate, berechnet als wasserfreies Aloin ($M_r$ 418,4).

### Eigenschaften

Die Droge ist eine tiefbraune Masse mit grünlichem Schimmer und glänzenden, muscheligen Bruchflächen. Das Pulver ist grünlichbraun. Die Droge hat einen starken, charakteristischen Geruch und einen bitteren, unangenehmen Geschmack. Sie ist unter Erwärmen löslich in Ethanol, teilweise löslich in siedendem Wasser, praktisch unlöslich in Chloroform und Ether.

### Prüfung auf Identität

A. 1 g pulverisierte Droge wird mit 100 ml siedendem Wasser geschüttelt. Nach dem Abkühlen wird mit 1 g Talkum *R* versetzt und filtriert. 0,25 g Natriumtetraborat *R* werden unter Erwärmen in 10 ml Filtrat gelöst. Werden 2 ml dieser Lösung in 20 ml Wasser gegossen, entsteht eine gelblichgrüne Fluoreszenz, die sich im ultravioletten Licht bei 365 nm verstärkt.

B. Werden 5 ml des unter A erhaltenen Filtrats mit 1 ml frisch hergestelltem Bromwasser *R* versetzt, entsteht ein gelber Niederschlag. Die überstehende Flüssigkeit darf nicht violett gefärbt sein.

### Prüfung auf Reinheit

**Chromatographie:** Die Prüfung erfolgt mit Hilfe der Dünnschichtchromatographie (V. 6.20.2) unter Verwendung einer Schicht von Kieselgel G *R*.

*Untersuchungslösung:* 0,5 g pulverisierte Droge werden mit 20 ml Methanol *R* im Wasserbad zum Sieden erhitzt und einige Minuten lang geschüttelt. Die überstehende Flüssigkeit wird dekantiert und bei etwa 4 °C aufbewahrt. Die Absorption (V.6.19) der Lösung wird bei 512 nm gegen Methanol als Kompensationsflüssigkeit gemessen.

Der Prozentgehalt an wasserfreiem Aloin errechnet sich nach der Formel

$$\frac{A \cdot 20}{m}$$

Spezifische Absorption von Aloin = 240
$A$ = Absorption bei 512 nm
$m$ = Einwaage der Droge in Gramm.

*Referenzlösung:* 50 mg Aloin *R* werden in Methanol *R* zu 10 ml gelöst.

Auf die Platte werden getrennt 5 µl jeder Lösung bandförmig (20 mm × 3 mm) aufgetragen. Die Chromatographie erfolgt mit einer Mischung von 13 Volumteilen Wasser, 17 Volumteilen Methanol *R* und 100 Volumteilen Ethylacetat *R* über eine Laufstrecke von 10 cm. Die Platte wird an der Luft getrocknet und anschließend mit einer 10prozentigen Lösung *(m/V)* von Kaliumhydroxid *R* in Methanol *R* besprüht. Die Auswertung erfolgt im ultravioletten Licht bei 365 nm. Das Chromatogramm der Untersuchungslösung zeigt in der Mitte eine gelb fluoreszierende Zone, die in bezug auf ihre Lage der Zone von Aloin im Chromatogramm der Referenzlösung entspricht. Das Chromatogramm der Untersuchungslösung muß im unteren Teil zwei gelb fluoreszierende, den Aloinosiden A und B entsprechende Zonen, sowie eine blau fluoreszierende, dem Aloesin entsprechende Zone zeigen. Die Platte wird 5 min lang bei 110 °C erhitzt. Das Chromatogramm der Untersuchungslösung darf direkt unterhalb der Aloinzone keine violett fluoreszierende Zone zeigen.

**Trocknungsverlust** (V.6.22): Höchstens 10,0 Prozent, mit 1,000 g pulverisierter Droge durch Trocknen im Trockenschrank bei 100 bis 105 °C bestimmt.

### Gehaltsbestimmung

0,400 g pulverisierte Droge (180) werden in einem 250-ml-Erlenmeyerkolben mit 2 ml Methanol *R* befeuchtet und nach Zusatz von 5 ml Wasser von etwa 60 °C gut gemischt. Die Mischung wird mit weiteren 75 ml Wasser von etwa 60 °C versetzt und 30 min lang geschüttelt. Nach dem Abkühlen wird in einen Meßkolben filtriert. Erlenmeyerkolben und Filter werden mit 20 ml Wasser gewaschen und Filtrat sowie Waschflüssigkeit mit Wasser zu 1000,0 ml verdünnt. 10,0 ml dieser Lösung werden in einem 100-ml-Rundkolben, der 1 ml einer 60prozentigen Lösung *(m/V)* von Eisen(III)-chlorid *R* und 6 ml Salzsäure 36 % *R* enthält, 4 h lang im Wasserbad unter Rückfluß so erhitzt, daß die Wasseroberfläche über dem Flüssigkeitsspiegel im Kolben steht. Nach dem Abkühlen wird die Lösung in einen Scheidetrichter gebracht und der Kolben nacheinander mit 4 ml Wasser gespült. Die Waschflüssigkeiten werden dem Inhalt des Scheidetrichters zugefügt. Anschließend wird dreimal mit je 20 ml Tetrachlorkohlenstoff *R* ausgeschüttelt. Die vereinigten Tetrachlorkohlenstoffauszüge werden zweimal mit je 10 ml Wasser gewaschen, das verworfen wird. Die organische Schicht wird mit Tetrachlorkohlenstoff *R* zu 100,0 ml verdünnt. 20,0 ml werden im Wasserbad vorsichtig zur Trockne eingedampft und der Rückstand in 10,0 ml einer 0,5prozentigen Lösung *(m/V)* von Magnesiumacetat *R* in Methanol *R* gelöst. Die Flüssigkeit muß innerhalb 24 h zur Chromatographie verwendet werden.

### Lagerung

Vor Licht geschützt.

### Hinweis

Wird Aloe ohne besondere Angabe verordnet, so ist **Kap-Aloe** abzugeben.

**Abb. 1.1:** Monographie Kap-Aloe, Europäisches Arzneibuch.

Die von den einzelnen Arzneibuchkommissionen festgelegten Qualitätskriterien sind in Form von Monographien beschrieben und aufgelistet. Sie enthalten:
- Identitätsprüfungen,
- Reinheitsprüfungen,
- Kennzahlen,
- Mindestgehalte an Hauptwirkstoffen und zum Teil auch Mindest-Wirkwertangaben.

Die **Qualitätssicherung und Standardisierung** von nicht bearbeiteten Rohdrogen erfolgt außer durch die Festlegung von Aussehen, Farbe, Geruch und morphologischen Charakteristika durch:
- Vorschriften zur Prüfung auf Abwesenheit von Verfälschungen, Verwechslungen oder fremden Beimengungen.
- Vorschriften zur qualitativen dünnschichtchromatographischen Analyse des Inhaltsstoffmusters oder der Hauptinhaltsstoffe.
- Vorschriften zur Gehaltsbestimmung von Hauptinhaltsstoffen oder Hauptwirkstoffen und/oder Bestimmung von biologischen bzw. pharmakologischen Wirkwerten.

Die einzelnen für diese Untersuchungen anzuwendenden analytischen Verfahren sind in einem Methodenteil für die Aloe Droge (Abb. 1.1) genau beschrieben.

Literatur: Siehe auch Eberwein et al., 1989; Hanke, 1984; Wagner, H. et al., 1980–1990; Dirscherl, 1982–1985.

## 1.8.2 Extrakte, Tinkturen, Olea, Aetherolea und Phytopräparate

Die Qualitätssicherung und Standardisierung erfolgt in gleicher oder ähnlicher Weise wie für die Rohdrogen angegeben. Für eine Reihe von Drogenzubereitungen dienen spezielle **Kennzahlen** zur Identitäts- und Reinheitsangabe wie z. B. Extraktgehalte, bei ätherischen Ölen optische Drehung, Refraktionszahl, optische Dichte u. a., bei fetten Ölen Verseifungszahl, Jodzahl, Säurezahl, Hydroxylzahl u. a.

Für die qualitative und quantitative Analyse von Drogen und Zubereitungen mit flüchtigen Inhaltsstoffen werden heute zusätzlich die *Gaschromatographie* (Abb. 1.2), für alle anderen auch die *Hochdruckflüssigchromatographie* (HPLC) (Abb. 1.3) eingesetzt. Die HPLC-Methode eignet sich auch zur *Fingerprintanalyse* von Kombinationspräparaten (Abb. 1.4), wenn die Zahl von 4–6 Komponenten nicht überschritten ist.

## 1.8.3 Spezielle Prüfvorschriften für Drogen und Drogenzubereitungen

Zu den notwendigen **Reinheitsprüfungen** einer Droge zählt auch die Prüfung auf *Pflanzenschutzmittel-Rückstände*. Die Pflicht hierauf zu prüfen ergibt sich aus den allgemeinen Vorschriften des Europ. Arzneibuches (Ph. Eur.) Bd. III S. 19, in der es heißt: «Die verbindlichen Vorschriften gehen nicht so weit, daß alle möglichen Verunreinigungen berücksichtigt sind. So wird nicht vorausgesetzt, daß eine ungewöhnliche Verunreinigung, die mit Hilfe der angegebenen Prüfungsmethoden nicht nachgewiesen wird, erlaubt ist, wenn die Vernunft und eine gute pharmazeutische Praxis ihre Abwesenheit erfordert.» In den Arzneibüchern gibt es für Drogen und Drogenzubereitungen keine speziellen Prüfvorschriften. Für sie gilt aber die Höchstmengen-Verordnung (HMVO) für «Pflanzenbehandlungsmittel» im Lebensmittelbereich vom 24. 06. 1982 (BGBl I. Z.: 5702 A-Nr. 2, S. 745–783) sowie die 1. Änderungs-VO vom 23. 12. 1983. In diesen sind 374 Einzelsubstanzen mit den zulässigen Mindest-Mengen (in ppm = parts per million) aufgeführt.

Für die tolerierten Mindestmengen an *Schwermetallverunreinigungen* (Blei, Cadmium und Quecksilber) gibt es die sog. ZEBS-Richtlinien der Zentralen Erfassungs- und Bewertungsstelle für Umweltchemikalien. Danach wurden die Grenzwerte für *Blei* mit 5 mg/kg, für *Cadmium* mit 0,2 mg/kg und *Quecksilber* mit 0,1 mg/kg angegeben.

Die *Rückstandsanalyse auf Pflanzenschutzmittel* erfordert aufwenige Analysenmethoden, die nur in Speziallaboratorien durchgeführt werden können. Die Hersteller von Phytopräparaten einschließlich Teepräparaten sind aber verpflichtet, diese Analysen durchführen zu lassen.

Die zulässigen **Radioaktivitätsmengen** (Cs-134 und Cs-137) sind in dem Strahlenvorsorgegesetz (Str.V.G.) für Lebensmittel und Drogen mit *600 Bq/kg* festgelegt worden.

Bezüglich des **mikrobiologischen Zustandes** ist vorgeschrieben, daß Drogen nicht mehr als $10^3$–$10^4$ aerobe Bakterien, $10^2$ Hefen und Schimmelpilze pro ml bzw. pro g enthalten sollen und weder Escherichia coli, Salmonella und Pseudomonas noch Staphylococcus aureus anwesend sein dürfen.

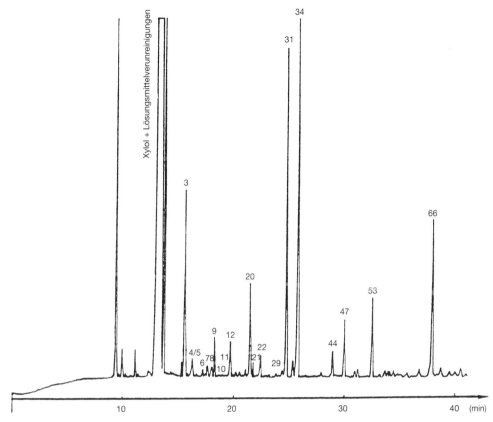

**Abb. 1.2:** Kapillargaschromatographische Analyse des ätherischen Öls von Melissa officinalis.
Die hochauflösende kapillargaschromatographische Analyse (KGC) trennt in ca. 40 Minuten ein durch
Wasserdampfdestillation gewonnenes ätherisches Öl von Melissenblättern in über 70 Einzelkomponenten
auf, von denen 10 Verbindungen mengenmäßig etwa 90 % aller Verbindungen des ätherischen Öls ausma-
chen. Jede der Hauptverbindungen des Gemisches kann quantitativ bestimmt werden.
Zuordnung der Hauptpeaks:

3 cis-Hex-3-enol                    34 Geranial
9 trans-β-Ocimen                   44 Geranylsäure
12 Linalool                        47 Geranylacetat
20 Citronellal                     53 α-Caryophyllen
31 Neral                           66 β-Caryophyllenoxid
GC-Bedingungen: 50 mOV 101 – fused silica.
(Planta med. 46: 95 [1982])

## 1.9 Allgemeine Wirkeigenschaften von Phytopharmaka

Viele Phytopharmaka, die Reinstoffpräparate ausgenommen, besitzen eine *milde, schwache oder
schwächere pharmakologische Wirkung bzw. Wirksamkeit*, wobei auffällig ist, daß diese Wirkung sehr
häufig erst nach längerer Therapie (Langzeittherapie) in Erscheinung tritt.

Ihre Wirkungen werden häufig als *«regulierend»*
oder *«modulierend»* beschrieben.

Phytopräparate der genannten Art sind bei bestimmungsgemäßem Gebrauch *nebenwirkungsarm oder
frei,* während Phyto-Reinstoffpräparate wie viele
Synthetika in stärkerem Maße unerwünschte Wirkungen besitzen können.

Daraus folgt, daß Phytopräparate Typ 1 im allgemeinen durch eine *große therapeutische Breite* aus-
gezeichnet sind im Gegensatz zu den Präparaten
Typ 2, die von Ausnahmen abgesehen relativ geringe therapeutische Breiten besitzen.

**Literatur:** Siehe hierzu Fintelmann 1982, 1986.

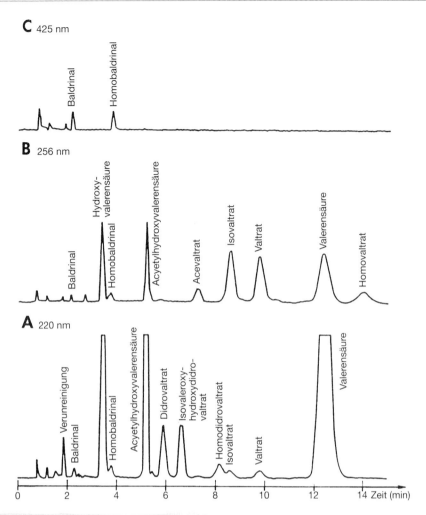

**Abb. 1.3:** Hochdruckflüssigkeitschromatographie (HPLC) eines mexikanischen Baldrianextraktes.
Die analytische Auftrennung eines Pflanzen-Extraktes, mit Hilfe der Hochdruckflüssigkeitschromatographie (HPLC), zeigt den technischen Fortschritt, der heute die chemische Kennzeichnung und Standardisierung jedes Pflanzenrohextraktes in kürzester Zeit (15 min.) erlaubt. Die ca. 90 % Begleitstoffe des Extraktes stören den Nachweis der Hauptwirkstoffe (Valeporiate) nicht. Durch die Möglichkeit, die Detektion der aufgetrennten Verbindungen bei verschiedenen Wellenlängen vorzunehmen, erhält man ein differenziertes Bild des Wirkstoffprofils einer Pflanze mit der Möglichkeit, jeden Hauptwirkstoff quantitativ zu bestimmen. Die Analyse liefert Angaben über die Herkunft und Qualität einer Droge.
HPLC-Bedingungen: MN-Nucleosil 5 C 18 (125 × 4 mm ID).
Mobile Phase: Methanol-Wasser = 750 : 250
Detektion bei den Wellenlängen 425 nm, 256 nm, 220 nm.
(Nach G. Tittel u. R. Bos in: Practice of High Performance Liquid Chromatography, S. 373, ed. H. Engelhard, Springer, Berlin 1986)

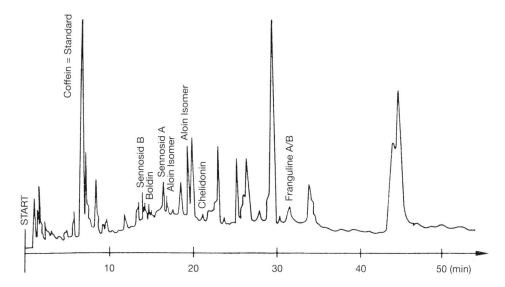

**Abb. 1.4:** HPLC-Analyse eines Phyto-Kombinationspräparates.
Wie das Beispiel der HPLC-Analyse eines aus 5 Pflanzenextrakten bestehenden Kombinationspräparates mit Abführwirkung zeigt, kann diese Methode auch zur «Fingerprintanalyse» eines sehr komplex zusammengesetzten Gemisches verwendet werden. Über die quantitative Bestimmung charakteristischer Hauptwirkstoffe der einzelnen Extraktkomponenten mit Hilfe eines inneren Standards (hier Coffein) lassen sich Präparate auf eine gleichbleibende Zusammensetzung hin standardisieren und in ihrer Qualität laufend überprüfen.

## 1.10 Wirkeigenschaften von Phyto-Kombinationspräparaten

Ein Charakteristikum vieler Phytopharmaka Typ 1 ist ihre **komplexe,** d. h. aus mehreren Drogen bzw. Extraktkomponenten bestehende **Zusammensetzung.** Dies gilt für viele Fertigarzneimittel, die fixen Arzneimittelkombinationen, ebenso wie für viele in freier Rezeptur nach Verordnung des Arztes hergestellten Phytopräparate.

Vielen solchen Arzneistoffkombinationen liegt die bekannte Tatsache zugrunde, daß durch eine sinnvolle Kombination eine **synergistische pharmakologische Wirkung** erwartet werden kann.

Unter *Synergismus* versteht man das Zusammentreten von Wirkgrößen auf mindestens das Doppelte der Wirkung des Einzelstoffes. Der Synergismus kann *additiv* sein, wenn *ein* pharmakologischer Angriffspunkt vorliegt. Er kann auch *überadditiv,* d. h. *potenzierend* sein, wenn verschiedene pharmakologische Angriffspunkte für die Einzelstoffe existieren.

Aus dem Bereich der Synthetika gibt es ebenfalls entsprechende Beispiele. In der Gruppe der Extraktmonopräparate sei die Kombination Morphin-Codein im Opium genannt. Es ist bekannt, daß Codein den analgetischen Effekt des Morphins potenziert. Opium hat eine andere Wirkung als die entsprechenden Reinalkaloidgemische. Für Extraktkombinationen gibt es ebenfalls viele wissenschaftlich belegte Beispiele. Kombinationen von Bitterstoff-haltigen Drogen führen immer zu additiven Effekten was die Magensaft- und Gallensekretion anlangt.

Diese synergistischen Effekte können bei Phytopharmaka Typ 1 auch – allerdings nicht um das Doppelte – durch einen selbst nicht wirksamen Begleitstoff (Ballaststoff) hervorgerufen werden. Z. B. können in einem Herzglykosid-haltigen Extrakt als Begleitstoffe vorkommende Saponine die Wirksamkeit der Herzglykoside durch eine induziert erhöhte Resorptionsrate verbessern.

Auch das Umgekehrte ist möglich, wenn z. B. Gerbstoffe in einem Alkaloid-haltigen Extrakt die Resorption und Bioverfügbarkeit der Alkaloide herabsetzen. Wenn zwischen den einzelnen Kombinationspartnern pharmakokinetische Interaktionen der genannten Art entstehen, die das Nutzen/Risiko-Verhältnis nicht verbessern oder verschlechtern, wäre eine Kombination negativ zu bewerten.

Daraus folgt, daß **Arzneimittelkombinationen** und damit auch Phytokombinationspräparate unter gewissen Voraussetzungen sinnvoll sein und **Vorteile** gegenüber den Monopräparaten haben können. Die

Vorteile können außer in einer Verstärkung der Wirkung auch in einer Reduzierung der Nebenwirkungen d.h. in einer besseren Verträglichkeit liegen.

Daß solche Vorteile gegenüber einem Monoextraktpräparat bestehen, muß der Hersteller von Phytokombinationspräparaten allerdings bei Neuzulassungen nachweisen.

Zur Frage der pharmakologischen und therapeutischen Bewertung von Kombinationspräparaten hat die Deutsche Gesellschaft für Phytotherapie eine Dokumentation erstellt (siehe Lit. 1988).

## 1.11 Dosierung von Phytopharmaka

Bei Anwendung von chemisch-synthetischen Wirkstoffen und stark wirkenden Pflanzenreinstoffen liegen die empfohlenen niedrigsten und höchsten Dosen desselben Wirkstoffes in der Regel um den Faktor zwei bis fünf auseinander. Anders liegen die Verhältnisse bei den Tinkturen, Extrakt-, Pulver- und Tee-Phytopharmaka. Hier ist es schwieriger, die adäquaten Dosierungsbereiche festzulegen. Wählt man die Wirkstoffe einer Arzneipflanze als Bezugsparameter, ergibt sich die Schwierigkeit, auf welchen Wirkstoff bezogen werden soll, da ja in der Regel Wirkstoffkomplexe vorliegen. Ein exakter Wirkstoffgehaltvergleich für die einzelnen Zubereitungen ist daher nicht möglich. Trotzdem läßt sich leicht errechnen, daß die Wirkstoffgehaltsdifferenzen oft mehr als das 100fache betragen. Wählt man die Drogenmenge, die zur Herstellung eines Phytopharmakons benötigt wird, als Bezugsparameter, so ergibt sich das Problem, daß die jeweiligen Wirkstoffausbeuten je nach Zubereitungsart (Wasser, Wasser-Alkohol-Gemisch, reiner Alkohol) verschieden sind. Zum Beispiel liegen die Wirkstoffausbeuten bei Tinkturen etwa 3- bis 5mal höher als bei Teezubereitungen. Trotzdem ergibt sich aus einem Dosisvergleich, daß Tinkturen im Vergleich zum Tee mindestens um den Faktor 5 unterdosiert sein müßten. Dagegen spricht, daß signifikante Wirksamkeitsunterschiede zwischen den beiden Arzneizubereitungen bei der üblichen Dosierung nicht beobachtet werden. Man kommt daher zu dem Schluß, daß es für Phytopharmaka der genannten Art noch andere Erklärungen für den Wirkmechanismus geben muß als sie bisher in der klassischen Pharmakologie üblich waren. (Kalbermatten 1990).

*Zu dieser Dosisproblematik die nachfolgenden Beispiele:*

### Beispiel a

Ein *alkoholischer Solidago-Fluidextrakt*[4] (einmalige Gabe von 100 Tropfen) wurde in einer Diurese-Probandenstudie (n = 22) mit einer homöopathischen Solidago-Urtinktur gegen Plazebo verglichen (Kalbermatten 1990). Die beiden Präparationen unterschieden sich in dem Flavonoid-Gesamtgehalt, dem vermuteten Hauptwirkprinzip, um den Faktor 10:1 (Fluid-Extr. 0,70 %, Urtinktur 0,07 %). Die geringe in der Solidago-Droge enthaltene Ätherischölmenge übt keine diuretische Wirkung aus. Die Wirksamkeit wurde gemessen als die in 24 St. ausgeschiedene Harnmenge und $Na^+/Cl^-$-Menge. Das Plazebo führte zu keiner Steigerung der Diurese (+2,9 %). Unerwarteterweise war nicht der Fluid-Extrakt, sondern die Urtinktur um nahezu das Doppelte wirksamer (Abb. 1.5). Die Diuresesteigerung durch die Urtinktur war signifikant ($p < 0,05$), während diejenige mit dem Fluidextrakt nicht signifikant war ($p = 0,2$).

Eine wissenschaftliche Erklärung für diese «paradoxe» Dosis-Wirkungs-Beziehung kann heute noch nicht gegeben werden.

Möglicherweise spielen hier die im Kapitel 1.12 diskutierten Primär- und Sekundär-Wirkungen von Arzneistoffen eine wesentliche Rolle.

### Beispiel b

*Dieses Beispiel ist der Immunologie entnommen.* Bei der In-vitro-Inkubation von menschlichen Granulozyten und Lymphozyten mit wechselnden Konzentrationen von einigen pflanzlichen und synthetischen Zytostatika (Vincristin, Methothrexat, Fluorurazil u. a.) wurde beobachtet, daß hohe Dosen (mg oder ng/ml) zur Immunsuppression führten, während bei Konzentration bis in den Bereich pg oder fg/ml immunstimulierende Wirkungen zu beobachten waren. In einem bestimmten Konzentrationsbereich wurden weder stimulierende noch suppressive Wirkungen gemessen (Wagner et al., 1988) (Abb. 1.6). Dieser In-vitro-Befund deckt sich auch mit Ergebnissen bei der Anwendung von Immunstimulantien beim Menschen. Dieser dosisabhängige Umkehreffekt von Zytostatika – direkte Zytotoxizität bei Hochdosierung und immuninduzierte Zytotoxizität bei Niedrigdosierung – konnte auch im Tierversuch bestätigt werden (Zheng et al., 1987, Berko et al., 1988).

---

4 Ein alkoholischer Extrakt des Krautes von Solidago virgaurea (Goldrute), der in der Phytotherapie als pflanzliches Diuretikum verwendet wird.

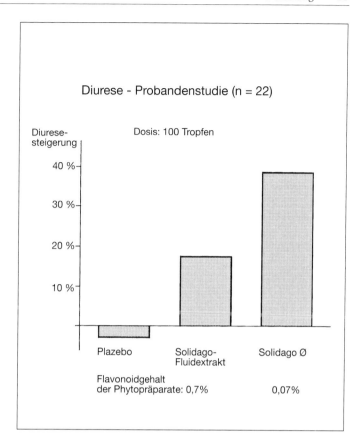

**Abb. 1.5:** Ergebnis einer vergleichenden Diureseprobandenstudie mit einem alkoholischen Solidago-Fluidextrakt und einer homöopathischen Urtinktur.

**Abb. 1.6:** Dosisabhängige Modulierung der In-vitro-Granulozyten-Phagozytose durch Vincristin. Vincristin zeigt im ng-Bereich deutlich suppressive Effekte auf die Phygozytose-Aktivität von Granulozyten. Im Konzentrations-Bereich von etwa 100 bis 1000 pg halten sich suppressive und stimulierende Effekte in etwa die Waage. Im Konzentrations-Bereich 50 pg bis 100 fg zeigt Vincristin einen stimulierenden Effekt mit einem Maximum bei ca. 10 pg. Die Messungen wurden nach Vorstimulierung mit Phythämaglutinin (PHA) bzw. Concanavalin A durchgeführt.
1 Vincristin + PHA-M.
2 PHA-Kontrolle 1,9 µg/ml.
3 Vincristin + Con-A.
4 Con-A-Kontrolle 3,2 µg/ml.

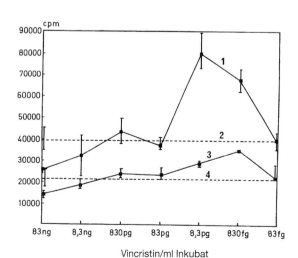

**Beispiel c**

Die Kontroverse über die Wirksamkeit oder Nichtwirksamkeit von Mistelzubereitungen in der *Krebstherapie* beruht wahrscheinlich darauf, daß der Wirkungsmechanismus lange Zeit allein als ein direkt zytostatischer nach Art der klassischen Zytostatika interpretiert wurde. Dieser Effekt, sehr wahrscheinlich durch die relativ toxischen Viscotoxine ausgelöst, tritt nur bei hoher Dosierung auf. Die heute übliche Dosierung von Mistelpräparaten ist aber bezogen auf die Wirkstoffe Viscotoxin und Lectine I–III eine Niedrigdosierung. Wie kürzlich festgestellt wurde, kommen bei dieser Niedrigdosierung nur die immunstimulierenden Effekte der Mistellectine zum Tragen (Hajto und Gabius, 1989; Heidelberg, 1990). Das Mistellectin I führt beim Krebspatienten noch in einer Konzentration von 1 ng/ml (!) zu einer optimalen Stimulierung einer Reihe von Immunreaktionen, d. h. daß die antitumorale Wirksamkeit von niedrig dosierten Mistelpräparaten durch eine Immunstimulation erklärt werden kann.

Solche **dosisabhängigen Wirkungsumkehreffekte** wie im Beispiel b und c gezeigt, wurden im pharmakologischen Experiment und auch in der Anwendung am Menschen häufig bei zahlreichen Phytopharmaka und auch Chemosynthetika beschrieben (siehe Tab. 1.4). Sie entsprechen der schon im Jahre 1888 postulierten *Arndt-Schulzschen Regel*, wonach *hohe Dosen* oder starke Reize an lebenden Organismen oder Zellsystemen *hemmende oder unterdrückende, niedrige Dosen aber anregende bzw. stimulierende Wirkungen* auslösen.

Die letzte Konsequenz findet sich in der *von Hahnemann geprägten «Verdünnungsregel der Homöopathie»*. Auf dem Phänomen der Wirkungsumkehr beruht bekanntermaßen die *Gültigkeit der Simile-Regel in der Homöopathie*. Diese beinhaltet, daß ein Wirkstoff sowohl Vergiftungs-Symptome erzeugen (toxischer Effekt) als auch die gleichen Symptome vermindern kann (therapeutischer Effekt).

Es wäre daher nur konsequent, die Wirkungen, die von Phytopharmaka der genannten Art und Niederpotenz-Homöopathika (bis etwa D 12) ausgehen, als zur **Niedrigdosis-Pharmakologie** gehörig zu bezeichnen und diese der Wirkung von hochdosierten Phyto-Reinstoffen und Synthetika gegenüberzustellen. Diese Einordnung entspricht auch der Tatsache, daß die Indikationen vieler Homöopathika mit denen der Extrakt-Phytopharmaka identisch sind.

Diese Phytopharmaka nehmen somit hinsichtlich der Arzneistoffdosierung eine *Mittelstellung zwi-*

**Tab. 1.4:** Dosisabhängige Wirkungsumkehreffekte bei Phytopharmaka und Synthetika (nach Kalbermatten, 1990)

| Droge/Arzneistoff | Wirkung im tiefen Dosisbereich | Wirkung im hohen Dosisbereich |
|---|---|---|
| Valeriana officinalis | Beruhigend | Anregend |
| Coffea arabica | Beruhigend | Anregend |
| Juniperus communis | Diuretisch | Nierenreizend |
| Urtica dioica | Diuretisch | Ödemerzeugend |
| Ginkgo biloba | Kopfschmerz- und schwindelreduzierend | Kopfschmerz- und schwindelerzeugend |
| Bitterstoffe | Stimulierend auf die Magensaftsekretion | Hemmend auf die Magensaftsekretion |
| Anthrachinone | Obstipierend | Laxierend |
| Helenalin (Sesquiterpenlacton von Inula helenium und Arnica offic.) | Antiödematös | Ödemerzeugend |
| Berberin | Atemanregend | Atemlähmend |
| Amphetamine | Anregend | Beruhigend |
| »Anxiolytika« | Anxiolytisch | Angstverstärkend |
| »Zytostatika« | Immunstimulierend | Immunsuppressiv/direkt Zytostatisch |

schen Niederpotenz-Homöopathika und Synthetika oder Phyto-Reinstoffpräparaten ein.

Welcher der beiden Effekte bei einem Arzneistoff zum Tragen kommt, der stimulierende oder inhibierende, würde demnach zumindest bei einem Teil der Phytopharmaka von der gewählten Dosierung, d.h. von der für den jeweiligen Arzneistoff *charakteristischen Dosis-Wirkungs-Beziehung* abhängen.

**Literatur:** Siehe auch Kalbermatten, 1990.

## 1.12 Hypothesen zur Wirksamkeit von niedrig dosierten Phytopharmaka

Eine allgemeine wissenschaftliche Erklärung für die nachgewiesene Wirksamkeit sehr niedrig dosierter Phytopharmaka und das Phänomen der beobachteten Wirkumkehr bei Phytopharmaka in Abhängigkeit von der Arzneistoffdosierung *fehlt* bisher, wenn man von einigen sehr speziellen Beispielen aus der Pharmakologie und klinischen Forschung absieht. (Mehrfachrezeptorwirkungen mit teils agonistischen Teileffekten!)

*Einige Erklärungsversuche sind nachstehend genannt:*

1. *Niedrig dosierte Phytopharmaka* besitzen in den meisten Fällen eine sog. «Sekundärwirkung», die mit der *Gegenreaktion des Organismus* (Gegenreizung) auf den Arzneistoff hin identisch ist. Die Intensität der Sekundärwirkung ist außer von der Intensität des Reizes von der Reaktionsbereitschaft des Organismus abhängig.

Im Gegensatz dazu üben *hohe Dosen von Pflanzenreinstoffen oder Synthetika* im Sinne der klassischen Pharmakologie eine **organotrope Sofort- oder Erstwirkung** aus. Diese Wirkung ist streng konzentrationsabhängig. Sie ist über weite Strecken suppressiv bzw. unterdrückt autogene Regulationssysteme.

Mit dieser Erklärung würde übereinstimmen, daß Phytopharmaka bei zu hoher Dosierung und zu langer Anwendungsdauer ebenso wie die üblich dosierten Synthetika sehr häufig zu einer Verschlimmerung derjenigen Krankheitssymptome führen, die eigentlich therapiert werden sollten.

Nach dieser Hypothese würde die Wirkart, die ein Arzneistoff auslöst, *Erst- oder Sekundärwirkung, von der gewählten Dosierung abhängen.* Die Schlußfolgerung: Von den meisten Phytotherapeutika werden primär die Sekundärwirkungen ge-

nutzt. Ausnahmen wären z.B. coffein- und anthrachinonhaltige Drogen.

Allerdings ist eine scharfe Trennung zwischen den beiden Wirkungstypen nicht möglich, da die Zugehörigkeit zu einer der beiden Therapiekonzepte von der spezifischen *Dosis-Wirkungs-Beziehung* eines Arzneistoffes oder einer Wirkstoffgruppe abhängt. *Wahrscheinlich ist, daß die Homöopathika als «niedrig dosierte Arzneimittel», wie viele Phytopharmaka nur Sekundärwirkungen ausüben.*

2. Diese Sekundärwirkung von niedrig dosierten Phytopharmaka kommt über einen **unspezifischen Mechanismus** zustande. Sie ruft keine direkten pharmakologischen Funktionskorrekturen hervor sondern *moduliert bzw. reguliert kybernetische Systeme im Organismus über bestimmte Reizeffekte* (kutiviszerale Reflexe, reine physiologische oder immunologische oder adaptive Reaktionen). Die Beeinflussung eines krankhaften Prozesses würde somit nicht durch einen direkten Angriff am Erfolgsorgan bzw. krankhaften Organ (Rezeptorpharmakologie) sondern indirekt über die **Beeinflussung von Regelsystemen** zustande kommen. Dazu zählen z.B. Phytopharmaka mit Wirkung auf immunologische und endokrine Systeme, wozu *Immunmodulatoren* (früher Reizkörpertherapeutika oder Umstimmungsmittel) und *Adaptogene* (Brekhman, 1980) gehören. Auch solche unspezifischen Reaktionen sind durch kleine und kleinste Dosen auslösbar. Damit ließe sich erklären, wie Dosen, die selbst keinen Direkt-Effekt im Sinne der klassischen Pharmakologie erwarten lassen, trotzdem einen Krankheitsprozeß beeinflussen können.

Diese Vorstellung eines möglichen Wirkmechanismus von niedrig dosierten Phytopharmaka führt zu weiteren Konsequenzen:

Die **Niedrigdosis-Therapie** bei vielen Phytopharmaka und speziell bei Homöopathika könnte dann als eine **aktive Regulationstherapie** bezeichnet werden, da sie bei «richtiger» Dosierung körpereigene Regulationssysteme intakt läßt und eben diese zum Ziel ihrer Wirkung hat. Der Erfolg einer solchen Therapie, die die körpereigenen «*Selbstheilungskräfte*» mobilisiert, *setzt allerdings voraus, daß die Regelsysteme noch nicht völlig zum Erliegen gekommen sind.* Sie müssen sinnlos sein bei Schock, Koma, hochgradiger Herzschwäche, schweren Infektionen, chirurgischen Notfällen, Vergiftungen, schweren Arzneimittelnebenwirkungen und anderen derartigen Erkrankungen. Demnach sind diese Indikationen «Kontraindikationen» für die genannten Präparate.

Die **Hochdosis-Therapie** mit pflanzlichen Reinstoffen oder synthetischen Chemotherapeutika wäre demgegenüber als **passive Regulationstherapie** zu bezeichnen, da der Organismus in Bezug auf eigenregulatorische Impulse passiv bleibt. «Regelabweichungen werden durch Ersatz- oder Gegenmittel korrigiert».

Dient das Medikament zur **Substitution**, stellt es für das Regelsystem eine Falschinformation dar, die die Eigenproduktion eines körpereigenen Wirkstoffes noch weiter verringert statt anzuregen. Selbstverständlich ist eine Substitution dort nötig, wo wie z. B. beim insulinpflichtigen Diabetes die Eigenproduktion eines Regulatorstoffes nicht mehr möglich ist.

Wirkt ein Medikament als **Suppressivum** – in bedrohlichen Krankheitszuständen sehr häufig notwendig –, kann das körpereigene Regelsystem, sofern noch reaktiv, weiter geschädigt werden, da ein suppressiv wirkender Arzneistoff sehr häufig auch auf Regelstrecken wirkt, die keine Regelabweichung aufweisen.

Aus diesen Ausführungen wird aber verständlich, daß bei der Krankheitsbehandlung eine *scharfe Trennung zwischen beiden Therapieformen, Hoch- und Niedrigdosierung, nicht möglich* ist, da die Zugehörigkeit zu einem der beiden Konzepte primär von der **spezifischen Dosis-Wirkungs-Beziehung** eines Arzneistoffes abhängt.

Wenn ein regulativer Wirkmechanismus angenommen werden kann, dann ist verständlich, weshalb **individuelle Reaktionsausgangslage** eines kranken Organismus und **Zeitpunkt einer Medikation** eine besondere Rolle spielen. Ein hyperreaktives System (z. B. beim Entzündungsprozeß) wird auf die gleiche Menge eines Arzneistoffes anders reagieren als ein hyporeaktives System oder ein System in Homöostase. Der Zeitpunkt, d.h. ob ein Arzneistoff prophylaktisch oder therapeutisch, zu Beginn, im Maximum oder beim Abklingen eines krankhaften Prozesses gegeben wird, erhält in bezug auf die regulatorische Funktion eines Phytopharmakons eine zusätzliche Bedeutung. Der *Kenntnis der zirkadianen «Rhythmik von Stoffwechselprozessen»* kommt in diesem Zusammenhang eine besondere Bedeutung zu.

*Damit nähert sich die niedrig dosierte Phytotherapie in vielen Punkten der Homöopathie,* die ebenfalls für ihre Wirksamkeit regulationstherapeutische Mechanismen in Anspruch nimmt und eine individuelle Therapie vorschreibt.

## 1.13 Unerwünschte Wirkungen von Phytopharmaka

*Phytopharmaka vom Typ 2 (Reinstoffpräparate)* besitzen in etwa das gleiche Nebenwirkungspotential wie chemisch-synthetische Präparate, vor allem wenn sie über längeren Zeitraum gegeben und hoch dosiert werden müssen.

*Phytopharmaka vom Typ 1 (Rohdrogen und Extraktpräparate)* zeichnen sich bei bestimmungsgemäßem Gebrauch durch das Fehlen von Nebenwirkungen oder durch eine große Nebenwirkungsarmut aus. Die Gründe liegen hier in dem Vorliegen von allgemein schwächer wirksamen Inhaltsstoffklassen, in der anderen Dosis-Wirkungs-Relation der Präparate oder Reinstoffe und in dem im Kapitel 1.12 erläuterten möglichen Sekundärwirk-Effekt niedrigdosierter Phytopharmaka.

Soweit es sich um Phytopharmaka handelt, die offizinelle Arzneidrogen oder ihre Zubereitungen enthalten, kann davon ausgegangen werden, daß diese hinsichtlich Reinheit, d. h. Abwesenheit unzulässiger Mengen an *pathogenen Mikroorganismen, mikrobiellen Toxinen, Pestiziden, Schwermetallen* oder *Endotoxinen* den Vorschriften von Arzneibüchern und den gesetzlichen Auflagen entsprechen.

Drogen oder Drogenzubereitungen, die ein für den Menschen erwiesenes *gentoxisches, embryotoxisches, mutagenes, kanzerogenes* oder *allergisches* Potential und ein hohes Nebenwirkungsrisiko besitzen, wurden bereits per Verordnung vom Arzneimittelmarkt ausgeschlossen. In den Fällen, in denen nur Untersuchungen an Mikroorganismen oder an Tieren vorliegen, somit ein mögliches Risiko für den Menschen nicht völlig ausgeschlossen werden kann, gibt es entsprechende Verordnungs-Empfehlungen oder Einschränkungen in bezug auf Zeitdauer und Dosierung. Diese finden sich auch in den Drogen-Monographien **M** in Form entsprechender Hinweise auf mögliche Nebenwirkungen, Gegenanzeigen und Risiken, die zu beachten sind.

Eine ungünstige Nutzen-Risiko-Bewertung für eine Droge oder entsprechende Zubereitung ist Anlaß zur Erstellung einer *Negativmonographie.*

**Literatur:** Siehe hierzu De Smet et al., 1992.

# 1.14 Gesetzgebung und Phytopräparate

- Nach § 3 des AMG gehören zur *Definition* «Pflanzliches Arzneimittel» Pflanzen, Pflanzenteile und Pflanzenbestandteile in bearbeitetem oder unbearbeitetem Zustand.

- Bis zum 1. 1. 1990 mußte für sämtliche Arzneispezialitäten einschließlich der Phytopräparate, die im Verkehr bleiben sollen, ein *Nachzulassungs- bzw. Verlängerungsantrag* gestellt werden (§ 7(3) und 4 AMG). Diese Regelung hatte zum Ziel, Alt- und Neuspezialitäten zu vereinheitlichen. Für die Nachzulassung sind *Unbedenklichkeit, Qualität* und *Wirksamkeit* nachzuweisen (Artikel 3 § 7 Abs. 4 AMG).

- Die *Qualitätsangaben* betreffen nach § 22 Abs. 2 Nr. 1 die Ergebnisse physikalischer, chemischer, biologischer oder mikroskopischer Versuche und die zu ihrer Ermittlung angewandten Methoden.

- Die *Arzneimittelprüfrichtlinien* finden sich in § 26 AMG 1976 und den EWG-Richtlinien 75/318.

- Eine gewisse *Einschränkung* bringt *für die Kombinations-Phytopharmaka* § 22 Abs. 3 a:
 «Enthält das Arzneimittel mehr als einen arzneilich wirksamen Bestandteil, so ist zu begründen, daß jeder arzneilich wirksame Bestandteil einen Beitrag zur positiven Beurteilung des Arzneimittels leistet.»
 Außerdem wird in Zukunft bei Neuzulassungen eine Beschränkung einer Kombination auf höchstens 4 Bestandteile zur Regel gemacht werden. Hierzu werden Kommissionen Vorschläge für fixe Kombinationen auf der Basis der in den Drogenmonographien niedergelegten Indikationsansprüchen erarbeiten.

- *Erleichterungen und Möglichkeiten der Zulassung für Phytopharmaka:*
  - Als Zulassungsunterlagen nach § 22 kann an Stelle der Ergebnisse nach Abs. 2 Nr. 2 (= pharmakologisch-toxikologische Prüfung) und Nr. 3 (= klinische Prüfung) anderes wissenschaftliches Erkenntnismaterial vorgelegt werden (z. B. Monographien).
  - In § 25 Abs. 7 des AMG wurde verfügt, daß eine *Sachverständigenkommission für die drei Therapierichtungen* (humanmedizinischer Bereich, phytotherapeutische Therapierichtung und Stoffgruppe = *Kommission E*; anthroposo-

phische Therapierichtung = Kommission C; homöopathische Therapierichtung = Kommission D) berufen wird, die *Drogen-Monographien* erarbeiten soll. Diese Kommission ist seit 1980 tätig. Zur Zeit sind von 400 vorgesehenen Drogen 300 verabschiedet. Hersteller von Phytopräparaten können sich für Monopräparate auf diese Monographien beziehen. In diesen Kurz-Monographien sind unter anderem die akzeptierten Anwendungsgebiete und Dosierungen für die einzelnen Drogen niedergelegt. Als Beispiel ist jene von Allium sativum (Knoblauch) wiedergegeben (Abb. 1.7).

- Ergänzungen des AMG aus dem Jahre 1987 und 1990 (Art. 3 § 7 Abs. 3 a Nr. 1, 2, 3 und 5) haben für Phyto-Altpräparate insofern eine Erleichterung für die Nachzulassung gebracht, als einzelne Komponenten bzw. Bestandteile aus einem Kombinationspräparat herausgenommen und Dosierungen erniedrigt oder in Anpassung an eine Monographie auch erhöht werden dürfen, um so die Rezeptur dem jeweiligen Stand der wissenschaftlichen Erkenntnisse anpassen zu können.

- Eine weitere Möglichkeit stellen nach § 36 AMG die *Standardzulassungen* dar. Hierbei handelt es sich um Monographien von 91 bewährten Phytopräparaten (Monopräparate und Teemischungen), die seit langem apothekenüblich sind, wie z. B. Teepräparate, Tinkturen etc. Präparate, die diesen Standardzulassungen genau entsprechen, sind von der Pflicht der Zulassung freigestellt.

- Die Tatsache, daß heute eine Reihe von Arzneidrogen wie z. B. Kamillen-, Fenchel- oder Pfefferminz-Tee auch als *Lebensmittel oder Diätetika* eingestuft werden und für den Verkehr außerhalb der Apotheke freigegeben sind, hängt damit zusammen, daß sich die allgemeine «Verkehrsauffassung» geändert hat. Für die Praxis ist die *Zweckbestimmung* entscheidend. Dient ein Produkt gleichermaßen der Ernährung und arzneilichen Zwecken, wird es als Lebensmittel eingestuft. Noch nicht endgültig entschieden ist die Frage, ob z. B. Fischölkapseln prinzipiell diätetische Lebensmittel oder Arzneimittel sind. Bisher konnte zumindest nicht bewiesen werden, daß Fischöle überwiegend einem besonderen Ernährungszweck dienen. Präparate, die als Lebensmittel eingestuft sind, dürfen in der Verpackung oder in der Packungsbeilage keine Hinweise auf die arzneiliche Verwendung oder krankheitsbezogene Aussagen enthalten.

**Monographie: Allii sativi bulbus
(Knoblauchzwiebel)**

**Bezeichnung des Arzneimittels:**
Allii sativi bulbus – Knoblauchzwiebel

**Bestandteile des Arzneimittels:**
Knoblauchzwiebel, bestehend aus den frischen oder
schonend getrockneten Sproßzwiebeln, die sich aus
einer Hauptzwiebel und mehreren Nebenzwiebeln
zusammensetzen, von Allium sativum LINNÉ sowie
deren Zubereitungen in wirksamer Dosierung.
Knoblauchzwiebeln enthalten Alliin und/oder dessen
Abbauprodukte.

**Anwendungsgebiete:**
Zur Unterstützung diätetischer Maßnahmen bei
Erhöhung der Blutfettwerte.
Zur Vorbeugung altersbedingter Gefäßverände-
rungen.

**Gegenanzeigen:**
Keine bekannt.

**Nebenwirkungen:**
Selten Magen-Darm-Beschwerden, allergische
Reaktionen.
*Hinweis:*
Veränderung des Geruchs von Haut und Atemluft.

**Wechselwirkungen mit anderen Mitteln:**
Keine bekannt

**Dosierung:**
Soweit nicht anders verordnet:
Mittlere Tagesdosis:
4 g frische Knoblauchzwiebel;
Zubereitungen entsprechend.

**Art der Anwendung:**
Zerkleinerte Droge und deren Zubereitungen zum
Einnehmen.

**Wirkungen:**
antibakteriell
antimykotisch
lipidsenkend
Hemmung der Thrombozytenaggregation
Verlängerung der Blutungs- und Gerinnungszeit
Steigerung der fibrinolytischen Aktivität

**Abb. 1.7:** Kurz-Monographie Allii sativi bulbus
(Knoblauchzwiebel) der Kommission E.

– Welche freiverkäuflichen Fertigarzneimittel im
einzelnen für den *Verkehr außerhalb der Apotheke* freigegeben sind, ist in der Anlage 1 a–1 e
und 2 a zur Verordnung nach § 30 AMG vom
15. Sept. 1969 (Bundesgesetzblatt I S. 1625)
letztmalig geändert am 14. 10. 1988, niederge-

legt. (Siehe hierzu Dtsch. Apoth.Z. 128,
2269–2271 [1988]). Diese dürfen auf der äußeren Umhüllung oder in der Packungsbeilage nur
eine oder mehrere der folgenden Hinweise tragen
«Traditionell angewendet»: zur Stärkung oder
Kräftigung, zur Besserung des Befindens, zur Unterstützung der Organfunktionen, zur Vorbeugung, als mild wirkendes Arzneimittel.

– *Nahrungsergänzungsmittel* (z. B. Vitamine, Mineralstoffe oder Ballaststoffe) sind Nahrungsbe-
standteile und unterliegen dem Lebensmittelge-
setz.
Die Frage, ob *Kosmetikum* oder Arzneimittel, ist
wieder entsprechend der Zweckbestimmung zu
beantworten (Bornkessel, 1989).

**Literatur:** Siehe Hanke, 1984; Schilcher, 1988.

## 1.15 Übersicht über die wichtigsten Wirkstoffgruppen von Drogen und daraus hergestellten Arzneizubereitungen

*Pflanzen-Wirkstoffe entstammen zumeist dem so-
genannten* **Sekundärstoffwechsel** und sind nieder-
molekular mit Molekulargewichten zwischen 200
und 700 Dalton. Verbindungen des Sekundärstoff-
wechsels sind von Pflanze zu Pflanze verschieden.
Sie stellen ein *Charakteristikum*, einen *chemischen
Fingerprint jeder Pflanze dar.* Quantitativ variiert
dieses Inhaltsstoffmuster je nach Herkunft, Ernte-
zeit und Lagerbedingungen. Aus diesem Grund sind
analytische Standardisierungsverfahren (Gehalts-
oder Wertbestimmungen) erforderlich, um auch
ihre Wirkungen und Wirksamkeiten reproduzierbar
zu machen.

Die eigentlichen Wirkstoffe aus dem Sekundärstoffwechsel machen in der Regel nur 0,5 bis höchstens
5 % des Gesamtdrogengewichtes aus. Der Rest entfällt auf pharmakologisch zumeist nicht direkt
wirksame sog. Ballast- und Reservestoffe.

*Ballast- und Reservestoffe entstammen dem* **Primärstoffwechsel**. Hierzu gehören Zellulose, Fette, Proteine und Mineralstoffe, die für das Leben der
Pflanze essentiell und daher in allen höheren Pflanzen in etwa gleicher oder ähnlicher Zusammensetzung enthalten sind. Sie machen den Hauptteil einer
Pflanze oder Droge aus (bis zu 95 %). Diese Stoffe
besitzen, einige ausgenommen, *keine direkten phar-*

*makologischen Wirkungen*, können aber die Wirksamkeit der eigentlichen Wirkstoffe in Extraktpräparaten positiv oder negativ beeinflußen (Löslichkeit, Resorption, Adsorption).

Nachfolgend sind die Grundstrukturen und Haupteigenschaften der Hauptwirkprinzipien von Arzneipflanzen kurz beschrieben.

## 1.15.1 Alkaloide

Alkaloide (Abb. 1.8) unterscheiden sich von anderen Pflanzenstoffen durch ihren *charakteristischen Stickstoffgehalt* (1 oder mehr Stickstoff-Atome). Sie leiten sich biosynthetisch von den ebenfalls Stickstoff enthaltenden *Aminosäuren* ab. Am Aufbau der meistens sehr kompliziert strukturierten Alkaloide sind auch noch andere einfache Vorstufen beteiligt. Dies ist auch der Grund, weshalb keine für alle Alkaloide geltende Grundstruktur angegeben werden kann. Der Stickstoff im Molekül bedingt den zumeist basischen Charakter der Alkaloide, wobei die Art der Stickstoff-Bindung und die strukturelle Umgebung den *Grad der Basizität* bedingen.

Daß wir vor allem unter den Alkaloiden pharmakologisch besonders stark wirksame Verbindungen finden, hängt mit der Anwesenheit von Stickstoff und den sich daraus ergebenden besonderen physikalisch-chemischen Eigenschaften zusammen. Hierzu zählt die *Fähigkeit* zur *Bildung von Ionen und Salzen*, so daß sie Bindungsaffinitäten zu polaren und lipophilen Strukturen entwickeln können. Zahlreiche im Organismus als Neurotransmitter oder Zell-Mediatoren fungierende körpereigene Stoffe leiten sich ebenfalls von Aminosäuren ab bzw. enthalten Stickstoff im Molekül.

**Hauptwirkungen:** Alkaloide entfalten zumeist starke Wirkungen auf das Zentralnervensystem; dabei finden sich verschiedenartige Wirkungen, die streng strukturabhängig sind. In hohen Dosen wirken zahlreiche Alkaloide toxisch.

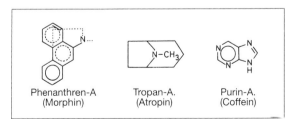

Phenanthren-A.
(Morphin)

Tropan-A.
(Atropin)

Purin-A.
(Coffein)

**Abb. 1.8:** Alkaloid-Strukturen.

## 1.15.2 Herzglykoside

Diese setzen sich aus einem *Steroidgrundgerüst* (Abb. 1.9) und an diese gebundene *Zuckereinheiten* zusammen.

Das Steroidgerüst ähnelt im Aufbau den Gallensäuren und dem Cholesterin mit dem charakteristischen Unterschied, daß bei den Herzglykosiden an das tetrazyklische Grundgerüst ein 5- oder 6 gliedriger *Lactonring* gebunden ist, der eine wichtige Rolle bei der Bindung an den spezifischen Rezeptor im Herzmuskel spielt. Dieser Rezeptor ist im Herzmuskel lokalisiert und ist durch eine $Na^+$, $K^+$-abhängige ATP-ase charakterisiert. Wirkstärke, Wirkdauer und Toxizität hängen von der Zahl, Art und Stellung der am Steroidgerüst angeordneten Substituenden ab.

**Hauptwirkungen:** Positiv inotrop, Steigerung der Kontraktionskraft des Herzmuskels.

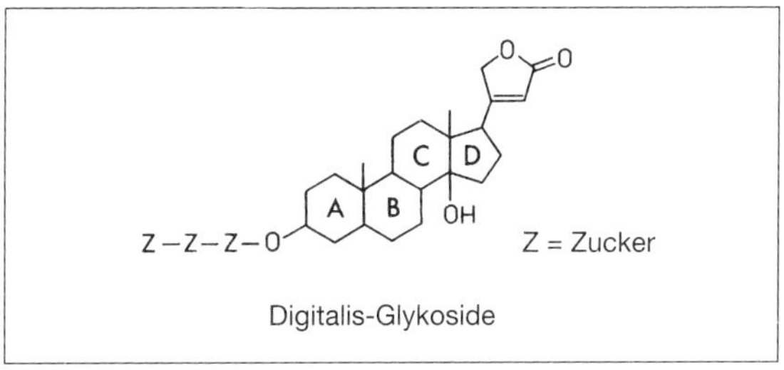

Z – Z – Z – O    Z = Zucker

Digitalis-Glykoside

**Abb. 1.9:** Grundstruktur von Herzglykosiden.

## 1.15.3 Saponine

Wie bei den Herzglykosiden besitzt das Grundgerüst der Saponine (Abb. 1.10) *terpenoiden Aufbau*, d.h. daß dieses aus Isopreneinheiten, den charakteristischen $C_5$-*Terpenbausteinen* zusammengesetzt ist. Die meisten Saponine gehören der sog. Triterpen-Reihe und nur wenige der sog. Steroid-Reihe an. An das Triterpengerüst sind wieder *Zuckerketten* gebunden, d.h. die Saponine sind *Glykoside*. Die Anwesenheit eines lipophilen und polaren Anteils im Molekül bedingt den «amphoteren» Charakter vieler Saponine.

Diese physikalisch-chemische Eigenschaft befähigt sie, sich an Grenzflächen anzulagern und die Oberflächenspannungen von Systemen herabzusetzen. Der Name Saponine stammt von sapo = Seife, da viele Saponine seifenähnlichen Charakter besitzen. Diese besonderen physikalisch-chemischen Eigenschaften erklären nur einige pharmakologischen Wirkungen (Verflüssigung von Schleim, Emulgatorwirkung). Wiederum entscheiden die charakteristischen Substitutionsmuster über die speziellen pharmakologischen Wirkprofile der Saponine.

**Hauptwirkungen:** Schleimlösend, antiphlogistisch, antiödematös (kortikomimetisch), antifungal, immunstimulierend.

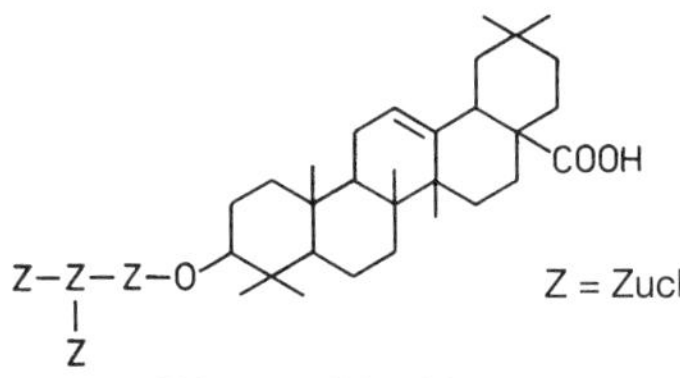


Z = Zucker

Triterpenglykoside

**Abb. 1.10:** Grundstruktur von Saponinen.

### 1.15.4 Flavonoide

Diese Verbindungen kommen, wie z.B. das bekannte Rutin (Abb. 1.11), zumeist als *Glykoside* vor. Im Pflanzenreich sind sie ubiquitär. Sie sind biosynthetisch aus *Essigsäure-Einheiten* und einem $C_6C_3$-Baustein (Phenylpropane) aufgebaut.
Die mannigfaltigen pharmakologischen Eigenschaften werden wieder durch die Substituendenmuster (OH, $OCH_3$, Seitenketten etc.) bestimmt. Da die meisten Flavonoide mehrere *phenolische OH-Gruppen* besitzen, kann man annehmen, daß diese Ursache sind für *Interaktionen mit Enzymen* (Eiweißstrukturen) *und Membranen.*

**Hauptwirkungen:** Gefäßwirksam, venentonisierend, antiphlogistisch, antioxidativ, spasmolytisch.

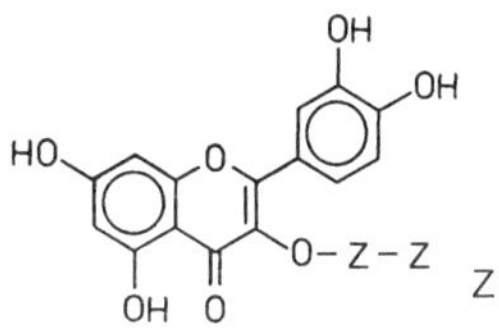


Z = Zucker

Flavonolglykoside (z. B. Rutin)

**Abb. 1.11:** Grundstruktur von Flavonoid-Glykosiden.

### 1.15.5 Anthranoid-Verbindungen

Diese Verbindungsklasse kommt wie die Flavonoide in Form von *Glykosiden* und *freien Aglykonen* vor (Abb. 1.12). Die meisten Anthrachinone werden aus *Essigsäureketten* aufgebaut. Die trizyklischen Verbindungen mit den charakteristischen Keto-Funktionen allein in $C_9$- oder $C_9$- und $C_{10}$-Stellung tragen zusätzlich *phenolische OH-Gruppen.*
Wenn das Anthron- oder Anthrachinonmolekül OH-Gruppen in 1- und 8-Stellung besitzt, erhält es laxierende Eigenschaften (Abb. 1.12). Hier liegt einer der seltenen Fälle von *strenger Struktur-Wirkungs-Abhängigkeit* vor, sodaß für alle Anthrachinone und Anthrone ein gleicher Angriffspunkt angenommen werden kann.

**Hauptwirkungen:** Laxierend.

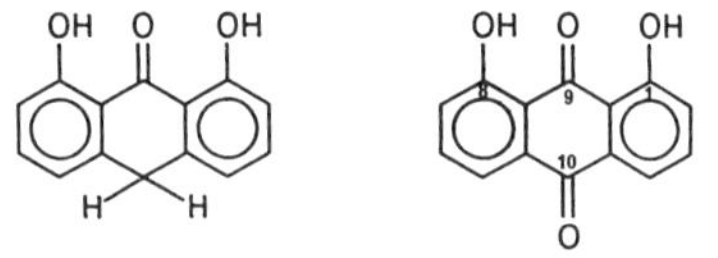


Anthron Anthrachinon

**Abb. 1.12:** Grundstruktur von Anthranoid-Verbindungen.

### 1.15.6 Cumarine

Diese Stoffklasse entstammt dem Phenylpropan-, genauer dem *Zucker-Stoffwechsel.* Das charakteristische Strukturelement ist das *Lactonringsystem* (Abb. 1.13).
Während die dimere Molekülform, z.B. das *Dicumarol* blutgerinnungshemmende Eigenschaften besitzt, verfügen die einfacher aufgebauten *Cumarine* je nach Substitutionstyp über sehr vielfältige Wirkeigenschaften, die von UV-Schutz bis zu Wirkungen am Gefäßsystem reicht. Das nichtsubstituierte Cumarin besitzt einen honigartigen Geruch.

**Hauptwirkungen:** Innerlich: Herz-/Kreislauf, d.h. gefäßaktiv.
Äußerlich: UV-schützend.

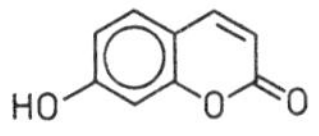


Umbelliferon

**Abb. 1.13:** Struktur eines Cumarins.

## 1.15.7 Ätherischöle

Hierunter versteht man ein flüchtiges, zumeist charakteristisch riechendes, öliges Substanzgemisch, das man durch Wasserdampfdestillation aus sogenannten Ätherischöldrogen erhalten kann. Der Hauptteil der Gemische (Abb. 1.14) besteht aus *terpenoiden Verbindungen*, die wie die Steroide oder Triterpene aus *Isopreneinheiten* aufgebaut sind, aber ein wesentlich niedrigeres Molekulargewicht besitzen.

Hierzu gehören *Monoterpene* wie z. B. das *Menthol* oder *Sesquiterpene* wie z. B. das *Azulen* der Kamille. Ein kleinerer Teil der Öle besteht aus ebenfalls flüchtigen und charakteristisch riechenden *Phenylpropan-Verbindungen*, wie z. B. das *Eugenol* der Nelkenfrüchte.

Wegen ihres stark lipophilen Charakters durchdringen Ätherischöle leicht Zellmembranen, können also auch perkutan appliziert Wirkungen entfalten. Die mannigfaltigen Wirkungen der Verbindungen beruhen auf einer Kombination dieser physikalisch-chemischen Eigenschaften und spezifischen Substitutionsmustern.

**Hauptwirkungen:** Sekretionsanregend, spasmolytisch, antimikrobiell, zum Teil auch antiphlogistisch, hautreizend.

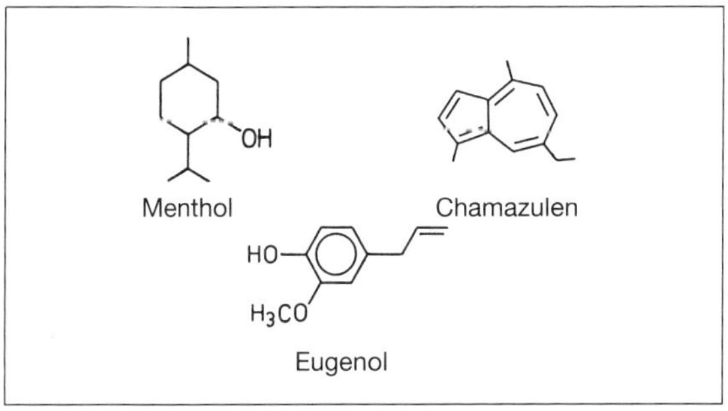

**Abb. 1.14:** Hauptgrundstruktur von Ätherischöl-Verbindungen.

## 1.15.8 Gerbstoffe

Diese Stoffklasse umfaßt wasserlösliche höhermolekulare Verbindungen mit Molekulargewichten zwischen 500 und 3000 Dalton, die in der Pflanze auf enzymatischem Wege aus *einfachen phenolischen Verbindungen* oder *Phenolcarbonsäuren* (Katechine oder Gallussäure) gebildet werden (Abb. 1.15).

Gerbstoffe sind braun oder rötlich gefärbt. Die Anhäufung von *phenolischen OH-Gruppen* verleiht ihnen die Eigenschaft, sich an Eiweißstrukturen zu binden und dadurch adstringend bzw. gerbend zu wirken. In der Pflanze bilden die Gerbstoffe eine Schutzbarriere gegen Mikroorganismen und andere exogene Schadstoffe.

**Hauptwirkungen:** Adstrigierend, antiphlogistisch, antimikrobiell.

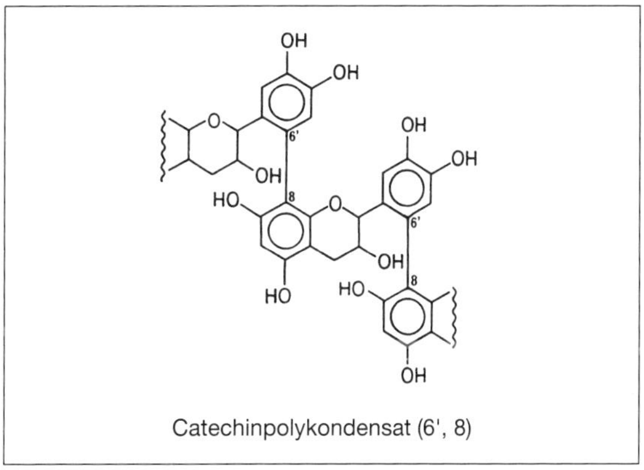

Catechinpolykondensat (6', 8)

**Abb. 1.15:** Grundstrukturen von Gerbstoffen.

## 1.15.9 Polysaccharide

Diese Stoffklasse *entstammt dem Primärstoffwechsel*. Die bekanntesten Verbindungen sind *Zellulose*, *Stärke* und *Schleime*.

Chemisch handelt es sich um *Zuckerpolymere* (Molekulargew. zwischen 9000 und einigen Millionen), die in der Pflanze aus einfachen Zuckern (z. B. Glucose oder Saccharose) durch enzymatische Polymerisation entstanden sind (Abb. 1.16). Je nach Molekülgröße, Zuckerart (sauer oder neutral), Zugehörigkeit zu bestimmten Bindungstypen oder Anwesenheit von Estergruppen oder Alkalimetallen im

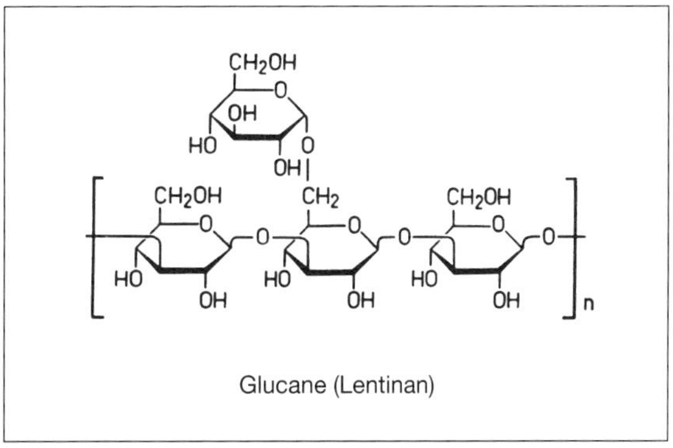

Glucane (Lentinan)

**Abb. 1.16:** Polysaccharide.

Molekül, liefern die einzelnen Polysaccharide in Wasser *sol- oder gelartige Raumstrukturen.*

Die pharmakologischen Eigenschaften einiger Polysaccharide sind an im einzelnen noch nicht bekannte Strukturen höherer Ordnung gebunden.

**Hauptwirkungen:** Antiphlogistisch, laxierend, immunstimulierend, gerinnungshemmend.

### 1.15.10 Fette, Öle, Fettsäuren, Phosphatide

*Fette oder die sog. Triglyzeride* (Abb. 1.17) *entstammen dem Primärstoffwechsel.* Sie sind aus *Glyzerin und gesättigten oder ungesättigten Fettsäuren,* die wiederum aus dem *Essigsäure-Stoffwechsel* stammen, zusammengesetzt. Die Verknüpfungsweise macht sie zu *Estern.* Durch Spaltung in Gegenwart von Laugen erhält man Seifen. Normalerweise haben Fette als Arzneistoffe keine Bedeutung. Sie spielen in der Pharmazie als Hilfsstoffe (Arzneimittelträgerstoffe) eine gewisse Rolle. Einige *Fettsäuren,* die auch ungebunden in freier Form vorliegen können (z.B. die Rizinolsäure des Rizinusöls), besitzen definierte pharmakologische Wirkungen.

Die **Phosphatide** stellen eine *Variante der Triglyzeride* insofern dar, als ein Fettsäurerest im Molekül z.B. durch einen phosphat- und einen stickstoffhaltigen Rest (z.B. Phosphorylcholin im Lecithin) ersetzt ist.

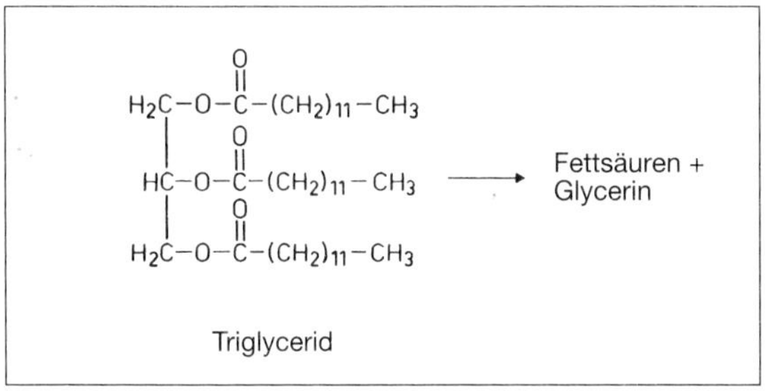

$$H_2C-O-\overset{\overset{\displaystyle O}{\|}}{C}-(CH_2)_{11}-CH_3$$
$$HC-O-\overset{\overset{\displaystyle O}{\|}}{C}-(CH_2)_{11}-CH_3 \longrightarrow \text{Fettsäuren + Glycerin}$$
$$H_2C-O-\overset{\overset{\displaystyle O}{\|}}{C}-(CH_2)_{11}-CH_3$$

Triglycerid

**Abb. 1.17:** Fette, Öle, Fettsäuren, Phosphatide.

## Literatur

Ammon, H. P. T.: Möglichkeiten und Grenzen der Selbstmedikation mit Phytopharmaka, Z. Phytother. 10: 167–174 (1989).

Berko, R., Seissmann, K., Calvin, M., Bocian, R. C., Ben-Efraim, S., Dray, S.: Tumorcidal and immunmodulatory activities of drugs and implications for therapy of mice bearing a late stage MOPC-315 plasmacytoma. Int. J. Immunpharmac. 10: 825–834 (1988).

Beurteilung pflanzlicher Kombinationsarzneimittel: Gesellschaft für Phytotherapie, Deutscher Apotheker Verlag, Stuttgart (1988).

Bock, H. E. W.: Pflanzen und Pflanzliches in der Geschichte der menschlichen Krankenbehandlung. Therapiewoche 30: 6807–6813 (1980).

Bornkessel, B.: Arzneimittel: Lebensmittel oder Kosmetika? Dtsch. Apoth. Z. 129: 2539–2540 (1989).

Brekhman, I. I.: Man and Biologically Active Substances. Pergamon Press, Kronberg/Taunus (1980).

Buchborn, E.: Erfahrung in der Medizin. Münch. med. Wschr. 125: 185–186 (1983).

Crantz, H.: Selbstmedikation – Analyse und Perspektiven. Wissenschaftliche Verlagsgesellschaft, Stuttgart, (1987).

De Smet, P. A. G. M., Keller, K., Hänsel, R., Chandler, R. F.: Adverse Effects of Herbal Drugs, Vol. 1. Springer, Berlin–Heidelberg–New York (1992).

Dirscherl, R.: Phytopharmaka auf dem Prüfstand, Teil I–VI. Apotheker-Journal (1982–1985).

Eberwein, B., Helmstaedter, G., Reimann, J., Schoenenberger, H., Vogt, C.: Pharmazeutische Qualität von Phytopharmaka. Dtsch. Apoth. Verlag, Stuttgart (1989).

Fintelmann, V.: Möglichkeiten und Grenzen der Phytotherapie in der Klinik. Phytother. 8: 1–5 (1982), ibid. Ärztezeitschr. Naturheilverf. 27: 657 (1986).

Hajto, T., Hostanska, K., Gabius, H. J.: Modulatory potency of the $\beta$-galactoside-specific lectin from mistletoe extract (Iscador) on the host defense system in vivo in rabbits and patients. Cancer Res. 49: 4803 (1989).

Hanke, G.: Qualität pflanzlicher Arzneimittel. Wissenschaftl. Verlagsges. Stuttgart (1984).

Heidelberg, R.: Kriterien der Verlaufskontrolle und der Dosisfindung bei der Misteltherapie. Therapeutikon 1–2: 32 (1990).

Kalbermatten, R.: Die Dosierung in der Phytotherapie. Natur- und Ganzheits-Medizin 3: 341–350 (1990).

Schilcher, H.: Phytotherapie-Möglichkeiten und Grenzen. Dtsch. Apoth. Z. 128: 2–10 (1988).

Schilcher, H.: Naturheilmittel aus wissenschaftlicher und praktischer Sicht. Therapeutikon 2 (5): 247–254 (1990).

Überla, K. K.: Die Qualität der Erfahrung in der Medizin. Münch. med. Wschr. 18: 124 (1982).

Vogel, G.: Die Lage der Phytotherapie, das zweite Arzneimittelgesetz und das Problem der Therapiefreiheit. Therapiewoche 36: 1054–1063 (1986).

Wagner, H. u. Mitarb.: Analyse und Standardisierung von Arzneidrogen und Phytopräparaten durch Hochleistungschromatographie (HPLC) und andere chromatographische Verfahren. 1.–13. Mitteilung. Dtsch. Apoth. Z. (1980– 1990).

Wagner, H., Kreher, B., Jurcic, K.: In vitro stimulation of human granulocytes and lymphocytes by pico- and femtogram quantities of cytostatic agents. Arzneim.-Forsch/Drug Res. 38: 273 (1988).

Weiß, R. F.: Lehrbuch der Phytotherapie, 6. Aufl. Hippokrates, Stuttgart (1985).

Wichtl, M.: Teedrogen, 2. Aufl. Wiss. Verlagsges., Stuttgart (1989).

Zheng, Q. Y., Wiranowska, M., Sadlik, I. R., Hadden, I. W.: Purified podophyllotoxin (CPA 86) inhibits lymphocyte proliferation but augments macrophage proliferation. Int. J. Immunopharmac. 9: 539–549 (1987).

# 2 Homöopathie

## 2.1 Prinzip

Die Homöopathie basiert auf einem eigenständigen Therapieprinzip, dessen Begründer der Leipziger Hochschullehrer Dr. med. habil. *Samuel Hahnemann* ist (1755–1843). Sie wurde zusammen mit Phytotherapie und Anthroposophie als *«Besondere Therapierichtung»* im Arzneimittelgesetz von 1976/78 festgeschrieben.

Die Homöopathie läßt sich nach ihrem derzeitigen Verständnis als eine **Regulationstherapie** definieren. Die psychophysische Einheit der Eigenregulation («Gesamtheit») bildet das Korrelat für das homöopathische Therapieverfahren. Ihr Ziel ist die Steuerung der körpereigenen Regulation (= Stimulation) durch ein Arzneimittel (= spezifisch), das jedem einzelnen Kranken (= individuell) in seiner Reaktionsweise entspricht.

Das methodische Vorgehen in der Homöopathie beruht auf der sog. **Ähnlichkeitsregel** *(Simile-Prinzip)* *«Similia similibus curentur – Ähnliches kann durch Ähnliches»* geheilt werden. Sie ist kein Naturgesetz, sondern stellt eine praktische Handlungsanweisung dar, in einschränkendem Sinne nur ein heuristisches Prinzip (Ritter u. Wünstel, 1988).
Die Ähnlichkeitsregel beinhaltet jenes wesentliche Kriterium, das auch bei der Auswahl und Anwendung homöopathischer Arzneimittel zu berücksichtigen ist: die möglichst genaue Übereinstimmung und damit Ähnlichkeit (Simile) zwischen dem Krankheitsbild und dem Arzneimittelbild (Abb. 2.1).

Bei der Arzneimittelwahl kommt es dabei nicht auf eine oberflächliche scheinbare Ähnlichkeit an, sondern die *Arzneiwirkung muß mit dem zu behandelnden Krankheitsbild eine gewisse Übereinstimmung nach «Sitz, Art und Charakter» zeigen.* Es ist das Verdienst der Homöopathie, im Krankheitsfall Mittel anzuwenden, von denen experimentell am Gesunden nachgewiesen wurde, daß diese im erkrankten Organ ähnliche Reaktionen in Gang zu setzen oder zu fördern in der Lage sind, wie sie der Organismus schon – wenn auch ungenügend – zur Wiederherstellung der Gesundheit eingeleitet hat (Ritter u. Wünstel, 1988).

## 2.2 Arzneimittelbild

Mit dem Begriff des Arzneimittelbildes wird in der Homöopathie die *Wirkungsrichtung und der Wirkumfang eines Arzneimittels* beschrieben. Letztendlich kommt im Arzneimittelbild die *Pharmakodynamik* und damit das Wirkungsprofil der Substanz zum Ausdruck, wobei deren Erkenntnisse auf verschiedenen Komponenten beruhen. Ohne Frage muß als wesentlichste Quelle die Arzneimittelprüfung, d.h. das Experiment am gesunden Probanden bezeichnet werden.

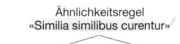

Ähnlichkeitsregel
«Similia similibus curentur»

Arzneimittelbild (Wirkungsprofil)

- Arzneimittelprüfung am gesunden Probanden
- Pharmakologie/Toxikologie
- Erfahrungen am Kranken
- Empirie

Krankheitsbild (Krankheitsstatus)

- Anamnese
- Objektiver Status praesens = für die Krankheit typische, d.h. pathognomonische Zeichen und Symptome
- Subjektiver Status praesens = für den Kranken typische, d.h. individuelle Zeichen und Symptome

**Abb. 2.1:** Die homöopathische Ähnlichkeitsregel: «Similia similibus curentur».

Der Arzneiversuch löst beim Gesunden Befindensveränderungen aus. Diese funktionellen Störungen, die sich während der Applikation der Prüfsubstanz als Krankheitssymptome zeigen, müssen exakt beobachtet und aufgezeichnet werden. Diese wiederum indizieren nämlich die geprüfte Arznei gemäß dem Simile-Prinzip in Erkrankungsfällen mit analoger Symptomatik.

Aus historischer Sicht war der *Selbstversuch mit Chinarinde für Hahnemann* der zündende Funke. Er glaubte dabei einen fieberartigen Zustand erlitten zu haben – freilich ohne Temperaturmessung, die damals noch nicht üblich war. Dieser schien ihm der Malaria ähnlich zu sein. Er meinte schon vorher beobachtet zu haben, daß eine chronische Krankheit oft günstig durch das Hinzutreten einer akuten beeinflußt würde – aber nur, wenn sie jener ähnlich und noch dazu die stärkere sei. Also, schloß er, heile ebenso Chinarinde die Malaria, weil sie eine künstliche Krankheit, das Chinafieber, am Gesunden erzeuge und weil dieses der Malaria ähnlich und stärker als sie sei.

1796 wurde unter dem Titel «Über ein neues Prinzip zur Auffindung der Heilkräfte der Arzneisubstanzen» erstmals über den Chinarinden-Versuch von Hahnemann publiziert; er untermauerte seine These anhand von über 50 pflanzlichen und 3 anorganischen Arzneimitteln (Ritter, 1974; Ritter u. Wünstel, 1988). Dieser Hinweis verdient insofern besondere Beachtung, da Hahnemann sein Simileprinzip nicht nur mit dem häufig in Frage gestellten «Chinarindenversuch» begründet hat.

Der *Versuch am gesunden Probanden* («**Arzneimittelprüfung**») steht im Mittelpunkt bei der Erstellung eines Arzneimittelbildes. Ergänzt und erweitert werden die Kenntnisse über die Arzneimittelwirkung durch die Anwendung am kranken Menschen und Tier (ex usu in morbis) sowie durch die Erfahrungen aus dem Bereich der Volksheilkunde und der Empirie.

Nach Köhler (1988) kommt es entscheidend darauf an, soviel wie möglich und so umfassend wie die Erkenntnisse unserer Zeit es zulassen, über die Wirkung eines arzneilichen Stoffes etwas zu erfahren. Die Arzneimittelbilder im Sinne der Wirkungsprofile sind keine statischen und endgültig abgeschlossene Erkenntniszustände; durch die permanente Anwendung der Arzneimittel wird der Erkenntnisprozeß über die Arzneimittelbilder kontinuierlich optimiert.

Praxisrelevant können **homöopathische Arzneimittel in drei Wirkungsgruppen** eingeteilt werden (Abb. 2.2). In Abhängigkeit der Erkrankungssituation kann dabei zur Arzneimittelfindung eine unterschiedliche Dauer der Anamnese erforderlich werden, weshalb Köhler vom «kurzen» und «langen» Weg der Arzneimittelfindung spricht:

– *Organotrope und histiotrope Homöopathika*, deren Wirkung ein umschriebenes Organsystem resp. Gewebe erfaßt. Das Erkrankungsbild läßt sich häufig mittels typischer Symptome («Syndrom») beschreiben.
  Dieser Behandlungsansatz hat sich vor allem bei akuten Krankheiten bewährt, wobei die Homöopathika überwiegend in *tieferen Potenzen* eingesetzt werden (z. B. D3, D4, D6).

– *Funktiotrope Homöopathika*, deren Wirkung mehrere Organsysteme differenziert erfaßt. Ihre Anwendung hat sich zur Initial- und Intervallbehandlung auch chronischer Erkrankungen bewährt. Unter diesem Aspekt werden solche Homöopathika zumeist als *mittlere Potenzen* angewendet (z. B. D12, D15).

– *Personotrope Homöopathika*, auch als *Konstitutionsmittel* bezeichnet, deren Wirkung das konstitutionelle Geschehen und den Krankheitsablauf umfassend erfaßt. Demnach wird diese Art der Behandlung bevorzugt bei chronischen Erkrankungen durchgeführt und das *streng indivi-*

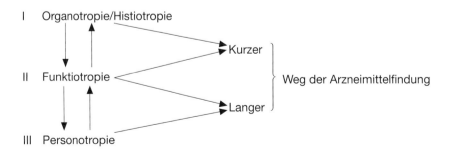

**Abb. 2.2:** Wirkungsgruppen homöopathischer Arzneimittel.

**Tab. 2.1:** Anwendungsweise von tiefen und mittleren Potenzen von Homöopathika (»Niederpotenz-Homöopathika«)

| Stadium | Applikationsfrequenz | Beispiel |
|---------|---------------------|----------|
| Perakut | Alle 2–3 Minuten<br>3 Tropfen/1 Tablette | Kollaps |
| Akut | Alle halbe oder volle Stunde<br>3 Tropfen/1 Tablette | Fieberhafter Infekt |
| Subakut | Alle 2 Stunden<br>3 Tropfen/1 Tablette | Exanthem |
| Chronisch | 2–3 × täglich oder seltener<br>5 Tropfen/1 Tablette | Colon irritabile |

Hinweise:
Anzahl der Tropfen entspricht Anzahl der Globuli.
Bei eintretender Besserung ist das Intervall entsprechend zu verlängern.

*duell* ausgesuchte Homöopathikum in *hohen Potenzen* (z.B. C30, C200) als Einmalgabe angewendet.

Entsprechend dieser Einteilung werden in den einzelnen Kapiteln aus praktischen und didaktischen Erwägungen organotrop/histiotrop und funktiotrop wirkende Homöopathika genannt. Als «Niederpotenz-Homöopathika» werden sie dabei wie in Tab. 2.1 gezeigt angewendet.

## 2.3 Dosierungslehre

In der Diskussion um die Homöopathie wird häufig die *Frage der Potenzen* überbewertend in den Vordergrund gedrängt. An dieser Frage wird nicht nur stets und oft fälschlicherweise die alleinige Wirksamkeit von Homöopathika gemessen, sondern teilweise das Prinzip der Homöopathie in Frage gestellt: Das *Dosierungsproblem* ist seit Anbeginn ihr schwierigstes Problem geblieben, das heute noch so wenig bewältigt ist wie ehemals (Ritter u. Wünstel, 1988).

Allerdings existieren dazu neuere experimentelle Arbeiten von Harisch und Kretzschmer (1990), die an Enzymsystemen Effekte von Hochpotenzen (C200, C1000) nachweisen konnten. Dabei sind auch die experimentellen Studien zur physikalischen Struktur homöopathischer Potenzen zu nennen, die von Weingärtner (1992) mit C30 und tiefer durchgeführt wurden.

Besondere Erwähnung bedarf die mit Pollen C30 bei der Pollinosis durchgeführte Studie, die methodisch sauber mit doppelblindem plazebokontrolliertem Design angelegt ist. Dabei ergab sich ein statistisch signifikanter Unterschied zugunsten des Verums. Trotz teilweise massiver Kritik konnte die Glaubwürdigkeit dieses Studienergebnisses nicht erschüttert werden (Reilly et al. 1986).

Eine viel zu wenig bekannte Doppelblindstudie wurde von Schwab (1990) mit Sulfur-Hochpotenzen (bis C1000) bei Dermatosen durchgeführt. Es wurden ebenfalls statistisch signifikante Unterschiede zugunsten des Verums gefunden.

Hahnemann verabreichte seine Arzneimittel zunächst in relativ hoher Konzentration z.B. als Urtinkturen. Dabei stellte er häufig eine vorübergehende Verschlechterung des Krankheitszustandes fest. Er ging deshalb dazu über, die Arzneigrundstoffe systematisch zu verarbeiten. Er fand oft eine bessere Wirkung, wenn er durch Verdünnen eine zu große Reaktion des Organismus vermieden hatte, zumal Empfänglichkeit und Reaktionsbereitschaft gegenüber der Arznei individuell verschieden ist. *So kam Hahnemann 1827 zur Vorstellung der Potenzierung als Steigerung der Heilkraft und nannte die Verdünnungsstufen seiner Arzneien Potenzen.* Daraus folgte auch die Entwicklung einer eigenständigen Arzneimittelforschung.

## 2.4 Homöopathische Pharmazie

Die Herstellung homöopathischer Arzneimittel wird heute im wesentlichen nach denselben Grundsätzen durchgeführt, wie sie von Hahnemann aufgestellt wurden (Schindler, 1985; Schorn, 1989). Sie sind im HAB 1 (Homöopathisches Arzneibuch als Bestandteil des Deutschen Arzneibuches) verbindlich festgelegt (Tab. 2.2).

**Tab. 2.2:** Arzneigrundstoffe für Homöopathika (HAB 1)

- Pflanzen und definierte Pflanzenteile
- Tiere und deren Ausscheidungsprodukte
- Mineralien und Metalle sowie deren Verbindungen
- Nosoden (pathologisches Gewebe)

Man unterscheidet prinzipiell **drei unterschiedliche Herstellungsverfahren** (Tab. 2.3):

**Tab. 2.3:** Herstellungsverfahren für Homöopathika (HAB 1)

| Arzneigrundstoff und Arzneistoffträger werden verschüttelt/verrieben: | |
| --- | --- |
| 1:10 | Dezimalpotenz *D1, D2, D3* |
| 1:100 | Centesimalpotenz *C1, C2, C3* |
| 1:50000 | LM-(Q)Potenz *LM I, LM II, LM III* |

Die standardisierten Substanzen (Arzneigrundstoffe) werden mit einer Vehikelsubstanz (Alkohol, Wasser, Laktose, Sacharose) als Träger verarbeitet. Dies bedeutet eine Verschüttelung oder Verreibung des Ausgangsstoffes mit der Vehikelsubstanz im Verhältnis *1:10 (Dezimalpotenzen «D»)* bzw. *1:100 (Centesimalpotenzen «C»)* stufenförmig bis zur benötigten Arzneistärke (Potenz).
Demzufolge werden die Dezimalpotenzen («D») jeweils aus einem Teil Ausgangsstoff und 9 Teilen Vehikel hergestellt und als erste Dezimalpotenz («D1») bezeichnet; die weitere pharmazeutische Aufarbeitung erfolgt analog bis zur gewünschten Dezimalpotenz, wobei grundsätzlich keine Zwischenstufen übersprungen werden dürfen. Analog wird mit den Centesimalpotenzen verfahren. Im Prinzip werden alle Potenzstufen verwendet (Tab. 2.4).

Neben der zunehmenden Bedeutung der *Q(LM)-Potenzen*, generell, werden in Deutschland überwiegend Dezimalpotenzen eingesetzt, während im Ausland C-Potenzen bevorzugt werden. Die Ursache dafür läßt sich wohl nur historisch erklären; auch mangelt es an systematischen Untersuchungen über Wirkungsunterschiede der verschiedenen Potenzreihen (Fricke, 1986; Wiesenauer, 1985).

**Galenisch** wird in der Homöopathie zwischen *flüssigen und festen Arzneimitteln* unterschieden, woraus verschiedene Darreichungsformen resultieren, die situativ und individuell eingesetzt werden (Tab. 2.5).

**Tab. 2.5:** Darreichungsformen für Homöopathika (HAB 1)

| | |
| --- | --- |
| Dilution | Tabletten |
| Ampullen | Salben |
| Globuli | Suppositorien |
| Trituration | Augen-/Nasentropfen |

## 2.5 Möglichkeiten und Grenzen

Ein wesentlicher Bestandteil der Homöopathie ist ihre **Empirie**, ein umfassendes Erfahrungswissen, auf das nachfolgende Ärztegenerationen aufgebaut haben. Dies erklärt auch die umfangreiche homöopathische Literatur, wo sich als Beleg für die Wirksamkeit eine Vielzahl an therapeutischen Beobachtungen und Mitteilungen findet. Dies wird *arzneimittelrechtlich* auch als sogenanntes *besonderes Erkenntnismaterial* bezeichnet. Im Rahmen der Aufbereitung und Nachzulassung homöopathischer Arzneimittel durch die zuständige Arzneimittelkommission D am BGA kommt diesem besondere Bedeutung zu. Beispielhaft ist die Aufbereitungsmonographie von Aloe wiedergegeben (Abb. 2.3).

**Tab. 2.4:** Überwiegend eingesetzte Darreichungsformen in Abhängigkeit häufig verordneter Verdünnungsstufen (in Klammern gesetzt: weniger üblich)

| Verdünnungsstufen | Dil. | Tabl. | Trit. | Glob. | Amp. |
| --- | --- | --- | --- | --- | --- |
| Ø, D1, D2, D3, D4, D6, D8, (D10), D (12), (D15) | X | X | X | (X) | X |
| D30, D200, D1000; | | | | | |
| C30, C200, C1000 | X | (X) | (X) | X | X |
| LM*VI, XII, XVIII, XXIV, XXX | X | – | – | X | – |

*Anstelle des Verschreibungssymbols LM (L = 50, M = 1000), wie es offiziell eingeführt ist, findet sich in der Literatur auch das Zeichen Q-Potenzen, d.h., von Quinquagintamillesimal-Potenzen, abgeleitet von 50000 (lat. quinquaginta mille).
Aus: Wiesenauer, M.: Homöopathie für Apotheker und Ärzte. Deutscher Apotheker Verlag, Stuttgart 1993.

| Bezeichnung des homöopathischen Arzneimittels: | **Aloe**<br>Bundesanzeiger v. 10. Oktober 1985 (BAnz 190a). |
|---|---|
| Bestandteile des homöopathischen Arzneimittels: | Entsprechende Zubereitung aus Aloe. |
| Anwendungsgebiete: | Die Anwendungsgebiete entsprechen dem homöopathischen Arzneimittelbild.<br>*Dazu gehören:*<br>Magen-Darm-Störungen; Stuhlinkontinenz; Hämorrhoiden. |
| Gegenanzeigen: | Für die 1. Dezimalverdünnung und -verreibung: Chronische Obstipation, chronische Durchfälle, chronische Lebererkrankungen und Lebervorschädigungen, Schwangerschaft und Stillzeit, Verschlußikterus und Ileus. |
| Nebenwirkungen: | Für die 1. Dezimalverdünnung und -verreibung: Bei längerem Gebrauch sind Störungen des Elektrolythaushaltes möglich. Ohne ärztliche Verordnungen sollten die Zubereitungen höchstens 1 Woche eingenommen werden.<br>*Hinweis:*<br>Es können sogenannte Erstverschlimmerungen vorkommen, die jedoch ungefährlich sind. |
| Wechselwirkungen mit anderen Mitteln: | Nicht bekannt. |
| Dosierung und Art der Anwendung: | *Soweit nicht anders verordnet:*<br>Bei akuten Zuständen häufige Anwendung alle halbe bis ganze Stunde je 5 Tropfen oder 1 Tablette oder 10 Streukügelchen oder 1 Messerspitze Verreibung einnehmen:<br>parenteral 1–2 ml bis zu 3mal täglich.<br>Bei chronischen Verlaufsformen 1–3mal täglich 5 Tropfen oder 1 Tablette oder 10 Streukügelchen oder 1 Messerspitze Verreibung einnehmen;<br>parenteral 1–2 ml pro Tag. |
| Definition des Ausgangsmaterials: | Aloe: Nach HAB 1*). |
| Angaben über die Herstellung des homöopathischen Arzneimittels: | Nach HAB 1. |
| Darreichungsformen: | Flüssige Verdünnungen, Streukügelchen, Verreibungen, Tabletten, flüssige Verdünnungen zur Injektion. |

*) Verwendet wird der zur Trockne eingedickte Saft der Blätter einiger Arten der Gattung *Aloe*, insbesondere von *Aloe ferox* MILLER, der unter der Bezeichnung Kap-Aloe im Handel ist. Barbados-Aloe von *Aloe barbadensis* MILLER darf nicht verwendet werden.
Gehalt mindestens 18,0 Prozent Anthracenderivate, berechnet als wasserfreies Barbaloin ($C_{21}H_{22}O_9$; MG 418,4).

**Abb. 2.3:** Monographie der Kommission D für Aloe.

Darüber hinaus gibt es inzwischen eine Vielzahl von **klinisch-therapeutischen Studien** mit Homöopathika, wie eine von Kleijnen et al. (1991) durchgeführte Meta-Analyse ergab. Trotz methodischer Mängel bei vielen Studien kommen die Autoren zu der Aussage, daß in den Studienergebnissen ein positiver Trend zum Wirksamkeitsnachweis von Homöopathika vorliegt

In neuer Zeit werden auch zunehmend systematische Untersuchungen experimenteller Art durchgeführt, um das Wirkprinzip der Homöopathie erforschen zu können (Fricke, 1986; Wiesenauer, 1981).
Alle bisherigen Erklärungen über das homöopathische Wirkprinzip können nicht darüber hinwegtäuschen, daß es sich um hypothetische Vorstellungen

handelt. Dazu gehört auch die derzeit favorisierte These, wonach das Homöopathikum nicht stofflich, sondern informativ wirke. Diese «pharmakologische Information» greife in den gestörten Regelkreis ein und führe zur Heilung (Bayr 1982).

Die **Anwendung von Homöopathika** umfaßt ein breites Indikationsspektrum (Tab. 2.6). Sie können bei einer Vielzahl von funktionellen und organischen Erkrankungen eingesetzt werden (= mögliche Indikation). Solche Anwendungsbereiche für das einzelne Homöopathikum wurden auch mit den Aufbereitungsmonographien von der Arzneimittelkommission D am Bundesgesundheitsamt nach definierten Kriterien erarbeitet (Lagoni 1988).

**Tab. 2.6:** Indikationsbeispiele für eine Homöotherapie

- *Mögliche Indikation:* z. B. Sinu-Bronchitis, Gastroenteritis, Varikosis

- *Relative Indikation:* Koliken, septischer Abzeß, Scharlach

- *Keine Indikation:* Akuter Myokardinfarkt, Thromboembolie, Läusebefall

Die **Grenzen für eine Homöopathie** ergeben sich im wesentlichen aus dem Verständnis einer Reiz- und Regulationstherapie: der erkrankte Organismus muß noch fähig sein, auf den durch die homöopathische Arznei gesetzten Reiz – *actio* – mit einer Antwort – *reactio* – reagieren zu können.

Fieberkrampf, Koliken oder septische Abszedierungen sind akute Krankheitsbilder, bei denen andere Therapiemaßnahmen in den Vordergrund treten. Dabei können Homöopathika als zusätzliche und damit den Heilungsverlauf aktiv unterstützende Behandlung angewendet werden (= *relative Indikation*). Andererseits gibt es Krankheiten (z. B. akuter Myokardinfarkt), die schon dem Verständnis nach nicht homöopathisch, sondern mit konventionellen Therapiemaßnahmen behandelt werden müssen (= *keine Indikation*).

Insgesamt betrachtet liegt die Bedeutung der Homöopathie gerade darin, daß sie zu einer sinnvollen, risikoarmen und kostengünstigen Erweiterung unseres Therapiespektrums beitragen kann (Gaus u. Mitarb., 1987; Görlich u. Wünstel, 1988; Müller, 1978; Schönrock, 1978; Stutzer, 1978).

## 2.6 Kombinationspräparate

**Arzneimittelrechtlich** gehören die fixen Kombinationen homöopathischer Einzelmittel (Komplexmittel) zur homöopathischen Therapierichtung und unterliegen somit auch der Beurteilung durch die Arzneimittelkommission D am BGA. Solche Kombinationen beruhen in der Regel auf zwei oder mehreren, nach organotropen Gesichtspunkten ausgewählten Homöopathika. Sie lassen sich wie folgt kategorisieren:

- *Homotrope Kombination*:
  Homöopathika mit gleicher Organotropie und Wirkungsrichtung.
- *Heterotrope Kombination*:
  Homöopathika mit verschiedener Organotropie und Wirkungsrichtung.
- *Heterologe Kombination*:
  Homöopathika und andere Wirkprinzipien.

Während **heterologe Kombinationen** durch die Nachzulassung als *nicht mehr verkehrsfähig* eingestuft werden, wird es bei den **heterotropen Kombinationen** eine Bereinigung geben, da sich «die Arzneimittelbilder der Einzelbestandteile hinsichtlich der Indikationsansprüche ergänzen» müssen.

Von daher sind **homotrope Kombinationen** als therapeutische Einheit zu bewerten und stellen gerade für den in der homöopathischen Einzelmitteltherapie weniger Erfahrenen auf vielen Indikationsgebieten eine Alternative dar; sie werden nach konventionellen Kriterien angewendet, d. h. ihr Anwendungsbereich ist per Indikationsangabe definiert. Im Gegensatz zu den Einzelmitteln liegen über fixe Kombinationen von Homöopathika zahlreiche kontrollierte Studien vor.

Sowohl in der *ärztlichen Verordnungspraxis* wie auch im Rahmen der *Selbstmedikation* kommt den homöopathischen Kombinationspräparaten zunehmende Bedeutung zu. Insbesondere im Behandlungsspektrum naturheilkundlich tätiger Ärzte – im Gegensatz zur strengen Behandlung mit dem homöopathischen Einzelmittel – finden Kombinationspräparate breite Anwendung. Sie werden dort vielfach im Sinne von «Naturheilmittel» oder «Biologische Arzneimittel» eingesetzt.

## 2.7 Selbstmedikation

Vor dem Hintergrund einer zunehmenden Akzeptanz naturgemäßer Heilmethoden finden Homöopathika auch in der Selbstmedikation immer mehr Zuspruch. In der Regel handelt es sich dabei um eine Gesundheitsstörung, die ohne weitere Diagnostik selbst behandelt werden darf. Die Grenzen für eine erlaubte Selbstmedikation sind fließend und hängen vom Patienten und der Situation ab, was eine entsprechende Informationspflicht des Apothekers notwendig macht. Wird im Bereich der erlaubten Selbstmedikation eine Therapieempfehlung für ein Homöopathikum gegeben, so sollte es sich um einen motivierten Patienten handeln, der diese Therapierichtung akzeptiert. Für die Selbstmedikation haben sich *fixe Kombinationen homöopathischer Einzelmittel besonders bewährt* (Abb. 2.4).

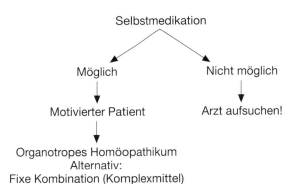

**Abb. 2.4:** Homöopathie in der Selbstmedikation.

## Literatur

*Literatur, die zum weiterführenden Verständnisstudium der Homöopathie empfohlen wird*

Bayr, G.: Kybernetische Denkmodelle der Homöopathie. Haug, Heidelberg (1982).

Bayr, G., Stüber, M.: Haplopappus baylahuen. Haug, Heidelberg (1986).

Braun, A.: Methodik der Homöotherapie, 4. Aufl. Sonntag, Stuttgart (1992).

Dorsci, M.: Homöopathie – Medizin der Person, 5. Aufl. Gaus, W., Häussler, S.: Verkauf und Anwendung homöopathischer Arzneimittel. Dtsch. Apoth. Z. 127: 2251–2255 (1987).

Fricke, U.: Homöopathie aus pharmakologischer Sicht. Dtsch. Apoth. Z. 126: 2469–2474 (1986).

Gaus, W., Häussler, S., Wiesenauer, M.: Verkauf und Anwendung homöopathischen Arzneimittel. Dtsch. Apoth. Z. 127:2251–2255 (1987).

Gawlik, W.: Homöopathie und konventionelle Therapie. 2. Aufl. Hippokrates, Stuttgart (1992).

Gebhardt, K.-H. (Hrsg.): Beweisbare Homöopathie, 2. Aufl. Haug, Heidelberg (1991).

Görlich, H.D., Wünstel, G.: Pflanzliche homöopathische Medikamente mit allergischer Potenz. Ärztezeitschr. Naturheilverf. 29: 811–818 (1988).

Haug, Heidelberg (1988).

Köhler, G.: Lehrbuch der Homöopathie, Band 1 u. 2, 6. Aufl. Hippokrates, Stuttgart (1991 und 1993).

Lagoni, N.: Nachzulassung homöopathischer Arzneimittel. Dtsch. Apoth. Z. 128: 2299–2303 (1988).

Müller, W.A.: Klinischer Beitrag zur Problematik der Homöopathie. Therapiewoche 28: 9384–9396 (1978).

Mössinger, P.: Homöopathie und naturwissenschaftliche Medizin. Hippokrates, Stuttgart (1984).

Ritter, H., Wünstel, G.: Homöopathische Propädeutik, 2. Aufl. Hippokrates, Stuttgart (1988).

Ritter, H.: Samuel Hahnemann – sein Leben und Werk in neuer Sicht. Haug, Heidelberg (1974).

Ritter, H., Wünstel, G.: Homöopathische Propädeutik, 2. Aufl. Hippokrates, Stuttgart (1988).

Schindler, H.: Zur Geschichte des deutschen Arzneibuchs. Dtsch. Apoth. Z. 125: 942–946 (1985).

Schönrock, H.: Außenseitermethoden in der Allgemeinpraxis. Med. Inaug.-Diss., Freiburg (1978).

Schorn, G.: Das homöopathische Arzneibuch. Dtsch. Apoth. Z. 129: 107–112 (1989).

Stutzer, P.: Außenseitermethoden in der Allgemeinpraxis. Med. Inaug.-Diss., Freiburg (1978).

Wichtl, M.: Homöopathika-Phytotherapeutika-Naturheilmittel. Dtsch. Apoth. Z. 126: 1155–1158 (1986).

Weingärtner, O.: Über eine mögliche Sinngebung der Komplexmittelhomöopathie. Ärztezeitschrift f. Naturheilverfahr. 29: 219–227 (1988).

Weingärtner, O.: Homöopatische Potenzen. Springer, Heidelberg (1992).

Wiesenauer, M.: Therapie als allgemeinmedizinische Forschung. Hippokrates, Stuttgart (1981).

Wiesenauer, M.: Homöopathie und Pharmakologie. Med. Mschr. Pharm. 8: 37–41 (1985).

Wiesenauer, M.: Naturheilkunde: Therapie als Forschung. Ärztl. Praxis 37: 1725 (1985).

Wiesenauer, M. (Hrsg.): DAZ-Fortbildung Homöopathie. Deutscher Apotheker Verlag, Stuttgart (1988).

Wiesenauer, M., Noll, J. Häussler S.: Verbreitung und Anwendungshäufigkeit von Naturheilverfahren. Therapeutikon 3: 93–96 (1989).

Wiesenauer, M, Elies, M., Krüger, E.: Homöopathische Komplexmittel. Dtsch. Apoth. Z. 133: 4575-4578 (1993).

Wiesenauer, M.: Homöopathie für Apotheker u. Ärzte. Deutscher Apotheker Verlag, Stuttgart (1993).

Wiesenauer, M., Berger, R.: Homöopathie-Beratung. Deutscher Apotheker Verlag, Stuttgart (1993)

*Literatur über Doppelblindstudien mit Homöopathika*

Brigo, B., Bosco, O.: Homoepathic treatment of migraine: a sixty case, double-blind controlled study. Vol. of Proceedings. Congress LMHJ, Airlington (USA) (1987).

Claussen, C.F., Bergmann, J., Bertora, G., Claussen, E.: Klinisch-experimentelle Prüfung und äquilibriometrische Messungen zum Nachweis der therapeutischen

Wirksamkeit eines homöopathischen Arzneimittels. Arzneimittel-Forsch./Dg, Res. 34: 1791–1798 (1984).

Ferley, J. P., Zmirou, D., D'Admehar, D., Balducci, F.: A controlled evaluation of a homoeopathic preparation in the treatment of influenza-like syndroms. Br. J. Clin. Pharmacol. 27: 329–335 (1989).

Fisher, P.: Rhus toxicodendron in the treatment of fibromyalgia: a double-blind placebo-controlled trial with cross over. J. OMHJ Volume 1: 26–28 (1988).

Gassinger, C. A.: Klinische Prüfung zum Nachweis der therapeutischen Wirksamkeit des homöopathischen Arzneimittels Eupatorium perfoliatum D2 bei der Diagnose «grippaler Infekt». Arzneimittel.-Forsch./Drug. Res. 31 (I): 732–736 (1981).

Gibson, R. G., Gibson, S. L. M., MacNeill, A. D., Buchanan, W. W.: Homoeopathic therapy in rheumatoid arthritis: evaluation by double-blind clinical therapeutic trial. Br. J. Clin. Pharmacol. 9: 453–459 (1980).

Harisch, G., Kretschmer, M.: Jenseits von Milligramm. Springer, Heidelberg (1990).

Häussler, S., Wiesenauer, M.: Das Antiallergikum Galphimia glauca. Z. Allg. Med. 58: 1850–1852 (1982).

Hoffmann, Th.: Neuere naturwissenschaftliche Hinweise für eine Wirksamkeit homöopathischer Hochpotenzen. Med. Inaug.-Diss., Würzburg (1987).

Kienle, G.: Wirkung von Carbo betulae D6 bei respiratorischer Partialinsuffizienz. Arzneimittel Forsch./Drug. Res. 23: 840–842 (1973).

Kleijnen, J., Knipschild, P., ter Riet, G.: Clinical trial of homoeopathy. Br. Med. J. 302: 316–323 (1991).

Mayaux, M. J., Guihard-Moscato, M. L., Schwartz, D.: Controlled clinical trial of homoeopathy in postoperative ileus, the Lancet I: 528–529 (1988).

Mössinger, P.: Zur Behandlung der Otitis media mit Pulsatilla. Kinderarzt 16: 581–582 (1985).

Pöllmann, L., Hildebrandt, G.: Zur Gabe von Arnica, Planta tota D3, bei kieferchirurgischen Eingriffen. Erfahrungsheilk. 36: 503–506 (1985).

Rahlfs, V. W., Mössinger, P.: Asa foetida bei Colon irritabile. Dtsch. Med. Wschr. 104: 140–143 (1979).

Reilly, D. T., Taylor, M. A., McSharry, Ch., Aitchnison, T.: Is homoeopathy a placebo response?, Lancet II: 881–886 (1986).

Schwab, G.: Läßt sich eine Wirkung homöopathischer Hochpotenzen nachweisen? Med. Inaug.-Diss., Freiburg (1990).

Wiesenauer, M., Häussler, S., Gaus, W.: Pollinosis – Therapie mit Galphimia glauca. Fortschr. Med. 101: 811–814 (1983).

Wiesenauer, M., Gaus, W.: Double-blind trial comparing the effectiveness of the homoepathic preparation galphimia and placebo. Arzneimittel-Forsch./Drug. Res. 35: 1745–1747 (1985).

Wiesenauer, M., Gaus, W.: Wirksamkeitsvergleich verschiedener Potenzierungen des homöopathischen Arzneimittels Galphimia glauca beim Heuschnupfen-Syndrom. Dtsch. Apoth. Z. 126: 2179–2185 (1986).

Wiesenauer, M., Gaus, W.: Orthostatische Dysregulation: kontrollierter Wirkungsvergleich zwischen Etilefrin und Haplopappus. Z. Allg. Med. 63: 18–23 (1987).

Wiesenauer, M., Gaus, W., Häussler, S.: Behandlung der Pollinosis mit Galphimia glauca – eine Doppelblindstudie unter Praxisbedingungen. Allergologie 13: 359–363 (1990).

Wiesenauer, M., Gaus, W.: Wirksamkeitsnachweis eines Homöopathikums bei chronischer Polyarthritis; eine randomisierte Doppelblindstudie bei niedergelassenen Ärzten. Akt. Rheumatol. 16: 1–9 (1991).

# Spezieller Teil

## Allgemeine Erläuterungen zum speziellen Teil

### Arzneibuchdrogen

Arzneidrogen und deren Hauptinhaltsstoffe, die in den drei deutschsprachigen zur Zeit geltenden Arzneibüchern aufgeführt sind, sind mit folgenden Abkürzungen versehen:

DAB 10:  Deutsches Arzneibuch 10. Ausgabe (1992)
ÖAB:  Österreichisches Arzneibuch (1990)
Helv VII:  Schweizer Arzneibuch, 7. Ausgabe (1987)

### M   Drogenmonographien

Arzneidrogen, für die von einer vom Bundesgesundheitsamt eingesetzten Zulassungs- und Aufbereitungskommission für den humanmedizinischen Bereich (Kommission E) Monographien erstellt wurden, sind mit dem Zeichen **M** gekennzeichnet.

In den Kurzmonographien sind die Hauptbestandteile, Anwendungsgebiete mit Gegenanzeigen, Nebenwirkungen und Wechselwirkungen mit anderen Mitteln, die Dosierungen und Art der Anwendung dargestellt und bewertet. Bis heute existieren ca. 300 Monographien von insgesamt ca. 400 zur Bearbeitung vorgesehenen Drogen.

Dort wo die Kommission auf Grund nicht ausreichend belegter Wirksamkeit den bisher angegebenen Anwendungsbereich als ungenügend dokumentiert bezeichnet hat oder auf Grund von hohem Nebenwirkungspotential zu einer negativen Nutzen-/Risiko-Bewertung gekommen ist, ist dies im Text entsprechend vermerkt. Die «Verkehrsfähigkeit» dieser Drogen ist auch bei den negativ eingestuften Drogen noch gegeben, sofern nicht die Zulassung durch Beschluß des BGA widerrufen wurde.

**!** Die am Textrand stehenden *Ausrufezeichen* weisen auf *Gegenanzeigen* in der Therapie oder auf *Nebenwirkungsrisiken* bei Drogen oder Drogeninhaltsstoffen hin, die die Anwendungsfähigkeit einschränken oder ihre Anwendung verbieten.

### Arzneipräparate

Die in den Kapiteln «Präparatebeispiele» aufgeführten Präparate stehen in der Verordnungshäufigkeit an bevorzugter Stelle.

a) **Rote Liste.** Verzeichnis der Fertigarzneimittel der Mitglieder des Bundesverbandes der Pharmazeutischen Industrie e. V., Frankfurt a. M., Editio Cantor, 88326 Aulendorf.

b) **Präparate Liste der Naturheilkunde** («Grüne Liste»), Hrsg. S. Sommer, Sommer Verlag, 79331 Teningen.

c) **Pharmaindex Phytopharmaka** (pflanzliche Mono- und Kombinationspräparate einschließlich Homöopathika). IMP Kommunikationsgesellschaft mbH, 63263 Neu-Isenburg, Am Forsthaus, Gravenbruch 9.

### Rezepturen

Zahlenangaben bei Tee-Rezepturen und anderen Rezepturbeispielen geben stets *Gewichtsteile* (z. B. in Gramm) an. Sind mehrere Drogen aufgeführt, die zu gleichen Gewichtsteilen verwendet werden, wird dies bei der jeweils letzten Droge einer solchen Gruppe durch die Abkürzung «aa» unter Vermerk des Gewichtsteils angegeben (aa = *ana partes aequales; zu gleichen Teilen* einwiegen), bzw. durch «aa ad» (*ana partes aequales ad = zu gleichen Teilen* auffüllen *auf* die angegebenen Gewichtsteile).

### H   Homöopathischer Teil

Dieses Zeichen (nach dem Allopathischen Teil) markiert den Anfang des Homöopathie-Textteils. Die genannten Homöopathika sind für die jeweiligen Anwendungsgebiete positiv monographiert.

# 3 Herz- und Kreislauferkrankungen

Hauptanwendungsgebiete für Phytopharmaka:

Keine Indikationen:
Primäre und sekundäre Kardiomyopathien
Endokarditis
Myokarditis
Perikarditis

## 3.1 Herzinsuffizienz (H.I.)

### 3.1.1 Behandlungsprinzipien und Anwendungsgebiete

Da eine kausale Therapie in den wenigsten Fällen möglich ist, kann die Behandlung auch mit Phytopharmaka zwangsläufig *nur symptomatisch* sein.

Die Präparatewahl richtet sich primär nach dem *Schweregrad* der bestehenden Herzinsuffizienz und den Begleiterscheinungen, d. h. der nachgewiesenen Einschränkung der Arbeits- und Leistungsfähigkeit des Herz-Kreislaufsystems.

Wenn man die Einteilung der Herzinsuffizienz in *vier Schweregrade* (nach einem Vorschlag der New York Heart Association = *NYHA*) der Präparatewahl zugrundelegt, kommt man zu folgender Behandlungsregel:

**Reine Herzglykoside für NYHA III und IV** (siehe Kap. 3.1.2.1)

- Manifeste *Ruheinsuffizienz*.
- Auftreten von *Insuffizienzzeichen* in körperlicher Ruhe.
- *Beginnende Ruheinsuffizienz*, Auftreten von Beschwerden bei leichter körperlicher Tätigkeit.

**Standardisierte herzglykosidhaltige oder andere kardiotrope Drogenextrakte bevorzugt für NYHA I und II** (siehe Kap. 3.1.2.2)

- Beschwerden bei körperlicher Tätigkeit *(Belastungsinsuffizienz)*.
- Beginnende *Herzinsuffizienz* ohne Beschwerden bei körperlicher Tätigkeit.
- Zur *Erhaltungstherapie*, um z.B. die Fortentwicklung einer Herzinsuffizienz zu bremsen oder den Leistungszustand insbesondere älterer Menschen zu erhalten.
- Als *Zusatztherapie* zu einer notwendigen Behandlung mit Reinglykosiden oder zur Weiterbehandlung nach einer Glykosidtherapie. Im ersten Fall kann unter Umständen die Glykosiddosierung reduziert werden.
- Bei *Digitalis-Unverträglichkeiten*.

*Ergänzende Therapien* bei der chronischen manifesten Linksinsuffizienz des Herzens:

*Diuretika* oder *Vasodilatatoren* zur Verminderung der Vorlast und Nachlast des Herzens, ferner *ACE-Hemmer* (z.B. Captopril), *Ca-Antagonisten* (z.B. Verapamil oder Nifedipin) und $\beta_1$-*Agonisten* (z.B. Xamoterol).

## 3.1.2 Drogen und Präparategruppen

### 3.1.2.1 Reine Herzglykoside zur p. o., i. v. und s. c. Anwendung (Tab. 3.1)

Kombinationen existieren mit:
**Koronarmitteln** (z. B. Pentaerithrityltetranitrat, Verapamil, Carbocromen, Etophyllin, Proxyphyllin oder Crataegus-Extrakt).
**Durchblutungsfördernden Mitteln** (z. B. Pentifyllin, Xanthinolnicotinat oder Mutterkornalkaloide).

**Chemie** (Abb. 3.1)

Die Herzglykoside der Cardenolid- und Bufadienolid-Reihe leiten sich wie die Gallensäuren und Nebennierenrinden- oder Sexualhormone vom tetrazyklischen 10,13-Dimethylcyclopentano-perhydrophenanthren ab.
Die Ringe A und B sind in der Regel *cis*-, die Ringe B und C *trans*- und die Ringe C und D *trans*-verknüpft.
Die Glykoside von Digitalis, Strophanthus, Adonis, Thevetia, Convallaria, Apocynum und Erysimum gehören dem **Cardenolid-Typ** zu und besitzen am C-17 β-ständig gebunden einen 5 gliedrigen γ-Lactonring, die Glykoside des **Bufadienolid-Typs** einen 6 gliedrigen δ-Lactonring.
Die einzelnen Glykoside unterscheiden sich voneinander in der Zahl und Art der Substituenden im Ring und in der Zahl, Struktur und Verknüpfungsweise der Zucker.
Die chemisch abgewandelten Herzglykoside enthalten zusätzlich an den endständigen Zuckern Acetyl- oder Methylgruppen, wodurch die Lipophilie und die orale Resorptionsrate verbessert werden.

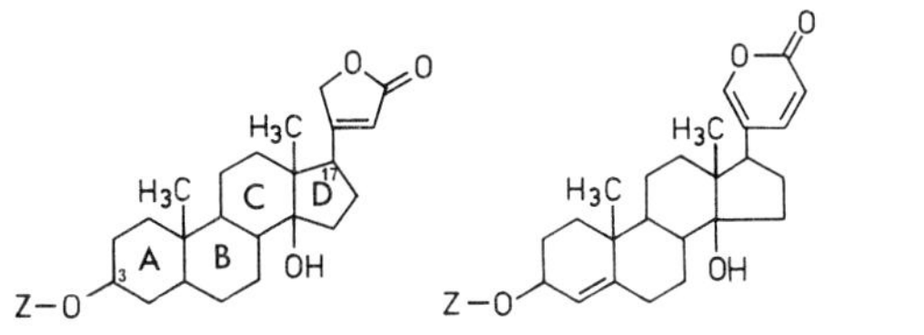

| Cardenolid-Typ | Z = Zucker | Bufadienolid Typ |
|---|---|---|
| Digitalis | (Digitoxose, | Urginea (Scilla) |
| Strophanthus | Glucose, Rhamnose, | Helleborus |
| Convallaria | Cymarose, Thevetose, | |
| Adonis | Oleandrose u. a.) | |
| Nerium | | |
| Thevetia | | |
| Apocynum | | |
| Erysimum | | |

**Abb. 3.1:** Herzglykoside vom Cardenolid- und Bufadienolid-Typ.

**Pharmakologie**

*Alle Herzglykoside wirken* **qualitativ** *gleich*, sie führen in therapeutischen Dosen zu einer Verbesserung der Ökonomie der Herzarbeit, die systolische Herzmuskelkraft wird verstärkt (*positiv inotrope* Wirkung). Sie wirken außerdem *negativ chronotrop*, *negativ dromotrop* und *positiv bathmotrop*.

**Tab. 3.1:** Herzglykosid-Monopräparate

| Reinglykosid/Droge | Handelspräparate mit | |
|---|---|---|
| | isolierten Glykosiden | chem. abgewandelten Glykosiden* |
| **Digitoxin**/Gitoxin Digitalis purpureae folium (Roter Fingerhut) | Digimerck, Digicor, Digimed, Digipural, Coramedan, Tardigal | – |
| **Digoxin** Digitalis lanatae folium (wolliger Fingerhut) | Digacin, Lanacard, Lanicor, Lenoxin, Novodigal-Inj. | – |
| **Metyldigoxin** | – | Lanitop |
| **β-Acetyl-Digoxin** | – | Digilateral, Digostada, Digotab, Longdigox, Kardiamed, Stillacor |
| **α-Acetyl-Digoxin** | – | Sandolanid |
| **g- und k-Strophanthin** Strophanthi grati (kombé) semen (Strophanthussamen) | Strodival, Kombetin, Strophoperm | – |
| **Proscillaridin** Urgineae maritimae (Scillae) bulbus (Meerzwiebel) | Talusin | Clift (Meproscillarin) |

\* Die durch Partialsynthese abgewandelten Herzglykoside enthalten zusätzlich Acetyl- oder Methylgruppen, wodurch Pharmakokinetik und Bioverfügbarkeit verbessert werden.

*In* quantitativer *Hinsicht wirken die einzelnen Herzglykoside verschieden.* Sie unterscheiden sich in der Resorptionsquote, Latenzzeit bis zum Wirkungseintritt, Abklingquote (Wirkungsverlust/Tag) und damit in der Wirkungsdauer und Kumulationsgefahr.

Siehe dazu Lehrbücher der Pharmakologie und Rietbrock et al. 1983.

### 3.1.2.2 Standardisierte herzglykosidhaltige Extrakte zur p.o. Anwendung

Die Drogen, aus denen diese Extrakte hergestellt werden, entsprechen hinsichtlich des Wirkwertes den Anforderungen des DAB 10. Die Drogen sind nach der Knaffel-Lenz-Methode an Meerschweinchen auf wirkäquivalente Glykosidgehalte eingestellt, d.h. daß jedes eingestellte Drogenpulver (Pulv. normatus oder titratus) einen **Wirkwert** besitzen muß, der einem bestimmten Gehalt des jeweiligen Referenzglykosides entspricht. Der Wert für das **Wirkungsäquivalent (W)** wird in mg Referenzglykosid/g Droge angegeben. Die wichtigsten Drogen sind in Tab. 3.2 zusammengefaßt.

**Nur in Kombinationspräparaten Verwendung finden:**

| | |
|---|---|
| Apocynum cannabinum (radix) | – Amerikanische Hanfwurzel |
| Erysimum crepidifolium (herba) | – Schöterichkraut |
| Helleborus niger (viridis) (radix) | – Nieswurz |
| Thevetia neriifolia (semen) | – Schellenbaumsamen. |

### Pharmakologie (Tab. 3.3)

Bei den Monoextrakt-Präparaten und den Kombinationspräparaten, bei denen die herzglykosidhaltigen Extrakte konzentrationsmäßig überwiegen, entspricht das Wirkprofil qualitativ weitgehend der der jeweiligen Hauptglykoside.

Durch Begleitstoffe (z.B. Flavonglykoside oder Saponine) können die Wirkprofile modifiziert werden oder zusätzliche Wirkeigenschaften hervortreten.

In einer experimentellen Studie, durchgeführt an einem isolierten menschlichen Herzmuskelpräparat,

**Tab. 3.2:** Standardisierte Herzglykosid-Drogen

| | Droge | Hauptinhaltsstoffe | Hauptanwendungsgebiete |
|---|---|---|---|
| M | *Convallariae herba norm.* (*Maiglöckchenkraut*) DAB 10, ÖAB Wirkwert = 0,2% Convallatoxin; W = 1,50–2,67 mg/g | Gesamtglykosidgehalt ca. 0,2–0,3%, Convallatoxin (ca. 40–45% der Gesamtglykoside), Convallatoxol u.a. | Leichte Belastungsinsuffizienz (Stadien I–II), Altersherz, Cor pulmonale |
| M | *Adonidis herba norm.* (*Adoniskraut*) DAB 10 Wirkwert = 0,2% Cymarin; W = 1,67–2,40 mg/g | Gesamtglykosidgehalt ca. 0,25%, Adonitoxin (ca. 0,07%) u.a. | Leichte nicht digitalisbedürftige Herzleistungsschwäche, nervöse Herzbeschwerden |
| M | *Oleandri folium norm.* (*Oleanderblätter*) DAB 10 Wirkwert = 0,5% Oleandrin; W = 4,16–6,00 mg/g | Gesamtglykosidgehalt ca. 1–2%, Oleandrin, Oleaside, Odorisid A u.a. | Nur in Kombinationspräparaten bei leichter Herzinsuffizienz und vegetativ-funktionellen Herzbeschwerden |
| M | *Scillae bulbus norm.,* (*Meerzwiebel*) DAB 10 Wirkwert = 0,2% Proscillaridin A; W = 1,74–2,30 mg/g | Gesamtglykosidgehalt ca. 0,25–0,4%, Scillaren A, Proscillaridin A u.a. | Leichte Herzinsuffizienz bei verminderter Nierenleistung |
| | *Digitalis purp. herba norm.* (*Roter Fingerhut*) DAB 10, ÖAB, Helv VII Wirkwert = 1% Digitoxin; W = 7,50–13,33 mg/g | Gesamtglykosidgehalt ca. 0,3%, Digitoxin (ca. 0,04%), Gitoxin (ca. 0,025%) | Leichte Belastungsinsuffizienz (Stadien I–II) |

**Tab. 3.3:** Pharmakologie der herzglykosidhaltigen Drogenextrakte.

| Drogenextrakte | Pharmakologie |
|---|---|
| Convallaria majalis | In den Wirkeigenschaften zwischen Digitoxin und g-Strophanthin stehend |
| Adonis vernalis | Ähnliches Wirkprofil wie Convallaria<br>Zusätzlich koronardilatierende und sedative Wirkung |
| Nerium oleander | Im Wirkprofil ähnlich den Digitalisglykosiden, aber ohne deren Kumulationswirkung<br>Flavonolglykoside vermutlich für die koronardilatorischen und diuretischen Wirkungen verantwortlich |
| Urginea (Scilla) maritima | Positiv inotrop auf das Arbeitsmyokard, erniedrigt nachhaltig den pathologisch erhöhten Venendruck über eine Tonisierung peripherer Gefäße (Eichstädt et al., 1991)<br>Stark diuretische Wirkung |
| Helleborus niger | Ähnliche Wirkeigenschaften wie Urginea-Extrakte |
| Apocynum cannabinum<br>Erysimum crepidifolium | Wirkprofil verwandt mit dem der Strophanthus-Glykoside |
| Digitalis purpurea | Resorptionsquote der Herzglykoside durch Steroidsaponine verstärkt. |

konnte gezeigt werden, daß ein Herzglykoside enthaltendes Extraktkombinationspräparat in seiner Potenz und Effektivität vergleichbar war mit der durch Digoxin erreichbaren inotropen Wirkung. Die Effektivität war vergleichbar mit der positiv inotropen Wirkung von $Ca^{2+}$ (15 mmol/l) (Schwinger u. Erdman, 1992). Für einen stand. Scillaextrakt (Scillamiron) wurde durch Radionuclid-Ventrikulographie bei 20 Patienten eine Abnahme der linksventrikulären Ejektionsfraktion unter 40 % gemessen, die in ähnlicher Größenordnung liegt wie bei vergleichbaren Untersuchungen mit Digitalispräparaten und Calciumantagonisten (Eichstädt et al. 1991).

### 3.1.2.3 Nicht herzglykosidhaltige Drogen und Extrakt-Präparate

**M    Crataegi flos und folium,** Weißdorn-Blüten und -Blätter, DAB 10.
Crataegus monogyna und C. laevigata.
Neben der offizinellen Blüten- und Blattdroge werden auch die Früchte zur Extraktbereitung verwendet

**Chemie** (Abb. 3.2)

Als Hauptinhaltsstoffe aller drei Drogenteile gelten die **Flavonol-O-glykoside** (Rutin, Hyperosid u. a.), die **Flavon-C-glykoside** (Vitexin, Vitexin-2''-O-rhamnoside u. a.) und die **Procyanidine.** Letztere leiten sich von den *Flavanen* ab. Sie besitzen Dimer- oder Oligomerstruktur.

*Zusätzlich* sind in der Droge noch Catechine, Phenolcarbonsäuren (z. B. Chlorogensäure), Amine (z. B. Phenylethylamin, Tyramin), Xanthinderivate (z. B. Adenin, Adenosin) und Triterpensäuren (z. B. Crataegolsäure) enthalten.

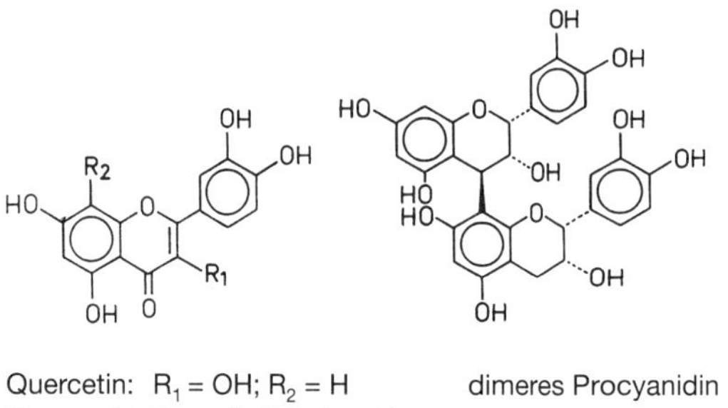

Quercetin:   $R_1$ = OH; $R_2$ = H          dimeres Procyanidin
Hyperosid:  $R_1$ = -O-Gal; $R_2$ = H
Vitexin:      $R_1$ = H; $R_2$ = Glycosyl

(Crataegus-Arten)

**Abb. 3.2:** Hauptinhaltsstoffe der Crataegus Droge.

### Pharmakologie

Da an der Wirkung von Crataegus-Extrakten vermutlich *mehrere Wirkprinzipien, wie Procyanidine, Flavon-C-glykoside und Amine* beteiligt sind, ist eine pharmakologische Zuordnung schwierig. Hinzu kommt, daß ein Teil der bisher für die Untersuchungen verwendeten Extrakte noch nicht chemisch standardisiert war.

- Die **oligomeren Procyanidine** (OPC) werden im Vergleich zu den Flavonoiden vom Magen-Darm-Trakt offenbar gut und rasch resorbiert (Mävers u. Hensel, 1974). Die Wirkdauer nach p. o. und i. v. Gabe scheint allerdings begrenzt zu sein (1–2 St. bzw. 10–20 min).

- **Crataegus-Extrakte** zeigen am isolierten Langendorff-Herzen eine *positiv inotrope* Wirkung (Trunzler und Schuler, 1962).

- Mit wässrig alkoholischen Crataegus-Extrakten sowie mit Einzelfraktionen wurden neben der *positiv inotropen* Wirkung auch *positiv dromotrope* und *negativ bathmotrope Wirkungen* festgestellt. Außerdem konnte eine Senkung des peripheren Gefäßwiderstandes nachgewiesen werden. (Ammon u. Händel 1981)

- Bei i. v. Gabe von **OPC** konnte bei narkotisierten Katzen und am wachen Hund bei p. o. Gabe die *Myokarddurchblutung* dosisabhängig gesteigert werden. Im zweiten Versuch imponierte vor allem der beobachtete Langzeiteffekt (Gabard u. Trunzler, 1983; Roddewig u. Hensel, 1977) (siehe Abb. 3.3 und 3.4).

- Durch **Crataegus-Extrakte und OPC** konnte am Langendorff-Herzen eine Steigerung des *Koronardurchflusses* nachgewiesen werden (Trunzler u. Schuler, 1969 und Weinges et al., 1971).

- Durch längere Gaben von Crataegus-Extrakt wird die *Hypoxietoleranz* des Meerschweinchenherzens erhöht (Trunzler, 1980).

- Das von dem der Herzglykoside verschiedene Wirkspektrum wird auf eine Hemmung der für der Abbau von 3',5'-cAMP verantwortlichen intrazellulären Phosphodiesterase (Rückstuhl et al. 1979) und auf eine Erhöhung der $Ca^{2+}$-Permeabilität in den $Ca^{2+}$-speichernden Zellorganellen zurückgeführt.

- Kürzlich durchgeführte Untersuchungen mit einem höher dosierten Crataegus-Extrakt ergaben neben dem schon früher festgestellten positiv inotopen und koronardilatatorischen Effekt eine Zunahme der Fließgeschwindigkeit der Erythrozyten in Arteriolen und Venolen sowie der Leukozyten. Neu war auch die Beobachtung, daß der Crataegus-Extrakt bei hoher Dosierung eine ACE-Hemmwirkung besitzt (Tauchert et al., 1994). Ob diese auf dem Gehalt an Procyanidinen beruht, die eine in vitro ACE-Hemmwirkung aufweisen (Wagner et al. 1991a, S. 90), ist ungeklärt. Für die Crataegus-Wirkung wird eine ß-mimetische Wirkung mit einem Öffnungseffekt auf die $K^+$-Kanäle in den Membranen der glatten Gefäßmuskulatur und einem Schließeffekt auf die $K^+$-abhängigen Calciumkanäle angenommen.

- Zusammenfassende Literaturübersichten über die Pharmakologie von Crataegus-Präparationen und Inhaltsstoffen finden sich bei Ammon u. Händel (1981).

## Therapiestudien

### Therapiestudie – Beispiel 1

**Indikation.** *Herzinsuffizienz ischämischer bzw. hypertensiver Genese der Schweregrade II und III nach NYHA.*

**Präparateform.** Dragees enthaltend 30 mg Trockenextrakt/Drag. aus Fol. und Fruct. Crataegi (stand. auf 1,5 mg oligomere Procyanidine.)

**Studienart.** Plazebokontrollierte randomisierte Doppelblindstudie mit 80 Patienten.

**Behandlungsart.** 6wöchige Behandlung, davon zwei Wochen lang 3 × täglich 2 Dragees anschließend eine flexible Dosierung von 6–9 Dragees/Tag. Bei Patienten, die sich trotz Behandlung ihrer Herzerkrankung mehr als einen Monat noch im Stadium II oder III befanden, wurde die Basistherapie beibehalten. Eine zusätzliche Verabreichung von Herzglykosiden und anderen Medikamenten wurde nicht durchgeführt. Bei Patienten, die bereits vor Versuchsbeginn mit dem Phytopräparat behandelt worden waren, wurde der Versuch erst nach zweiwöchigem Absetzen der Medikation begonnen.

**Prüfkriterien.** Die Beurteilung erfolgte anhand subjektiver Symptome, kardialer Funktionsteste und dem Gesamteindruck des zuständigen Arztes. Registriert wurden 2wöchig als subjektive Symptome Dyspnoe, Palpitation, Mißempfindungen in der Brust und als objektive Symptome kardiales Ödem, Nykturiefrequenz und Oligurie. Zusätzlich wurden EKG, Belastungs-EKG, Blutdruck und andere Messungen durchgeführt. Die statistische Auswertung erfolgte nach dem Student-T-Test.

**Studienergebnis.** In der Verumgruppe wurde auf dem Signifikanzniveau $p < 0,01$ eine Besserung der Herzfunktion und auf $p < 0,001$ eine Besserung der subjektiven Symptome gegenüber Plazebo erzielt. Die Symptome Dyspnoe und Palpitationen waren mit $p < 0,01$, das kardiale Symptom mit $p < 0,05$ signifikant gegenüber Plazebo verbessert. Die EKG-Befunde ergaben in beiden Gruppen keine Unterschiede (Iwamoto et al. (1981)) (Tab. 3.4).

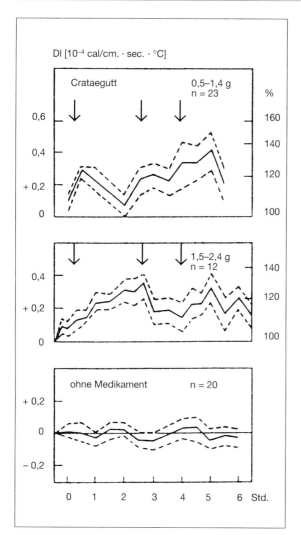

**Abb. 3.3:** Zunahme der Myokardruhedurchblutung in der Muskulatur des linken Herzventrikels nach dreimaliger oraler Gabe von 0,5–1,4 g (a) und 1,5–2,4 g (b) Crataegus (Crataegutt)-Extrakt im Vergleich zu (c) ohne Medikament, ermittelt durch Wärmeleitmessung am wachen Hund mit einer chronisch implantierten Wärmeleitsonde (Mävers u. Hensel, 1974).

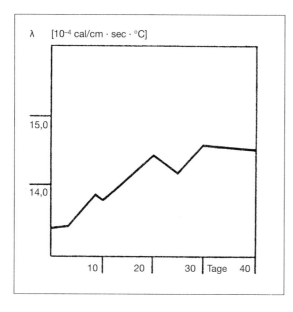

**Abb. 3.4:** Kontinuierliche Zunahme der morgendlichen Ruhedurchblutung des Myokards beim Hund im Verlauf einer 30tägigen Gabe eines Crataegus-Extraktes (Crataegutt). Nach Erreichen eines maximalen Wertes wurden etwa 120 % des Ausgangswertes erreicht (Mävers u. Hensel, 1974).

**Tab. 3.4:** Besserungsraten der allgemeinen Herzfunktionen

| Klassifizierung | Medikament | Deutliche Besserung | Mäßige Besserung | Leichte Besserung | Keine Veränderung | Verschlechterung | Gesamt | U-Test | Besserungsrate % |
|---|---|---|---|---|---|---|---|---|---|
| Gesamt | V | 1 | 13 | 12 | 8 | 1 | 35 | p < 0,01 | 74,3 |
|  | P | 1 | 5 | 15 | 24 | 0 | 45 |  | 46,7 |
| Schweregrad II | V | 0 | 10 | 10 | 6 | 0 | 26 | p < 0,01 | 76,9 |
|  | P | 0 | 5 | 13 | 21 | 0 | 39 |  | 46,2 |
| Schweregrad III | V | 1 | 3 | 2 | 2 | 1 | 9 | p < 0,01 | 66,7 |
|  | P | 1 | 0 | 2 | 3 | 0 | 6 |  | 50,0 |

(Iwamoto et al. 1981).

**Therapiestudie – Beispiel 2**

In einer randomisierten kontrollierten Doppelblindstudie mit Crataegutt novo (3 × 1 Filmtablette entsprechend 3 × 60 mg, 3 Wochen lang) wurden 60 Patienten mit *koronarer Herzkrankheit nach NYHA I u. II* behandelt.
Die **Auswertung** bei standardisierter Ergometerbelastung ergab einen Anstieg der Belastungstoleranz und eine Ökonomisierung des myokardialen Sauerstoffverbrauchs. Die prozentuale Besserung lag bei 43,5 % gegenüber Plazebo (19,0 %) (Hanak u. Brückel, 1983).

**Therapiestudie – Beispiel 3**

An 374 Patienten mit *Herzerkrankungen des Schweregrades I und II* wurde die Wirkung eines Crataegus-Monoextraktpräparates (Esbericard) im Vergleich zu einem Tranquillizer (Oxazepam) (157 Patienten) und Plazebo (Vitamine) (60 Patienten) in einer offenen kontrollierten Studie während einer 3wöchigen Behandlung geprüft. Als subjektive Parameter wurden nächtliche Tachykardie, Herzstiche und Kurzatmigkeit, als objektiver Parameter die EKG-Werte vor und nach einem Schwimmtest registriert. Die Besserung der Symptome lag in der Esbericard-Gruppe zwischen 96 und 97 %, in der Plazebogruppe zwischen 38 und 50 % (Kühle, 1982).

– Kürzlich durchgeführte Therapiestudien mit einem Crataegusextrakt in ca. 5-fach höherer Dosierung (900 mg/Tag gegenüber 180– 480 mg/Tag

früher) ergaben eine höhere Arbeitstoleranz und Ökonomisierung kardiopulmonarer Parameter gegenüber den früheren, mit niedriger Dosierung durchgeführten Studien. Überraschenderweise wurde gefunden, daß bei dieser hohen Dosierung und zugleich längerer Behandlungsdauer der Crataegus-Extrakt so wirksam wie der ACE-Hemmer Captopril war.

**Therapiestudie – Beispiel 4**

**Indikation.** Herzinsuffizienz, Stadium II nach NYHA.
**Präparat.** Trocken-Extrakt aus Blüten und Blättern von Crataegus, hergestellt mit Methanol.
Droge: Extrakt-Verhältnis 5-7 : 1 stand. auf 2.2 % Flavonoide, 300 mg Trockenextrakt pro Dragee.
**Vergleichspräparat.** Captopril, 12,5 mg pro Dragee.
**Studienart.** Multizentrische Doppelblindstudie unter Einschluß von 95 Patienten mit einem mittleren Alter von 63 Jahren. Die Dosierung betrug in beiden Behandlungsgruppen 3 × 1 Dragee. Die Behandlungsdauer betrug 56 Tage mit einer vorangestellten 7-tägigen Wash-out Phase.
**Prüfkriterien.** Zu den Zeitpunkten 0, 28 und 56 Tage erschöpfende Fahrradergometrie, Messung der maximalen Arbeitstoleranz in Watt. Zusätzliche Parameter: Beschwerde-Score, Druck-Frequenz-Produkt, globales Wirksamkeitsurteil.
**Ergebnis:** In beiden Behandlungsgruppen wurden im Therapie-Verlauf signifikante Verbesse-

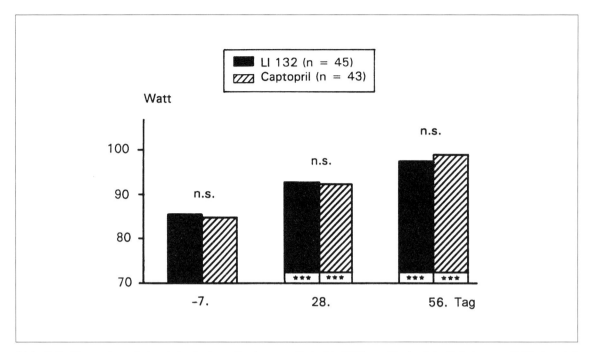

**Abb. 3.5:** Therapie mit hochdosiertem Crataegus-Extrakt (900 mg/Tag). Arbeitstoleranz (Mittelwerte) herzinsuffizienter Patienten vor, während und nach 8-wöchiger Therapie mit Crataegus-Extrakt (LI 132) bzw. Captopril: hochsignifikanter Anstieg in beiden Gruppen, keine Signifikanz im Gruppenvergleich. (Tauchert et al. 1994)

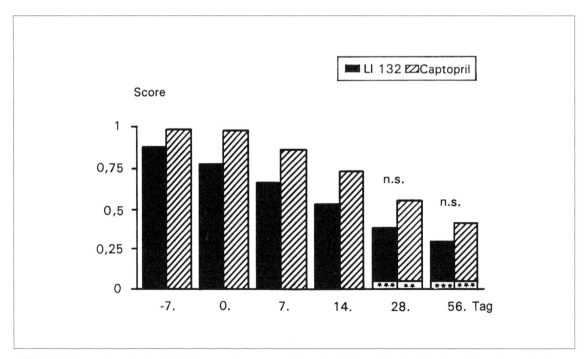

**Abb. 3.6:** Therapie mit hochdosiertem Crataegus-Extrakt (900 mg/Tag). Mittlerer Beschwerde Score herzinsuffizienter Patienten vor, während und nach 8-wöchiger Therapie mit Crataegus-Extrakt (LI 132) bzw. Captopril: eine signifikante Besserung in beiden Behandlungsgruppen. (Tauchert et al. 1994)

rungen der Arbeitstoleranz (konfirmatorische Parameter) beobachtet. Die Mittelwerte stiegen vom 0. bis zum 56. Tag statistisch hochsignifikant von anfangs 53,3 Watt (Crataegus-Gruppe) bzw. 84,6 Watt (Captopril-Gruppe) auf 97,4 bzw. 99,2 Watt an (Abbildung 3.5). Zwischen beiden Prüfmedikationen waren keine signifikanten Unterschiede zu verzeichnen, so daß beide Behandlungen als gleichwertig wirksam bei Patienten mit Herzinsuffizienz im Stadium NYHA II anzusehen sind. Die subjektiven Beschwerden (Score-Bewertung) zeigten ebenfalls in beiden Behandlungsgruppen eine signifikante Besserung (Abbildung 3.6). Leichte Nebenwirkungen wurden in beiden Behandlungsgruppen bei je 3 Fällen registriert.

In der Captopril-Gruppe trat ein Fall mit schwerem Reizhusten auf, der zum Therapie-Abbruch zwang (Tauchert et al. 1994)

### Hauptindikationen

Hieraus ergeben sich für Crataegus-Extrakte folgende Hauptindikationen:
- Leichte funktionelle Herzbeschwerden,
- Leichte stenokardische Beschwerden,
- Noch nicht digitalisbedürftiges Altersherz,
- Leichte Formen von bradykarden Herzrhythmusstörungen,
- Zum physikalischen Ausdauertraining im Alter als adjuvante bzw. ergänzende Maßnahme.
- nach **M** nachlassende Leistungsfähigkeit des Herzens entsprechend NYHA II (Extr. aus Blättern mit Blüten bzw. Blättern, Blüten u. Früchten)

### 3.1.2.4 Weitere Nicht herzglykosidhaltige Drogen und Extrakt-Präparate (Tab. 3.5)

### 3.1.2.5 Phytopräparate

**Standardisierte Monoextrakt-Präparate von Herzglykosiddrogen**
Z. B. Digitalysat Bürger, Convacard, Scillamiron
**Biol. standardisierte Herzglykosidextrakt-Kombinationspräparate**
Z. B. Miroton (forte) (Extrakte aus Scillae bulbus, Convallariae herba, Oleandri folium und Adonidis herba); Cor-loges (Extrakte aus Scillae bulbus und Convallariae herba) / Lacoerdin N (Extrakte aus Convallaria und Crataegus + K- und Mg-Salze)
**Crataegus-Extrakt-haltige Monoextraktpräparate**
Die Extrakte sind auf Flavonolglykoside (ber. als Hyperosid) oder oligomere Procyanidine standardisiert.
Z. B. Crataegutt novo, Crataegutt forte, Faros 300, Crataegysat Bürger, Cratamed, Esbericard, Oxacant (forte), Kneipp-Weißdorn-Saft / Regulacor, Salus-Weißdorn-Tropfen, Melicedin, Born, Adenylocrat, Orthangin N

**Crataegus-Extrakt-haltige Kombinationspräparate**

*Mit hauptsächlich herzglykosidhaltigen Extrakten:*
Z. B. Card-Ompin, Digaloid, Guttacor, Asgoviscum N / Korodin, Convastabil, Cor-Vel N-Drag.

**Tab. 3.5:** Weitere nicht herzglykosidhaltige Drogen mit Hauptwirkungen und Präparatebeispielen

| | Droge | Beschriebene Hauptwirkungen | Präparatebeispiele (Komb. Pr.) |
|---|---|---|---|
| M | *Visci herba* (*Viscum album*) | Antihyperton* | Craviscum, Asgoviscum, Tonoplantin N |
| M | *Arnicae flos* (*Arnica montana*) DAB 10, ÖAB, Helv VII | Positiv inotrop* | Arnitaegus, Enziagil, Arnicorin, Lacoerdin N |
| | *Cacti flos* (*Cactus grandiflorus*) | Koronardilatierend* | Diffocard N |
| | *Leonuri herba* (*Leonurus cardiaca*) | Positiv inotrop, sedierend | Thyreogutt, Cardisetten, Crataezym |
| M | *Ammi visnagae fructus* (*Ammi visnaga*) DAB 10 | Koronardilatierend, leicht positiv inotrop | Khellangan |
| M | *Campher* DAB 10, ÖAB, Helv VII | Antihypoton, Kreislauftonisierend | Korodin |

* bisher wissenschaftlich nicht belegt.

Mit verschiedenen anderen nicht herzglykosidhaltigen
Extrakten:
Siehe Tabelle 3.5.

Ferner mit Extrakten von Sedativ-Drogen:
Z.B. Valeriana officinalis, Melissa officinalis,
Passiflora incarnata

**Extern anwendbare Extraktpräparate**
Siehe Koronarpräparate S. 47.

## Teerezepturen

*Bevorzugt zur Stärkung der Herzkraft und zur To-*
*nisierung*

| Rp: | | Rp: | |
|---|---|---|---|
| Herba Adoni-dis | 50,0 | Flos Arnicae | 12,5 |
| Herba Spartii scoparii | 50,0 | Fol. Oleandri | 12,5 |
| Fol. Rosmarini | 50,0 | Rad. Glyzyr-rhizae | 12,5 |
| Flos Lavandu-lae | 50,0 | Testae Cacao | 12,5 |
| Fol. Rutae | 50,0 | Herba Convallariae | 25,0 |
| | | Herba Leonuri | 30,0 |
| | | Herba Adoni-dis | 40,0 |
| | | Flos Crataegi | 55,0 |

*Bevorzugt zur Verbesserung der Koronardurch-*
*blutung*

| Rp: | | Rp: | |
|---|---|---|---|
| Fol. Rosmarini | 35,0 | Flos Arnicae | |
| Fruct. Crataegi | 35,0 | Rhiz. Calami | |
| Herba Leonuri | 10,0 | Flos Crataegi aa | 15,0 |
| Herba Hype-rici | 5,0 | Fol. Melissae | |
| Herba Mate | 15,0 | Herba Leonuri | |
| | | Herba Mille-folii | |
| | | Rad. Valeri-anae aa | 25,0 |
| | | Herba Equi-seti | |
| | | Herba Visci albi aa | 20,0 |

# 3.2 Koronare Herzkrankheit (Angina pectoris)

## 3.2.1 Anwendungsgebiete und Behandlungsprinzipien

### Anwendungsgebiete

- *Anfallsprophylaxe*
- *Leichte, stabile Form der Angina pectoris* (Sta-dium I und II nach NYHA = Anfälle nur bei be-sonders großen, über das tägliche Maß hinaus-gehenden, körperlichen Anstrengungen).
- *Intervall- und Nachbehandlung der Koronarin-suffizienz* und des *Myokardinfarktes*.
- *Adjuvant* können Phytopharmaka auch zur Mi-nimierung einiger Risikofaktoren wie z.B. Hy-percholesterinämie, Triglyzeridämie, Hyperuri-kämie, arterielle Hypertonie und Gerinnungsstö-rungen eingesetzt werden.

### Keine Anwendungsgebiete
*Angina-pectoris-Anfall, Präinfarktsyndrom* und **!**
*Myokardinfarkt*, für die Nitrate, Betablocker, Cal-zium-Antagonisten die Mittel der Wahl sind.

### Behandlungsprinzipien
Bei der **Anfallprophylaxe, Intervall-Behandlung** und **Nachbehandlung** muß diese vorrangig darauf gerichtet sein, die mangelhafte Energie- und Sauer-stoffversorgung durch Senkung des Sauerstoffver-brauchs zu beseitigen. Dies kann geschehen durch Senkung der Herzfrequenz, Dämpfung des enddia-stolischen Drucks (negative Inotropie) und Senkung des arteriellen Drucks mit Minderung der linksven-trikulären Nachlast.
Diese Effekte können erreicht werden durch Phyto-präparate mit **antihypoxischer, koronardilatieren-der** und **spasmolytischer** Wirkung. Bei leichteren stenokarden Beschwerden werden auch Externa («Herzsalben») angewendet.

**Literatur:** Siehe auch Koppenhagen et al., 1986; Ham-mer, 1982; Wechenmann, 1987; Hanák 1975.

## 3.2.2 Drogen und Präparategruppen

### 3.2.1.1 Ammeos visnagae fructus (Echte Ammeofrüchte)    M

*Off.:* DAB 10, Ammi visnaga.

Die ursprünglich aus Ägypten und dem Vorderen Orient stammende Droge wurde in der Volksmedi-zin der Mittelmeerländer als Tee bei Nierenkoliken und Asthma eingesetzt. Eingang in die Therapie stenokardischer Beschwerden haben erst die aus der Droge isolierten Wirkstoffe **Khellin** und **Visnadin** gefunden.

## Chemie (Abb. 3.7)

**Khellin** (ÖAB) (0,5–1 %) ist ein **Furanochromonderivat** mit einem charakteristischen γ-Pyronring, **Visnadin** (0,1–0,3 %) ein **Ester-Pyranocumarinderivat** mit einem charakteristischen α-Pyronring. Obwohl die chemischen Grundstrukturen beider Verbindungen verschieden sind, leiten sich beide als biosynthetische Zwitter aus dem Phenylpropan- und Terpen-Stoffwechsel ab. Aus dem Khellin wurden die strukturabgewandelten *synthetischen Verbindungen* Carbocromen (z. B. Intensain) und die Cromoglicinsäure (z. B. Intal) entwickelt.

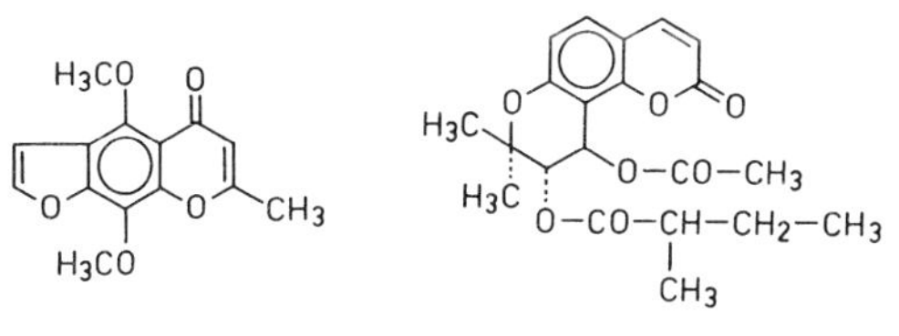

**Abb. 3.7:** Hauptinhaltsstoffe der Ammi visnaga-Droge.

## Pharmakologie

Das in Wasser praktisch *nicht lösliche Khellin* wird nach p. o. Gabe langsam resorbiert und offenbar auch nur langsam eliminiert. Über die Resorption und Pharmakokinetik von Visnadin liegen keine genauen Angaben vor. Am Hund zeigt das Visnadin bei p. o. Applikation gute Wirksamkeit. Beide Verbindungen üben ihre spasmolytische Wirkung auf die Koronargefäße durch Angriff an der glatten Muskulatur aus, wobei beim Khellin die spasmolytische Komponente auf die Koronarien überwiegt.

Als Vorteil ist bei *Visnadin* zu werten, daß die erhöhte Durchblutung ohne Zunahme des Sauerstoffverbrauchs erfolgt. Visnadin senkt gleichzeitig den Lactat-Pyruvat- und Glucose-Spiegel im venösen Blut und erhöht den Gehalt an freien Fettsäuren. Das Herzzeitvolumen erhöht sich, ohne daß die Frequenz und der arterielle Blutdruck verändert werden.

*Khellin* wird heute wegen beschriebener Nebenwirkungen *nur noch in Kombinationspräparaten relativ niedrig dosiert* angewendet.

Aus dem gleichen Grund hat die Droge neuerdings eine Negativ-**M** erhalten.

### 3.2.2.2 Crataegus-Extrakte

Siehe Kapitel Herzinsuffizienz S. 38

### Therapiestudien

Es existieren mehrere plazebokontrollierte Doppelblindstudien (O'Conolly et al., 1987; Wang et al., 1984; Hanák u. Brückel, 1983) in denen gezeigt werden konnte, daß Crataegusextrakte zu einer erhöhten Koronardurchblutung und Ökonomisierung des myokardialen Sauerstoffverbrauchs bei Stadium I und II der Angina pectoris und damit zu einer Minderung stenokardischer Beschwerden führen bzw. die Zahl der Angina-pectoris-Attacken reduzieren und den Nitroglycerinverbrauch helfen einzuschränken. Die Wirkung von Crataegus-Extrakten wird in diesem Sinne als **antihypoxisch** und **koronardilatatorisch** beschrieben.

#### Therapiestudie-Beispiel 1

**Indikation.** Leichte stabile Form der Angina pectoris (Schweregrad I und II nach NYHA).

**Präparateform.** Filmtablette enthaltend 60 mg Trockenextrakt aus Folium, Flos und Fructus Crataegi (1:5) standardisiert auf 3 mg Procyanidine/Tablette.

**Studienart.** Plazebokontrollierte Doppelblindstudie mit 58 Patienten.

**Behandlungsart.** 3 × täglich 1 Tablette über einen Zeitraum von 21 Tagen.

**Prüfkriterien.** Belastungstoleranz, Blutdruck, Pulsfrequenz und Blutdruck in Ruhe und nach Belastung.

**Ergebnis.** Die Belastungstoleranz konnte in der Verumgruppe um 100 Watt × Minute (= 25 %) gesteigert werden. Die erhöhte Belastbarkeit der Verumgruppe gegenüber der Plazebogruppe ist mit p < 0,08 statistisch gesichert (Tab. 3.6). Bei 78 % der Patienten kam es zu einem deutlichen Rückgang der Ischämiereaktion, beobachtet im Belastungs-EKG (siehe Tab. 3.7), Pulsfrequenz und Blutdruck zeigten zwischen den Gruppen keine signifikanten Unterschiede.

**Tab. 3.6:** Veränderung der Kreislaufparameter (Differenz vor und nach der Behandlung)

| Kreislaufparameter | Phytopharmakon x | $s_x$ | Plazebo x | $s_x$ | p |
|---|---|---|---|---|---|
| Pulsfrequenz in Ruhe | − 9,2 | 3,7 | − 2,4 | 2,0 | n. s. |
| Blutdruck systolisch in Ruhe | − 3,6 | 2,8 | − 2,1 | 3,04 | n. s. |
| Blutdruck diastolisch in Ruhe | − 1,3 | 1,6 | − 1,0 | 2,0 | n. s. |
| Belastungstoleranz (Watt x min) | +100,0 | 33,4 | − 1,5 | 46,0 | 0,08 |
| Blutdruck systolisch nach Belastung | − 1,3 | 2,8 | + 1,1 | 4,4 | n. s. |
| Blutdruck diastolisch nach Belastung | − 2,3 | 1,6 | − 2,6 | 1,4 | n. s. |
| Pulsfrequenz nach Belastung | + 0,1 | 2,2 | + 0,2 | 2,2 | n. s. |

(Hanák u. Brückel 1975)

**Tab. 3.7:** EKG-Veränderung unter Belastung

| | Vor Behandlung pathologisch | Nach Behandlung Normalisiert | | Gebessert | | Unverändert | | Verschlechtert | | Mantel-Haenszel-Test |
|---|---|---|---|---|---|---|---|---|---|---|
| | n | n | % | n | % | n | % | n | % | p |
| Phytopharmakon | 23 | 8 | 34,8 | 10 | 43,5 | 5 | 21,7 | 0 | 0 | 0,001 |
| Plazebo | 21 | 2 | 9,5 | 4 | 19,0 | 12 | 57,2 | 3 | 14,3 | |

(Hanák u. Brückel 1975)

### 3.2.2.3 Theophyllin (Abb. 3.8)

*Off.:* DAB 10.
Das Alkaloid Theophyllin aus den Blättern von Camellia sinensis (Teestrauch) wird heute *fast nur noch synthetisch* hergestellt. Die *koronardilatierende* Wirkung kommt vermutlich über eine Inhibierung der Phosphodiesterase in der Gefäßmuskulatur zustande. Seine Wirkung ist nicht sehr stark und langdauernd. Effektiver sind die *Theophyllinderivate* Proxyphyllin, Diprophyllin und Etofyllin sowie die Kombination von Theophyllin mit Ethylendiamin (Euphyllin) (siehe Lehrbücher der Pharmakologie).

Theophyllin
(Thea sinensis)

Papaverin
(Papaver somniferum)

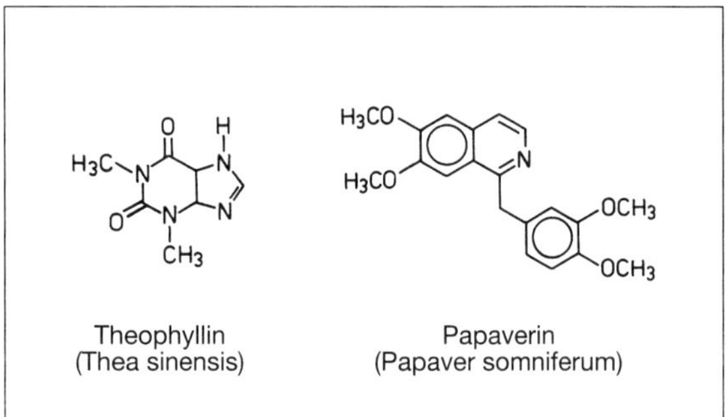

**Abb. 3.8:** Hauptalkaloide der Blätter von Camellia sinensis und von Opium.

### 3.2.2.4 Papaverin (Abb. 3.8)

*Off.:* DAB 10, ÖAB, Helv VII.
Das Alkaloid Papaverin, ein Nebenalkaloid des Opiums, von Papaver somniferum, wirkt vermutlich nach dem gleichen Mechanismus wie Theophyllin. Die *koronardilatierende* Wirkung wird nicht als sehr hoch eingeschätzt (siehe Lehrbücher der Pharmakologie).

### 3.2.2.5 Scharfstoff-Drogen

*Off.:*

**Galangae rhizoma** (Galgantwurzel) (Helv. VII), Alpinia officinarum.

**M**[1] **Zingiberis rhizoma** (Ingwerwurzel) (ÖAB, Helv. VII), Zingiber officinalis.

**M Capsici fructus** (Paprikafrüchte) (DAB 10, ÖAB, Helv. VII), Capsicum annuum und frutescens.

Diese drei Drogen sind primär als Gewürzdrogen zur *Magensaftsekretionssteigerung* (Stomachika) bekannt. In der Volksmedizin werden die Drogenpulver gelegentlich in Salbenform oder auch peroral zur *Angina-pectoris-Behandlung* eingesetzt (siehe auch Herzsalben 3.2.2.6). Eine koronardilatierende Wirkung könnte auf reflektorischem Wege über eine Vagusreizung und Freisetzung von Prostaglandinen zustande kommen.

Pharmakologische Untersuchungen fehlen. *Für eine rationale Therapie sind diese Drogen daher bei dieser Indikation nicht geeignet.*

### 3.2.2.6 Phytopräparate

**Extraktmonopräparate**
Z. B. die Crataegus-Präparate
Crataegutt, Crataegutt novo,
Crataegysat Bürger;
Carduben, Ammi visn.
Kaps.,

Khellangan N (Ammi vis. Extrakt)
Steno-loges N,
Esbericard,
Cratamed, Oxacant, Orthangin N u. a.
(siehe Kardiaka S. 43)

**Kombinationspräparate**
*Extraktpräparate:*
In ihnen sind am häufigsten kombiniert Extrakte von Crataegus oxyacantha, Ammi visnaga, Cactus grandiflorus, Arnica officinalis, mit herzglykosidhaltigen Extrakten und Theophyllin-Derivaten oder Ätherischölbestandteilen, z. B.
Diacard N,
Korodin,
Card-Ompin,

Kyaugutt N,
Tensitruw,
Cardisetten

*Kombination von Extrakten mit Nitraten:*
Z. B. Nitro-Crataegutt,     Cefangipect (Homöop.)

*Andere Kombinationen:*
Kombiniert werden die Extrakte oder Reinstoffe gelegentlich auch mit Solanaceenalkaloiden, z. B. Scopolamin-HCl oder anderen sedierend wirkenden Drogenauszügen (z. B. Valeriana, Humulus, Melissa), z. B. Cardisetten.

**Externa** («Herzsalben»):
Diese Präparate dienen zur sog. *Segmenttherapie*, die an traditionelle Heilmethoden wie Rubefazientia (z. B. Senf, Ameisensäure, Bienengift), Schröpfen oder Neuraltherapie nach Huneke anknüpft. Die Segmenttherapie von «Brustschmerzen» verfolgt das Ziel, durch Unterbrechung der Schmerzleitung oder über kutisviszerale Reflexe durch hyperämisierende und spasmolytische Effekte segmental auftretende Schmerzen zu beseitigen und den Kreislauf anzuregen. Die heutige perkutane Angina-pectoris-Therapie mit nitroglyzerinhaltigen Klebefolien (Nitroderm TTS) geht im Prinzip den gleichen Weg (Hanák, 1975).

Von den heute zur Verfügung stehenden Präparaten enthalten nur einige herzglykosidhaltige Extrakte. Die meisten Präparate enthalten neben Crataegus-, Valeriana- oder Arnica-Extrakten vor allem Ätherischöle wie z. B. Campher, Rosmarinöl, Fichtennadelöl, Eucalyptusöl oder Senföl. Z. B.
Cor-Select,
Cor-Vel-N-(forte),

Kneipp-Herzsalbe,
Euflux-N,
Praecordin

## 3.3 Herzrhythmusstörungen

Diese treten in Form von Reizbildungs- und/oder Reizleitungs-Störungen (bradykard, tachykard) auf. Sie stellen keine eigenständigen Erkrankungen dar, sondern sind Symptome oder Komplikationen von kardialen oder systemischen Grunderkrankungen, wobei nervöse Einflüsse eine große Rolle spielen.

### 3.3.1 Behandlungsprinzipien und Anwendungsgebiete

Alle Formen von Rhythmusstörungen, allerdings haben fast nur Reinstoffpräparate und nur in wenigen Fällen Kombinationen dieser mit Drogenextrakten Bedeutung (siehe Lehrbücher der Pharmakologie und Brisse, 1989; Effert, 1988; Steinbeck, 1988; Witzke-Gross u. Gilfrich, 1988).

*Pharmakotherapeutisch unterscheidet man drei Behandlungsmöglichkeiten:*
– Eine direkte Beeinflussung des Leitungssystems durch pflanzliche Antiarrhythmika wie z. B. **Ajmalin** oder **Chinidin**. Ajmalin ist bei tachykarden R. St., Chinidin bei infektbedingten R. St. angezeigt.
– Beseitigung von Faktoren, die zur Auslösung von Herzarrhythmien führen, wie z. B. Herzhypoxie, Herzdilatation oder Störungen des Elektrolyt- und Säure-Basengleichgewichtes, z. B. durch **Crataegus** Extrakte.

---

[1]In **M** keine Angabe über koronardilatierende Wirkung.

– Unterdrückung von Einflüssen seitens des vegetativen Nervensystems bzw. deren Transmittersubstanzen wie z. B. durch **Atropin**.

Zusätzlich oder alternativ werden außerdem synthetische Antiarrhythmika, β-Rezeptorenblocker, Herzglykoside oder synthetische Parasympatholytika bzw. zentral sedierende Synthetika angewendet. Bei tachykardem Vorhofflimmern und Bestehen einer manifesten Herzinsuffizienz ist die Kombination mit Herzglykosiden angezeigt.

Soweit möglich sind die auslösenden Ursachen wie z. B. Hyperthyreosen, Azidose oder Hypokaliämie zu behandeln.

### 3.3.2 Drogen und Präparategruppen

#### 3.3.2.1 Chinidin (Abb. 3.9)

*Off.*: DAB 10, ÖAB, Helv. VII

#### Chemie

Chinidin, aus der Rinde von **Cinchona succirubra**, besitzt das Grundgerüst der *Chinaalkaloide*, bestehend aus dem Chinolin- und Chinuclidin-Ringsystem. Es liegt als Nebenalkaloid vor (0,1–0,5 %) und ist optisch isomer zum Hauptalkaloid Chinin (1–4 %). Es wird zum Teil aus den Mutterlaugen der Chininfabrikation und zum anderen Teil partialsynthetisch durch Isomerisierung aus Chinin gewonnen.

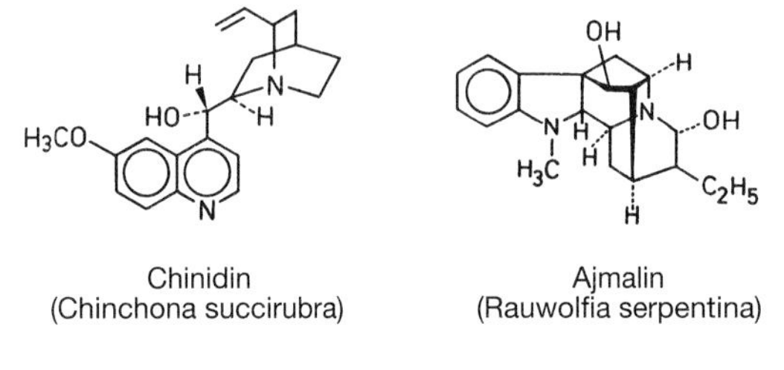

Chinidin
(Chinchona succirubra)

Ajmalin
(Rauwolfia serpentina)

**Abb. 3.9:** Nebenalkaloide der Chinarinde und Rauwolfia-Wurzel.

#### Pharmakologie

Pharmakologisch wirkt Chinidin ähnlich wie Chinin. Seine Antimalariawirkung ist aber gering. Dafür besitzt Chinidin eine Herzwirkung und hier vor allem *Wirkung auf das Reizleitungssystem*. Es wirkt membranstabilisierend mit spezifischer Hemmwirkung auf den raschen $Na^+$-Einstrom und repolarisierenden $K^+$-Ausstrom.

**Indikation.** Chinidin ist ein *depressiv wirkendes Antiarrhythmikum*, das vor allem bei Vorhofflimmern und zur Behandlung der supraventrikulären und ventrikulären tachykarden Arrhythmien eingesetzt wird. Chinidin *verstärkt die Herzglykosid-Wirkung*. Es wird oral sehr gut resorbiert. Wirkungsmaximum 1–3 Std. nach p. o. Einnahme. Für die Dauerbehandlung eignen sich nur Retardpräparate.

#### 3.3.2.2 Ajmalin

*Off.*: DAB 10.

#### Chemie

Ajmalin (Abb. 3.9), ein Hauptalkaloid von **Rauwolfia serpentina** und **R. vomitoria** besitzt wie Reserpin das Grundgerüst des Yohimbans. Es unterscheidet sich von dem Reserpin durch einen hexacyclischen Ringaufbau. Es ist eine Indolinbase. Durch Quarternisierung des Carbinolamin-Stickstoffs mit einem Propylrest wurde das partialsynthetische Abwandlungsprodukt *Prajmalium (Neo-Gilurytmal)* erhalten.

#### Pharmakologie

Es besitzt einen *dem Chinidin sehr ähnlichen Wirkungsmechanismus*. Es wirkt durch Verlangsamung der Depolarisations- und Repolarisationsgeschwindigkeit sowie durch eine Verzögerung der Reaktivierung des Natriumsystems.

**Indikation.** Ajmalin wird bei eingeschränkter p. o. Resorption wie Chinidin bei supraventrikulären und ventrikulären Tachykardien, Extrasystolen, Vorhofflimmern und -flattern eingesetzt. Gegenanzeigen sind die dekompensierte Herzinsuffizienz, Bradykardie und der partielle oder totale AV-Block. Die Bioverfügbarkeit von Ajmalin bei peroraler Applikation ist gering.

#### 3.3.2.3 Spartein

#### Chemie

Spartein (Abb. 3.10), das Hauptalkaloid von **Sarothamnus scoparius**, dem Besenginster, hat eine Chinolizidin-Struktur ohne chemische Verwandtschaft mit den China- oder Rauwolfia-Alkaloiden. Es ist wie das Nicotin eine ölige und mit Wasserdampf flüchtige Base.

#### Pharmakologie

Spartein hemmt den Natrium-Transport durch die Zellmembran, beeinflußt aber kaum den Kalium-

und Calcium-Transport. Im Vergleich zu anderen Antiarrhythmika übt es nur einen geringen negativ inotropen Effekt aus.

**Indikationen:** Sinustachykardie, ventrikuläre Extrasystolen, Vorhofflimmern und Parasystolie bei Schrittmachern. Da es auch eine uteruserregende Wirkung besitzt, darf es nicht während der Schwangerschaft eingesetzt werden. Spartein ist nicht verschreibungspflichtig, was auf seine relativ geringe Toxizität zurückzuführen ist. Den anderen Antiarrhythmika ist Spartein wegen geringerer Bioverfügbarkeit und kurzer Halbwertszeit weit unterlegen. Aus diesem Grund finden sparteinhaltige Zubereitungen und Spartein bei Herzrhythmusstörungen heute keine Anwendung mehr.

Der **Sarothamus-Extrakt** ist ein auf einen Sparteingehalt von 0,1 % standardisierter alkoholischer Gesamtextrakt, der noch Nebenalkaloide, biogene Amine (Tyramin und Dopamin) und einen hohen Prozentsatz an Flavonglykosiden enthält. Die schwach diuretische Wirkung des Extraktes ist vermutlich auf die Flavonoide zurückzuführen.

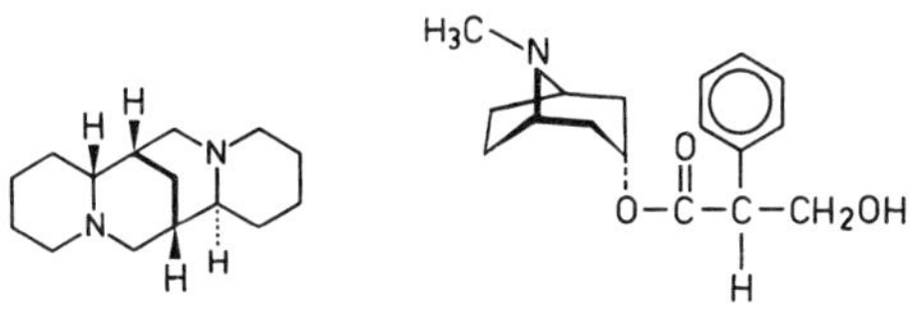


Spartein (Sarothamnus scoparius, Spartium junceum)

Atropin (Atropa belladonna)

**Abb. 3.10:** Hauptalkaloide von Sarothamnus scoparius und Atropa Belladonna.

### 3.3.2.4 Atropin

*Off.:* DAB 10, ÖAB, Helv VII

Atropin, ein Tropanalkaloid von **Atropa Belladonna** (Abb. 3.10), unterscheidet sich vom linksdrehenden Hyoscyamin durch seine optische Inaktivität *(Razemat!)*. Es greift an den postganglionären Rezeptoren an und vermindert den Parasympathikustonus.
Indikation: durch erhöhten Vagustonus ausgelöste bradykarde Rhythmusstörungen.

### 3.3.2.5 Phytopräparate

**Monopräparate**

| | |
|---|---|
| **Chinidin** | Chinidinum sulf. «Buchler», Galactoquin (Chinidinpolygalacturonat), Optochinidin retard, Chinidin Duriles (Chinidinhydrogensulfat). |
| **Ajmalin** | Gilurythmal, Tachmalin. |
| **Spartein** | Depasan (Sparteinsulfat), Spartiol (Extr. Saroth. scop. stand. auf 0,1 g Spartein). |

**Kombinationspräparate**
In diesen sind entweder mehrere Reinstoffe (a) oder diese mit Pflanzenextrakten (b) kombiniert.
(a) Z. B. Cordichin oder Sedovegan.
(b) Z. B. Emocrat forte (Rutin-$SO_4$ und Crataegus Extrakte).

## 3.4 Durchblutungsstörungen

### 3.4.1 Behandlungsprinzipien und Anwendungsgebiete

#### Anwendungsgebiete

Stadien I bis IV nach der Stadieneinteilung von Fontaine
- Stadium I: Keine Beschwerden.
- Stadium II: Claudicatio intermittens.
- Stadium IIa: Claudicatio intermittens nach schmerzfreier Gehstrecke von mehr als 150 m.
- Stadium IIb: Claudicatio intermittens nach schmerzfreier Gehstrecke von weniger als 150 m
Stadium III: Ruheschmerz in Horizontallage.
- Stadium IVa: Akrale Läsion im Stadium II (häufig mit Diabetes mellitus).
- Stadium IVb: Akrale Läsion und Ruheschmerz.

#### Keine Anwendungsgebiete für Phytopharmaka

!

Stadien III und IV nach Fontaine sowie Gefäßverschlüsse durch Thromben und frischer Schlaganfall.

#### Behandlungsprinzipien

**Chronisch periphere arterielle Durchblutungsstörungen**, die zum größten Teil durch Einengung der Gefäßlumina infolge arteriosklerotischer Gefäßwandveränderungen entstehen, benötigen Präparate, die
- die Fließeigenschaften des Blutes verbessern,
- die Blutstromgeschwindigkeit steigern,
- zur Gefäßdilatation führen und
- das Herzzeitvolumen erhöhen.

Hauptangriffspunkte sind *Störungen in der Prosta-cyclin-Thromboxan-Biosynthese in den Gefäßen und Thrombozyten*. Vorrangig bei allen Maßnahmen ist die Ausschaltung aller relevanter Risikofaktoren wie z.B. erhöhter Triglyzerid- und Cholesterinspiegel, Rauchen, Übergewicht und Bewegungsarmut.

Die Behandlung **zerebraler Mangeldurchblutung**, die nur bei 15–20 % der Patienten durch *arteriosklerotische oder embolische Prozesse (vaskuläre Form)* bedingt ist und bei den anderen durch einen gestörten Sauerstoff-/Glucose/Phosphorylierungsstoffwechsel (hirnorganisches Psychosyndrom) zustandekommt, zielt bei den vaskulären Formen auf die Wiederherstellung der Durchblutung im Ischämiebezirk sowie Bekämpfung von Hirnödemen und bei den anderen Formen auf die Verbesserung der Glucose- und Sauerstoffutilisation.

## 3.4.2 Drogen und Präparategruppen

### 3.4.2.1 Raubasin (Ajmalicin) (Abb. 3.11)

#### Chemie

Das aus *Rauwolfia serpentina* isolierte Nebenalkaloid Raubasin gehört wie das Hauptalkaloid Reserpin zu den tertiären, schwach basischen *Indolalkaloiden*. Es unterscheidet sich strukturell vom Serpentin durch einen hydrierten C-Ring des β-Carbolinringsystems (= Tetrahydroserpentin).

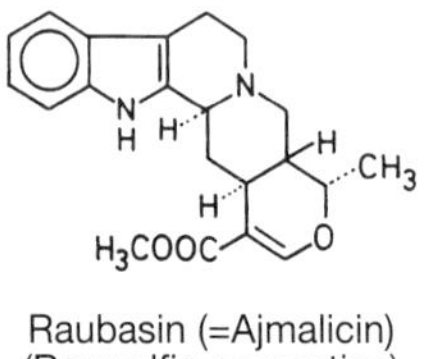

Raubasin (=Ajmalicin)
(Rauwolfia serpentina)

**Abb. 3.11:** Alkaloid von Rauwolfia Wurzel.

#### Pharmakologie

Raubasin führt durch Tonuserhöhung zu einem *erhöhten Blutzeitvolumen bei nahezu unvermindertem Mitteldruck, erniedrigt den arteriellen Gefäßwiderstand und vergrößert dadurch das Durchströmungsvolumen*. Ein durch Raubasin erreichter gesteigerter venöser Abfluß vermindert außerdem den poststenotischen Gefäßwiderstand und mobilisiert Blut aus anderen Gefäßarealen.

**Indikation.** Periphere und zerebrale Durchblutungsstörung, auch bei Diabetes. Bei Herzinsuffizienz ist Raubasin *kontraindiziert*.

### 3.4.2.2 Theophyllin und Partialsynthetika

#### Chemie

Siehe S. 46

#### Pharmakologie

Theophyllin steigert unter anderem *das Herzzeitvolumen* mit Zunahme der Herzauswurfleistung und besitzt über eine *direkte Gefäßwirkung* eine periphere Kreislaufwirkung. Verwendung finden heute praktisch nur die Purinderivate **Pentoxifyllin** und **Xantinol-Nicotinat**. Das erste verbessert die Fließeigenschaften des Blutes, das zweite wirkt gefäßerweiternd.

### 3.4.2.3 Papaverin

#### Chemie

Siehe S. 46

#### Pharmakologie

Papaverin führt zu einer *kurzzeitigen Dilatierung der Hirngefäße* in den noch nicht ischämischen Bereichen, wird aber durch den sog. «*Steal-Effekt*» auf die geschädigten Bereiche bei zerebralen Durchblutungsstörungen als insgesamt *nicht sehr effektiv* angesehen.

### 3.4.2.4 Hydrierte Mutterkornalkaloide (Abb. 3.12)

#### Chemie

Diese werden aus den im Mutterkornpilz, **Claviceps purpurea** (Ascomycetes), natürlich vorkommenden und durch Isolierung erhältlichen **Secale**-Alkaloiden der **Ergotoxin**-Gruppe, einem Gemisch aus Ergocristin, Ergocornin, Ergocryptin, partialsynthetisch durch katalytische Hydrierung hergestellt. Chemisch leiten sie sich von der **(+)–Lysergsäure** ab. An ihre Karboxylgruppe ist ein Tripeptid säureamidartig gebunden. Die Alkaloide unterscheiden sich voneinander nur im Aufbau des Tripeptidrestes. Die Hydrierung hat an der Doppelbindung in Stellung 9, 10 stattgefunden.

#### Pharmakologie

Die hydrierten Secalealkaloide wirken wesentlich stärker α-*sympatholytisch* als die genuinen Alkaloide. Sie *blockieren die α-Rezeptoren* und wirken dadurch *vasodilatierend* und einem gesteigerten Sympathikustonus entgegen. Gleichzeitig kommt es zu einer Blutdrucksenkung. Die Peptidalkaloide werden langsam und unvollständig resorbiert, besitzen aber infolge verzögerter Elimination eine relativ lange Wirkungsdauer.

**Indikationen.** Zerebrovaskuläre Insuffizienz, Zervikalsyndrom, periphere Durchblutungsstörung, Altershochdruck.

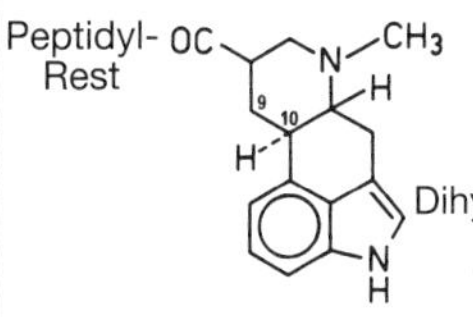

**Abb. 3.12:** Hydrierte Mutterkornalkaloide.

### 3.4.2.5 Vincae minoris herba (Immergrünkraut)
*Off.:* Vincamin – Vinca minor.

Das Immergrünkraut und Präparate, die Extrakte des Krautes enthalten, sind durch eine Entscheidung des BGA *seit 1987 nicht mehr als Arzneizubereitungen zugelassen.* Die geringe oder fehlende Wirkung von Tee- oder Extraktzubereitungen wird als in keinem Verhältnis zu dem vorhandenen Nebenwirkungsrisiko betrachtet.

### Chemie

Vincamin ist ein pentazyklisch strukturiertes *Indolalkaloid*, das wie die Rauwolfia-Alkaloide biosynthetisch aus Tryptamin und einem Monoterpen *(Iridoid)* aufgebaut ist. Es liegt in Präparaten als gut wasserlösliches Hydrochlorid oder Tartrat vor (Abb. 3.13).

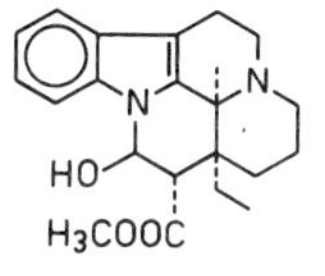

**Abb. 3.13:** Vinca-Alkaloid.

### Pharmakologie

Vincamin wird zu etwa 80 % resorbiert. Nach p. o. Gabe von 60 mg Vincamin wird nach 2 St. eine maximale Plasmakonzentration von 250 ng/ml gemessen (Gröning, 1986). Im Tierexperiment *erhöht Vincamin bei i. v. Gabe die Hirndurchblutung* und *reduziert* ein künstlich erzeugtes *Hirnödem.* Die blutdrucksenkende Wirkung ist gering. Nach i. v. Infusion verbessert sich die zerebrale Glucoseversorgung und die Hirndurchblutung im ischämischen Bereich. Der Effekt ist allerdings nur von kurzer Dauer. Die hirnelektrische Aktivität bei fortgeschrittener Zerebralsklerose wird verbessert, wie radiozirkulografische Untersuchungen gezeigt haben.

**Indikationen.** Zerebrovaskuläre Insuffizienz, Hirndurchblutungsstörungen, Menière-Krankheit, Apoplexiefolgeerscheinungen, Retinopathien.

### 3.4.2.6 Aescin – Aesculus-Extrakt

### Chemie und Pharmakologie

Siehe auch Kap. 3.9: Venenkrankheiten.

Aescin als Na-Salz besitzt eine *antiödematöse Wirkung,* die vor allem bei intravenöser Gabe zum Tragen kommt. Aescin wird allein oder in Form von Kombinationspräparaten bei *zerebralen Durchblutungsstörungen und nach Gehirntraumen* (Gehirnödeme, Gehirnerschütterungen, Apoplexie) eingesetzt. Die Wirkung kommt wahrscheinlich durch eine Abdichtung der Endothelmembran und eine Verbesserung des venösen Abtransportes zustande.

**Literatur (Klinik):** Siehe Put, 1979; Diemath, 1981; Hemmer, 1985.

### 3.4.2.7 Ginkgo folium (extractum) (Ginkgoblatt Extrakt) –
Ginkgo biloba      **M**[1]

### Chemie

Die bisher aus den Blättern isolierten *Hauptverbindungen*: die lipophilen Diterpenlactone *Ginkgolid* A, B und C (ca. 0,06 %) und das Sesquiterpenlacton *Bilobalid* (ca. 0,02 %) (Abb. 3.14), von Quercetin, Isorhamnetin und Kämpferol abgeleitete O-Acylglykoside (ca. 10 %), Biflavonoide (Ginkgetin, Isoginkgetin), Katechine, Procyanidine, Shikimisäure und 6-Hydroxykynurensäure.

---

[1]Positiv-Monographie für einen spezifischen Aceton-Wasser-Extrakt.

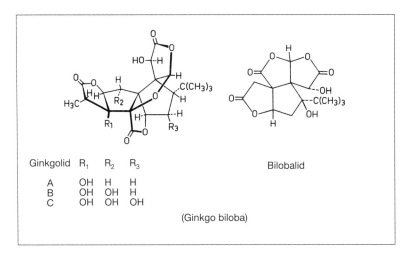

**Abb. 3.14:** Hauptterpenverbindungen von Ginkgo biloba.

## Pharmakologie

Die meisten Ergebnisse wurden mit zwei nach Spezialverfahren hergestellten Blattextrakten (Rökan, Tebonin = Ebb 791 und Kaveri = LI 1370) erhalten. Diese Extrakte sind auf Flavonolgesamtglykoside und Terpenlactone standardisiert.

1. **Wirkungen im Blut bzw. am Gefäß**
- Hemmung der Thrombozytenaggregation und -adhäsivität.
- Hemmung der Erythrozytenaggregation und gleichzeitige Zunahme der Erythrozytenflexibilität.
- Senkung der Vollblutviskosität.
- Hämolyse-Protektion.

2. **Wirkungen am Gefäß**
- Vasodilation vermutlich durch Regulation des gestörten Thromboxan-Prostacyclin-Gleichgewichts (Steigerung der Prostacyclin-Synthese, Hemmung der Thromboxan-Synthese) durch PAF-Antagonismus und EDRF-Schutz (Radikalfängereigenschaft!).
- Beeinflussung des Arteriolen- und Venolentonus über metabolisch vermittelte und zum Teil in die Neurotransmission eingreifende Prozesse.
- Stabilisierung der Kapillarpermeabilität.

3. **Wirkungen im Gewebe**
- Verhinderung pathologischer Lipidperoxidation durch Neutralisierung toxischer Sauerstoffradikale.
- Förderung der Sauerstoff- und Glucose-Aufnahme und Verwertung.
- Hemmung des zytotoxischen Hirnödems.
- Hemmung der primären Neurotoxizität.

Wie aus Abb. 3.15 hervorgeht, erhöht der Ginkgo-Spezial-Extrakt bei Ratten die Hypoxietoleranz. Die Überlebenszeit von Ratten in hypobarer Hypoxie war gegenüber der der Kontrolltiere um das 6fache erhöht. Das energetische Potential und die Glucose-Konzentration im Gehirngewebe waren angestiegen, der Lactat/Pyruvat-Quotient dagegen stark erniedrigt (Karcher et al., 1984).

An **Einzelsubstanzen** wurden bisher nur die **Ginkgolide** und das **Bilobalid** pharmakologisch näher untersucht.

Die **Ginkgolide** besitzen im In-vitro-Versuch eine ausgesprochene PAF-antagonistische und damit thrombozytenaggregationshemmende Wirkung (Oberpichler et al., 1990). Ginkgolid B besitzt, wie ebenfalls im Tierversuch (Ratten) festgestellt werden konnte, eine neuroprotektive Wirkung. Wie aus Abb. 3.16 ersichtlich, ist der Prozentsatz von geschädigten Neuronen nach einer 10 min-Vorderhirnischämie im CA1-Band des Hippocampus signifikant vermindert. Im CA3- und CA4-Band waren die Schäden vergleichsweise gering, ein signifikanter Effekt konnte hier nicht nachgewiesen werden (Oberpichler et al., 1990).

Für das **Bilobalid** werden aufgrund der tierexperimentellen Untersuchungen eine *antiödematöse*, gegenüber neurotoxischen Myelinschäden protektive und die zerebrale Hypoxietoleranz erhöhende Wirkung beschrieben (Beck et al., 1986).

Über die **Ginkgo-spezifischen Flavonoide** liegen keine eigenen Untersuchungen vor, doch kann man aus den früheren Arbeiten über Flavonoide eine *antiödematöse* und *antihämorrhagische* Wirkung ab-

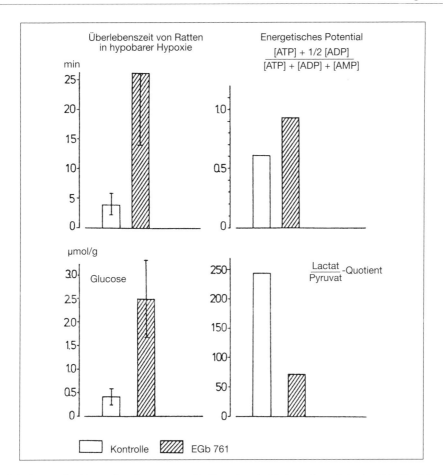

**Abb. 3.15:** Erhöhung der Hypoxietoleranz von Ratten durch Ginkgo-Spezialextrakt EGb 761.
Der Ginkgo-Extrakt erhöhte die Hypoxietoleranz von Ratten erheblich. Obwohl die EGb-behandelten Ratten etwa 6mal länger der hypobaren (180 mm Hg) Hypoxie ausgesetzt waren, zeigten diese Tiere einen wesentlich besseren Status ihres zerebralen Energiestoffwechsels (Karcher et al., 1984).

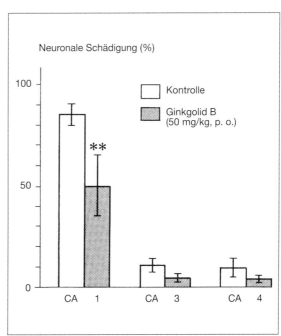

**Abb. 3.16:** Der Prozentsatz an geschädigten Neuronen wird nach 10 min Vorderhirnischämie der Ratte im CA1-Band des Hippocampus signifikant vermindert. Im CA3- und CA4-Band sind unter Kontrollbedingungen die Schäden vergleichsweise gering und ein signifikanter Effekt von Ginkgolid B ist nicht nachweisbar (Oberpichler et al., 1990).

leiten. Ob dabei den Acylglykosiden eine besondere Gefäßwirkung zukommt, ist unbekannt. Eine PAF-antagonistische Wirkung konnte ausgeschlossen werden.

*Eine genaue Zuordnung der Ginkgo-Inhaltsstoffe zu den beschriebenen Wirkungen ist daher derzeit noch nicht möglich.* Da aber nachgewiesen werden konnte, daß die von PAF ausgelösten Reaktionen ähnlich denen in hypoxischen Geweben ablaufen und diese auch an der Entstehung der zerebralen Ischämie beteiligt sind, dürfte den Ginkgoliden als *PAF-Antagonisten* die Hauptwirkung zukommen. Eine Auflistung der Experimentalarbeiten zur Pharmakologie des Ginkgo-Extraktes finden sich bei Chatterjee und Trunzler (1981), Fünfgeld, 1988 sowie bei Braquet (1986, 1988, 1989) und Krieglstein (1990).

### Klinische Studien

Für zwei nach Spezialverfahren hergestellte und auf Flavonolglykoside standardisierte Ginkgo-Extrakte (Rökan = Tebonin = Tanakan; Kaveri) existieren eine Vielzahl von klinischen Studien und eine Reihe von Doppelblind- bzw. Vergleichsstudien (z. B. Eckmann und Schlag, 1982; Bauer, 1984; Weitbrecht u. Jansen, 1986; Halama et al., 1988; Hofferberth, 1989; Hartmann u. Schulz, 1991).
Eine Zusammenstellung und Bewertung aller bisherigen Studien wurde kürzlich von Herrschaft (1992) und Kleijnen u. Knipschild (1992 a, b) gegeben. Hieraus ergibt sich folgendes:

Als **Hauptindikation** wird die symptomatische Behandlung von leichten bis mittelschweren Hirnleistungsstörungen im Rahmen eines therapeutischen Gesamtkonzeptes bei der Demenz angegeben. Als Zeitsymptome werden genannt: Gedächtnis-, Konzentrations-, Denk-, Affekt- und Orientierungsstörungen, Antriebs- und Motivationsmangel und erhöhte Ermüdbarkeit. Zusätzlich wird noch die *Claudicatio intermittens* als vielversprechende Indikation angegeben. Zur primären Zielgruppe gehören:
- Primär degenerative Demenz vom Alzheimer Typ (DAT),
- Vaskuläre Demenz (VD),
- Mischformen aus DAT und VD.

*Die kontrollierten Studien wurden mit* **4 Präparaten** *durchgeführt.* Von diesen enthalten die drei Präparate mit verschiedenen Namen Tebo-

nin, Tanakan, Rökan den gleichen Spezialextrakt (EGb761), standardisiert auf 24 % Ginkgoflavonolglykoside und 6 % Gesamtterpenoide. Der vierte Extrakt, Kaveri, ist auf 25 % Ginkgo-Flavonolglykoside und 6 % Terpenoide standardisiert.

Die **Dosierungen** betrugen 120–160 mg, in einigen Fällen auch 240 mg/Tag, die Behandlungsdauer mindestens 4–6 Wochen, in mehreren Fällen auch 12 bis 24 Wochen.

> 80 % der Studien wurden *doppeltblind* geführt. In einer Studie wurde Ginkgo (120 mg/d) mit 4,5 mg/d Dihydroergotoxin verglichen.
Nahezu alle existierenden evaluierten 40 kontrollierten Studien, davon 8 mit guter Qualität, kamen zu einem *positiven Ergebnis* nach einer Mindestbehandlungszeit von 4–6 Wochen. Die Score-Werte von Verum lagen nach dieser Zeit signifikant über denen von Plazebo. In der einzigen Vergleichsstudie mit Dihydroergotoxin zeigten die Besserungsraten in beiden Gruppen keine Unterschiede.

Die bisher von der Kommission E **beim BGA akzeptierte Indikationen** sind: Tinnitus aurium und periphere arterielle Durchblutungsstörungen des Stadium II nach Fontaine (Claudicatio intermittens)

### Therapiestudien

**Therapiestudien-Beispiel 1 und 2**

**Indikation 1.** Tinnitus aurium.

**Präparat.** 100 ml Flüssigextrakt enthaltend 4 g Trockenextrakt (100:1) von Fol. Ginkgo bilob. stand. auf 24 % Ginkgoflavonoide.

**Studienart.** Multizentrische, randomisierte Doppelblindstudie gegen Plazebo mit 103 ambulanten Patienten. (Meyer, 1986).

**Behandlungsart.** 2mal täglich 4 ml über 3 Monate.

**Prüfkriterien.** Tonale Audiometrie.

**Studienergebnis.** Die Auswertung ergab eine statistische Verbesserung in der Verum-Gruppe bezüglich folgender therapeutischer Wirksamkeitskriterien:
Allgemeiner Hörbefund (p=0,05); Zeit vor dem Verschwinden der Symptome deutliche Verbesserungen (p=0,03); Intensitätsverlauf zwischen der ersten und letzten Konsultation (p=0,03);

**Tab. 3.8:** Tinnitus aurium-Studie. Positiver Verlauf in %

| Prognostische Klassifizierung | Plazebo | Ginkgo-biloba-Extrakt |
|---|---|---|
| Klasse 1, alt, bilateral, periodisch | 50% | 75% |
| Klasse 2, kürzlich, unilateral, permanent | 66% | 75% |
| Klasse 3, kürzlich, bilateral, permanent | 33% | 80% |
| Klasse 4, alt, unilateral, permanent | 29% | 46% |
| Klasse 5, alt, bilateral, permanent | 11% | 20% |

(Meyer, 1986).

Abnahme der Gehörminderung (p=0,08). Die statistische Analyse zeigte, daß drei Variablen prognostischen Wert besitzen: Vorgeschichte (> oder <30 Tage), Einseitig- oder Zweiseitigkeit und Periodizität (permanent oder mit Unterbrechungen). Hieraus ergeben sich fünf verschiedene Prognoseklassen (siehe Tab. 3.8).

**Indikation 2.** Fundus hypertonicus bei Hypertonie Stadium I nach Thiel.

**Präparat.** Ginkgospezialextrakt (standardisiert auf 25 % Ginkgo-Flavonolglykoside).

**Studienart.** Randomisierte plazebokontrollierte Doppelblindstudie mit 24 Hypertonikern mit Fundus hypertonicus Stadium I.

**Behandlungsart.** Täglich 3 × 1 Filmtablette à 100 mg Ginkgo-Spezialextrakt uber 6 Wochen.

**Prüfkriterien.** Messung der retinalen Mikrozirkulation in der Quadrantenarterie mit Hilfe eines 2-Punkte-Fluorometers/Planplattenmikrometers unter Adaptation einer Funduskamera.

**Studienergebnis.** Der Blutfluß in einer Quadrantenarterie nahm unter Verum-Behandlung im Mittel von 1,94 auf $2,19 \times 10^{-2}$ mm$^2$/sec (entsprechend 42,5 %) zu bei nahezu unveränderten Werten in der Plazebogruppe. Die arterio-venöse Kreislaufzeit verkürzt sich unter der Verumbehandlung von 1,90 auf 1,29 sec. Die Unterschiede waren bei beiden Messungen statistisch signifikant auf dem 1 %-Niveau (Abb. 3.17, Abb. 3.18).

### 3.4.2.8 Phytopräparate

**Raubasin (Ajmalicin)**
Z. B. Lamuran (Raubasin) und verschiedene Raubasin enthaltende Kombinationspräparate.

**Theophyllin und Partialsynthetika**
Z. B. Rentylin,          Complamin (Xantinol-
Trental/400,             Nicotinat).
Durapental/400,

**Papaverin**
Papaverin (Isis Chemie).

**Hydrierte Mutterkornalkaloide**
Dihydroergocristin und andere Dihydroalkaloidhaltige Präparate, z. B.
Dacoren-Amp./-Tabl./     Ergodesit forte/-spezial,
-Tropfen,                Novofluën,
Circanol,                Ergoplus
Hydergin,                und zahlreiche Kombina-
Sermion,                 tionspräparate.
Orphol,

**Vincamin**
Z. B. Vincapront Retard,   Cetal,
Equipur,                   u. a.
Esberidin,

**Aescin – Aesculus-Extrakt**
*Monopräparate*
Z. B. Reparil-Amp.

*Kombinationspräparate*
Z. B. mit Secale, Rutin, Nicotinsäure, Sarothamnus-Extrakten u.a.
Cefadysbasin,
Intradermi forte Tropfen
u. a.

**Ginkgo Extrakte**
– Tebonin forte-Tabl.:    40 mg Extrakt = 1 Tabl.
                          stand. auf 9,6 mg Ginkgoflavonglykoside und
                          2,4 mg Terpenlactone
                          (Ginkgolide und Bilobalid).

– Tebonin i. v./i. m.     50 mg Extrakt = 1 Inj.-
                          Flasche stand. auf 12 mg
                          Ginkgoflavonglykoside
                          und 3 mg Terpenlactone.

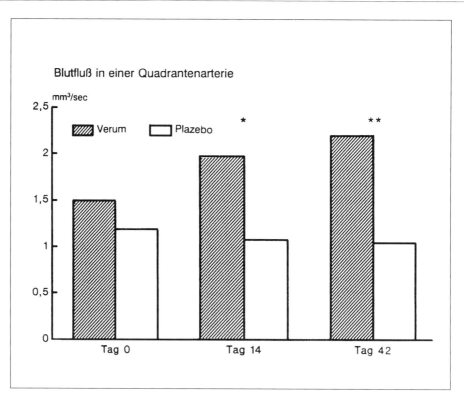

**Abb. 3.17:** Messung des Blutflusses in einer Quadrantenarterie.
Signifikante Zunahme der Mittelwerte in der Verumgruppe (dunkle Säulen) nach sechswöchiger Therapie sowohl im Behandlungsverlauf als auch im Vergleich gegen Plazebo (* = p < 0,05; ** = p< 0,01) (Koza et al., 1991).

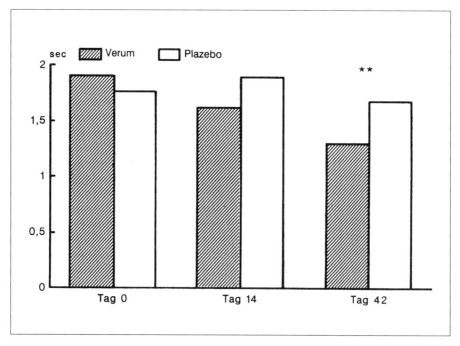

**Abb. 3.18:** Signifikante Abnahme der arterio-venösen Kreislaufzeit unter Verum nach sechswöchiger Therapie mit dem Ginkgo-Spezialextrakt (* = p < 0,05; ** = p < 0,01) (Koza et al., 1991).

| – Rökan Tabl. + flüssig: | 40 mg Extrakt stand. auf 9,6 mg Ginkgoflavonglykoside und 2,4 mg Terpenlactone. |
| – Kaveri-Tabl./N-Tropfen | 30 mg Extrakt = 1 Tabl. = 1 ml stand. auf 7,5 mg Ginkgoflavonglykoside und 1,8 mg Terpenlactone. |
| – Ginkgobil ratiopharm Drag.: | (40 mg Extrakt = 1 Drag. stand auf. 9,6 mg Ginkgoflavonglykoside und 2,4 mg Terpenlactone) |
| – Gingium-Tabl.: | (40 mg Extrakt = 1 Tabl. stand auf 9,6 mg Ginkgoflavonglykoside) |
| – u. a. Monoextrakte bzw. Ginkgoextrakte enthalten Kombinationspräparate. | |

# 3.5 Arterielle Hypertonie

Die Möglichkeiten des Einsatzes von Phytopräparaten richten sich nach Art und Schwere der Hypertonie.

Man unterscheidet folgende **Hypertonieformen:**
– *Primäre, stabil-chronische oder essentielle Hypertonie.*
  Sie macht etwa 90 % aller Hochdruckformen aus.
  Die Ätiologie ist noch weitgehend unbekannt. Außer Streß, erhöhter Kochsalzzufuhr, scheinen genetische Faktoren eine große Rolle zu spielen. Möglicherweise kommt diese Hypertonie über eine Störung des Katecholamin-, Renin-, Angiotensin-, Aldosteron- und Natriuretin-Stoffwechsels zustande.
– *Sekundäre Hypertonie.*
  Sie kann renoparenchymatischen, renovaskulären, endokrinen oder *kardiovaskulären* Ursprungs sein.
– *Hypertensive Krise.*
  Beispielhaft sei die hypertensive Enzephalopathie genannt.
– *Labile Hypertonie.*
  Meistens bedingt durch psychischen Streß bzw. durch Erkrankungen des Nervensystems. Sie bedarf in der Regel keiner antihypertensiven Behandlung.

## 3.5.1 Behandlungsprinzipien und Anwendungsgebiete

Ziel der Hochdruckbehandlung ist es, einen möglichst konstanten *Blutdruckbereich nicht über 140/90 mm Hg* im Idealfall, bei älteren Personen etwas höher, zu erreichen. Neben der Behandlung der die Grundkrankheit hervorrufenden Hypertonie durch Kochsalzrestriktion, diätetische Maßnahmen, Einschränkung des Alkoholkonsums, Nicotinabstinenz oder Bewegungstherapie können folgende **Präparatetypen** zum Einsatz kommen:
a) Diuretika
b) Substanzen, die den Sympathikus beeinflussen.
c) Direkte Vasodilatantien
d) Hemmstoffe des Renin-Angiotensin-Systems
e) Kalziumantagonisten
f) Aldosteron-Antagonisten

Es gibt **Phytopräparate** aus der Gruppe a, b und c, doch keine mit der Wirkqualität der Gruppe d, e und f.
Die Behandlung der *leichten Hypertonie* oder der *sog. Grenzwerthypertonie* nach dem Stufenschema der medikamentösen Hypertonie der deutschen Liga zur Bekämpfung der Hypertonie kann mit *pflanzlichen Extraktpräparaten* erfolgen. Hier nützt man aber vor allem ihre diuretische, sedierende und koronardilatierende Wirkung aus. In der zweiten Stufe können Phytopharmaka zusammen mit Saluretika und Herzglykosiden eingesetzt werden.
Phytopharmaka sind auch dann angezeigt, wenn der Patient synthetische Antihypertonika schlecht verträgt oder die Gabe eines stärker wirksamen Mittels klinisch nicht gerechtfertigt ist.
– Für die *Behandlung schwerer Formen (fixierte Hypertonie)* eignen sich neben den synthetischen Präparaten *nur Reserpin-Reinstoffpräparate.* !
– Für die Behandlung der *hypertensiven Krise* sind auch Forte-Phytopräparate *nicht* geeignet. !
– Über die Möglichkeit der *Hypertonie- bzw. Arteriosklerose-Prophylaxe* siehe Kap. 3.7.

## 3.5.2 Drogen und Präparategruppen

### 3.5.2.1 Rauwolfiae radix (Indische Schlangenwurzel) M

*Off.:* DAB 10, ÖAB, Helv VII (Abb. 3.19).
Reserpin, Rauwolfia serpentina.

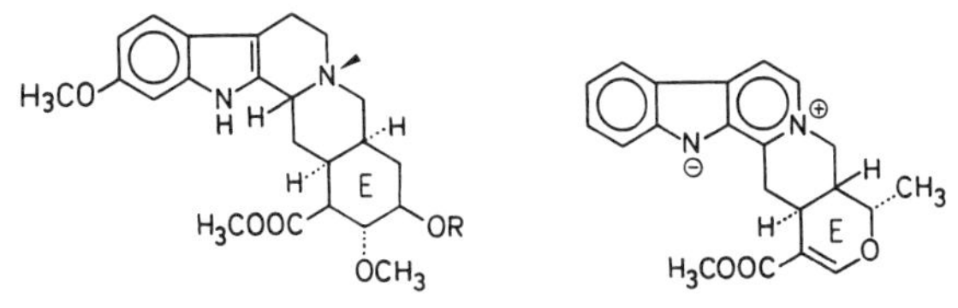

**Abb. 3.19:** Rauwolfia-Alkaloide.

## Chemie

Von den in der Wurzelrinde vorkommenden ca. 50 Indolalkaloiden besitzen nur die Alkaloide **Reserpin** (ca. 1 %), **Rescinnamin, Deserpidin** und **Serpentin** blutdrucksenkende Eigenschaften.

Die drei ersten Alkaloide, tertiäre Indolalkaloide, besitzen das Grundgerüst des *Yohimbans*. Sie sind schwache Basen. Das Serpentin unterscheidet sich davon nur darin, daß es einen heterozyklisch aufgebauten E-Ring besitzt und dem sog. *Corynanthein-* oder *Raubasin-Typ* zugehört. Serpentin ist eine starke Base.

## Pharmakologie

Reserpin, Rescinnamin und Serpentin wirken blutdrucksenkend durch *Hemmung der Sympathikusfunktion* und die dadurch bedingte Senkung des peripheren Widerstandes, der Herzfrequenz und des Herzzeitvolumens. Die Hemmung der Sympathikusfunktion *(neuroleptische Wirkung)* kommt durch Hemmung des Noradrenalin-Transportes in die Speichervesikel der peripheren, sympathischen Nerven und der adrenergen Neuronen des Gehirns zustande. Reserpin wird zu ca. 40 % resorbiert. Der blutdrucksenkende Effekt tritt langsam ein.

Bei Dauertherapie ist mit einer Reihe von **Nebenwirkungen** zu rechnen, wozu depressive Verstimmung, Müdigkeit und Potenzstörungen zählen.
Unerwünschte **Wechselwirkungen** mit verschiedenen anderen Pharmaka, z.B. Digitalisglykosiden, Alkohol u.a. sind zu beachten.

Heute wird Reserpin *primär als Monopräparat* angewendet. Die Kombination von Reserpin mit Rescinnamin und anderen Rauwolfia-Akaloiden in Form ihrer Reinsubstanzen oder eines standardisierten Gesamtextraktes hat einige Vorteile.

### 3.5.2.2 Oleae folium (Olivenblätter)    M
Olea europaea

Bei dem angenommenen Wirkprinzip, **Oleuropein**, handelt es sich um ein  Seco-Iridoidglykosid, ein Monoterpen mit esterartig gebundenem Dihydroxyphenyläthanol. Nach Petkov u. Manolov (1972) wirkt Oleuropein im Tierversuch hypotensiv, darüber hinaus noch antiarrhythmisch und koronardilatierend. Kürzlich wurde im In-vitro-Versuch eine schwache Ca-antagonistische Wirkung nachgewiesen (Rauwald et al., 1991).

Nach **M** ist die Wirksamkeit nicht belegt und die Anwendung bei Hypertonie nicht zu vertreten.

### 3.5.2.3 Rhododendri folium (Rhododendronblätter)    M

Das blutdrucksenkende Prinzip der Droge, das **Andromedotoxin**, besitzt das Grundgerüst eines tetrazyklischen C-20-Diterpens. Es gehört in die Gruppe der als relativ toxisch bekannten *Grayanotoxine*, die in verschiedenen Rhododendronarten, z.B. in Leucothöe grayana vorkommen.

Die Verbindung wirkt wie die herzwirksamen Glykoside von Veratrum album über einen Angriff an dem Karotis-Sinusknoten *blutdrucksenkend* (0,6–1,0 mg/Person/Tag). Wegen der Gefahr von Nebenwirkungen bei Überdosierung (LD$_{50}$ Maus = 1,31 mg/kg) wird es nur noch in einigen Kombinationspräparaten verwendet. Nach **M** ist eine *Anwendung der Einzeldroge bzw. des Extraktes allein wegen der nicht belegten Wirksamkeit bei den beanspruchten Anwendungsgebieten und wegen der möglichen Risiken nicht zu vertreten.*

### 3.5.2.4 Visci herba (Mistelkraut)
Viscum album    M

Bisher konnte noch *keine der bisher aus der Mistel isolierten Verbindungen* der immer wieder beschriebenen, aber bisher durch keine kontrollierte Studie bewiesene blutdrucksenkenden Wirkung zugeordnet werden. Deshalb muß diese Wirkung nach **M** überprüft werden. Sollten hierfür eines Tages wissenschaftliche Beweise vorgelegt werden können, kommen als Wirkprinzipien nur die Flavonverbindungen und Lignan- bzw. Phenylpropanverbindungen Syringin, Syringaresinol bzw. das Eleutherosid E in Frage, da z.B. eine verwandte Verbindung, das Lignan Pinoresinol, blutdrucksenkende Eigenschaften besitzt (Sih et al., 1976).

### 3.5.2.5 Alli sativi (ursini) bulbus (Knoblauch, Bärlauch)
Allium sativum/ursinum **M**

Für die blutdrucksenkende Wirkung sollen nach älteren Arbeiten schwefelhaltigen Peptide (Scordinine) (Kritchesky, 1975) verantwortlich sein. Tatsächlich konnten kürzlich in Knoblauch- und Bärlauchblättern aber nur wenig in den Zwiebeln dieser Pflanzen Glutamylcysteinsulfoxide nachgewiesen werden, die im In-vitro Test eine *ACE-hemmende Wirkung ergaben* (Wagner et al., 1991a).

Ob diese Verbindungstypen auch in vivo Wirksamkeit besitzen, ist noch nicht untersucht. Das für die Blutdrucksenkung auch immer wieder genannte Adenosin, das in Knoblauchzwiebeln und mehr noch in Bärlauchblättern enthalten ist, kann für diesen Effekt kaum in Frage kommen, da Adenosin peroral im Magen-Darm-Trakt abgebaut und praktisch nicht resorbiert wird und zudem nur eine kurze Halbwertszeit im Blut hat.

Hinzu kommt, daß die auch bei hoher Dosierung von Knoblauchpräparaten aufgenommenen Adenosinkonzentrationen äußerst gering sein dürften. Die blutdrucksenkende Wirkung von Knoblauchpräparaten ist tierexperimentell mehrfach nachgewiesen worden (siehe Übersichten bei Koch und Hahn, 1988 sowie Reuter, 1991 und Jacob et al., 1991). Die Wirkung soll über einen direkten vasodilatorischen Effekt zustande kommen (Jung et al., 1989). Am Menschen sind die bisher mit Knoblauchpräparaten erzielten antihypertonen Wirkungen gering (König und Schneider, 1986).

Über die Möglichkeit der Knoblauch-Anwendung zur Arterioskleroseprophylaxe siehe Kap. 3.7.

### 3.5.2.6 Phytopräparate

**Reinstoffpräparate**
Z. B. Reserpin-Saar.

**Extraktmonopräparate**

| | |
|---|---|
| Mistel-Tropfen Curarina | Viscysat Bürger (Visci herba Extr.) |
| Kneipp-Mistel-Pflanzen-Saft | Olivysat Bürger (Oleae fol. Extr.). |

**Kombinationspräparate**

a) *Extraktekombinationen*
Die am häufigsten miteinander kombinierten Extrakte stammen von Rauwolfia, Viscum, Crataegus, Olea, Allium sativum und Arnica. Seltener findet man Kombinationen mit Herzglykosiddrogen (z.B. Convallaria, Adonis, Scilla und Oleander), Rhododendron, Ginseng und diuretisch wirkende Drogen (z.B. Equisetum, Betula, Solidago) oder sedierend wirkenden Drogen (z.B. Valeriana, Humulus) oder mit Secale und Ruta.

| | |
|---|---|
| Z. B. Hypercard | Rauwoplant |
| Raufunction N | Antihypertonicum S |
| Arte Rutin C u. M | Schuck u. a. |
| Asgoviscum N | |

b) *Phyto-Diuretika*
Zur unterstützenden Therapie der renalen Hypertonie eignen sich alle pflanzlichen Diuretika, z.B., Solidagoren N, oder Nephrologes u. a.

c) *Knoblauchpräparate*
Siehe Kap. 3.7.

# 3.6 Hypotonie (orthostatische Kreislaufbeschwerden)

Man unterscheidet zwischen *primärer oder essentieller* und *sekundärer Hypotonie*. Am häufigsten ist die erste Form, entweder Symptom einer konstitutionellen Schwäche oder Ausdruck eines *psychosomatischen Syndroms*. Die sekundäre Hypotonie kann Folge einer Reihe von Grunderkrankungen sein (z.B. M. Addison, Aortenstenose, Morbus Parkinson u.a.) oder medikamentös induziert sein (z.B. Antihypertonika oder Antidepressiva).

## 3.6.1 Behandlungsprinzipien und Anwendungsgebiete

Die **primäre Hypotonie** besitzt allein keinen Krankheitswert und bedarf nur dann der Behandlung, wenn der Patient erheblich unter den Beschwerden leidet. Wenn eine physikalische Therapie (Wechselduschen und Sauna), sportliche Betätigung, kochsalzreiche Diät zur Vermehrung des Plasmavolumens oder coffeinhaltige Getränke zu keiner Verbesserung führen, können Phytopharmaka mit Erfolg eingesetzt werden, vor allem, wenn eine vegetative Regulationsstörung vorliegt. Für die Behandlung der sympathikotonen Hypotonie-Form kommt in erster Linie *Dihydroergotamin* in Frage.

Die Behandlung der **sekundären Hypotonie** richtet sich nach der Grundkrankheit. Blutdrucksteigernde Mittel sind nur selten nötig. Im übrigen hat die Behandlung auf die Beseitigung oder Linderung des Grundleidens hinzuwirken (siehe auch Amberger et al., 1984; Hilbig, 1989).

! Die Behandlung eines **Kreislaufschocks** als Folge einer akuten Minderdurchblutung lebenswichtiger Organe und der kardiogene Schock sind *keine* Anwendungsgebiete für Phytopharmaka. In diesem Falle kommen die stark wirkenden synthetischen Adrenalin- oder Noradrenalin-Abkömmlinge vom Typ des *Etilefrins* zur Anwendung.

## 3.6.2 Drogen und Präparategruppen

### 3.6.2.1 Dihydroergotamin (Abb. 3.20)

Ein hydriertes Mutterkornalkaloid, das in einer gut wasserlöslichen Form (Mesilat) vorliegt, wirkt *vasokonstriktorisch* und erhöht den *Gefäßtonus*. Diese Wirkung kommt vor allem durch die Stimulierung von Serotonin-Rezeptoren zustande. Es dient außer zur Migränebehandlung zur Behandlung des hypotonen Symptomenkomplexes und orthostatischer Kreislaufstörungen.

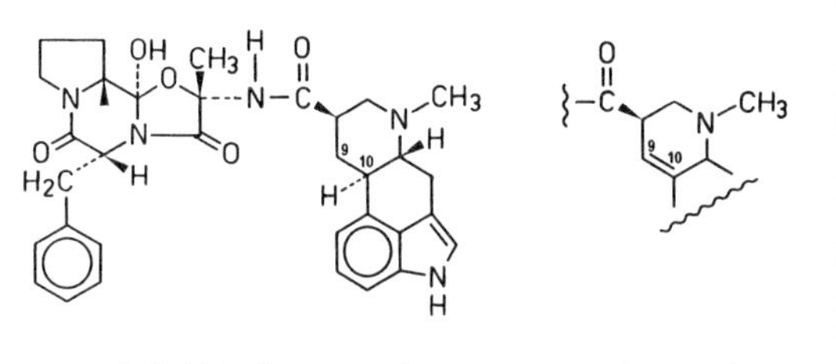

9,10-Dihydroergotamin          Ergotamin
                               (Claviceps purpurea)

**Abb. 3.20:** Dihydroergotamin.

### 3.6.2.2 Coffeinhaltige Drogen

**M** Coffeae semen (Kaffeebohnen), Coffein, Coffea arabica.

**M** Colae semen (**Kolanuß**), Cola nitida.
**Theae folium** (**Teeblätter**), Thea sinensis.

**Coffein** besitzt eine *schwache und nur kurzdauernde blutdruckerhöhende Wirkung*. Die Wirkung kommt über einen Adenosinagonismus, den dadurch herbeigeführten Anstieg der intrazellulären Calciumkonzentration und über eine Hemmung der Phosphodiesterase und den damit verbundenen cAMP-Anstieg zustande. Anstelle von Coffein können auch Kaffee, Tee oder Cola Getränk verwendet werden, die idealen Anregungsmittel für den Vagotoniker.

Die *durchschnittliche Dosis zur Kreislaufanregung* beträgt 0,1 g Coffein p. o. Diese Menge entspricht der ungefähren Menge, die in ca. 150 ml Kaffeegetränk enthalten ist.

### 3.6.2.3 Ephedrae herba (Meerträubelkraut)
Ephedra distachya u. vulgaris      **M**

**Ephedrin** ist ein *indirekt wirkendes Sympathomimetikum*. Es wirkt stimulierend auf das Kreislauf- und Atemzentrum und erhöht den Blutdruck (Formel siehe Abb. S. 109).

### 3.6.2.4 Spartii scoparii herba (Besenginsterkraut)
Spartein – Sarothamnus scoparius

**Spartein** selbst *erhöht den Venentonus*. An der Extraktwirkung sind vermutlich die sympathomimetisch, vasokonstriktorisch und blutdrucksteigernd wirkenden biogenen Amine beteiligt.

### 3.6.2.5 Rosmarini folium (Rosmarinblätter) M

*Off.*: Rosmarinus officinalis – Rosmarini aetheroleum (DAB 10, ÖAB, Helv VII).

Die in dem Öl enthaltenen Monoterpene, vor allem **Kampfer**, 1,8-Cineol und $\alpha$-Pinen besitzen eine leicht hautreizende Wirkung. Innerlich wie äußerlich wirkt Kampfer *herz- und kreislaufanregend*.
Die äußerliche Anwendung kann durch Einreibung oder in Form von Bädern erfolgen (siehe auch S. 379). Die kreislauftonisierende Wirkung kommt bei äußerlicher Anwendung auf reflektorischem Wege zustande.

### 3.6.2.6 Phytopräparate

**Dihydroergotamin**

| | |
|---|---|
| Z. B. Dihydergot forte/retard | Tonopres forte |
| | Agit depot |
| Ergomimet | Endophleban retard |
| Ergont | Angionorm retard/depot |

**Zu Kap. 3.6.2.2–3.6.2.5**
**Monopräparate**

| | |
|---|---|
| Z. B. Spartiol | Hypotonin N (Extr. Crataegi) |
| Mistel-Tropfen-Curarina | |

**Kombinationspräparate**
Sie enthalten außer den aufgeführten Extrakten gelegentlich Extrakte von Herzglykosiddrogen, von Crataegus und Cactus sowie Purinreinstoffderivate. Z. B. Cardaminol RR plus u. a.
hypo-loges

**Kreislaufbäder**

| | |
|---|---|
| Z. B. Silvapin Rosmarinblätter-Extrakt naturrein | Kneipp Kreislauf-Bad, Leukona-Tonikum-Bad |

## 3.7 Arterioskleroseprophylaxe – Hyperlipidämie
(Siehe auch Kapitel «Alterskrankheiten»)

### 3.7.1 Behandlungsprinzipien und Anwendungsgebiete

Der Nutzen von Medikamenten zur Arterioskleroseprophylaxe wird heute allgemein sehr unterschiedlich beurteilt, wenn nicht überhaupt in Frage gestellt. Dies gilt auch für Phytopräparate. Ursache für diese kontroverse Auffassung ist das *fast völlige Fehlen von überzeugenden klinischen Langzeitstudien.*

Wenn man den prophylaktischen Wert von Präparaten mit diesem Anspruch bejaht, ist dieser nur so zu verstehen, daß hiermit im günstigen Falle minimierende Einflüsse auf ursächliche Faktoren und Risikofaktoren der Arteriosklerose-Entstehung ausgeübt werden.

*Zu diesen Risikofaktoren gehören*
- Hypercholesterinämie,
- Hyperlipidämie,
- Erhöhte Thrombozytenaggregationsneigung und erhöhte Blutviskosität.

*Daher können Präparate sinnvoll sein, die folgende Wirkungen besitzen:*
- Senkung des Cholesterinspiegels durch Hemmung der Cholesterinresorption aus der Nah-

rung, Mehrausscheidung von Gallensäuren oder Verringerung des HDL/LDL-Verhältnisses.
- Senkung des Triglyzeridspiegels.
- Minderung einer erhöhten Thrombozytenaggregationsneigung (fibrinolytische Wirkung).
- Minderung erhöhter Blutviskosität.
- Blutdruckreduktion.

**Anwendungsempfehlung für pflanzliche Lipidsenker und zu erwartende Wirkungen:**

- Allgemein gilt, daß auch pflanzliche Lipidsenker, diätetische Maßnahmen nicht ersetzen können, d. h. daß zusätzlich zur Verordnung eines Lipidsenkers auf spezielle Diätverordnungen nicht verzichtet werden kann.

- Die bisherige Erfahrung zeigt, daß pflanzliche Lipidsenker, gleich ob vorwiegend als Lebensmittel oder Arzneimittel eingesetzt, *nur bei Cholesterinblutspiegelwerten > 200 mg/dl und < 275 mg/dl zu empfehlen und genügend effektiv* sind, während ab > 250 mg/dl die Fibrate und Nicotinsäure und ab 300 mg/dl bevorzugt HMG-CoA-Reduktasehemmer, Ionenaustauscher und Antioxidantien die Mittel der Wahl sind.

- Die Hauptindikationen für pflanzliche Lipidsenker sind demnach leichtere Fettstoffwechselstörungen, insbesondere *Hypercholesterinämien sowie Hyperlipoproteinämien vom Typ IIa bzw. Typ IIb.* Die triglyzeridsenkenden Eigenschaften sind bei *Knoblauch* am überzeugendsten, bei den anderen pflanzlichen Lipidsenkern weniger gut belegt.

- Ein Vorteil der als Arzneimittel eingesetzten pflanzlichen Lipidsenker wie z. B. der Knoblauch- und Zwiebelpräparate gegenüber den synthetischen Präparaten liegt in ihrer *multifaktoriellen Wirksamkeit bei gleichzeitig fehlenden oder geringen Nebenwirkungen.* Bei Knoblauch- und Zwiebelpräparaten imponieren vor allem die gleichzeitig mit der Lipidsenkung einhergehenden thrombozytenaggregationshemmenden, fibrinolytischen, die Blutrheologie verbessernden und blutdrucksenkenden Eigenschaften.

- Die lipidsenkende Wirkung kommt in der Regel *erst nach mehrwöchiger Behandlung* zum Tragen.

- Die *Wirkungsmechanismen* der pflanzlichen Lipidsenker *sind nur zum geringen Teil geklärt.* Sie unterscheiden sich aber zumindest von denen der Fibrate und Nicotinsäure.

- *Pflanzliche Lipidsenker können ohne weiteres mit den synthetischen Lipidsenkern kombiniert werden.*

**Tab. 3.9:** Pflanzliche Präparate zur Lipidsenkung (siehe auch 3.7.21-3.7.2.10).

| Droge/Substanz | g/Tag | Senkung in Prozent | |
| --- | --- | --- | --- |
| | | Cholesterin | Neutralfette |
| Knoblauchpulver | 0,8–0,9 | 5–20 | 10–20 |
| Ess. Phospholipide (Sojalecithin) | 2–3 | 5–10 | ? |
| Fischöl | 5–8 | ? | 10–30 |
| Sitosterin | 3–6 | 5–15 | 0 |
| Haferkleie | 100 | 10–15 | ? |
| Pectine | 5–30 | 5–20 | ? |
| Guar | 15 | 6–8 | 13–17 |

In Tab. 3.9 sind die durchschnittlich empfohlenen Tagesgaben der wichtigsten pflanzlichen Lipidsenker und die nach mehrwöchiger Behandlung zu erwartende prozentuale Reduktion an Cholesterin- und Neutralfett-Blutwerten aufgelistet.

## 3.7.2　Drogen und Präparategruppen

### 3.7.2.1　Allii sativi bulbus
**(Knoblauchzwiebel)　M**
Allium sativum

### Chemie

Die Hauptwirkstoffe des Knoblauchs und seiner Zubereitungen stellen schwefelhaltige teils wasserlösliche, teils wasserunlösliche Verbindungen dar (Abb. 3.21). In der normal gelagerten Zwiebel stellt die wasserlösliche Aminosäure **Alliin**, ein (+)-Allyl-L-cysteinsulfoxid, die Hauptverbindung dar. Sie ist nur unter gewissen Bedingungen stabil. Der Gehalt schwankt zwischen 0,1 und 1,5 %. Zusätzlich findet man in wäßrigen Auszügen schwefelhaltige Glutamylpeptide. Beim Zerkleinern der Zwiebel bzw. bei Wasser- oder Wasser/Alkohol-Extraktion entstehen in einem Fermentationsprozeß durch Einwirkung des Enzyms Alliinase primär das nicht mehr wasserlösliche **Allicin**, das

Diallylthiosulfinat, und durch weitere Umwandlungsprozesse verschiedene lipophile Folgeprodukte. Hierzu gehören die **Allylsulfide** sowie die Verbindungen der **Ajoen**- und **Vinyl-dithiin-Reihe**.
An weiteren Verbindungen enthält Knoblauch noch das wasserlösliche, nicht schwefelhaltige **Adenosin** (Purinderivat), sowie Polysaccharide, Saponine, Vitamine u. a.

### Präparatetypen

Die chemische Zusammensetzung der auf dem Markt befindlichen Knoblauchpräparate hängt demnach ganz von deren Herstellungsweise und der Art der *galenischen Zubereitung* ab. Es ist nur logisch anzunehmen, daß auch die Wirksamkeit der einzelnen Präparate außer von der Dosierung von der jeweiligen Zusammensetzung und den Wirkstoffgehalten abhängt.

### Knoblauchtrockenpulver

Präparate dieses Typs werden durch Zerschneiden der Zwiebel, schonendes Trocknen der Zwiebelstücke und mechanisches Pulverisieren gewonnen. Die Präparate enthalten je nach den angewendeten Trocknungsbedingungen bis zu 1,5 % Alliin und zusätzlich schwefelhaltige Glutamylpeptide sowie Adenosin. Der Gehalt an Abbauprodukten einschließlich Allicin liegt zwischen 0,3 % und 0,5 %.

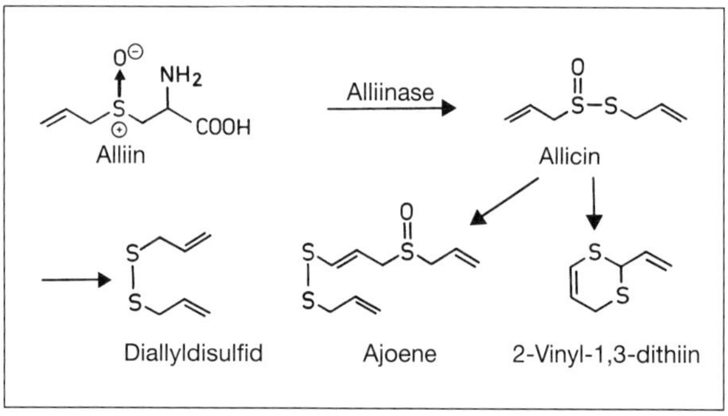

**Abb. 3.21:** Hauptwirkstoffe des Knoblauchs.

Wesentlich für die therapeutische Wirksamkeit ist, daß solche Präparate noch *intakte Alliinase* enthalten, da man annimmt, daß auch nach Einnahme solcher Präparate eine enzymatische Umwandlung von Alliin (Prodrug)in Allicin und die anderen Folgeprodukte Voraussetzung für eine optimale Wirksamkeit ist.

### Knoblauch-Ölmazerate

Präparate dieses Typs werden durch Mazeration zerkleinerter Knoblauchzwiebeln mit Sojaöl, Weizenkeimöl oder Rüböl hergestellt. Sie *enthalten nur die Fermentationsfolgeprodukte des Alliins* bzw. Allicins wie z. B. Allylsulfide, Ajone und Vinyldithiine. Eine Standardisierung auf Vinyldithiine bzw. Allicinäquivalente ist vorgeschlagen worden.

### Knoblauchdestillationsöle

Diese werden durch Zerkleinern der Zwiebel, Suspendieren in Wasser und anschließende Wasserdampfdestillation hergestellt. Man erhält 0,2–0,3 % Ölausbeute. Die Öle enthalten bevorzugt die aus Alliin bzw. Allicin durch enzymatischen und Hitzeabbau entstandenen *Olgiosulfide*. Eine Standardisierung auf Propyldi(tri)sulfid ist vorgeschlagen worden.

### Pharmakologie von Knoblauchpräparationen und Knoblauchreinstoffen
(siehe auch Abb. 3.22 u. 3.23)

*Pharmakokinetische Untersuchungen* wurden mit nicht markierten Alliin, [35]S-Alliin und mit nicht markiertem Allicin durchgeführt. Die Ergebnisse lassen sich wie folgt zusammenfassen:

– Orale Gaben von 100 mg Alliin/kg ergaben bei Versuchen mit Ratten nach Messung der Plasmakonzentration eine *relative Bioverfügbarkeit* von etwa 16 % innerhalb von 4 Std. Während weder Allicin noch Diallyldisulfid im Plasma nachweisbar waren, wurde bei p.o. Gabe von 2 g bzw. 4 g/kg Knoblauchpulver (Kwai) entsprechend 32 bzw. 64 mg/kg Alliin eine deutliche erhöhte *Ausscheidung schwefelhaltiger Komponenten* im 24 h Urin, gemessen als hydrolysierbare SH-Gruppen, beobachtet (Pentz et al., 1991).

– Nach Gabe von 8 mg [35]S-Alliin/kg bei Ratten war die *maximale Blutkonzentration* bereits nach 10 Min. erreicht. Die *Ausscheidung* der [35]S-Alliin Äquivalente erfolgte überwiegend renal (Lachmann u. Radek, 1991).

– Bei Versuchen an der isoliert perfundierten Rattenleber konnte mit hohen Allicindosierungen (100 µg/400 µg/min) nur bei der höheren Dosierung noch Allicin (ca. 5 %) nachgewiesen werden, was für einen *hohen First-Pass Effekt von Allicin* spricht (Egen-Schwind et al., 1991).

– Besonders aufschlußreich war der Befund, nachgewiesen an verschiedenen Organpräparaten der Ratte, daß im Organismus der Ratte Alliinaseähnliche Enzymsysteme nur in geringerem Maße vorliegen (Pentz et al., 1991). Dies würde die Hypothese stützen, daß bei Pulverpräparaten zur Umsetzung von Alliin in Allicin *intakte Alliinase aus der Droge erforderlich* ist, was in den heutigen *Knoblauchpulverpräparaten* realisiert ist.

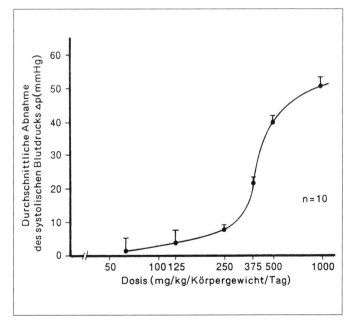

**Abb. 3.22:** Dosis-Wirkungskurve der Blutdrucksenkung nach verschiedenen Knoblauchpulver-Dosierungen.
Dosis-Wirkungskurve: Ausmaß der systolischen Blutdrucksenkung als Funktion der täglichen Dosis von Knoblauchpulver. Alter der Tiere: 6 Monate (Jacob et al., 1991).

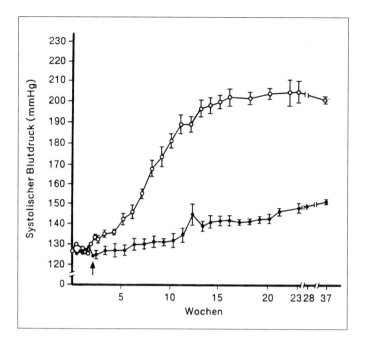

**Abb. 3.23:** Verlauf des Blutdrucks bei knoblauchbehandelten Tieren und Kontrolltieren über einen Zeitraum von ca. 9 Monaten (Zeitpunkt 0 entspricht dem Liefertermin der Versuchstiere, d.h. einem Lebensalter von ca. 3 Wochen) (Jacob et al., 1991).

Die in den letzten 5 Jahren mit Reinsubstanzen und standardisierten Knoblauchpräparaten durchgeführten therapierelevanten **In-vitro- und Tierversuche** sind in der nachfolgenden Tab. 3.10 zusammengestellt. Frühere Arbeiten, in denen die Ganzdroge oder nicht standardisierte Präparate zur Anwendung kamen, sind hier nicht aufgeführt.

Aus den **bisher vorliegenden pharmakologischen Untersuchungen** kann man folgende Schlüsse ziehen.

– *Alliin selbst hat nur Prodrug-Funktion*, die Hauptwirkung muß demnach den sekundären Umwandlungsprodukten (Allicin, Ajoene, Allylsulfide) zukommen.
– Für die *thrombolytische, fibrinolytische und antiphlogistische Wirkung* kommen in erster Linie die Ajoene und Allylsulfide, in geringerem Maße die Vinyldithiine und Allicin in Frage.
– Ob Allicin selbst überhaupt eine direkte pharmakologische Wirkung ausübt, muß *bezweifelt* werden, da viele Knoblauchpräparate mit nachgewiesener Wirkung kein oder nur wenig Allicin enthalten und Allicin außerdem in der Leber schnell verstoffwechselt wird.
– Den schwefelhaltigen Peptiden, früher «Scordinine» bezeichnet, könnte eine *blutdrucksenkende Wirkung* zukommen, da im In-vitro-Test für das wasserlösliche in Knoblauch- und Bärlauchblatt-Extrakten enthaltene γ-Glutamyl-s-allyl-cystein-sulfoxid eine ACE-hemmende Wirkung nachgewiesen werden konnte (Wagner et al., 1991 a).

– Das in Knoblauchpulverpräparaten enthaltene *Adenosin* dürfte an der thrombozytenaggregationshemmenden Wirkung *nicht* beteiligt sein, da es einmal nur in relativ niedriger Konzentration in Knoblauchpräparaten enthalten ist und zum anderen bei p. o. Applikation in der Resorption zum größten Teil abgebaut sein dürfte.
– Knoblauchpräparate haben mit Sicherheit *verschiedene Angriffspunkte*. Ein *Synergismus* einzelner Knoblauchinhaltstoffe in den Präparaten ist sehr wahrscheinlich.
– Eine Zusammenfassung aller bis 1991 veröffentlichten wichtigen pharmakologischen Arbeiten findet sich in zwei Büchern (Koch u. Hahn, 1988; Reuter, 1991) und in zwei Symposiumsberichten (Lüneburg, 1989 und Berlin, 1991).

**Nebenwirkungen**

Die wichtigsten beim Menschen bisher beobachteten Nebenwirkungen sind: Lokale Irritationen und Nekrosen bei dermaler Anwendung, Diarrhöe, Nierenfunktionsstörungen, Asthmaanfälle, Kontaktdermatitis, Übelkeit, Erbrechen. Bei innerlicher Anwendung scheinen Nebenwirkungen allerdings erst ab einer Dosis von > 4 g relevant zu werden (Siegers, 1989).

**Klinik**

Es wurden **Doppelblindstudien** mit standardisierten Knoblauchpulverpräparaten in nachfolgenden *Indikationsbereichen* durchgeführt:
– Hypercholesterinämie bzw. allgemeine Hyperlipidämie (Patientenstudien),
– Erhöhte Plasmaviskosität (Probandenstudien),

**Tab. 3.10:** In-vitro- und Tierversuche mit Knoblauchpräparaten

| Substanz/Präparat | Versuchsanordnung | Wirkeigenschaften | Autoren |
|---|---|---|---|
| **I. In vitro/ex vivo** | | | |
| Allicin | Humanes thrombozyten-reiches Plasma (PRP) | Thrombozytenaggre-gationshemmung | McNamara et al., 1991 |
| Lipophile stand. Extrakte von Knoblauch | a) Humanes PRP<br>b) Cyclooxygenase (CO)<br>c) 5-Lipoxygenase (5-LO) (Schweineleukozyten) | a) Hemmung der PAF- u. ADP-induzierten Thrombozytenaggre-gation<br>b) Hemmung der CO<br>c) Hemmung der 5-LO | Wagner et al., 1991b<br>Sendl et al., 1992a |
| Stand. Knoblauchpulver | Lipidperoxidase, DPPH (Nitrogen-Radikale) | Antioxidative Wirkung, Radikalfängereigenschaft | Kourounakis u. Rekka, 1991 |
| Wäßriger Knoblauchex-trakt herg. aus stand. Knoblauchpulver/Allicin | Primärkulturen von Rat-tenhepatozyten und hu-manen HepG2-Zellen | Hemmung der Choleste-rin-Biosynthese | Gebardt, 1991 |
| Stand. Knoblauchpulver | Lebermikrosomen von Mäusen (HMG-CoA-Re-duktase) | Hemmung der Choleste-rinbiosynthese | Brosche et al., 1991 |
| Wäßriger Knoblauchex-trakt, hergest. aus stand. Knoblauchpul-ver/Ajoen | Isolierte Gefäßstreifen der Karotisarterie des Hun-des | Membranhyperpolarisati-on und Tonushemmung | Siegel et al., 1991 |
| Verschiedene Knob-lauchextrakte, Allicin, Ajoen, Allyldisulfid | Lebersuspension von Mäusen nach In-vivo-Be-handlung | Hemmung der Choleste-rin-Biosynthese | Sendl et al., 1992b |
| **II. Tierversuche** | | | |
| Stand. Knoblauchpulver | Modell der spontan hy-pertensiven Ratte (Achi-Okamoto) (siehe Abb. 3.22 u. 3.23) | Blutdrucksenkung | Jacob et al., 1991 |
| Frischer Knoblauch/ Knoblauchpulver/Allicin | TSH-Bestimmung in Hy-pophyse und Serum von Ratten + Gewichtspara-meter + histologische Untersu-chungen | Hemmung der Schilddrü-sensekretion im Kurzzeit-versuch, Erhöhung im Langzeitversuch | Winterhoff u. Egen-Schwind, 1991 |

– Erhöhte Thrombozytenaggregation (Probanden-studien).

*Die Ergebnisse lassen sich wie folgt zusammen-fassen:*
– Die signifikantesten Wirkungen wurden bei *überhöhten Blutfett- bzw. Blutcholesterinwer-ten* erzielt, wenn die Applikation über mehrere Wochen bis maximal 6 Monate hinweg er-folgte. Die Reduktion lag im Bereich von 5 bis maximal 23 %. Die mittlere Senkung von LDL-Cholesterin lag um 16 %. (Mader, 1990, 1991; Vorberg u. Schneider, 1990; Brewitt u. Leh-mann, 1991, Ernst et al., 1985, 1986; Auer et al., 1989; Kandziora, 1988).

– Besonders deutlich war der *Einfluß auf die rheo-logische Akutwirkung.* Die akute Hämatokrit-Senkung betrug 5–10 %, wobei angenommen wird, daß diese durch eine «endogene Hämodilu-tion» infolge einer leichten Vasodilatation im ar-teriolären Gefäßsystem zustande kommt. Die be-obachtete Vasodilatation führte zu einer Zu-nahme der Erythrozytengeschwindigkeit um ca. 55 % (Harrenberg et al., 1988, Wolf et al., 1991; Jung et al., 1991).
– Der *Einfluß auf die Hypertonie war schwach* und lag nach dem Ergebnis von 8 dokumentierten Studien zwischen 7 und 9 %. (zit. nach Reuter, 1991).
– Die spontan erhöhte *Thrombozytenaggregation*

und die Menge an zirkulierenden *Thrombozytenaggregaten* nimmt signifikant ab, wobei verschiedene Hemmechanismen im Arachidonsäurestoffwechsel diskutiert werden (Jung et al., 1991; Bordia, 1986).

- Epidemiologische Studien zur Frage der *prophylaktischen Wirkung von Knoblauchverzehr auf koronare Herzerkrankungen* scheinen eine gefäßprotektive Wirksamkeit zu belegen. Die Reinfarktquote und Morbidität war nach 3jährigem Knoblauchkonsum erniedrigt. Die *Fibrinolyseaktivität* hatte zugenommen, der *Fibrinogenspiegel* abgenommen (Bordia, 1989; Sainani et al., 1979; Grünwald, 1989).

## Indikationen, Dosierung und Standardisierung von Knoblauchpräparaten

Die Aufbereitungs- und Zulassungskommission E des Bundesgesundheitsamtes sieht in der im Bundesanzeiger Nr. 122 vom 6. 7. 1988 veröffentlichten Monographie «Knoblauchzwiebel» (**M**), die folgenden **Anwendungsgebiete** vor:
Zur Unterstützung diätischer Maßnahmen bei Erhöhung der Blutfettwerte und zur Vorbeugung altersbedingter Gefäßveränderungen.
Damit ist die Wirkung des Knoblauchs auf die Risikofaktoren der Arteriosklerose und daraus ableitbare Wirksamkeit als Prophylaktikum in der Langzeittherapie offiziell anerkannt. Nach den Leitlinien der EAS-Kommission[1] würde dies heißen, daß eine Knoblauchtherapie v. a. bei den Hyperlipidämie-Gruppen A, B und D gerechtfertigt und sinnvoll ist.

### Dosierungen
In der Monographie der Kommission E wird eine Dosierungempfehlung von täglich 4 g **Frischknoblauch** gegeben. Bei einem mittleren Gehalt von 1 % Allicinäquivalent des Frischknoblauchs würde dies einer Menge von ca. 40 mg Alliin und ca. 20 mg Allicin, die aufgenommen werden, entsprechen.

Für die **Pulverpräparate** entspräche dies einer Tagesdosis von 600–1200 mg Knoblauchpulver. Die meisten der bisher durchgeführten Studien (Kwai, Sapec, Carisano) wurden mit 800 oder 900 mg/Tag Knoblauchpulver durchgeführt.

Bei den **Ölmazerat-Präparaten** liegen die von den Herstellern angegebenen Mengen zwischen 18 mg bis 1,2 g(!), meistens jedoch bei ca. 0,7 g/Tag, d. h. hier können keine genauen Richtwerte angegeben werden, da die chemische Zusammensetzung der Präparate sehr unterschiedlich ist.

[1]Europ. Arteriosklerosis Society

Bei den **Destillationsölpräparaten** liegen die pro Tag bisher verwendeten Mengen zwischen 1,5 und 5 mg Öl/Kapsel bzw. Dragee.
Bei diesen Dosierungsangaben ist nicht berücksichtigt, ob das Präparat zur bloßen Lipidsenkung oder prophylaktisch zur Minimierung von Risikofaktoren, d. h. zur Vorbeugung arteriosklerotischer Gefäßerkrankungen eingesetzt wird. Es wäre plausibel anzunehmen, daß die Dosierungen zur Prophylaxe weit niedriger anzusetzen sind.

### Standardisierung
Pulverpräparate werden heute auf **Alliin** bzw. ein **Allicinäquivalent** oder freisetzbare Allicinmenge standardisiert. Ölmazerate und Destillationsöle sind bisher noch nicht standardisiert. Eine mögliche Standardisierung wäre die auf Ajone, Vinyldithiine, Sulfide bzw. auf Allicinäquivalente, aus denen diese Produkte gebildet werden.

### Therapiestudien

#### Therapiestudie-Beispiel 1

**Indikation.** Hyperlipidämie.

**Präparat.** Standardisiertes Knoblauchtrockenpulver in Drageeform eingestellt auf 1,3 % Allicin.

**Studienart.** Multizentrische Plazebo-kontrollierte Doppelblindstudie an 261 Patienten (134 in der Verum-, 127 in der Plazebo-Gruppe) in 30 allgemeinärztlichen Fachpraxen.

**Behandlungsart.** 4 Dragees enthaltend 800 mg Knoblauchtrockenpulver/Tag bzw. Grundstoff ohne Knoblauchpulver über einen Zeitraum von 4 Monaten.

**Prüfkriterien.** Analyse des Totalcholesterin- und Triglycerid-Wertes im Plasma vor sowie 4, 8, 12 und 16 Wochen nach Beginn der Studie. 221 Patienten konnten bezüglich der Cholesterinwerte, 219 bezüglich der Triglyceridwerte beurteilt werden.

**Ergebnis.** In der Verumgruppe sanken die durchschnittlichen Cholesterin-Werte von 266 auf 235 mg/dl (entsprechend 12 %), die mittleren Triglycerid-Werte von 226 auf 188 mg/dl (entsprechend 17 %). Die beste Wirksamkeit zeigte sich in der Gruppe der Patienten mit Ausgangs-Cholesterin-Werten zwischen 250 und 300 mg/dl. Die Unterschiede zwischen Verum- und Plazebo-Gruppen waren statistisch hochsignifikant (p<0,001) (siehe Abb. 3.24), (Mader, 1990).

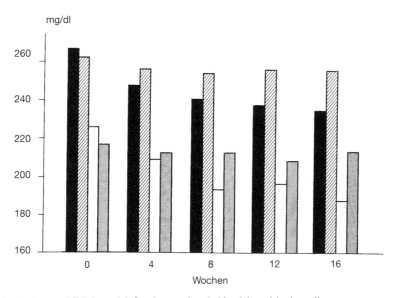

**Abb. 3.24:** Cholesterin- und Triglyzerid-Senkung durch Knoblauchbehandlung.
Gesamt-Cholesterin- und Triglyzeridmittelwerte aller Patienten während der viermonatigen Behandlungsdauer mit Knoblauchpulver- bzw. Plazebo-Dragees; Cholesterinwerte: schwarze (Knoblauch) und schraffierte (Plazebo) Balken; Triglyzeridwerte: weiße (Knoblauch) und gepunktete (Plazebo) Balken (Mader, 1990).

**Therapiestudie-Beispiel 2**

**Indikation.** Koronare Herzerkrankung, Reinfarktgefährdung.

**Präparat.** Knoblauchölextrakt (nicht standardisiert).

**Studienart.** Plazebokontrollierte Studie mit 432 Patienten nach überstandenem Herzinfarkt.

**Behandlungsart.** Täglich 0,1 mg Knoblauchölextrakt/kg Körpergewicht, 3 Jahre lang. Die individuell notwendige Medikation mit Koronartherapeutika wurde beibehalten.

**Prüfkriterien.** Messung der Mortalitätsrate, Anzahl der Reinfarkte nach 3jähriger Behandlung. Zusätzlich wurden die Blutdruck- und Cholesterinwerte vor und nach Abschluß der Studie gemessen.

**Ergebnis.** Die Anzahl der Todesfälle war bereits nach zweijähriger Therapie in der Verumgruppe signifikant niedriger (Abb. 3.25). Die Anzahl der nicht-tödlichen Reinfarkte war nach 3 Jahren in ver Verumgruppe signifikant niedriger als in der Plazebogruppe (Abb. 3.26). Blutdruck- und Cholesterinwerte waren ebenfalls gegenüber Plazebo signifikant erniedrigt (Bordia, 1989).

### 3.7.2.2 Allii ursini folium, -bulbus (Bärlauchblätter, -zwiebel)
Allium ursinum

Bisher gibt es *nur Bärlauchpräparate als Diätetika oder Lebensmittelzusatzstoffe* (z.B. Teuto Wild Knoblauch). Die Wirkstoffanalyse hat gezeigt, daß Bärlauchblattpulver oder «Zwiebel»extrakte qualitativ eine sehr ähnliche chemische Zusammensetzung besitzen, daß aber die quantitativen Verhältnisse von denen der Knoblauchpräparate verschieden sind. Mengenmäßig liegen beim Bärlauch die %-Gehalte an schwefelhaltigen Verbindungen mit Ausnahme der Peptide (Wagner u. Sendl, 1990) etwa bei $\frac{1}{3}$ *der Knoblauchzwiebeln,* d.h. daß bei Annahme des gleichen pharmakologischen Wirkprofils *Bärlauchzwiebel-Präparate 3 × höher dosiert werden müßten, um die gleichen Effekte zu erzielen* (Sendl et al., 1992a).
Die bisherige volksmedizinische Anwendung des Bärlauchs deckt sich praktisch mit der des Knoblauchs.

### 3.7.2.3 Allii cepae bulbus (Küchenzwiebel)
Allium cepa     **M**

### Chemie

Die Chemie der Küchenzwiebel *ähnelt der des Knoblauchs.* Anstelle des Allhns des Knoblauchs enthält sie als

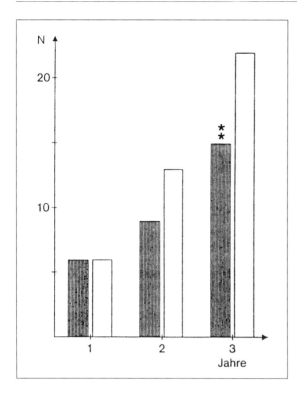

**Abb. 3.25:** Einfluß der Knoblauchbehandlung auf die Todesrate nach Herzinfarkt.
In einer plazebokontrollierten Studie wurden 432 Patienten mit Zustand nach Herzinfarkt über drei Jahre entweder mit einem Knoblauchölextrakt oder mit einem Plazebo behandelt. Anzahl der Todesfälle insgesamt im Vergleich der Verum-(dunkle Säulen) gegenüber der Plazebo-Gruppe (helle Säulen). Die Mortalität ist bereits nach zweijähriger Therapie in der Verum-Gruppe signifikant niedriger (Bordia, 1989).

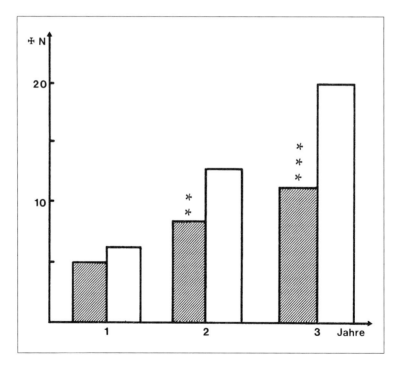

**Abb. 3.26:** Einfluß der Knoblauchbehandlung auf die nicht tödlichen Reinfarkte.
In einer plazebokontrollierten Studie wurden 432 Patienten mit Zustand nach Herzinfarkt über drei Jahre entweder mit einem Knoblauchölextrakt oder mit einem Plazebo behandelt. Anzahl nicht tödlicher Reinfarkte in der Verum- (dunkle Säulen) gegenüber der Plazebo-Gruppe (helle Säulen). Die Anzahl der Reinfarkte war nach dreijähriger Behandlung in der Verum-Gruppe signifikant niedriger als in der Plazebo-Gruppe (Bordia 1989).

genuine Verbindungen Methyl-, Propyl- und 1-Propenyl-Verbindungen des Cysteinsulfoxides (Abb. 3.27). Diese werden bei der Fermentation analog in Allicin-Homologe umgewandelt. Außer Cycloalliin und Adenosin wurden außerdem als weitere schwefelhaltige Verbindungen die Sulfinyldisulfide (Cepaene) sowie Hydroxyfettsäuren und Flavonglykoside isoliert. Der äußerst instabile tränenreizende Stoff der Küchenzwiebel wurde als Thiopropanal-5-oxid identifiziert (Abb. 3.27).

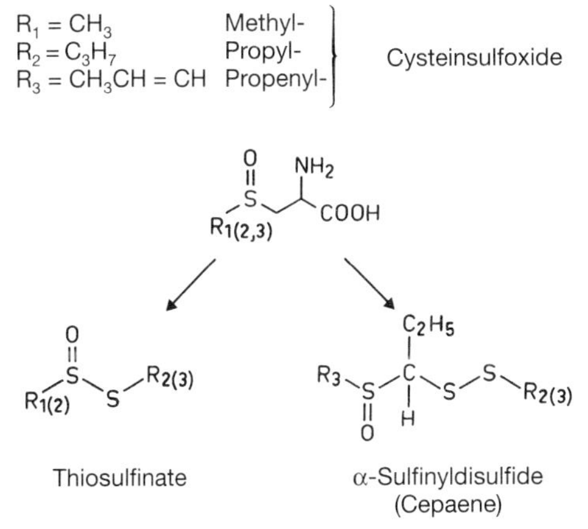

**Abb. 3.27:** Hauptwirkstoffe der Küchenzwiebel.

### Pharmakologie und Probandenversuche

Neben der *antiasthmatischen* Wirkung (siehe Kap. 4.: Atemwegserkrankungen) wurden für Zwiebelextrakte auch *thrombozytenaggregationshemmende, fibrinolytische* und *antiphlogistische* Wirkungen nachgewiesen (Menon et al., 1968; Baghurst, 1977; Phillips u. Poyser, 1978; Augusti und Mathew, 1974; Makheja et al., 1979 a, b; Vanderhoek et al., 1980; Srivastara, 1984; Wagner et al., 1988).

Worauf diese Wirkungen im einzelnen zurückzuführen sind, ist noch nicht genau geklärt. Man kann aber annehmen, daß analog dem Knoblauch die Thiosulfinate und zusätzlich die Cepaene hierfür verantwortlich zu machen sind. Ein Wasserdampfdestillat und ein Ätherextrakt besitzen Fibrinolyseaktivität (Augusti und Mathew, 1974). Dasselbe wurde für das Cycloalliin nachgewiesen.

Die *Thiosulfinate und Cepaene* erwiesen sich als starke Cyclooxygenase- und 5-Lipoxygenasehemmer und Inhibitoren der Leukozyten-Chemotaxis (Wagner et al., 1990; Dorsch et al., 1990).

In einem *Probandenversuch* konnte die durch eine fettreiche Mahlzeit verminderte fibrinolytische Aktivität durch gekochte Zwiebeln wieder erhöht werden (Menon et al., 1968). Die Thrombozytenaggregation wurde durch Einnahme von gebratenen Zwiebeln gehemmt (Baghurst et al., 1977).

### 3.7.2.4 Essentielle Phospholipide

#### Chemie

Unter dem Namen Essentiale (forte) ist ein Präparat im Handel, das aus der **Sojabohne** (Glyzine max = Soja hispida) gewonnen wird und nahezu reines *«Sojalecithin»* darstellt. Chemisch handelt es sich um einen zur Stoffklasse der Phosphatide gehörenden Cholinphosphorsäurediglyzerid ester, in dem der Fettsäureanteil überwiegend aus ungesättigten Fettsäuren, speziell Linolsäure (ca. 70 %) Linolen- und Ölsäure besteht. Handelsübliche «Lecithinprodukte» stellen demgegenüber Gemische aus Phosphatidylcholin, Phosphatidyl-ethanolamin, -serin, und Inosit dar (Abb. 3.28).

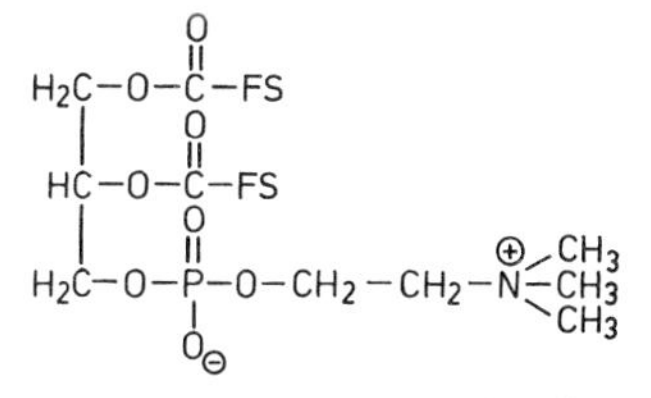

**Abb. 3.28:** Phospholipide.

#### Pharmakologie

Untersuchungen mit oral appliziertem, doppelt radioaktiv markiertem Sojalecithin haben gezeigt, daß dieses nach Resorption in etwa gleichem Radioaktivitätsverhältnis wieder in Leber und anderen Organen erscheint, so daß dieses Lecithin entweder ungespalten resorbiert wird oder nach Teilhydrolyse im Darm und Passage der Darmwand wieder zu intaktem Lecithin resynthetisiert wird.

#### Klinik

Es liegen Arbeiten vor, die zeigen, daß es bei einer p. o. Verabreichung von 20–40 g Phospholipiden entsprechend etwa 6–8 Kapseln Essentiale (forte) = 2–3 g Reinlecithin täglich über mehrere Monate zu einer Senkung des Serumcholesterins (Serum-LDL) kommt (Rebmann 1974, Reynolds 1982). Die Triglyzerid- bzw. Cholesterinsenkung soll über eine Änderung des Verhältnisses im HDL («high density lipoproteins») zu LDL («low density lipoproteins») zustande kommen, da man auch diätetisch durch Zufuhr hochungesättigter Fettsäuren diese Relation in Richtung der protektiven Wirkung verschieben kann. Es wird allgemein angenommen, daß die HDL allgemein den Cholesterinabtransport fördern.

### 3.7.2.5 Fischöle

Die auf dem Markt befindlichen Fischölpräparate enthalten Öle, die von *Hochseefischen*, hauptsächlich von Makrele, Sprotte, Sardine, Meeresforelle, Hering und Lachs gewonnen werden. Eine andere Quelle sind die den «*Lebertran*» *liefernden Fische* vom Kabeljau und Dorsch-Typ.

### Chemie

Die Öle enthalten außer Vitamin A, D und E, Jod und gesättigten Fettsäuren überwiegend **ungesättigte Fettsäuren der $C_{16}$-, $_{18}$-, $_{20}$- und $C_{22}$-Reihe**. Die Ölpräparate sind in der Regel auf *Eicosapentaensäure* und *Docosahexaensäure-Gehalte* standardisiert. Diese Fettsäuren gehören im Gegensatz zu den bevorzugt in Pflanzen vorherrschenden ω-6-Fettsäuren zur Klasse der sog. ω-3-Fettsäuren mit der 1. Doppelbindung hinter dem dritten C-Atom von der Methylgruppe (-Ende) aus gerechnet (Abb. 3.29).

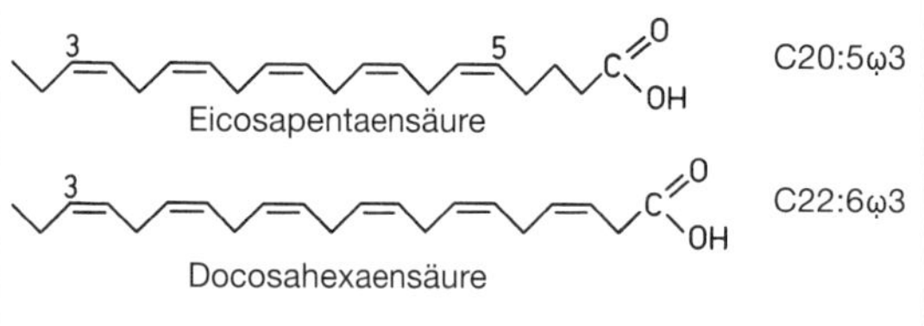

**Abb. 3.29:** ω-3-Fettsäuren von Fischölen.

### Pharmakologie

Die Fettsäure der ω-3 Reihe (z. B. Eicosapentaensäure) werden im Prostaglandinstoffwechsel zu Thromboxan $TX_3$, Prostaglandin $PGE_3$ und $PGI_3$, sowie in die Leukotriene $LTB_5$ und $LTD_5$ umgewandelt. Diese Metabolite wirken bevorzugt *antiaggregatorisch auf Thrombozyten* und *vasodilatatorisch* und damit allgemein hemmend auf die Atherombildung. Diese Wirkung scheint bei den ω-6-Fettsäuren zu fehlen oder geringer zu sein. Bei erhöhter regelmäßiger Zufuhr der ω-3-Fettsäuren kommt es zu einer Senkung der Plasmatriglyzeride und Änderung des Lipoproteinprofils (Künzel und Bertsch, 1989; Harris et al., 1983; Sanders und Mistry, 1984; Sanders, 1987). Außerdem wird auch die Blutviskosität herabgesetzt (Ernst 1987). Beschrieben wurden *blutdrucksenkende* und *antiphlogisti-*

*sche* Effekte (siehe auch Literaturzusammenstellung in Basisbroschüre und Literaturdossier zu Eicosapen (Hormon Chemie). Über den Mechanismus der Triglyzerid- und Cholesterinsenkung gilt vermutlich das gleiche wie bei den Phospholipiden angeführt. (siehe auch Tab. 3.9)

### 3.7.2.6 Avena sativa (Haferkleie)

*Haferkleie* enthält neben Zellulose und Hemizellulosen wasserlösliche, gelbildende, *hochmolekulare Schleimstoffe*, die sich aus **neutralen Glucanen** und **sauren Galacturorhamnanen** zusammensetzen.

Im Gegensatz dazu enthält z. B. die *Weizenkleie* nicht-gelbildende Ballaststoffe.

Durch Zufuhr von ca. 100 g Haferkleie entsprechend ca. 20 g Ballaststoffe täglich kann innerhalb von 2–3 Wochen das *Gesamtcholesterin* um ca. 13 %, das LDL-Cholesterin um ca. 14 % *gesenkt* werden (Kirby et al., 1981; Gold und Davidson, 1988).

In einer ähnlich angelegten Studie konnte bei der gleichen täglich verabreichten Menge innerhalb von 14 Wochen eine Gesamtcholesterinabnahme von 16 % und gleichzeitiger Reduktion des LDL-Spiegels um 21 % erreicht werden (Fischer et al., 1991). Der cholesterinsenkende Effekt ist auf die gelbildenden Ballaststoffe beschränkt. *Weizenkleie zeigt diesen Effekt nicht.*

Der Mechanismus der cholesterinsenkenden Wirkung ist ungeklärt. Man nimmt an, daß Abbauprodukte der hochmolekularen Schleimstoffe die Cholesterinsynthese in der Leber hemmen. Dadurch könnte es zu einer erhöhten Inkorporation von LDL in die Leber kommen. Eine andere mehr einleuchtende Erklärung ist, daß die Schleimstoffe Cholesterin absorbieren und dadurch die Resorption von Cholesterin verzögern. Die Folge wäre ein erhöhter Cholesterinbedarf der Leber, der über die Aufnahme von LDL-Cholesterin gedeckt würde. Dadurch wird die Menge an LDL im Plasma abgesenkt. Ein solcher Wirkungsmechanismus entspräche in etwa den von Anionenaustauscherharzen vom Typ des Cholestyramin. (Siehe auch Tab. 3.9).

### 3.2.2.7 Pectine

### Chemie

**Pectine** sind im Zellsaft von Pflanzen vor allem von Früchten (Apfel, Birne, Orange, Beeren) gelöst vorkommende *Zuckerpolymere*, die aus teilweise mit Methanol vernetzten *Galacturonsäureketten* bestehen. Sie können auch aus dem in den Zellwänden gebundenen wasserunlöslichen **Protopectinen** durch Protopectinasen oder durch Kochen unter Druck im schwachsaurem Milieu hergestellt werden.

In wäßriger Lösung haben vor allem die niederveresterten Pectine die Eigenschaft, unter gewissen Bedingungen (Anwesenheit von Zuckern, Säuren oder Salzen) *unter Ausbildung einer Netzstruktur in den Gelzustand überzugehen.* In dieser Form können sie dann zu Pulver oder Granulaten verarbeitet werden. Pectine werden heute bevorzugt aus Apfelschalen und Zitrusfrüchten hergestellt.

## Pharmakologie

Pflanzliche Ballaststoffe vom Typ der Pectine können bei regelmäßiger und erhöhter Zufuhr zu einer *Mehrausscheidung von Cholesterin* führen, wobei es bei Gaben von 5–30 g/Tag zu einer Serumcholesterinsenkung von 5–20 % des Ausgangswertes kommen kann. Wahrscheinlich entsteht dieser Effekt wie beim Cholestyramin über eine vermehrte Gallensäuresalzausscheidung im Blut (Kasper, 1985). (siehe auch Tab. 3.9)

### 3.7.2.8 Guar

#### Chemie

Guar ist ein aus der indischen Büschelbohne (Cynopsis tetragonoloba) gewonnenes Reservepolysaccharid, ein *Galaktomannan* (MG = 220,00). Die Grundstruktur setzt sich aus β-1→4-verknüpften D-Mannoseeinheiten zusammen, die an jeder 2. Einheit ein Galaktosemolekül in α-1,6-Bindung enthalten.

#### Pharmakologie

Durch Guar lassen sich bei einer Dosierung von 3 × 5 g/Tag der Cholesterinspiegel um 6–8 % und der Triglyceridspiegel um 13–17 % senken. Der Effekt betrifft die als *atherogen klassifizierten LDL.*

*Indikationen* für eine Monotherapie sind leichtere Formen der *Hyperlipoproteinämie Typ II a und Typ II b.* Für schwere Erkrankungen mit Serumcholesterinspiegeln über 250 mg/dl kommt nur eine Kombinationsbehandlung mit einem nicht pflanzlichen Lipidsenker in Betracht.

Die WHO hat Guar für «unbegrenzten Gebrauch» zugelassen. In Deutschland ist der Stoff als Fremdzusatz bis zu 20 g/kg zugelassen.

Es gibt im Lebensmittelhandel eine Vielzahl von Guar-Präparaten, die vor allem zu Formula-Diäten und auch zur Adjuvanstherapie des *Diabetes Typ I und II* eingesetzt werden.

### 3.7.2.9 β-Sitosterin – (siehe auch Prostatahyperplasie S. 197)

#### Chemie

β-Sitosterin unterscheidet sich vom Cholesterin durch eine zusätzliche Äthylgruppe in der C-17-Seitenkette. Es läßt sich leicht aus Soja- oder Maismehl großtechnisch herstellen (Abb. 3.30).

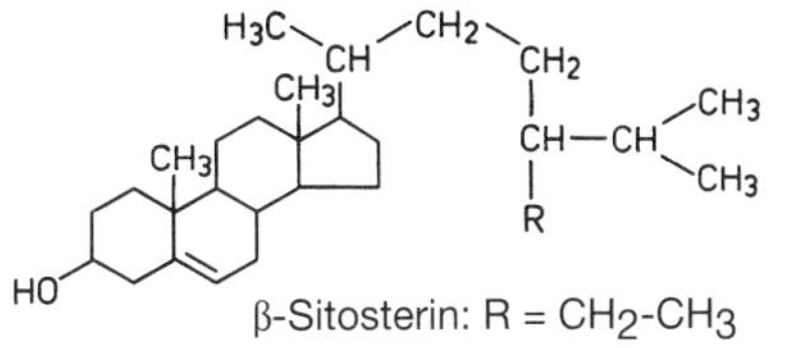

**Abb. 3.30:** β-Sitosterin.

#### Pharmakologie

β-Sitosterin führt bei einer Dosierung von täglich 3–6 g zu einer Reduktion des LDL-Cholesterin bzw. Cholesterin im Plasma um ca. 20 % (Oster et al. 1976, Etminan et al. 1979). Für die *cholesterinsenkende Wirkung* gibt es eine einfache Erklärung. β-Sitosterin besetzt die Cholesterinrezeptoren an den Mukosazellen des Darmes und verhindert die Bindung von Cholesterin aus dem Darm, das dann durch die Fäzes ausgeschieden wird. Sitosterin selbst wird nur wenig resorbiert. Damit stehen etwa ⅓ des vom Körper benötigten Cholesterins (Darm-Pool) nicht mehr zur Verfügung. Durch den Resorptionsverlust an Cholesterin wird zwar die endogene Cholesterinsynthese aktiviert, doch kann diese insgesamt den Verlust nicht kompensieren. (siehe auch Tab. 3.9)

**Indikation.** Familiäre (Typ II a) und multifaktorielle Hypercholesterinämie.

### 3.7.2.10 Guggul (Falsche Myrrhe)
Commiphora wightii (mukul)

Die aus Indien, Pakistan und Arabien stammende Droge entspricht in Aussehen und Form der offiziellen Myrrhe. Die Droge enthält ca. 1,5 % ätherisches Öl, 50–60 % Harzprodukte, aus denen die Guggulsterone I–II isoliert wurden, sowie 30–35 % Schleimstoffe.

Den Guggulsteronen I und II wird die *Cholesterin-* und *Triglyzerid-senkende* und *Blutplättchen-aggre-*

*gationshemmende Wirkung* zugeschrieben. Im experimentellen Arthritismodell zeigen die gleichen Sterole eine mit dem Phenylbutazon vergleichbare *antiphlogistische* Wirkung (Satyarati, 1991 in Literatur «Therapie der Hyperlipidämie»).

### 3.7.2.11 Phytopräparate

**Knoblauch**

*Knoblauchtrockenpulver: Mono- und Kombinationspräparate*

| | |
|---|---|
| Z. B. Kwai-Drag. | Ilja-Rogoff forte-Drag. |
| Carisano-Drag. | und verschiedene andere |
| Alligoa plus-Drag. | Kombinations-Präparate. |
| Sapec-Drag. | rate. |
| Zirkulin-Knoblauch-Kps. | |

*Knoblauch-Ölmazerate*

| | |
|---|---|
| Z. B. Klosterfrau Aktiv-Kps. | Sanhelios-(333)-Kps. |
| Arterosan-Kps. | Zirkulin-Kps. |
| | Alliocaps F-Kps. |
| | Tegra Drag. |

*Knoblauchdestillationsöle*

| | |
|---|---|
| Z. B. Vitagutt Knoblauch 300-Kps. | Strongus Knoblauch-Kps. |

**Küchenzwiebel**

| | |
|---|---|
| Z. B. Zwiebel-Caps (Zwiebelöl) | (Dosierungsempfehlung 3 × tägl. 2 Kapseln). |

**Essentielle Phospholipide**

| | |
|---|---|
| Z. B. Essentiale (forte) Lipostabil 300 forte | Biolecithin. |

**Fischöle**

Z. B. Eicosapen
Bilatin Omega
Als Dosierung zur Langzeitbehandlung (mehrere Wochen) werden 5–8 g Öl entsprechend etwa 8–10 Kapseln pro Tag empfohlen.

**Haferkleie**

| | |
|---|---|
| Z. B. Kolesso | Haferkleie (Sunval) u. a. |
| Koless | diätetische Haferkleie |
| Kolesstinos | enthaltende Produkte. |

**Pectine**

| | |
|---|---|
| Z. B. Aplona | Pectin-K (Dr. Ritter). |

**Guar**

| | |
|---|---|
| Z. B. Glucotard | Guar Verlan u. a. |

**β-Sitosterin**

Sito-Lande Past. u.
Granulat

## 3.8 Migräne

Die Pathophysiologie der Migräne ist im einzelnen noch nicht geklärt. Sie betrifft häufiger Frauen als Männer. Eine familiäre Disposition wird ebenfalls beobachtet.

Der heutigen Theorie zufolge wird im Prodromalstadium eines Migräneanfalls die physiologische Blutzirkulation in den Kapillargefäßen im Kopfbereich durch das Öffnen arteriovenöser Anastomosen (Shunts) umgangen, wodurch es zu einer verminderten Hirndurchblutung und Sauerstoffversorgung kommt. Den Migräneschmerz erklärt man sich durch eine anschließend eintretende *kortikale Vasodilatation der Shunts.*

Für den Migräneanfall scheinen die *Neurotransmitter Serotonin und Tryptamin* eine wesentliche Rolle zu spielen. Bewiesen ist, daß es bei Serotonin-Stimulation bestimmter Rezeptoren in den zerebralen Gefäßwänden zu einer Verengung der arteriovenösen Shunts und zu einem Nachlassen des Migräneschmerzes kommt. Beim Absinken des Serotoninspiegels kommt es wieder zu einer passiven Dehnung extrakranialer Gefäße.

### 3.8.1 Behandlungsprinzipien und Anwendungsgebiete

Nachdem bewiesen werden konnte, daß Serotoninantagonisten zu einer Verbesserung der Symptomatik führen, sind primär Phytopharmaka mit diesem Wirkprofil angezeigt. Eine gleichzeitige Bekämpfung des Migräneschmerzes macht die Kombination mit Analgetika erforderlich.

Zu unterscheiden ist die *Therapie des Migräneanfalls* und die *prophylaktische Intervalltherapie* (siehe hierzu Übersicht: Soyka, 1985).

### 3.8.2 Drogen und Präparategruppen

#### 3.8.2.1 Mutterkornpräparate

**Ergotamin**

Ergotamin (DAB 10, ÖAB, Helv VII) ist ein aus dem Mutterkornpilz, *Claviceps purpurea,* gewonnenes *Peptidalkaloid,* das wie die Alkaloide der Ergotoxingruppe (siehe S. 50) aus Lysergsäure und einem zyklischen Tripeptidrest zusammengesetzt ist (Abb. 3.31).

Ergotamin ist ein *Serotoninantagonist,* der zu einer Vasokonstriktion intra- und extrakranialer Arterien und vor allem der A. carotis externa führt und zusätzlich die Wirkung von Noradrenalin verstärkt.

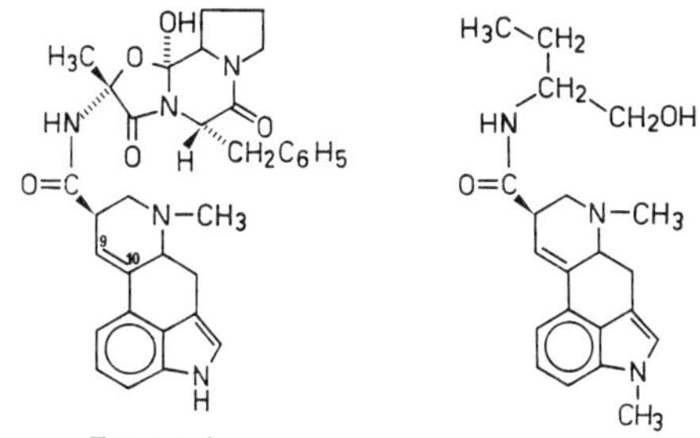


Ergotamin
Dihydroergotamin
(ohne Doppelbindung
zwischen $C_9$ und $C_{10}$)

Methysergid

**Abb. 3.31:** Ergotamin und Methysergid.

**Dihydroergotamin**
Dihydroergotamin wird durch partielle Hydrierung von Ergotamin erhalten.

Es dient in der *Migränebehandlung* in erster Linie als relativ schwach vasokonstriktorisch wirkendes *Langzeitprophylaktikum* (Abb. 3.31).

**Methysergid**
Methysergid leitet sich nicht vom Ergotamin ab, sondern stellt analog dem Ergometrin ein *Säureamidalkaloid* dar. Man erhält es aus N-Methyl-Lysergsäure durch Umsetzung mit Butylamin. Es ist ein an beiden Ringstickstoffatomen methyliertes Derivat des Ergometrins.

Methysergid ist ein starker Antagonist an 5-$HT_2$-Rezeptoren mit deutlicher Affinität auch zu 5-$HT_1$-Rezeptoren. Es dient hauptsächlich zur *Prophylaxe und Intervallbehandlung der Migräne.*

### 3.8.2.2 Gelsemium-Extrakt (Gelber Jasmin, Mutterkraut) Gelsemium sempervirens

Die für Gelsemiumwurzel charakteristischen Alkaloide, das **Gelsemin** (Abb. 3.32) und **Sempervirin**, gehören zu den Indolalkaloiden. Sie besitzen keine den Serotoninstoffwechsel beeinflussende Wirkung, sondern wirken *zentral analgetisch.*

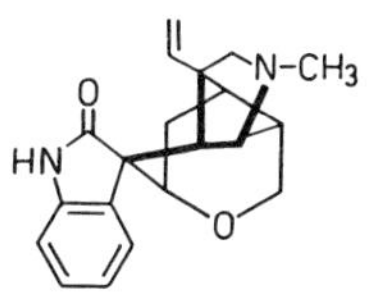


Gelsemin
(Gelsemium sempervirens)

**Abb. 3.32:** Strukturformel von Gelsemin.

### 3.8.2.3 Tanacetum parthenium «fewerfew» (Crysanthemum parthenium) Blatt-Extrakt und Pulver

#### Chemie, Pharmakologie und Klinik

- Als Hauptwirkstoff der Droge sind die **Sesquiterpenlactone** Parthenolid, Costunolid, Reynosin und einige chlorfreie und chlorhaltige Guajanolide anzusehen.
- Für das *Parthenolid und andere Sesquiterpenlactone* ist in verschiedenen In-vitro- und In-vivo-Modellen eine *antiphlogistische Wirkung* beschrieben worden (Hall et al., 1979, 1980). Für die antiphlogistische Wirkung ist als möglicher Wirkungsmechanismus eine Beeinflussung des Arachidonsäurestoffwechsels diskutiert worden (Collier et al. 1980; Capasso, 1986).
  Parthenolid und Extrakte hemmen im In-vitro-Chemolumineszenz-Versuch die PAF- und TPA-induzierte Sauerstofffreisetzung von menschlichen Granulozyten (Fessler, 1988).
  Außerdem wurde für Extrakte eine Hemmung der Thrombozytenaggregation (Heptinstall et al., 1985, 1987) und eine Hemmung der Anti-IgE-induzierten Histaminfreisetzung (Hayes et al., 1987) gemessen. Eine direkte Beeinflussung des Serotoninstoffwechsels ist erst kürzlich bewiesen worden.
- Aus den vorliegenden 5 klinischen Studien, davon eine randomisierte Doppelblindstudie, (Murphy et al., 1988) geht hervor, daß die *5-HT-Freisetzung der Thrombozyten* 3 Tage nach einem Migräneanfall unter Parthenium-Gabe signifikant schwächer war als jene während der Remissionsphase. Nach 4monatiger Behandlung verminderten sich gegenüber Plazebo die Anzahl und Intensität der Migräneanfälle und die damit verbundene Übelkeit und Erbrechen. Die Dauer der einzelnen Anfälle hatte sich nicht geändert.
- Die *empfohlene Tagesdosis* schwankt zwischen 50 mg bis 1,2 g Blattpulver.
- *Hauptanwendungsgebiete* für Drogenpulver und Drogenextrakte sind *Migräne, Arthritis, rheumatische Erkrankungen und Allergien* (Johnston et al., 1985; Hylands, 1984).
- In Großbritannien wird das Drogenpulver primär zur Kopfschmerz- bzw. Migränebehandlung verwendet.
- Das Präparat ist *kontraindiziert* bei Vorliegen einer Kontaktallergie. !

### 3.8.2.4 Phytopräparate

**Mutterkornpräparate**

*Reinstoff-Präparate*
Z. B. Ergotamin Medihaler (Ergotamintartrat), Gynergen (Ergotamintartrat + Ergotaminintartrat).

*Ergotaminhaltige Kombinationen*
(mit Coffein, Paracetamol und anderen synthetischen Schmerzmitteln) z. B. Cafergot-N, Ergo sanol, Ergo-Kranit u. a.

*Dihydroergotamin-Präparate Z. B. Dihydergot, DET MS, Agit depot, Angionorm retard, DHE-ratiopharm, Endophleban retard und Kombinationen.*

*Metysergid-Präparate*
Z. B. Deseril retard (Methysergidhydrogenmaleat).

**Gelsemium-Extrakthaltiges Kombinationspräparat**
Z. B. Migränex. (Gelsemium-Extr. + Ergotamintartrat + Isonitolnicotinat + Papaverin-HCL + Propyphenazon).

**Tanacetum parthenium**
Arcocaps (ein Extrakt-Kapsel-Präparat stand. auf 0,5 % Parthenolid (Firma Arkopharma, Frankreich; Doetsch Grether, Basel)), Tanacet 125 (Herbal Lab., London)

# 3.9 Venöse Erkrankungen

## 3.9.1 Behandlungsprinzipien und Anwendungsgebiete

**Anwendungsgebiete**
*Man unterteilt in akute und chronische Venenerkrankungen:*
Die **akute Phlebitis** ist charakterisiert durch Thrombosen oberflächlicher oder tiefergelegener Venen.

Die **chronische** Veneninsuffizienz, zumeist Folge tiefer Venenthrombosen mit Veränderungen der Venenwand und Zerstörung von Venenklappen, unterscheidet **mehrere Stadien**.
– Das *erste Stadium* ist durch Varizenbildung (Varikosis) und leichtes Ödem gekennzeichnet.
– Im *zweiten Stadium* findet man neben dem Ödem Hyperpigmentation und Zeichen einer Atrophie blanche.
– Das *dritte Stadium* umfaßt Ödembildung sowie abgeheilte Unterschenkelgeschwüre (postthrombotisches Syndrom).

**Behandlungsprinzipien** (siehe Fischer, 1984)

Als **Basistherapie** kommen neben der Operation primärer Varizen die *Varizenverödung, Bewegungs-*

*übungen*, die *Hydrotherapie* und die Behandlung mit *Kompressionsverbänden* (Stützstrümpfe) in Frage. Die letzteren erhöhen den venösen Rückstrom durch Verbesserung der Klappenfunktion und unterstützen die rückstromfördernde Muskelpumpe.

Die **phytotherapeutische** Behandlung ist eine flankierende Maßnahme zur phlebologischen Basistherapie. Sie hat das Ziel, die gestörte Gefäßdurchlässigkeit zu verringern, die überdehnten Venen auf ihren normalen Querschnitt zu bringen und den Abbau bzw. die Beseitigung einer interstitiellen Flüssigkeitsansammlung zu erreichen. Daraus lassen sich die *drei wesentlichen therapeutischen Grundprinzipien ableiten:*
1. **Ödemprotektion**
2. **Ödemausschwemmung** und
3. **Venentonisierung**.
*Außerdem kann die Herabsetzung der Gerinnungsfähigkeit des Blutes und die Steigerung des Lymphflusses wichtig sein. (s. Lymphmittel S. 273)*

**Phytopräparate** *sind allein oder adjuvant anwendbar:*
– *bei akuten, oberflächlichen oder tiefen Venenthrombosen*, wenn eine Thrombektomie nicht erforderlich bzw. nicht möglich ist.
– zur *Nachbehandlung akuter Thrombophlebitiden*, vor allem um der erneuten Thrombenbildung entgegenzuwirken.
– zur Behandlung der *chronischen Veneninsuffizienz*, die durch Venenerweiterung, Klappeninsuffizienz, Ödembildung und Geschwürbildung kompliziert ist.
– Bei *venösen Ulzera* müssen neben den anderen Methoden Infektionen, Entzündungen und Ödeme beseitigt und die Granulation angeregt werden.
– Bei *akuten Thrombophlebitiden* sind zusätzlich Fibrinolytika, Antikoagulantien und Antiphlogistika angezeigt bei Beachtung der Blutungsrisiken, die bei Magenulzera, Nierensteinen, Arteriosklerose, hohem Blutdruck und hohem Lebensalter gegeben sein können.
– Die zur Verfügung stehenden Phytopräparate sind einteilbar in *Ödemprotektiva*, die *eigentlichen Venenmittel*, die *Venentonika, Adstringentia* und *Diuretika*. Eine Übersicht gibt Tab. 3.11.

**Tab. 3.11:** Drogen mit Wirksamkeit gegen Venenerkrankungen

| Droge/Reinstoff | Beschriebene Wirkung/Wirksamkeit |
| --- | --- |
| Hippocastani semen (Extrakt) | |
| Aescin | Ödemprotektiv |
| Rusci aculeati radix (Extrakt) | |
| Flavonol-O-glykoside (Rutin, Hydroxyethylrutin, Hesperidin, Diosmin) | Ödemprotektiv, venentonisierend |
| Meliloti albi herba (Extrakte) | Venentonisierend, lymphflußsteigernd |
| Spartein-sulfat | Venentonisierend |
| Dihydroeregotamin (DHE) | Venentonisierend |
| Digitalis purpureae folium (Extrakt) | Lymphflußsteigernd, diuretisch |
| Hamamelidis virginianae folium (Extrakt) | Adstringierend |
| Solidago-Extrakt | Diuretisch |

## 3.9.2  Drogen und Präparategruppen

### 3.9.2.1  Hippocastani semen/extractum (Roßkastaniensamen-Extrakt)    M

*Off.:* DAB 10, Aescin, Aesculus hippocastanum

### Chemie

Hauptwirkprinzip der Droge ist das β-**Aescin** (Abb. 3.33), das in den Samen in einer Konzentration von 3–5 % in Form eines Ester-Triterpensaponingemisches vorliegt. In den meisten Gemischen liegt das β-Aescin mit einem Umesterungsgemisch, dem **Kryptoaescin**, im Verhältnis 1:1 vor. Dieses Gemisch bezeichnet man als α-**Aescin**. Die Saponine leiten sich von den beiden Triterpensapogeninen **Protoaescigenin** und **Barringtogenol C** ab. Der Zuckeranteil der Aesculus-Saponine besteht übereinstimmend aus 1 Molekül Glucuronsäure und 2 Molekülen Glucose. Der hämolytische Index von reinem β-Aescin beträgt 100 000, während Kryptoaescin keine hämolytische Wirkung besitzt.

### Pharmakologie

Da Aescin lokal entzündliche Eigenschaften entfaltet, darf es *nur p. o. oder i. v.* verabreicht werden.

Bei der Bewertung der bisher erzielten tierexperimentellen Ergebnisse muß zwischen β- *und* α-*Aescin* unterschieden werden. β-Aescin ist weniger gut wasserlöslich als α-Aescin und wird bei p. o. Zufuhr nur zu etwa 5 % resorbiert. α-Aescin besitzt etwa die doppelte Resorptionsquote. Die *Eliminations-Halbwertzeit* ist durch die stärkere Plasma-Eiweißbindung beim α-Aescin größer als beim β-Aescin. Bei lokaler Applikation in Salbenform werden 2–3 % der applizierten Dosis durch die Haut absorbiert.

Aescin wirkt *ödemprotektiv bzw. antiexsudativ*, d. h. primär auf die erhöhte Gefäß- und Membranpermeabilität in der ersten Phase der Entzündung.

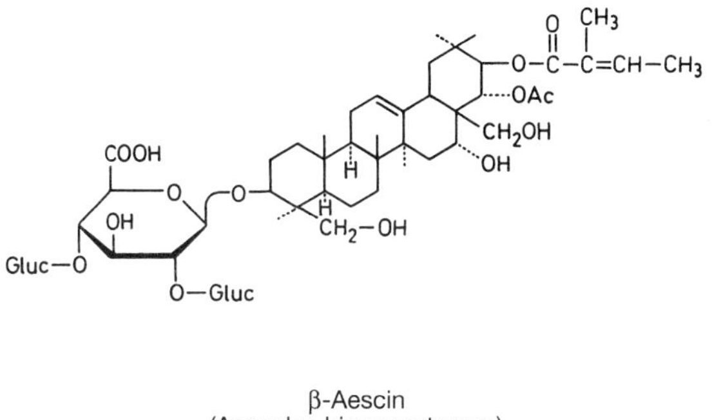

β-Aescin
(Aesculus hippocastanum)

**Abb. 3.33:** β-Aescin Hauptwirkstoff von Roßkastaniensamen.

Bei *i.v. Anwendung* (Polidocanolödem der Katze) erreicht Aescin das Maximum seiner Wirkung erst nach 15–20 Std. 16 Std. nach der Applikation hemmen 0,1 mg/kg die Entwicklung des Eiweißödems in der Muskulatur stärker als 1 Std nach der Applikation (Felix, 1984). Die *ödemprotektive Wirkung* ist wahrscheinlich nicht auf eine «Gefäßabdichtung» zurückzuführen, sondern kommt vermutlich dadurch zustande, daß das Aescin durch Angriff an den Endothelien der Kapillaren diese vor Schädigungen (Proteoglykanabbau) schützt. Die Aescinwirkung läßt sich weder durch α- oder β-Blocker noch durch Atropin aufheben, was gegen einen Angriff an Sympathikus oder Parasympathikus-Rezeptoren spricht.

Die *Wirkung wird als unspezifisch beschrieben*, da die Wirkung von der Art der Noxe unabhängig ist und z.B. auch bei der glatten Muskelzelle beobachtet werden kann (Felix, 1985).

Aescin *erhöht in subhämolytischen Dosen die Blutviskosität und den kolloidosmotischen Druck* (Felix, 1974).

α-Aescin übt im Tierversuch einen vasoaktiven biphasischen Effekt auf Venen und Arterien aus. Auf eine vorübergehende initiale Dilatation folgt eine Tonisierung (Felix et al., 1984).

Aescin besitzt auch eine *natriuretische Wirkung* (Vogel u. Marek, 1962).

Die ödemprotektive Wirkung dürfte beim Menschen allerdings nur dann zu erwarten sein, wenn das Gewebe noch gesund oder nur wenig geschädigt ist.

**Dosierung.** Die übliche Dosis von Aescin beträgt initial oral 90–120 mg und nach Eintritt einer Besserung 40–60 mg als Erhaltungsdosis. In schweren Fällen können initial 5 mg i.v. injiziert werden.

## Klinik

Nach handchirurgischen Eingriffen führte Aescin-Na (Reparil-Amp.) zu einer verbesserten Hautdurchblutung, bestimmt durch Thermometrie. Gleichzeitig gingen alle entzündlichen Prozesse sowie das postoperative Ödem rasch zurück (Wilhelm u. Feldmeier, 1977).

In anderen kontrollierten Studien mit den Prüfindikationen Herniotomien, Meniskektomien und Frakturen kam es zur raschen Abnahme des Schwellungszustandes und zu Schmerzreduktion (Hefti u. Kappeler, 1975).

Doppelblindstudien liegen vor von einem auf Aescin standardisierten Roßkastanien-Extrakt (Friedrich et al., 1978; Garanin u. Lohr, 1984; Rudofsky et al., 1986).

**Indikation.** Chronische venöse Insuffizienz, statische entzündliche und posttraumatische Ödeme, oberflächliche Thrombophlebitiden, Ulcus cruris und das postthrombotische Syndrom.

## Therapiestudien

### Therapiestudie-Beispiel 1

**Indikation.** Varikosis, chronisch venöse Insuffizienz.

**Präparat.** Kapselpräparat enthaltend 300 mg Extrakt aus Semen Hippocastani standardisiert auf 50 mg Aescin/Kapsel.

**Studienart.** Randomisierter Doppelblindversuch im intraindividuellen Vergleich gegen Plazebo mit 118 ambulanten Patienten, davon 107 Frauen. Es erfolgte eine Unterteilung in 2 Gruppen. Die eine erhielt in der 1. Behandlungsphase Verum und in der zweiten Phase Plazebo. In der 2. Gruppe wurde mit Plazebo begonnen und mit Verum fortgesetzt (cross over-Studie).

**Behandlungsart.** 2 × täglich 1 Kapsel, über jeweils 20 Tage.

**Prüfkriterien.** Zur Beurteilung des Behandlungserfolges dienten die Symptome Ödem, Wadenkrämpfe, Schmerzen, Müdigkeit und Schmerzgefühl mit Juckreiz. Für die Beurteilung waren 4 Bewertungen möglich (0 = nicht vorhanden, 1 = leicht, 2 = mittel, 3 = stark bzw. schwer). Die Auswertung erfolgte nach Wilcoxon- und dem McNemar-Test.

**Ergebnis.** Aus Abb. 3.34 geht die Überlegenheit der mit Verum behandelten Gruppe hervor. Mit Ausnahme des Symptoms Juckreiz waren in der Verum-Plazebo-Gruppe die Verumgruppen signifikant besser als Plazebo (p<0,01, 005 bzw. 0,001). Bei der Beurteilung der Wirkung durch die Patienten hielten 55 von 95 Patienten das Verum, 19 das Plazebo für besser wirksam.

*Doppelblindstudien* liegen auch vor mit einigen Kombinationspräparaten mit den Indikationen: venös bedingte Beinschmerzen, Schwellungen und Wundödeme nach Extremitätenfrakturen, Durchblutungsstörungen (Neumann-Mangoldt, 1979; Imig u. Sinnokrat, 1973, siehe auch Firmenbroschüre Venalot, Schaper & Brümmer).

**Tab. 3.12:** Beeinflussung der Schmerzen in den Beinen nach 4wöchiger Therapie (n = 19) bzw. Plazebo (n = 15).
Die Prozentangaben beziehen sich auf die Anzahl der Patienten und die Symptome müde Beine, Kribbeln, Spontanschmerz, Druckschmerz und nächtliche Schmerzen.

| Patienten-Gruppe | Verschlechterung | Keine Änderung | Besserung | p |
|---|---|---|---|---|
| Plazebo | 4,0% | 81,4% | 14,6% | < 0,75 |
| Verum | 0% | 14,7% | 85,3% | < 0,001 |

(Neumann-Mangoldt 1979)

**Tab. 3.13:** Beeinflussung der Hautveränderungen nach 4wöchiger Therapie (n = 19) bzw. Plazebo (n = 15).
Die Prozentangaben beziehen sich auf die Anzahl der Patienten und die Symptome Pigmentation, Sklerose, Entzündung, Ekzem und Atrophie.

| Patienten-Gruppe | Verschlechterung | Keine Änderung | Besserung | p |
|---|---|---|---|---|
| Plazebo | 1,3% | 94,7% | 4,0% | < 0,5 |
| Verum | 0% | 60,0% | 40,0% | < 0,001 |

(Neumann-Mangoldt 1979)

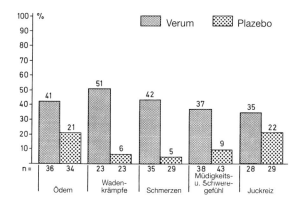

**Abb. 3.34:** Einfluß eines Aesculus-Präparates auf chronisch venöse Insuffizienz.

**Therapiestudie-Beispiel 2**

**Indikation.** Venöse Durchblutungsstörungen.

**Präparat.** Kapselpräparat enthaltend 270 mg Extr. Semen Hippocastani spir. sicc., stand. auf 50 mg Aescin, 65 mg Trimethylhesperidinchalkon und 100 mg essentielle Phospholipide (= EPL-Substanz).

**Studienart.** Randomisierte Doppelblindstudie mit 48 Patienten gegen Plazebo.

**Behandlungsart.** 4 Wochen 3mal täglich 2 Kapseln.

**Prüfkriterien.** Besserung der Schmerzen in den Beinen (müde Beine, Kribbeln, Spontanschmerz,

Druckschmerz, nächtliche Schmerzen) der Hautveränderungen (Pigmentation, Sklerose, Entzündung, Ekzem, Atrophie) sowie Messung des Knöchelumfanges und der Diureseleistung.
Der Schweregrad der Schmerzen wurde mit 0 = nicht vorhanden, 1 = leicht, 2 = mittel, 3 = stark, die Hautveränderungen mit 0 = nicht vorhanden, 1 = angedeutet und 2 = deutlich ausgeprägt eingestuft.

**Ergebnis.** Die Beeinflussung der beiden ersten Parameter geht aus Tab. 3.12 und 3.13 hervor. Danach ist das Präparat dem Plazebo signifikant überlegen. Die Änderung der beiden anderen Parameter ist graphisch aus Abb. 3.35 und 3.36 ersichtlich. Beide Parameter hatten hochsignifikant abgenommen.

### 3.9.2.2 Rusci aculeati rhizoma (Mäusedornwurzelstock) M
Ruscus aculeatus

#### Chemie

Hauptwirkstoffe sind die Ruscus-Saponine **Ruscin** und **Ruscosid** bzw. die Aglykone **Ruscogenin** und **Neo-Ruscogenin** (Abb. 3.37). Im Gegensatz zum Aescin besitzen diese Verbindungen eine *Steroidsapogenin-Struktur*, die in einer Spirostanol- oder Furostanol-Form vorliegen kann.

#### Pharmakologie

Literatur siehe bei Rauwald u. Janssen (1988).

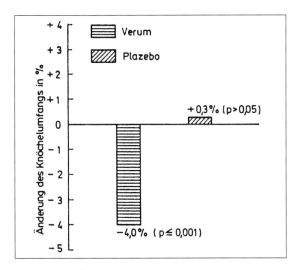

**Abb. 3.35:** Änderung des Knöchelumfangs nach 4wöchiger Therapie (n = 19) bzw. Plazebo (n = 15). Differenzierung der Mittelwerte bezogen auf den Ausgangsmittelwert in %. (nach Neumann-Mangoldt, 1979).

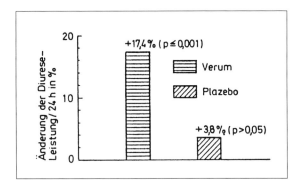

**Abb. 3.36:** Änderung der Diurese-Leistung pro 24 Stunden nach 4wöchiger Therapie (n = 19) bzw. Plazebo (n = 15). Differenzierung der Mittelwerte bezogen auf den Ausgangsmittelwert in %. (nach Neumann-Mangoldt, 1979).

Ruscus-Saponine
(Ruscus aculeatus)

Z = Zucker

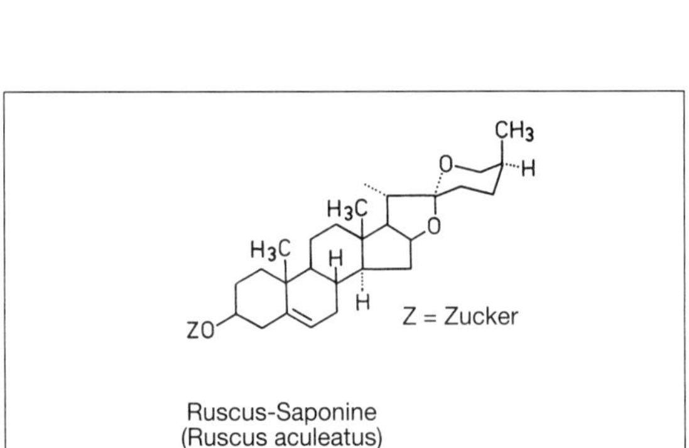

**Abb. 3.37:** Hauptwirkstoffe der Ruscus-Droge.

Während die Glykoside hämolytisch wirken, zeigen Ruscogenine am Rattenpfotenödem eine *antiexsudative* und *antiphlogistische* Wirkung.

Zusätzlich sind direkt α-*sympathomimetische* und auch *indirekt sympathomimetische* Effekte nachgewiesen worden. Die tonisierende Wirkung soll bei Venen stärker als bei Gefäßen sein. Sie ist aber schwächer als jene von Dihydroergotamin und von klassischen Sympathomimetika.

Hinsichtlich *Dosierung, Aufnahme, Verteilung und Halbwertzeit* gilt das gleiche wie für die Rutinderivate.

### 3.9.2.3 Flavonoidglykoside – Rutin (Abb. 3.38)

Unter den im Pflanzenreich weit verbreiteten Flavonoiden entfalten einige Strukturtypen eine ausgesprochen **ödemprotektive** und **venentonisierende** Wirkung. Die bekannteste Verbindung ist das Quercetin-3-O-rutinosid **Rutin**.

Die gleichen Flavonoide besitzen auch die als erstes entdeckte *antihämorrhagische Wirkung.* Diese Flavonoide werden heute auch unter dem Begriff der «Bioflavonoide» zusammengefaßt.

*Ödemprotektiv wirkende «Bioflavonoide»*
(Tab. 3.14)

### Chemie

Wegen der geringen Wasserlöslichkeit von Rutin hat man durch Partialsynthese gut wasserlösliche Verbindungen hergestellt. Die bekannteste ist das **Hydroxyethyl-Rutin**, ein Gemisch aus Tri- und Tetrahydroxyethyl-Rutin (Troxerutin). Es wird aus Rutin durch Umsetzung mit Ethylenoxid hergestellt. Eine andere Verbindung ist das aus Hesperidin durch Methylierung darstellbare **Trimethylhesperidinchalkon**.

### Pharmakologie und Klinik

Die meisten Studien zur Resorption, Pharmakokinetik und Wirkung liegen vom Hydroxyethylrutin (HR) vor.

Es zeigt eine außergewöhnliche *Pharmakokinetik.* Das O-(β-Hydroxyethyl)-Rutin ist im Tierversuch (Etacrynsäureödem am Hinterlauf der narkotisierten Katze) oral bei einer Resorptionsquote von mehr als 10 % wirksamer als die i. v. Applikation. Orale Gaben von 20 mg/kg als Tagesdosis – vier Tage lang gegeben – wirken ebenso stark wie 200 mg/kg bei einmaliger Applikation. 20 mg/kg i. v. gegeben hemmen das Eiweißödem noch nicht signifikant. Hieraus errechnet sich eine Erhaltungsdosis von 5–20 mg/kg und Tag (Felix et al., 1983).

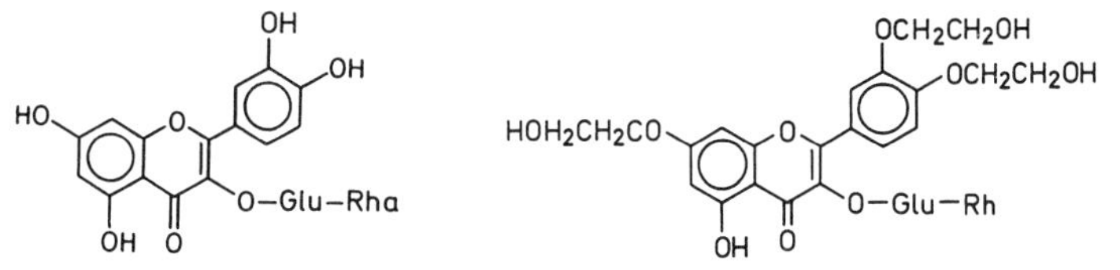


Rutin

Trihydroxyethylrutin (Troxerutin)

**Abb. 3.38:** Ödemprotektivwirkende Bioflavonoide.

**Tab. 3.14:** Ödemprotektiv wirkende Bioflavonoide

| Flavonoide | Vorkommen |
|---|---|
| Rutin (Quercitrin + Quercetin) | Fagopyrum-Arten, Eucalyptus-Arten, Sophora japonica, Solidago-Arten |
| Hesperidinkomplex (Hesperidin, Naringin bzw. Hesperidinchalcon) | Zitrusfrüchte (Orange, Zitrone, Pampelmuse u. a.) |
| Diosmin (7-O-Rutinosid des 3,5,7-Trihydroxy-4'-methoxyflavons) | Barosma betulina (Buccoblätter); partialsynthetisch durch Dehydrierung aus Hesperidin herstellbar |

Der *Wirkungsmechanismus* ist noch nicht eindeutig geklärt. Die bis jetzt vorliegenden an Tieren gewonnenen Versuchsergebnisse geben Hinweise, daß Flavonoide am Endothel angreifen und die $PGE_2$-Bildung hemmen (Svensjö, 1975). Außerdem konnte eine Hemmung der Thrombozyten- und Erythrozytenaggregation nachgewiesen werden. Die In-vitro-Inhibierung der 5-Lipoxygenase und/oder Cyclooxygenase durch einige Flavonoide (z. B. Quercetin, Catechin) ist gut belegt (Wagner, 1989).
*Diosmin* hemmt den Noradrenalinabbau und verstärkt dadurch die Venentonisierung (Engst, 1985).

Eine Zusammenfassung der pharmakologischen Ergebnisse, die mit Hydroxyethylrutin durchgeführt wurden, findet sich in der Firmenbroschüre «Venoruton» (Zyma SA Nyon, Schweiz).
Es liegen Doppelblindstudien vor für die Indikationen krampfaderbedingte Ödeme, variköses Syndrom und Schwangerschaftsvarikosis (siehe Firmenbroschüre Zyma).

Siehe auch Literaturzusammenstellungen bei Gabor, 1975; Wurm, 1975.

### 3.9.2.4 Meliloti herba/extractum (Steinklee) M

Melilotus officinalis u. altissimus

#### Chemie

Als die Wirkprinzipien sind in erster Linie die in verschiedenen Formen vorliegenden Cumarine anzusehen: offenkettige glykosidierte Vorstufe (Melilotosid), nicht substituiertes Cumarin, Dihydrocumarin, Scopoletin und Umbelliferon (Abb. 3.39).

Cumarin

Melilotosid (Melilotus offic.)

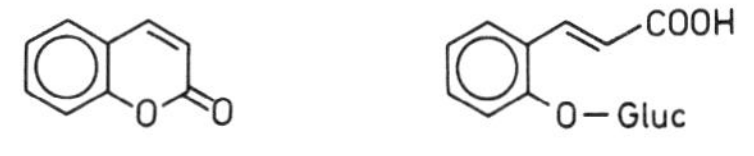

**Abb. 3.39:** Hauptwirkstoffe des Steinklees.

#### Pharmakologie

Die vorliegenden pharmakologischen Untersuchungen sind spärlich. Für Melilotus-Extrakte werden folgende Wirkungen beschrieben: *entzündungshemmend, spasmolytisch, lymphflußsteigernd* (Felix, 1985), *dilatierende* Wirkung auf arteriovenöse Anastomosen, *Verbesserung der Blutrheologie.*

### 3.9.2.5 Sparteinsulfat (Besenginster)
Sarothamnus scoparius

Spartein *steigert* den *Venentonus* durch *Erhöhung des venösen Drucks* und verbessert die Strömungsdynamik in den Varizen (siehe auch S. 49).

### 3.9.2.6 Digitoxin zur lokalen Anwendung

Digitoxin wirkt nach perkutaner Resorption *gefäßkontrahierend* und dadurch *venentonisierend*. Gleichzeitig wirkt es *lymphflußsteigernd*. Die innerliche Anwendung von Präparaten mit herzglykosidhaltigen Extrakten hat das Ziel, bei kardialem Ödem über die Steigerung der Herzmuskelkraft der Lymphstauung entgegenzuwirken.

### 3.9.2.7 Dihydroergotamin (DHE)

Die Wirkung des hydrierten Secalealkaloids (Formel Abb. 3.20, S. 60) äußert sich in einer Kontraktion der Venen in Armen und Beinen mit Umverteilung des Blutes in den Thoraxraum. Die auch an den *Varizen* nachweisbare *Tonisierung* führt zu einer Beschleunigung der venösen Hypertension und Verbesserung des Blutrücktransportes aus den gestauten Venolen (Engst, 1985). Bemerkenswert ist die Tonisierung auch der tiefen Venen.

### 3.9.2.8 Hamamelidis folium/extractum (Hamamelisblätter)    M

*Off.:* Helv VII – Hamamelis virginiana

Siehe Hämorrhoidal-Präparate S. 171.

### 3.9.2.9 Solidaginis herba/extractum (Goldrutenkraut/-Extrakt)    M
Solidago virgaurea

Siehe Kap. Urologische Erkrankungen – Diuretika, S. 184.

### 3.9.2.10 Phytopräparate

**Monosubstanzpräparate enthaltende Interna**

Aescin
Z. B. Reparil

Hydroxyethylrutin
Z. B. Venoruton-300, Troxerutin-ratiopharm, Troxeven, Veno-SL 300

Diosmin
Z. B. Tovene-150/300

Rutosid-aescinat
Z. B. Vasoforte N

Dihydroergotaminmesilat
Z. B. Endophleban retard

**Monoextraktpräparate enthaltende Interna**

Aesculus-Extrakte
Z. B. Venostasin N, Vasotonin, Rexiluven S, Noricaven-Novo, Aescuven forte, Aescorin N, Venoplant retard (Fol.Aesc.hipp.-Extrakt)

Fagopyri herba
Z. B. Fagorutin Buchweizen Tabl. u. Tee (Fagopyrum stand. auf 4 % Rutin)

**Dosierungsempfehlungen**
Hydroxyethylrutin: 0,5–1,59 g/Tag p. o.
Aescin: Tagesdosis 50–70 mg/Tag p. o.
Aesculusextrakt: 250–350 mg/Tag p. o.

**Intern anwendbare Kombinationspräparate**
*Die am häufigsten miteinander kombinierten Extrakte bzw. Reinsubstanzen sind:* Extr. Hippocastani, Extr. Hamamelidis, Extr. Rusci acul., Extr. Meliloti, Herzglykosidhaltige Extrakte, Hydroxyethylrutin bzw. Troxerutin, Trimethyl-Hesperidinmethylchalcon, Diosmin, Heparin, Aescin, Aesculin, Spartein-SO$_4$, Dihydroergotamin (DHE), essent. Phospholipide und verschiedene Synthetika.

Z. B. Essaven ultra,      Pascovenol S,
Proveno,                  Venelbin,
Venalot,                  Daflon,
Venogal S,                Phlebodril u. a.
Venosan,

**Externa (Salben, Lotionen, Gele)**
*Es überwiegen die Kombinationspräparate.* In ihnen dominieren Extr. Hippocastani, Extr. (Ol.) Arnicae, Extr. Hamamelidis, Extr. Rusci acul. und Heparin u. Heparinoide. Als weitere Bestandteile kommen vor:
Extr. Meliloti, Extr. Vitis vinif., Extr. Calami, Spartein-SO$_4$, Etherische Öle, synthetische Stoffe, Vitamine u. a.
Z. B. Reparil Gel,        Venelbin Salbe,
Venoplant comp. Gel,      Venoruton Gel,
Essaven Gel,              Venostasin Gel u. a.
Venalot Liniment,

*Monopräparate:*
z.B. Concentrin Gele (Extr. Hippocastani),
Ditaven Lotio (Digitoxin) 0,3 mg;

**Lymphmittel**
Intern: z.B. Lymphomyosot-Tropfen, Lymphaden-Tropfen u. Amp.
Extern: z.B. Unguentum lympathicum, Lymphdia-ral-Salbe. (siehe auch Homöopathika S. 273)

**Hämorrhoiden-Mittel**
Siehe S. 171.

# 3.10 Homöopathie bei Herz-Kreislauf-Erkrankungen

## 3.10.1 Indikationen

Analog der auf S. 35 gemachten Einteilung umfaßt der Anwendungsbereich der Homöopathika insbesondere die **funktionell-vegetativen Störungen**. Bei fortschreitender Organmanifestation (z.B. Herzinsuffizienz Stadium III und IV) *relativiert* sich ihre Indikation. Solches schließt aber nicht aus, daß diese Präparategruppe im Stadium III adjuvant eingesetzt werden kann.

Der **fixierte Hypertonus ist** *per se keine Indikation* für eine Homöotherapie, was in einer kontrollierten klinischen Studie bestätigt wurde (Hitzenberger et al., 1982). Auffallend dabei war jedoch die Beobachtung, daß Begleiterscheinungen, wie sie durch den Hypertonus wie auch durch die antihypertensive Therapie auftreten, gut auf Homöopathika ansprechen.
Demgegenüber kann der **labile Hypertonus** oftmals homöotherapeutisch beherrscht werden; solches gilt auch für die *Anfangsstadien einer arteriellen Durchblutungsstörung* sowie für das *Raynaud-Syndrom.*

Bei **Herzrhythmusstörungen**, zumal wenn eine vegetative Überlagerung deutlich wird, können ebenfalls Homöopathika angewendet werden (bevorzugt Konstitutionsmittel). Die dabei indizierten Homöopathika werden oftmals auch zur Arteriosklerosebehandlung eingesetzt.

*Weniger geeignet* ist diese Präparategruppe für den **pektanginösen Anfall**. Zur *Intervall-Behandlung*

lassen sich jedoch homöopathische Arzneimittel ebenfalls einsetzen, dabei ist eine längerfristige Behandlung notwendig.

Auch bei der Indikation «Herz-Kreislauf-Erkrankungen» *überlappen* sich die Anwendungsbereiche der Homöopathika, so daß auf eine klinische Einteilung (siehe oben) verzichtet wird. Aus didaktischen Gründen werden die Organ- und Funktionsaffinitäten «Herz» und «Kreislauf» gewählt, zumal sie mit den Wirkungsprofilen der Homöopathika korrelieren.
Besonders sei darauf hingewiesen, daß zur Behandlung von Herz-Kreislauf-Erkrankungen neben *mineralischen Homöopathika* bevorzugt solche aus der *tierischen Gruppe* verwendet werden. Es handelt sich vor allem um *Schlangen- und Spinnengifte*, die – entsprechend ihrer Toxikologie – eine deutliche Affinität zum Gefäßsystem besitzen. Daraus resultiert auch ihre klinische Anwendung u.a. bei pektanginösen Zuständen, zur Nachbehandlung eines Myokardinfarktes sowie bei arteriellen Gefäßerkrankungen.

## 3.10.2 Herz

### Pflanzliche Homöopathika

**Aconitum napellus D12, Dil.**
Plötzlich einsetzende, zumeist nächtliche Herzbeschwerden und Herzrasen verbunden mit Atemnot; allgemeine Ruhelosigkeit und große Angst («Präkordialangst»).

**Adonis vernalis D3, Dil.**
Unspezifische Herzbeschwerden, schnelle, subjektiv belastende Pulsunregelmäßigkeiten, auch im Verlaufe fieberhafter Infekte oder bei Schilddrüsenstörungen (Hyperthyreose).

**Apocynum cannabinum D2, Dil.**
Herzinsuffizienz mit Belastungsdyspnoe, Ödembildung und Arrhythmie.

**Convallaria majalis D3, Dil.**
Herzunruhe, unregelmäßige Pulstätigkeit, insbesondere bei funktionellen Herzbeschwerden (z.B. «Raucher-Extrasystolie»).

**Digitalis D6, Dil.**
Herzunregelmäßigkeit mit Angstgefühl, Schwindel- und Schwächegefühl sind – im Gegensatz zur Digitalis-Substitution mit Reinglykosiden – die homöopathische (Anwendung) Indikation.

**Iberis amara D3, Dil.**
Herzbeschwerden vor allem beim Liegen auf der linken Seite; unregelmäßiger Puls sowie Allgemeinsymptome wie Schwindelgefühl, Atemnot, Meteorismus. Zur «Herzkräftigung» nach akuten Erkrankungen und Operationen.

**Kalmia latifolia D4, Dil.**
Herzsensationen verschiedener Empfindungen mit Pulsunregelmäßigkeit («tumultartige Herzaktion»); auch in den Arm ausstrahlende Schmerzen. Es besteht eine enge Beziehung zum rheumatischen Formenkreis, z.B. rheumatische Karditis (vgl. Spigelia).

**Leonorus cardiaca D3, Dil.**
Funktionelle Herzbeschwerden, auch mit Oberbauchbeschwerden (z.B. Roemheld-Syndrom).

**Lycopus virginicus D3, Dil.**
Herzschmerzen, die sich im Liegen verstärken; allgemeine Herzunruhe mit Tachyarrhythmien. Soll auf die Herzfunktion rhythmusstabilisierend wirken.

**Myrtillocactus D2, Dil.**
Krampfartige, stechende Herzbeschwerden bei pektanginösen Anfällen; bewährt zur Myokard-Nachbehandlung (zu beobachten ist oftmals eine Einsparung von Nitro-Präparaten).

**Prunus laurocerasus (Laurocerasus) D2, Dil.**
Unregelmäßiger, kleiner Puls mit insbesondere nächtlich auftretenen Hustenanfällen, auch im Sinne einer Stauungsbronchitis.

**Selenicereus grandiflorus (Cactus) D3, Dil.**
Pektanginöse Beschwerden mit starkem Druckgefühl präkordial, auch in den linken Arm ausstrahlende Schmerzen. Parästhesien, Dyspnoe, Blutandrang zum Kopf.

**Spigelia anthelmia D6, Dil.**
Stechende Herzschmerzen, Pulsunregelmäßigkeit verbunden mit Angst und Unruhe. Eingesetzt bei Angina pectoris im Intervall sowie als Adjuvans bei entzündlichen Herzerkrankungen, auch rheumatischer Genese.

*Hinweis:* Apocynum und Prunus laurocerasus können als Mischung (àà) eingesetzt werden; erfahrungsgemäß läßt sich dadurch der Beginn einer Digitalis-Substitution hinauszögern (Einsparungseffekt), resp. die Verträglichkeit von Diuretika verbessern.

**Tab. 3.15:** Homöopathische Kombinationspräparate

| Angioton-S | Convallysan N | Cralonin |
| Aranisan N | Corodoc S | Hypophan N |
| Aurumheel | Corselect | Scillacor |

### 3.10.3 Kreislauf

#### *Pflanzliche Homöopathika*

**Arnica montana D12, Dil.**
Labiler Hypertonus mit Ohrensausen, Schwindel, gehäuftem Nasenbluten bei zumeist hochrotem, gedunsenem Gesicht.

*Hinweis:* Bei postapoplektischen Zuständen auch zur intravenösen Applikation (z.B. D12, täglich 1 Ampulle).

**Cytisus scoparius (Spartium scoparium) D2, Dil.**
Pektanginöse Beschwerden, Extrasystolie.

**Crataegus D4, Dil.**
Herzbeschwerden und Kreislaufstörungen bei gestreßten Menschen; angesprochen wird – im Gegensatz zur phytotherapeutischen Anwendung – eher die funktionell-vegetative Störung.

**Haplopappus baylahuen D2, Tabl.**
Orthostatische Dysregulation mit typischen Beschwerden wie Schwindel, Schwarzwerden vor den Augen beim Stehen, kalte Hände und Füße, RR-Erniedrigung.

**Nicotiana tabacum (Tabacum) D6, Dil.**
Kreislaufstörungen mit Schwindel und Übelkeit; bewährt auch bei Kinetosen.

**Veratrum album D4, Dil.**
Akute Kreislaufschwäche mit frequentem Puls; blaß und kaltschweißig.

**Artemisia abrotanum (Abrotanum) D3, Dil.**
Periphere Durchblutungsstörungen mit Schmerzen und Parästhesien, bewährt u. a. bei Perniones, auch lokal als Abrotanum-Salbe und beim Raynaud-Syndrom.

**Espeletia grandiflora D3, Dil.**
Periphere Durchblutungsstörungen mit Ameisenlaufen und Kältegefühl («Raucherbein»); pektanginöse Zustände.

**Secale cornutum D4, D6, Dil.**
Funktionelle und organische Gefäßerkrankung (z. B. arteriosklerotisch, diabetisch) mit Schwindel, migräneartigen Kopfschmerzen und Innenohrstörungen; auch Zustand nach Apoplex mit Verwirrtheits- und Verstimmungszustand.

### Mineralische Homöopathika

| | |
|---|---|
| **Argentum nitricum D12, Dil.** | Nervöse Herzbeschwerden |
| **Acidum arsenicosum (Arsenicum album) D12, Dil.** | Angstzustände mit Herzbeschwerden |
| **Aurum metallicum D12, Tabl.** | Hypertonie, arteriosklerotische Beschwerden |
| **Barium carbonicum D12, Tabl.** | Hypertonie, arteriosklerotische Beschwerden |
| **Kalium carbonicum D12, Tabl.** | Beginnende Herzinsuffizienz |
| **Kreosotum D6, Dil** | Durchblutungsstörungen |
| **Nitroglycerinum (Glonoinum) D6, Dil.** | Angina pectoris |
| **Phosphorus D12, Dil.** | Funktionelle Herzbeschwerden |
| **Plumbum metallicum D12, Tabl.** | Hypertonie, arteriosklerotische Beschwerden |
| **Strontium carbonicum D12, Tabl.** | Hypertonie, arteriosklerotische Beschwerden |
| **Sulfur D12, Tabl.** | Hypertonie |

### Tierische Homöopathika*

| | |
|---|---|
| **Lachesis mutus D12, Amp.** | Herzbeschwerden mit Hypertonie |
| **Latrodectus mactans D12, Amp.** | Angina pectoris |
| **Naja D12, Amp.** | Kreislauflabilität, Blutdruckschwankungen |
| **Tarantula hispanica D12, Amp.** | Angina pectoris |

*) auch p. o. Applikation

### Therapiestudie-Beispiel

**Indikation.** Orthostatische Dysregulation; Hypotonie.

**Präparat.** Haplopappus baylahuen D2 Tabletten versus Etilefrin 5 mg Tabletten.

**Studienart.** Randomisierte Doppelblindstudie bei Hypotonie und orthostatischer Dysregulation. Wesentliche Ausschlußkriterien waren Schwangere und Kinder unter 6 Jahren.

**Behandlungsart.** Morgens, mittags und nachmittags jeweils eine Tablette vor dem Essen. Andere kreislaufwirksame Therapiemaßnahmen (medikamentös/nicht-medikamentös) waren nicht erlaubt.

**Prüfkriterien.** Umfassende Befindlichkeitsskala mit typischen Symptomen der orthostatischen Dysregulation; Messung von Puls und Blutdruck im Sitzen und Stehen. Studiendauer: 6 Wochen.

**Ergebnis.** 15 niedergelassene Ärzte behandelten insgesamt 41 Patienten, 19 Patienten waren in der mit Haplopappus und 22 Patienten in der mit Etilefrin behandelten Gruppe. Sowohl in den subjektiven Kriterien wie auch bei Puls und Blutdruck waren sich beide Präparate gleichwertig (Tab. 3.16).
Über unerwünschte Wirkungen wurde nicht berichtet. (Wiesenauer u. Gaus 1987)

## 3.10.4 Venenerkrankungen

Die chronisch-venöse Insuffizienz beinhaltet für die Homöopathie eine ganze Reihe von therapeutischen Ansätzen. Neben der Behandlung der *Varikosis* – hier insbesondere der damit verbundenen subjektiven Symptome – können Homöopathika auch

**Tab. 3.16:** Zusammenfassung der teststatistischen Auswertung n = 41 (nach Wiesenauer et al., 1987)

| Symptom | Alpha-Fehler (Signifikanzniveau) | besserer Erfolg bei |
|---|---|---|
| **Objektive Befunde** | | |
| RR syst. sitzend | 0,06 | (Etilefrin) |
| RR diast. sitzend | 0,83 | |
| Pulsfrequenz sitzend | 0,85 | |
| RR syst. stehend | 0,86 | |
| RR diast. stehend | 0,68 | |
| Pulsfrequenz stehend | 0,83 | |
| **Subjektive Befunde** | | |
| Müdigkeit | 0,78 | |
| Lange Anlaufzeit nach dem Aufstehen | 0,77 | |
| Konzentrationsschwäche | 0,08 | (Haplopappus) |
| Neigung zu Kopfschmerzen | 0,60 | |
| Schwindelgefühl | 0,09 | (Haplopappus) |
| Schwarzwerden vor den Augen | 0,69 | |
| Herzklopfen bei geringer Belastung | 0,87 | |
| Feuchte, kalte Extremitäten | 0,96 | |
| Wetterfühligkeit | 0,72 | |
| Erschöpfungserscheinungen | 0,98 | |
| Niedergeschlagenheit | 0,52 | |
| Angstgefühle | 0,66 | |
| **Alle subjektiven Befunde zusammen** | 0,17 | (Haplopappus) |

**Tab. 3.17:** Akute Phlebitis (oberflächlich/tief)

| Als Mischinjektion i. v.: | |
|---|---|
| *Initialtherapie:* | *Danach:* |
| Lachesis mutus D12 | Lachesis mutus D12 |
| Echinacea D4 | Echinacea D4 |
| Pyrogenium D30 aa | Hamamelis virginiana D6 aa |
| | 2 × tägl. 1 Amp. bis zum Abklingen der |
| | Akutsymptomatik (längstens 10 Tage) |

zur Behandlung der *akuten oberflächlichen* und als *Adjuvans bei der tiefen Phlebitis eingesetzt* werden (Tab. 3.17). Dazu eignen sich erfahrungsgemäß solche Homöopathika mit am besten, die aus *Schlangengiften* hergestellt werden (z. B. Lachesis). Die Behandlung eines *Ulcus cruris* ist mit Homöopathika ebenfalls möglich. Die Beurteilung eines Er-

folgs ist oftmals nicht einfach. Es sei darauf hingewiesen, daß physikalische Maßnahmen einschließlich der Kompressionsverbände eine Conditio sine qua non sind.

In der Homöopathie verwendete Externa sind *überwiegend pflanzlicher* Art, z. B. Calendula officinalis, Echinacea oder Hamamelis virginiana.

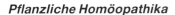

### Pflanzliche Homöopathika

**Aesculus hippocastanum D4, D6, Dil.**
Schwellung der Beine mit Schmerzen, die am Abend, nach längerem Stehen und in der Wärme zunehmen. Es besteht eine Thromboseneigung.

**Hamamelis virginiana D4, Dil.**
Berührungsempfindliche, schmerzhafte Varizen bei Neigung zu rezidivierenden Phlebitiden; auch beim postthrombotischen Syndrom sowie bei schwangerschaftsbedingter Varikosis.

**Melilotus officinalis D4, Dil.**
Rezidivierende Thrombophlebitiden bei Varikosis.

**Pulsatilla pratensis D12, Dil.**
Chronisch-venöse Insuffizienz mit praeklimakterischer Verschlechterung; enge Beziehung zum weiblichen Hormonhaushalt.

### Mineralische Homöopathika zur Behandlung von Venopathien

Acidum hydrofluoricum D12, Dil.

Calcium fluoratum D12, Tbl.

Acidum silicium (Silicea) D12, Tabl.

### Tierische Homöopathika auch p.o. Applikation zur Behandlung von Phlebitiden

Crotalus horridus D12, Amp.

Lachesis mutus D12, Amp.

Vipera berus D12, Amp.

### Therapiestudie – Beispiel

**Indikation.** Primäre Varikosis.

**Präparat.** Homöopathisches Kombinationspräparat mit niedrigen Potenzen von Melilotus D1, Aesculus D1, Hamamelis D1, Carduus marianus D1, Arnica Urtinktur, Lycopodium D4 und Lachesis D4.

**Studienart.** Randomisierte, plazebokontrollierte Doppelblindstudie mit je 30 Patienten in den Gruppen.

**Behandlungsart.** Dreimal täglich 20 Tropfen für 24 Tage.

**Prüfkriterien.** Objektive, klinische Parameter: venöse Wiederauffüllzeit (VWZ); Fußvolumen, Knöchelumfang; Wadenumfang.
Subjektive Beinbeschwerden; hämorheologische Parameter (Hämatokrit, Plasmaviskosität, Erythrozytenaggregation).

**Studienergebnis.** Die Ergebnisse zeigen ausschließlich in der Verum-Gruppe eine signifikante Verbesserung der venösen Wiederauffüllzeit um 44 %. Unter Plazebo fällt diese sogar um 18 % ab (Abb. 3.40). Auch das durchschnittliche Fußvolumen sinkt im Vergleich zur Plazebogruppe signifikant deutlicher in der Verum-Gruppe. Der Beinumfang zeigt in keiner der Gruppen eine signifikante Abnahme. Ein relevanter Einfluß auf die Blutrheologie war während des Untersuchungszeitraumes von 24 Tagen nicht festzustellen (Tab. 3.18).
Kein Patient klagte über Nebenwirkungen. In der Verumgruppe wurden im Vergleich zu Plazebo signifikant häufiger Verbesserungen hinsichtlich der subjektiven Beschwerden angegeben (Ernst et al., 1990; Saradeth et al., 1992).

## 3.10.5 Migräne

Migräne und migräneartige Kopfschmerzen sind insbesondere eine Indikation für eine *homöopathische Intervalltherapie*. Homöopathika sind für den akuten Anfall in der Regel weniger geeignet als vielmehr zur Kupierung der Akutsymptomatik. Demnach liegt der Schwerpunkt der homöopathischen Behandlung in einer *längerfristigen Anwendung* des individuell gewählten Arzneimittels. Zur *Konstitutionsbehandlung werden zumeist mineralische Homöopathika* eingesetzt.

Typischerweise treten unter einer solchen Therapie die Schmerzzustände in deutlich vergrößerten Abständen und dann in abgeschwächter Form auf und klingen allmählich ab. Dies konnte auch im Rahmen einer klinisch-kontrollierten Studie verifiziert werden (Brigo, 1987). Problematisch ist eine homöopathische Behandlung vor allem, wenn mit der Migräne ein Analgetika-Abusus verbunden ist, da hierdurch die Reagibilität des Organismus eingeschränkt ist.

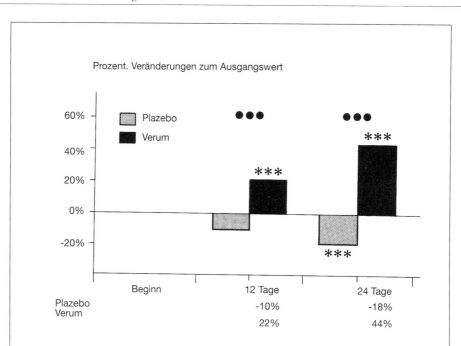

**Abb. 3.40:** Einfluß eines pflanzlichen Homöopathikums auf die venöse Wiederauffüllzeit. Venöse Wiederauffüllzeit (Meßwerte und Symbole siehe Tab. 3.18) (Saradeth et al., 1994).

**Tab. 3.18:** Objektive klinische Parameter in beiden Patientenkollektiven (Mittelwerte ± 1 SEM)

| Parameter (Einheit) | Gruppe | Ausgangs-werte | 12. Tag | 24. Tag |
|---|---|---|---|---|
| VWZ | V | 23,9 ± 1,9 | 29,2 ± 2,5••• | 34,4 ± 3,0••• |
| (sec) | P | 31,9 ± 2,6 | 28,7 ± 2,5 | 26,1 ± 2,2••• |
| Fußvolumen | V | 3138 ± 48 | 3085 ± 44•• | 3113 ± 48• |
| (ml) | P | 3128 ± 50 | 3104 ± 49•• | 3104 ± 48 |
| Minimaler Knö-chelumfang (cm) | V | 22,12 ± 0,19 | 22,0 ± 0,19 | 22,03 ± 0,19 |
| | P | 22,22 ± 0,22 | 22,25 ± 0,20 | 22,22 ± 0,20 |
| Maximaler Wa-denumfang (cm) | V | 36,65 ± 0,33 | 36,50 ± 0,31♦ | 36,55 ± 0,32 |
| | P | 36,82 ± 0,35 | 36,93 ± 0,36 | 36,57 ± 0,36• |

Erläuterungen (Abb. 3.40 u. Tab. 3.18):
V     Verumgruppe
P     Plazebogruppe
•     Signifikante zeitliche Veränderung innerhalb einer Gruppe verglichen mit dem Ausgangswert (Längsschnittvergleich).
     Ein Symbol: $p \leq 0,05$, zwei Symbole: $p \leq 0,01$, drei Symbole: $p \leq 0,001$.
♦     Signifikant unterschiedliche Absolutveränderung zum Ausgangswert zwischen beiden Gruppen (Querschnittvergleich)
*     Signifikanter Gruppenunterschied der Meßwerte (Querschnittsvergleich) (Saradeth et al. 1992)

## Pflanzliche Homöopathika

### Cimcifuga racemosa D6, Dil.
Migräneartige Kopfschmerzen im Zusammenhang mit HWS-Syndrom, Schulter-Arm-Syndrom, Myogelosen im oberen Nacken-Schultergürtel-Bereich.

### Cyclamen europaeum D6, Dil.
Migräne mit vegetativer Begleitsymptomatik wie Doppelsehen, Flimmern vor den Augen, Schwindelgefühl; auch beim prämenstruellen Syndrom.

### Digitalis purpurea D3, Dil.
Migräne mit Übelkeit und Farbensehen.

### Gelsemium sempervirens D6, Dil.
Migräneartige Kopfschmerzen mit typischem Verlauf: sie beginnen im Nacken, ziehen über den gesamten Kopfbereich und setzen sich im Stirn-Augen-Bereich fest. Charakteristisch ist die Benommenheit des Patienten sowie die deutliche Schmerzverschlechterung durch Wärmeanwendung.

### Iris versicolor D6, Dil.
Periodisch auftretende Migräneanfälle («Sonntagsmigräne»); Übelkeit, Sodbrennen, saures Erbrechen und säuerlich riechende Diarrhoe sind typische Begleitsymptome.

### Sanguinaria canadensis D6, Dil.
Migräne mit typisch wechselnder Schmerzsymptomatik: allmählicher Beginn zumeist am Morgen mit deutlicher Schmerzzunahme zur Tagesmitte, zum Abend hin wieder abnehmend. Oft besteht als Grunderkrankung eine Hepatopathie.

### Kombinationspräparate

| | |
|---|---|
| Aconitum Truw | Rephalgin |
| Cefanalgin | Spigelon |

# Literatur

## Allopathie

### Chronische Herzinsuffizienz und Koronarinsuffizienz

*Herzglykoside*

Eichstädt, H., Hansen, G., Danne, O., Koch, H.P., Minge, C., Richter, W., Schröder, R.: Die positiv inotrope Wirkung eines Scilla-Extraktes nach Einmal-Applikation, Z. Phytother. 12. 46-50 (1991).

Rietbrock, N., Schnieders, B., Schuster, J. (Hrsg.): Wandlungen in der Therapie der Herzinsuffizienz. Vieweg, Braunschweig, Wiesbaden (1983).

Schwinger, R.H.G., Erdmann, E.: Die positiv inotrope Wirkung von Miroton, Z. Phytother. 13: 91–95 (1992).

*Crataegus*

Ammon, H.P.T., Händel, M.: Crataegus, Toxikologie und Pharmakologie. Planta Med. 43: 105, ebd. 209, ebd. 313 (1981).

Gabard, B., Trunzler, G.: Zur Pharmakologie von Crataegus, In: Rietbrock, N., Schnieders, B., Schuster, I. (Hrsg.): Wandlung der Therapie der Herzinsuffizienz, S. 43. Vieweg, Braunschweig (1983).

Hanák, Th., Brückel, M.-H.: Behandlung von leichten stabilen Formen der Angina pectoris mit Crataegutt novo. Eine Plazebo-kontrollierte Doppelblindstudie. Therapiewoche 33: 4331-4333 (1983).

Iwamoto, M., Ishizaki, T., Sato, T.: Klinische Wirkung von Crataegus bei Herzerkrankungen ischämischer und/oder hypertensiver Genese. Planta Med. 42: 1 (1981).

Kühle, A.: Weißdorn hilft dem leistungsschwachen Herzen, Therapiewoche 34: 224 (1982).

Mävers, W.H., Hensel, H.: Veränderungen der lokalen Myokarddurchblutung nach oraler Gabe eines Crataegusextraktes bei nicht narkotisierten Hunden. Arzneim.-Forsch. (Drug Res.) 24: 783 (1974).

Roddewig, C., Hensel, H.: Reaktion der lokalen Myokarddurchblutung von wachen Hunden und narkotisierten Katzen auf orale und parenterale Applikation einer Crataegusfraktion (oligomere Procyanidine). Arzneim.-Forsch. (Drug Res.) 27: 1407 (1977).

Rückstuhl, M., Berietz, A., Anton, R., Laudry, Y.: Flavonoids are selective cyclic GMP-Phosphodiesterase inhibitors. Biochem. Pharmacol. 28: 535 (1979).

Tauchert, M., Ploch, M., Hübner, W.D. Wirksamkeit des Weißdorn-Extraktes LI 132 im Vergleich mit Captopril – Multizentrische Doppelblindstudie bei 132 Patienten mit Herzinsuffizienz im Stadium II nach NYIIA. Münch. Med. Wschr. 136 (Suppl. 1): 27(1994).

Trunzler, G.: Herz- und kreislaufwirksame Phytopharmaka. Ärztl. Praxis 32: 950 (1980).

Trunzler, G., Schuler, E.: Vergleichende Studien über Wirkungen eines Crataegus-Extraktes von Digitoxin, Digoxin und g-Strophanthin am isolierten Warmblüterherzen. Arzneim.-Forsch. (Drug Res.) 12: 198 (1962).

Weinges, K., Kloss, P., Trunzler, G., Schuler, E.: Über kreislaufwirksame dimere und oligomere Dyhydro-Catechine. Planta Med. 19 [Suppl. 60]: (1971).

### Koronare Herzkrankheiten

O'Conolly, M., Bernhöft, G., Bartsch, G.: Behandlung älterer multimorbider Patienten mit stenokardischen Beschwerden – Eine plazebokontrollierte Cross-over-Doppelblindstudie mit Crataegutt novo, Therapiewoche 37: 3587 (1987).

Hammer, O.: Zur naturheilkundlichen Langzeitbehandlung der Angina pectoris. Z. für Allgemeinmedizin 58: 1316-1318 (1982).

Hanák, Th., Brückel, M.H.: Behandlung von leichten stabilen Formen der Angina pectoris mit Crataegutt novo. Therapiewoche 34· 4331–4333 (1983).

Hanák, Th.: Erfahrungen mit der Segmenttherapie beim präkordialen Brustschmerz. Therapiewoche 25: 38 (1975).

Koppenhagen, K., Raab, E., Grasmugg, B.: Nuclear medical Investigations on the ffect of Miroton on end diastolic volume and left ventricular ejection fraction. Meth. Find. Exptl. Clin. Pharmacol. 8: 643 (1986).

Wang, W. L., Zhang, W. Q., Lin, F. Z., Yu, X. C., Zhang, P. W., Liu, Y. N., Chi, H. C., Yin, G. X., Huang, M. B.: Therapeutic effect of Crataegus pinnatifida on 46 cases of angina pectoris – a double blind study. J. Trad. Chin. Med. 4: 293 (1984).

Wechenmann, M.: Regulative Therapie funktioneller Herz-Kreislauf-Erkrankungen, Therapeutikon 2: 144 (1987).

## Herzrhythmusstörungen

Brisse, B.: Anwendung pflanzlicher Wirkstoffe bei kardialen Erkrankungen, Z. Phytother. 10: 107–110 (1989).

Effert, S.: Bradykarde Herzrhythmusstörungen. In: Riekker, G. (Hrsg.): Therapie innerer Krankheiten, 6. Aufl., S. 12–18. Springer, Berlin, Heidelberg, New York (1988).

Steinbeck, G.: Tachykarde Rhythmusstörungen. In: Rikker, G. (Hrsg.): Therapie innerer Krankheiten, 6. Aufl., S. 19–26. Springer, Berlin, Heidelberg, New York (1988).

Witzke-Gross, I., Gilfrich, H. I.: Herzrhythmusstörungen – Krankheitsbild und medikamentöse Therapie. Dtsch. Apoth. Z. 128: 2445–2454 (1988).

## Hirnleistungsstörungen

Bauer, U.: 6-Month double-blind randomised clinical trial of Ginkgo biloba extract versus placebo in two parallel groups in patients suffering from peripheral arterial-insufficiency. Arzneimittel-Forsch. (Drug Res.) 34: 716-720 (1984).

Beck, T., Abdel-Rhaman, M. M., Bidenberg, G. W., Oberpichler, H., Krieglstein, I.: Comparative study on the effects of two fractions of Ginkgo biloba on local cerebral blood flow and on brain metabolism in the rat under hypoxia, in: Krieglstein, I. (ed.): Pharmacology of Cerebral Ischemia, Elsevier, Amsterdam (1986).

Braquet, P.: Involvment of PAF-acether in various immune disorders using BN 52021 (ginkgolide B): a powerful acether antagonist isolated from Ginkgo biloba. In: Advan. Prostagl., Thrombox. Leucot. Res. 16: 179–198 (1986).

Braquet, P. (ed): Ginkgolides: Chemistry, Biology, Pharmacology and Clinical Perspectives. J. R. Prous Science Publ., Barcelona Vol. I (1988), Vol. II (1989).

Chatterjee, S. S., Trunzler, G.: Neue Ergebnisse aus der Ginkgo-Forschung. Ärztezeitschr. Naturheilverf. 22: 593-604 (1981).

Diemath, H. E.: Zur Behandlung und Nachbehandlung Schädel/Hirnverletzter, Wien. klin. Wschr. 93/22 (Suppl) (1981).

Eckmann, F., Schlag, H.: Kontrollierte Doppelblindstudie zum Wirksamkeitsnachweis von Tebonin forte bei Patienten mit zerebrovaskulärer Insuffizienz, Fortschr. 31/32. 1474-1478 (1982).

Fünfgeld, E. W. (ed.): Rökan: Ginkgo biloba, Recent results in pharmacology and clinic. Springer, Berlin, Heidelberg, New York (1988).

Gröning, R.: Vincamin, Arzneistoffkinetik und Bioverfügbarkeitsdaten. Dtsch. Apoth. Z. 126: 1781 (1986).

Halama, P., Bartsch, G., Meng, G.: Hirnleistungsstörungen vaskulärer Genese, Randomisierte Doppelblindstudie zur Wirksamkeit von Ginkgo-biloba-Extrakt. Fortschr. Med. 106: 408–412 (1988).

Hartmann, A., Schulz, V.: Ginkgo biloba: Aktuelle Forschungsergebnisse 1990/91, Münch. med. Wschr. Sondernummer 133: 1–64 (1991).

Hemmer, R.: Zur Therapie des Hirnödems beim Schädel-Hirn-Trauma. Unfallchirurg 88: 93 (1985).

Herrschaft, H.: Zur klinischen Anwendung von Ginkgo biloba bei dementiellen Syndromen. Pharmazie in unserer Zeit 21: 266–275 (1992).

Hofferberth, B.: Einfluß von Ginkgo-biloba-Extrakt auf neuro-physiologische und psychometrische Meßergebnisse bei Patienten mit hirnorganischem Psychosyndrom. Eine Doppelblindstudie gegen Plazebo. Arzneim.-Forsch. (Drug Res.) 39: 9018–922 (1989).

Karcher, L., Zagermann, P., Krieglstein, J.: Effect of an extract of Ginkgo biloba on rat brain energy metabolism in hypoxia. Naunyn-Schmideberg's Arch. Pharmacol. 327: 31–35 (1984).

Kleijnen, J., Knipschild, P.: Ginkgo biloba for cerebral insufficiency. Br. J. clin. Pharmac. 34: 352–358 (1992 a).

Kleijnen, J., Knipschild, P.: Drug Profiles: Ginkgo biloba. The Lancet 340: 1136–1139 (1992 b).

Krieglstein, J.: Hirnleistungsstörungen. Wissenschaftl. Verlagsgesellschaft mbH, Stuttgart (1990).

Koza, K. D., Ernst, F. D., Spörl, E.: Retinaler Blutfluß nach Ginkgo-biloba-Therapie bei Fundus hypertonicus. Münch. med. Wschr. 133, Suppl.: 47–50 (1991).

Meyer, B.: A multicenter randomized double blind study of Ginkgo biloba extract versus placebo in the treatment of tinnitus. In: Rökan: Ginkgo biloba, Recent Results in Pharmacology and Clinic (ed. Fünfgeld, E. W.), S. 2451. Springer, Berlin, Heidelberg, New York (1986).

Oberpichler, H., Sauer, D., Roßberg, C., Mennel, H. D., Krieglstein, I.: PAF antagonist ginkgolide B reduces postischemic neuronal damage in rat hippocampus, J. Cereb. Blood Flow Metabol. 10: 133-135 (1990).

Put, T. R.: Fortschritte bei der Konservativen Behandlung des akuten, traumatischen Hirnödems. Münch. Med. Wochschr. 121: 1019 -1022 (1979).

Weitbrecht, W. U., Jansen, W.: Primär degenerative Demenz: Therapie mit Ginkgo biloba-Extrakt. Plazebokontrollierte Doppelblind- und Vergleichsstudie. Fortschr. Med. 104: 199–202 (1986).

## Arterielle Hypertonie

Jakob, R., Ehrsam, M., Ohkubo, T., Rupp, H.: Antihypertensive und kardioprotektive Effekte von Knoblauchpulver (Allium sativum). Med. Welt 7 a: 39–42 (1991).

Jung, F., Wolf, S., Kiesewetter, H. et al.: Wirkung von Knoblauch auf die Fließfähigkeit des Blutes, Ergebnisse plazebokontrollierter Pilotstudien an gesunden Probanden. Natur- und Ganzheitsmedizin 9: 190–223 (1989).

Koch, H. P., Hahn, G.: Knoblauch, Grundlagen der therapeutischen Anwendung von Allium sativum, S. 103–106. Urban & Schwarzenberg, München, Wien, Baltimore (1988).

König, F. K., Schneider, B.: Knoblauch bessert Durchblutungsstörungen. Ärztl. Praxis 38: 344–345 (1986).

Kritchevsky, D. (Ed.): Hypolipidemic Agents. S. 385, Springer, Berlin, Heidelberg, New York. 1975

Petkov, V., Manolov, P.: Pharmacological analysis of the iridoid oleuropein. Arzneim. Forsch. (Drug Res.) 22: 1476 (1972).

Rauwald, H. W., Brehm, O., Odenthal, K. P.: Evaluation of the calcium antagonistic activity of Peucedanum ostruthium and Olea europaea constituents. Pharm. Pharmacol. Lett. 1: 78–81 (1991).

Reuter, H. D.: Arzneimitteltherapie heute, Phytopharmaka, Bd. 1, Spektrum Allium sativum, Aesopus-Verlag, Zug (1991).

Sih, C. J., Ravijumar, P. R., Huang, F. C., Buckner, C., Whitlock, H. Jr.: Isolation and synthesis of pinoresinol diglucoside (Eucommia ulmoides, Oliver), a major antihypertensive principle of Tu-Chung. J. Am. Chem. Soc. 98: 5412 (1976).

Wagner, H., Elbl, G., Lotter, H., Guinea, M.: Evaluation of natural products as inhibitors of angiotensin I-converting enzyme (ACE). Pharm. Pharmacol. Lett. 1: 15–18 (1991).

## Kreislaufstörungen, Hypotonie

Amberger, H. G., Heinrich, F.: Spektrum Antihypotonika, Aesopus Verlag, Zug (Schweiz) (1984).

Hilbig, W. P.: Hypotonie – mehr als nur Abweichung von der Norm. Pharm. Z. 134: 383–388 (1989).

## Arteriosklerose Prophylaxe – Therapie der Hyperlipidämie

Auer, W., Eiber, A., Hertkorn, E., Höhfeld, E., Köhrlo, U., Lorenz, A., Mader, F., Merx, W., Otto, G., Schmidt-Otto, B., Taubenheim, H.: Hypertonie und Hyperlipidämie: In leichteren Fällen hilft auch Knoblauch. Multizentrische und plazebokontrollierte Doppelblindstudie zur lipid- und blutdrucksenkenden Wirkung eines Knoblauchpräparates. Allgemeinarzt 11: 205–209 (1989).

Augusti, K. T., Mathew, P. T.: Lipid lowering effect of allicin (diallyl disulphide oxide) on long term feeding to normal rats. Experientia 30: 468 (1974).

Baghurst, K. I., Raj, M. I., Truswell, A. S.: Onions and platelet aggregation. Lancet 101: 1051 (1977).

Berlin, 2. Knoblauch-Symposium. Med. Welt 7a Sonderheft (1991).

Bordia, A.: Klinische Untersuchungen zur Wirksamkeit von Knoblauch. Apotheken Magazin 6: 128–131 (1986).

Bordia, A.: Knoblauch und koronare Herzkrankheit. Dtsch. Apoth. Z. 129 (Suppl 15): 16–17 (1989).

Brewitt, B., Lehmann, B.: Lipidregulierung durch standardisierte Naturarzneimittel. Multizentrische Langzeitstudie an 1209 Patienten. Wasserarzt 5: 47–55 (1991).

Brosche, T., Siegers, C. P., Platt, D. Auswirkungen einer Knoblauch-Therapie auf die Cholesterinbiosynthese sowie auf Plasma- und Membranlipide, Med. Welt 7a: 10–11 (1991).

Dorsch, W., Schneider, E., Bayer, Th., Breu, W., Wagner, H.: Antiinflammatory effects of onions: inhibition of chemotaxis of human polymorphnuclear leucocytes by thiosulfinates and cepaenes. Int. Arch. Allerg. and Appl. Imm. 92: 39–42 (1990).

Egen-Schwind, C., Eckard, R., Kemper, F. H.: Stoffwechsel von Allicin in der isoliert perfundierten Rattenleber. Med. Welt 7a: 49 (1991).

Ernst, E., Weihmayr, Th., Matrai, A.: Knoblauch plus Diät senkt Serumlipide. Ärztl. Praxis XXXVIII: 1748–1749 (1986).

Ernst, E., Weihmayr, Th., Matrai, A.: Garlic and blood lipids. Br. med. J. 291: 139 (1985).

Gebhardt, R.: Multiple Wirkung von Knoblauchextraten auf die Cholesterin-Biosynthese Med. Welt 7a: 12–13 (1991).

Grünwald, J.: Knoblauch und Arteriosklerose. Dtsch. Apoth. Z. 129: 28 (Suppl. 15), 13–16 (1989).

Harrenberg, I., Giese, C., Zimmermann, R.: Effect of dried garlic on blood coagulation and serum cholesterol levels in patients with hyperlipoproteinemia. Atherosclerosis 74: 247–249 (1988).

Jacob, R., Ehrsam, M., Ohkubo, T., Rupp, H.: Antihypertensive und kardioprotektive Effekte von Knoblauchpulver (Allium sativum). Med. Welt 7a: 39–41 (1991).

Jung, F., Kiesewetter, H., Pindur, G., Jung, E. M., Mrowietz, C., Wenzel, E.: Thrombozytenfunktionshemmende Wirkung von Knoblauch. Med. Welt 7a: 18–19 (1991).

Kandziora, J.: Blutdruck- und lipidsenkende Wirkung eines Knoblauch-Präparates in Kombination mit einem Diuretikum. Ärztl. Forsch. 35: 3–8 (1988).

Koch, H. P., Hahn, G.: Knoblauch, Grundlagen der therapeutischen Anwendung von Allium sativum. Urban & Schwarzenberg, München–Wien–Baltimore (1988).

Kourounakis, P. N., Rekka, E.: Die Aktivität von Knoblauchpulver und Alliin als Antioxidantien und Fänger freier Radikale. Med. Welt 7a: 42 (1991).

McNamara, D. B., Mayeux, Ph. R., Agrawal, K. C., Tou, J., Kadowitz, Ph. J.: Die biologische Wirkung von Allicin. Med. Welt. 7a: 35–36 (1991).

Lachmann, G., Radek, W.: Pharmakokinetik von $^{35}$S-Alliin bei Ratten. Med. Welt 7a: 48 (1991).

Lüneburg, 1. Knoblauch-Symposium. Dtsch. Apoth. Z. 129, No. 28, Suppl. 15 (1989).

Mader, F. H.: Treatment of hyperlipidaemia with garlic powder tablets. Arzneim.-Forsch. (Drug Res.) 40: 1111–1116 (1990).

Mader, F. H.: Lipidsenkung durch Knoblauch. Med. Welt 7a: 4–5 (1991).

Makheja, A. N., Vanderhoek, J. Y., Bailey, J. M.: Effects of onion (Allium cepa) extract on platelet aggregation and thromboxane synthesis. Prostagl. Med 2: 413 (1979a).

Makheja, A. N., Vanderhoek, J. Y., Bailey, J. M.: Inhibition of platelet aggregation and thromboxane synthesis by onion and garlic. Lancet I: 781 (1979b).

Menon, I. S., Kendal, R. Y., Dewar, H. A., Newell, D. J.: Effects of onion on blood fibrinolytic activity. Brit. med. J. 3: 351 (1968).

Pentz, R., Guo, Z., Siegers, C. P.: Bioverfügbarkeit und Stoffwechsel von Thiokomponenten aus verschiedenen Knoblauchpräparaten. Med. Welt 7a: 46–47 (1991).

Phillips, C., Poyser, N. L.: Inhibition of platelet aggregation by onion extracts. Lancet 1: 1051 (1978).

Reuter, H. D.: Spektrum Allium sativum L. Aesopus Verlag, Zug (Schweiz) (1991).

Sainani, G. S., Desai, D. B., Gorhe, N. H., Pise, D. V., Sainani, P. G.: Effect of garlic and onion on important lipid and coagulation parameters in alimentary hyperlipaemia. J. Ass. Phys. Ind. 27: 57:–64 (1979).

Satyarati, G. V., Guggulipid: A Promising Hypolipidaemic Agent. In: Wagner, H., Farnsworth, N. F. eds.: Gum Gugguli (Commiphora wightii) in Economic and Medicinal Plant Research, Vol. 5. Academic Press, London (1991).

Sendl, A., Elbl, G., Steinke, B., Redl, K., Breu, W., Wagner, H.: Comparative pharmacological investigations of Allium ursinum and Allium sativum. Planta med. 58: 1–7 (1992 a).

Sendl, A., Schliak, M., Löser, R., Stanislaus, F., Wagner, H.: Inhibition of cholesterol synthesis in vitro by extracts and isolated compounds prepared from garlic and wild garlic, Atherosclerosis 94: 79–85 (1992 b).

Siegel, G., Emden, J., Schnalke, F., Walter, A., Rückborn, K., Wagner, K. G.: Wirkungen von Knoblauch auf die Gefäßregulation. Med. Welt 7 a: 32–34 (1991).

Siegers, O.: Toxikologische Bewertung von Knoblauch- und Knoblauchinhaltsstoffen, Dtsch. Apoth. Z., 129, Suppl. 15, 11–13, Nr. 28, 1. Symp. Lüneburg (1989).

Srivastava, K. C.: Effects of aqueous extracts of onion, garlic and ginger on plateletaggregation and metabolism of arachidonic acid in the blood vascular system; in vitro study. Prost. Leuk. M. 13: 227 (1984).

Vanderhoek, J. Y., Makheja, A. N., Bailey, J. M.: Inhibition of fatty acid oxygenases by onion and garlic oils. Biochem. Pharmakol. 29: 3169 (1980).

Vorberg, G., Schneider, B.: Therapie mit Knoblauch. Randomisierte Doppelblindstudie, Natur u. Ganzheitsmed. 3: 53–66 (1990).

Wagner, H., Bayer, Th., Dorsch, W.: Das antiasthmatische Wirkprinzip der Zwiebel (Allium cepa L.) Z. Phytother. 9: 165–170 (1988).

Wagner, H., Sendl, A.: Bärlauch und Knoblauch. Dtsch. Apoth. Z.: **130**, 1809-1815 (1990).

Wagner, H., Elbl, G., Lotter, H., Guinea, M.: Evaluation of natural products as inhibitors of angiotensin I-converting enzyme (ACE). Pharm. Pharmacol. Lett. 1: 15–18 (1991 a).

Wagner, H., Breu, W., Redl, K., Sendl, A., Steinke, B.: Wirkung von Allium-Arten auf den Arachidonsäurestoffwechsel und die Thrombozytenaggregation. Med. Welt. 7 a: 42 (1991 b).

Wagner, H., Dorsch, W., Bayer, Th., Breu, W., Willer, F.: Antiasthmatic effects of onions: inhibition of 5-lipoxygenase and cyclooxygenase in vitro by thiosulfinate and «cepaenes». Prostaglandin, Leukotrienes Essential Fatty Acids 39: 59–62 (1990).

Winterhoff, H., Egen-Schwind, C.: Die Wirkung von Knoblauch auf das Rattenendokrinum. Med. Welt 7 a: 44 (1991).

Wolf, S., Jung, F., Arend, O., Kiesewetter, H., Reim, M.: Vaskuläre Wirkung von Knoblauch. Med. Welt 7 a: 24–25 (1991).


*Phospholipide*

Rebmann, H.: Lecithin. Verlag Chemie, Weinheim (Ullmanns Encyclopedia der technischen Chemie, 4. Aufl., Bd. 16, S. 105–107) (1978).

Reynolds, I. E. F., Martindale, P.: The Extra Pharmacopaeia, 28th edn. Pharmaceutical Press, London (1982).


*Fischöle*

Ernst, E.: Effekte von Fischölkapseln auf Blutrheologie, Thrombozyten-Aggregation und Lipide. Therapiewoche 87, 3091 (1987) und Basisinformation und Literaturdossier, Eicosapen, Hormon-Chemie München.

Harris, W. S. et al.: The comparative reductions of the plasma lipids and lipoproteins by dietary polyunsaturated fats: Salmon oil versus vegetable oils. Metabolism 32: 179 (1983).

Künzel, U., Bertsch, S.: Clinical experiences with a standardized commercial fish oil product containing 33,5 % w-3-fatty acids – A field trial with 3958 hyperlipemic patients in general practioner practice. In: Chandra (ed.): Health Effects of Fish and Fish oils. St. John's, Canada (1989).

Sanders, T. A. B., Mistry, M.: Controlled trials of fish oil supplements on plasma lipid concentrations. Brit. J. clin. Pract. 38/31: 78 (1984).

Sanders, T. A. B.: Fish and coronary heart disease. Brit. Heart J. 57: 214–219 (1987).


*Ballaststoffe*

Fischer, S., Berg, A., Keul, J., Leitzmann, C.: Einfluß einer ballaststoffangereicherten Kost auf die Ernährungsgewohnheiten und die Blutfettwerte bei Hypercholesterinämikern. Akt. Ernähr.-Med. 16: 303–309 (1991).

Kasper, H.: Ernährungsmedizin und Diätetik, 5. Aufl. Urban & Schwarzenberg, München, Wien, Baltimore (1985).

Kirby, R., Anderson, I. W., Siding, B., Rees, E. D., Chen, W. I. L., Miller, R. E., Kay, R. M.: Oat-bran intake selectively lowers serum low density lipoprotein cholesterol concentration of hypercholesterolemic men. Am. J. clin. Nutr. 34: 824–829 (1981).

Gold, K. K., Davidson, D. M.: Oat-bran as cholesterol reducing dietary adjuvant in an young healthy population. West J. Med. 148: 299–302 (1988).


*Sitosterin*

Etminan, K., Gau, H.-P., Kanokvichitra, S. Ch., Eickenbusch, W.: β-Sitosterin bei Hypercholesterinämie. Z. Allg. Med. 55: 1503 (1979).

Oster, P., Schnierf, G., Henck, C. C., Greten, H., Gundert-Remy, U., Hasse, W., Klose, G., Nothelfer, A., Rasetzer, H., Schellenberg, B., Schmidt-Gayk, H.: Sitosterin bei familiärer Hyperproteinämie Typ II. Dtsch. med. Wschr. 101: 1308 (1976).

# Migräne

Capasso, F. J.: The effect of an aqueous extract of Tanacetum parthenium on arachidonic acid metabolism by rat peritoneal leucocytes. Pharm. Pharmacol. 38: 71–72 (1986).

Collier, H. O. J., Butt, N. M., McDonald Gibson, W. J., Saeed, S. A.: Extract of feverfew inhibits prostaglandin biosynthesis. Lancet II: 922 (1980).

Fessler, B.: Dissertation (München) 1988.

Hall, I. H., Lee, K. H., Starnes, C. O., Sumida, Y., Wu, R. Y., Waddel, T. G.; Cochran, J. W., Gerhart, K. G. J.: Anti-Inflammatory activity of sesquiterpene-lactones and related compounds. Pharm. Sci. 68: 537 (1979).

Hall, I. H., Starnes, C. O., Lee, K. H., Waddel, T. G. J.: Mode of action of sesquiterpene Lactones as Anti-Inflammatory Agents, Pharm. Sci. 69 (5), 537 (1980).

Hayes, M. A., Foreman, J. C.: The activity of compounds extracted from feverfew on histamin release from rat mast cells. J. Pharm. Pharmacol. 39: 466–470 (1987).

Heptinstall, S., Groenewegen, W. A., Spangenberg, P., Loesche, W. J.: Extracts of feverfew may inhibit platelet behaviour via neutralisation of sulphhydryl groups. J. Pharm. Pharmacol. 39: 459–465 (1987).

Heptinstall, S., White, A., Williamson, L., Mitchell, J. R. A.: Extracts of feverfew inhibits granule secretion in blood platelets and polymorphnuclear leucocytes. Lancet I: 1071–1073 (1985).

Hylands, P.: Tanacetum parthenium, newest results of research. Herbal Rev. 11: (1986).

Johnson, E. S., Kadam, N. P., Hylands, D. M., Hylands, P. J. Br.: Efficacy of feverfew as prophylactic treatment of migraine. Med. J. 291: 569 (1985).

Murphy, J. J., Heptinstall, S., Mitchell, J. R. A.: Randomised double blind study with Tanacetum parthenium against placebo for migraine prophylaxis. Lancet II: 189–192 (1988).

Soyka, D.: Migräne und Migränemittel. DAZ-Fortbildung. Akt. Pharmakol. 125: 3–11 (1985).

## Venenerkrankungen

Engst, R.: Medikamentöse Therapie der chronisch venösen Insuffizienz. Apoth. Jour. 9: 332 (1985).

Felix, W.: Arzneimitteltherapie heute. Bd. 45. Spektrum Venenmittel. Aesopus-Verlag, Zug (1986).

Felix, W.: Medikamentöse Therapie bei venösen Abflußstörungen. Therapiewoche 24, 3366 (1974).

Felix, W.: Venentonisierung und Ödemprotektion durch Venenpharmaka. Swiss Med. 6, Nr. 4 a: 61 (1984).

Felix, W.: «Venenmittel» pflanzlicher Herkunft. Dtsch. Apoth. Z. 125: 1333 (1985).

Felix, W., Nieberle, J., Schmidt, G.: Wirksamkeit von O-(β-Hydroxyethyl)-rutosiden bei p.o. Applikation und Unspezifität ihrer protektiven Wirkung. In: Voelter, W., Jung, G. (Hrsg.): O-(β-Hydroxyethal)rutoside, neue Ergebnisse in Experiment und Klinik, S. 65–74. Springer, Berlin–Heidelberg–New York (1983).

Felix, W., Schneider, E., Schmidt, A., Grimm, G. Vasoaktive Wirkungen von α-Aescin. In: Fischer, Chronische Veneninsuffizienz, S. 93. (Hrsg.): Schattauer, Stuttgart–New York (1984).

Fischer, H. (Hrsg.): Chronische Veneninsuffizienz. Pathogenese und medikamentöse Therapie, Schattauer Verlag Stuttgart–New York (1984).

Friederich, H. C., Vogelsberg, H., Neiss, A.: Ein Beitrag zur Bewertung von intern wirksamen Venenpharmaka. Z. Hautkr. 53: 369–374 (1978).

Gabor, M.: Abriß der Pharmakologie von Flavonoiden unter besonderer Berücksichtigung der antiödematösen und antiphlogistischen Effekte. Akadémiai Kiado, Budapest (1975).

Garanin, G., Lohr, E.: Behandlung peripherer Ödeme. Med. Welt 35: 902 (1984).

Hefti, F., Kappeler, U.: Klinische Untersuchung von Aescin-Amp. bei postoperativen und posttraumatischen Ödemen. Schweiz. Rundsch. Med. (Praxis) 64: 73 (1975).

Imig, H., Sinnokrot, A.: Doppelblindversuch zur medikamentösen Beeinflussung von Schwellungen und Wundödemen nach Extremitätenfrakturen. Med. Welt 24: 547 (1973).

Neumann-Mangoldt, P.: Erfahrungen in der Behandlung venöser Beinleiden mit Essaven-Kapseln. Fortschr. Med. 45. 2117 (1979).

Rauwald, H. W., Janssen, B.: Desglucoruscin und Desglu-

coruscosid als Leitstoffe des Ruscus-aculeatus-Wurzelstocks. Pharm. Z. Wiss. 1: 61–68 (1988).

Rudofsky, G., Neiss, A., Otto, K., Seibel, K.: Ödemprotektive Wirkung und klinische Wirksamkeit von Venostasin retard im Doppelblindversuch. Phlebologie und Proktologie Heft 2 (1986).

Svensjö, E. et al.: Effect of inhibition of PGE$_2$-activity on FITC-dextran permeability in the hamster microvasculature, 8th Europ. Conf. Microcirculation, Le Tourquet 1974. Bibl. anat. (Karger), 13: 303 (1975).

Vogel, G.; Marek, M. L.: Zur Pharmakologie einiger Saponine, Arzneim. Forsch. (Drug Res.) 18: 426 (1962).

Wagner, H.: Search for new constituents with potential antiphlogistic and antiallergic activity. Planta med. 55: 235–241 (1989).

Wilhelm, K., Feldmeier, Ch.: Thermometrische Untersuchungen der Wirksamkeit von Beta-Aescin auf den postoperativen Schwellungszustand. Med. Klin. 72: 128 (1977).

Wurm, G.: Flavonoide als Arzneimittel: Biologische Verfügbarkeit und Biotransformation, Dtsch. Apoth. Z. 115: 355–360 (1975).

## Homöopathie

### Herz-Kreislauf-Erkrankungen

Bayr, G., Stübler, M.: Haplopappus baylahuen: Archiv für homöopathische Arzneimittelforschung, Band 2. Haug, Heidelberg (1986).

Ernst, E., Saradeth, T., Resch, K. L.: Complementary treatment of varicose veins – a randomized, placebo-controlled, double-blind trial. Phlebology 5: 157–163 (1990).

Gawlik, W.: Mikroangiopathie – Homöopathische Therapie mit Heilpflanzen. Ärztezeitschr. Naturheilverf. 27: 202–205 (1986).

Gawlik, W.: Periphere arterielle Durchblutungsstörungen. Dtsch. Apoth.-Z. 127: 1921–1923 (1987).

Haehl, E.: Bewährte homöopathische Herzmittel. Haug, Saulgau (1953).

Hötzer, K.: Kalmia latifolia in der Nachbehandlung von rheumatischen Herzerkrankungen. Allg. hom. Z. 217: 246–248 (1972).

Illing, K.-H.: Homöopathische Praxis. Band 3. Haug, Heidelberg 1986.

Mezger, J.: Die Behandlung des Kreislaufs bei Herzkrankheiten des Alters. Allg. hom. Z. 205: 99–112 (1960).

Rabe, H.: Schlangen- und Insektengifte. Haug, Ulm 1953.

Ritter, H.: Die Behandlung der Herz- und Gefäßkrankheiten. Haug, Saulgau 1947.

Saradeth, T., Ernst, E., Resch, K. L.: Medikamentöse Therapie bei primärer Varikosis. Eine randomisierte, plazebokontrollierte, doppelblinde Studie mit Poikiven. Der Allgemeinarzt 14 (6): 556–566 (1992).

Stübler, M.: Akute Notfälle bei Herz-Kreislauf-Erkrankungen. Erfahrungsheilkunde 34: 518–520 (1985).

Wiesenauer, M.: Behandlungsmöglichkeiten des Ulcus cruris varicosum. Ärztezeitschr. Naturheilverf. 26: 90–96 (1985).

Wiesenauer, M.: Behandlungsmöglichkeiten peripherer Durchblutungsstörungen. Therapeutikon 2: 366–369 (1988).

Wiesenauer, M., Gaus, W.: Orthostatische Dysregulation: Z. Allg. Med. 63: 18–23 (1987).

Wiesenauer, M.: Haplopappus baylahuen. Allg. hom. Zeitg. 232: 107–112 (1987).

Wiesenauer, M.: Behandlungsmöglichkeiten bei Hypotonie und Orthostase. Ärztezeitschr. Naturheilverf. 33: 580–584 (1992).

Wiesenauer, M.: Venenerkrankungen. Therapeutikon 4: 506–507 (1990).

Wünstel, G., Wiesenauer, M.: Akute und chronische Venenerkrankungen. Dtsch. Apoth. Z. 128: 117–120 (1988).

## Migräne

Bignamini, M.: A retrospective analysis for the homeopathic treatment of headache on individual data. J. Liga Medicorum, Homeopathica Internationalis (LMHJ) 1987.

Brigo, B.: Le traitement homéopathique de la migraine: étude de 60 cas. Contrôle en double aveugle. J. Liga Medicorum, Homeopathica Internationalis (LMHJ) 1987.

# 4 Atemwegserkrankungen

Hauptanwendungsgebiete für Phytopharmaka:

Keine Indikationen:
Schwere bakterielle, virale oder fungale Infektionen
Karzinome, z.B. Pleura-, Bronchial-Ca
Status asthmaticus

## 4.1 Bronchitis

### 4.1.1 Behandlungsprinzipien, Anwendungsgebiete und Wirkeigenschaften von Phytopräparaten

**Anwendungsgebiete**

Die akute irritative Bronchitis und die **Bronchitiden**, die auf dem Boden einer viralen, bakteriellen oder Pilz-Infektion entstanden sind, führen zu entzündlichen Veränderungen der Schleimhäute. Es kommt zur vermehrten Durchblutung, Ödembildung, Zellabstoßung und als Folge davon zu erhöhter Schleimproduktion, Husten und Atemnot.

Die **chronische Bronchitis**, mitverursacht durch rezidivierende Infekte, chronische Sinusitiden, bronchiale Allergien sowie übermäßiges Rauchen, verläuft in der Regel in drei Stufen: Husten und Auswurf, Atemnot und respiratorische irreversible Insuffizienz, obstruktives Emphysem.
Siehe hierzu allgemeine Übersichtsreferate S. 123.

**Behandlungskonzepte**

– Die meisten der für die Behandlung zur Verfügung stehenden Phytopräparate stellen *Kombinationspräparate* dar, in denen mehrere Wirkeigenschaften vereinigt sind, was ein Vorteil sein kann.
– Die Frage, ob *Forte- oder Mite-Phytopräparate*

zur Anwendung kommen sollen, richtet sich nach der Schwere der Erkrankung.
– Ein Vorteil zahlreicher Phytopräparate zur Bronchitisbehandlung ist, daß die Drogenbestandteile wie z.B. die ätherischen Öle auch topisch, d.h. durch *Inhalation oder durch Einreiben in die Haut zur Applikation* kommen können, wodurch hohe Wirkstoffkonzentrationen am Wirkort erreicht werden. *auch Bäder*
Aus einem *Tee* kommen primär Wirkstoffe auf reflektorischem Wege, weniger auf systemischem Wege, zur Wirkung. Die gleichzeitig zugeführte hohe Wassermenge trägt zur Verflüssigung des Bronchialsekretes bei.
– *Selbstmedikation* bei bronchitischen Erkrankungen ist nur anzuraten bei akuten, nicht fiebrigen Krankheitssymptomen, die nicht mit eitrigem Auswurf verbunden sind und bei denen die Beschwerden nicht länger als 3–4 Tage andauern. **!**
(Gefahr der Chronifizierung)
*keinesfalls trainieren → Gefahr der Herzmuskelentzündung*

Als mögliche *Zusatztherapie zur notwendigen Antibiotika- bzw. Chemotherapie* bei rezidivierenden Infekten der Atemwege kommen Phytopräparate in Frage, die unspezifisch das *Immunsystem* zu stimulieren vermögen (siehe Kap. 9: «Abwehrschwäche, Immunmangelzustände, Infektanfälligkeit»). *Physikalische Maßnahmen* (Inhalation, Wickel, Einreibung) stehen an zweiter Stelle. Übersichtsreferate zu den einzelnen Indikationsgebieten für Phytopräparate siehe allgemeine Literaturübersicht S. 123.

## Wirkeigenschaften von Phytopräparaten

Je nach dominierendem Symptom sind Phytopräparate mit folgenden Wirkeigenschaften angezeigt:
– expektorierend,
– antiphlogistisch,
– spasmolytisch,
– desinfizierend.

Im Vordergrund stehen die **expektorierenden Eigenschaften**. Ist die expektorierende Eigenschaft eines Präparates stark genug, so daß das Abhusten allein dadurch erleichtert wird, kann unter Umständen auf Antitussiva ganz verzichtet werden.

Unter **Expektorantien** versteht man Drogen und Wirkstoffe, die durch Verflüssigung des Schleimes *(Mukolytika)*, durch Steigerung der Sekretion des Schleimes *(Sekretolytika)*, Beschleunigung des Schleimtransportes *(Sekretomotorika)* oder durch Bildung von Surfactant die Entfernung einer pathologisch vermehrten Schleimmenge *(Hyperkrinie)* oder eines Schleimes mit erhöhter Viskosität *(Dyskrinie)* zum Ziele haben.

– Die **Mukolyse** erfolgt durch Stoffe, die in der Lage sind, die Quervernetzung des Schleimes aufzubrechen und dadurch die Zähigkeit des Schleimes verringern. Beschrieben wird dies für *N-Acetyl-Cystein* und für *Saponine*. *halbsynthetisch*

– Die **Sekretolyse** besteht in einer Erhöhung des Wassergehaltes des Bronchialsekretes. Sie kann induziert werden durch Verbindungen wie z. B. bestimmte *ätherische Öle* oder *Saponine*, die durch lokale Reizung der Bronchialschleimhaut oder/und reflektorisch über die Reizung der Magenschleimhaut – über den sog. **gastropulmonalen Reflex** – die Sekretion anregen.

– Die **sekretomotorische Wirkung** bezieht sich auf die Aktivität des Flimmerepithels der Bronchialschleimhaut (Zilien), die durch die sog. *ziliäre Clearance* für einen Abtransport von Schleim sorgt. Die Geschwindigkeit liegt zwischen 4–20 mm/min. Zu den Pflanzenstoffen mit stimulierender Wirkung auf die Ziliarfrequenz gehören z. B. die β-Sympathomimetika wie z. B. *Theophyllin*, aber auch *Saponine* und *ätherische Öle*.

– Unter **Surfactant** versteht man eine von Pneumozyten der Alveolen gebildete oberflächenaktive Flüssigkeit, die im Alveolenbereich die Reinigungs- bzw. Abtransport-Funktion des dort fehlenden Flimmerepithels übernimmt. Surfactant verhindert das Verkleben von Schleimplaques. Es ist außerdem für die *Phagozytose* von Partikeln im alveolären Raum und dadurch für die Infektionsabwehr von Wichtigkeit. Man kann annehmen, daß vor allem die *Saponine* und *ätherischen Öle* auch die Surfactant-Produktion stimulieren.

*Raucherschäden !*

*= „Anti-Klebrigkeits-Substanz"*

## 4.1.2 Drogen und Präparategruppen

### 4.1.2.1 Ipecacuanhae radix (Brechwurzel)

*Off::* DAB 10, ÖAB, Helv VII. Cephaelis ipecacuanha und C. acuminata (Abb. 4.1).

### Chemie

Für die expektorierende Wirkung verantwortlich sind die beiden Hauptalkaloide **Emetin** und **Cephaelin** (Abb. 4.1), die in den Drogen in einer Konzentration von 2–9 % enthalten sind. Die Alkaloide leiten sich biosynthetisch von 2 Mol Dopamin und einem Monoterpen ab. Ein Teil der Moleküle besitzt Tetrahydroisochinolin-, der andere Chinazolin-Struktur. Für Ipecac. plv. norm. schreibt das DAB 10 einen Mindestgehalt von 1,9–2,1 % Alkaloide vor.

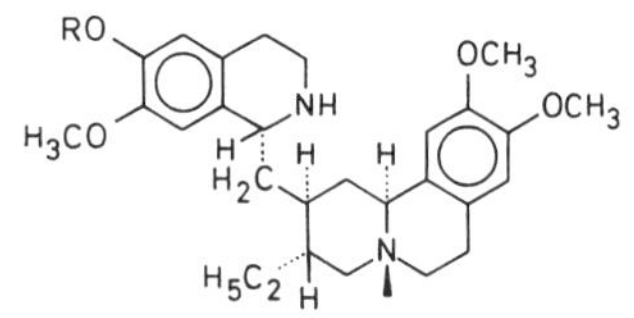

(-)- Emetin    : R = CH$_3$
Cephaelin : R = H
(Cephaelis acuminata)

**Abb. 4.1:** Strukturformeln von Emetin und Cephaelin.

### Pharmakologie

Die Alkaloide wirken peroral bei geringer Dosierung (ca. 0,4 mg Emetin, entsprechend etwa 20 mg Wurzelpulver) reizend auf die Magenschleimhaut und in 15–30 min über die Erregung des Parasympathikus auf reflektorischem Wege *stimulierend auf die Bronchialsekretion*. Bei höherer Dosierung (0,5–2 g) wirkt Ipecacuanha-Wurzel *emetisch*. Da die Alkaloide sehr oxidationsempfindlich sind, werden das Ipecac.-Infus und die Ipecac.-Tinktur heute praktisch nicht mehr verwendet. Verwendung finden daher heute ausschließlich Extrakt- oder Reinalkaloide enthaltenden Fertigpräparate.

Bei längerer Medikation kann es zu Nebenwirkungen vor allem im Magen-Darm-Bereich kommen.

## 4.1.2.2 Ätherischöldrogen (Tab. 4.1)

**Tab. 4.1:** Ätherischöldrogen mit bevorzugt expektorierender und sekretolytischer Wirkung.

| | Droge/Aetheroleum | Hauptwirkstoffe | beschriebene Wirkungen |
|---|---|---|---|
| M | *Anisi fructus* *(Aetherol.) (Anisfrüchte)* u. Anethol (DAB 10, ÖAB, Helv VII) Pimpinella anisum | **tr.-Anethol,** Methylchavicol, Anisaldehyd (ca. 2 % Gesamtöl) | Expektorierend, spasmolytisch, antibakteriell |
| M | *Foeniculi fructus* *(Aetherol.) (Fenchelfrüchte)* (DAB 10, ÖAB, Helv VII) Foeniculum vulgare | **Fenchon, tr.-Anethol** (ca. 4 % Gesamtöl) | Sekretolytisch, expektorierend, antimikrobiell |
| M | *Thymi herba (Aetherol.)* *Thymi (Thymianöl)* und *Thymol* (DAB 10, ÖAB, Helv VII) Thymus vulgaris, Th. zygis | **Thymol** Carvacrol (ca. 1,2 % Gesamtöl, davon 0,5 % Thymol) | Sekretomotorisch, bronchospasmolytisch, antibakteriell |
| M | *Eucalypti Aetheroleum* *(Eukalyptusöl)* und *Cineol* (DAB 10, ÖAB, Helv VII) Eucalyptus globulus u. andere Arten | **1,8-Cineol** (Eucalyptol), Piperiton, α-Phellandren (ca. 1–3 % Gesamtöl, davon ca. 70 % 1,8-Cineol | Sekretomotorisch, expektorierend, schwach spasmolytisch, lokal hyperämisierend |
| M | *Piceae Aetheroleum* *(Fichtennadelöl)* (DAB 10) Picea-Arten | **Bornylacetat** α, β**-Phellandren** α, β-Pinen (5–10 % Gesamtöl) | Sekretolytisch, antibakteriell, lokal hyperämisierend |
| | *Pini pumilionis Aetheroleum* *(ÖAB, Helv VII)* *(Latschenkiefernöl)* Pinus und Picea-Arten | α, β-Phellandren (ca. 60 %) Bornylacetat (ca. 10 %), α, β-Pinen (ca. 10 %) | Sekretolytisch, antibakteriell, expektorierend |
| M | *Terebinthinae Aetheroleum* *(Terpentinöl)* (DAB 10, ÖAB, Helv VII) verschiedene Pinus-Arten u. Larix decidera | α, β**-Pinen** Terpinen-4-ol Bornylacetat Caren (ca. 20–25 % Gesamtöl) | Bronchosekretolytisch, antiseptisch, lokal hyperämisierend |
| M | *Menthae piperitae folium* *(Aetherol.)* *((Pfefferminzöl)* u. *Menthol* (DAB 10, ÖAB, Helv VII) Mentha piperita u. andere Arten | **Menthol** Estermenthol Menthon (ca. 1,2–1,5 % Gesamtöl, davon 35–40 % Menthol und Menthon) | Sekretolytisch, spasmolytisch, antibakteriell, kühlend |
| M | *Salviae folium* *(Aetheroleum)* (DAB 10, ÖAB, Helv VII) Salvia officinalis | **1,8-Cineol,** Kampfer, Thujon (ca. 1,5 % Gesamtöl) | Sekretolytisch, expektorierend, adstringierend, antibakteriell, fungistatisch, virustatisch |

**Weitere Ätherischöldrogen:**

| | | | | |
|---|---|---|---|---|
| Cinnamomum camphora | – | Campher | Inula Helenium | – | Alantwurzel |
| Thymus serpyllum | – | Quendelkraut | Pimpinella saxifraga | – | Pimpinellewurzel |
| | | | Asarum europaeum | – | Haselwurz |

## Chemie (Abb. 4.2)

Die Wirkstoffe der 8 Ätherischöle (Tabelle 4.1) gehören zu den beiden Hauptklassen der *Monoterpene und Phenylpropan-Verbindungen.*

– Die **Monoterpene** leiten sich formal vom 2,6-Dimethyloctadien ab. Sie liegen teils monozyklisch (z. B. Menthol), teils wie bei allen anderen bizyklisch vor. Sie unterscheiden sich außerdem voneinander nur in der Art und Stellung der Sauerstoffsubstitutenden sowie in der Stereochemie. Thymol besitzt als Ausnahme einen aromatischen Ring.

– Die **Phenylpropan-Verbindungen**, wie z. B. das *trans*-Anethol, leiten sich aus dem Zuckerstoffwechsel ab und besitzen zumeist phenolischen Charakter.

Alle genannten Verbindungen sind leicht flüchtig, mit Wasserdampf destillierbar, sie besitzen charakteristische Gerüche und permeieren wegen ihrer starken Lipophilie leicht in die Haut.

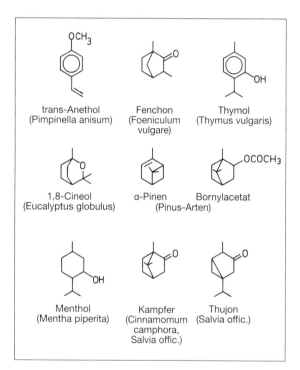

**Abb. 4.2:** Die Hauptterpene der expektorierend wirkenden Ätherischöldrogen.

## Pharmakologie

Die für die einzelnen Öle und ätherischölenthaltenden Präparate angegebenen Wirkungen decken sich nicht in jedem Fall mit den Ergebnissen experimenteller Untersuchungen (Hauschild, 1973; Dolder, 1978; Schneider, 1978; Boyd, 1970, 1972; Boyd u. Sheppard, 1970, 1971; Schäfer u. Schäfer, 1981; Chibanguza et al., 1984). Dies hängt zum Teil damit zusammen, daß die Wirkungen sehr stark von der **Dosierung,** der **Applikationsweise** (inhalativ, perku-

tan, oral bzw. Lutschen) und natürlich von der **Art** des **verwendeten Öles** bzw. der Ölmischung d. h. von deren Dampfdruck abhängen.

Z. B. wurden bei geringer Dosierung *sekretolytische* und *sekretverdünnende* Effekte gemessen, während es bei hohen Dosen zu einem «*Umkehreffekt*», d. h. zu einer Hemmung der Sekretolyse und auch zu einer Lähmung der Ziliartätigkeit kam (Dolder, 1978; Hauschild, 1956).

### Dosierung und Applikationsweise

Inhalativ gute expektorierende Wirkung zeigten im Tierexperiment *Fenchelöl, Melissenöl, Zitronenöl, Terpentinöl* und die verschiedenen *Pinus-Öle,* während Eukalyptusöl und Anisöl sich hierbei als nicht wirksam erwiesen (Boyd, 1970, 1972). Ob die Verhältnisse denen beim Menschen entsprechen, ist ungeklärt.

Durch Blutspiegelmessung nach **Inhalation** eines Ätherischölgemisches (Kampfer, Menthol, Eukalyptus- und Pinus-Öle) konnte gezeigt werden, daß bei einer Wassertemperatur von 80° C aus 5 g Salbe und 500 ml Wasser 60–70 %, das sind 0,1–0,3 g der in der Inhalationsluft befindlichen Gesamtterpene, durch pulmonale Resorption in das Blut aufgenommen werden. Da die Eliminationshalbwertzeiten der Terpene relativ kurz sind (30–40 min), ist eine Kumulation im Organismus auch bei langfristiger Applikation nicht zu erwarten (Römmelt et al., 1988). Schäfer und Schäfer (1981) konnten im Tierversuch nachweisen, daß bereits bei geringeren Konzentrationen der gleichen ätherischen Öle bei intratrachealer Insufflation signifikante pharmakologische Wirkungen (Bronchospasmolyse) zu erzielen sind. Daraus kann man schließen, daß ätherische Öle bei Inhalation die Bronchialschleimhäute erreichen.

Bei **peroraler Applikation** werden ätherische Öle schnell und nahezu quantitativ resorbiert. Aufgrund der geringen Mengen, die im Tierexperiment 60 min nach **perkutaner Applikation** in der Exspirationsluft gemessen wurden (1–5 %), kann gefolgert werden, daß die auf diesem Wege zur Wirkung gelangenden ätherischen Ölmengen und damit die Bioverfügbarkeit gering sind. In Probandenversuchen haben aber Schuster et al. (1986) gezeigt, daß aus einer terpenhaltigen Salbe (2 g) die Terpene bereits 5 bis 15 Minuten nach lokaler Applikation auf die Haut im Plasma eine maximale Konzentration von insgesamt ca. 20 ng/ml erreichten. Sie sind dort noch 3 Stunden nach Applikation nachweisbar. Daraus wird abgeleitet, daß ätherische Öle auch nach transdermaler Absorption pharmakologisch wirksam sind. Bei Verwendung von Ätherischöldrogen zur **Teemedikation** sind aber keine nennenswerten expektorierenden Wirkungen außer sinnesphysiologische Effekte zu erwarten, da die pro Tasse Tee aufgenommenen Ätherischölmengen allein wegen der geringen Wasserlöslichkeit der ätherischen Öle minimal sind.

### Wirkungen

Aus Tierexperimenten wird geschlossen, daß *Eukalyptusöl, Myrtusöl (Myrtol), Thymianöl* und *Anisöl (Anethol)* sowie die Ätherischölverbindungen α–*Asaron* und o-*Methylisoeugenol* ihre **expektorierende** Wirkung eher einem indirekt reflektorischen Wirkmechanismus über die Reizung der sensiblen Magennerven verdanken. Für alle anderen Öle wird allein oder bevorzugt ein *direkter Reizeffekt* und damit eine direkte Stimulierung der sezernierenden serösen Drüsenzellen der Bronchien für die **Sekretolyse** und damit für den expektorierenden Effekt angenommen (Schneider, 1978). Bisher wenig beachtet wurde, daß Terpene auch die Oberflächenspannung der Alveolen zu senken vermögen (Zänker u. Blümel, 1983).

Für das *Cineol*, den Hauptwirkstoff des *Eukalyptusöls*, wurde am Kaninchen eine **sekretionsfördernde** Wirkung nachgewiesen (Boyd und Sheppard, 1971). In vitro übte Cineol einen **Surfactantähnlichen Effekt** aus und setze die Oberflächenspannung von Lipidfilmen herab (Zänker et al., 1980). Diese Eigenschaft wurde in Inhalationsversuchen mit Kaninchen bestätigt, wobei Cineol zu einer erhöhten Inspirationskapazität führte.

Die Hautirritationen, vor allem wenn sie bei perkutaner Applikation erzeugt werden, können über die Freisetzung von Entzündungsmediatoren (Prostaglandine, Histamin) oder kutisviszerale Reflexe Muskelspasmen lösen bzw. durch Freisetzung von Corticoiden **antiphlogistische** Wirkungen hervorrufen. Die zweite Wirkung bezeichnet man als Gegenreizung (counter irritant effect). Schließlich können hierdurch auch **körpereigene Abwehrfunktionen** in Gang gesetzt werden.

Darüberhinaus können einige Öle, wie z. B. *Thymusöl, Zimtöl, Nelkenöl* oder *Pinusöle* zumindest in vitro stark die **Prostaglandinsynthese** hemmen (Wagner et al., 1986), so daß man bei lokaler Anwendung eine **antiphlogistische** Wirkung erwarten kann, die nicht auf einem Gegenreizungs-Effekt beruht.

*Thymianöl, Eukalyptusöl, Salbeiöl* und weitere Öle wirken **antibakteriell** (Deininger, 1985). Die für eine entsprechende Wirkung erforderliche Konzentration dürfte aber höchstens bei inhalativer Anwendungsform erreicht werden.

*Pfefferminzöl* besitzt eine **spasmolytische** Wirkung und erzeugt darüber hinaus auf der Haut noch eine starke **Kühlwirkung**. Ein Gemisch aus *Eukalyptusöl und Menthol* erwies sich im Tierversuch ebenfalls als bronchospasmolytisch (Schäfer und Schäfer, 1981). Die gleiche Wirkung wurde für *Eugenol, Methyleugenol* (Wagner et al., 1979) und für *trans-Isoasaron*, den Hauptwirkstoff des *Asarum-europaeum-Öles* (Gracza et al., 1988) festgestellt. Systematische Untersuchungen über die spasmolytische Wirkung von ätherischen Ölen wurden von Brandt (1988) durchgeführt.

An der Trachea des Meerschweinchens zeigten *Nelkenöl, Angelikaöl* und eine Melissengeistölgesamtmischung *(MG-Öl)* die stärkste Wirkung (Abb. 4.3). Von den Hauptterpenen des *Nelken- und Melissenöles* erwiesen sich Eugenol und Eugenolacetat am stärksten wirksam (Abb. 4.4). Im Vergleich zu Isoprenalin oder Papaverin waren die spasmolytischen Wirkungen der Öle um $1/_{10}$ bis $1/_{100}$ schwächer (Abb. 4.5).

**Literatur:** siehe auch Schilcher, 1984; Deininger, 1985.

### Nebenwirkungen (s. Schilcher 1984)

– Bei der Inhalation von ätherischen Ölen kann es zu einer starken lokalen Reizung kommen, so daß bei *Asthmatikern, Kindern* oder *Allergikern* sogar ein Bronchospasmus ausgelöst wird.
– Stark 3-Caren-haltige Pinusöle oder Eukalyptusöle können starke *Nierenentzündungen* hervorrufen.
– Mentholhaltige Präparate sind bei *Säuglingen* sowohl bei oraler als auch lokaler Applikationsweise *kontraindiziert*, da Laryngospasmen, Dyspnoe und allergische Reaktionen beobachtet wurden.
– β-Pinen-haltige Öle (Pinusöle) wirken in hohen Dosen *nierenreizend*, Thujon, Thymol und Terpentinöl leberschädigend. Das ätherische Öl der Alantwurzel besitzt wegen des Gehaltes an Alantolacton *allergische Potenz*.

## 4.1.2.3 Schleimdrogen (Tab. 4.2)

### Chemie (Abb. 4.6)

Die Schleime der aufgeführten acht Drogen stellen Gemische von neutralen und sauren Polysacchariden dar, die bei der Hydrolyse nur Glucose und Mannose (Homoglykane) oder mehrere Zuckerbausteine (Heteroglykane) liefern. Für die **sauren Schleime** ist die **Galakturonsäure** charakteristischer Zuckerbaustein. Nach ihrer Zuckerzusammensetzung teilt man die Schleime in *Mannane/Glucane, Gluco- und Galakto-Mannane, Xylane oder Rhamnogalakturane* ein. Als typischer Vertreter kann der saure

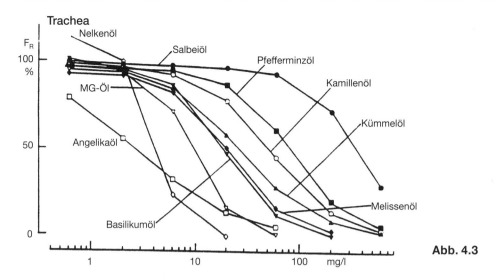

Abb. 4.3

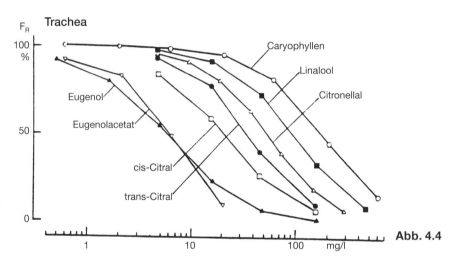

Abb. 4.4

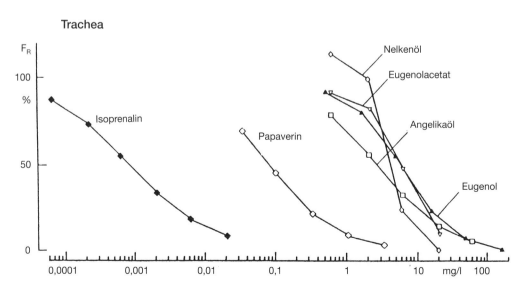

Abb. 4.5

**Tab. 4.2:** Schleimdrogen mit bevorzugt antiphlogistischer Wirkung.

| | Droge/Stammpflanze | Schleimpolysaccharide | Beschreibende Wirkung |
|---|---|---|---|
| M | *Farfarae folium/flos* (*Huflattich-Blätter u. Blüten*) (DAB 10, ÖAB, Helv-VII) Tussilago farfara | Bis zu 8 % saurer Schleim der bei der Hydrolyse Glucose, Glaktose, Arabinose, Xylose und Uronsäure liefert Quellungszahl: mind. 15 | Antiphlogistisch (siehe Anwendungsbeschränkung, Pharmakologie S. 100) |
| M | *Plantaginis folium/herba* (*Spitzwegerich-Blätter, -Kraut*) (DAB 10, ÖAB, Helv-VII) Plantago lanceolata | Wenig Schleim, zusätzlich die Iridoide Aucubin und Catalpol, Phenolcarbonsäuren sowie Senföl | Reizmildernd, adstringierend, antibakteriell |
| M | *Foenugraeci semen* (*Bockshornkleesamen*) (DAB 10, ÖAB, Helv VII) Trigonella foenumgraecum | 20–30 % Schleim (Mannogalaktane), zusätzlich Steroidsaponine | Reizmildernd |
| M | *Lichen islandicus* (*Isländisches Moos*) (DAB 10, ÖAB, Helv VII) Cetraria islandica | Ca. 50 % Polysaccharide (Lichenin, Isolichenin), bestehend aus 1,3- und 1,4α-Glucanen, zusätzlich Flechtensäuren Quellungszahl: mind. 5 | Reizmildernd, schwach antibakteriell |
| M | *Althaeae radix* (*Eibischwurzel*) (DAB 10, Helv VII) Althaea offic. | Bis zu 15 % Schleim, bestehend aus Galaktorhamnanen, Glucanen und Arabinogalaktanen Quellungszahl: mind. 8–10 | Reizmildernd, die mukoziliare Aktivität hemmend, Phagozytose-steigernd |
| M | *Althaeae folium (flos)* (*Eibisch-Blätter u. Blüten*) (ÖAB) Althaea offic. | Bis zu 6 % Schleim, Zusammensetzung wie bei Wurzel Quellungszahl: mind. 12 | Reizmildernd |
| M | *Malvae folium, flos* (*Malven-Blätter u. Blüten*) DAB 10, Helv VII Malva silvestris u. neglecta | Bis zu 8 % Schleim, der bei der Hydrolyse Glucose, Arabinose, Rhamnose und Galaktose liefert | Reizmildernd |
| M | *Verbasci flos* (*Wollblume*) Verbascum densiflorum | Bis zu 2 % Schleim, zusätzlich Flavonoidglykoside und Saponine | Reizmildernd, Schleimhaut-positiv |

*[handschriftlich: auch Senfölglykoside]*

*[handschriftlich: → Rezept von Edeltraud]*

Schleim des Eibisch-Schleimpolysaccharides gelten. Wie das Formelbild zeigt, besteht eine Untereinheit aus 11 Zuckermolekülen, die in 1→4, 1→3 und 1→2 Bindungen miteinander verknüpft sind. Je nach Zuckerzusammensetzung, Bindungsverhältnissen und Veresterungs- und Verzweigungsgrad bilden die Schleime Raumstrukturen höherer Ordnung, d.h. helikale Ketten, Doppel- oder Triphelices, die zum Teil Kalzium eingelagert enthalten und dadurch eine dreidimensionale Netzstruktur ergeben. Die Quervernetzung erfolgt über heteropolare Hauptvalenz- und Wasserstoffbrückenbindungen. Die Molgewichte der Schleime liegen zwischen ca. 50000 und 2 Millionen.

**Abb. 4.3:** Spasmolytische Wirkung ätherischer Öle auf die glatte Muskulatur der Meerschweinchen-Trachea.
Ordinate: $F_R$ = Ruhekraft; Ausgangswert vor Substanzzugabe jeweils = 100 % gestetzt (nach Brandt, 1988).

**Abb. 4.4:** Spasmolytische Wirkung der Hauptbestandteile von Nelkenöl und Melissenöl auf die glatte Muskulatur der Meerschweinchen-Trachea.
Ordinate: $F_R$ = Ruhekraft; Ausgangswert vor Substanzzugabe jeweils = 100 % gesetzt (Brandt, 1988).

**Abb. 4.5:** Spasmolytische Wirkung von Nelken- und Angelikaöl sowie Eugenol und Eugenolacetat auf die glatte Muskulatur der Meerschweinchen-Trachea im Vergleich zu Papaverin und Isoprenalin.
Ordinate: $F_R$ = Ruhekraft; Ausgangswert vor Substanzzugabe jeweils = 100 % gesetzt (Brandt, 1988).

- **Chemisch-physikalische Eigenschaften**
  Die durch Kalt- oder Heißwasser-Mazeration oder Extraktion aus der Droge (Membranen oder Vakuolen) herauslösbaren Schleime liefern als Solbildner mit Wasser visköse, nicht-klebrige Lösungen (Hydrokolloide). Die wasserunlöslichen Schleime dagegen quellen, bilden Gele und eignen sich nur zur Anwendung als Laxantien.
- **Qualitätskriterium** für Schleimlösungen ist die in Centistokes angegebene Viskosität. Der Grad der Viskosität einer Schleimlösung hängt vom Molekulargewicht des Polysaccharids und dem Verzweigungsgrad der Zuckerketten ab. Stark verzweigte Strukturen ergeben Schleime mit hoher Viskosität. Die Viskositäten der Schleimlösungen schwanken zwischen 5 und 15 cSt. (Centi-Stokes [cSt] ist ein Maß für das Fließverhalten von Schleimen, bestimmt im Kapillarviskosimeter). Die Qualität der Rohdroge wird dagegen nach der Quellungszahl bewertet.
  Die Viskosität bestimmt auch in erster Linie die pharmakologischen Eigenschaften.

Strukturfragment (Undecasaccharid-Untereinheit) des Althaea-Schleimes

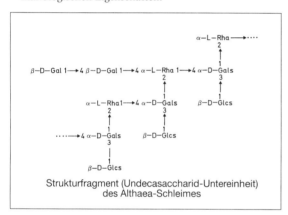

**Abb. 4.6:** Althaea-Polysaccharid als Prototyp eines Schleimpolysaccharides.

## Pharmakologie

Schleime besitzen eine *einhüllende, Oberflächen abdichtende Wirkung* und können, wenn sie langsam Schlund und Trachea passieren, die bei der Bronchitis gelegentlich auftretenden «Löcher» schließen. Dadurch wird ein Teil der beschriebenen antiphlogistischen und Hustenreiz mildernden Wirkung erklärt. Der zweite Effekt soll darin bestehen, daß der Schleim als Sol die *Verflüssigung des zähen Bronchialsekretes* begünstigt.

An der Wirkung der Schleimauszüge sind zum Teil auch andere wasserlösliche drogenspezifische Wirkstoffe beteiligt, z. B. sind beim **Isländischen Moos** die in der Droge enthaltenen antiphlogistisch und antibiotisch wirksamen Flechtensäuren an der Gesamtwirkung beteiligt. *Nebenwirkungen* sind von Schleimdrogen bisher nicht bekannt geworden (Geyer et al. 1986, Kartnig 1987)

**Huflattich** enthält in allen Pflanzenteilen stark wechselnde Mengen an **Pyrrolizidinalkaloiden** (z. B. Senkirkin), die hepatotoxische und kanzerogene Potenz besitzen. Aus diesem Grund wird die Anwendung von Huflattich-Blüten, -Kraut und -Wurzel laut **M** nicht für vertretbar gehalten. Für Huflattichblätter wird eine Anwendung nicht länger als 4–6 Wochen/Jahr empfohlen. Dabei darf für die Herstellung von Teeaufgüssen der Grenzwert von 1 µg für die täglich zu verabreichende Drogenmenge wegen der schlechten Löslichkeit der Alkaloide in Wasser überschritten werden. !

überholt !

### 4.1.2.4 Saponin-Drogen (Tab. 4.3)

## Chemie (Abb. 4.7)

Die Saponine der in Tabelle 4.3 genannten Drogen besitzen alle im Aglykon-Teil die **pentazyklische Triterpenstruktur** des **12-Oleanans.** Die Sapogenine unterscheiden sich voneinander nur im Substitutionstyp, d. h. in der Zahl, Art und Stellung zusätzlicher Hydroxyl-, Aldehyd- und Methylgruppen im Molekül. Die Zucker, vorwiegend Glucose, Galaktose, Rhamnose, Xylose und Glykuronsäuren, sind mit Ausnahme der Saponine von Gypsophila-Arten in Form einer mehr oder minder langen Zuckerkette an die OH-Gruppe in C-3-Stellung gebunden *(Monodesmoside).*
Bei den *Bisdesmosiden* von Gypsophila-Arten sind zusätzlich Zucker an eine Carboxylgruppe in C-17-Stellung gebunden.
Die *Roßkastaniensaponine* enthalten im Unterschied zu den meisten anderen zusätzlich kurzkettige Fettsäuren an OH-Gruppen des Ringsystems gebunden *(Estersaponine).*
Die große Oberflächenaktivität der meisten Saponine ist wesentlich durch den amphophilen Charakter des Gesamtmoleküls, lipophiler Aglykonteil und hydrophiler Zuckerteil, bedingt.

Primulasaponin 1
Primulasaponin 2 (- β - D-Xyl)
(Primula veris u. elatior)

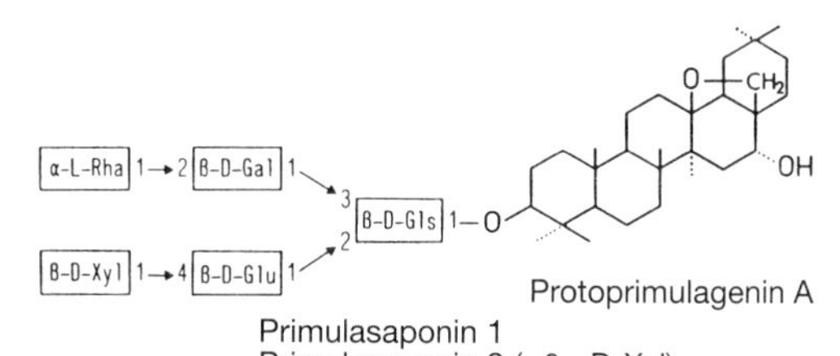

**Abb. 4.7:** Primula-Saponine als Prototypen expektorierend wirkender Saponine.

## Pharmakologie

Die praktisch für alle Saponine der Tabelle 4.3 charakteristische **expektorierende** Wirkung kommt sehr wahrscheinlich in erster Linie durch eine

Schleimhautreizung und eine dadurch lokal oder reflektorisch über den Parasympathikus ausgelöste Sekretolyse zustande. Daß eine Verflüssigung des Schleimes und Viskositätsreduzierung auch über die Herabsetzung der Grenzflächenspannung durch Saponine möglich ist, wird bezweifelt. Voraussetzung hierfür wäre, daß die Saponine bei peroraler Zufuhr intakt in die Bronchien gelangen, was bei der geringen Resorbierbarkeit im Darm kaum zu erwarten ist. Deshalb ist auch die *mukolytische Wirkung der Saponine vom Mechanismus her nicht zweifelsfrei geklärt.* *im Blut wären sie hämolytisch!*

Zusätzliche **antiödematöse** bzw. **antiphlogistische** Wirkung besitzen das *Glyzyrrhizin* der *Süßholzwurzel* und das *Aescin* der *Roßkastaniensamen*. Die als «kortikomimetisch» beschriebene Wirkung des Glyzyrrhizins ist vermutlich auf eine Strukturähnlichkeit von Glyzyrrhizin mit Cortison zurückzuführen. Glyzyrrhizin wirkt vermutlich antiphlogistisch durch Hemmung des Cortisonabbaus in der Leber.

Wegen dieser Wirkung kann es bei längerer Applikation zu **Nebenwirkungen** (Hypokaliämie, Hyper- *„Wasserkopf"*   !

**Tab. 4.3:** Saponindrogen mit bevorzugt expektorierender und antiphlogistischer Wirkung.

| | Droge/Stammpflanze | Hauptwirkstoff | beschriebene Wirkungen |
|---|---|---|---|
| M | *Primulae radix* (*Schlüsselblumenwurzel*) (DAB 10, ÖAB) nur noch selten Flos Primulae c. calycibus Primula veris (offizinelle Arneiprimel) Primula elatior (Waldschlüsselblume) | 4–10 % eines Saponingemisches mit 2 Hauptsaponinen, die sich vom Primulagenein A ableiten. Trockenextrakte (ca. 15 % Saponine) zusätzlich die Salicylsäureglykoside Primulaverin und Primverin | Expektorierend, schwach antiphlogistisch, sekretolytisch |
| M | *Senegae radix* (*Senegawurzel*) (DAB 10, ÖAB) Polygala senega | 8–10 % eines Saponingemisches, Senegasaponine A–D, zusätzlich Salicylsäureverbindungen | Expektorierend |
| M | *Saponariae rubrae radix* (*Gemeines Seifenkraut*) Saponaria officinalis | 2–5 % eines Saponingemisches mit Quillajasäure als Aglykon | Expektorierend |
| M | *Saponariae albae radix* (*Weiße Seifenwurzel*) (DAB 10, ÖAB, Helv VII) Gypsophila paniculata u. andere Arten | Saponingemisch mit dem bisdesmosidischen Gypsosid A als Hauptsaponin | Expektorierend |
| M | *Liquiritiae radix* (*Süßholzwurzel*) (DAB 10, ÖAB, Helv VII) Glyzyrrhiza glabra u. andere Varietäten | 3–5 % Glyzyrrhizin als Hauptsaponin, zusätzlich die Flavonoide Liquiritin und Liquiritigenin | Expektorierend, sekretolytisch, antiödematös, antiphlogistisch, spasmolytisch |
| M | *Violae tricoloris herba* (*Stiefmütterchenkraut*) (ÖAB) Viola tricolor | Saponingemisch unbekannter Struktur, zusätzlich Salicylsäureverbindungen | Expektorierend, schwach antiphlogistisch (in **M** keine Angabe zu dieser Indikation) |
| M | *Hederae folium* (*Efeublätter*) Hedera helix  *Prospan-Tropf.* | 7–15 % eines Saponingemisches mit den Hauptsaponinen Hederacosid C, α-Hederin und Hederacosid B, zusätzlich Flavonglykoside und Phenolcarbonsäuren | Expektorierend, spasmolytisch, haut- und schleimhautreizend |
| M | *Hippocastani semen* (*Roßkastaniensamen*) (DAB 10) Aesculus hippocastanum | 3–6 % eines Estersaponingemisches bestehend aus α, β- und Kryptoaescin | Ödemprotektiv, antiödematös |

natriämie, Ödeme) kommen, weshalb Zubereitungen von *Süßholzwurzeln nicht länger als 6 Wochen* angewendet werden sollen (Martindale, 1982).

Die zusätzliche **spasmolytische** Wirkung von Süßholzextrakten ist auf die im Extrakt vorhandenen Flavonverbindungen (Liquiritigenin und Isoliquiritigenin) zurückzuführen. Der genaue Wirkungsmechanismus von Aescin ist ungeklärt.

Bei Anwendung von *Primula-* und *Viola-Gesamtextrakten* könnte die **antiphlogistische** Wirkung der in diesen zusätzlich vorkommenden Salicylsäurederivate zum Tragen kommen.

### 4.1.2.5　Zusätzlich in einigen Präparaten enthaltene Drogen mit expektorierender Wirkung

#### Pulmonariae herba (Lungenkraut)

Pulmonaria offic. und subsp. maculosa.
Die Wirkung dürfte in erster Linie durch den hohen Kieselsäuregehalt (ca. 3 %) bedingt sein. Weitere Inhaltsstoffe: andere Mineralsalze, Saponine, Pectine und Gerbstoffe.

#### Castaneae fol. (Edelkastanienblätter)

Castanea sativa. *Inh.:* Saponine.

#### Glechomae herba (Gundermann)

Glechoma hederacea. *Inh.:* Ätherischöl.

#### Hyssopii herba (Ysop)

Hyssopus officinalis. *Inh.:* Ätherischöle.

#### Verbenae herba (Eisenkraut)

Verbena officinalis. *Inh.:* Iridoide u. Ätherischöl

#### Veronicae herba (Ehrenpreis)

Veronica officinalis. *Inh.:* Ätherischöl.

### 4.1.2.6　Immunstimulantien (siehe auch Kap. 9: «Abwehrschwäche»).

Bei chronischer Bronchitis und rezidivierenden Infekten, die durch ein geschwächtes bzw. supprimiertes Immunsystem mitverursacht werden, können pflanzliche Präparate mit die unspezifische Abwehr stimulierender Wirkung eingesetzt werden, da an der Abwehr von Infektionserregern und Fremdkörperpartikeln in der Lunge neben der spezifischen Abwehr vor allem auch das unspezifische Immunsystem beteiligt ist. Hierzu gehören die *Granulozyten, Makrophagen,* die *Pneumozyten Typ II,* das *Komplement-System* und das *Lymphdrainage-System.* Die alveolären Makrophagen liegen direkt dem Alveolenepithel auf. Die Pneumozyten Typ II, die selbst auch zur Phagozytose befähigt sind, produzieren das am Transport und der Beseitigung von Partikeln beteiligte Surfactant. Das Lymphsystem ist für die Beseitigung der aus den Alveolen in die Lymphe übertretenden kleinen Moleküle verantwortlich.

Die hauptsächlich **Echinacea**-Extrakt enthaltenden Phytopräparate können prophylaktisch und therapeutisch eingesetzt werden. In der Prophylaxe sollen Präparate nicht länger als 3 Monate in etwa 1- bis 1½wöchigen Intervallen gegeben werden. In der Therapie können Präparate den Krankheitsverlauf abkürzen und die Rezidivhäufigkeit verringern. Üblich sind tägliche Injektionen über 3–5 Tage oder Gaben von täglich 3 × 30 Tropfen flüssiger Präparate über einen Zeitraum von etwa 1 Woche. Anschließend sollte ein therapiefreies Intervall von 1 Woche eingehalten werden (Wagner, 1991). (siehe auch Kap. 9 «Abwehrschwäche»)

### 4.1.2.7　Klinische Studien – Indikation: Bronchitiden

Die mit Fertigpräparaten an Patienten durchgeführten kontrollierten Einfach- oder Doppelblind-Studien (ca. 20) beziehen sich auf folgende Indikationen:
– Chronische Bronchitis,
– Starker Reizhusten (Keuchhusten),
– Lungenemphysem.
Zur Beurteilung der Wirksamkeit dienten außer den subjektiven Prüfparametern u. a. lungenfunktionsanalytische Messungen, Sputum-Auswurfmenge und Frequenz, Viskosimetrie des Sputums, Hustenfrequenz, Seromucoidgehalt, Blutbild, Leukozytenzahl und Bakterienflora. In einigen Fällen wurde gegen eine Kontrollgruppe, die Theophyllin und β-Adrenergika erhielt, geprüft.

#### Therapiestudien

**Therapiestudie – Beispiel 1**

**Indikation.** Akute und chronische Bronchitiden.

**Präparat.** Ätherischölkombination in Salbenform enthaltend Campher, Eukalyptus-, Pinus- und Terpentinöl sowie Menthol.

**Studienart.** Randomisierte Doppelblindstudie mit 100 männlichen Patienten (50 Patienten in der Kontrollgruppe).

**Behandlungsart.** 14 Tage lang 3mal täglich Brust- und Rückeneinreibung, zusätzliche Basismedikation durch eine Kombination aus Theophyllin und β-Adrenergika.

**Prüfkriterien.** Als objektive Parameter: Lungenfunktionsmessung, Sputummessung, Subjektive Parameter: Husten, Atemnot.

**Ergebnis.** Alle Therapieunterschiede in den subjektiven Parametern waren auf dem 5 %-Niveau statistisch signifikant gesichert und klinisch relevant, ebenso die Lungenfunktionswerte, Resistance und IGV. In der Sekretolyse konnte aufgrund der unzureichenden Meßmethodik nur eine deutliche Tendenz beobachtet werden. Die zusätzliche Salbentherapie zeigte gegenüber der alleinigen Kombinationstherapie von Theophyllin-Adrenergikum eine gesicherte Überlegenheit (siehe Abb. 4.8) (Linsenmann u. Swoboda, 1986).

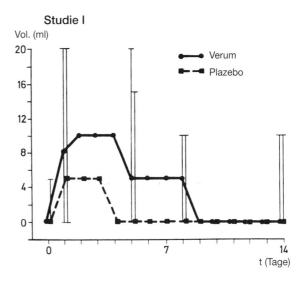

**Abb. 4.8:** Einfluß eines Phytopharmakons auf den zeitlichen Verlauf der Sputummenge bei einer Bronchitisbehandlung.
Zeitlicher Verlauf der Sputummenge (abends), gemessen während einer 14tägigen Therapie an 100 Patienten, Verum 50 Patienten (Linsenmann u. Swoboda, 1986).

### Therapiestudie – Beispiel 2

**Indikation.** Akute und chronische Bronchitiden.

**Präparat.** Ätherischölkombination in Kapselform enthaltend Anethol, Cineol und Pinusöl.

**Studienart.** Kontrollierte Doppelblindstudie mit 40 Patienten.

**Behandlungsart.** 10 Tage lang p. o. eine Kapsel/Tag zusätzlich täglich Bad Emser Sole-Inhalation.

**Prüfkriterien.** Lungenauskultation (Giemen, Pfeifen, Rasseln, vesikuläres Exspirium), Sputumkonsistenz, Atemnot, Hustenqualität, Lungenfunktionsprüfung mit Vitalograph Respirometer am 1. und 5. Tag und nach Abschluß.

**Ergebnis.** Praktisch identisch mit der Bewertung von Studie I (siehe Abb. 4.9) (Stafunsky et al., 1989).

### Therapiestudie-Beispiel 3

**Indikation.** Bronchitis.

**Präparat.** Monoextrakt-Präparat aus Asari europaeae radix standardisiert auf Phenylpropanderivate, in Dragee-Form. 1 Dragee enthält 16 mg standardisierten Extrakt.

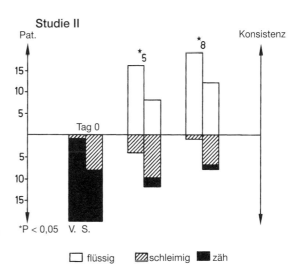

**Abb. 4.9:** Einfluß eines Phytopharmakons auf den Verlauf der Sputumkonsistenz während einer Behandlung.
Verlauf der Sputumkonsistenz während einer 10tägigen Therapie von akuter Tracheobronchitis mit ätherischen Ölen und Sole-Inhalation (V.) und alleiniger Sole-Inhalation (S.) (Stafunsky, 1989).

**Studienart.** Doppelblindstudie mit 90 Patienten.

**Behandlungsart.** 3mal täglich 2 Dragees über einen Zeitraum von 3–14 Tagen.

**Prüfkriterien.** Subjektive Beschwerden und objektive Befunde (Lungenfunktionsprüfungen).

**Ergebnis.** Wie aus der Tabelle hervorgeht, war die therapeutische Wirksamkeit besonders bei der akuten Bronchitis sehr gut. Wenn man alle drei Diagnose-Gruppen zusammenfaßt, ergibt sich ein hochsignifikanter Unterschied in der Wirksamkeit zugunsten des Phytopräparates (Rosch 1974) (siehe Tab. 4.4, S. 105).

In einer Studie mit einer oral angewendeten Kombination von Pinen, Limonen und Cineol würde eine Steigerung der mukoziliären Clearance wie bei Ambroxol erzielt (Dorow et al. 1987).

### 4.1.2.8 Phytopräparate

#### Ipecacuanhae Radix

Gelegentlich finden noch Sirupus emeticus (Ph. Helv VI) oder zusammen mit Opium das sog. Doversche Pulver (Plv. Ipecac. opiatus ÖAB und Helv VI) Verwendung. Das letzte Präparat unterliegt der Betäubungsmittelverordnung, sonst nur noch in einigen wenigen Fertigpräparaten, z.B.: Ipalat-Tropfen (stand. Ipecac.-Extrakt + Ephedrin) und in einigen Phyto-Kombinationspräparaten (z. B. Expektorans Solucampher) oder homöopathischen Präparaten.
Zur Teezubereitung ist die Droge wegen der Gefahr der Überdosierung *nicht* geeignet.

#### Ätherischöldrogen

**Zur p.o. Anwendung**

Es gibt nur wenige Präparate, die nur einen *Ätherisch-ölbestandteil* oder eine *Terpenverbindung* enthalten. Beispiele sind:
Z.B. POHO-Öl (Pfefferminzöl),
Gelomyrtol + G. forte (Myrtol) 120/300 mg,
Soledum-Balsam (Cineol) und Gelodurat Eukalyptusöl.

Präparate mit nur *einem Extraktbestandteil* sind z.B. Escarol (Asarum eur.-Extrakt stand. auf Isoasaron und Isomethyleugenol) oder
Kneipp Thymian-Pflanzensaft.

95 % aller anderen Präparate sind *Mischpräparate*, die entweder nur *Ätherischöle* enthalten oder Kombinationen mit *saponin- oder schleimhaltigen* Drogen bzw. *Zusätzen* von *Reinsubstanzen* wie z.B. Emetin, Ephedrin, Codein, Khellin, Bromhexin, Gujakol-Derivate

oder Ammoniumsalzen. Von den verwendeten Ölen überwiegen Thymianöl, Eukalyptusöl, Pfefferminzöl (Menthol) und Pinus-Öle.

| | |
|---|---|
| Z.B. Thymipin N, | Optipect N, |
| Pertussin, | Bronchoforton N, |
| Tussipect, | Pinimenthol oral |
| | N-Kaps., |
| Transpulmin Husten- | Phytobronchin N. |
| saft N, | |

**Zur Inhalationsanwendung**
Für die *Inhalation* werden in der Regel 2–5 Tropfen entsprechend 80–180 mg reines ätherisches Öl, eine entsprechende Menge der Fertiglösung/1 l kochendes Wasser verwendet. Bei Einsatz von Balsamen wird ein haselnußgroßes Stück (5–10 cm) in die gleiche Menge heißes Wasser gegeben.
*Fertigpräparate:*
Z.B. Aerosol-Spitzner,
Hustagil-Inhalationsöl,
Liniplant-Inhalat.

**Zur perkutanen Applikation**
Für die perkutane Anwendung stehen primär Salben oder Balsame zur Verfügung. Sie werden in einem Strang von 5–10 cm Länge auf Brust- oder Rückenpartien aufgetragen und verrieben.
*Fertigpräparate:*

| | |
|---|---|
| Z.B. Pinimenthol S/N | Soledum Balsam, |
| Salbe, | Erkältungsbalsam-ra- |
| Kneipp Erkältungsbal- | tiopharm, |
| sam, | Wick Vapo Rub Erkäl- |
| Bronchoforton N-Salbe, | tungscreme u. a. |
| Ipalat-Balsam N, | |
| Pertussin Hustenbalsam, | |

Bronchialteepräparate S. 105.

**Zur Badeanwendung:**
Siehe Kapitel Balneotherapie S. 379.

### Schleim-haltige Phytopräparate

Präparate vorwiegend in *Teemischungen,* z.B.

| | |
|---|---|
| in Bronchialtee 400, | in *Lutschpastillen* z.B. |
| Bronchostad, | Isla-Moos und -Mint. |
| Sulubfix, | Als *Saft und Sirup,* z.B. |
| Peracon-Hustentee, | Antibex Saft (Spitzwege- |
| Salus-Bronchial-Tee, | richsirup), |
| | Eres N (stand. Verbas- |
| | cum-Extrakt). |

Isländischmoos, Spitzwegerich und Huflattich-Drogen werden *zur Teeherstellung* mit kochendem Wasser übergossen und nach 10 Minuten Ziehenlassen abgeseiht. Dagegen werden die Eibwischwurzel und die Malvenblätter und Blüten mit kaltem Wasser angesetzt und 1½ Stunden stehen gelassen.

### Saponin-Drogen-haltige Phytopräparate

Von Hederae folium existieren die *Monoextraktpräparate* Prospan Tropf./Tabl. und Naranopect P Tropf.
Von den genannten Saponindrogen sind in *Kombinationspräparaten* in Form von Extrakten am häufigsten enthalten die Primelwurzel, Süßholzwurzel, Efeublät-

**Tab. 4.4:** Therapeutische Wirksamkeit eines Phytopräparates bei Bronchitis im Doppelblindversuch.

| Diagnose-Gruppe | Wirksamkeit von ESCAROL (E) (E) gegen Plazebo-Wirkung (P) | Index (E/P) |
|---|---|---|
| Akute Bronchitis | 80/30 (p = 0,01)* | 2,66 |
| Chron. Bronchitis | 58/28 (p = 0,1)* | 2,07 |
| Asthma bronchiale | 68/23 (p = 0,01)* | 2,99 |

*Signifikanz-Wert
(Rosch, 1974)

ter, weniger häufig Stiefmütterchenkraut, selten Senegawurzel und die rote Seifenwurzel. Das gleiche gilt für Teemischungen. Am häufigsten Kombinationen mit Ätherischöldrogen bzw. Ölen. Von der weißen Seifenwurzel wird meistens nur das Reinsaponin (Saponinum album) als Zusatz verwendet.

*Saponindrogen-Extrakte enthaltende Kombinations-Präparate:*
Primelwurzel:
z. B. Peridiphen-N,     Mirfusot,
Pertussin-Saft,     Sinupret,
Praecipect,     Ipalat Pastillen,
Bronchipret-Tabl.,     Heumann Solubifix
Guakalin-Saft u.     (Bronchialtee).
-Tropfen,
Primotussan N c. Cod.

Süßholzwurzel:     Lakriment Neu Bron-
Z. B. Aspecton,     chia-Pastillen (Monoprä-
Eupatal N,     parat).
Saponaria-Wurzel oder Saponinum purum:
als Zusatz z. B. in Tussi-     Aspecton N.
pect Sir. c. Codein oder
Bronchicum Tropfen N,

Praktisch alle Saponindrogen, Primel- und Süßholzwurzel ausgenommen, werden nicht einzeln, sondern nur in Gemischen zur Teezubereitung verwendet.
Die Wirksamkeit der Präparate wird durch gleichzeitig reichliche Flüssigkeitsaufnahme (etwa 3 Lit. täglich) erreicht.

## Bronchial-Teepräparate

Die meisten auf dem Markt befindlichen Fertigtees sind so zusammengesetzt, daß sie eine *Mehrfachwirkung*, also eine *expektorierende, entzündungswidrige, spasmolytische und antitussive Wirkung* besitzen. In der Praxis wird daher auch nicht zwischen Bronchial- und Hustentees unterschieden. Man kann allerdings auch so rezeptieren, daß eine mehr expektorierende oder mehr antitussive Wirkung resultiert. Für eine Teemischung mit bevorzugt expektorierender Wirkung eignen sich hauptsächlich die Schleim- und Saponinhaltigen Drogen wie z. B. Althaeae Radix, Farfarae Fol., Verbasi Flores, Violae Radix, Liquiritiae Radix und die Ätherischöldroge Anisi Fructus.

**Rezepturbeispiele für Bronchialtees:**

1. Rp:
Flor. Verbasci
Fol. Farfarae
Rad. Althaeae
Fruct Anisi        aa ad 100,0

2. Rp:
Rad. Althaeae        25,0
Fol. Althaeae        55,0
Rad. Liquiritiae        15,0
Flor. Malvae        5,0

3. Rp:
Rad Althaeae
Rad Liquiritiae
Rad. Violae
Fol. Farfarae
Flor Verbasci
Fruct. Anisi        aa ad 100,0

Für einen Tee mit bevorzugt antitussiver Wirkung siehe Hustentees S. 107/108.

**Fertigtees**

Z. B. Knufinke,
Broncholind Husten und Brusttee,
Bronchostad,
Bronchicum Husten-Tee.

Neben den fertig abgepackten Teemischungen gibt es heute tassenfertige Pulvertees, sog. Instant-Tees, die meistens aus Sprühtrockenextrakten bestehen. Soweit ätherischölhaltige Extrakte mitenthalten sind, werden die beim Sprühverfahren verlorengegangenen Ätherischölmengen nachträglich wieder zugesetzt.
Z. B. Heumann-Bronchialtee,
Solubifix N.

**Anmerkung**

Da die Zufuhr von Wasser einen sehr wesentlichen Anteil an der Verflüssigung des Bronchialsekretes hat, sollte die tägliche Menge Tee 2–3 Liter pro Tag betragen. Für die Teebereitung werden 1/2 gehäufter Teelöffel der Teemischung für 1/4 l kochendes Wasser vorgeschlagen.

# 4.2 Symptomatischer Husten

Husten ist ein Symptom der verschiedensten Krankheiten. Die häufigsten Ursachen sind Infekte, Asthma und chronische Bronchitis.

## 4.2.1 Indikationen für Antitussiva und Einteilung der Präparate

Da der Husten ein wichtiger Schutzreflex ist, um Schleim aus den Atemwegen zu entfernen, darf dieser Reflex *nicht völlig ausgeschaltet* werden.
Antitussiva sind daher nur angezeigt bei *unproduktivem und quälendem*, vor allem *nächtlichem Reizhusten* und sogenannten *trockenem Reizhusten* bei pathologisch-anatomischen Veränderungen im Larynx- und Pharynxbereich oder bei Bronchialkarzinom.
Die akute oder chronische Bronchitis ist nur in wenigen Fällen eine Indikation für Antitussiva. Notwendig ist ihr Einsatz bei Patienten, die durch eine Grundkrankheit und/oder Fieber geschwächt sind, denn Hustenreize führen aufgrund intrathorakaler Drucksteigerung zu einer erheblichen Belastung des Herz-Kreislaufsystems. Wenn die normale oder medikamentös stimulierte Schleimsekretion einsetzt und der trockene Husten in den produktiven übergeht, entfällt die Anwendung von Antitussiva.

Man kann die hustenstillenden pflanzlichen Mittel in **zwei Gruppen** unterteilen:
- Präparate, die das «Hustenzentrum» dämpfen
- Präparate, die zur Verminderung des Hustenreizes beitragen.

Präparate der ersten Gruppe wirken *zentral durch Angriff in der Medulla oblongata.* Hierzu gehören die stark («narkotisch») wirkenden Alkaloide der Opium-Reihe.
Die zweite Gruppe, die nicht narkotisch wirkenden Präparate, greifen *peripher* an und wirken antitussiv, indem sie die Reizaufnahme an den sensiblen Nervenendigungen bzw. die Weiterleitung der Erregung in den afferenten Nervenfasern hemmen, die Expektoration fördern und/oder zu einer Bronchospasmolyse führen.

## 4.2.2 Drogen und Präparategruppen

### 4.2.2.1 Antitussiva mit zentralem Angriffsort

Hierzu gehören die aus dem Opium gewonnenen Rein-Alkaloide **Codein** und **Noscapin** und eine Reihe von diesen abgeleitete partialsynthetische Verbindungen, wie z. B. Hydrocodon (Dicodid), oder Dihydrocodein (Paracodin) (Abb. 4.10).
Hydrocodon unterliegt dem Betäubungsmittelgesetz.

### Chemie

**Codein** ist der Monomethylether des *Morphins* (3-Methlymorphin). Es gehört mit dem Morphin zu der in Papaver-Arten und im Opium vorkommenden Klasse der Phenanthrenalkaloide. Biosynthetisch wird es wie Morphin und Thebain über eine Benzylisochinolin-Zwischenstufe aus 2 Mol Dopa aufgebaut.

**Noscapin** besitzt wie z. B. Papaverin die *Benzylisochinolin-Grundstruktur.* Es enthält noch eine zusätzliche Phthalidgruppe.

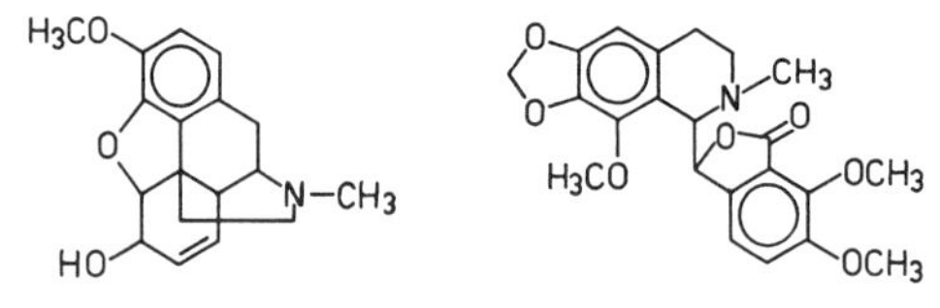

Codein    Noscapin
(Papaver somniferum)

**Abb. 4.10:** Mohnalkaloide.

### Pharmakologie

Die Benzylisochinolin-Verbindungen besitzen mit Ausnahme von Noscapin auch allgemein *sedierende* Wirkung, sowie eine Reihe von Nebenwirkungen wie z. B. *Atemhemmung* und *Obstipation* und, wieder Noscapin ausgenommen, ein mehr oder minder starkes **Suchtpotential.** Aus diesem Grund sollten Präparate dieses Typs nur in besonders schweren Fällen und nicht bei Kleinkindern angewandt werden.

### 4.2.2.2 Antitussiva mit peripherem Angriffsort

Hierzu gehören die im Kapitel Expektorantia besprochenen Ipecacuanha-Wurzel sowie Ätherischöl-, Schleim- und Saponin-Drogen (S. 94).

*Verwendung finden zusätzlich:*
**M** Droserae herba (Sonnentaukraut),
Drosera rotundifolia, D. ramentacea u. andere Drosera-Arten.
Als Wirkprinzipien mit spasmolytischer, antiphlogistischer und antibiotischer Wirkung gelten die 1.4-Naphthochinonderivate Ramentaceon, Droseron und Plumbagin.

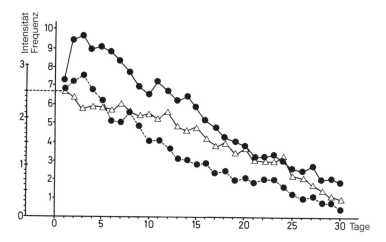

**Abb. 4.11:** Einfluß eines Phytopharmakons auf Intensität und Frequenz von Hustenanfällen. Anfallintensität = Zahl der täglichen Hustenanfälle multipliziert mit dem betreffenden Schweregrad. Anfallfrequenz = Hustenanfälle/Tag
●—● = Verlauf der Anfallsfrequenz unter üblicher Therapie
△—△ = Verlauf der Anfallsfrequenz unter üblicher Therapie + Phytotherapie
●-·-● = Verlauf der Anfallsintensität unter üblicher Therapie + Phytopräparat
nach Stöcklin, 1959).

*Weniger häufig verwendet werden Zubereitungen aus*

**M** **Ephedra vulgaris** (Ephedrakraut),
**M** **Thymus serpyllum** (Quendel),
　　**Pinguicula vulgaris** (Fettkraut),
　　**Eryngium planum** (Mannstreu),
　　**Ledum palustre** (Sumpfporst).

### Therapiestudie

**Indikationen.** Reizhusten, Keuchhusten, chronische spastische Bronchitiden bei Kindern.

**Präparat.** Ein auf Saponine standardisiertes flüssiges Efeu-Extrakt-Präparat.

**Studienart.** Kontrollierte Studie mit 50 Kleinkindern (1–8 Jahre), die mit der Basistherapie zusätzlich zum Phytopräparat behandelt wurden. Die Kontrollgruppe (50 Kinder) erhielt nur die übliche Therapie.

**Behandlungsart.** 8- bis 10mal täglich 15–35 Tropfen oder 3- bis 4mal täglich die doppelte Dosis.

**Prüfkriterien.** Hustenanfälle/Tag.

**Ergebnis.** Ein Therapieeffekt wurde als erzielt angenommen, wenn das aufgestellte Limit von 3 Hustenanfällen/Tag erreicht war. Bei den zusätzlich mit dem Phytopräparat behandelten

Kindern wurden im Durchschnitt 10 Tage früher, d. h. bereits nach 14 Tagen die gewünschten Erfolge erreicht. Aus der Abbildung geht hervor, daß das Phytopräparat mehr auf die Frequenz der Anfälle und erst in zweiter Linie auf ihre Intensität wirkt (Stöcklin 1959) (siehe Abb. 4.11)

### 4.2.2.3 Phytopräparate

| Codein-Monopräparate | Extraktmonopräparate: |
|---|---|
| Z.B. Codeinum phosph. Compretten, Codicaps mono, Codipront mono, | Z.B. Prospan (Efeuextrakt), Naranopect P (Efeuextrakt) Makatussin Drosera Hustagil Thymiantropfen forte (Thymianextrakt), |

In den **Extrakt-Präparate-Kombinationen** überwiegen die Extrakte des Thymians, anderer Ätherischöldrogen, des Sonnentaus und der Brechwurzel, z.B.

| | |
|---|---|
| Bronchicum Pflanzl. Hustenstiller, Antitussivum Bürger Saft, Atmulen, Aspecton, Droserapect, Drosithym Bürger, | Pertussin Hustensaft, Thymipin Hustensaft, Tropfen u. Zäpfchen, Primotussan N Tropfen, Antussan mit Codein, Cefedrin N Tropfen (Ephedra-Extrakt + zwei weitere Extrakte). |

**Hustentees**
Die für Hustentees am geeignetsten Drogen sind *Schleim-Drogen*, da diese neben der Verflüssigung von

zähem Schleim reizmildernd wirken und darüber hinaus auch antientzündliche Wirkungen entfalten.

An zweiter Stelle stehen *Ätherischöldrogen*, da diese die Speichel- und Schleimsekretion in den Alveolen anregen. Für die Bereitung der Tees gilt dasselbe was bei den «Brusttees» S. 105 ausgeführt wurde.

Zu den wichtigsten in Hustentees enthaltenen *Schleimdrogen* gehören Radix Althaeae, Lichen islandicus (Isländisches Moos) und Plantaginis herba.

An *Ätherischöldrogen* findet man häufig Herba Thymi und Fructus Anisi sowie Fructus Foeniculi.

**Rezepturbeispiel**
Rp:

| | |
|---|---|
| Radix Althaeae | 25,0 |
| Fructus Foeniculi | 10,0 |
| Lichen islandicus | 10,0 |
| Herba Plantaginis | 15,0 |
| Radix Liquiritiae | 10,0 |
| Herba Thymi | 30,0 |

**Fertigtees**
Z. B. Brust- und Husten-        Kneipp Husten- und
tee Stada N,        Bronchial-Tee.

**Pastillen- und Lutschtabletten** z. B.
Isla Moos,        Aspectonetten Lutsch-
Optipect NeoDragees,        tabletten
Antussan Hustentropfen
«T»,

**Tab. 4.5:** Wichtige Krankheitsbilder der «Atemnot».

| | |
|---|---|
| Lungenembolie | Asthma cardiale |
| Lungenemphysem | Pseudokrupp |
| Chronische Bronchi-tits | Angio-Ödem |
| | Hyperventilationssyn-drom |
| Chronisch obstruktive Bronchitis | Alveolitis |
| Aspiration | Okklusive Schlafapnoe |

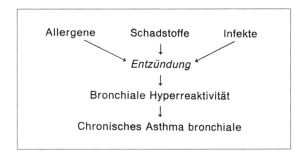

**Abb. 4.12:** Die zentrale Bedeutung der Entzündung in der Phatogenese des Asthma bronchiale.

## 4.3 Asthma bronchiale

### 4.3.1 Pathogenese des Asthmas und Behandlungsprinzipien

**Pathogenese und Formen des Asthma bronchiale**

Bei keiner der obstruktiven Atemwegserkrankungen ist die richtige Diagnosestellung so entscheidend für die Differentialtherpaie und Prognose wie beim Asthma bronchiale. Es sind mehr als 25 verschiedene Krankheitsbilder bekannt. Einige wichtige sind in der Tab. 4.5 aufgeführt.

Man unterscheidet zwischen dem **Extrinsic-** und dem **Intrinsic-Asthma** und im speziellen zwischen
- *belastungsinduziertem und berufsbedingtem Asthma bronchiale,*
- *Analgetikaintoleranz,*
- *Asthma durch Nahrungsmittelbestandteile und Zusätze,*
- *allergische bronchopulmonale Aspergillose,*
- *Status asthmaticus (als Sonderform).*

Man begreift heute v. a. das chronische Asthma bronchiale als *Folge einer chronischen Entzündung des Bronchialsystems*, die durch allergische Reak-

tionen, Schadstoffe und Infektionen ausgelöst werden kann. Diese bewirkt zunächst eine bronchiale Hyperreaktivität, verändert dann Lungenfunktionsparameter und ruft schließlich eine akute oder chronische Bronchialobstruktion hervor (Dorsch, 1990) (Abb. 4.12).

Ein wichtiger initialer Schritt in der Auslösung des Asthmas stellt die *Freisetzung von Mediatoren* aus Mastzellen, neutrophilen und eosinophilen Granulozyten sowie sekundären Effektorzellen wie z. B. Makrophagen. Hierzu zählen Leukotrien $C_4$, $D_4$, PAF, Prostaglandin $D_2$ und $F_{2\alpha}$, HETE[1], Bradykinin, Histamin u. viele andere.

Diese bewirken z. B. eine Kontraktion der glatten Bronchialmuskulatur, eine zelluläre Infiltration, Schleimhautödem und eine Steigerung der Mukussekretion (siehe auch Übersichtsreferate S. 123).

**Behandlungskonzepte**

Die **kausale Therapie** besteht in
- Allergiekarenz,
- Spezifischer Hyposensibilisierung,
- Infektbekämpfung und Herdsanierung,
- Psychotherapie.

[1] Hydroxyeicosatetraensäure

Die **symptomatische medikamentöse Therapie** verwendet

- Bronchodilatoren,
- Expektorantien,
- Antitussiva,
- Antiphlogistika (Mastzellenstabilisatoren).

Die Wahl des geeigneten Therapeutikums richtet sich danach, welche Symptomatologie im Vordergrund steht, der Bronchospasmus wie z. B. bei akutem Anfall oder die bronchiale Hypersekretion wie z. B. bei den chronischen Verlaufsformen. Mite-Phytopharmaka (Extraktpräparate) sind z. Z. noch von untergeordneter Bedeutung und haben nur Adjuvanscharakter.

Beim **Status asthmaticus** kommen nur *Glucocorticoide* und schnell wirksame *Reinalkaloide* wie z. B. Theophyllin und Atropin bzw. ihre partialsynthetischen Abkömmlinge und Vollsynthetika zum Einsatz. Bei den *leichteren Asthmaformen* sind gelegentlich auch phytotherapeutische Zubereitungen aus Solanaceen-Drogen verwendbar.

Für die **Intervallbehandlung** eignen sich *Theophyllin* und *Khellinpräparate*.

Als allgemeine Bronchospasmolytika haben sich auch das Alkaloid *Ephedrin* oder entsprechende standardisierte Extrakte bewährt.

Expektorantien sind ein fester Bestandteil der Asthmabehandlung (Werning et al., 1987).

## 4.3.2 Drogen und Präparategruppen

### 4.3.2.1 Theophyllin und Derivate (Abb. 4.13)

#### Chemie

Theophyllin leitet sich vom Xanthin oder 2,6-Dioxopurin ab. Da es *Säureamidstruktur* besitzt, zeigt es wie das Theobromin eine saure Reaktion. Vom Coffein unterscheidet es sich als Trimethylderivat des Xanthins durch das Fehlen einer Methylgruppe.
Theophyllin kann aus den Blättern von **Thea sinensis** (Teestrauch) isoliert werden. Heute wird es praktisch nur noch synthetisch dargestellt, desgleichen die zahlreichen *Theophyllinderivate wie z. B. Etofyllin, Pentoxyfyllin oder Diprophyllin.*

#### Pharmakologie

Theophyllin wird oral, i. m. oder i. v. appliziert. Es wirkt *broncholytisch* durch Hemmung der Phosphodiesterase und Hemmung der Histaminausschüttung aus den Mastzellen. Es besitzt auch einen *antitussiven* Effekt und stimuliert die muciliäre Clearance.

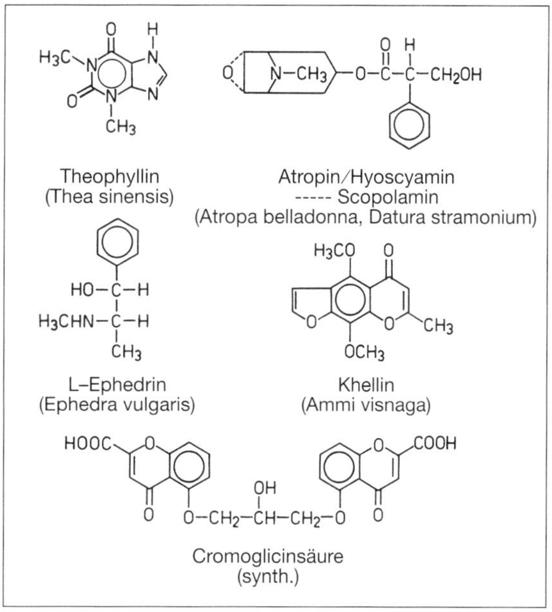

**Abb. 4.13:** Strukturen der antiasthmatisch wirkenden Solanaceen-Alkaloide Ephedrin und Khellin.

**Indikation.** Status asthmaticus, Prophylaxe nächtlicher Asthmaanfälle.

### 4.3.2.2 Solanaceen-Alkaloide

#### *Atropin (Abb. 4.13)*

Atropin wird aus den Blättern der Tollkirsche *Atropa Belladonna* (Belladonnae folium) gewonnen. Es ist ein Parasympatholytikum *(Anticholinergikum)*. Es besitzt eine *dilatierende* Wirkung auf das Bronchialsystem, *hemmt* aber gleichzeitig die Bronchialsekretion und *lähmt* das Flimmerepithel. Histamin- und serotoninbedingte Bronchialspasmen reagieren *nicht* auf Atropin. Heute werden anstelle von Atropin inhalativ anwendbare chemisch abgewandelte Atropinderivate wie z. B. das Ipratropiumbromid (Berodual, Atrovent) eingesetzt.

**Indikation.** Status asthmaticus.

#### *L-Hyoscyamin, L-Scopolamin*

*Off.:* DAB 10, ÖAB, Helv. VII
Das optisch aktive L-**Hyoscyamin** (Abb. 4.13) stammt von *Hyoscyami folium* (Hyoscyamus niger), L. **Scopolamin**, das Epoxid des Hyoscyamins, von *Stramonii herba* (Datura Stramonium). Alle

beiden Alkaloide wirken ebenfalls *broncholytisch* mit unterschiedlicher Intensität. Standardisierte Trocken-Extrakte und Trinkturen sind Bestandteile von nur noch einigen wenigen Kombinationspräparaten. Die früheren Darreichungsformen Räuchertee und Asthmazigaretten sind heute ebenfalls nicht mehr im Gebrauch.

### 4.3.2.3 Ephedrae Herba (Meerträubchenkraut)
Ephedra vulgaris – Ephedrin

#### Chemie

(–)**Ephedrin** leitet sich biosynthetisch von der Aminosäure *Phenylalanin* ab. Das natürliche Ephedrin liegt in der linksdrehenden L-Form vor. Es wird heute ausschließlich synthetisch hergestellt. Razemisches Ephedrin ist als Ephetonin im Handel.

#### Pharmakologie

Beide Ephedrine führen als *indirekt wirkende Sympathomimetika* zur Freisetzung von Noradrenalin. Sie wirken dadurch *bronchodilatatorisch*. Die heute verwendeten ebenfalls β-sympathomimetisch wirkenden synthetischen Verbindungen wie z. B. Salbutamol oder Fenoterol leiten sich vom Ephedrin bzw. Adrenalin ab.

! **Indikation.** Asthmaähnliche Bronchitis, Emphysem, Keuchhusten. Nicht beim Status asthmaticus!

### 4.3.2.4 Ammi visnagae fructus und herba (Echte Ammeifrüchte)
*Off.:* DAB 10, Ammi visnaga, Khellin.

Hauptwirkstoff ist das Furanochromonderivat Khellin (0,5–1 %) (ÖAB (Abb. 4.13).

#### Chemie

Khellin ist das 1-Methyl-5,8-dimethoxy-6,7-furano-chromon. Biosynthetisch wird diese chinoide Verbindung aus dem Phenylpropan- und Acetat-Stoffwechsel aufgebaut. Der Furanring wird über aktives Isopren gebildet.

#### Pharmakologie

Khellin besitzt wie das Papaverin eine broncho-spasmolytische Wirkung. Das Khellin diente als Strukturmodell für die peroral nicht mehr wirksame synthetische **Cromoglicinsäure.** Die nur zur Inhalation geeignete Verbindung wirkt nicht mehr direkt spasmolytisch, verhindert aber durch Stabilisierung der Mastzellmembran die Freisetzung von Entzündungsmediatoren aus den Mastzellen. Die Cromoglicinsäure wirkt *nur prophylaktisch*. Sie ist im *Asthmaanfall unwirksam.*

**Indikation.** Allergisches u. belastungsinduziertes Asthma.

### 4.3.2.5 Allii cepae bulbus (Zwiebel)
Allium cepa **M**

#### Chemie, Pharmakologie

Nachdem der frische Zwiebelsaft in der Volksmedizin schon immer mit Erfolg gegen Husten, Bronchitis und Asthma verwendet worden war, ist es kürzlich gelungen, die im Chloroformextrakt des Saftes enthaltenen **Thiosulfinate** als die *antiasthmatisch* wirksamen Komponenten der Droge zu identifizieren (Dorsch et al. 1989, Wagner et al., 1989). Es handelt sich um die in dem Formelschema Abb. 4.14 gezeigten fünf Alkylthiosulfinsäureester (Thiosulfinate), die bei der Extraktion der Droge auf enzymatischen Wege aus genuinen Vorstufen gebildet werden.

An der *antiphlogistischen Wirkung* von Zwiebelextrakten sind außerdem die ebenfalls neu entdeckten **Sulfinyldisulfide (Cepaene) beteiligt** (Wagner et al., 1990).

*Diese Thiosulfinate hemmen*
- die anti-IgE-induzierte Freisetzung von Histamin aus peripheren Granulozyten,
- die Leukotrien-Biosynthese in vorstimulierten Granulozyten durch Hemmung der 5-Lipoxygenase und
- die Thromboxan-$B_2$-Biosynthese in menschlichem plättchenreichem Plasma und Lungenfibroblasten.

Da die Thiosulfinate in vitro sowohl die Cyclooxygenase als auch die 5-Lipoxygenase hemmen, handelt es sich um potente duale Hemmstoffe der Prostaglandin-Kaskade (Wagner et al., 1990).

| | |
|---|---|
| $CH_3-S(=O)-S-CH_3$ | 1 : Dimethyl TS |
| $CH_3-CH=CH-S(=O)-S-CH_3$ | 2 : 1-Propenyl-Methyl TS |
| $CH_3-S(=O)-S-CH=CH-CH_3$ | 3 : Methyl-1-Propenyl TS |
| $CH_3-CH=CH-S(=O)-S-CH_2-CH_2-CH_3$ | 4 : 1-Propenyl-propyl TS |
| $CH_3-CH_2-CH_2-S(=O)-S-CH=CH-CH_3$ | 5 : Propyl-1-Propenyl TS |
| $CH_3-CH_2-CH_2-S(=O)-S-CH_2-CH_2-CH_3$ | 6 : Dipropyl TS |

(Allium cepa)

**Abb. 4.14:** Antiasthmatisch wirksame Thiosulfinate der Zwiebel.

Lyophilisierte Zwiebelextrakte inhibieren nach p. o. Gabe eine durch Ovalbumin oder PFA-Inhalation ausgelöste Bronchialobstruktion, gemessen am sen-

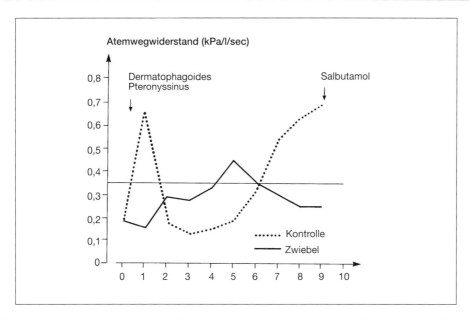

**Abb. 4.15:** Unterdrückung einer asthmatischen Sofort- und verzögerten Reaktion bei einer Patientin durch einen Zwiebelextrakt, gemessen im Plethysmographen.
Die orale Einnahme von 2 × 100 ml ethanolischem Zwiebelextrakt ( = 2 × 200 g Zwiebel) unterdrückt die asthmatische Sofort- und verzögerte Reaktion einer Patientin auf die Inhalation von Hausstaubmilbenextrakt. Salbutamol hat nur Einfluß auf die asthmatische Sofortreaktion (Dorsch et al., 1987).

sibilisierten Meerschweinchen mit dem Ganzkörper-Pletysmographen (Dorsch et al., 1987). In einem Humanversuch waren 150 ml ethanolischer Zwiebelextrakt, prophylaktisch gegeben, in der Lage, einen durch Hausstaubmilbenextrakt ausgelösten Asthmaanfall nahezu völlig zu unterdrücken (siehe Abb. 4.15).

**Bewertung.** Obwohl damit das Vorliegen eines antiasthmatischen Prinzips in der Zwiebel und die Richtigkeit der volksmedizinischen Anwendung bewiesen sind, können die bisher auf dem Markt befindlichen Zwiebelpräparate (z.B. Sanhelios Zwiebelkapseln oder Zwiebel-Caps) *noch nicht für die Asthmatherapie empfohlen* werden. Das gleiche gilt für den selbst hergestellten Zwiebelpreßsaft. Die Zwiebel-Fertigpräparate, eingesetzt bisher nur zur Behandlung der Hyperlipidämie, enthalten die eigentlichen Wirkstoffe nicht oder nur in geringer Konzentration. Von selbst hergestellten Zwiebelpreßsäften ist ebenfalls keine gleichbleibende chemische Zusammensetzung zu erwarten. Solange daher keine geeignete galenische Form für ein standardisiertes Präparat gefunden ist, sind die genannten Präparate zur rationalen Therapie noch nicht geeignet. Außerdem stehen klinische Untersuchungen und damit der exakte Wirksamkeitsbeweis noch aus.
In der **M** ist Asthma als Indikation nicht genannt.

### 4.3.2.6 Phytopräparate

**Theophyllin oder Theophyllinderivate enthaltende Präparate**
Z.B. Aerobin,                     Theophyllin retard,
Bronchoretard,               Euphyllin
Solosin,                             Uniphyllin.

*Kombinationen von Theophyllin-Derivaten mit Ephedrin:* z.B.
Perspiran N,
Dr. Boether Bronchitten forte N.

**Solanaceen-Alkaloidhaltige Kombinationspräparate**
Z.B. Asthmacolat,
und eine Reihe von homöopathischen Präparaten.

**Ephedrae herba: Kombinationspräparate (mit Extrakten und Synthetika)** Z.B.
Asthma-frenon-S,               Antibex c. Ephedrin,
Colomba spezial,               Asthma 6-N-flüssig

**Khellin-haltige Präparate** z.B.
Asthma 6 N-flüssig,
Cefedrin N.

*Cromoglicinsäure-Dinatrium-Salz* z.B.
Intal,
Lomupren,
Vividrin (Sprays) u.a.

# 4.4 Oto-Rhinopathien

## 4.4.1 Anwendungsgebiete und Behandlungsprinzipien

### Hauptindikationen für Phytopharmaka

Akute und chronische Infekt- und Allergie-bedingte **Rhinopathien** (z.B. Rhinitis catarrhalis, Rhinitis vasomotorica)
- Entzündungen des äußeren Gehörganges,
- Pollinosis,
- Sinusitiden.

**Adjuvante** Behandlung:
- Chronische Infekte,
- Alle Folgen von Erkältungskrankheiten.

**Keine** Anwendungsgebiete
- Schwere Infektionen des Mittel- und Innenohrs und der Nebenhöhlen,
- Hörsturz,
- Tumorerkrankungen.

### Behandlungs-Ziele und -Formen bei allen entzündlichen Erkrankungen

Angezeigt sind Phytopharmaka mit folgenden **Wirkeigenschaften:**
- antiphlogistisch, antiallergisch und schleimhaut-abschwellend,
- schleimhautbefeuchtend und sekretionsfördernd bei Gefahr der Schleimhautepithelaustrocknung,
- schleimhautsekretionshemmend bei wäßrig-seröser Hypersekretion,
- mastzellenstabilisierend,
- antibakteriell, desinfizierend,
- schleimhautregenerationsfördernd,
- immunstimulierend.

Die Therapie erfolgt **primär symptomatisch und lokal** in Form von **Salben, Balsamen und Inhalationen** (mit Wasserdampf oder Sole-Feuchtzerstäuber). Bei Säuglingen und Kleinkindern empfehlen sich besser hypertone kochsalzhaltige Tropfpräparate. Allgemein haben aber die modernen Dosierkammerpumpsprays gegenüber der Tropfpipetten-Applikation wegen besserer Dosierbarkeit Vorteile. Als Trägermedien für Arzneistoffe finden heute kaum noch Fette, sondern wäßrige Medien, Hydrogele auf Methylcellulosebasis und hypertone Kochsalzlösungen Verwendung. Die direkte Inhalation von reinen ätherischen Ölen ist – Kamillenöle ausgenommen – wegen der Gefahr der Schleimhautirritationen nicht angezeigt.

Immunmodulatorisch wirkende Präparate kommen gelegentlich lokal, meistens aber parenteral oder peroral zur Anwendung (siehe 4.4.2.3).

## 4.4.2 Drogen und Präparategruppen

### 4.4.2.1 Ätherischöldrogen
Siehe auch Kapitel Bronchitis S. 93

Der Einsatz von Ätherischölen in Form von Inhalationen oder Salben kann vor *allem bei den Erkältungrhinopathien nur mit Einschränkung empfohlen werden*. Zahlreiche ätherische Öle rufen starke Reizungen hervor, entfalten hyperämisierende Wirkungen und behindern die Ziliartätigkeit der Schleimhaut.
Eine Ausnahme machen einige Öle wie z.B. das *Kamillenöl*, das deshalb auch an erster Stelle steht und nach der Dermatologie in der HNO-Praxis den größten Anwendungsbereich gefunden hat (Saller et al., 1990).

### *Chamomillae aetheroleum/-flos (Kamillenöl/ -blüten)*

Das bei der Inhalation zur Wirkung gelangende Ätherischöl der Kamille besitzt im Gegensatz zu fast allen anderen Ätherischölen keinerlei irritierende und zur Hyperämie führende Wirkung. Statt dessen wirken die Hauptterpene des Öles, Chamazulen und das (-)α-Bisabolol, *stark antiphlogistisch*, nachgewiesen in zahlreichen Entzündungsmodellen.
Die Wirkung scheint über eine ACTH-Aktivierung und Hemmung der Histamin- und Serotonin-Freisetzung zustandezukommen (Carle u. Isaac, 1987).

**Indikationen.** Exsudative und eitrige Sinusitiden, chronische, eitrige, fötide Mittelohrentzündungen, Ozäna, Rhinitis und Heuschnupfen allein oder zusätzlich zur eventuell notwendigen Antibiotikatherapie.
**Anwendungsformen**
- Die *Blütendroge*: 2 Eßlöffel Droge mit $^1/_2$ l kochendem Wasser übergießen und den Dampf einatmen.
- Das *Kamillenöl* allein zur Inhalation.
- Die *Kamillenflüssigextrakte* (z.B. Kamillosan Liquidum, Kamille Spitzner) — 1 Teelöffel Extrakt auf $^1/_2$ l heißes Wasser und bei grober Düse inhalieren.

## Andere Ätherischöle

Von den anderen ätherischen Ölen sind zur Inhalation oder in Form von Salben *nur solche empfehlenswert, die nur schwach irritierend wirken* und zu einer genügend starken Schleimsekretion führen. Diese ist erwünscht, um das Austrocknen der Schleimhäute zu verhindern und die Mukoziliartätigkeit aufrecht zu erhalten.

Die am *häufigsten verwendeten Öle bzw. Drogen* sind außer Kamillenöl, Pfefferminzöl bzw. Menthol, Fichten- und Kiefernnadelöle, Eukalyptusöl, Kampfer, und Terpentinöl. Vermutlich beruht die hohe Akzeptanz des Pfefferminzöles oder Menthols, des Kampfers und Eukalyptusöles auf dem Kältegefühl, das diese durch die Reizung der Kälterezeptoren hervorrufen.

Wegen der Gefahr reflektorischer Herz-Kreislauf- und Atemdepressionen dürfen Ätherischöle, vor allem Menthol, *bei Säuglingen und Kleinstkindern nicht in die Nase* appliziert werden.

Zur *innerlichen Anwendung* vor allem von trockener Rhinitis und Sinusitis steht das *Myrtenöl (Gelomyrtol)* zur Verfügung. Wegen der geringen Bioverfügbarkeit muß es allerdings sehr hoch dosiert werden (0,35 bis 1,0 g/Tag).

### 4.4.2.2 Sympathomimetika und Antiasthmatika

Z. B. Ephedrin, DL-Norephedrin oder Pseudoephedrin (siehe auch Kapitel Bronchitis S. 93).

### 4.4.2.3 Immunmodulatoren (Reizkörper-Präparate, Umstimmungsmittel)

Bei der Behandlung von akuten und chronisch-entzündlichen Erkrankungen der Nasennebenhöhlen gewinnen neben sekretolytisch und lokal abschwellend wirkenden Präparaten immer mehr immunstimulierend wirkende Präparate an Bedeutung (Schmaltz, 1991). Dies ist verständlich, da dieser Erkrankung fast immer eine virale Infektion und eine chronische Entzündung zugrunde liegt.
Es fehlen zwar beweiskräftige klinische Studien für die Wirksamkeit reiner «Immunstimulantien» bei den angegebenen Indikationen, doch existieren zahlreiche Erfahrungsberichte und eine langjährige Praxis, die den Versuch einer Behandlung z. B. mit Echinacea-haltigen Präparaten oder immunmodulierend wirkenden Sekretolytika rechtfertigt.

### Präparate Typ A

Z. B. Echinacin-Lösung, Pastillen und Injektionslsg.,
Esberitox N-Lösung, Supp. und Injektionsl.,
Echinacea ratiopharm-Tab. und Tropfen
und andere Präparate siehe Kap. 9: «Abwehrschwäche» S. 272.

### Präparate Typ B

In diesem sind *sekretolytische, antiphlogistische und immunstimulierende Wirkeigenschaften* vereinigt. Ein solches Präparat liegt z. B. in dem Präparat Sinupret vor. Dieses Präparat besteht aus Extrakten von Gentianae radix, Primulae flos, Rumicis herba, Sambuci flos und Verbenae herba.
Die bisher bekannten Wirkprinzipien dieser Drogen erlauben *eine ungefähre Zuordnung* zu bestimmten **pharmakologischen Wirkungen.** Nachgewiesen wurden immunmodulierende und antiphlogistische Effekte. Die Drogenkombination ist wirksam im Infektions-Belastungsmodell sowie im Asthmamodell am Meerschweinchen. Nachgewiesen wurden im Tierversuch *sekretolytische* Eigenschaften und in In-vitro-Versuchen eine Stimulierung phagozytierender Zellen. Die 50fache therapeutische Dosis der Drogenkombination 10 × innerhalb von 80 Std. appliziert führte zu keinerlei Nebenwirkungen.

Im **klinischen** Bereich imponieren das gute Abschneiden bzw. die Überlegenheit des Präparates gegenüber bekannten Sekretolytika wie z. B. Gelomyrtol, Fluimucil, Mucosolvan oder Ambroxol. Dabei ist auffallend, daß die für das Präparat angewendeten Dosierungen meist niedriger liegen als die von der Kommission E für die Einzeldrogen gegebenen Anwendungsempfehlungen. Diese Diskrepanz ist nur so erklärbar, daß hier immunologische Mechanismen, reflektorische Wirkungen bzw. synergistische Effekte zum Tragen kommen, die in der Regel wesentlich niedrigere Dosierungen erfordern.

### 4.4.2.4 Klinische Studien

Kontrollierte Studien existieren von einigen Ätherischöl- und immunologisch wirksamen Präparaten (z. B. Salviathymol und Sinupret). Sie beziehen sich auf akute und chronische Sinusitiden und Sinu-Bronchitiden (Richstein u. Mann 1980, Strobel, 1984; Stussak, 1987).

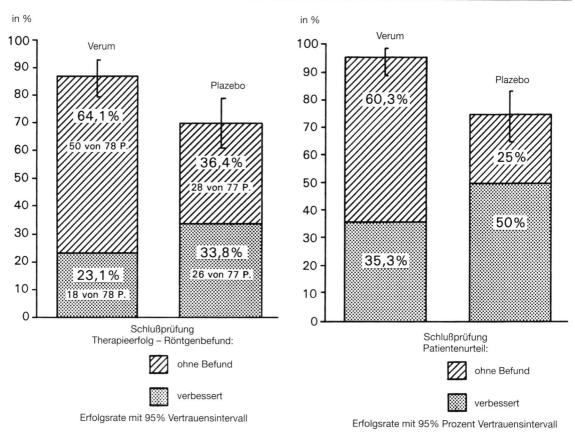

**Abb. 4.16:** Therapieerfolg – Röntgenbefund der Nasennebenhöhlen bei der Sinusitis-Therapie mit einem Phytopharmakon.

**Abb. 4.17:** Therapieerfolg – Patientenurteil bei der Sinusitis-Therapie mit einem Phytopharmakon.

## Therapiestudie

**Indikation.** Akute Sinusitis.

**Präparat.** Kombinationspräparat aus Gentianae radix, Primulae flos, Rumicis herba, Sambuci flos, Verbenae herba-Extrakten (Sinupret Dragees).

**Studienart.** Randomisierte Doppelblindstudie Verum vs. Plazebo mit 78 Patienten in der Verum- und 77 Patienten in der Plazebogruppe auf Basis einer Therapie mit Antibiotikum (Doxycyclin) und abschwellenden Nasentropfen (Xylomatazolin); Therapiedauer: 2 Wochen.

**Prüfkriterien.** Röntgenbefund der Nasennebenhöhlen, Patientenurteil, klinische Parameter (durch Rhinoskopie).

**Ergebnis.** Der therapeutische Effekt der Verumgruppe war statistisch signifikant größer als der Therapieerfolg in der Gruppe Plazebo + Basistherapie (Chi-Quadrat-Test; p = 0,01). Sekretolytische Therapie zusätzlich zur konventionellen

Therapie mit Antibiotikum und abschwellenden Nasentropfen steigert die Erfolgsraten.

Die Zielkriterien Röntgenbefund und Patientenurteil sind die wesentlichen Indikatoren bei dieser Erkrankung. Die klinischen Befunde korrelieren eindeutig mit dem Ergebnis für die Zielvariablen (Rödig et al., 1992) (Abb. 4.16 u. 4.17).

## 4.4.2.5 Phytopräparate

**Ätherischölhaltige Phytopräparate**

Z. B. JHP-Rödler (Pfefferminzöl), Coldastop-Nasenöl, Soledum-Nasentropfen N, Gelomyrtol (Myrtol), Rhinotussal-E/S-Balsam, rhino-loges N, Nasulind-Nasensalbe, Pumilen-Nasentropfen/Inhalat.

**Immunstimulantien**

z. B. Sinupret u. Präparate S. 272

# 4.5 Erkrankungen des Mund- und Rachenraumes

## 4.5.1 Anwendungsgebiete und Behandlungsprinzipien

### Hauptindikationen

Phytotherapeutisch behandelbar sind folgende vor allem durch virale, bakterielle und fungale Infekte ausgelöste schmerzhaften, zum Teil eitrigen, mit Schluckbeschwerden oder Heiserkeit verbundenen Entzündungen und Schwellungen des Zahnfleisches, des Mundes und des Rachenraumes
- Gingivitis,
- Soor,
- Stomatitis,
- Pharyngitis, Laryngitis,
- Tonsillitis.

! *Schwere Infektionen bedürfen der Antibiotikatherapie (cave: AIDS).*

### Behandlungskonzept

Die Behandlung durch Phytopharmaka erfolgt in erster Linie **symptomatisch** und äußerlich durch Präparate zum *Gurgeln, Inhalieren, Sprühen, Spülen* oder *Lutschen.*

Eine gleichzeitige **kausale Therapie** zur Reduktion der Keimzahl ist hierdurch *nur in geringem Maße erreichbar.* Die zur Verfügung stehenden Präparate zeichnen sich durch antiphlogistische, adstringierende, schwach antiseptische und schwach antibiotische Wirkungen aus. Die *Wiederherstellung eines intakten Schleimhautzustandes* ist das Ziel einer solchen Behandlung.

Zur **innerlichen Anwendung** stehen nur wenige Phytopharmaka zur Verfügung. Da die meisten Infekte infolge mangelhafter Immunabwehr zum Ausbruch kommen, ist der Einsatz von *systemisch wirksamen Präparaten mit immunstimulierender Wirkung sinnvoll.* Neuerdings gewinnen auch *lokal* anwendbare Immunstimulantien an Bedeutung. Hierdurch lassen sich unter Umständen die Krankheitsdauer abkürzen und die Rezidivhäufigkeit verringern. Bei Risikopatienten eignen sich diese Immunstimulantien auch zur *Prophylaxe.*

## 4.5.2 Drogen und Präparategruppen

### 4.5.2.1 Chamomillae flos (Kamillenblüten)    M

*Off.:* DAB 10, ÖAB, Helv VII; Chamomilla recutita. Siehe auch Kap. 4.4: «Oto-Rhinologika».

Hohe Effektivität besitzen nur solche Auszüge, die mit *hohem Alkoholgehalt* hergestellt wurden, da nur hierdurch der Ätherischölanteil und die anderen mehr hydrophilen Wirkstoffe quantitativ erfaßt werden.

Als die **Hauptwirkprinzipien** alkoholisch wäßriger Extrakte gelten neben den *antiphlogistisch wirkenden* Terpenen wie Chamazulen und die Bisabolole, die alkohol- und zum Teil auch wasserlöslichen **Flavonoide** (z. B. Apigenin, Apigenin-7-glucosid). Die Kamillen-Flavonoide wirken bei *topischer Anwendung* ebenfalls antiphlogistisch, so daß mit diesen Extraktpräparaten eine höhere Wirksamkeit erreichbar ist als mit den reinen Ölpräparaten. Die antibakterielle Wirkung des Kamillenöls ist gering.

Im *Teeaufguß* sind außer wenig Ätherischöl die Flavonglykoside und die antiphlogistisch und immunstimulierend wirkenden Schleimpolysaccharide enthalten (siehe Tab. 4.6).

### 4.5.2.2 Salviae folium (Salbeiblätter)    M

*Off.:* DAB 10, ÖAB, Helv VII; Salvia officinalis.

Wie bei der Kamille ist die Wirksamkeit dieser Droge auf mindestens **2 Wirkprinzipien** zurückzuführen: auf das **Ätherischöl** und die **Gerbstoffe bzw. Flavonoide.** Als Hauptwirkstoffe des Öls gelten *Thujon, Cineol, Campher* und *Thujylalkohol.* Sie wirken antiseptisch und fungizid. Die Gerbstoffe besitzen *antiphlogistische und adstringierende* Eigenschaften. Diese werden durch die Flavonoide verstärkt. Die Adstriktion führt zur Abdichtung der Gefäße und Gewebe, wodurch der Heilprozeß gefördert wird. Die beste Wirksamkeit ist wiederum von den *alkoholischen Extrakten* zu erwarten, da in diesen beide Wirkprinzipien in hoher Konzentration enthalten sind.

Im selbst hergestellten *Salbeitee* kommt primär die *Gerbstoffwirkung* zum Tragen. Ein Aufguß, der wegen der Flüchtigkeit des Öls nicht gekocht werden darf, enthält nur noch 0,015–0,02 % Ätherischöl.

**Tab. 4.6:** Wirkprofile verschiedener Kamillenpräparate.

| Wirkprinzip | Günstigste Präparateform | Zu erwartende Wirkung |
|---|---|---|
| Ätherischöl | Destillat/alkohol. Extr. | Antiphlogistisch (spasmolytisch, antiseptisch) |
| Flavonoide | Alkohol.Extr./wässriger Auszug | Antiphlogistisch, spasmolytisch |
| Schleimpolysaccharide | Wässriger Auszug | Antiphlogistisch, immunstimulierend |

### 4.5.2.3 Weitere Ätherischöldrogen und ihre reinen Öle

| | |
|---|---|
| Thymi herba | – Thymiankraut |
| Menthae pip. folium | – Pfefferminzblätter |
| Eucalypti folium | – Eukalyptusblätter |
| Caryophylli fructus | – Nelken |
| Santali lignum | – Sandelholz |
| Foeniculi fructus | – Fenchel |
| Millefolii herba | – Schafgarbenkraut |

### 4.5.2.4 Gerbstoffdrogen

**M** Quercus cortex (Eichenrinde) (ÖAB,, Helv VII); Quercus robur.

**M** Rhei radix (Rhabarberwurzel) (DAB 10, ÖAB, Helv VII); Rheum palmatum

**M** Ratanhiae radix (Ratanhiawurzel) (DAB 10, ÖAB, Helv VII, zusätzlich Tct. Ratanhiae); Krameria triandra.

**M** Tormentillae radix (Tormentill-Wurzel); Potentilla tormentilla.

Die gut wasserlöslichen Gerbstoffe, die zu 10–20 % in den Drogen enthalten sind, werden mit Ausnahme der Ratanhia-Tinktur wegen ihres unangenehmen Geschmacks nur selten allein verwendet. Genutzt werden ihre *adstringierenden* und *antiphlogistischen* Wirkungen.

### 4.5.2.5 Myrrhe    M

*Off.:* DAB 10, ÖAB, Helv VII, zusätzl. Tct. Myrrhe; Commiphora-Arten.

Der *antiseptische, granulationsfördernde, antiphlogistische* und *adstringierende* Effekt der Tinktur stammt von dem **Ätherischöl** (**Eugenol**) und den **Harzsäuren**.
Die aus dem Myrrhe-Harz hergestellte Myrrhentinktur gehört zu den Standardzubereitungen der Mund- und Rachentherapeutika.

### 4.5.2.6 Schleimdrogen

Siehe Kap. 4.1: «Bronchitis».

Bevorzugt werden **Isländisches Moos** und **Spitzwegerich** verwendet. Bei Gesamtextrakten aus Isländischem Moos kommen auch noch die *schwach antibiotisch bzw. antibakteriell* wirksame **Cetrar-** und **Fumarcetrarsäure** zum Tragen.

### 4.5.2.7 Antibiotisch und immunstimulierend wirkende Drogen

***Tropaeoli herba (Kapuzinerkresse)***    **M**
Tropaeolum majus.

Das Wirkprinzip des Krautes, **Benzyl-Senföl**, wird wie alle Senföle erst bei Extraktion oder Wasserdampfdestillation fermentativ aus seinem Glucosid in Freiheit gesetzt. Es wirkt *gegen grampositive und gramnegative Bakterien* und besitzt zusätzlich *immunstimulierende* Eigenschaften. Über gute Erfolge wurde auch bei *Candida-Infektionen* berichtet. Im Vergleich zu den klassischen Antibiotika ist die antibiotische Wirkung der Senföle allerdings sehr schwach.

Die *immunologische Wirkung* kommt wahrscheinlich durch einen allen Senfölen eigenen irritierenden Effekt auf die Haut und dadurch ausgelöste zelluläre und humorale Abwehrmechanismen zustande. Wegen der Flüchtigkeit des Öles ist es schwierig, Extrakt und Öl zu standardisieren. Die Anwendung ist peroral.

***Armoraciae radix (Meerrettich)***    **M**
Armoracia rustiacana.

Verwendung findet die Wurzel, aus der durch Fermentation das **Phenyl-Senföl** und **Allyl-Senföl** als Hauptwirkstoffe freigesetzt werden. Wegen seiner guten Verträglichkeit eignen sich entsprechende Drogenpräparate zur *Intervallbehandlung bei intensiver Antibiotikatherapie.*

*Immunstimulantien*

Siehe auch Kapitel Abwehrschwäche S. 255.

Es gibt Hinweise, daß beim Lutschen oder beim Spülen Wirkstoffe direkt mit dem *rachenassoziierten Immunsystem* in Kontakt treten und eine Immunantwort auslösen können. Das rachenassoziierte Immunsystem, das aus dem lymphatischen Waldeyerschen Rachenring und den Rachen-, Gaumen- und Zungen-Tonsillen besteht, enthält die für die Immun-Abwehr wichtigen B- und T-Lymphozyten, die Makrophagen und die follikulär-dendritischen Zellen. Die letztgenannten Zellen binden an ihrer Oberfläche Antigene und präsentieren sie den Lymphozyten und Makrophagen.

In den *Gaumentonsillen* fand man eine mittlere Ig--Verteilung von 64 (IgG): 30 (IgA): 4 (IgM):2 (IgD). Die Tonsillen nehmen damit eine Mittelstellung zwischen darmassoziiertem lymphatischen Gewebe und Lymphknoten ein (Papst et al., 1986).

## 4.5.2.8 Phytopräparate

### Kamillenblüten

| | |
|---|---|
| Z.B. Kamillosan, | Perkamillon, |
| Kamille Spitzner, | Chamo Bürger. |
| Eukamillat, | |

### Weitere Ätherischöldrogen und ihre reinen Öle

*Kombinationspräparate*

| | |
|---|---|
| Z.B. Salviathymol, | Salbei-Tropfen Curarina, |
| Echtrosept N-Tropfen, | Salus Salbei-Tropfen u.a. |

### Gerbstoffdrogen

*Kombinationspräparate*

| | |
|---|---|
| Z.B. Salviathymol (Tct. Ratanhiae + Ätherisch- öle), | Gingivitol (Tannin + Hydrastis-Extrakt) |
| Pyralvex (Extr. Rhei + Salicylsäure) | Echtrosept (Ratanhia- Extrakt + Ätherischöle + Echinacea-Extr.) |

### Myrrhe

Alkohol. Tct. Myrrhae allein oder zusammen mit Tct. Ratanhiae, sowie als Bestandteil zahlreicher Kombinationspräparate, z.B.
Salviathymol,
Dentinox Lsg./Gel, Ad-Muc Salbe

### Schleimdrogen

Z.B. Isla-Moos Pastillen

## Antibiotisch-immunstimulierend wirkende Drogen

### Kapuzinerkresse
Nur noch in einigen Kombinationspräparaten.
Z.B. Angocin Anti-Infekt

### Meerrettich
Nur noch in einigen Kombinationspräparaten.
Z.B. Angocin Anti-Infekt

### Übersicht
*Monopräparate*

| | |
|---|---|
| Z.B. Echinacin (Preßsaft), | Salus Echinacea-Tropfen, |
| Pascotox forte Injekto-pas, | Echinacea purp. forte-Hevert Tropf. |

*Kombinationspräparate*

Ein Teil der Präparate enthält homöopathische Urtinkturen oder deren Verdünnungen, die deshalb als «Homöopathika» zu klassifizieren sind, z.B.

| | |
|---|---|
| Esberitox, | Cefasept, |
| Tonsilgon N, | Echtrosept, |
| Gripp-Heel, | Contramutan, |
| Engystol, | Resistan, |
| Lophakomp Echinacea N | Toxiselect. |

Bei rezidivierenden Infekten und Entzündungen hat sich die Kombination der aufgeführten Präparate mit Eigenblut empirisch bewährt.

## 4.6 Homöopathie bei Atemwegserkrankungen

### 4.6.1 Indikationen

Die Behandlung von Atemwegserkrankungen mit Homöopathika umfaßt sowohl **akute wie chronische Prozesse**. In Abhängigkeit der Ursache (z.B. bakteriell/viral/allergisch) und der Manifestation (z.B. Sinu-Bronchitis) lassen sich Homöopathika zur Monotherapie oder aber auch in Kombination mit anderen Behandlungsverfahren einsetzen.
*Schwerer verlaufende Krankheitsprozesse* und hier insbesondere solche bakterieller Genese (z.B. Bronchopneumonie) *sind primär kein Indikationsgebiet für Homöopathika*. Sie können aber in Abhängigkeit von der Symptomatik adjuvant und insbesondere zur Nachbehandlung eingesetzt werden.

Der Einsatz von Homöopathika orientiert sich weniger am pathophysiologischen Geschehen im Sinne definierter Angriffspunkte und Wirkungsmechanismen, sondern mehr an der dominierenden Symptomatik *(«Leitsymptome»)*. Von daher läßt sich eine grobschematische Zuordnung der Wirkungseigenschaften von Homöopathika vornehmen (Abb. 4.18). Dem Behandlungsprinzip entsprechend sind Überschneidungen möglich.

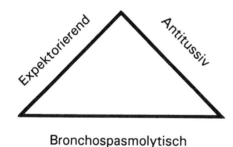

**Abb. 4.18:** Hauptwirkeigenschaften von Homöopathika.

Neben den aus der *Phytotherapie* bekannten Drogen wie Ipecacuanhae radix, Polygalae radix oder Pulmonariae herba werden in der Homöopathie weitere Pflanzen verwendet. Zusätzlich finden sich in der Gruppe der *tierischen und mineralischen Stoffe* wichtige, diesen Anwendungsbereich umfassende Homöopathika.
Die *pflanzlichen und tierischen Homöopathika* werden im allgemeinen mehr bei *akuten und subakuten Verläufen* eingesetzt, während die der *mineralischen Gruppe häufiger bei chronischen* Prozessen Anwendung finden.

Die chronische Bronchitis wie auch das Asthma bronchiale sollten mit *personotrop wirkenden Homöopathika (Konstitutionsmittel)* behandelt werden. Zur Anfangs- und Intervallbehandlung eignen sich auch *organotrope Homöopathika*; hierbei ist eine freie Kombination mit anderen Therapiestrategien (Allopathika) oftmals unumgänglich (Tab. 4.7).

### 4.6.2 Akute Bronchitis

Die Behandlung der akuten Bronchitis erfolgt *überwiegend mit organotrop wirkenden Homöopathika aus der pflanzlichen Gruppe*. Im Gegensatz zur phytotherapeutischen Anwendung orientiert sich ihre Verordnung als Homöopathikum am Syndrom: bei der Bronchitis imponiert zunächst die trocken-entzündliche Phase, der dann das katarrhalische Stadium folgt.
Im Hinblick auf den Symptomenwandel während einer akuten Bronchitis kann ein Wechsel des indizierten Mittels notwendig werden.

**Tab. 4.7:** Stadienabhängige Kombinationsmöglichkeit von allopathischer und homöopathischer Therapie bei obstruktiven Atemwegserkrankungen (als Beispiel).

| Therapie/Stadium | Akut | Intervall | Langzeit |
|---|---|---|---|
| Allopathisch | X | (x) | (X) |
| Organotrop/funktiotrop | (X) | X | |
| Personotrop | | (X) | X |

**Pflanzliche Homöopathika**

**Bryonia cretica D6, Dil./Tabl.**
Trockener Husten mit starken Thoraxschmerzen bei pleuritischer Mitbeteiligung; subfebrile Temperatur. Auch im Verlaufe eines grippalen Infektes. Deutliche Verschlechterung durch Bewegung und in Wärme.

**Drosera D6, Dil./Tabl.**
Anfallsweiser Husten (pertussiform), krampfartig mit Schleimauswurf endend, erschwerte Atmung mit Zyanoseneigung. Verschlechterung nachts.

**Euspongia officinalis (Spongia) D4, Dil./Tabl.**
Trocken-rauher, krupöser Husten mit Atemnot und Heiserkeit; ausgeprägte Trockenheit im Mund-Rachenraum. Nächtliche Verschlechterung.

**Hedera helix D6, Dil./Tabl.**
Reizhusten mit Fließschnupfen und katarrhalisch entzündetem Rachenraum. Verschlechterung beim Sprechen und in Wärme.

**Hyoscyamus niger D4, Dil./Tabl.**
Trockener, insbesondere nächtlicher Hustenreiz bei deutlicher Verschlechterung im Liegen.

**Rumex crispus D4, Dil./Tabl.**
Trockener Kitzelhusten, schmerzhaft und krampfartig. Es besteht eine große Kälteempfindlichkeit. Besserung durch Wärme.

**Mineralische Homöopathika –
Leitsymptom «Sekretarmer Husten»:**

Causticum D4, D6, Tabl.

Corallium rubrum D4, D6, Tabl.

Cuprum aceticum D4, D6, Tabl.

Phosphorus D12, Dil.

## 4.6.3 Chronische Bronchitis

Die Behandlung der chronischen Bronchitis erfordert einen differenzierten Einsatz homöopathischer Arzneimittel. In erster Linie sollten *konstitutionell* wirkende Homöopathika angewendet werden, um die Disposition für Folgekrankheiten und rezidivierende Infekte zu minimieren.

Die nachstehend genannten Homöopathika werden vor allem zu Therapiebeginn bzw. zur Intervalltherapie, auch bei passagerer Krankheitsverschlechterung eingesetzt. Auf die oftmals notwendige Kombination verschiedener Therapiemaßnahmen sei hingewiesen (Tab. 4.8).

**Pflanzliche Homöopathika**

**Cephaelis ipecacuanha (Ipecacuanha) D6, Tabl./Dil.**
Sekretreiche, asthmoide Bronchitis mit zähem Sputum bei starker Übelkeit und rezidivierendem Erbrechen.

**Hydrastis canadensis D3, Dil.**
Weißlich-gelbe Schleimhautsekretion der Atemwege (Sinu-Bronchitis); das reichliche Sekret unterhält den beständigen Hustenreiz sowie das Räuspern.

**Lobaria pulmonaria (Sticta) D6, Dil./Tabl.**
Bellender, schmerzhafter Husten mit Auswurf bei zähschleimigem Nasen-Rachen-Sekret (Sinu-Bronchitis); abgeschwächtes Geruchsvermögen. Atemnot mit Besserung beim Aufsitzen.

**Oenanthe aquatica (Phellandrium) D4, Dil.**
Zunächst sekretarmer, dann sekretreicher Husten mit reichlich zähflüssigem Sputum. Atemnot bei Kurzatmigkeit.

**Polygala senega (Senega) D4, Dil.**
Zähschleimiges Sekret bei eher trockenem Husten; das Sputum kann nicht abgehustet werden. Begleitende Thoraxschmerzen beim Husten; dyspnoisches Bild, vor allem auch beim Altersemphysem.

**Mineralische und tierische Homöopathika –
Leitsymptom «sekretreicher Husten»**

Kalium stibyltartaricum (Antimonium tartaricum) D4, D6, Tabl.

Carbo vegetabilis D6, D12, Dil./Tabl.

Stannum jodatum D6, D12, Tabl.

Sulfur jodatum D6, D12, Tabl.

Dactylopius coccus (Coccus cacti) D4, D6, Tabl.

**Tab. 4.8:** Homöopathische Kombinationspräparate.

| Bronchiselect | Schwöpect |
|---------------|-----------|
| Lomabronchin | Tussistin |
| Monapax | Tussisana |

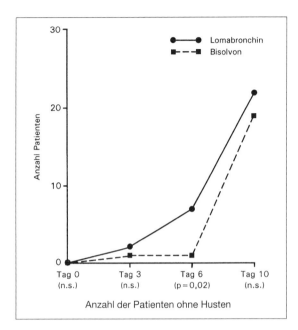

**Abb. 4.19:** Einfluß des pflanzl. Homöopathikums
und von Bisolvon auf die Hustensymptomatik.
(Stippig u. Kaiser 1994)

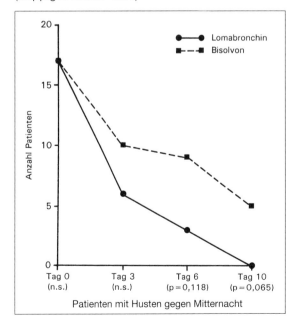

**Abb. 4.20:** Einfluß des pflanzl. Homöopathikums
und von Bisolvon auf die Hustensymptomatik.
(Stippig u. Kaiser 1994)

**Therapiestudie**

**Indikation.** Akute Erkrankungen der Atemwege
(Rhinobronchitis, Rhinopharyngitis, Tracheitis
etc.) bei Kindern.

**Präparat.** Homöopathisches Kombinationspräparat bestehend aus Echinacea angustifolia D2,
Drosera D4, Yerba santa D4, Ephedra D4, Ipe-
cahuanha D6 und Rumex D4 (Lomabronchin
Tropfen).

**Studienart.** Randomisierte Doppelblindstudie
mit 40 Kindern (Durchschnittsalter ca. 3 Jahre).
In der Vergleichsgruppe waren ebenfalls 40 Kinder mit Bromhexinhydrochlorid-Tropfen (Bisolvon) behandelt worden.

**Behandlungsart.** Dreimal täglich 16 bis 17 Tropfen durchschnittlich (je nach Alter) für 10 Tage
bzw. bis zur Symptomfreiheit.

**Prüfkriterien.** Ziel der Studie war es, die Äquivalenz bzw. Nichtäquivalenz der beiden Behandlungsgruppen festzustellen.

**Hauptzielkriterium.** Abheilzeit.
Nebenzielkriterien: Zahl der Hustenanfälle, Art
des Hustens, Hustenintensität, zeitliches Auftreten des Hustens, Art des Schnupfens, Fieber.

**Ergebnis.** Die Abheilzeit in der Lomabronchin-
Gruppe war um 0,7 Tage kürzer als in der Bi-
solvon-Gruppe, jedoch war der Unterschied
nicht signifikant (p = 0,066). In praktisch allen
Parametern war der Verlauf der Symptomatik
gleichartig, jedoch mit zum Teil tendenziell besseren Ergebnissen für Lomabronchin (Abb. 4.19
und 4.20). Am 6. Tag hatten signifikant mehr
Patienten unter Lomabronchin keinen Husten
mehr als unter Bisolvon (Abb. 4.19). In beiden
Gruppen traten keine Nebenwirkungen auf.
(Stippig u. Kaiser 1994)

### 4.6.4 Asthma bronchiale

Der *akute Asthma-Anfall ist primär keine Indikation für die Homöotherapie.* Wie in der Phytotherapie können aber Homöopathika bei anfallsartiger
«leichter» Atemnot eingesetzt werden, was dement-
sprechende therapeutische Erfahrung voraussetzt.

Die Homöotherapie des Asthma bronchiale erfordert insbesondere eine *konstitutionelle Langzeittherapie,* wobei zur Anfangs- und Intervalltherapie die
nachstehend genannten Homöopathika eingesetzt

**Tab. 4.9:** Eigenblut-Behandlung.

**Eigenblut:**
Venös entnommenes Eigenblut (0,2–0,5 ml) wird allein oder zusammen mit Formica rufa D6 oder D12 im wöchentlichen Wechsel mit Cortison D12 oder D30 als Mischinjektion i. m. während 10 Wochen injiziert.

**Eigenblutnosode:**
Kapillär entnommenes Eigenblut (1 Tropfen) wird nach homöopathisch-pharmazeutischen Vorschriften verarbeitet und wie folgt peroral appliziert (Säuglinge und Kleinkinder entsprechend 2 Tropfen auf Wasser):

|  |  |
|---|---|
| C5: | 3 × pro Woche morgens nüchtern 5 Tropfen |
| C7: | 3 × pro Woche morgens nüchtern 5 Tropfen |
| C9: | 3 × pro Woche morgens nüchtern 5 Tropfen |
| C12: | 3 × pro Woche morgens nüchtern 5 Tropfen |

werden können. Im übrigen sind differentialtherapeutisch auch die unter «Chronische Bronchitis» genannten Arzneimittel zu beachten. Dies betrifft auch und gerade eine sinnvolle Kombinationsbehandlung mit unterschiedlichen Ansatzpunkten (siehe Abb. 4. 18).

Für die *«Reizkörpertherapie» des Asthma bronchiale* kommt auch die *Eigenblutbehandlung* bzw. potenzierte Eigenblutnosode in Betracht (Tab. 4.9). Sie kann entweder als Monotherapie oder in Kombination mit dem indizierten Homöopathikum eingesetzt werden. Empirisch bewährt hat es sich auch, das Homöopathikum an die entsprechenden *Akupunktur-Punkte* zu quaddeln.

## Pflanzliche Homöopathika

**Aralia raccmosa D4, D6, Dil./Tabl.**
Trockener Husten mit Fremdkörpergefühl im Rachen; Atemnot beim Hinliegen resp. nach kurzem Schlaf. Starke Empfindlichkeit gegen Zugluft. Oftmals auch allergischer Genese.

**Datura stramonium (Stramonium) D12, Dil.**
Krampfartiger, trockener Husten, heisere Stimme. Unruhiger Patient mit Angstgefühl; schweißig rote Gesichtsfarbe. Deutliche Verschlechterung nachts.

**Grindelia robusta D4, D6, Dil.**
Atemnot bei schwerlöslichem Schleim, Hustenanfälle mit keuchender Atmung, Erstickungsgefühl.

**Lobelia inflata D4, D6, Dil./Tabl.**
Trockener Reizhusten mit zunehmender Spastik und Atemnot. Häufige Begleitsymptome sind Kreislauflabilität (Vagotonie), Schwächegefühl und Übel-

keit. Kaltschweißig, blasses Gesicht und Angstgefühl.

**Solanum dulcamara (Dulcamara) D4, D6, Dil./ Tabl.**
Rauher-bellender Husten, asthmoide Beschwerden infolge von feuchter Kälte. Atemnot nach Temperatur- und Wetterwechsel.

Nachstehend sind die wichtigsten mineralischen und tierischen Homöopathika bei Asthma bronchiale aufgelistet (Tab. 4.10).

Einige wichtige **Kombinationspräparate** sind in Tabelle 4.11 genannt.

**Tab. 4.10:** Mineralische Homöopathika bei Asthma bronchiale*.

| | |
|---|---|
| Acidum arsenicosum (Arsenicum album) | Kalium sulfuricum |
| Acidum silicicum (Silicea) | Natrium chloratum |
| Calc. carb. | Natrium sulfuricum |
| Cuprum metallicum | Phosphorus |
| Jodum | |

\* Nur nach streng individueller Anamnese anwendbar (vgl. Wiesenauer 1992)

**Tab. 4.11:** Homöopathische Kombinationspräparate.

| | |
|---|---|
| Aralia Nestmann | Asthmakehl N |
| Asthma-Bomin H | Cupridium |
| Asthma-Gastreu R43 | Multiplex Nr. 12 |

### 4.6.5 Rhinitis, Sinusitis, Otitis

Erkrankungen der oberen Luftwege imponieren oft als chronisch-rezidivierende Prozesse und können sich klinisch als antibiotikaresistenter Fokus zeigen, wie z. B. das *sinubronchitische Syndrom*. Dieses unterhält das chronisch-entzündliche Geschehen und kann auch als «*Infektallergie*» auftreten.

Vor diesem Hintergrund muß die Behandlung mit Homöopathika als *systemisch* bezeichnet werden, so daß dieser Therapieansatz zugleich als «*allgemeine Umstimmung*» zur Reduzierung der Infektanfälligkeit zu verstehen ist. Dies ist ohne Frage die Hauptdomäne der Homöotherapie, gleichwohl auch das akute Geschehen unter ihr Indikationsspektrum fällt. Auf die bewährte Möglichkeit der Eigenblutbehandlung sei hingewiesen (s. Tab. 4.10).

#### *Pflanzliche Homöopathika*

**Allium cepa D4, D6, Dil.**
Stark reizendes, wäßriges Nasensekret; Begleitkonjunktivitis. Es kommt zu gehäuftem Niesen, auch kann ein Reizhusten bestehen.

**Atropa belladonna (Belladonna) D4, D6, Tabl.**
Die Entzündung beginnt sich zu lokalisieren: stark gerötete Mund- und Rachenschleimhaut, hellrote, vergrößerte Tonsillen mit Schluckbeschwerden, stechende Ohrenschmerzen; erhöhte Temperatur.

**Euphrasia officinalis D3, D4, Dil.**
Konjunktivitis mit brennender Sekretion, Begleitrhinitis, auch allergischer Ursache.

**Galphimia glauca D4, D6, Dil.**
Allergisch bedingte Rhinitis und Konjunktivitis, oft auch mit bronchospastischen Verläufen.
Auch prophylaktisch anzuwenden: ca. 6 Wochen präsaisonal Galphimia D12, 1 × tägl. 5 Tropfen.

**Luffa operculata (Esponjilla) D6, D12, Tabl./Dil.**
Wäßriges oder zäh-schleimiges Nasensekret mit Schleimstraße im Rachen, Kopfschmerzen und druckschmerzhafte Nasennebenhöhlen. Reduziertes Allgemeinbefinden.

**Phytolacca americana D4, D6, Tabl./Dil.**
Dunkelrote Rachenschleimhaut mit Tonsillenhyperplasie; bis in die Ohren ausstrahlende Schluckbeschwerden. Reduziertes Allgemeinbefinden bei subfebrilen Temperaturen.

**Thuja occidentalis D12, Dil.**
Chronisch-rezidivierende Atemwegsinfekte mit zähschleimigem Nasensekret und Hustenattacken. Deutliche Verschlechterung durch naßkaltes Wetter.

#### *Mineralische Homöopathika, Kombinationspräparate*

Nachstehend sind die wichtigsten mineralischen Homöopathika und Kombinationspräparate (Tab. 4.12) aufgelistet.

*Mineralische Homöopathika*

| | |
|---|---|
| **Ferrum phosphoricum D6, D12, Tabl.** | Infekte der Atemwege (Rhinitis, Otitis) |
| **Hydrargyrum sulfuratum rubrum (Cinnabaris) D6, Tabl.** | Sinu-Bronchitis |
| **Kalium bichronicum D6, Tabl.** | Sinu-Bronchitis |
| **Barium jodatum D6, Tabl.** | Hyperplasie des lymphatischen Rachenringes |
| **Calcium carbonicum D12, Tabl.** | Chron.-rezidiv. Atemwegs-erkrankungen |

**Tab. 4.12:** Homöopathische Kombinationspräparate.

| | |
|---|---|
| Angin-Heel S | Remedium sinutale EKF |
| Angina-Gastreu | Sinfrontal |
| Cepa-Wecoplex | Sinuselect |
| Euphorbium comp. Nasentropfen | Tonsiotren S |

# Literatur

## Allopathie

### Allgemeine Übersichtsreferate

Bauer, X.: Asthma bronchiale. Wiss. Verlagsgesellschaft, Stuttgart (1989).

Buchbauer, G., Hafner, M.: Aromatherapie. Pharmazie in unserer Zeit 14: 8–18 (1985).

Dorsch, W.: Asthma bronchiale: Allergie und Entzündung. Mschr. Kinderheilkd. 138: 578–583 (1990).

Erkrankungen des Respirationstraktes und des Bewegungsapparates und ihre medikamentöse Behandlung, Schriftenreihe der Bundesapothekerkammer Bd. V, Grüne Reihe 1985, Werbe- und Vertriebsgesellschaft Deutscher Apotheker mbH, Frankfurt a. Main.

Haen, E.: Expektorantien und Antitussiva. Med. Mo. Pharm. 12: 344–355 (1989).

Härter, T.: Asthma bronchiale und Antiasthmatika. DAZ Fortbildung 8, Aktuelle Pharmakotherapie. Dtsch. Apoth. Z. 127: 837 (1987).

Hahn, H.L.: Husten, Mechanismen, Pathophysiologie und Therapie. Dtsch. Apoth. Z. 127, Nr. 3/Suppl. 5: 3 (1987).

Hollenhorst, W.: Expektorantien. Apoth. J. 2: 22 (1984).

Kurz, H.: Antitussiva und Expektorantien. Dtsch. Apoth. Z. 126: 1024–1029 (1986).

Kurz, H.: Antitussiva und Expektorantien. Wiss. Verlagsgesellschaft Stuttgart (1989).

Moser, U.: Antitussiva und Expektorantien. DAZ Fortbildung Pharmakologie 47: Dtsch. Apoth. Z. 125: 383 (1985).

Moser, U.: Obstruktive Atemwegserkrankungen und ihre medikamentöse Therapie. DAZ Fortbildung Pharmakologie 29: 243. Dtsch. Apoth. Z. 123(45) 45: 2192 (1983).

Otzen, Th.: Hustenmittel in der Selbstmedikation. Apoth. J. 1: 10–20 (1992).

Reimann, H.J., Schmidt, U., Emslander, H.P.: Phytotherapie der Atemwegserkrankungen. Therapiewoche 36: 1090–1099 (1966).

Renovanz, H.D., Reusch, H.: Broncholytika – eine Übersicht. Med. Mod. Pharm. 3: 70 (1980).

Schumann, K.: Schnupfen. Dtsch. Apoth. Z. 126 (17), Suppl. 3: 7 (1986).

Wichtl, M.: Teedrogen. 2. Aufl. Wiss. Verlagsgesellsch. Stuttgart (1989).

Wunderer, H.: Mund- und Rachentherapeutika. Dtsch. Apoth. Z. 126: 2281–2291 (1986).

### Pharmakologie und Klinik von Drogenpräparaten

Boyd, E.M.: A review of studies on the pharmacology of expectorants and inhalants. Int. J. Clin. Pharmacol. Therap. Toxicol. 3: 55–60 (1970).

Boyd, E.M.: Studies on respiratory tract fluid. Arzneim.-Forsch (Drug-Res.) 22. 612–616 (1972).

Boyd, E.M., Sheppard, E.P.: The effect of inhalation of citral and geraniol on the output and composition of respiratory tract fluid. Arch. intern. Pharmacodyn. Ther. 188: 5–13 (1970).

Boyd, E.M., Sheppard, E.P.: An autumn-enhanced muco-
tropic action of inhaled terpens and related volatile agents. Pharmacology 6: 65–80 (1971).

Brandt, W.: Spasmolytische Wirkung ätherischer Öle. Z. Phytother. 9: 33–39 (1988).

Carle, C., Isaac, O.: Die Kamille – Wirkung und Wirksamkeit. Z. Phytother. 8: 67 (1987).

Chibanguza, F., März, R., Sterner, W.: Zur Wirksamkeit und Toxizität eines pflanzlichen Sekretolytikums und seiner Einzeldrogen. Arzneim.-Forsch (Drug Res.) 34: 32-36 (1984).

Deininger, R.: Neues aus der Terpenforschung. Kassenarzt 7: 1–12 (1985).

Dolder, R.: Arzneiformen zur Anwendung an Auge, Ohr und Nase, In: Sucker, H., Fuchs P., Speiser, P. (Hrsg.): Pharmazeutische Technologie. Thieme Stuttgart (1978).

Dorow, P., Weiss, Th., Felix, R., Schmutzler, H.: Einfluß eines Sekretolytikums und einer Kombination von Pinen, Limonen und Cineol auf die mukoziliare Clearance bei Patienten mit chronisch obstruktiven Atemwegserkrankungen. Arzneim.-Forsch. (Drug Res.) 37: 1378–1381 (1987).

Dorsch, W., Addmann-Grill, B., Bayer, T., Ettl, M., Hein, G., Jaggy, H., Ring, I., Scheftner, P., Wagner, H.: Zwiebelextrakte als Asthma-Therapeutika? Allergologie 10: 316–324 (1987).

Dorsch, W., Wagner, H., Bayer, Th.: Asthmaschutzwirkung von Zwiebelextrakten: Wirkprofil von Thiosulfinaten. Allergologie 12 (9): 388–396 (1989).

Geyer, M., Mayer, H., Pfandl, A., Engelhard, G.M.: Isländisches Moos – eine alte Heilpflanze aus heutiger Sicht. Pharm. Z. 131: 2298 (1986).

Gracza, L., Spieler, H., Gerster, G.: Asarum europaeum L. – Untersuchungen zur Qualität, Wirkung, Wirksamkeit und Unbedenklichkeit der Haselwurz. Therapeutikon 11: 634–643 (1988).

Hauschild, F.: Pharmakologie und Grundlagen der Toxikologie. Thieme, Leipzig (1973).

Kartnig, Th.: Cetraria islandica – Isländisches Moos, Z. Phytother. 8: 127 (1987).

Linsenmann, P., Swoboda, M.: Therapeutische Wirksamkeit etherischer Öle bei chronisch-obstruktiver Bronchitis. 14tägiger klinischer Doppelblindversuch mit Pinimenthol. Therapiewoche 36: 1162–1166 (1986).

Martindale, F.: The Extrapharmacopoeia, 29th ed., (Reynolds, J.E.F. ed.). The Pharmaceutical Press, London, (1982) p. 1567.

Pabst, R.: Die Tonsillen, wichtige Organe des Immunsystems? Med. Mo. Pharm. 9: 70 (1986).

Richstein, A., Mann, W.: Zur Behandlung der chronischen Sinusitis mit Sinupret. Ther. d. Gegenw. 119(a): 1055-1060 (1980).

Rödig, E., Neubauer, N., März, R.: Doppelblindstudie mit Sinupret bei akuter Sinusitis. Phytomedicine (im Druck).

Römmelt, H., Schnitzer, W., Swoboda, M., Senn, E.: Pharmakokinetik ätherischer Öle nach Inhalation mit einer terpenhaltigen Salbe. Z. Phytother. 9: 14 (1988).

Rosch, A.: Klinische Prüfung von Escarol (stand. Asarum europ.-Extrakt) im Doppelblindversuch. Z. Phytother. 5: 964 (1974).

Saller, R., Beschorner, M., Hellenbrecht, D., Bühring, M.: Behandlung unkomplizierter Erkältungskrankheiten mit Kamillenkonzentrat. Therapeutikon 4: 680–691 (1990).

Schäfer, D., Schäfer, W.: Pharmakologische Untersuchungen zur broncholytischen und sekretolytisch expektorierenden Wirksamkeit einer Salbe auf Basis von Menthol, Campher und etherischen Ölen. Arzneim.-Forsch (Drug-Res.) 31: 82 (1981).

Schilcher, H.: Ätherische Öle – Wirkungen und Nebenwirkungen. Dtsch. Apoth. Z. 124: 1433–1442 (1984).

Schmaltz, B.: Steigerung der körpereigenen Abwehr bei chronischer Sinusitis. Therapiewoche 41: 266–69 (1991).

Schneider, G.: Expektorantien unter besonderer Berücksichtigung biogener Wirkstoffe, In: Der Respirationstrakt und seine medikamentöse Beeinflussung, 59–70, Schriftenreihe der Bundesapothekerkammer, Frankfurt (1978).

Schuster, O., Haag, F., Priester, H.: Transdermale Absorption von Terpenen aus den ätherischen Ölen der Pinimenthol-S-Salbe. Med. Welt 37: 100 (1986).

Stafunsky, M., von Manteuffel, G. E., Swoboda, M.: Therapie der akuten Tracheobronchitis mit ätherischen Ölen und mit Soleinhalation – ein Doppelblindversuch. Z. Phytother. 10: 130–134 (1989).

Stöcklin, P.: Klinische Erfahrungen mit dem Hustenmittel Prospan. Praxis, Schweiz. Rundsch. Med. 48: 934 (1959).

Strobel, W.: Zur Verträglichkeit von Sinupret – Einflüsse einer Dauermedikation auf klinisch-chemische Parameter bei gesunden Probanden. Z. Phytother. 5: 960 (1984).

Stussak, G., Scheimann, K.: Behandlung der chronischen Sinusitis. Allgemeinmed. 63: 869–871 (1987).

Wagner, H., Jurcic, K., Deininger, R.: Über die spasmolytische Wirkung von Eugenolestern und -äthern. Planta Med. 37: 9–14 (1979).

Wagner, H., Wierer, M., Bauer, R.: In vitro Hemmung der Prostaglandin-biosynthese durch ätherische Öle und phenolische Verbindungen. Planta Med. 3: 184–187 (1986).

Wagner, H., Bayer, Th., Dorsch, W.: Das antiasthmatische Wirkprinzip der Zwiebel (Allium cepa L.). Therapeutikon 3 (5): 266–275 (1989).

Wagner, H., Dorsch, W., Bayer, Th., Breu, W., Willer, F.: Antiasthmatic effects of onions, inhibition of 5 lipoxygenase und cyclooxygenase in vitro by thiofulfinates and cepaens. Prostaglandins, Leukotriens and Essential Fatty Acids 39: 59–62 (1990).

Wagner, H.: Pflanzliche Immunstimulanzien. Dtsch. Apoth. Z. 131: 117 (1991).

Werning, C.: Krankheiten der Lunge, In: Werning, C. (Hrsg.): Medizin für Apotheker, S. 78–84. Wiss. Verlagsges., Stuttgart (1987).

Zänker, K. S., Tölle, W., Blümel, G., Probst, I.: Evaluation of surfactant-like effects of commonly used remedies for colds. Respiration 39: 150–157 (1980).

Zänker, K. S., Blümel, G.: Terpene included lowering of surface tension in vitro: A rationale for surfactant substitution. Res. exp. Med. (Bal) 182: 33–38 (1983).

## Homöopathie

Elies, M.: Naturheilverfahren und Homöopathie in der HNO-Heilkunde. Therapeutikon 4: 621–628 (1990).

Friese, K.-H.: Otitis media. Therapeutikon 5: 57–60 (1991).

Friese, K.-H.: Allergien im Bereich der oberen Luftwege. Therapeutikon 5: 497–503 (1991).

Gawlik, W.: Die homöopathische Behandlung von Sinusitiden. Therapeutikon 4: 608–612 (1990).

Stippig, S. G., Kaiser, P. M.: Randomisierte Doppelblindstudie mit Lomabronchin versus Bromhexinhydrochlorid. Allgemeinarzt (im Druck).

Wiesenauer, M.: Allergische Rhinitis – eine Langzeituntersuchung. Z. Allg. Med. 62: 388–392 (1986).

Wiesenauer, M., Gaus, W., Häussler, S.: Behandlung der Pollinosis mit Galphimia glauca. Allergologie 13: 359–363 (1990).

Wiesenauer, M.: Homöotherapie bei allergischen Atemwegserkrankungen. Dtsch. Apoth. Z. 127: 1565–1568 (1987).

Wiesenauer, M.: Pädiatrische Praxis der Homöopathie Hippokrates Verlag, Stuttgart (1992)

# 5 Funktionsstörungen und Erkrankungen der Verdauungsorgane

Hauptanwendungsgebiete für Phytopharmaka:

Keine Indikationen:
Akute erosive Gastritis mit gastrointestinalen Blutungen
Magen- und Darmulzera im Akutstadium
Colitis ulcerosa und
Morbus Crohn im fortgeschrittenen Stadium
Infekt-Enterokolitis (z. B. Thyphus oder Ruhr)
Leberzirrhose im fortgeschrittenen Stadium
Gallensteine
Ileus
Tumorerkrankungen

## 5.1 Funktionsstörungen des Magens und Darmes

### 5.1.1 Anwendungsgebiete und Behandlungsprinzipien

Die **Domäne der Behandlung mit Phytopräparaten** liegt primär bei den **funktionellen Beschwerden** und **chronischen Erkrankungen**, gleich ob durch vegetativ bedingte Dysfunktionen oder Organerkrankungen ausgelöst. Hierzu gehören z. B. Reizmagen, Reizkolon, das Oberbauchsyndrom und alle dyspeptischen Beschwerden (siehe hierzu Fintelmann, 1985, 1989; Kasper u. Wunderer, 1987; Maiwald, 1984).

Es handelt sich um zumeist psychosomatisch, seltener funktionell bedingte Dysfunktionen, ohne daß Organveränderungen morphologisch nachweisbar sind. Sie beruhen im wesentlichen auf Störungen des Tonus, der Motilität, der Sekretion und der Resorption. Hierzu zählen:

- Appetitlosigkeit
- Sodbrennen
- Aufstoßen
- Erbrechen
- Übelkeit
- Flatulenz
- Regurgitation

Die entsprechenden klinischen Bilder sind u. a.
- Refluxerkrankungen
- Reizmagen
- Reizkolon mit abwechselnd Diarrhöen und Obstipation
- Maldigestion und Malabsorption.

### Behandlungsprinzipien

Die Behandlungsart dieser Dysfunktionen richtet sich nach der Art der vorherrschenden Symptome. Neben den diätetischen Maßnahmen bzw. Nahrungsmittelkarenz kommen Phytopharmaka mit folgenden Wirkqualitäten zum Einsatz:
- Sekretionssteigernd oder sekretionsmindernd
- Säureabsorbierend
- Motilitätsfördernd
- Entzündungshemmend

– Enzymsubstituierend
– Spasmolytisch
– Sedierend.

Diesen Wirkqualitäten entsprechen in etwa *fünf Drogen- bzw. Wirkstoffgruppen.*

### Ätherischöl- und Scharfstoff-Drogen (Aromatika, Acria)

Diese Drogen werden in der Pharmazie unter dem Begriff *«Karminativa»* geführt: zur Anregung der Speichel- und Magensaftsekretion bei Appetitlosigkeit und Gärungsdyspepsien, zum Teil auch zur Spasmolyse, Entzündungshemmung und zur Bakteriostase.

### Bitterstoffdrogen (Amara)

Zur Anregung der Speichel-, Magen- und Gallesekretion.

### Bitterstoffe und Ätherischöle enthaltende Drogen (Amara-Aromatika)

Für etwa die gleichen Indikationen wie oben.

### Schleimdrogen (Muzilaginosa)

Bevorzugt zur Abpufferung der Magenübersäuerung und zur Schleimhautprotektion.

### Alkaloid-Drogen

Zur Bekämpfung von Spasmen und kolikartigen Schmerzen im gesamten Gastrointestinaltrakt.

### Enzyme

Zur Substitution bei verminderter Enzymproduktion.

## 5.1.2 Drogen und Präparategruppen

### 5.1.2.1 Ätherischöl- und Scharfstoff-Drogen (Tab. 5.1 und Abb. 5.1)

### Chemie der Ätherischöle (Abb. 5.1)

Bei den pharmakologisch relevanten Hauptwirkstoffen der Ätherischöldrogen 1–12 handelt es sich um flüchtige, aromatisch riechende und zum Teil scharf schmeckende azyklische, mono- oder bizyklische **Monoterpene** (z.B. Menthol, Fenchon, Carvon, Anethol, Linalool, α-Phellandren, 1,8-Cineol), um **Sesquiterpene** (z.B. Chamazulen), um **Phenylpropan**-Verbindungen (z.B. β-Asaron) oder um **phenolische** Verbindungen mit Seitenketten (z.B. Gingerole).

Die Wirkstoffe des **Knoblauchs** und der **Zwiebel** werden erst bei der Aufarbeitung der Drogen aus schwefelhaltigen Aminosäuren (z.B. *Alliin*) durch Enzymeinwirkung *(Alliinase)* freigesetzt. s. S. 62. Es handelt sich um kettenförmig aufgebaute niedermolekulare, zum Teil flüchtige Sulfide und/oder Sulfoxid-Verbindungen mit charakteristischem Geruch (z.B. Allicin, Ajoen, Diallyldisulfid).

Die aus Brassica-Arten entstehenden schwefelhaltigen **Senföle** werden ebenfalls erst bei der Aufarbeitung der Droge aus den sogenannten **Glucosinolaten** durch das Enzym Myrosinase freigesetzt. Sie sind mit Ausnahme des wasserlöslichen Benzyl-Senföls des weißen Senfs ebenfalls flüchtig und stechend riechend.

### Pharmakologie der Ätherischöle

Ihre vielfältigen pharmakologischen Wirkungen auf molekularbiologischer Ebene resultieren zunächst aus ihrer *allgemein hohen Flüchtigkeit und Affinität zu Membranstrukturen*, des weiteren aus ihren *unterschiedlichen Substitutionsmustern* und ihrer *Stereochemie*. Dabei ist zu unterscheiden zwischen Direktwirkungen auf Organe und sog. Fernwirkungen, die über Geruchs-, Geschmacks- oder Hautreize ausgelöst werden und auf reflektorischem Wege oder über chemische Mediatoren (Hormone) die Organfunktionen beeinflussen.

Die für die Behandlung von Funktionsstörungen des Magens und Darms relevanten **pharmakologischen Wirkungen** lassen sich wie folgt zusammenfassen:

Ätherischölbestandteile wirken **sekretionsfördernd** *auf direktem und reflektorischem Wege*. Es kommt zur Freisetzung von Salzsäure, Pepsin, Gastrin, Histamin und Prostaglandinen und dadurch zur *Stimulierung der Magen- und Darmmotilität* (siehe Glatzel, 1968).

Zusätzlich besitzen einige Ätherischöle ausgesprochen **spasmolytische Eigenschaften** (Wagner und Sprinkmeyer, 1973; Brandt, 1988; Rees et al., 1979; Dew et al., 1984). Am Ileum-Längsmuskelpräparat des Meerschweinchens zeigten besonders das *Melissenöl, Pfefferminzöl, Nelkenöl* und *Angelikaöl* mit $IC_{50}$-Werten von 5–10 mg/l die stärkste spasmolytische Wirkung.

Von den reinen Ätherischölkomponenten wirkten *Eugenol, Caryophyllenoxid, Citral, Citronellal* am stärksten erschlaffend auf das Ileum.

*Kümmelöl, Anisöl* und *Fenchelöl* zeigten in dieser Versuchsanordnung keinen spasmolytischen Effekt. Es ist daher anzunehmen, daß diese Öle ihre nachgewiesene Wirkung bei Meteorismus nicht einem spasmolytischen Effekt, sondern einer anregenden Wirkung auf die Darmmotorik verdanken.

Übereinstimmend ergaben Versuche am Meer-

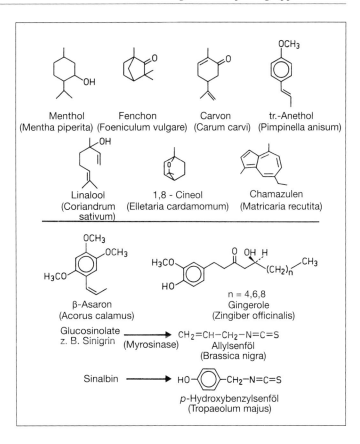

**Abb. 5.1:** Karminativ wirkende Ätherischöle und Scharfstoffe.

schweinchen-Ileum, daß Ätherischölmischungen bzw. entsprechende Extraktkombinationen, wie sie in zahlreichen Präparaten vorliegen, stärkere, d. h. synergetische bzw. überadditive Wirkungen besitzen im Vergleich zu den Einzelkomponenten (Forster, 1983).

Bei der Bewertung der spasmolytischen Wirkung von *karminativ wirkenden Präparaten* aus Ätherischöldrogen ist zwischen reinen Ätherischölmischungen und alkoholischen Gesamtextrakten zu unterscheiden.

Alkoholische Extrakte aus *Kümmel, Fenchel* und *Kamille* zeigen auch deutliche spasmolytische Wirkungen, die hier aber zum Teil auf andere Extraktbestandteile (z. B. Flavone) als nur Ätherischöle zurückgeführt werden können (Forster, 1983). Der spasmolytische Effekt wird mit einer Hemmung der Calcium-Mobilisierung, möglicherweise einer direkten Hemmung des Calcium-Einstroms in die Zelle, erklärt.

*Menthol* besitzt im In-vitro-Experiment eine Ca-antagonistische Wirkung.

Einige Öle, z. B. *Pfefferminzöl, Melissenöl* oder *Lauchöle*, besitzen zusätzlich eine **cholagoge bzw. choleretische Wirkung** (siehe Glatzel, 1968 und Ka-

pitel «Galleerkrankungen»). Das *Pfefferminzöl* wird z. B. bevorzugt bei Spasmen der Gallenwege und beim Reizkolon gegeben.

Zahlreiche Ätherischöle, z. B. *Pfefferminzöl, Fenchelöl, Senföl*, besitzen auch **antibakterielle, antimykotische** und **virozide** Wirkungen (Deininger, 1985).

Durch die ausgesprochen **karminative** (blähungstreibende) Wirkung einiger Ätherischöle wird eine Kreislaufentlastung erreicht, die die Symptome des gastrokardialen Symptomenkomplexes (Römheld-Syndrom) mildert.

Über die **antiphlogistische** Wirkung des Kamillenöles siehe nächstes Kapitel S. 137.

Einige Ätherischöle können bei nichtbestimmungsgemäßem Gebrauch, bei **Überdosierung** oder bei entsprechend disponierten Personen Reizerscheinungen im Magen und Darm, verbunden mit Übelkeit, Erbrechen und Durchfall, auslösen (siehe auch Kapitel Bronchitis S. 93). Bekannt geworden sind Nebenwirkungen bei Zufuhr hoher Mengen *Pfefferminzöl* (z. B. Vorhofflimmern, Benommenheit, Allergien), oder *Kümmelöl* (zentrale Erregung, Schwindel, Bewußtseinsstörungen).

**Tab. 5.1:** Ätherischöl- und Scharfstoff-Drogen mit beschriebenen Hauptwirkungen.

| | Droge/Stammpflanze | Hauptwirkstoffe | Beschriebene Wirkungen |
|---|---|---|---|
| M | *Menthae fol. und aetherol. Pfefferminzblätter und -öl* DAB 10, ÖAB, Helv VII (Mentha piperita) | Ca. 1,2–1,5 % Ätherischöl mit den Terpenen: Menthol (35–70 %), Menthylacetat (3–17 %), Menthon (25–40 %) und Menthofuran (2,5–5 %) | Spasmolytisch, cholagog, karminativ |
| M | *Foeniculi fructus und aetherol. Fenchelfrüchte und Fenchelöl* DAB 10, ÖAB, Helv VII (Foeniculum vulgare) | 2–8 % Ätherischöl mit Fenchon (ca. 20 %), trans-Anethol (50–70 %), Foeniculin u. a | Spasmolytisch, sekretolytisch, karminativ |
| M | *Carvi fructus und aetherol. Kümmelfrüchte und -öl* DAB 10, ÖAB, Helv VII (Carum carvi) | 3–7 % Ätherischöl mit Carvon (50–80 %), Limonen, Carveol u. a. Terpene | Spasmolytisch, antibakteriell, karminativ |
| M | *Anisi fructus und aetherol. Anisfrüchte und -öl* DAB 10, ÖAB, Helv VII (Pimpinella anisum) | Bis zu 2 % Ätherischöl mit tr-Anethol (80–90 %), Methylchavicol, Anisaldehyd | Spasmolytisch, sekretolytisch, antibakteriell |
| M | *Coriandri fructus Corianderfrüchte und -öl* DAB 10, ÖAB, Helv VII (Coriandrum sativum) | Bis 1 % Ätherischöl mit Linalool (60–70 %), Geraniol, Borneol u. a., TKW (ca. 20 %) | Spasmolytisch, karminativ |
| M | *Angelicae radix Angelikawurzel* ÖAB (Angelica archangelica) | 0,3–1,3 % Ätherischöl mit $\alpha$- und $\beta$-Phellandren (20–40 %) und $\alpha$-Pinen (bis 30 %); daneben die Cumarine Xanthotoxin, Imperatorin und Umbelliferon | spasmolytisch, cholagog, karminativ |
| M | *Cardamomi fructus Kardamomfrüchte* (Elletaria cardamomum) | 2–8 % Ätherischöl mit 1,8-Cineol (über 50 %), $\alpha$-Terpineol, Terpenylacetat (ca. 2 %) | Cholagog, karminativ |
| M | *Matricariae (Chamomillae) flos und aetherol. Kamillenblüten und -öl* DAB 10, ÖAB, Helv VII (Matricaria recutita) | 0,5–1,8 % Ätherischöl mit Chamazulen, Bisabololen, Bisabololoxiden, Eninbicycloether | Antiphlogistisch, spasmolytisch, antibakteriell |

**Scharfstoff-Drogen (einschließlich Senföldrogen)**

| | Droge/Stammpflanze | Hauptwirkstoffe | Beschriebene Wirkungen |
|---|---|---|---|
| M | *Calami rhizoma Kalmuswurzel* ÖAB, Helv VII (Acorus calamus) | 2–7 % Ätherischöl mit $\beta$-Asaron (bis 80 %) und Iso-Eugenolmethyläther; zusätzlich Bitterstoffe | Karminativ |
| M | *Galangae rhizoma Galgantwurzel* Helv VI (Alpinia officinarum) | Ca. 5 % Ätherischöl und scharfschmeckendes Harz (Galangol, Alpinol) | Spasmolytisch, antiphlogistisch, antibakteriell, karminativ |
| M | *Zingiberis rhizoma Ingwerwurzel* ÖAB, Helv VII (Zingiber officinalis) | 2,5–3 % Ätherischöl mit den Hauptkomponenten Zingiberen (60 %) und Zingiberol; daneben die Scharfstoffe Gingerol und Methylgingerol | Spasmolytisch, cholagog, antiemetisch, karminativ |

**Tab. 5.1:** Fortsetzung

| | Droge/Stammpflanze | Hauptwirkstoffe | Beschriebene Wirkungen |
|---|---|---|---|
| M | *Allii sativi bulbus* Knoblauch (Allium sativum) | Ca. 1 % Alliin (Allylcysteinsulf-oxid), Folgeprodukte von enzy-matischen Umwandlungen bei der Aufarbeitung: Allicin, Ajoene, Vinyldithiine, Diallyl- u. a. Sulfide | Antibakteriell |
| M | *Andere Allium-Arten,* z. B. Allium cepa | Verschiedene Alkylsulfide und Thiosulfinate aus Vorstufen bei der Aufarbeitung entstanden | Antibakteriell |
| M | *Sinapis nigri semen/aetherol.* Schwarzer Senf ÖAB, Helv, VII (Brassica nigra) | Ca. 1,0–1,2 % Sinigrin, Allylsenföl liefernd | Bakteriostatisch |
| M | *Sinapis albae (Eruceae) semen* Weißer Senf ÖAB, Helv. VII (Sinapis alba) | Ca. 2,5 % Sinalbin, p-Hydroxy-benzylsenföl liefernd | Bakteriostatisch |
| M | *Tropaeoli aetherol.* Kapuzinerkresseöl (Tropaeolum majus) | Glucotropaeolin, p-Hydroxyben-zylsenföl liefernd | Bakteriostatisch |
| M | *Iberis amari herba (semen)* Schleifenblumenkraut (Bitterer Bauernsenf) (Iberis amara) | Glucoiberin Senföle liefernd, fer-ner Ibamarin (Bitterstoff) und Cu-curbitacine | Bakteriostatisch, karminativ |

## Pharmakologie der Scharfstoffe und Senföle

**Scharfstoffe** steigern ebenfalls die Speichelsekretion und regen wie die Bitterstoffe auf reflektorischem Wege die *Magensaftsekretion und Peristaltik des Darmes* an. Die *reflektorische Wirkung* wird durch Erregung von Schmerz- und Thermo-Rezeptoren ausgelöst.

Die beschriebene *antianginöse Wirkung* der **Gal-gant-Droge** wird wahrscheinlich durch eine Vagus-reizung und Stimulierung des Vasomotoren- und Respirationszentrums und/oder Herz/Kreislaufent-lastung beim sog. Roemheld-Syndrom als Folge ei-ner karminativen Wirkung ausgelöst.

Die **Senföle** wirken gegenüber zahlreichen grampo-sitiven und gramnegativen Bakterien im in vitro-Versuch *antibakteriell* und *antimykotisch*. Das Alli-cin des *Knoblauchs* hemmt das Wachstum von hä-molytischen Streptokokken, Bacillus subtilis, Proteus-, Enteritis- und Paratyphusbazillen, Ty-phusbazillen, Dysenteriebazillen, Streptokokken, Viren u. a. (s. Glatzel, 1968). Diese antimikrobiellen Wirkungen sind die Ursache, weshalb diese Drogen z. B. bei Gärungsdyspesien eingesetzt werden.

## Wirksamkeitsstudien von Ätherischölpräparaten

### Pfefferminzöl

In zwei Doppelblindstudien wurde die spasmo-lytische und damit schmerzlindernde Wirkung von Pfefferminzöl beim Reizkolon belegt (Rees et al., 1979; Dew et al., 1984) (siehe Therapie des Reizkolons S. 152). Eine andere endoskopi-sche Untersuchung mit Pfefferminzöl bei lokaler Anwendung kommt zu dem gleichen Ergebnis (Leicester und Hunt, 1982).

### Kombinationspräparate

In einer Doppelblindstudie an 40 Patienten mit arzneimittelbedingten Magen-Darm-Beschwer-den (nichtsteroidale Entzündungshemmer, Herz-Kreislaufmittel, Thrombozytenaggregations-hemmer) konnte unter Applikation einer aus 9 vorwiegend Ätherischöldrogen enthaltenden Ex-traktkombination – trotz fortgesetzter Ein-nahme der die Beschwerden auslösenden Mittel - eine statistisch signifikante Besserung nahezu aller Symptome erreicht werden.

In einer Doppelblindstudie wird über die Behandlung arzneimittelbedinger Magen-Darm-Beschwerden mit einem senfölhaltigen Präparat (Iberogast) berichtet (McLean u. Hübner-Steiner, 1987).

Von dem gleichen Präparat existiert eine Blindvergleichsstudie mit Metoclopramid, bei der das gleiche Präparat bei der Indikation funktionelle Gastroenteropathien gleichgut abschnitt sowohl hinsichtlich Schnelligkeit des Wirkungseintrittes als auch des Grades der Symptomatikbeeinflussung (Nicolay, 1984).

In einer vergleichenden klinischen Untersuchung eines Karminativum-Kombinationspräparates bei Kindern mit Blähungserscheinungen wurde durch Sonographie des Abdomens über einen Behandlungzeitraum von 3 Tagen ein statistisch gesicherter Behandlungserfolg ermittelt (Schwenk u. Horbach, 1978).

## Therapiestudien

### Therapiestudie-Beispiel 1

**Indikation.** Meteorismus, Säuglingsdyspepsie und spastische Obstipation.

**Präparat.** Flüssiges Kombinationspräparat enthaltend alkoholische Fluidextrakte (31 %) von Chamomilla, Mentha, Carum, Foeniculum und Citrus aur.

**Studienart.** Randomisierte Doppelblindstudie mit 19 Kindern in der Verumgruppe und 18 Kindern in der Plazebogruppe. Als Schichtungskriterien wurden Altersgruppen unterschieden.

**Behandlungsart.** 3 Tage lang täglich 30 Tropfen (Altersklasse 1, < 1 Jahr), 45 Tropfen (Altersklasse 2,1–< 5 Jahren) 60 Tropfen (Altersklasse 3,5 und mehr Jahre). Die tägliche Gesamtdosis wurde auf 3 Einzeldosen verteilt.

**Prüfkriterien.** Sonographie des Abdomens zur Feststellung des prozentualen Anteils der Sichtbarkeit der Aorta vor und nach Behandlung.

**Ergebnis.** Wie aus Abb. 5.2 a und 5.2 b hervorgeht, ist die Aorta vor der Behandlung nur abschnittsweise sichtbar. Nach 3tägiger Behandlung ist die Aorta vom Unterrand der Leber bis zu ihrer Aufteilung sichtbar.

In Abb. 5.3 a und 5.3 b sind die Verläufe der prozentualen Sichtbarkeit der Aorta bei der Sonographie graphisch dargestellt. In der Verumgruppe ist eine Tendenz der Zunahme der Sicht-

barkeit d. h. ein Verschwinden der Blähungen, in der Plazebogruppe das Gegenteil zu beobachten (Schwenk u. Horbach, 1978).

### Therapiestudie-Beispiel 2

**Indikation.** Funktionelle Oberbauchbeschwerden (nicht-ulzeröse Dyspepsie, NUD).

**Präparat.** Ein mit 45 %igem Ethanol aus Herb. Absinthii, Fruct. Carvi, Fol. Menthae hergestelltes Tinkturengemisch + Kümmel- und Pfefferminzöl.

**Studienart.** Randomisierte Doppelblindstudie mit 30 Patienten gegen 30 Patienten, die mit Metoclopramid[1]-Tropfen behandelt wurden.

**Behandlungsart.** Bis zu 14 Tage (bzw. bis Symptomfreiheit) dreimal täglich 25 Tropfen ca. 20 min vor den Mahlzeiten.

**Prüfkriterien.** Ziel der Studie war es, die Äquivalenz oder Nichtäquivalenz der beiden Präparate festzustellen.
*Hauptzielkriterium:* Abheilzeit
*Nebenzielkriterien:* Magendruck/Schmerz, Übelkeit, Aufstoßen, Sodbrennen, Magenkrämpfe, Brechreiz, Völlegefühl, Appetitlosigkeit (jeweils anhand eines verbalen Scores), Befindlichkeit (10 cm visuelle Analogskala), Globalurteil durch Arzt und Patient (verbaler Score).

### Bewertung

Die *mittlere Behandlungsdauer* war in der Phytopharmakon-Gruppe statistisch signifikant kürzer als in der Metoclopramid-Gruppe. Auch bei den meisten anderen Meßparametern war das Phytopräparat nach dem 7. Tag der Behandlung dem Vergleichspräparat überlegen (Beispiele: siehe Abb. 5.4, 5.5).
*Nebenwirkungen* traten hochsignifikant häufiger unter Metoclopramid auf als unter dem Phytopharmakon. 13mal Dyskinesien und/oder Schwindel nach Metoclopramid, einmal Übelkeit unter dem Phytopharmakon bei fraglichem Zusammenhang mit dem Prüfpräparat.

Bei je 10 Patienten in beiden Gruppen war der *Prolactin-Spiegel* bestimmt worden. Dieser stieg in der Metoclopramid-Gruppe signifikant an, während er sich in der Phyto-Gruppe kaum veränderte (Häringer et al., 1993).

---

[1] Synthetischer Dopamin-Antagonist, enthalten z. B. in Duraclamid, Paspertin oder Viaben.

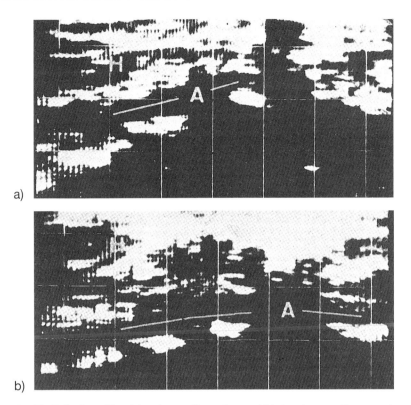

a)

b)

**Abb. 5.2a u. b:** Einfluß eines Kombinationspräparates auf Meteorismus, Dyspepsie und spastische Obstipation gemessen durch Sonographie des Abdomens.
Sonographische Längsschnittuntersuchung des Oberbauches bei einem 5jährigen Jungen (H = Hepar, A = Aorta).
a) Ohne Vorbereitung: Nur ein Abschnitt der Aorta ist sichtbar.
b) Nach einer dreitägigen Vorbereitung mit dem Phytopräparat: Die Aorta ist vom Unterrand der Leber bis zu ihrer Aufteilung sichtbar (Schwenk u. Horbach, 1978).

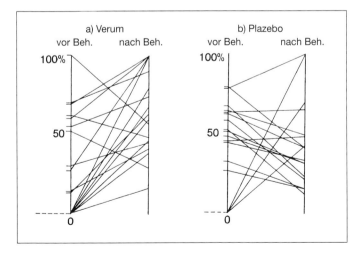

**Abb. 5.3a u. b:** Graphische Darstellung der sonographischen Ergebnisse von Abb. 5.2 a und b.
Graphische Darstellung der Verläufe der prozentualen Sichtbarkeit der Aorta bei Ultraschalluntersuchungen (a = Verum, b = Plazebo) (Schwenk und Horbach, 1978).

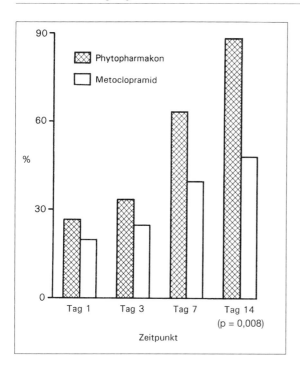

**Abb. 5.4:** Einfluß des Phytopharmakons auf das Symptom Magenkrämpfe im Vergleich zu Metoclopramid: Phytopharmakon versus Metoclopramid: Anteil der Patienten ohne Magenkrämpfe (Häringer et al., 1994).

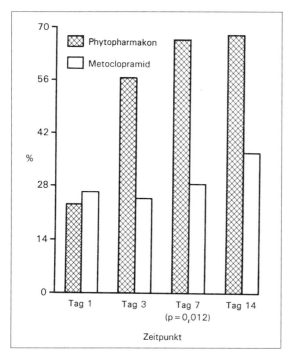

**Abb. 5.5:** Einfluß des Phytopharmakons auf das Symptom Sodbrennen: Phytopharmakon versus Metoclopramid. Anteil der Patienten ohne Sodbrennen. (Häringer et al., 1994).

## 5.1.2.2 Bitterstoff-Drogen (einschließlich Amara aromatica) (Tab. 5.2, Abb. 5.6)

Die beschriebenen Wirkungen aller Bitterstoffdrogen auf den Verdauungstrakt sind übereinstimmend: *sekretionssteigernd auf Speichel, Magen und Galle und damit appetitanregend* (siehe Maiwald, 1987).

### Chemie

Die meisten Bitterstoffe der in der Tabelle aufgeführten Bitterstoffdrogen gehören zur Stoffklasse der **Mono- und Sesquiterpene**.
Hierzu zählen die Bitterstoffe des **Enzians**, des **Wermuts**, des **Tausendgüldenkrauts**, des **Benediktenkrauts**, und zum Teil auch von der **Bitterorange**. Als Prototypen können das am bittersten schmeckende Iridoidesterglykosid Amarogentin des *Enzians* mit einem Bitterwert von 1:58 Millionen und das Absinthin bzw. Anabsinthin des *Wermuts* mit Bitterwerten von ca. 1:13 Millionen angesehen werden.

Die Bitterstoffe des **Bitterholzes** (Quassia amara), das Quassin bzw. Neoquassin, gehören der **Seco-Triterpenreihe** an. Sie besitzen Bitterwerte von ca. 1:17 Millionen.

Die Bitterwirkung der **Chinarinde** ist auf das **Alkaloid Chinin** und das zusätzlich in der Rinde enthaltene Triterpensäureglykosid *Chinovin* zurückzuführen. Der Bitterwert für Chinin-Hydrochlorid liegt bei 1:200 000.

Die Bitterstoffe der **Kondurangorinde** besitzen ein *Steroid*-Grundgerüst.

Für den bitteren Geschmack der **Pomeranzenschalen** sind neben den Limonoiden mit terpenoider Struktur die Flavanonglykoside **Naringin** und **Neohesperidin** verantwortlich. Diese besitzen wesentlich niedrigere Bitterwerte als die terpenoiden Verbindungen.

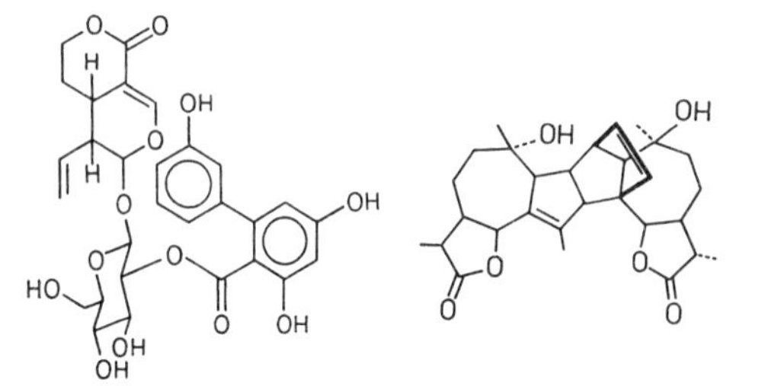

**Abb. 5.6:** Hauptbitterstoffe von Enzianwurzel und Wermutkraut.

### Pharmakologie

Bitterstoffe wirken, wenn sie nicht zu hoch dosiert werden, **sekretionssteigernd** durch Direktwirkungen im Magen und auf reflektorischem Wege über

**Tab. 5.2:** Verdauungsfördernde Bitterstoffdrogen mit Hauptwirkstoffen.

| | Droge/Stammpflanze | Hauptwirkstoffe |
|---|---|---|
| M | *Gentianae radix* <br> *Enzianwurzel* <br> DAB 10, ÖAB, Helv VII <br> *Gentiana lutea* | Bitterstoffglykoside mit Secoiridoidgerüst (Gentiopikrin 2–3,5 %, Amarogentin (0,05 %) u.a.), Xanthone, Gentianose, (Trisaccharid, bitter) und 5–8 % Gentiobiose (bitter) |
| M | *Absinthii herba* <br> *Wermutkraut* <br> DAB 10, ÖAB (Tct. Abs.), <br> Helv VII <br> (Artemisia absinthium) | 0,15–0,4 % Sesquiterpenlacton-Bitterstoffe (Absinthin, Artabsin) und 0,2–0,8 % Ätherischöl, Chamazulen, Thujon, Thujylalkohol |
| M | *Centaurii herba* <br> *Tausendgüldenkraut* <br> DAB 10, ÖAB, Helv VII <br> (Centaurium erythraea) | Bitterstoffe Gentiopikrin, Swertiamarin, Amarogentin |
| M | *Aurantii pericarpium* <br> *Pomeranzenschalen* <br> DAB 10, ÖAB, Helv VII <br> (Citrus aurantium subsp. amara) | Bitter schmeckende Flavanonglykoside Neohesperidin und Naringin, Triterpen Limonin, 1–2 % Ätherischöl mit Limonen u.a. Terpenen |
| M | *Quassiae lignum* <br> *Jamaika-Bitterholz* <br> (Picrasma excelsa, Quassia amara) | Bitterstoffe Quassin, Neoquassin (0,1–0,2 %) |
| M | *Cnici benedicti herba* <br> *Benediktenkraut* <br> ÖAB <br> (Cnicus benedictus) | Ca. 0,25 % Sesquiterpenbitterstoffe, u.a. Cnicin und Artemisiifolin, ca. 0,3 % Ätherischöl |
| M | *Chinae cortex* <br> *Chinarinde* <br> (Chinchona pubescens) | 3–14 % bittere Chinolinalkaloide: Chinin (1–3 %), Chinidin (1–4 %), Cinchonin (2–8 %); zusätzlich das bittere Triterpensäureglykosid Chinovin und Gerbstoffe (mind. 7 %) |
| M | *Condurango cortex* <br> *Condurango-Rinde* <br> ÖAB 9, Helv VII <br> (Marsdenia condurango) | 1–2 % des Bitterstoffgemisches Condurangin |
| M | *Cichorii radix (herba)* <br> *Wegwarten-Wurzel (Kraut)* <br> (Cichoryum intybus) | Terpenoide Bitterstoffe z.B. Lactopicrin, Lactacin und Cichoriin |

eine Erregung der Bitterrezeptoren in den Geschmacksknospen des Zungengrundes. Die Rezeptoren befinden sich am Ende von zottenartigen Plasmafortsetzen (Mikrovilli), die aus den 20–30 Sinneszellen einer Geschmacksknospe in einen Porus hineinragen.

Für eine Erregung ist abgesehen von besonderen strukturellen Besonderheiten eine bestimmte Mindestkonzentration (Schwellenkonzentration = $10^{-3}$ bis $10^{-6}$ Mol/l) an Bitterstoffen erforderlich. Die Weiterleitung der Geschmacksempfindung erfolgt hauptsächlich über den N. glossopharyngeus. Gleichzeitig wird auch der N. vagus beeinflußt.

Dies führt reflektorisch zur *Steigerung von Speichel- und Magensekretion (enzephalische oder vagale Phase der Magensekretion)*. Die Drüsenschläuche der Magenmukosa werden dadurch verstärkt zur Produktion von Salzsäure und Pepsin angeregt. Die 2. Phase der Sekretion, die gastrische Phase, setzt ein, wenn die Bitterstoffe zusammen mit der Nahrung in den Magen gelangen. Das daraufhin freigesetzte Gastrin, ein Polypeptid, wirkt auf humoralem Wege weiter sekretionssteigernd. Es stimuliert außerdem die Motorik des Magens und Darms *(enterale Phase der Magensekretion)* und regt die Produktion von Galle- und Pankreas-Saft an. Daß Bitterstoffe auch auf lokalem und humoralem Wege, und vermutlich stärker als bisher angenommen wurde, die *Gastrinfreisetzung* und eine *Pepsinogenaktivierung* induzieren, konnte von Amann u. Maiwald (1988) durch Messung der gastralen Proteolyse bewiesen werden. Bitterstoffe setzen damit einen Mechanismus in Gang, der letztlich zu einer verbesserten Verdauung der Nahrung und Resorptionssteigerung von lebenswichtigen Nahrungsstoffen führt. Die insgesamt durch Bitterstoffe ausgelöste Sekretionszunahme beträgt zwischen 20 und 80 % (siehe auch Kapitel Galleerkrankungen S. 146).

Wesentliche Voraussetzung für die Wirkung der Bitterstoffe ist, daß sie etwa $\frac{1}{2}$ Stunde vor der Nahrungszufuhr gegeben werden (Aperitif!).

Da die sekretionssteigernde Wirkung von Drogenextrakten im wesentlichen vom **Bitterwert**[1] der jeweiligen Droge abhängt, kann man sich bei der Wahl und Dosierung der Droge an einer Wertskala (Tab. 5.3) orientieren. Zu hohe Dosen an Bitterstoffen können gegenteilige Effekte, Sekretions- und Appetit-Hemmung auslösen.

Bitterstoffe, vor allem Enzian, wirken **reflektorisch** auch auf das **Herz-Kreislaufsystem**, so daß es zu

einer Abnahme des Herzschlagvolumens kommt. Es resultieren eine schnellere Füllung des Magens und eine Sekretionssteigerung.

### 5.1.2.3 Harunganae cortex (Harongarinde)
Harungana madagascariensis

Die bisher aus der Droge isolierten Inhaltsstoffe *Hypericine, Flavonoide, Catechine* und *Sterine* erklären nicht, weshalb die Droge bei Untersuchungen am Menschen zu Säure-, Magensaft- und Galle-Sekretion führen (Kemény 1970, 1971; Kiani et al., 1968).

### 5.1.2.4 Verdauungsenzmye

Viele Oberbauchbeschwerden, die mit Blähungen, Druck im Epigastrum, Maldigestion und Durchfällen einhergehen, sprechen gut auf Enzymsubstitution an. Die Verabreichung von Enzymen ist somit *nicht nur bei Patienten mit chronischer Pankreatitis* angezeigt.

Da die gastrale Proteolyse unverzichtbarer Teil der physiologischen Sympathikusfunktion von Magen und Darm ist und alle cholinergen und gastrinabhängigen Vorgänge im Gastrointestinaltrakt steuert, ist die *Kombination* von Pepsin oder einem dem Pepsin in der Wirkung vergleichbaren Enzym wie Lipasen, Proteasen und Amylasen aus Pankreas oder solchen pflanzlicher Herkunft sinnvoll.

---

[1] Bitterwert = reziprokaler Wert derjenigen Konzentration eines Arzneimittels, in der dieses eben noch bitter schmeckt.

**Tab. 5.3:** Bitterwerte der wichtigsten Bitterstoffdrogen.

| Droge | Bitterwerte (Arzneibuchangaben) |
|---|---|
| Quassiae lignum (Bitterholz) | 40 000–50 000 |
| Gentianae radix (Enzianwurzel) | 10 000–30 000 |
| Absinthii herba (Wermutkraut) | 10 000–25 000 |
| Condurango cortex (Condurangorinde) | ca. 15 000 |
| Centaurii herba (Tausendgüldenkraut) | 2 000–10 000 |
| Aurantii imm. pericarpium (Pomeranzenschalen) | 600– 2 500 |
| Cardui benedicti herba (Benediktenkraut) | 800– 1 500 |
| Chinae cortex (Chinarinde) | ca. 1 000 |

Besondere Bedeutung haben die sog. *Zwei-Phasen-Enzymatika* erlangt, die durch eine besondere Galenik (Kombination von magensaftlöslichen und resistenten Drageeüberzügen) eine milieuabhängige stufenweise Enzymfreisetzung von Pepsin bzw. intraduodenal benötigten Enzymen gewährleisten.

### *Enzyme aus Pflanzen und Mikroorganismen*

Diese Enzyme unterscheiden sich z. B. von den Pankreasenzymen nur hinsichtlich Wirkintensität, Substratspezifität und pH-Wirkungsoptima.

### Papain (Papayotin)

Dieses Enzym wird aus dem Milchsaft (Papayotin) der unreifen, fleischigen Früchte (Beeren) des *Melonenbaumes (Carica papaya, Caricaceae)* gewonnen. Papain mit einem MG von ca. 21 000 spaltet vorwiegend Peptidbindungen, an denen basische Aminosäuren beteiligt sind. Das pH-Optimum liegt bei 6.5. Je nach Qualität spalten Papain-Handelsprodukte das 35fache bis 250fache ihres Gewichtes an koagulierbarem Hühnereiweiß. Es wird leicht oxidiert und ist im Magen wenig beständig. Bei dem Papayotin handelt es sich um ein Handelsrohprodukt.

### Bromelain

Dieses Enzym wird aus dem Preßsaft der «Mutterstümpfe» von *Ananas comosus* (Bromeliaceae) gewonnen. Es entspricht in seiner Aktivität in etwa dem Papain. Es wird auf int.-Einheiten (Hämoglobin als Substrat) standardisiert.

### Ficin

Dieses Enzym wird aus dem frischen Milchsaft verschiedener *Ficus-Arten* gewonnen.

### Cellulasen (Hemicellulasen)

Diese Enzyme werden aus *Bakterien oder Pilzen* gewonnen. Das bekannteste vegetabile Enzymkonzentrat ist jenes aus *Aspergillus oryzae*. Es wird auf Cellulase-, Protease- bzw. Amylase-FIP-Einheiten standardisiert.

### Lipasen

Lipasen werden entweder aus dem Pankreas oder dem Pilz *Rhizopus arrhizus* dargestellt. Sie werden nach FIP-Einheiten standardisiert.

## 5.1.2.5 Phytopräparate

### Ätherischöle, Scharf- und Bitterstoffe, Harungarinde

Die Hauptindikationen sind: Spasmen des Intestinaltraktes, Flatulenz, Völlegefühl, gastrokardialer Symptomenkomplex (Roemheld).

*Monopräparate*

| | |
|---|---|
| JHP-Rödler Tropf. | Harongan-Tropfen und |
| Japanisches Heilpflanzenöl und Japanisches Minzöl Klosterfrau (Pfefferminzöl), | -Tabletten, Pascovegeton 100 (Angelikawurzeltinktur). |

*Kombinationspräparate*

Die am häufigsten in diesen Präparaten enthaltenen Drogen bzw. daraus gewonnene Extrakte bzw. Destillate stammen von Fenchel, Kümmel, Pfefferminze, Kamille, Absinth, Enzian und Süßholz, z. B.:

| | |
|---|---|
| Anethol 36 Lohmann N, | Poikigastran, |
| Carminativum Hetterich, | Ventrimarin N, |
| Digestivum Hetterich N, | Gastricholan N, |
| Carvomin, | Iberogast, |
| Gastrol, | Sedovent. |
| Gastricard N, | |

*Arzneibuch-Zubereitungen*, z. B.: Tct. Absinthii composita (ÖAB).

### Andere Magen-Darm-Mittel

In diesen werden karminativ wirkende Drogen mit spasmolytisch, antazid, sedierend, antiphlogistisch, desinfizierend oder enzymatisch wirkenden Präparaten kombiniert (siehe hierzu Präparate zur Behandlung von Ulkus, Galle- und Durchfallerkrankungen).

### Teefertigpräparate

Z. B.

| | |
|---|---|
| Magen-Tee Stada N | Majocarmin-Tee |
| Roha-Fenchel-Tee | Magentee I (Standardzulassung 1987). |
| Vier-Winde-Tee | |

### Tee-Rezepturbeispiele:

1. Rp:

| | |
|---|---|
| Fructus Carvi | Fol. Menthae pip. |
| Fructus Foeniculi aa 20,0 | Fol. Melissae aa 30,0 |

2. Rp:

| | |
|---|---|
| Fructus Carvi | Rad. Gentianae |
| Fructus Foeniculi | Rhiz. Calami aa 5,0 |
| Herba Absinthii | Herba Centaurii 10,0 |
| Herba Millefolii aa 25,0 | |

3. Rp:

| | |
|---|---|
| Fructus Carvi | Flor. Chamomillae ad |
| Fructus Foeniculi aa 20,0 | 100,0 |

4. Rp:

| | |
|---|---|
| Fructus Carvi | Herba Millefolii 20,0 |
| Fructus Anisi | Fol. Menthae pip. 15,0 |
| Fructus Foeniculi | Radix Valerianae 5,0 |
| Flor. Chamomillae aa 10,0 | |

## Enzyme

*Präparate, die Kombinationen von tierischen, pflanzlichen und mikrobiellen Enzymen enthalten, z. B.:*

| | |
|---|---|
| Nortase (Rhizolipase + | Combizym, |
| Asperagillus-Protease- | Meteozym, |
| und Amylase-Konzen- | Nutrizym N, |
| trat), | Luizym. |

*Präparate, in denen Enzyme mit Pflanzenextrakten (z. B. Extr. Absinthii, Extr. Harongae, Extr. Foeniculi) kombiniert sind, z. B.:*

Pascopankreat,
Enzym-Harongan N,
Panchol-truw

# 5.2 Akute und chronische Gastritis sowie Ulkus-Krankheiten

## 5.2.1 Anwendungsgebiete und Behandlungsprinzipien

### Anwendungsgebiete

Die **akute Gastritis**, ausgelöst durch exogene Noxen wie z. B. Alkohol oder Medikamente, ist in der Regel auf die Schleimhäute beschränkt. Sie heilt nach Beseitigung der Noxen gewöhnlich rasch ab.

Bei der **chronischen Gastritis** unterscheidet man den gegen die Parietalzellen gerichteten Antikörperbedingten *Typ A* (Fehlen der Salzsäureproduktion) und den vorwiegend gegen gastrinbildende Zellen gerichteten mit Reflux von Duodenalsaft in den Magen verbundenen *Typ B*. Beide Typen der chronischen Gastritis führen zu einer hormonellen und vagalen Störung der normalen Verdauungsvorgänge. Bei der chronischen Schleimhautatrophie vom Typ B kommt es ohne Behandlung sehr häufig zur *Ulkusentwicklung*. Bei höhergradiger Schleimhautdysplasie besteht ein erhöhtes Risiko für Eisen- und Vitamin-$B_{12}$-Mangelanämien und Magenkarzinome.

**Ulcus ventriculi** und **U. duodeni** entstehen als Folge eines Übergewichtes an *aggressiven ulzerogenen Faktoren* im Magen- und Duodenalsaft (z. B. Salzsäure, Pepsin, Gallensäuren) gegenüber *defensiven protektiven Faktoren* (z. B. genügende Schleimproduktion, Schleimhautdurchblutung und Epithelregeneration). Neuerdings werden auch *gastropathogene Virus- und Pilzinfektionen* (z. B. durch Campylobacter pylori) als Ursachen für die Ulkusentstehung diskutiert.

### Behandlungsprinzipien und -ziel

Die Behandlungsziele bei **Gastritiden**, **Ulcus ventriculi** und **U. duodeni** sind in etwa die gleichen:

- Ausschalten der pathologisch überhöhten Säure- und Pepsin-Produktion durch *sekretionshemmende sog. antipeptische* (anticholinergische) Mittel wie *Atropin* bzw. *Belladonna*-Extrakte.
- Einsatz von *schleimhautprotektiven Mitteln*.
  Bis vor kurzem stand bei der Behandlung der peptischen Ulzera die Hemmung der Säuresekretion im Vordergrund. Heute neigt man dazu, Ulzera über eine Zytoprotektion der Magen-Mukosa zu behandeln, dies besonders bei jenen Patienten, bei denen es wünschenswert erscheint, einen normalen pH-Wert im oberen Gastrointestinaltrakt aufrechtzuerhalten. Dieser Umschwung in der Behandlungsstrategie ist auf Ergebnisse von Langzeit-Tierversuchen mit Sekretionshemmern zurückzuführen, bei denen die Induktion von Magentumoren beobachtet wurde. Faktoren, die zur Zytoprotektion der Mukosa beitragen, betreffen besonders die Ulkus-Produktion und die Mikrozirkulation, die Bikarbonat-Sekretion und die Zellerneuerung der Mukosa. Hierzu gehören vor allem *Süßholz-Präparate*.
- Linderung von Schmerzen und Spasmen durch *analgetisch* und *spasmolytisch* wirksame Präparate wie z. B. *Belladonnaextrakte*.
- Zusätzlich sind *antiphlogistisch* wirkende Mittel (z. B. *Kamille-* oder *Süßholz-Präparate*) und allgemeine Sedierung angezeigt.
- *Diätetische* Maßnahmen, d. h. Vermeiden saurer, sehr süßer oder gewürzter Speisen und Getränke, erhitzter Fette, faserreichem Gemüse, frischem Brot, Kaffee und Alkoholika; statt dessen z. B. reizlose Breikost.
- *Absetzen von ulzerogenen Arzneimitteln* (z. B. Salicylsäurederivate, Indometacin, Phenylbutazone).
- Klärung der allgemeinen Situation des Patienten (Arbeitsstreß, allgemeine Überforderung, soziale, wirtschaftliche Schwierigkeiten!).

## 5.2.2 Drogen und Präparategruppen

### 5.2.2.1 Belladonnae folium (radix) (Tollkirschblätter und -wurzel)    M

Zusätzlich Extrakte, Tinkturen, Atropin-Sulfat
*Off.:* DAB 10, ÖAB, Helv VII, Belladonnae radix (ÖAB), Atropa belladonna.

## Chemie (Abb. 5.7)

Sowohl Blätter als auch Wurzel enthalten 0,3 bis 1,0 % Gesamtalkaloide. Die *Hauptalkaloide* sind das **L-Hyoscyamin** und **DL-Atropin**, die *Nebenalkaloide* Apoatropin, Belladonnin, Scopolamin und Cuskhygrin. Die Hauptalkaloide gehören der Tropan-Reihe an und stellen Tropasäureester des Tropin-3α-ol dar. Atropin ist die nicht optisch aktive Razemat-Form, Hyoscyamin die optisch aktive linksdrehende Form. Dieser Unterschied bedingt, daß beide in qualitativer und quantitativer Hinsicht etwas andere Wirkeigenschaften besitzen.

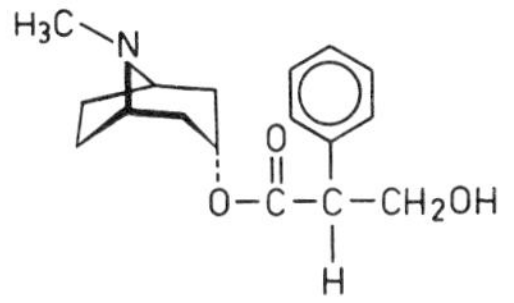

**Abb. 5.7:** Strukturformel von Atropin.

## Pharmakologie

Atropin und Belladonnaextrakte wirken *parasympatholytisch*. Sie wirken durch kompetitive Verdrängung des Acetylcholins *anticholinergisch*. Dies äußert sich u. a. in einer Einschränkung der Säure- und Pepsin-Produktion im Magen. Dadurch werden gleichzeitig Tonus und Motilität des Magens und Darms eingeschränkt, sodaß eine spasmolytische und schmerzlindernde Wirkung resultiert.

Die Wirkung des Belladonnaextraktes ist nicht der des reinen Atropins gleichzusetzen, da im Extrakt der Blätter und der Wurzel der Gehalt an Hyoscyamin überwiegt und die Begleitalkaloide zusätzlich die Gesamtwirkung modifizieren.

## 5.2.2.2 Chamomillae (Matricariae) flos (Kamillenblüten)    M

Zusätzlich Extractum fluid.
*Off.*: DAB 10, ÖAB, Helv VII, Chamomilla recutita.

## Chemie (Abb. 5.8)

Die Kamille enthält drei Wirkprinzipien: **Ätherischöle**, **Flavonoide** und **Schleimstoffe**. Im durch Destillation gewonnenen Ätherischöl (0,25–1,0 %) sind die Terpenoide Chamazulen (2–15 %), das (-)α-Bisabolol (10–25 %), die (-)-Bisabololoxide A, B, C und ein *cis(trans)*-En-in-Dicycloether (20–30 %) enthalten. Die Bisabolole und das Chamazulen gehören der Sesquiterpen-Reihe an. Der En-in-Dicycloether entstammt biosynthetisch dem Fettsäurestoffwechsel.

## Pharmakologie

Wie Untersuchungen am Carragenin- und Dextran-Ödem sowie an der Adjuvans-Arthritis der Ratte gezeigt haben, wirken **Chamazulen** und das (-)α-**Bisabolol antiphlogistisch** (Jakovlev et al., 1983). Das α-Bisabolol besitzt außerdem eine in der Wirkintensität dem Papaverin vergleichbare spasmolytische sowie eine *antipeptische* und kurativ *antiulzerogene* Wirkung (Isaac u. Thiemer 1975; Jakovlev et al., 1983; Achtherat-Tuckermann et al., 1980, Schilcher, 1987).

Die *spasmolytische* Wirkung des Öls auf die glatte Muskulatur des Darmes kommt in erster Linie dem En-in-Dicycloether und in geringerem Maße den anderen Terpenen zu. Im Vergleich zu den klassischen steroidalen und nicht steroidalen Antiphlogistika beträgt die antiphlogistische Wirkung der Terpene allerdings nur etwa $\frac{1}{50}-\frac{1}{100}$.

Die **Kamillenflavone** (Apigenin-, Luteolin- und andere Flavon- sowie Flavonol-Glykoside), die sowohl in den alkoholischen Extrakten als auch im

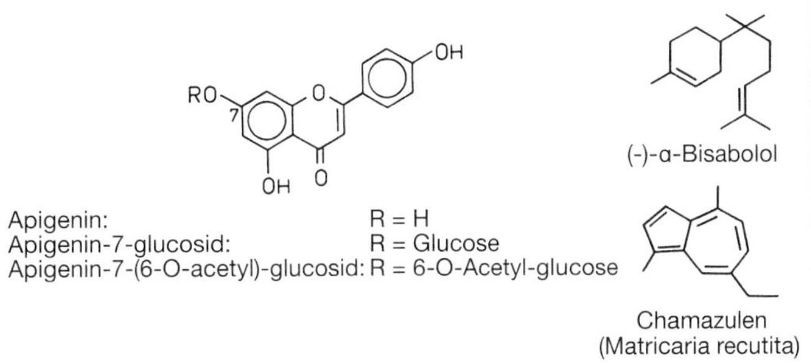

Apigenin:                                R = H
Apigenin-7-glucosid:                     R = Glucose
Apigenin-7-(6-O-acetyl)-glucosid: R = 6-O-Acetyl-glucose

(-)-α-Bisabolol

Chamazulen
(Matricaria recutita)

**Abb. 5.8:** Strukturen einiger Haupt-Flavone und Terpene der Kamille.

Teeaufguß enthalten sind, wirken *spasmolytisch* und *antiphlogistisch* (della Loggia, 1985). Die spasmolytische Wirkung der Flavone beträgt etwa $\frac{1}{3}-\frac{1}{2}$ der Papaverinwirkung. Für die antiphlogistische Wirkung werden Prostaglandinsynthase- und Lipoxygenase-Hemmwirkungen verantwortlich gemacht (Wurm et al., 1980; Welton et al., 1986).

Die **Schleimstoffe**, die in der Droge in einer Konzentration von ca. 10 % enthalten sind, bestehen aus uronsäurehaltigen sauren Heteroxylanen. Sie wirken auf Schleimhäute gebracht *entzündungshemmend* und *reizmildernd*. Sie entfalten außerdem in einigen In-vitro-Testmodellen eine *immunstimulierende* Wirkung.

Die pharmakologische Wirksamkeit der verschiedenen Kamillenpräparate hängt stark von der gewählten **Extraktart** ab. Während man z.B. durch einen *wäßrigen Teeaufguß* höchstens 15 % des in der Droge enthaltenen Ätherischöls extrahiert, werden auf diese Weise die Flavonolglykoside und Schleimstoffe annähernd quantitativ aus der Droge herausgelöst. Bei *alkoholischen Extrakten* entscheidet der verwendete Alkoholprozentgehalt über die Höhe der in den jeweiligen Präparaten zu erwartenden lipophilen und hydrophilen Wirkstoffkonzentrationen. Schleimstoffe sind in rein alkoholischen Extrakten nicht mehr vorhanden.

**!** **Nebenwirkungen.** Gelegentlich hat man bei Anwendung von Kamillenpräparaten *allergische Reaktionen* beobachtet (Hausen et al., 1984). Diese sind auf das *Acantholid*, ein Sesquiterpenlacton, zurückzuführen. Da diese Verbindung nur in der Hundskamille und einigen Sorten, z.B. der argentinischen Kamille, vorkommt, ist die Gefahr einer Sensibilisierung durch Kamillenpräprate äußerst gering.

### 5.2.2.3 Liquiritiae radix (Süßholzwurzel)    M

Zusätzlich Fluidextrakte und Succus Liquiritiae (Lakritze).
*Off.*: DAB 10, ÖAB, Helv VII, Glycyrhiza glabra.

### Chemie

Die Droge enthält zwei Wirkprinzipien, das **Glyzyrrhizin** (5–15 %) (Abb. 5.9) und die **Flavonoide** Liquiritin und Isoliquiritin mit ihren Aglykonen Liquiritigenin und Isoliquiritigenin.
Glyzyrrhizin ist ein saures Triterpenglykosid, das in der Droge als Calcium- und Kaliumsalz vorliegt. Es schmeckt ca. 50mal süßer als Rohrzucker.

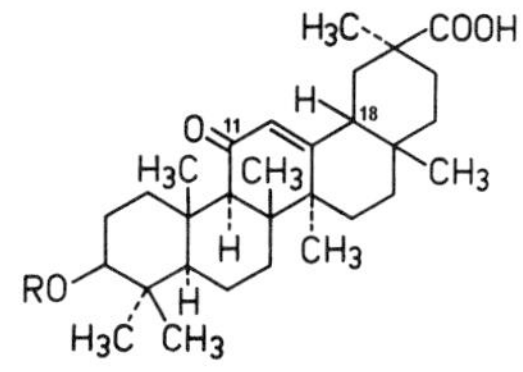

Glycyrrhizinsäure/
Glycyrrhizin:    R = Glucuronsäure 1 → 2 Glucuronsäure
Glycyrrhetinsäure:  R = H

Carbenoxolon:    R = 

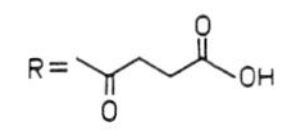

**Abb. 5.9:** Struktur des Süßholztriterpensaponins Glyzyrrhizin und seiner Abkömmlinge.

### Pharmakologie und Klinik

**Glyzyrrhizin** und die hieraus durch Hydrolyse erhältliche α,β-Glyzyrrhetinsäure wirken bei topischer Anwendung im Magen stark *antiphlogistisch*. Diese Wirkung dürfte zu einem Teil über die Hemmung der Prostaglandinsynthase sowie Lipoxygenase zustande kommen (Inoue et al., 1986, Tamura et al., 1979). Die Glyzyrrhetinsäure besitzt in vitro eine *komplementinhibierende* Wirkung (Wagner et al., 1987). Durch gleichzeitige Inhibierung des Glukokortikoidabbaus in der Leber bremst das Glyzyrrhizin die Pepsinaktivität und schützt durch Erhöhung der Viskosität des Magenschleimes die Epithelzellen der Magenschleimhaut.

In der Substanz **Carbenoxolon** liegt das Na-Salz des Bernsteinsäurehalbesters der Glyzyrrhetinsäure vor. Seine Wirkung kommt höchstwahrscheinlich lokal durch eine Erhöhung der Prostaglandin-Konzentration in der Schleimhaut über eine Hemmung des Prostaglandinabbaus zustande. Es *erhöht die Schleimsekretion*, beeinflußt aber nicht die Säuresekretion. *Bei Überdosierung* kommt es zu ähnlichen Nebenwirkungen wie bei erhöhter Kortikoidzufuhr **!** (Aldosteronismus, Ödeme, Hypokaliämie, Bluthochdruck). *Deshalb dürfen süßholzextrakthaltige Präparate nicht längere Zeit gegeben werden.* 0,5 g Glyzyrrhizinsäure entsprechend 3–10 g Wurzeldroge und weit weniger Lakritze/Tag gelten als ungefährlich. Auf dem Markt befindliche Präparate enthalten zwischen 100 und 300 mg Süßholzextrakt. Zur Vermeidung von Nebenwirkungen verwendet man am besten einen durch Säurefällung oder ähnliche Verfahren glyzyrrhizinsäurearm gemachten Extrakt (weniger als 3 %).

Die **Liquiritia-Flavonoide**, die vor allem in den Succus-Liquiritiae-Präparaten als Aglykone vorliegen, wirken *stark spasmolytisch*.

## Therapiestudien: Übersicht

Es existieren einige **Doppelblind-** bzw. **Einfachblindstudien** mit Liquiritia-Extrakthaltigen Kombinationspräparaten zur Behandlung des Ulcus ventriculi (Bonzo, 1979; Morgan et al., 1981). Dabei ist bemerkenswert, daß auch ein glyzyrrhizinfreies Kombinationspräparat gegenüber dem Carbenoxolon nur wenig schlechter abschnitt (Montgomery u. Cookson, 1972).

### 5.2.2.4 Muzilaginosa – Pectine

Sofern wäßrige Auszüge von Schleimdrogen, z. B. Tees verwendet werden oder Ganzdrogen (z. B. Lini semen), die im Magen den Schleim freigeben, kann von diesen Arzneiformen eine lokal reizmildernde **schleimhautprotektive Wirkung** erwartet werden. Man nimmt an, daß die Schleime eine Schutzschicht über entzündete, nicht mehr von der natürlichen Mucinschicht bedeckten Stellen der Magenschleimhaut legen und so der Entzündung entgegenwirken. In ähnlicher Weise wirken Pectine.

**Die wichtigsten Drogen:**

**M** Lini semen, Leinsamen.
**M** Althaeae folium, Eibischblätter.
**M** Althaeae radix, Eibischwurzel.
**M** Malvae folium, Malvenblätter.

Der Leinsamen soll vor Gebrauch durch Ansetzen mit Wasser etwa ½ Stunde vorgequollen sein.
Bewährt haben sich in der Praxis eine Kombination von Leinsamen und Kamillen-Zubereitungen.

### 5.2.2.5 Phytopräparate

#### Belladonnae folium (herba)

*Atropin sulfuricum-Compr. oder Injektionslsg., Belladonna-Gesamtalkaloide,* z.B.: Belladonnysat Bürger,
*oder Belladonna-Extrakte in Kombinationen,* z.B. in Bellaval Bürger oder
Solu-Vetan N G cum Belladonna-Pulv.
Von den *partialsynthetischen Verbindungen* hat sich das freiverkäufliche Butylscopolaminbromid (Buscopan) in Injektions-, Suppositorien- oder Dragee-Form bewährt.

#### Chamomillae flos

Perkamillon liqu.,
Eukamillat,
Kamille Spitzner,
Kamillosan,
Azulon liqu. Homburg (reines Kamillenazulen),
Markalakt.

#### Liquiritiae radix

Im Handel unterscheidet man: Süßholzextrakte des Handels (9–12 % Glyzyrrhizin), Succus Liquiritiae (9–22 % Glyzyrrhizin) sowie Liquiritia-Fluidextrakt (DAB 10, 4–6 % Glyzyrrhizin) und deglyzerinierten Succus Liquiritiae (< 3 % Glyzyrrhizin). Bei der letzten Präparateform kommt primär die spasmolytische Wirkung der Glyzyrrhiza-Flavone zum Tragen. Wegen des geringen Glyzyrrhizingehaltes ist hier auch bei längerem Gebrauch nicht mit Nebenwirkungen zu rechnen.

**Gegenanzeige.** Hypertonie, Hypokaliämie, Cholestatische Lebererkrankungen, Leberzirrhose, Schwangerschaft.   **!**

*Kombinationspräparate*
Diese Präparate enthalten außer Extr. Glyzyrrhizae sehr häufig Adsorbentien wie z.B. Al-, Bi- oder Mg-Hydroxide oder Karbonate, gelegentlich Kamillen- oder andere Pflanzen-Extrakte, Tannineiweiß u. a. Verbindungen. Z.B.:
Ulgastrin plus, Ulgastrin Rollkur Neu,
Ulcolind N,
Suczulen comp.
Carvel-S (glyzyrrhizinarmer Süßholzextrakt + Adsorbentien),
Castrocaps,
Noemin N,
Neoplex (Extr. Glyzyrrhizae + Tannineiweiß + Mg-silikat).

#### Muzilaginosa – Pectine

Pascomag (Leinsamen + Kamilleextrakt + Wismutnitrat),
Medosalgon (Apfelpektin + Kamilleextrakt + andere Verbindungen).

# 5.3 Lebererkrankungen

## 5.3.1 Anwendungsgebiete und Behandlungsprinzipien

### Behandlungsprinzipien

*Es gibt keine kausale Lebertherapie*, so daß auch Phytopharmaka nach dem derzeitigen Kenntnisstand nur zur *symptomatischen* Behandlung eingesetzt werden können.

Da die Leber bekanntermaßen ein gutes Regenerationsvermögen besitzt und bis heute kausal wirkende Lebertherapeutika nicht existieren, herrscht auch heute noch bei vielen Klinikern in der Behandlung von Lebererkrankungen ein therapeutischer Nihilismus vor (Martini, 1988).

Tatsache ist andererseits, daß von den niedergelassenen Ärzten in großem Umfang Lebertherapeutika pflanzlicher Herkunft eingesetzt werden. Die beobachteten Erfolge beziehen sich auf die Besserung oder Normalisierung der biochemischen Befunde und das subjektive Befinden der Patienten. Sehr häufig bessern sich oder verschwinden Sekundärerscheinungen wie Appetitstörungen, Blähungsneigung, Obstipation und Stauungszeichen (Ikterus). Bei Patienten mit Leberzirrhose konnten mit einigen Präparaten die Überlebenschancen verbessert werden.

Phytopharmaka haben auch deshalb Vorzüge, weil z. B. bei voll entwickelter Leberzirrhose Chemotherapeutika und Kortikosteroide wegen ihres negativen Einflusses auf Abwehrleistungen des Organismus und der Leber kontraindiziert sind und daher die Überlebenschancen verschlechtern.

### Wirkprofile und Anwendungsgebiete von Phytopharmaka

Von den heute zur Verfügung stehenden Phytopharmaka werden folgende **Wirkeigenschaften** beschrieben:
- *Entzündungshemmend.*
- *Leberstoffwechselstützend* und *regenerationsfördernd*, z. B. durch Steigerung der Proteinsynthese des nicht geschädigten Teils des Leberparenchyms.
- *Schutzwirkung der Hepatozytenmembran (leberprotektiv)* durch direkte Membranwirkung und Neutralisierung von Lebertoxinen (z. B. Sauerstoffradikale) über einen Radikalfänger-Mechanismus.
- *Lipolytisch.*

- *Immunstimulierend* (z. B. zur Kompensation einer medikamentös ausgelösten Immunsuppression).
- Durch *Besserung der metabolen Leber-Prozesse* positiver Einfluß auf *Dysregulationen von Galle und Darm.*

Hiernach sind Leber-Phytopharmaka, und zwar **nur zur adjuvanten Behandlung folgender Lebererkrankungen** geeignet.
- *Leberparenchymveränderungen* (ausgelöst z. B. durch Alkohol, Medikamente, Zytostatikatherapie-, Umwelt- oder gewerbliche Gifte).
- *Virale, bakterielle und parasitäre Infektionen* der Leber.
- Funktionelle Störungen, z. B. *kompensierte Leberzirrhose.*
- *Primär biliäre Zirrhose.*

Aus der Praxis wird außerdem von guten Erfolgen berichtet, wenn ein Leber-Phytopharmakon in **Kombination mit einem Chemotherapeutikum oder Zytostatikum** (z. B. bei Tumor- oder Tuberkulose-Therapie) gegeben wird, um die oft zwangsläufig hiermit verbundene oder zu erwartende Leberschädigung zu antagonisieren.

Während eine Kombination mehrerer pflanzlicher Lebertherapeutika nicht üblich ist, werden diese Lebermittel sehr häufig mit **Choleretika und Cholagoga kombiniert**, da bei blutchemischen Anzeichen einer prähepatischen, intrahepatischen und auch posthepatischen Cholostase die Mobilisation des Galleflusses von Vorteil sein kann.

## 5.3.2 Drogen und Präparategruppen
*(siehe Übersichtstabelle)*: Tab. 5.4.

### 5.3.2.1 Cardui mariae (Silybi mariae) fructus (Mariendistelfrüchte)    M

*Off.*: Silybum marianum (syn. Carduus marianus), DAB 10.

### Chemie

Das leberwirksame Prinzip der Droge besteht aus einem Wirkstoffkomplex (Silymarin), der sich im wesentlichen aus **Silybin** (= **Silibinin**) (Abb. 5.10), **Silydianin** und **Silychristin** zusammensetzt (Wagner 1981). Die drei miteinander isomeren Verbindungen, die zusammen etwa 2–3 % bezogen auf die getrockneten Drogen ausmachen, gehören zu der bis dahin im Pflanzenreich nicht bekannt gewesenen Klasse der *Flavanolignane*. In diesen ist die Struktur des Flavanonols Taxifolin (Abb. 5.10) mit der des Ligninbausteines Coniferylalkohol kombiniert.

Im Silybin liegt eine benzdioxanartige Verknüpfung vor.

**Tab. 5.4:** Phytopräparate – Übersichtstabelle.

| | |
|---|---|
| – Cardui mariae (Silybi mariae) fructus (extractum) | |
| – Silymarin (Wirkstoffkonzentrat aus Silybi fructus) | – Mariendistel-Präparate |
| – Cynarae folium (extractum) / Cynarin | – Artischocken-Präparate |
| – Sojalecithin | |
| – Betain | |
| – Leberwirksame Drogen der chinesischen und indischen traditionellen Medizin. | |

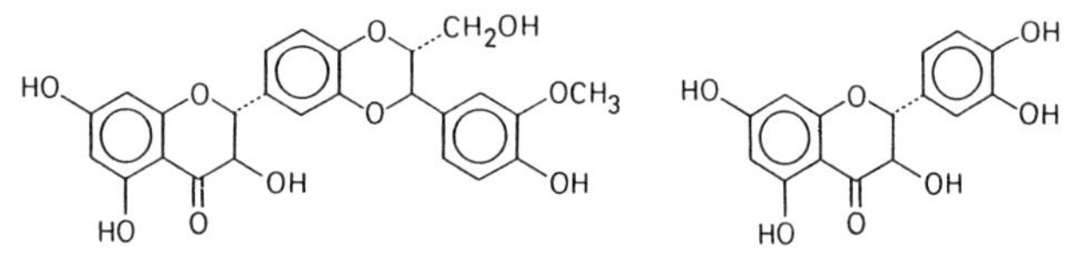

**Abb. 5.10:** Struktur von Silybin und dem flavonoiden Grundkörper Taxifolin.

Silybin (= Silibinin)          Taxifolin

## Pharmakologie

*Lit.:* (Siehe Zusammenstellung von Leng-Peschlow u. Strenge-Hesso 1991 und Wagner 1981).

Wie Untersuchungen mit [14]C-markiertem Silibinin an der Ratte und am Hund gezeigt haben, wird Silibinin bei peroraler Applikation zu etwa 50 % *resorbiert* und gelangt zu etwa 10 % der applizierten Menge in den *enterohepatischen Kreislauf*. Die *Ausscheidung* erfolgt zum größten Teil bilär in Form von Sulfat- und Glucuronidkonjugaten. Diese Ergebnisse stimmen gut mit den Ergebnissen der Untersuchungen am Menschen überein (Down, 1976; Braatz und Mennicke, 1979).

Silymarin, Silibinin oder wasserlösliches Silibinin-dihydrohemisuccinat-Dinatrium *antagonisieren in vitro und in vivo die schädigende Wirkung von hepatotoxischen Stoffen* (Ethanol, Tetrachlorkohlenstoff, Thioacetamid, N-Galaktosamin, Toxine des Knollenblätterpilzes (Phalloidin und α-Amanitin)). Die Untersuchungen wurden an Hepatocyten-Kulturen, Leberperfusionspräparaten bzw. Ratten durchgeführt (Vogel et al., 1975; Rauen u. Schriewer, 1971; Frimmer u. Kroher, 1975; Hikino et al., 1984).

Die Wirkung von Silymarin bzw. Silibinin auf molekularbiologischer Basis wird mit einer *membranstabilisierenden Wirkung und Angriff an der RNA-Polymerase I in den Leberzellkernen* erklärt. Im ersten Fall wird durch Bindung von Silibinin an Membran-Proteine das Eindringen von toxischen Verbindungen in die Hepatozyten verhindert. Im zweiten Fall erhöht sich durch eine schnellere und vermehrte Bildung von ribosomaler RNA die Eiweißsyntheserate und damit die Regenerationsfähigkeit der noch gesunden Leberzellen (Sonnenbichler et al., 1976, 1984, 1986) (Abb. 5.11 u. 5.12). Diese Wirkungen äußern sich in einer schnellen Normalisierung pathologischer Serumenzymwerte. Silymarin ist zwar nicht aus pharmakodynamischer, aber aus pharmakokinetischer Hinsicht als *leberspezifisch* anzusehen.

Bei den *akut toxischen Hepatitiden* werden durch die Therapie Indikatoren einer Leberschädigung, GOT, GPT und der Enzyminduktion, die γ-GT, signifikant gebessert.

Bei *chronischen Hepatitiden* wird nach den histologischen Befunden und den laborchemischen Parametern das Ausmaß der zellulären und morphologischen Destruktionen signifikant reduziert.

Die Stimulierung des zellulären Stoffwechsels durch *Aktivierung der ribosomalen RNA-Polymerase* führt zur vermehrten Bereitstellung von Stoffwechselprodukten, zur Reparation bereits eingetretener zellular-struktureller Schäden bis hin zur Erhöhung der Mitoserate mit dem Resultat einer verbesserten Regeneration.

Durch Silibinin (Silibininhemisuccinat-Infus) konnte nach der von Floersheim dokumentierten *Sammelstudie mit 205 Knollenblätterpilz-Vergiftungsfällen* bei konsequenter Silibininanwendung die Mortalität deutlich gesenkt werden (Floersheim, 1987).

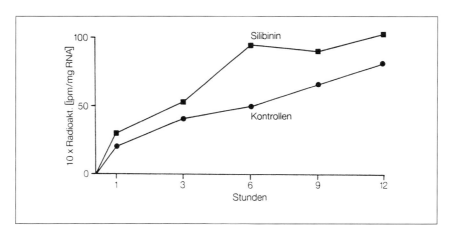

**Abb. 5.11:** Gesteigerte ribosomale RNA-Synthese in Hepatozyten von Ratten nach i. p. Verabreichung von 5 g Silibinin. Die RNA-Syntheserate wurde über den Einbau von $^3$H-UTP bestimmt. (Sonnenbichler et al. 1976)

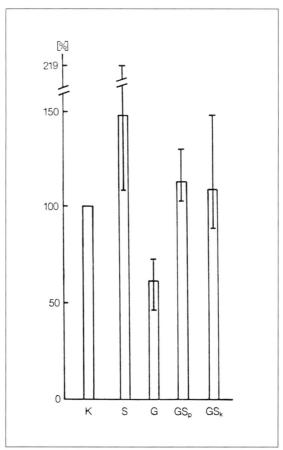

| K = Kontrolle (0,9% NaCl) | GS$_p$ = prophylaktisch | Silibinin |
|---|---|---|
| S = Silibinin (10mg/kgKG) | | + |
| G = D-Galaktosamin (27  mg/kgKG) | GS$_k$ = kurativ | N-Galaktosamin |

**Abb. 5.12:** Einbau von $^{14}$C-Leucin in Protein von Rattenlebern nach Applikation von N-Galaktosamin bzw. Silibinin (Sonnenbichler et al., 1984).

Im Gegensatz zu Extrakten von Chelidonium maj., Curcuma longa und Artemisia absinthium konnte mit einem Silybum-Extrakt eine signifikante, aber nur flüchtige *Zunahme der Cholerese im Sinne eines cholekinetischen Effektes* gemessen werden. Es kam bei alleiniger Gabe des Silybumextraktes aber zu einem Anstieg der Lipase-, nicht aber der Amylasetätigkeit (Baumann, 1975).

### Therapiestudien: Übersicht

Bei einer **Doppelblindstudie** bei *alkoholbedingten Lebererkrankungen* konnte außer einer Normalisierung der Leberfunktionswerte auch eine Erhöhung von pathologisch erniedrigter Lymphozyten-Transformations-Fähigkeit und Erythrozyten-Superoxid-Dismutase-Aktivität beobachtet werden (Feher et al., 1990). Damit konnte gleichzeitig gezeigt werden, daß Silymarin außer einer Membranstabilisierung auch antioxidative und immunmodulierende Aktivitäten besitzt.

*Pathologisch erhöhte Werte von Prokollagen-III-Peptid* ließen sich unter Silymarin-Behandlung signifikant senken (Held, 1992).

Das Präparat Legalon *(Silymarinkomplex)* wurde in mehr als 11 Studien, davon 5 randomisierte **Doppelblindstudien**, 3 kontrollierte Studien und 4 offen angelegte Studien, mit der Prüfindikation *«toxischer Leberschaden»* untersucht. Die verursachenden Noxen waren: Psychopharmaka, Narkosemittel, Antiepileptika, Tuberkulostatika und Ethanol (Fintelmann, 1970, 1973; Fintelmann u. Albert, 1980; Lahtinen et al., 1981; Saba et al., 1976; Kurz-Dimitrowa, 1971; Filip et al., 1977 ; Di Mario et al., 1981; Salmi u. Sarna, 1982; Martines et al., 1980; Held 1992). Die Dosierungen betrugen $3\times$ 140 mg täglich. Weitere Studien wurden mit Legalon zur unterstützenden Behandlung bei chronisch-entzündlicher Lebererkrankung sowie bei Leberzirrhose durchgeführt (Kiesewetter et al., 1977; Benda et al., 1980). Zur Pharmakokinetik existieren ebenfalls eine Reihe von Untersuchungen.

### Therapiestudie

**Indikation.** Leberzirrhose.

**Präparat.** Ein mit Silymarin hochangereicherter Silybum-marianum-Extrakt in Flüssig- oder Drageeform enthaltend 70 mg Silymarin in 100 mg (Dragee) und 1 g Silymarin in 100 g (flüssig).

**Studienart.** Doppelblind prospektive und randomisierte Studie an 170 Patienten mit Leberzirrhose, davon 87 in der Verumgruppe (46 Alkoholiker und 41 Nichtalkoholiker) und 83 in der Plazebogruppe. Aus der Verumgruppe starben 24 Patienten, aus der Plazebogruppe 37 Patienten in dem Beobachtungszeitraum von ca. 41 Monaten. Die Patienten wurden entsprechend dem Zirrhosegrad nach Child-Turcotte in 3 Schweregrade (Child A, B, C) unterteilt.

**Behandlungsart.** 3mal täglich 140 mg Silymarin. Keine anderweitige Behandlung mit Steroiden oder D-Penicillamin. Die Patienten wurden angehalten keinen Alkohol zu konsumieren.

**Prüfkriterien.** Die Diagnosestellung «Leberzirrhose» erfolgte innerhalb von 2 Jahren vor Aufnahme des Patienten in die Studiengruppe. Von 70 % der Patienten wurde die Diagnose durch eine Leberbiopsie bestätigt. Außer der Überlebensrate wurden die üblichen Leberfunktionswerte (z.B. Transaminasen, Pseudocholinesterase, SGPT, Bilirubin, alkalische Phosphatase u.a.) in Abständen durchgeführt. Durch SGTP-Bestimmung wurde ermittelt, daß 33 Patienten in der Plazebogruppe und 26 Patienten in der Verumgruppe Alkohol konsumierten. Die Auswertung erfolgte mit Hilfe eines Computerprogrammes, die Statistikberechnung nach Wilcoxon-Breslov sowie Mantel-Cox.

**Ergebnis.** Wie aus der Abb. 5.13 hervorgeht, betrug nach 4 Jahren die Insgesamt-Überlebensrate 58 % in der Silymarin-Gruppe und 39 % in der Plazebogruppe (p = 0,036). Bei den «alkoholischen» Zirrhotikern war die Todesrate in der Plazebogruppe zweimal so hoch wie in der Silymaringruppe. Bei den nichtalkoholischen Zirrhotikern war zwischen der Plazebo- und Silymarin-Gruppe kein signifikanter Unterschied. Bei der Child-A-Gruppe war die Überlebensrate in der Silymarin-Gruppe signifikant verbessert (p = 0,03), nicht dagegen in den Child-B- und -C-Gruppen (Ferenci et al., 1989).

| | | | | | | | | | | | | |
|---|---|---|---|---|---|---|---|---|---|---|---|---|
| Silymaringruppe | 87 | 80 | 73 | 66 | 58 | 48 | 37 | 30 | 27 | 16 | 6 | 2 | 1 |
| Plazebogruppe | 83 | 73 | 63 | 60 | 51 | 46 | 31 | 27 | 18 | 14 | 5 | 1 | 0 |

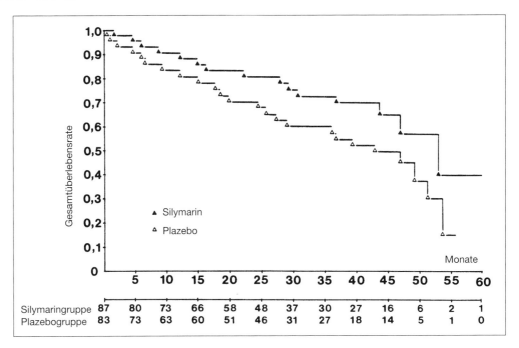

**Abb. 5.13:** Überlebenskurven von 170 mit Silymarin bzw. Plazebo behandelten Leberzirrhose-Patienten (Kaplan-Meier-Analyse-Methode). (Wilcoxon-Breslov Test p = 0,036; Mantel-Cox Test p = 0,058).

### 5.3.2.2 Cynarae folium (Artischockenblätter) M
Cynara scolymus

#### Chemie

Als Hauptwirkstoffe der Droge gelten das **Cynarin**, der Dikaffeesäureester der Chinasäure (ca. 0,03–0,03 %) und der Sesquiterpenbitterstoff **Cynaropikrin** (Abb. 5.14).

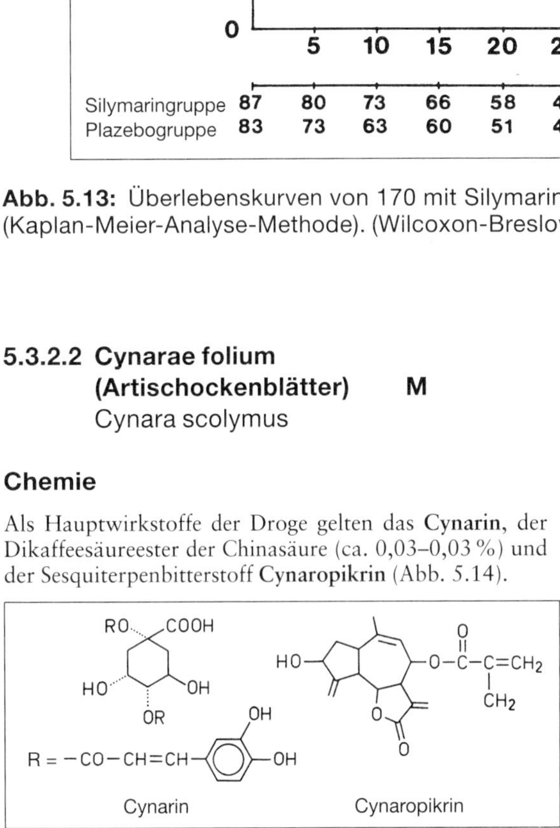

**Abb. 5.14:** Strukturformeln von Cynarin und Cynaropikrin.

#### Pharmakologie und Klinik

Für Extrakte der Artischocke werden folgende Mehrfachwirkungen beschrieben:
- Leberschutzwirkung,
- Leberregenerationsfördernde Wirkung,
- Choleretische Wirkung und
- Lipidsenkende Wirkung.

Für den *Leberschutz* scheint *primär das Cynarin* verantwortlich zu sein.

An der *choleretischen* Wirkung ist neben *Cynarin* auch das *Cynaropikrin* beteiligt.
- Die *Leberschutzwirkung* wurde im Tierexperiment durch Inhibierung von durch Arsen und Megaphen induzierten Leberschäden bewiesen (Scholz u. Kretschmar, 1958; Adzet et al., 1987). Dieses Ergebnis wurde im klinischen Versuch durch Behebung einer Arsenobenzol-Vergiftung im Rahmen einer Lues-Behandlung bestätigt.
- Die *leberregenerierende Wirkung* des wäßrigen Extraktes wurde an teilhepatektomierten Ratten gewichtsmäßig und durch Bestimmung von Mitose-Index und Zunahmerate von Hepatozyten sowie des RNA-Gehaltes bestimmt (Maros et al., 1966).
- Die *Stimulierung der Cholerese* bis zu 100 % wurde an Ratten und Hunden sowie an gesunden Patienten nachgewiesen (Struppler u. Rössler, 1957) (siehe auch Galle-Erkrankungen S. 146).
- Die *Triglycerid- und Cholesterin-senkende Wirkung von Cynarin* (Listracol) wurde an Hyperlipidämie-Patienten festgestellt (Hammerl und Pichler, 1959; Hammerl et al. 1973; Montini et al., 1975).
- Mit einem Cynara-Extrakt-haltigen Kombinati-

onspräparat (Cynarix comp.) wurden bei Patienten mit *Cholezystopathien* vor allem bei *Dyskinesien der Gallenwege* und bei dem *Postcholezystektomie-Syndrom* gute Ergebnisse erzielt (Kainz, 1971) (siehe auch 5.4.2.3).

### 5.3.2.3 Sojalecithin (Lecithinum ex soja)
ÖAB. Glycine max. (soja)     **M**

#### Chemie

Das aus den Samen (Sojabohne) durch Auspressen oder Acetonextraktion erhältliche Sojaöl enthält ca. 5–10 % eines Phospholipidgemisches (Rohlecithin) (Abb. 5.15), aus dem durch Alkoholfällungen reines Sojalecithin (= Phosphatidylcholin) erhalten werden kann. Das Phosphatidylcholin-Molekül setzt sich aus dem Diglyzeridteil, Phosphorsäure und Cholin zusammen.
Der Diglyzeridteil enthält vorwiegend die *ungesättigten Fettsäuren Öl-, Linol- und Linolensäure.* Es ist in hochgereinigter Form in dem Präparat Essentiale enthalten.

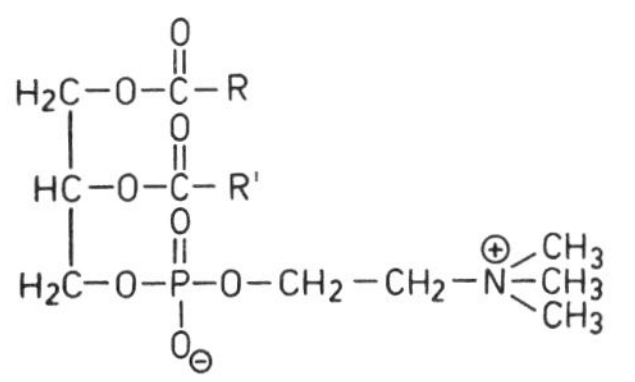

Lecithin (Phosphatidylcholin)
R, R' = gesättigte und ungesättigte Fettsäuren

**Abb. 5.15:** Strukturformel von Lecithin.

#### Pharmakologie und Klinik

– Lecithin wird bei peroraler Anwendung im Darm zu Lysolecithin hydrolysiert und teilweise in der Darmmukosa wieder zu Phosphatidylcholin reazyliert (Hölzl und Wagner, 1971).
– Da das Lecithin von der Zelle in toto aufgenommen wird, wird ein hoher Energiespareffekt erreicht.
– Lecithin führt zu einer *Senkung des Cholesterin- und Fettspiegels in der Leber* und bei pathologisch verändertem α/β-Lipoproteinmuster zu dessen Normalisierung.
– Lecithin besitzt *Leberschutzwirkung* und vermag bei lebertoxischen Schäden durch Antibiotika oder Tuberkulostatika die erhöhten Serumtransaminasewerte (SGOT- und SGPT) wieder zu senken (Peters, 1976).

### Therapiestudien: Übersicht

– An 81 Patienten mit *kompensierter Leberzirrhose* mäßiger Aktivität wurden 6 Monate lang täglich 3 × 2 Kapseln Essentiale forte verabreicht. Bei keinem Patienten wurde ein akuter Schub der Erkrankung festgestellt. Folgende Parameter wurden verändert: Signifikante Erholung der Albuminspiegel, Senkung des γ-Globulins, Zunahme des Albumin/Globulin Quotienten, Rückgang des ALT-Spiegels, Senkung des β-Lipoproteins, Apolipoproteins B und Gesamtcholesterins (Peters und Prokop, 1986).
– 17 Patienten mit «*aktiven Tuberkuloseformen*» erhielten zusätzlich zu einer 3monatigen kombinierten Rifampicin-Behandlung (RMP + Isoniacid + Ethanbutol) täglich parenteral 1000 mg EPL-Substanz (10 ml Essentiale zur Infusion). Die unter reiner Tuberkulostatikum-Behandlung erhöhten Transaminase- und SGPT- sowie SGOT-Werte lagen bei der Kombinationsbehandlung signifikant tiefer. Es wurden in der Kombination mit EPL in keinem Fall intrahepatische Cholestasen (Erhöhung von alk. Phosphatase, GLDH und Bilirubin) beobachtet (Kuntz et al., 1978).

### 5.3.2.4 Betain – Beta vulgaris (Rote Rübe)

#### Chemie

Betain ist die lipotrop wirkende Verbindung der roten Bete (Abb. 5.16). Das Betain wird in Fertigarzneimitteln als Salz verwendet. Da es sich vom Cholin nur durch die Carboxylgruppe anstelle der $CH_2OH$-Gruppe unterscheidet, gehört es wie dieses und Methionin zu den *hepatotropen* Verbindungen.

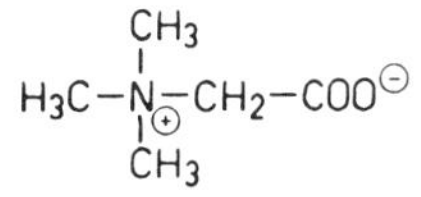

Betain

**Abb. 5.16:** Strukturformel von Betain.

#### Pharmakologie

Man nimmt an, daß diese Wirkung durch Beteiligung am *Transmethylierungskreislauf des Fettstoffwechsels* in der Leber und an der Resynthese des Methionins zustande kommt. Das für den Aufbau der Phosphatide wichtige Cholin kann seine Methylgruppe nur über sein Oxydationsprodukt Betain auf andere Verbindungen übertragen.

### 5.3.2.5 Weitere Leberdrogen

**Agrimoniae herba (Odermennigkraut)**
Agrimonia eupatoria    **M**
Wirkstoffe: Flavonverbindungen.

### Gnaphalii (Helichrysi) herba (Katzenpfötchenkraut)

Helichrysum arenarium, *Wirkstoffe:* Die Flavanonglykoside Helichrysin A + B.

Drogen der Volksmedizin Indiens und Chinas:

| | |
|---|---|
| Eclipta aba (Indien) | Picrorrhiza curroa |
| Wedelia calendulacea | (Indien) |
| (Indien) | Phyllanthus niruri |
| Rhemania glutinosa | (Indien) |
| (China) | Schizandra chinensis |
| | (China) |

*Ihre Wirkungen sind bevorzugt leberprotektiv und regenerationsfördernd*, zum Teil auch *entzündungshemmend*. Die Wirkstoffe mit diesem Wirkprofil gehören zur Stoffklasse der Cumestane (Wedelia, Eclipta), Lignane (Phyllanthus, Schizandra) und Iridoide (Rhemania).

Ein *Kombinationspräparat*, in dem einige dieser Drogenextrakte enthalten sind, ist unter dem Namen Liv 52 (Himalaya Drug Comp., Indien) in der Schweiz als Arzneimittelpräparat zugelassen.

### 5.3.2.6 Phytopräparate

#### Mariendistelfrüchte

*Hauptindikationen*
Toxische Leberschäden, zur unterstützenden Behandlung bei chronisch-entzündlichen Lebererkrankungen und Leberzirrhose, zum Leberzellschutz.
Es gibt hoch mit Silymarin angereicherte Monoextraktpräparate, die auf bestimmte Silymarin- bzw. Silibinin-Gehalte eingestellt sind: z. B.:
– Legalon 70/140: 30 mg zw. 140 mg Silymarin = 30 bzw. 60 mg Silibinin in 90 mg bzw. 180 mg Extrakt/ Dragee bzw. Kapsel, oder 1 g Silymarin = 0,43 g Silibinin in 1,3 g Extrakt/100 g Suspension.
– Silibene 140: Extrakt enthaltend 140 mg Silymarin bzw. 60 mg Silibinin/Tabl.
– Durasilymarin 70/150: Extrakte enthaltend 70 bzw. 150 mg Silymarin/Kapsel.
– Silymarin 70 «Ziethen»: Extrakt enthaltend 70 mg Silymarin/Kapsel.
Ferner

| | |
|---|---|
| Hepa-Merz Sil | Poikicholan 100 |
| Hepa-loges N | Cefasilymarin 140 |
| Hepaduran V | Probiophyt V |
| Hegrimarin/uno | Mariendistel-Tropfen- |
| Silimarit | Curarina. |

#### Artischockenblätter

Z. B. Cynarix N
Hekbilin A/liqu. oder
Hepar SL extrastark (Extr. Cynarae) oder
Cynarzym N (Extr. Cynarae + Extr. Boldo + Extr. Chelidonii).

#### Lecithin-Präparate

Essentiale und Essentiale forte (EPL-Substanz = hochgereinigtes Phosphatidylcholin).

#### Rote Rübe

Flacar (Betaindihydrogencitrat + Sorbitol).

#### Kombinationspräparate

Zu den mit Silybum- und Cynara-Extrakten oder Lecithin am häufigsten kombinierten Drogenextrakten zählen Extrakte von gallenwirksamen Drogen wie z. B. Taraxacum officinale, Chelidonium majus, Curcuma xanthorrhiza, Cheiranthus cheiri, Mentha pip., Carduus benedictus, Artemisia absinthium sowie Anthrachinon-Drogen, z. B.

| | |
|---|---|
| Hepaticum-Medice N | Hepaduran V |
| Cheiranthol | Bilisan |
| Hepaton | Hepatimed N u. a. |

#### Teepräparate

Siehe Kapitel Galleerkrankungen S. 152.

## 5.4 Erkrankungen der Gallenblase und der Gallenwege

### 5.4.1 Anwendungsgebiete und Behandlungsprinzipien

Die Erkrankungen der Gallenwege und der Gallenblase lassen sich in **funktionelle Störungen** und **organische Veränderungen** einteilen. Dabei gibt es häufig pathogenetische Überschneidungen und klinische Mischformen. Gallenstauung, Dyscholie und Entzündung mit Steinbildung sind die pathophysiologischen Voraussetzungen der Dyskinesie, Cholezystitis/Cholangitis und Cholelithiasis.
Die enge topographische und funktionelle Verknüpfung des Gallenwegsystems mit Magen, Duodenum, Leber und Pankreas läßt eine wechselseitige Beeinflussung dieser Organe erwarten, so daß auch von einem **Oberbauch-Verbundsystem** gesprochen werden kann. Entsprechend haben die sog. Gallepräparate auch Wirkungen auf diese Organe, und umge-

kehrt können magen-, pankreas-, leber- und darm-wirksame Präparate günstige Effekte auch auf die Cholerese und Gallekinese haben.

## Hauptindikationen

Zu den durch Phytopharmaka allein oder zusammen mit Chemotherapeutika und physiotherapeutischen Maßnahmen **behandelbaren Gallenwegserkrankungen** zählen:
- Die *Dyskinesie des Gallenwegsystems*, die sich bis zur Stärke einer Gallenkolik steigern kann, ohne daß ein eigentlicher Befund nachzuweisen ist.
- Das *Gallensteinleiden* als häufigste Erkrankung der Gallenwege und der Gallenblase.
- Die *akute und die chronische Cholezystitis*. Während in neun von zehn Fällen akuter Cholezystitis eine Cholelithiasis besteht, entwickelt sich die chronische Cholezystitis meist als Folge einer rezidivierenden Entzündung.
- Die *akute Cholangitis* und die *chronische Cholangitis*, letztere als rezidivierende und sklerosierende Form.
- Das sogenannte *Postcholezystektomiesyndrom*.

### Keine Anwendungsgebiete

**!**
- Verschluß der Gallenwege,
- Ileus,
- Gallenblasenempyem,
- Schwere Leberfunktionsstörungen,
- Schwere Infektionen und Entzündungen.

## Behandlungsprinzipien und -ziele

Sofern aufgrund der Diagnosestellung keine Operation erforderlich ist und Alkohol-, Nikotin-, Kaffeekarenz sowie diätetische Maßnahmen allein keine Besserung der Beschwerden bringen, sind je nach Beschwerdebild Phytopräparate mit nachfolgenden **Wirkeigenschaften** allein oder adjuvant angezeigt:
- Choleretisch (Galleproduktion anregend)
- Cholagog (= cholekinetisch)
- Sedierend
- Analgetisch
- Antiphlogistisch
- Antibakteriell.

Bei **hypertoner Dyskinesie** kommen primär *sedierende und spasmolytisch* wirksame Präparate zum Einsatz.

Bei **hypotoner Dyskinesie** sind *choleretisch* und *cholekinetisch* wirksame Präparate angezeigt.

**Gallensteinkoliken** können im Falle einer konservativen Behandlungsstrategie mit *analgetisch* und *spasmolytisch* wirkenden Präparaten bekämpft werden. Eine *Steinauflösung* kann mit Gaben von Chenodesoxicholsäure oder Urodesoxicholsäure versucht werden.

Die **akuten** und **chronischen Cholezystitiden**, oft durch einen steinbedingten Zystikusverschluß hervorgerufen, können *adjuvant* zur oft nötigen Antibiotikatherapie mit *Antiphlogistika, Analgetika und Spasmolytika* angegangen werden.

Die **akute** und **chronische Cholangitis** wird ähnlich wie die Cholezystiden behandelt.

Die Behandlung des **Postcholezystektomiesyndroms** kann bei Vorliegen eines Gallensäureverlust-Syndroms mit Gallensäurebindern (z. B. Colestyramin) oder je nach Befund mit *Enzym- und Triglyzerid-Substitution* und anderen konservativen Maßnahmen angegangen werden, sofern nicht eine Reoperation erforderlich ist.

Die Kombination von Gallemitteln mit Laxantien **!** ist wissenschaftlich nicht zu begründen und therapeutisch abzulehnen.

### 5.4.2 Drogen und Präparategruppen

#### Drogen-Übersicht

*Siehe Tab. 5.5 und 5.6*

---

**Weitere Drogen**

**M** Cnici herba, Benediktenkraut, Cnicus benedictus.

**M** Podphylli rhizoma (resina), Fußblatt-Wurzel (Harz), Podophyllum peltatum. Marrubii herba, Andornkraut, Marrubium vulgare.

**M** Allii bulbus, Küchenzwiebel, Allium sativum.

**M** Harunganae cortex, Harongarinde, Harungana madagascariensis.
Abrotani herba, Eberrautenkraut, Artemisia abrotanum.

**Tab. 5.5:** Gallenwirksame Drogen I.

| | Droge/Stammpflanze | Hauptwirkstoffe | Beschriebene Wirkungen |
|---|---|---|---|
| M | *Chelidonii herba* *(Schöllkraut)* DAB 10 Chelidonium majus | Ca. 20 Alkaloide (ca. 0,4–0,8 %) mit den Hauptalkaloiden Che- lidonin, Berberin, Sanguinarin und Chelerythrin | Spasmolytisch, analgetisch |
| M | *Boldo folium* *(Boldoblätter)* Peumus boldus | Aporphinalkaloide mit Hauptal- kaloid Boldin (ca. 0,25 %), außer- dem ca. 2 % Ätherischöl | Choleretisch, spasmoly- tisch, sekretionssteigernd |
| M | *Fumariae herba* *(Erdrauchkraut)* Fumaria officinalis | Das Hauptalkaloid Fumarin (= Protopin, 0,13 %) und weitere Alkaloide | Choleretisch, cholagog, spasmolytisch |
| M | *Berberidis radix* *(Berberitzenwurzel)* Berberis vulgaris | Bis 3 % Alkaloide mit Berberin, Jateorhizin, Palmitin als Haupt- alkaloide | Cholagog, spasmolytisch, antibiotisch |
| M | *Curcumae longae* *(Xanthorrhizae) rhizoma* *(Javanische Gelbwurzel)* DAB 10 Curcuma longa (C. xanthorrhiza) | Die Zimtsäurederivate Curcumin und Desmethoxycurcumin (3–5 %), 2–7 % Ätherischöl mit vorwiegend Sesquiterpenen, z. B. Curcumen, Xanthorrhizol, Turmeron | Choleretisch und cholagog. |
| M | *Taraxaci radix c. herba* *(Löwenzahnwurzel mit Kraut)* Taraxacum officinale | Sesquiterpen-Bitterstoffe, Triter- pene (Taraxasterol) und Sterole (Sitosterin, Stigmasterin) | Choleretisch, diuretisch, sekretionssteigernd |

**Tab. 5.6:** Gallenwirksame Drogen II.
Die Wirkungen aller nachstehend aufgelisteten Drogen sind bevorzugt **cholagog** oder **cho-leretisch**.

| | Droge/Stammpflanze | Hauptwirkstoffe |
|---|---|---|
| M | *Cynarae folium* *(Artischockenblätter)* Cynara scolymus | 0,02–0,03 % Cynarin (= Dicaffeoylchinasäure); ferner Sesquiterpenlactonbitterstoffe (Cynaropikrin) |
| M | *Absinthii herba* *(Wermutkraut)* DAB 10, ÖAB, Helv VII Artemisia absinthium | 0,15–0,4 % Bitterstoffe mit Sesquiterpenlactonstruk- tur (Absinthin, Artabsin) (Bitterwert mind. 15000); 0,2–1,3 % Ätherischöl mit den Hauptkomponenten (+)-Thujon (3–10 %) und Thujylalkohol (25–75 %), wenig Chamazulen |
| M | *Gentianae radix* *(Enzianwurzel)* DAB 10, ÖAB, Helv VII Gentiana lutea und andere Gentiana-Arten | Secoiridoid-Bitterstoffe: 2–3 % Gentiopikrin, 0,05 % Amarogentin mit dem höchsten Bitterwert (1 : 58 000 000) u. a. Bitterstoffe |
| M | *Menthae folium* *(Pfefferminzblätter)* DAB 10, ÖAB, Helv VII Mentha piperita | 0,5–4 % Ätherischöl (Mindestgehalt DAB 10 1,2 %) mit den Monoterpenen Menthol (42 %), Menthylacetat (3–17 %), Menthon (25–40 %), Menthofuran u. a. |
| M | *Raphani radix* *(Rettichwurzel)* Raphanus sativus | Genuin vorkommende Glucosinolate (z. B. Glucobras- sicin oder Sinapin), die bei der Wasserdampfdestilla- tion Senföle (z. B. Allyl- und Butylsenföl) liefern |

### 5.4.2.1 Chemie der Hauptwirkstoffe
(Abb. 5.17)

Die Alkaloide **Chelidonin, Protopin, Berberin** und **Boldin** leiten sich biosynthetisch von den in Papaverarten häufig vorkommenden *Benzylisochinolin-Alkaloiden* ab. Sie besitzen aber aufgrund von Umwandlungsreaktionen in den letzten Stufen der Biosynthese andere Grundgerüste wie z.B. das Benzophenanthridingerüst (Chelidonin), das (Proto)Berberin-Gerüst (Berberin, Protopin) oder das Aporphingerüst (Boldin).

**Curcumin** ist eine von der *Ferulasäure*, einer Zimtsäure, abgeleitete Verbindung (Diferuloylmethan).

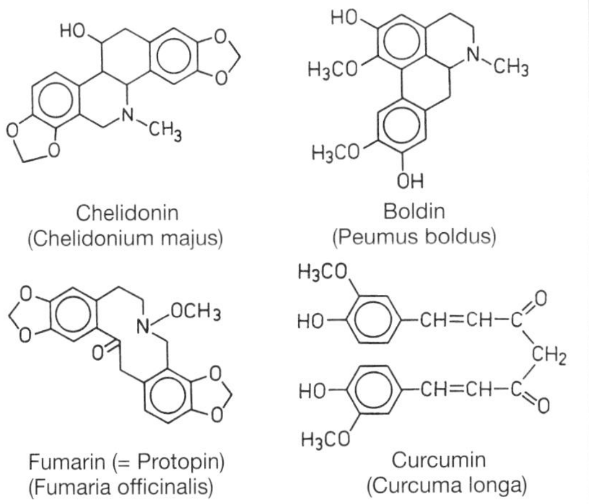

Chelidonin
(Chelidonium majus)

Boldin
(Peumus boldus)

Fumarin (= Protopin)
(Fumaria officinalis)

Curcumin
(Curcuma longa)

Bitterstoffe – Terpene – Senföle → Karminativa

**Abb. 5.17:** Strukturformeln einiger wichtiger gallenwirksamer Drogeninhaltsstoffe.

**Menthol** gehört zu der Gruppe der *Monoterpene*.

Die **Bitterstoffe** gehören der *Mono- oder Sesquiterpenreihe* an. Das Amarogentin der Enzianwurzel ist der am bittersten schmeckende, bisher bekannte Naturstoff.

Die **Senföle** sind in der Pflanze aus *Aminosäuren* aufgebaute schwefel- und stickstoffhaltige Verbindungen mit scharfem Geschmack und/oder stechendem Geruch.

Die **Podophyllum**-Wirkstoffe gehören zur Stoffgruppe der *Lignane*.

**Haronga-Extrakte** enthalten *hypericinähnliche* Verbindungen.

### 5.4.2.2 Pharmakologie der Hauptwirkstoffe
(siehe auch Maiwald, 1983).

Soweit diese direkt stimulierend die Galleproduktion und den Gallefluß beeinflussen, unterscheidet man Verbindungen mit **choleretischer** und **cholagoger** oder **cholekinetischer** Wirkung. Einige Stoffe besitzen zusätzlich oder allein noch spasmolytische, antiphlogistische und antibakterielle Wirkungen.

**Chelidonium-Extrakte** führen, wie von Baumann (1975) tierexperimentell festgestellt werden konnte, zu einer langsamen aber *kontinuierlichen Steigerung des Galleflusses*, der mehr auf einen *choleretischen* als cholekinetischen Effekt zurückzuführen sein dürfte. Interessanterweise wurde das *Gallevolumen* im Vergleich zur Basalsekretion um ca. 370%, die *Bilirubin*ausscheidung um ca. 285% erhöht, wenn der Chelidonium-Extrakt mit Extrakten von Silybum marianum und Curcuma kombiniert wurde (Baumann et al., 1771). Außerdem steigert der Extrakt eine zuvor verminderte *Lipase*sekretion und die *α-Amylase*-Ausschüttung des Pankreas.

Mit **Chelidonin**gaben von 2 mg/kg wurden im Tierversuch schon früher *Steigerungen der Galleproduktion* um 60% erzielt (Daniel-Schmaltz, 1939). Außerdem besitzt Chelidonin *spasmolytische* Eigenschaften (etwa die halbe Papaverinwirkung) mit direktem muskulärem Angriffspunkt.

**Berberin**, das sowohl in der *Chelidonium-* als auch *Berberis-Droge* enthalten ist, erregt die glatte Muskulatur, *entleert* die Gallenblase, hat aber selbst keine choleretische Wirkung.

**Fumaria**-Extrakt (z.B. Oddibil) wirkt *spasmolytisch* speziell auf den Sphincter Oddi und besitzt zusätzlich einen *Anti-Serotonin-Effekt*. Es wirkt als «Amphocholeretikum», bei unterschwelliger Galleproduktion als Choleretikum, bei zu starker dagegen als Cholerese-Hemmstoff und damit insgesamt regulierend auf die Gallenfunktion (Fiegel, 1971).

**Boldo**-Extrakte wirken *choleretisch, spasmolytisch und steigern die Magensaftsekretion*. Der Hauptwirkstoff **Boldin** mindert als Sympatholytikum die Ansprechbarkeit der vasodilatorischen und vasokonstriktiven Nervenenden. Die choleretische Wirkung ist vermutlich auf die Bestandteile des Ätherischöls zurückzuführen.

Für **Curcuma**-Extrakte werden *choleretische und cholezystokinetische Wirkungen* angegeben (Zusammenfassung bei Maiwald u. Schwantes, 1991), wobei allerdings nicht ganz geklärt ist, ob diese allein auf die Curcumine zurückzuführen sind.

Gesamt- und wäßriger Extrakt wirkten jedenfalls wesentlich stärker choleretisch als das Ätherischöl allein. Signifikant war die Zunahme der Bilirubin-Werte nach Gabe eines alkoholischen Curcuma-Extraktes. Gesichert ist dagegen sowohl durch In-vitro- als auch In-vivo-Untersuchungen (Wagner et al., 1986; Srimal und Dhawan, 1973), daß das Curcumin auch eine deutliche *antiphlogistische Wirkung* besitzt (siehe auch Maiwald, 1983; Maiwald u. Schwantes, 1991). Die Amylase- und Lipaseaktivität wird dagegen nicht signifikant gesteigert.

Eine zusammenfassende Darstellung der Curcuma-Pharmakologie geben Ammon und Wahl (1990).

Der **Taraxacum**-Extrakt führt zu einer Steigerung des Galleflusses um mehr als 40 % (Böhm 1959). Die *starke choleretische Wirkung* des Extraktes ist von Pirtkien et al. (1960) in Rattenversuchen schon früher festgestellt worden.

Für **Cynara**-Extrakte wurden neben der *antihepatotoxischen* auch deutliche *choleretische* (20–40 %ige Steigerung) und *diuretische* Aktivitäten gefunden. Dadurch kommt es zu einer rascheren Ausscheidung der Gallensäuren und des Bilirubins aus Blut und Harn (Struppler u. Rössler, 1957).

Die **Bitterstoffe** von **Artemisia absinthium, Gentiana, Cnicus** oder **Marrubium** wirken trotz unterschiedlicher chemischer Strukturen auf die *Bitterstoffrezeptoren* der Zunge, wodurch es auf reflektorischem Wege (N. vagus) zu einer *allgemeinen Stimulierung der innersekretorischen Drüsen* kommt. Außerdem stimulieren Bitterstoffe auch direkt im Magen die Gastrinsekretion. Dadurch wird auch die *Galle- und die Pankreas-Sekretion sowie die Darmperistaltik angeregt.*
Nach Baumann (1975) vermag ein **Absinth**-Extrakt vor allem die Lipase-, Bilirubin- und Cholesterin-Sekretion anzuregen. Absinth gehört zu den am stärksten wirkenden *Choleretika.*
Die gleichfalls starke *choleretische* Wirkung der **Eberraute** (Artemisia abrotanum) (50–60 %ige Steigerung der Gallesekretion) soll auf anderen Wirkstoffen, z. B. Isofraxidin = Cumarinderivat) beruhen (Nieschulz u. Schmersahl 1968).

**Ätherischöle** wie z. B. jene von **Mentha** pip. oder die **Senföle** von Raphanus besitzen eine *cholagoge* Wirkung, die zum Teil auf einer verstärkten Durchblutung des Leberparenchyms mit nachfolgender erhöhter Transsudation und Diapedese von Stoffen beruht (Götz, 1971). Außerdem wirken Ätherischöle *sekretionsanregend.*

Die Hauptverbindungen von **Podophyllum**, das Podophyllotoxin und Peltatin, wirken durch Reizung *choleretisch* und *abführend.*

**Harongana**-Extrakte stimulieren die *Cholerese* und die *exokrine Funktion des Pankreas.* (Siehe Kapitel Magen-Darmerkrankungen S. 134).

### 5.4.2.3 Klinik

Die *meisten Studien wurden mit Kombinationspräparaten durchgeführt.* Registriert wurden subjektive und klinische Parameter. Gemessen wurde unter anderem das «Volumen» der Galleausscheidung sowie der Gallensäure- und Bilirubin-Ausscheidung. Die Gallenblasenkinetik wurde sonographisch verfolgt.

#### Therapiestudien: Übersicht

Bei einer vergleichenden Studie mit 7 Kneipp-Präparaten und Dehydrocholsäure konnte eindeutig gezeigt werden, daß alle Präparate zu einer echten Cholerese führten. (Maiwald u. Hengstmann, 1969).

Mehrere Studien, zum Teil Doppelblindstudien, wurden mit dem Kombinationspräparat Betulum durchgeführt, wobei eine signifikante Gallensäuresekretion und ein positiver Einfluß auch auf die Pankreasfunktion registriert wurde (Knof et al., 1984; Knof u. Maiwald, 1984; Frühwirth, 1986).

Ähnliche Effekte wurden mit den Präparaten Hepaticum Medice, Gallosanol und Oddibil erzielt (Matzkies u. Webs, 1983; Tympner, 1983). Umfangreiche Therapieerfahrungen liegen vor mit Curcumen, einem curcuminhaltigen Präparat (Leimbach, 1938 u. a. Literaturstellen zit. in Maiwald u. Schwantes, 1991).

Eine placebokontrollierte Doppelblind-Studie, durchgeführt mit einem stand. monographiekonformen Cynaraextrakt (Hepar SL forte) mit 20 Probanden (applizierte Einmaldosis 1.92 g Artischockenextrakt intestinal über Sonde gegeben), führte nach 60 Min. zu einer Steigerung der Cholesterese von ca. 150 % gegenüber der Basissekretion (Placebo: 21 %) (Kirchhoff et al., 1993).

## Therapiestudie

**Indikation.** Funktionelle Störungen der Gallenblase und der Gallenwege (Meteorismus, biliäre Dyspepsie, Postcholezystektomie-Syndrom (PCS).

**Präparat.** Flüssiges Kombinationspräparat (17 Vol.% Alkohol) enthaltend alkoholische Fluidextrakte aus Absinthii herba, Anisi fructus, Centaurii herba, Inulae rhizoma und Taraxaci radix.

**Studienart.** Feldstudie (Phase IV) mit 17 517 Patienten aller Altersklassen. Die Patienten wurden in 3 Altersgruppen eingeteilt: 1. P. < 40 Jahre, 2. P. zwischen 40 und 60 Jahren und 3. P. > 60 Jahre.

**Behandlungsart.** 3mal täglich 50 Tropfen des Präparates über einen Zeitraum von 4 Wochen.

**Prüfkriterien.** Der Therapieerfolg wurde nach den verschiedenen Indikationen (funktionelle Störung, chronische Entzündung, biläre Dyspepsie, Meteorismus und PCS) und der von den Patienten berichteten Symptomatik ermittelt. Zusätzlich wurde notiert, nach wieviel Tagen eine Änderung der Beschwerden eintrat bzw. nicht eintrat. Die statistische Auswertung erfolgte in einer Großrechenanlage nach dem Programmpaket «Statistical Package for the Social Science (= SPSS).

**Ergebnis.** In der Tab. 5.7 ist die Beurteilung des Therapieerfolges bei den einzelnen Indikationen in Prozenten aufgelistet. Die Therapieerfolge waren bei allen Indikationen bei gleichzeitig sehr niedriger Nebenwirkungsrate gleich gut oder sehr gut. Die Patientengruppe bis 40 Jahre sprach besser auf die Behandlung an als die Seniorengruppe. Geschlechtsabhängige Untersuchungen konnten nicht registriert werden. In den meisten Fällen trat die Wirkung bereits nach 1–2 Wochen ein. (Tab. 5.7)

### 5.4.2.4 Phytopräparate

Es überwiegen die **Kombinationspräparate**. In ihnen ist die choleretisch-cholagoge Drogenkomponente häufig mit spasmolytisch, antiphlogistisch, karminativ, sedierend, analgetisch oder bakterizid wirkenden Drogenbestandteilen kombiniert. Dies ist sinnvoll, da es bei den Gallenwegserkrankungen nur selten genau abgrenzbare Krankheitseinheiten gibt. Außerdem gehen zahlreiche Cholepathien mit Entzündungen und Krampfneigung als Folge einer vegetativen Übersteuerung einher.

Die Kombination von Choleretika/Cholagoga mit Laxantien ist in den meisten Fällen *unbegründet*, da Laxantien die normale Regulierung der Darmtätigkeit stören und nichts zur kausalen Behandlung beitragen.

**Tab. 5.7:** Beurteilung des Therapieerfolges des Phytopräparates bei den einzelnen Indikationen in Prozent.

| Indikation | Erfolg | | | |
|---|---|---|---|---|
| | **Sehr gut** | **Gut** | **Mäßig** | **Klein** |
| Funktionelle Störung | 38,6 | 47,5 | 10,4 | 3,5 |
| Chronische Entzündung | 27,2 | 51,7 | 16,5 | 4,6 |
| Biläre Dyspepsie | 27,6 | 51,3 | 17,8 | 3,3 |
| Meteorismus | 35,5 | 46,5 | 14,2 | 3,8 |
| PCS | 33,8 | 49,7 | 12,8 | 3,7 |
| Kombination 1–5 | 33,7 | 49,2 | 14,4 | 2,7 |

(Frühwirth, 1986).

## Monoextrakt-Präparate

z. B. Panchelidon und Cholarist (Chelidonium-Extr.)
Oddibil (Fumaria-Extr.)
Choloplant (Curcuma-Extr.)
Löwenzahn-Pflanzensaft Kneipp und Taraleon (Taraxacum)
Kneipp Rettich-Pflanzensaft (Raphanus)
Curcumen (Curcuma-xanthorh.-Extr.)
Salus Schafgarben-Tropfen (Achillea millefolium-Extr.).

## Kombinationspräparate

Zu den in diesen am häufigsten enthaltenen gallenwirksamen Extrakten gehören Drogen-Extrakte von Chelidonium, Taraxacum, Curcuma, Mentha pip., Chamomilla, Cynara, Art. absinthium, Gentiana, China, Cnicus benedictus und Boldo.

*Kombiniert werden die typischen galletreibenden Drogen häufig mit:*
*Organextrakten* (z. B. Fel tauri), *Heparinoiden* oder *Verdauungsenzymen* (z. B. Pankreatin, Lipase, Amylase),
*Spasmolytisch* wirkenden Drogen (z. B. Liquiritia oder Belladonna),
*Karminativ* wirkenden Drogen (z. B. Carum, Foeniculum, Zedoaria, Galanga),
*Antiphlogistisch* wirkenden Drogen (z. B. Chamomilla, Glyzyrrhiza),
*Sedierend* wirkenden Drogen (z. B. Valeriana oder Hypericum),
*Abführdrogen* (z. B. Frangula, Aloe, Rheum, Senna und Cascara).

### Präparatebeispiele:

| | |
|---|---|
| Aristochol N | Chol-Truw (H) |
| Chol-Kugletten | Chelidophyt N |
| Cholagutt N | Neurochol N |
| Cholagogum N Nattermann | Betulum |
| | Cheihepar N |
| Cholongal | Cefachol N |
| Esberigal N | Galenavowen N |
| Poikicholan | |

### Tee-Rezepturen und Tinkturen

Wie bei den Kombinationspräparaten kombiniert man die ausgesprochenen galle- und leberwirksamen Drogen je nach dem im Vordergrund stehenden Krankheitsbild mit karminativ, spasmolytisch, antiphlogistisch oder sedierend wirkenden Drogen:

*Beispiel 1*
Rp:
Fructus Silybi (Cardui Mariae)
Rad. Taraxaci c. herba
Herba Absinthii
Herba Cardui benedicti
Fol. Menthae pip. aa ad 100,0

*Beispiel 2*
Rp:
Herba Chelidonii 90,0

Rad. Taraxaci c. herba 40,0
Fructus Carvi
Fructus Foeniculi
Rad. Gentianae
Flor. Chamomillae
Rhiz. Rhei aa 10,0

*Beispiel 3*
Rp:
Rad Taraxaci c. herba
Herba Chelidonii
Herba Marrubii
Fol. Menthae pip.
Rhiz. Calami
Cort. Frangulae aa 50,0

*Beispiel 4*
Rp:
Tct. Silybi (Cardui Mariae)
Tct. Absinthii
Tct. Foeniculi comp.
Tct. Chamomillae
Tct. Belladonnae aa 10,0

*Beispiel 5*
Rp:
Tct. Carminativae
Tct. Strychni
Tct. Absinthii aa 10,0
Tct. Valerianae aeth. 15,0
Ol. Carvi 5,0

# 5.5 Akute und chronische Diarrhoe, M. Crohn, Colitis ulcerosa, Divertikulose

## 5.5.1 Anwendungsgebiete und Behandlungsprinzipien

### Anwendungsgebiete

Die **akute Diarrhoe** kann rein funktionell bedingt und ohne Entzündungssymptomatik sein. Als weitere Ursachen kommen virale, bakterielle, mykotische und parasitäre Infektionen (infektiöse Durchfälle), ferner Intoxikationen mit Schwermetallen, Alkohol, Laxantien, Zytostatika, Antibiotika oder Strahlenschäden in Frage.

Ursache **chronischer Diarrhöen** können sein: infektiöse Enzephalopathien, organische Darmerkrankungen, Dünndarmstörungen, gastrogene Störungen, Laxantienabusus, Pankreasinsuffizienz, hepatobiliäre Erkrankungen, Nahrungsmittelallergien, parasitäre Infektionen, chronische intestinale Ischämie, neurogene Störungen (z. B. bei Diabetes mellitus oder auch nach Vagotomie, bei hormonalen Störungen).

**Divertikulose**, vermutlich eine Folge einer physiologischen Altersschwäche des Dickdarmes, besteht in einer atrophischen Aussackung der Schleimhaut mit chronisch-entzündlichen Infiltrationen, die durch einen erhöhten intraluminalen Druck infolge ballaststoffarmer Kost begünstigt wird (Divertikulitis). Divertikel entstehen durch Wandschwächen des Dickdarms an den Durchtrittstellen der Gefäße. Die Divertikulose ist gekennzeichnet durch einen Wechsel von Diarrhöen und Obstipationen, verbunden mit diffusen Abdominalschmerzen.

**Morbus Crohn und Colitis ulcerosa** werden unter dem Begriff der *chronisch-entzündlichen Darmerkrankungen* zusammengefaßt. Die eigentliche Ursache des hauptsächlich im unteren Dünndarm und Dickdarm lokalisierten M. Crohn, der sich in Durchfällen, Bauchschmerzen, Bildung von Fisteln, Fissuren oder Fieber äußert, ist unbekannt. Man diskutiert eine genetische Disposition, mikrobielle Einflüsse und autoimmunopathologische Prozesse als begünstigende Faktoren.

Die **Colitis ulcerosa** beschränkt sich auf die Darmschleimhaut des Dickdarms und des Mastdarms. Sie geht mit Geschwürbildung einher. Als Ursachen werden neben seelischen Konflikten unter anderem auch autoimmunopathologische Prozesse verantwortlich gemacht (Literaturübersicht bei Caspary, 1982; Ruppin u. Kachel, 1984; Karbach, 1987).

Für das **Reizdarmsyndrom (Colon irritabile)** werden in erster Linie psychosomatische Ursachen diskutiert. Es äußert sich in einem Wechsel von Diarrhoe und Obstipation, Roemheld-Syndrom, Krämpfen und Meteorismus.

### Behandlungsprinzipien und -ziele

Vorrang haben vor allem bei den chronisch entzündlichen Darmerkrankungen Nahrungsmittelkarenz bzw. diätetische Maßnahmen. Das Stichwort heißt bei M. Crohn und Colitis ulcerosa «Leben ohne Brot» und allgemein starke Reduzierung von Zucker.

Für die symptomatische Behandlung von Diarrhöen ist folgende **Vorgehensweise** angezeigt:
- Ruhigstellung des Darmes und allgemeine Sedierung, z. B. durch *Opium, Uzara.*
- Einschränkung von Flüssigkeitszufuhr in den Darm durch adstringierende Mittel z. B. durch *Gerbstoffpräparate.*

- Entzündungshemmung z. B. durch *Schleimstoffe* und *Ätherischöldrogen.*
- Adsorption von Toxinen und Eindickung des Speisebreis z. B. durch *Quellstoffe.*
- Normalisierung der unphysiologischen Darmflora z. B. durch *Hefe- und Mikroorganismus-Präparate.*
- *Pankreasenzym-Substitution.*
- *Wasser-* und *Elektrolytsubstitution* bei hohen Wasserverlusten.

Dementsprechend kommen **Phytopräparate** mit folgenden **Wirkprofilen** zum Einsatz:
- Adstringentien,
- Antiphlogistika,
- Spasmolytika,
- Sedativa,
- Adsorbentien, Quellstoffe,
- Karminativa.
- Bei länger als 3 Tage anhaltenden starken Diarrhöen ohne Besserung ist von einer Fortsetzung einer alleinigen phytotherapeutischen Behandlung *abzuraten.*
- Bei starken nicht zu stoppenden Durchfällen muß in jedem Falle mit *Elektrolyt-Glucose-Mischungen substituiert* werden.
- **Infektbedingte Diarrhöen** und fortgeschrittene ulzeröse Darmerkrankungen (z. B. Amöbenruhr) müssen *chemotherapeutisch bzw. mit Antibiotika* behandelt werden. Hier haben Phytopräparate höchstens eine *adjuvante* Funktion.
- Die **chronisch entzündlichen** Darmerkrankungen benötigen in erster Linie *sedierende, spasmolytische* und *antiphlogistische* bzw. *antiallergische* und *karminative* Maßnahmen.

## 5.5.2 Drogen und Präparategruppen

### 5.5.2.1 Antidiarrhoika mit neuromuskulärer Wirkung

**Indikation.** Diarrhöen nichtinfektiöser Genese.

### Opium, Papaver somniferum

*Off.:* DAB 10, ÖAB, Helv VII

### Chemie

**Morphin**, das *Hauptalkaloid* des Opiums (Abb. 5.18), unterscheidet sich von den *Nebenalkaloiden Papaverin* und *Noscapin* mit ihren Benzylisochinolinstrukturen durch das seltener vorkommende *Phenanthrengrundgerüst*. Morphin hat mit den *körpereigenen Opiaten*, den *Enke-*

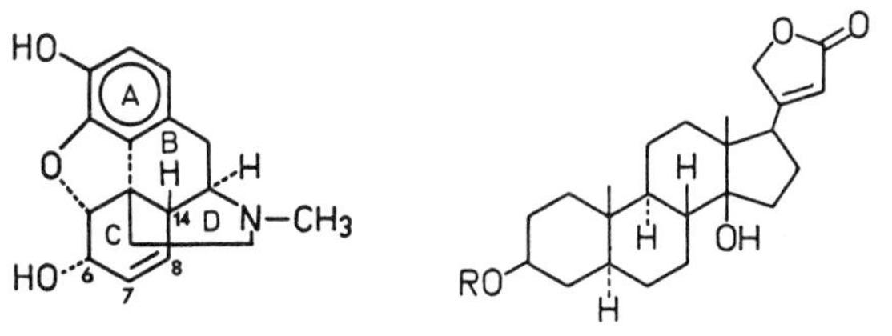

Morphin
(Papaver somniferum)

Uzarigenin : R = H
Uzarin : R = Gluc-Gluc
Uzarosid : R = Gluc-Gluc-Gluc
(Xysmalobium undulatum)

**Abb. 5.18:** Strukturformeln von Morphin und Uzara-Inhaltsstoffen.

*phalinen und Endorphinen*, die Teilstruktur der Aminosäure *Tyrosin gemeinsam*. Die Nebenalkaloide *Codein* und *Thebain* besitzen wieder wie Morphin Phenanthrenstruktur. Das Opium des DAB 10 ist auf einen Gehalt von mindestens 10 % Morphin, die Tinctura Opii auf einen Mindestgehalt von 1 % eingestellt.

### Pharmakologie

**Morphin**, als Hauptwirkstoff des Opiums, wirkt *obstipierend* durch Hemmung der propulsiven Motorik und des Defäkationsreflexes (spastische Obstipation). Die «**Opiumobstipation**», die auf den Gehalt an *Papaverin* und *Noscapin* zurückzuführen ist, beruht auf einer Ruhigstellung des Darmes (atonische Obstipation). Opium besitzt demnach eine Zweifachwirkung auf den Darm.

Die verschreibungspflichtige Opiumtinktur sollte *nur bei schweren, durch keine andere Maßnahmen zu stoppenden Diarrhöen* (Inkontinenz bei älteren Patienten oder bei Darmkrebs) verordnet werden.
Die *Einzeldosis* beträgt 10 Tropfen entsprechend etwa 5 mg Morphin. Gegebenenfalls kann die Opiumtinktur mit Tinctura Belladonnae kombiniert werden, z. B. Tct. Opii 5,0 g + Tct. Belladonnae 10,0 g. Die *Höchstmenge* an maximal pro Tag zu verschreibender Menge an Opiumtinktur liegt bei 20,0 g.

### Uzarae radix (Uzara-Wurzel) M

Xysmalobium undulatum und Pachycarpus-Arten (siehe Übersicht Schmitz et al., 1992).

### Chemie

Die **Uzaraglykoside**, z. B. *Uzarin* und *Uzarosid*, besitzen das Grundgerüst der Herzglykoside, das *Cyclopentanoperhydrophenanthren-Gerüst*. Im Unterschied zu diesen hat das Uzarigenin aber eine andere Stereochemie (*trans*-Verknüpfung der Ringe A und B). (Abb. 5.18).

### Pharmakologie

Die Uzara-Glykoside besitzen nur noch bei hoher Dosierung die für Herzglykoside typische *positiv inotrope Wirkung*. Stattdessen wirken sie über den N. splanchnicus *hemmend auf die Darmmotilität* und reduzieren die Blutüberfüllung im Splanchnikusgebiet. Die $LD_{50}$ für den Uzaraextrakt liegt bei der Maus bei p. o. Applikation bei 1300 mg/kg.

**Indikation.** Unspezifische akute Durchfallerkrankungen, die mit Spasmusschmerzen verbunden sind.

## 5.5.2.2 Antidiarrhoika mit adstringierender Wirkung (Tab. 5.8, Abb. 5.19)

**Indikation.** Diarrhöen nichtinfektiöser Genese.

### Chemie

Die meisten Gerbstoffe dieser Reihe leiten sich chemisch von dem *Pentahydroxy-Flavanol* **Catechin** ab. Sie stellen wasserlösliche, nicht mit Säuren hydrolysierbare Oligomer- bzw. Polymerprodukte dar, die durch enzymkatalysierte C-C-Verknüpfung aus monomeren Einheiten entstanden sind (Abb. 5.19).
*Acidum tannicum*, ein Gerbstoffgemisch der Eichenrinde, ist dagegen ein *Gallotannin*, in dem Glucosemoleküle wechselnde Mol-Mengen mit Gallussäuremolekülen esterartig verknüpft sind. Einige Drogen enthalten *Catechin- und Gallo-Tannine*.
Ursache für die *adstringierende Wirkung* ist die Anhäufung von phenolischen OH-Gruppen, die starke Bindungen zu Eiweißstrukturen eingehen. Voraussetzung ist ein Molgewicht von > 2000.

### Pharmakologie

Die **Gerbstoffe** von **Quercus, Ratanhia, Potentilla, Myrtillus** und **Thea** wirken antidiarrhoisch durch Bindung und Koagulation der *Membranproteine*. Dadurch wird die Resorption von Flüssigkeit aus dem Darmlumen und das Einströmen in dieses er-

**Tab. 5.8:** Antidiarrhoisch wirkende Drogen mit ihren Hauptwirkstoffen.

| | Droge | Stammpflanze (Familie) | Hauptwirkstoffe |
|---|---|---|---|
| M | *Quercus cortex (Eichenrinde) Acidum tannicum (Gerbsäure)* ÖAB, Helv VII | Quercus robur | 8–20 % Gerbstoffe (Catechine und Ellagtannine), daneben Gallocatechine, Gallotannine und Leucoanthocyanidine |
| M | *Tormentillae radix (Tormentill-(Blut-) wurzel)* DAB 10, ÖAB | Potentilla erecta | 15–20 % Catechingerbstoffe (Tormentillgerbsäure und Tormentillrot), Ellagsäure und 2 % hydrolysierbare Gerbstoffe, ferner Triterpene (China- und Tormentillsäure und Tormentosid) |
| M | *Ratanhiae radix (Rataniawurzel)* DAB 10, ÖAB, Helv VII | Krameria triandra | 8–12 % Catechin-Gerbstoffe (Ratanhiagerbsäure, Ratanhiarot) |
| M | *Myrtilli fructus (Heidelbeeren)* ÖAB, Helv VII | Vaccinium myrtillus | 5–10 % Catechin- und »Anthocyangerbstoffe« |
| M | *Theae folium (Teeblätter)* | Camellia sinensis | 5–10 % Catechin- und Gallocatechin-Gerbstoffe, 2,5–4,5 % Coffein, 0,02–0,04 % Theophyllin, 0,05 % Theobromin und bis zu 1 % Ätherischöl |

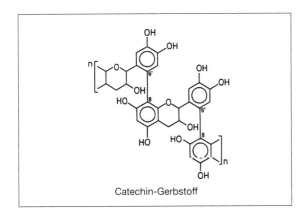

Catechin-Gerbstoff

**Abb. 5.19:** Struktur-Untereinheit eines Gerbstoffes vom Catechin-Typ.

schwert. Einige Gerbstoffe wie die der Eichenrinde wirken topisch auch virostatisch. Die reinen Gallotannine werden schnell in oberen Darmabschnitten hydrolysiert, so daß sie im Kolon kaum noch adstringierend wirken können. Durch Bindung an Albumin *(Tannalbin)* ist die Bioverfügbarkeit auch im Kolon gewährleistet. Der «Schwarze Tee» wirkt vermutlich nicht allein wegen seines Gerbstoffgehaltes obstipierend. Das *Theophyllin* vermindert die tubuläre Rückresorption und erhöht infolge der dadurch ausgelösten extrazellulären Dehydratisierung die Resorptionsrate von Flüssigkeit aus dem Darm.

### 5.5.2.3 Antidiarrhoika mit adsorptiven und stuhleindickenden Eigenschaften

**Indikation.** Unterstützende Therapie bei nichtentzündlichen und entzündlichen Diarrhöen (Colon irritabile, M. Crohn, Divertikulose).

#### Adsorbentien

Siehe Tab. 5.9.

#### Pectine und Muzilaginosa

Siehe Tab. 5.10 und Abb. 5.20.

#### Chemie und Pharmakologie

**Medizinische Kohle** (Carbo activatus) wird aus pflanzlichen oder tierischen Produkten durch Verbrennen hergestellt (Kaffeekohle, Knochenkohle). Medizinische Kohle besitzt gegenüber normalem Kohlepulver (Ruß) eine *vergrößerte Oberfläche* und insofern ein *größeres Adsorptionsvermögen* (ca. 100–500 m²/g). Es vermag verschiedene organische Verbindungen, Bakterientoxine und Gärungsprodukte zu binden. Es ist darauf zu achten, daß nicht durch zu lange gegebene und zu hohe Mengen auch wertvolle Nahrungsprodukte (z. B. Vitamine) oder Arzneistoffe (z. B. Alkaloide) irreversibel gebunden werden.

**Tab. 5.9:** Adsorptiv wirkende Antidiarrhoika.

| | Droge | Stammpflanze | Gewinnung/Hauptwirkstoffe |
|---|---|---|---|
| | *Carbo medicinalis (activatus) (medizinische Kohle)* DAB 10 | Aus Holz, Torf, Braunkohle oder Melasse gewonnen | Durch Verkohlung und im Dampf- oder Kohlendioxidstrom aktiviertes Pulver |
| **M** | *Coffeae carbo (Kaffeekohle)* | Coffea arabica und andere Arten | Durch Rösten der grünen Kaffee- bohne erhaltenes Kohlepulver, das noch Coffein und Trigonellin enthält |

**Tab. 5.10:** Antidiarrhoisch wirkende Pectine und Muzilaginosa.

| | Droge | Stammpflanze/Herkunft | Hauptwirkstoffe |
|---|---|---|---|
| | *Pectine* | Verschiedene Zitrus- sowie Pi- rus- u. Malus-Arten | Hydrokolloide, die sich aus Polygalac- turoniden zusammensetzen |
| | *Ceratoniae semen (Johannisbrotsamen)* | Ceratonia siliqua | 1–2 % Pectine, 2–3 % Schleim, 20 % Saccharose und 13 % Invertzucker |
| | *Salep tuber (Salepknollen)* ÖAB | Verschiedene Orchis-Arten | Bis zu 50 % Schleim aus Glucomannan und Glucanen bestehend |
| **M** | *Plantaginis ovatae (Psyllii) semen* (Indischer Flohsamen) DAB 10, Helv VII | Plantago afra, ovata, u. a. Ar- ten | 10–25 % neutrale und saure Schleime (Heteroxylane) |

**Pectine** sind Zuckerpolymere, die einen hohen An- teil an Zuckersäuren, vor allem Galakturonsäure, enthalten, die zum Teil verestert bzw. als Ca- und Mg-Salze vorliegen. Der hohe Anteil von Säure- gruppen bedingt die Eigenschaft, in Gegenwart von Wasser zu *quellen* und *Hydrokolloide (Gele) zu bil- den*. Diese Hydrokolloide üben eine Art von Schutz auf die Darmschleimhaut aus. Darüber hinaus wir- ken sie *adsorptiv* und *binden* ähnlich den Gerbstof- fen *Gärungsprodukte*. Es wird angenommen, daß sie, soweit durch Bakterienenzyme nicht abgebaut, zur Stuhleindickung beitragen.

**Muzilaginosa** besitzen ebenfalls Schutzeffekte für die Schleimhaut. Sie wirken außerdem *antiphlogis- tisch*. Durch *Quellung in Gegenwart von Wasser* kommt es zu einer erwünschten Eindickung des Darminhaltes. Zusätzliche *immunstimulierende* Wirkungen werden beschrieben.

**!** **Gegenanzeige.** Krankhafte Verengung im Magen- Darm-Trakt, drohender oder bestehender Darm- verschluß.

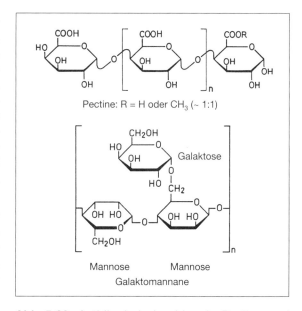

Pectine: R = H oder CH$_3$ (~ 1:1)

Galaktose

Mannose          Mannose

Galaktomannane

**Abb. 5.20:** Antidiarrhoisch wirkende Pectine und Galaktomannane.

## Therapiestudien

### Therapiestudie-Beispiel 1

**Indikation.** Symptomatische Divertikulose.

**Präparateform.** 100 g Granulat enthaltend 52 g Plantago ovata Samen und 22 g Plantago ovata Samenschalen.

**Studienart.** Kontrollierte Doppelblindstudie bei 24 Frauen und 16 Männern mit Passagestörungen: Obstipation, Wechsel von Diarrhoe und Obstipation, Diarrhoe, falsche Diarrhoe mit einer flüssigen Entleerung nach Absetzen harter Stühle, Abdominalschmerzen. Die Divertikulose wurde durch Bariumsulfateinlauf diagnostiziert.

**Behandlungsart.** Vor dem Frühstück und nach dem Abendessen je 2 Teelöffel des Phytopräparates (insgesamt 20 g/Tag) oder Plazebo über einen Zeitraum von 8 Wochen. 1 Woche lang erhielten die Patienten das Analgetikum Visceralgine forte (nach Bedarf 0–4 Tabl./Tag).

**Prüfkriterien.** Erfaßt wurden die Stuhleigenschaften Schmerzintensität, Abdominalbeschwerden, Blähungen. Die Beurteilung des Schweregrades der Erkrankung erfolgte mit einer Punkteskala von 0 bis 14, 7 Tage vor Studienbeginn.

**Ergebnis.** Die Behandlung mit dem Phytopräparat führte zu einer statistisch signifikanten Besserung des Schweregrades der Erkrankung gegenüber Plazebo ($p > 0,01$). (Tab. 5.11) Bei mit Verum behandelten Patienten waren die Stuhlentleerungen häufiger normal ($p < 0,001$) (Tab. 5.12) sowie der Spasmolytikaverbrauch um 37 % geringer als unter Plazebo ($p < 0,00001$) (Tab. 5.13) (Ligny, 1990).

### Therapiestudie-Beispiel 2

**Indikation.** Stuhlunregelmäßigkeiten bei irritablem Kolon, Divertikulose, Anus praeter, Adjuvans bei M. Crohn.

**Präparateform.** 100 g Granulat enthaltend 65 g Plantago ovata Samen und 2,2 g Plantago ovata Samenschalen.

**Studienart.**
Colon irritabile: Offene Kontroll-Studie an 17 Patienten.
Divertikulose: Offene Kontroll-Studie an 21 Patienten.
Morbus Crohn: Offene 6monatige kontrollierte Studie an 31 Patienten.

**Tab. 5.11:** Einfluß des Phytopräparates auf die symptomatische Divertikulose.(Ligny 1990)

| Scores | 0–1 | 2–3–4 |
|---|---|---|
| Plazebo | 28 | 12 (30 %) |
| Phytopharmakon | 37 | 3 (7,5 %) |

Aufschlüsselung nach dem Schweregrad der Symptomatik nach 8 Wochen Behandlung $\xi^2 = 6,64$ ($p < 0,01$)

**Tab. 5.12:** Einfluß des Phytopräparates auf die Stuhlkonsistenz. (Ligny 1990)

| Stuhl | Anormal (flüssig–hart) | normal (weich geformt, geformt) |
|---|---|---|
| Plazebo | 15 | 25 (62,5 %) |
| Phytopharmakon | 2 | 38 (95 %) |

Aufschlüsselung hinsichtlich Stuhlkonsistenzen nach 8 Wochen Behandlung $\xi^2 = 12,62$ ($p < 0,01$)

**Tab. 5.13:** Einfluß des Phytopräparates auf den Analgetikum-Verbrauch. (Ligny, 1990)

| Plazebo | Median | 124 |
|---|---|---|
|  | Unteres Quartil | 74 |
|  | Oberes Quartil | 162 |
| Phytopharmakon | Median | 78 |
|  | Unteres Quartil | 74 |
|  | Oberes Quartil | 108 |

Vergleich des Visceralgine-Verbrauchs (Zahl der Tabletten) während 8 Wochen Behandlung mit Plazebo oder Phytopharmakon, Wilcoxon Test: signifikanter Unterschied mit $p < 0,00001$

Akute Diarrhoe: Offene Kontroll-Studie an 22 Patienten mit akuter Diarrhoe und 28 Patienten mit chronischer Diarrhoe.

Anus praeter: Offene kontrollierte Studie an 20 Patienten.

**Behandlungsart.** 3mal täglich 1–2 Teelöffel bzw. 2 Teelöffel nach dem Abendessen. Behandlungszeit je nach Indikation 5 Tage und 3 bis 6 Monate. Bei M. Crohn erfolgte zusätzlich Basismedikation mit Sulfasalazin und Kortikoiden.

**Prüfkriterien.** Registriert wurden Stuhlfrequenz, Stuhlkonsistenz und Stuhlpassagezeit. Zusätzlich wurden stichprobenartig makroskopische Untersuchungen der Darmschleimhaut, sowie die Elektrolytresorption und Blutwerte kontrolliert.

**Ergebnisse**

*Colon irritabile*
Nach 3 Tagen kam es bei 84 % der Patienten zu einer normalen Stuhlentleerung. Am 4. Tag waren diese Stühle im Mittel von weichgeformter Konsistenz.

*Divertikulose*
Es kam bereits am 4. Tag zu einer Normalisierung der Darmpassagezeit.

*Morbus Crohn*
Siehe Abb. 5.21 und 5.22.
Nach der Prüfzeit von 6 Monaten hatte sich die Zahl der Stuhlentleerungen von durchschnittlich 3,79 auf 2,19 Entleerungen/Tag vermindert (p < 0,001). Die Frequenz der Entzündungsschübe hatte sich bei Außerachtlassen von Perioden aktiver Entzündungsschübe von 2,71 auf 2,0 reduziert. Die Konsistenz der Stühle hatte sich signifikant verfestigt. (Koch, 1984)

*Akute und chronische Diarrhoe*
Im Vergleich zur mittleren Stuhlfrequenz vom 7/Tag vor der Behandlung reduzierte sich diese am 1. Tag auf 3,28, am 2. Tag auf 1,67 und am 3. Tag auf 0,81/Tag. Am 2. Tag hatte kein Patient mehr flüssige Stühle. Am 3. Tag der Behandlung hatte nur noch ein Patient mehr als einen Stuhlgang.

In einer 2. Studie verringerte sich die mittlere Stuhlfrequenz innerhalb einer Woche um 54 %. Die Konsistenz veränderte sich von flüssig-breiig auf weich geformt bis fest.

*Anus praeter*
In allen Fällen konnte innerhalb einer Woche eine signifikante Stuhlverfestigung (p < 0,01) nachgewiesen werden (Koch, 1984).

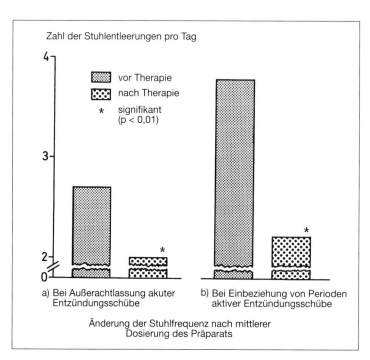

Abb. 5.21: Einfluß des Phytopräparates auf die Stuhlentleerung (Koch 1984).

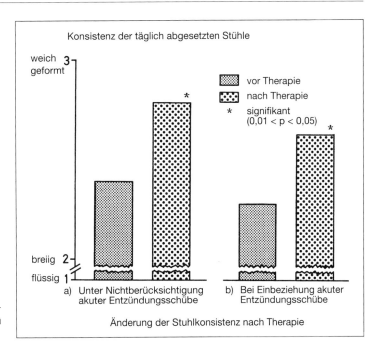

Abb. 5.22: Einfluß des Phytopräparates auf die Konsistenz von Stühlen
(Koch 1984).

## Diätmaßnahmen

Bei Durchfällen jeder Art sind «scharfe» Speisen,
Gewürze, Kaffee und Rohkost zu meiden.
Anstelle von Präparaten können auch diätetische
Maßnahmen ausreichend sein, z.B. Verabreichen
von Reisschleim oder Haferschleim, Karotten-
suppe, Bananen-Pürree oder geriebenen Äpfeln.

## 5.5.2.4 Antidiarrhoika mikrobieller Herkunft

**Hauptindikationen.** Durch Infektionen, Fehlernährung, medikamentöse Therapie (z.B. Antibiotika)
hervorgerufene Diarrhöen, Meteorismus, Colitis ulcerosa und M. Crohn (chronische entzündliche
Darmerkrankungen).

## *Mikroorganismen und deren*
## *Stoffwechselprodukte (Übersicht)*

Saccharomyces-Arten: Z.B. Saccharomyces boular-
dii (= S. cerevisiae Hansen [CBS 5926] = ScH
CBS 5926).
Lactobacillus acidophilus: **Lactobacterium acido-
philum und bifidum.**
Escherichia coli-Bakterien: **Streptococcus faecalis,
Bac. subtilis.**

## *Saccharomyces boulardii*

Bei Saccharomyces boulardii handelt es sich um einen
großtechnisch gewonnenen ursprünglich *tropischen Hefe-
wildstamm*, der aus lyophilisierten, noch lebenden Zellen
besteht.

## Wirkmechanismus

Dieser Hefestamm *regeneriert und stabilisiert die
naturliche, physiologische Darmflora*, indem er
präventiv und kurativ die Ansiedlung exogener pathogener Keime z.B. von Candida albicans, Shigel-
len-, Proteus- oder Pseudomonas-Bakterien *verhindert* und die Vermehrung vorhandener fakultativ
pathogener Arten *hemmt* (Ducluzeau u. Bensaada,
1982). Gleichzeitig *fördert* der Hefestamm selektiv
das Wachstum der physiologischen Darmsymbionten (z.B. Laktobakterien, Bifidus-Bakterien) oder
physiologischen Kolibakterien. Durch die Normalisierung des intestinalen Milieus klingen entzündliche Schleimhautveränderungen ab. Das Hefepräparat *verbessert* außerdem die *humorale und zelluläre Immunabwehr* durch Stimulierung der
IgA-Produktion und Steigerung der Proliferations-
rate von zytotoxischen und T8-Suppressor-Lym-
phozyten. Dadurch wird der immunsuppressive Effekt einer Chemotherapie kompensiert.
(Siehe hierzu Seguela u. Llanes, 1982; Massot et al.,
1977.)

## Klinik

Es gibt eine Vielzahl von klinischen Studien, einige davon als *Doppelblindstudien*. In allen Studien wird übereinstimmend berichtet, daß die Diarrhöen rasch gestoppt, die Konsistenz der Stühle verbessert, die Anzahl der Stühle verringert und die allgemeine Symptomatik gebessert werden konnte. Über besonders gute Ergebnisse wurde bei Antibiotika-induzierten Diarrhöen, Reise-/Sommerdiarrhöen und Durchfallerkrankungen im Säuglingsalter berichtet (Lit. loc. cit. bei Hagenhoff, 1990; Surawicz et al., 1989; Beilage Sacch. boulardii zu Pharm. Ztg., 1990, und Perenteral-Broschüre Thiemann Arzneimittel, 1984).

## Therapiestudie

**Indikation.** Diarrhöen als Folge einer parenteralen überwiegend multiplen Antibiotika-Behandlung mit und ohne nasogastraler Sondenernährung.

**Präparat.**    Saccharomyces-cerevisiae-Präparat (1 Kapsel Sacch. cerevisiae Hansen enthält 50 mg, entsprechend 1 Milliarde lebensfähiger Hefezellen).

**Studienart.** Doppelblindstudie mit 180 stationären Patienten, die eine Antibiotikabehandlung erhielten.

**Behandlungsart.** Die orale Behandlung wurde 1 Tag vor der ersten Antibiotikagabe begonnen und 2 Wochen nach Absetzen der Antibiotika beendet. Die Patienten erhielten 3mal täglich 1 Kapsel des Präparates.

**Prüfkriterien.** Dokumentation der Zahl von wäßrigen Stühlen, wobei mindestens 3 wäßrige Stühle an zwei aufeinanderfolgenden Tagen als Diarrhöen definiert wurden.

**Ergebnis.** Wie aus der Graphik (Abb. 5.23) hervorgeht, traten unter der Behandlung Diarrhöen wesentlich seltener auf (9,5 %) als in der Plazebogruppe (22 %). In der Patientengruppe ohne nasogastrale Sondenernährung war der Unterschied mit 4,6 % gegenüber 22 % Diarrhöen noch deutlicher zugunsten der behandelten Gruppe.

## Lebende bzw. abgetötete apathogene Enterobakterien, bakterielle Autolysate und ihre Stoffwechselprodukte zur mikrobiologischen Darmtherapie

Von diesen Präparatetypen wird angenommen, daß sie wie Hefepräparate die *Regeneration der physiologischen Darmflora fördern* (siehe hierzu Grein-

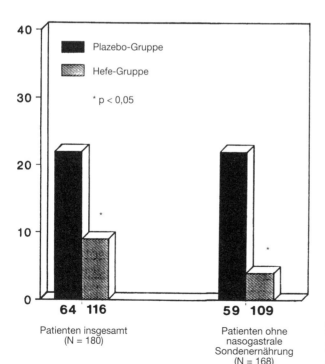

**Abb. 5.23:** Diarrhoe-Inzidenz bei mit Antibiotika therapierten Patienten unter adjuvanter Behandlung mit Hefe bzw. Plazebo (Surawicz et al. 1989).

wald, 1991; Schütz, 1991). Der Aufbau einer Schutzflora soll in Form einer oralen Substitution mit Bifidobakterien, Laktobazillen und Streptokokken erfolgen. Kürzlich konnte durch In-vitro-Experimente bewiesen werden, daß abgetötete Escherichia-coli-Bakteriensuspensionen (Stamm Nissle 1917, SK 22) Makrophagen der C57Bl/6-Maus zur Freisetzung von Interleukin-6 (IL-6) und des Tumornekrosefaktors sowie zur Freisetzung von Sauerstoffradikalen zu stimulieren vermochten. Es wird angenommen, daß für die Stimulierung außer Lipopolysacchariden noch andere bakterielle Produkte verantwortlich sind (Hockertz, 1991). Demnach würden z.B. E.-coli-Präparate ihren Effekt auf Durchfallerkrankungen als Folge exzessiver Antibiotikatherapien primär einem immunstimulierenden Effekt verdanken. Die Notwendigkeit und Nützlichkeit der Verabreichung von Bifidobakterien wird allerdings von wissenschaftlicher Seite bestritten. Dagegen wird die *Gabe von L(+)-Milchsäure* oder diese enthaltende Produkte (z.B. Sauermilch) für die Entwicklung der für jeden einzelnen Menschen spezifischen Kombination von Milchsäurebakterien der Darmflora für nützlich angesehen.

Die **Indikationen** für die prophylaktische oder therapeutische Anwendung dieser Präparate decken sich in etwa mit denen der Hefepräparate.

### Therapiestudie

**Indikation.** Funktionelle oder chronisch entzündliche Darmerkrankungen (Colon irritabile, M. Crohn, akute und chronisch rezidivierende Diarrhoe).

**Präparat.** $25 \times 10^9$ KBE[1] Gefriergetrocknete voll verwendungsfähige Escherichia coli-Bakterien Stamm Nissle 1917 pro Hartgelatine Kapsel[2].

**Studienart.** Multizentrische retrospektive Studie an insgesamt 1074 Patienten mit den oben angegebenen Hauptindikationen.

**Behandlungsart.** In der Regel 2 Kapseln mit $25 \times 10^9$ Keimen täglich über einen Zeitraum von 1–2 Wochen bei akuten Diarrhöen, 4–8 Wochen bei funktionellen Darmerkrankungen mit 4–16 Wochen bei organisch chronisch-entzündlichen Darmerkrankungen.

[1] KBE = Koloniebildende Einheiten
[2] Präparateversion schwach $5 \times 10^9$ KBE
Präparateversion für Kinder $1 \times 10^9$ KBE.

**Prüfkriterien.** Beurteilung anhand einer Fünfstufen-Skala von Prüfarzt und Patient (sehr gut, gut, zufriedenstellend, mäßig, unbefriedigend, keine Angaben).

**Ergebnis.** In der Tabelle (5.14) sind die Beurteilungen durch die Prüfärzte bei den verschiedenen Erkrankungstypen aufgelistet. Aus diesen geht hervor: überwiegend sehr gute (55–60%) bis gute (33–40%) Verträglichkeit. Die Wirksamkeit lag in der Bewertungsskala «sehr gut» bei 35–58%, «gut» bei 33–45% und «zufriedenstellend» bei 11–17% (Schütz, 1989).

### 5.5.2.5 Antidiarrhoika mit spasmolytischer und karminativer Wirkung

**Hauptindikation:** Colon irritabile.
Präparate dieses Typs sind keine klassischen Antidiarrhoika, denn das Krankheitsbild ist durch wechselnde Zustände von Diarrhöe und Obstipation gekennzeichnet. *Vorrang* bei der Behandlung haben Präparate mit *spasmolytischer* bzw. *anticholinergischer* Wirkung. Pankreas-Enzym-Präparate werden heute zur Behandlung des Colon irritabile nicht mehr als sinnvoll erachtet.

### *Ätherischöldrogen (Tab. 5.15)*

#### Chemie

**Menthol, Carvon** und **Fenchon** als Hauptverbindungen dieser Öle stellen *monozyklische Monoterpene* dar. Charakteristisch für diese Strukturen sind Sauerstofffunktionen im Molekül (OH, C = O-Gruppen).
**Anethol** und **Anisaldehyd** leiten sich von einer *Phenylpropanstruktur* ab. Sie entstammen nicht dem Terpen- sondern dem Kohlenhydratstoffwechsel (Strukturformel S. 127).

#### Pharmakologie

**Menthol** und die anderen Verbindungen wirken *karminativ (sekretolytisch), spasmolytisch* und wie Menthol auch *choleretisch*.

Das **Pfefferminzöl** wirkt am Ileum der Katze in einer Verdünnung von 1:20 000 *spasmolytisch*. Die Wirkung kann durch Bariumchlorid und Acetylcholin aufgehoben werden (Gunn, 1920). Die spasmolytische Wirkung beträgt nach Untersuchungen von Brandt (1988) etwa $\frac{1}{25}$ der Papaverinwirkung. Vermutlich ist diese Wirkung auf einen *Ca-antagonistischen Effekt* zurückzuführen (Taylor et al., 1985).

**Tab. 5.14:** Wirksamkeit eines Bakterien-Präparates – Beurteilung durch die Prüfärzte.

| Indikation | Anzahl der Patienten | Sehr gut | | Gut | | Zufrie-den-stel-lend | | Mäßig | | Unbe-friedi-gend | | Keine Angaben | |
|---|---|---|---|---|---|---|---|---|---|---|---|---|---|
| | n | n | % | n | % | n | % | n | % | n | % | n | % |
| Akute Diarrhoe | 175 | 101 | 58 | 67 | 38 | 5 | 3 | 1 | 0,5 | 1 | 0,5 | – | – |
| Chronisch rezidivierende Diarrhöe | 269 | 126 | 47 | 102 | 38 | 26 | 10 | 8 | 3 | 7 | 2 | – | – |
| Chronische Obstipation | 88 | 33 | 38 | 35 | 40 | 12 | 14 | 4 | 5 | 3 | 3 | 1 | 1 |
| Colon irritabile | 228 | 99 | 43 | 75 | 33 | 39 | 17 | 8 | 4 | 6 | 3 | 1 | 1 |
| Colitis ulcerosa | 170 | 60 | 35 | 76 | 45 | 24 | 14 | 5 | 3 | 5 | 3 | – | – |
| M. Crohn | 126 | 49 | 39 | 47 | 37 | 21 | 17 | 4 | 3 | 4 | 3 | 1 | 1 |
| Sonstige Indikationen | 18 | 9 | 50 | 6 | 33 | 2 | 11 | – | – | 1 | 6 | – | – |
| Gesamt | 1074 | 477 | 44 | 408 | 38 | 129 | 12 | 30 | 3 | 27 | 3 | 3 | 1 |

E. Schütz, 1989

**Tab. 5.15:** Ätherischdrogen zur Behandlung des Colon irritabile.

| | Droge | Stammpflanze (Familie) | Hauptwirkstoffe |
|---|---|---|---|
| M | Menthae folium (aetheroleum) Pfefferminzblätter (Ätherischöl) DAB 10, ÖAB, Helv VII | Mentha piperita | Ätherischöl mit Menthol, Menthon und Mentholestern |
| M | Carvi fructus (aetheroleum) Kümmelfrüchte (Ätherischöl) DAB 10, ÖAB, Helv VII | Carum carvi | Ätherischöl mit Carvon |
| M | Foeniculi fructus (Fenchelfrüchte) DAB 10, ÖAB, Helv VII | Foeniculum vulgare | Ätherischöl mit Fenchon und Anethol |
| M | Anisi fructus (aetheroleum) Anisfrüchte (aetheroleum) DAB 10, ÖAB, Helv II | Pimpinella anisum | Ätherischöl mit Anethol und Anisaldehyd |
| | Asa foetida (Stinkasant) | Ferula foetida | Ätherischöl |

## Klinik

In einer *Doppelblindstudie* mit Pfefferminzöl appliziert in magensaftresistenten Kapseln konnte bei Patienten mit der Indikation Colon irritabile ein *spasmolytischer* und *analgetischer* Effekt bewiesen werden (Rees et al., 1979; Dew et al., 1984).

**Externe Therapie.** In der Praxis hat sich beim *Reizdarmsyndrom* das Einreiben des Bauchs mit einigen Millilitern Kümmelöl in einer 10 %igen öligen Lösung bewährt.

### 5.5.2.6 Phytopräparate und mikrobielle Präparate

#### Antidiarrhoika mit adstringierender Wirkung

Tannalbin (Tanninalbuminat)
Tannacomp (Tannalbuminat + Ethacridinlactat)
Cefadiarrhon (Tormentilla-Extr. + Kamillen-Extr.)
Pektan M (Quercus-Extr.).

#### Antidiarrhoika mit neuromuskulärer Wirkung

*Opium*
Tinctura Opii (DAB 10).

*Uzarae radix*
Uzara Drag. + Lsg. (Stada).

#### Antidiarrhoika mit adsorptiven und stuhleindickenden Eigenschaften

Semen Psyllii-Präparate:
Agiocur
Mucofalk
Neda Biolax
Pascomucil
Metamucil/-orange.

Aplona (Apfelpektingranulat + hochdisperses Siliciumoxid)
Arabon (Johannisbrotkernmehl + Zusätze)
Kohle-Compretten
Kohle-Hevert
Diarrhoesan (Apfelpektin + Kamillenextrakt)
Kaoprompt-H (Pektin + Kaolin).

#### Antidiarrhoika mikrobieller Herkunft

Perenterol
(1 Kapsel = 50 mg Sacch. cer. Hansen CBS 59226 = $10^9$ lebensfähige Hefezellen + 6,5 mg Lactose und 93,5 mg Saccharose).
Dosierungsempfehlung:
Zur Prävention 3 × tägl. 1 Kapsel, zur Therapie je nach Schweregrad 3 × tägl. 2–4 Kapseln und mehr.

#### Lebende bzw. abgetötete apathogene Enterobakterien, bakterielle Autolysate und ihre Stoffwechselprodukte zur mikrobiologischen Darmtherapie

Z. B. Acidopilus-Zyma (Acidophilusmilchpulver + Acidophilus-Bakterien),
Hylak N (Konz. der Stoffwechselprodukte von Milchsäurebildnern + E. coli),
Omniflora (gefr. Reinkulturen von Lactobacterium-Stämmen),
Omnisept Durchfallkapseln (Lactobacillus acidophilus + Stoffwechselprodukte),
Symbioflor I (lebende Streptococcus faec., Autolysat),
Symbioflor II (lebende Escherichia coli-Zellen + Autolysat),
Mutaflor (lebende E. coli Zellen),
Colibiogen (Stoffwechselprodukte von E. coli-Bakterien),
Bactisubtil (Bazillen-Sporen).

#### Ätherischöldrogen

Mentacur (0,2 ml Pfefferminzöl in Weichgelatinekapseln mit magensaftresistentem Überzug),
Colpermin (0,2 ml Pfefferminzöl an einen hydrophoben Träger gebunden in Weichgelatinekapseln mit magensaftresistentem Überzug).
AFK-Tee (Anis, Fenchel und Kümmel àà partes).

*Teerezeptur*
Rp:
Fruct. Anisi
Fruct. Foeniculi
Fruct. Carvi aa 10,0
Fol. Menthae pip. ad 50,0.

## 5.6 Akute und chronische Obstipation

### 5.6.1 Anwendungsgebiete und Behandlungsprinzipien

#### Ursachen der Obstipation

Obstipation kann verschiedene Ursachen haben. In Frage kommen:
– Ballaststoffarme Ernährung und falsche Eßgewohnheiten,
– Bewegungsarmut,
– Psychosomatische Faktoren (z. B. Streß, Anorexia nervosa),
– Extreme Adipositas,
– Medikamente: z. B. Opiate, Ganglienblocker, Anticholinergika, Antazida, Antipyretika, Sympathomimetika, Antidepressiva bzw. Arzneien, die allgemein eine neuromuskuläre Insuffizienz aus-

lösen, wie z.B. der Gebrauch (Mißbrauch) von Laxantien,
– Organische Erkrankungen, z.B. Hämorrhoiden, Colon irritabile, Analfissuren, Entzündungen oder Tumore (Diagnostik!).

### Behandlungsprinzipien und -ziele

Die ersten Maßnahmen zur Bekämpfung der Darmträgheit und der habituellen chronischen Obstipation sollten darin bestehen, die Darmperistaltik durch *bewegungsreiche Tätigkeit* und durch eine *ballaststoffreiche Nahrung* (30–50% Ballaststoffe/Tag) mit niedrigem «Blähpotential» anzuregen.

Wenn diese Maßnahmen keinen Erfolg bringen, können **Füllungsperistaltika** (Quellstoffe) *und/oder auf motorischem Wege* wirksame **pflanzliche Laxantien** zum Einsatz kommen. Sehr häufig ist eine Kombination von Quellstoffen mit einem die Darmflora aufbauenden «*Nährsubstrat*» (z.B. Molke- bzw. Milchzucker, Kefir, Milcheiweiß oder Intestinalbakterien) von Vorteil.

Nur wenn alle Versuche zur physiologischen Darmregulierung zu keinem Ergebnis führen, muß zu «echten», d.h. über *neuromuskuläre Mechanismen* wirkenden *pflanzlichen Laxantien* übergegangen werden. Gemeint sind **Anthranoid-Drogen** vom Typ der Aloe, Sennesblätter, Faulbaumrinde und Rhabarberwurzel. Die sog. «**Drastika**» (z.B. Rizinusöl) werden heute nur noch selten, und zwar nur in akuten Fällen (z.B. nach Wurmkuren oder zur Operationsvorbereitung) angewendet. Gelegentlich findet man sie, wie z.B. die Harzdrogen, noch als Bestandteile von Kombinationspräparaten.

## 5.6.2 Drogen und Präparategruppen

### 5.6.2.1 Anthranoid-Drogen (Tab. 5.16, Abb. 5.24)

#### Chemie

Charakteristisch für die Verbindungen vom Anthranoid-Typ ist ein *trizyklisches, aromatisches Grundgerüst*, in dem der mittlere Ring als *p*-Chinon oder Hydrochinon vorliegt. Nur solche Verbindungen, die je eine OH-Gruppe in Position C-1 und C-8 tragen, wirken abführend. Je nachdem, ob sie im oxidierten oder reduzierten Zustand vorliegen, unterscheidet man **Anthrachinone** oder **Anthrone** bzw. **Anthranole**. Beide Typen kommen in den einzelnen Drogen in der Regel nebeneinander vor. Die einzelnen Anthranoidverbindungen unterscheiden sich voneinander in ihren zusätzlichen Substituenten in den Positionen C-3 und C-6. Einige, wie z.B. die Hauptwirkstoffe von Senna, zeichnen sich durch eine Dianthranol-

Struktur aus. Die meisten Anthranoide liegen als *O- oder C-Glykoside* vor.

Typische **Anthrone** enthaltende Drogen: Aloe, Rhamnus purshianus, Cascara sagrada, Senna.
Bevorzugt **Anthrachinone** enthaltende Drogen: Rhamnus frangula und Rheum palmatum.

#### Pharmakologie, Toxikologie und Anwendung
(siehe hierzu z.B. Maiwald, 1986; Ewe, 1986; Jekat et al., 1990)

Experimentelle Untersuchungen lassen den Schluß zu, daß die eigentliche Wirkform die Dick- und Dünndarm die zuckerfreie reduzierte Anthron- bzw. Anthranol-Form ist, d.h., daß Glykoside im Kolon und Blinddarm durch β-Glykosidasen der Darmbakterien zuvor gespalten und soweit die entstandenen Aglykone in oxidierter Form vorliegen, durch Darmbakterien reduziert werden müssen. Nach Lemli u. Lemmens (1980) sollen allerdings freie Anthrachinone nicht durch Colibakterien und andere Mikroorganismen reduzierbar sein. Ein Teil der Aglykone wird auch im Dickdarm sofort resorbiert, in der Leber an Glucuronsäure gebunden und über die Galle wieder in den Darm ausgeschieden, wo erneute Spaltung und Reduktion erfolgt (enterohepatischer Kreislauf).

Der **Wirkungsmechanismus** der Anthranoidverbindungen ist ein dreifacher:
– Durch Freisetzung von Histamin und Prostaglandinen kommt es zu einer gesteigerten Peristaltik. Diese Wirkung ist als *neuromuskulär* zu verstehen.
– Durch Hemmung der Wasser- und Natriumionen-Resorption aus dem Dickdarm *(antiabsorptive Wirkung oder osmotische Retention)* über die Inaktivierung der membranständigen Natrium/Kalium-ATP-ase und einen gesteigerten Wasser- und Elektrolyteinstrom in das Darmlumen infolge einer erhöhten Permeabilität der Kittleisten der Darmepithelzellen. Wahrscheinlich als Folge einer Entkoppelung der oxidativen Phosphorylierung in den Mitochondrien (Verhaeren, 1980; Ewe, 1986 u. 1988; Sewing, 1982), wirken sie *hydragog*. Diese Wirkung führt zu einem *Dehnungsreiz*.
– Zusätzlich kommt es im Dickdarm noch zu einer *Steigerung der Schleimsekretion* (Schlemmer, 1984).

Über die neuesten pharmakologischen Untersuchungsergebnisse mit der Sennadroge und Sennosiden informiert ein Proceeding-Band aus dem Jahre 1988 (Lemli u. Leng-Peschlow, 1988).

**Tab. 5.16:** Abführend wirkende Anthranoid-Drogen mit ihren Hauptwirkstoffen.

| | Droge | Stammpflanze | Hauptwirkstoffe |
|---|---|---|---|
| M | *Aloe (Kap- oder Barbados-Aloe)* DAB 9 DAB 10, ÖAB, Helv VII | Aloe ferox, A. barbadensis, A. spicata u. Hybride | 25–40 % Aloeemodin-anthron-C-Glykoside (Aloin A, B, Aloinoside A, B), ferner Aloe- Resine |
| M | *Frangulae cortex (Faulbaumrinde)* DAB 10, ÖAB, Helv VII | Rhamnus frangula Verfälschung: Rhamnus fallax | 6–9 % Anthrachinonglykoside, vorwiegend Glucofrangulin A und B und Franguline A und B, daneben Glucoside des Emodins, Physcions und Chrysophanols |
| M | *Rhamni purshiani cortex (Cascara sagrada-Rinde) oder amerikanische Faulbaumrinde* DAB 10, ÖAB, Helv VII | Rhamnus purshianus | Mind. 8 % Hydroxyanthracenderivate, davon mind. 60 % Cascaroside (Cascaroside A, B, C und D), sowie Aloin und Chrysaloin und 10–20 % Glykoside des Aloe-Emodins, Emodins und Chrysophanols |
| M | *Rhamni catharticae fructus (Kreuzdornbeeren)* | Rhamnus cathartica | 0,7–1,4 % Hydroxyanthracen-Verbindungen (Emodin-Anthrone u. Anthrachinone), ferner färbende Flavonolglykoside |
| M | *Sennae folium und fructus (Sennesblätter und -schoten)* DAB 10, ÖAB, Helv VII | Cassia angustifolia, C. sennae | Bis 3 % Dianthronglykoside mit den Sennosiden A, B, C und D, ferner Aloeemodin- und Reinmonoglucoside |
| M | *Rhei radix (Rhabarberwurzel)* DAB 10, ÖAB, Helv VII | Rheum palmatum, Rh. officinale Verfälschung: Rheum rhaponticum | 3–12 % Anthrachinon-Glykoside, davon 60–80 % Glykoside des Rheumemodins, Aloe-Emodins, Rheins, Chrysophanols und Physcions; 10–25 % Dianthronglykoside und 5–10 % Gerbstoffe |

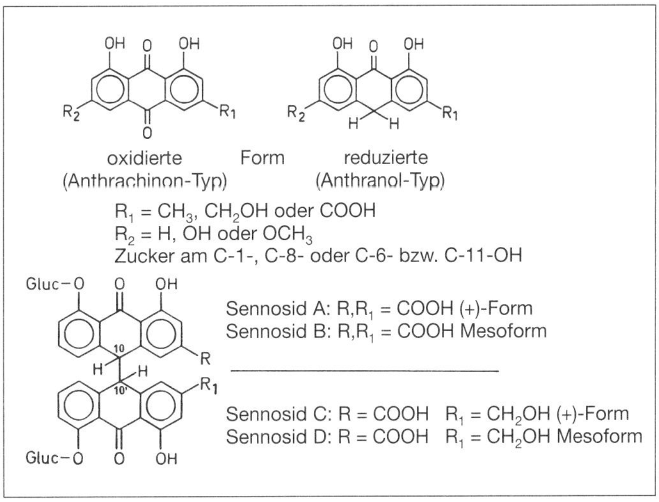

**Abb. 5.24:** Strukturformel der wichtigsten Anthranoidwirkstoffe.

Die Anthranoidverbindungen führen 6–10 Stunden nach Einnahme dosisabhängig zu mehr oder minder starken durchfallartigen Stühlen.
Die *Anthranoid-Drogen sind mit abnehmendem laxierenden Effekt wie folgt anzuordnen:*
Aloe > Cascararinde > Sennesblätter > Faulbaumrinde > Sennesfrüchte > Rhabarberwurzel > Kreuzdornbeeren.

**Nebenwirkungen**

Als unerwünschte Nebenwirkungen *bei chronischem Gebrauch* kommen in Betracht:
– *Elektrolytverlust*, insbesondere Hypokaliämie, die wiederum die Obstipation fördert. Bei Laxantiengebrauch kann es mitunter zu einem Kalium-

verlust von 100 bis 140 mval/Tag (normal 10 mval) kommen.

- Schädigung des neuromuskulären Apparates (Auerbachscher Plexus) und Ausbildung eines sog. «*Laxantienkolons*».
- Entwicklung einer *Pseudomelanosis coli* (schellenartige, braune Pigmenteinlagerung in den Dickdarm), die nach Absetzen des Mittels wieder reversibel ist (Weber, 1988).
- Chronische Nierenschäden.
- *Kolikartige Schmerzen* im Unterleibsbereich können besonders bei *Aloe* und Sennesblättern auftreten, weniger oder selten bei Faulbaumrinde und den Senna-Reinglykosiden bzw. gereinigten Sennaextrakten.
- Über eventuelle *mutagene* Wirkungen liegen noch keine abschließenden experimentellen Ergebnisse vor.
- Im Langzeitversuch an Mäusen konnten nach Verabreichung von Sennosiden und Danthron (Merck) über 16 Wochen weder optisch noch lichtmikroskopisch Veränderungen an Dünn- und Dickdarm festgestellt werden (Dufour u. Gendre, 1988). Nach einer von May 1982 erstellten Dokumentation konnten in 700 Fällen von koloproktologischen Kranken Nebenwirkungen registriert werden, die eindeutig auf mißbräuchliche Anwendung von Laxantien (Aloe, Senna, Diphenylmethan-Verbindungen) zurückzuführen waren. Die nachweisbaren Befunde konzentrierten sich auf
- Defizite im Elektrolythaushalt,
- Lokale Reizung und Entzündung in der Anal- und Rektumregion,
- Direkt entzündliche Veränderungen der Dickdarmschleimhaut und
- Fehlreaktion des Kolons bei spastischer Ausgangslage auf Anthranoide und Diphenylmethan enthaltende Präparate.

**Kontraindikationen.** *Gravidität* und *Stillzeit, Menstruation, Hämorrhoiden* und *Darmentzündungen* stellen Kontraindikationen für Anthranoidpräparate dar (siehe hierzu Westerndorf 1993). Von Kemper (1985) werden bis zu 20 mg Anthranoide/Tag ber. als 1,8-Dihydroxyanthrachinon bei bestimmungsgemäßem oder bei gewohnheitsmäßigem Gebrauch als risikolos angesehen.

Bei der Verordnung von Anthranoid-Laxantien ist zu beachten, daß ein längerer Gebrauch zu einer *Toleranzentwicklung* führt und einen Circulus vitiosus in Gang setzt, der letztlich die Obstipation wieder verstärken kann.

## 5.6.2.2 Rizinusöl und Harze (Tab. 5.17, Abb. 5.25)

### *Rizinusöl*

### Chemie

Das Rizinusöl enthält bis zu 80 % eines Triglycerides (Tririzinolein), in dem die *Rizinolsäure*, eine 12-Hydroxyölsäure (12-Hydroxy-9,10-cis-octadecensäure), mit Glycerin verestert vorliegt.

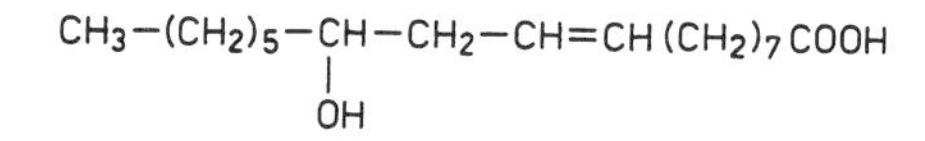

$$CH_3-(CH_2)_5-CH-CH_2-CH=CH\,(CH_2)_7\,COOH$$
$$|$$
$$OH$$

Rizinolsäure
(Ricinus communis)

**Abb. 5.25:** Strukturformel von Rizinolsäure.

### Pharmakologie

Die Wirkform ist die im Darm durch Lipasewirkung in Gegenwart von Gallenflüssigkeit freigesetzte Rizinolsäure bzw. ihr Na-Salz. *Rizinolsäure* wirkt im Dick- und Dünndarm als Seife *direkt* auf die *Darmmotorik* und vermutlich *indirekt* über die Freisetzung von Prostaglandin $E_2$ und Hemmung der Adeninnukleotid-Transferase. Rizinolsäure wirkt somit *antiabsorptiv* und *hydragog*. Bei hoher Dosierung (10–30 g Öl) kommt es schon nach 2–4 Std., bei niedriger Dosierung nach etwa 8 Std. zur Stuhlentleerung.

### *Glykosidharze*

### Chemie

Die stark reizend wirkenden *Glykosidharze (Glykoresine)* sind aus Mono- oder Dihydroxyfettsäuren, kurzkettigen Säuren und Zuckern zusammengesetzte höhermolekulare Verbindungen.

### Pharmakologie

Die Abführwirkung soll im Gegensatz zum Rizinusöl an die genuinen Glykosidharze gebunden sein. Der Wirkmechanismus dürfte dem des Rizinusöls entsprechen. Die Wirkung ist, da sie bereits im Laufe von 1–2 Std. eintritt, als drastisch zu bezeichnen.

**Tab. 5.17:** Abführend wirkende Drogen.

| | Droge | Stammpflanze | Hauptwirkstoffe |
|---|---|---|---|
| | *Ricini oleum* *(Rizinusöl)* DAB 10, ÖAB, Helv VII | Ricinus communis | Fettes Öl, davon ca. 80 % als Glycerid der Rizinolsäure (Triricinolein) |
| | *Jalapae purgae tuber* *(Jalapenwurzel)* | Ipomoea purga | Glykosidharze (Glykoresine) |
| | *Scammoniae radix* *(Skammoniawurzel)* | Ipomoea orizabensis, Convolvulus scammonia | Glykosidharze (Glykoresine) |
| **M** | *Colocynthidis fructus* *(Koloquinthen)* | Citrullus colocynthis | Cucurbitacine |

*Cucurbitacine*

### Chemie

Cucurbitacine besitzen ein C-30-Steroidgerüst mit hohem Sauerstoffgehalt.

### Pharmakologie

Die drastische Abführwirkung kommt auf gleichem Wege wie bei den Glykosidharzen zustande. Cucurbitacine wirken ebenfalls stark reizend auf die Schleimhäute des Darmes.

### 5.6.2.3 Füll- und Quellmittel

Siehe dazu Kap. 5.5: «Durchfallerkrankungen», sowie Tab. 5.18 und Abb. 5.26.

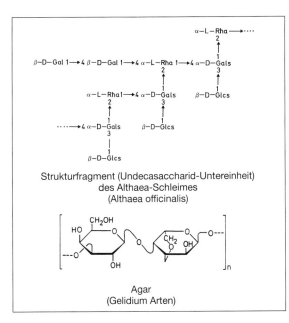

Abb. 5.26: Grundstrukturen schwach abführend wirkender Zuckerpolymere (Polysaccharide – Pflanzenschleime).

### 5.6.2.4 Osmotika

Siehe dazu Tab. 5.19.

### Chemie

Die **Pflanzenschleime** sind hochmolekulare Polysaccharide mit einem MG von ca. 50 000 bis ca. 2 Millionen. Man unterscheidet *neutrale und saure Schleime*, und je nach Zuckerzusammensetzung *Glucomannane, Mannane, Galaktomannane, Xylane* oder *Rhamnogalakturane*.

### Pharmakologie

Pflanzenschleime werden nicht oder nur geringfügig abgebaut und *nicht resorbiert*.
Bei Applikation der ganzen Droge kommt es wie z.B. beim **Flohsamen** zur *Quellung* um das 2- bis 3fache des Volumens. Dasselbe ist der Fall auch beim **Leinsamen**, mit dem Unterschied, daß hier der Schleim langsam auch in die Umgebung abgegeben wird. **Tragant** und **Agar** quellen bis zum 15fachen ihres Volumens und bilden ein schleimiges Gel. Durch die Volumenvermehrung im Dickdarm wird ein *Dehnungsreiz* und damit über den *Auerbachschen Plexus* eine *verstärkte Peristaltik* ausgelöst. Darüber hinaus übt der Schleim einen *Gleiteffekt* aus und liefert einen weich geformten Stuhl.
Alle Quellmittel benötigen *ausreichend Flüssigkeit*. Als Faustregel gilt 16:1, also etwa 150 ml Flüssigkeit auf 1 Eßlöffel Leinsamen. Sie sollten nicht zu den Mahlzeiten, sondern *zwischen den Mahlzeiten* gegeben werden.

**Leinsamen** sollten *ungeschrotet* und ebenfalls im Gegensatz zu den anderen Quellmitteln *nur zwischen den Mahlzeiten* eingenommen werden.
Zur Frage von möglichen *Nebenwirkungen* bei Semen Lini siehe Behandlung von Magenulzera, Kap. 5.2 (Schilcher, 1986). Auf eine Kombination mit Darmflora-Nährsubstraten wurde bereits hingewiesen.

**Tab. 5.18:** Abführend wirkende pflanzliche Füll- und Quellmittel.

| | Droge | Stammpflanze | Hauptwirkstoffe |
|---|---|---|---|
| **M** | *Psyllii semen* (Flohsamen) Helv VII | Plantago afra, ovata, arenaria und psyllium | 10–25 % neutrale und saure Schleime bestehend aus Xylose, Arabinose, Rhamnose, Uronsäuren und anderen Zuckern |
| **M** | *Lini semen* (Leinsamen) DAB 10, ÖAB, Helv VII | Linum usitatissimum | 40 % fettes Öl, 3–6 % saure Schleime bestehend aus Galaktose, Arabinose, Xylose, Rhamnose und Uronsäuren, ferner zyanogene Glykoside |
| | *Tamarindorum pulpa* (Tamarindenmus) | Tamarindus indica | Invertzucker (25–40 %, Pectine, Fruchtsäuren (ca. 14 %) |
| | *Caricae* (Feigen) | Ficus carica | Ca. 50 % Invertzucker, Schleim, Pectin und Fruchtsäuren |
| | *Weizenkleie* | Triticum aestivum | Ca. 63 % Kohlenhydratanteil bestehend aus Pentosanen und Hemizellulose, Zellulose, Stärke und Mono- u. Oligosacchariden |
| | *Agar-Agar* (Agar) DAB 10, ÖAB, Helv VII | Verschiedene Gelidium- und Ahnfaltia-Arten | Polysaccharide, bestehend zu 70 % aus dem linearen Polysaccharid Agarose und zu 30 % aus saurem Agaropektin, das aus Galaktose- und Galakturonschwefelsäureestern zusammengesetzt ist |
| | *Tragant und Bassorin* | Astragalus gummifer | Wasserunlöslicher, quellfähiger Polysaccharidanteil (Bassorin) ca. 60–70 % und wasserlöslicher Polysaccharidanteil (Traganthin), bestehend aus Galaktose und Galakturonsäure |

**Tab. 5.19:** Schwach abführend wirkende Zucker-Verbindungen.

| Droge | Gewinnung |
|---|---|
| *Mannitolum* (D-Mannit) ÖAB, Helv VII | Gewonnen aus Früchten oder durch katalytische Hydrierung von Glucose |
| *Sorbitolum* (D-Glucit) DAB 9, ÖAB 10, Helv VII | Hergestellt durch katalytische Hydrierung von Glucose |
| Lactulose | Hergestellt aus Lactose (Milchzucker) durch alkalikatalysierte Isomerisierung. |

Die **Kleie** besitzt im Vergleich zu den eigentlichen Schleimdrogen nur ein *geringes Quellvermögen*. Ihre «Abführwirkung» ist daher weniger auf eine Volumenvermehrung des Stuhls als auf einen *Stuhlauflockerungseffekt* zurückzuführen. Neuerdings nimmt man an, daß die durch den Bakterienabbau der Kleie gebildeten kurzkettigen Säuren (z. B. Essigsäure, Buttersäure) schwach reizend und dadurch zusätzlich peristaltikanregend wirken.

Da *Weizenkleie Gluten* (= Klebereiweiß) enthält, darf sie *nicht* Patienten mit *Glutenunverträglichkeit* gegeben werden.

Die **Pectine, Lactulose, Invertzucker, Fruchtsäuren** und **Zuckeralkohole** (z. B. *Sorbit, Mannit*), die nicht oder nur in geringem Maße resorbiert werden, wirken auf *osmotischem Wege* ebenfalls volumenvermehrend und peristaltikanregend.

Über die reizmildernde und Giftstoffe adsorbierende Wirkung siehe auch Kap. 5.5: Durchfallerkrankungen.

### 5.6.2.5 Phytopräparate

Siehe auch Übersicht bei Schlemmer (1984) und Marck (1987).

## Monopräparate

*Sennapulver, Extrakt- oder Sennosid-Präparate:*

z.B. Bekunis Kräuter-Dragee und Tee,

| | |
|---|---|
| Colonorm, | Neda Früchtewürfel, |
| Drisi Lax, | Liquidipur Abführdo- |
| Drix Abführ-Dragees, | siertabletten u. Lsg. |
| Kneipp Abführwürfel N, | Pursennid. |

*Rizinusöl:*
z.B. Rizinuskapseln Pohl (2,0 g),
Laxopol Kapseln (0,5 g, 1,0 g).

*Aloe cap.:*
Laxatan,
Dr. Janssens Teebohnen N normal/verstärkt.

*Frangulaextrakt:*
Eupond-F.

*Semen Psyllii:*

| | |
|---|---|
| z.B. Metamucil, | Neda Biolax, |
| Agiocur, | Mucofalk. |
| Psyllium-Kneipp, Herba- | |
| gran, | |

*Semen Lini:*
z.B. Linusit Creola.

*Lactulose* Neda,
Laevilac,
Lactofalk,
Laktir,
Lactuflor,
Importal u.a.

## Kombinationspräparate

Die am häufigsten in diesen enthaltenen *Anthranoid-drogen* sind: Aloe, Frangula und Senna. Weniger häufig liegen vor Rheum und Cascara.
Von den *nicht anthranoidhaltigen Drogen* steht *Semen Psyllii* an erster Stelle (z.B. Agiolax, Laxiplant). Es folgen Leinsamen, Tamarindenmus und Feigen (z.B. Neda, Duoventrin).
Am häufigsten wird außerdem *kombiniert mit karmi-nativ wirkenden Drogen* (z.B. Foeniculum, Carum Mentha) oder *cholagog wirkenden Drogen* (z.B. Chelidonium, Curcuma, Mentha, Chamomilla, Fel Tauri). Selten sind enthalten *Harzdrogen*, und dann nur noch in geringen Prozentanteilen.
Z.B.:

| | |
|---|---|
| Agiolax, | Normacol, |
| Depuran, | Pascoletten, |
| Laxiplant, | Kneipp Wörisetten u. a. |
| Liquidipur, | |

Beispiele für *Kombinationen mit synthetischen Laxantien* (Bisacodyl und Phenolphthalein) sind

| | |
|---|---|
| Agarol, | Mandro-Lax Abführdra- |
| Milkitten S, | gee u. a. |

## Teerezepturen (Abführtees)

1. Rp:

| | |
|---|---|
| Cortex Frangulae | 50,0 |
| Fol. Sennae | 20,0 |
| Fol. Menthae pip. | 9,0 |
| Fruct. Foeniculi | 10,0 |
| Flor. Pruni spinosi | 4,0 |

(Kneipp-Abführtee)

2. Rp:

| | |
|---|---|
| Cortex Frangulae | |
| Fol. Sennae | |
| Fruct. Foeniculi | |
| Flor Chamomillae aa ad 100,0 | |

3. Rp:

| | |
|---|---|
| Fruct Sennae | 75,0 |
| Fol. Sennae | 25,0 |

(Bekunis-Kräuter-Tee)

4. Rp:

| | |
|---|---|
| Fol Sennae | 35,0 |
| Follic. Sennae | 30,0 |
| Fruct. Coriandri | 5,0 |
| Fruct. Carvi | 5,0 |
| Fruct. Foeniculi | 10,0 |
| Fol. Orthosiphonis | 10,0 |
| Fol. Bucco | 5,0 |

(Laxatan Abführ-Kräuter-Tee)

## 5.7 Erkrankungen des Mastdarmes und Analbereiches, Hämorrhoiden

### 5.7.1 Anwendungsgebiete und Behandlungsprinzipien

**Indikationen**
*Siehe auch Kap.* 15: Hautkrankheiten S. 345

> Proktitis,
> Hämorrhoiden,
> Analfissuren,
> Analekzeme.

**Keine Indikationen für Phytopharmaka:**

> Rektumkarzinom,
> Rektumprolaps und
> Analmykosen.

Die **Proktitis** ist eine Entzündung des Mastdarms, die sehr häufig als Begleiterscheinung oder Folge einer Colitis ulcerosa oder eines M. Crohn auftritt. Die *Symptome* bestehen in Sphinkterkrämpfen, Diarrhöen, Obstipation und Pruritus.

Hämorrhoiden, exakterweise als *«innere» Hämorrhoiden* zu bezeichnen, sind von den perianalen Hämorrhoiden *(«äußere» Hämorrhoiden)* zu unterscheiden. Es handelt sich um Erweiterungen des arteriell versorgten Corpus cavernosum recti.

Als hauptsächlichste *Entstehungsursache* kommen in Frage: Bindegewebsschwäche, Stauungen im unteren Pfortaderbereich, Bewegungsmangel, ballaststoffarme Ernährung, chronische Obstipation, Laxantien- und Alkohol-Abusus, Adipositas.

Je nach Ausmaß der pathologischen Veränderungen des Aufhängeapparates der Schwellkörper (Stadien 1–4) kommt es zu Vergrößerungen und Schädigung bis zur Zerstörung der Schwellkörper. Die Folge sind Entzündungen und Blutungen. Die von einem Venen- bzw. Arteriengeflecht durchsetzten Schwellkörper dienen zusätzlich zum Schließmuskel zum flüssigkeits- und gasdichten Verschluß des Anus.

### Behandlungsstrategie von Hämorrhoidalerkrankungen und Analfissuren

Vor jeder Behandlung ist differentialdiagnostisch sicherzustellen, daß *andere Blutungsquellen* z.B. kolorektale Neoplasien *ausgeschlossen werden können*. Die Behandlung erfolgt in erster Linie **lokal** durch Salben, Suppositorien, Tampositorien, Umschläge oder Bäder. Die Wirkung ist *rein symptomatisch*. Zur Unterstützung kann auch eine **innerliche** Anwendung sinnvoll sein. Letztere deckt sich in etwa mit der bei Venenerkrankungen.

Folgende **Wirkqualitäten** von Präparaten sind wünschenswert und angezeigt:
- antiphlogistisch      - lokalanästhetisch
- adstringierend        - antimikrobiell
- hämostyptisch         - venentonisierend
- granulationsfördernd  - spasmolytisch.

Bei der **Teeanwendung** werden Drogen-Kombinationen eingesetzt, die vor allem eine *antiphlogistische, spasmolytische* und *schwach laxierende* Wirkung entfalten.

Der Einsatz von Laxantien dient der täglichen «Entschlackung» und um das sich negativ auswirkende Bauchpressen bei harten Stühlen zu vermeiden (siehe allgemeine Literatur: Stelzner, 1963; Richter, 1984; Kurz et al., 1987).

## 5.7.2 Drogen und Präparategruppen

### 5.7.2.1 Arzneidrogen (Übersicht)

siehe Tab. 5.20.

### 5.7.2.2 Zusätzlich verwendete Drogenpräparate (Übersicht)

| | |
|---|---|
| Rutin und rutinhaltige Drogen | (siehe Kap. 3.9: Venenerkrankungen) |
| Rusci acul. radix (Ruscogenin) | (siehe Kap. 3.9: Venenerkrankungen) |
| Allantoin | (siehe Kap. 15: Hauterkrankungen) |
| Tannin | (siehe Kap. 15: Hauterkrankungen) |
| Hyperici oleum (Hypericum perforatum) | (siehe Kap. 15: Hauterkrankungen) |
| Belladonnae folium (Atropin) | (siehe Kap. 5.2: Ulkuserkrankungen) |

### Chemie und Pharmakologie der Hauptwirkstoffe

| | Chemie | Pharmakologie |
|---|---|---|
| Flavonoide (Rutin) | S. 78 | S. 78 |
| Gerbstoffe | S. 155 | S. 154 |
| Allantoin | S. 340 | S. 340 |
| Atropin | S. 137 | S. 137 |
| Aescin | S. 75 | S. 75 |
| Ruscus-Saponine | S. 78 | S. 78 |
| Arnica offic. | S. 339 | S. 339 |
| Balsamum peruv. | S. 341 | S. 341 |
| Hypericum perf. | S. 217 | S. 217 |

**Tab. 5.20:** Bevorzugt antihämorrhoidal wirkende Drogen und ihre Hauptwirkstoffe.

| | Droge/Extrakt | Hauptwirkstoffe | Beschriebene Wirkung |
|---|---|---|---|
| M | *Matricariae flos/extractum (Kamillenblüten/Extrakte)* Matricaria recutita DAB 10, ÖAB, Helv VII | Sesquiterpene: Azulen, Bisabolole; Eninbicycloether; Flavonoide; Schleimstoffe | Antiphlogistisch, spasmolytisch, antibakteriell |
| | **Gerbstoff-Drogen** | | |
| M | *Hamamelidis folium et cortex (Hamamelisblätter und-rinde)* Hamamelis virginiana Helv VII | β-, α- und γ-Hamamelitannin, Ellagtannin, Catechine | Adstringierend, lokalhämostyptisch, antiphlogistisch, antibakteriell |
| M | *Quercus cortex (Eichenrinde)* Quercus robur ÖAB, Helv VII | Catechin- und Gallo-Tannine | Adstringierend, virostatisch |
| M | *Tormentillae rhizoma (Blutwurzel)* Potentilla erecta DAB 10, ÖAB | Catechingerbstoffe, Ellagsäure | Adstringierend |
| M | *Hippocastani semen (Kastaniensamen)* Aesculus hippocastanum DAB 10 | Triterpensaponine: Aescin, Kryptoaescin | Antiödematös, antiphlogistisch, venentonisierend |
| M | *Arnicae flos (Arnikablüten)* Arnica montana DAB 10, ÖAB | Flavonoide, Sesquiterpenlactone (z.B. Helenalin), Ätherischöl (z.B. Thymol) | Antiphlogistisch, antiseptisch |
| M | *Balsamum peruvianum (Perubalsam)* Myroxylon balsamum DAB 10, ÖAB, Helv VII | Benzoesäurebenzylester u. Zimtsäurebenzylester | Antiseptisch, granulationsfördernd |

### 5.7.2.3 Phytopräparate

**Externa**

Z. B. Hametum-Salbe u. Supp.
Tampositorien B-Supp.
Venostasin N-Supp.
Hämos-Salbe
Rusocrectal-Salbe
Mastu NH-Salbe
Aescorin-Salbe
Anusol-Salbe
derma-loges Salbe
Duoform-Balsam
Unguentolan-Supp. u. a.

**Interna**

Z. B. Duoform-Dragees
Hämos-Tropfen S
Aescorin N
Aescuven forte
Venoruton u. a.
siehe auch Venenpräparate S. 80.
Die hauptsächlichsten Zusätze bei Kombinationspräparaten sind Lokalanästhetika (z. B. Lidocain), Kortikoide (z. B. Hydrocortisonacetat), Wismut- oder Aluminiumsalze, Zinkoxid und Organextrakte.

# 5.8 Homöopathie bei Erkrankungen des Gastrointestinaltraktes

## 5.8.1 Indikationen

Bei **funktionellen Erkrankungen** im Magen-Darm-Bereich haben sich vor allem *pflanzliche* Homöopathika bewährt; dabei wird *in der Arzneimittelwahl insbesondere die Lokalsymptomatik berücksichtigt.* Dies betrifft die typischen Krankheitsbilder wie *Oberbauch-Syndrom* (non-ulcer dyspepsia) und *Colon irritabile* sowie die *akute Gastroenteritis.*

Hingegen werden bei **organischen Erkrankungen** wie der *Ulkus-Krankheit* bevorzugt *mineralische* Homöopathika im Sinne von Konstitutionsmitteln eingesetzt, was eine sorgfältige homöopathische Anamnese voraussetzt. Dazu gehört auch das Beschwerdebild des «*nervösen Magens*» mit seiner engen *psychosomatischen* Verflechtung. Die Ätiologie (= «Folge von...») wird dann zum ausschlaggebenden Kriterium für die Arzneimittelwahl, wie es beispielhaft dargestellt wird.

Die *Wirkung homöopathischer Arzneimittel* kann auch bei ausschließlich organotroper Zuordnung *nicht stets mit der anatomischen Einteilung des Gastrointestinaltraktes korrelieren.* Insofern ist auch bei einer organotropen Verordnungsweise stets die *Leitsymptomatik* zu berücksichtigen. Es sei hinzugefügt, daß das homöopathische Arzneimittelspektrum über eine Vielzahl an Substanzen verfügt, die in ihrem Arzneimittelbild einen Bezug zum Magen-Darm-Bereich und seinen multiplen Beschwerdebildern besitzen. Insofern sind die nachstehend genannten Homöopathika eine praxisrelevante Auswahl aus Sicht des Autors.

## 5.8.2 Magenerkrankungen

### Pflanzliche Homöopathika

**Anacardium occidentale D6, D12, Dil.**
Starke Magenschmerzen, vor allem nüchtern mit Besserung durch Essen; spastische Obstipation. Deutliche psychosomatische Komponente, oft cholerischer Typus.

**Asa foetida D3, D4, Dil.**
Ranziges, übelriechendes Aufstoßen bei Untersäuerung des Magens; Magendrücken, Flatulenz und Neigung zu durchfallartigem Stuhl.

**Capsicum annuum D6, Dil.**
Starkes Sodbrennen sowie Zungenbrennen mit Speichelfluß. Afterbrennen nach dem Stuhlgang.

**Nux moschata D4, D6, Dil.**
Meteoristische Auftreibung des Abdomens, starke Flatulenz, was zu Herzbeschwerden führen kann (gastrokardialer Symptomenkomplex); kolikartige Bauchschmerzen. Trotz der Mundtrockenheit besteht nur geringes Durstgefühl.

**Robinia pseudacacia D4, D6, Dil.**
Übersäuerung des Magens mit Sodbrennen, saurem Aufstoßen, säuerlichem Mundgeschmack, auch saurem Erbrechen; selbst der Stuhl hat einen sauren Geruch.

**Strychnos ignatii (Ignatia) D6, D12, Dil.**
Magen-Darm-Beschwerden infolge von psychischen Ereignissen. Wechselnde Schmerzsymptomatik, ausgeprägtes Globusgefühl, bitteres Aufstoßen.

**Strychnos nux vomica (Nux vomica) D6, D12, Dil.**
Starke Magenschmerzen mit Übelkeit vor allem morgens, Brechreiz. Reizmittel-Abusus (Kaffee, Nikotin, Alkohol). Magenbeschwerden unmittelbar nach dem Essen; spastische Obstipation. Deutliche Verschlechterung durch psychische Ereignisse.

### Mineralische Homöopathika

(mit klinischer Indikationsangabe)*

**Acidum arsenicosum (Arsenicum album) D12, Dil.**
Gastro-Enteritis und Ulzera.

**Acidum hydrochloricum D12, Dil.**
Ulcus ventriculi et duodeni.

**Argentum nitricum D12, Dil., Tabl.**
Gastralgie und Ulzera.

**Carbo vegetabilis D12, Tabl.**
Reizmagen-Syndrom, Ulcera

**Graphites D6, D12, Tabl.**
Reizmagen-Syndrom

---

**\* Besonderer Hinweis**

Dem homöopathischen Wirkprinzip entsprechend werden auch bei diesem Anwendungsbereich die mineralischen Homöopathika als Konstitutionsmittel bevorzugt bei den Organerkrankungen (z. B. Ulkuskrankheit) eingesetzt. Dazu gehört die Erstellung eines individuellen Krankheitsbildes (homöopathische Anamnese).

**Tab. 5.21:** Homöopathische Kombinationspräparate zur Behandlung von Magenkrankheiten.

| | |
|---|---|
| Amara-Tropfen-Pascoe | Gastroplant |
| Cefatropin | Magen-Darmtropfen Cosmochema |
| Gastriselect | |
| Gastroflatol | Phönix Ulcophön |
| | Ventriloges |

## 5.8.3 Dünn- und Dickdarmerkrankungen

In Abhängigkeit der Leitsymptomatik sind differentialtherapeutisch auch die unter 5.8.2 beschriebenen Homöopathika zu berücksichtigen, da der Verdauungstrakt gerade in der Homöopathie als funktionelle Einheit gesehen wird. Bei der engen Verknüpfung mit dem Vegetativum wird es verständlich, daß *chronische Beschwerden an Dünn- und Dickdarm* mit *personotropen Homöopathika* behandelt werden müssen. In typischer Weise gilt dies für die chronisch entzündlichen Darmerkrankungen (M. Crohn).

Bei einer mehr *organotropen Verordnung, vorzugsweise bei akuten Darmerkrankungen*, sind die somatischen Beschwerden als wahlanzeigende Kriterien zu verwenden. Dies gilt in hohem Maße auch für die bei Kindern häufig auftretenden Darminfekte, die sich gut mit Homöopathika (einschließlich diätetischer Maßnahmen) beherrschen lassen.

*Diarrhoe und Obstipation sind demnach klinisch zu wertende Leitsymptome*, unter welchen die entsprechenden Arzneimittel schematisch eingereiht werden können. Im Hinblick auf die Vielzahl der dabei in Frage kommenden Homöopathika wird nur eine Auswahl genannt.

### 5.8.3.1 Leitsymptom Diarrhoe

#### *Pflanzliche Homöopathika*

**Matricaria chamomilla D6, Dil./Glob.**
Saures und galliges Erbrechen, grün-schleimige, übelriechende Diarrhoe mit kolikartigen Leibschmerzen sind charakteristische Symptome. Eine bewährte Indikation sind die Zahnungsdurchfälle.

**Okoubaka aubrevillei D3, Tabl.**
Brechdurchfall infolge von Ingestion verdorbener Speisen sowie bei Kostumstellung (z.B. Fernreisen); unspezifische Magen-Darm-Beschwerden nach Infektion und/oder Antibiotika-Behandlung.

**Pulsatilla pratensis D6, Glob., Dil.**
Übelkeit und Brechdurchfall zumeist infolge von kalten Speisen und Getränken (z.B. Eis); pappiger Mundgeschmack, Durstlosigkeit, Völlegefühl bei allgemeiner Fettunverträglichkeit.

**Rheum D4, D6, Dil./Glob.**
Säuerlich riechende, schäumende Diarrhoe mit Tenesmen; auch bei sogenannter Sommer-Diarrhoe sowie im Säuglings- und Kindesalter indiziert.

**Veratrum album D4, D6, Dil.**
Profuse Diarrhoe mit Darmspasmen; starke Übelkeit mit rezidivierendem Erbrechen. Mundtrockenheit und großem Durst. Typisch ist die begleitende Kreislauflabilität.

#### *Mineralische Homöopathika*
(Leitsymptom Diarrhoe)*

**Acidum arsenicosum (Arsenicum album) D12, Dil.**
Akute und chronische Diarrhoe.

**Argentum nitricum D12, Dil.**
Psychovegetativ bedingte Diarrhoe.

**Calcium carbonicum D12, Tabl.**
Chronisch-rezidivierende Diarrhoe besonders im Kindesalter.

**Cuprum metallicum D6, Tabl.**
Diarrhoe mit Spasmen.

**Ferrum metallicum D6, Tabl.**
Diarrhoe besonders im Säuglings- und Kindesalter.

**Mercurius corrosivus D6, Tabl.**
Chronisch-rezidivierende Diarrhoe.

**Natrium sulfuricum D6, Tabl.**
Chronisch-rezidivierende Diarrhoe.

**Sulfur D12, Tabl.**
Chronisch-rezidivierende Diarrhoe.

---

**\* Hinweis**

Das individuelle Krankheitsbild ist zu berücksichtigen.

### 5.8.3.2 Leitsymptom Obstipation

*Pflanzliche Homöopathika*

**Bryonia cretica D4, D6, Dil.**
Atonische Obstipation bei Cholezystohepatopathie.
Auffallend harter und trockener Stuhl, wobei die
Schleimhäute insgesamt sehr trocken sind. Weiß be-
legte Zunge, galliger Mundgeschmack.

**Lycopodium D6, Tabl.**
Spastische Obstipation bei chronischer Hepatopathie; Meteorismus und Flatulenz.

**Opium D12, Dil.**
Atonische Obstipation, meteoristisches Abdomen.
Oftmals handelt es sich um einen postoperativen
Zustand oder eine langdauernde Immobilisation
(z. B. Bettlägerigkeit).

**Strychnos nux vomica (Nux vomica) D4, D6, Tabl.**
Spastische Obstipation, häufig in Zusammenhang
mit einem Hämorrhoidalleiden. Ätiologisch liegt
zumeist eine unzweckmäßige Lebensweise bei Reiz-
mittelabusus zugrunde.

*Mineralische Homöopathika*
(Leisymptom Obstipation)*

**Acidum silicicum (Silicea) D6, D12, Tabl.**
Chronische Obstipation, auch im Kindesalter.

**Aluminium oxidatum D6, D12, Tabl.**
Chronische Obstipation (ältere Menschen).

**Graphites D6, D12, Tabl.**
Chronische Obstipation.

**Magnesium chloratum D6, Tabl.**
Chronische Obstipation.

**Natrium chloratum D6, Tabl.**
Chronische Obstipation.

**Plumbum metallicum D6, Tabl.**
Chronische Obstipation.

**\* Hinweis**
Das individuelle Krankheitsbild ist zu berücksichtigen.

**Tab. 5.22:** Homöopathische Kombinationspräparate zur Behandlung von Dünn- und
Dickdarmerkrankungen.

| | |
|---|---|
| apo-Enterit | Multiplex Nr. 9 |
| Diarrheel | Phönix Plumbum |
| Gastriselect | Sanguisorbis |

### 5.8.4 Lebererkrankungen

Im wesentlichen entspricht der Anwendungsbereich
homöopathischer Arzneimittel zur Behandlung von
Lebererkrankungen demjenigen der Phytotherapie.
Auch hier kann nicht von einer Leberschutztherapie
im Sinne einer Prophylaxe gesprochen werden. Insbesondere liegt die *Grenze für Homöopathika* dort,
wo organisch-destruktive Veränderungen (Zirrhose
mit Dekompensation) vorhanden sind. Hier sind
substituierende Therapiemaßnahmen indiziert.
Allerdings schließen Organerkrankungen eine homöopathische Behandlung (adjuvant) insofern
nicht aus, als gerade in praxi unter einer Homöotherapie oft eine auffallende subjektive Befindens-
besserung und erst allmählich eine objektive Normalisierung pathologischer Befunde (z. B. Blutche-
mie) beobachtet werden kann. Dies ist ein
wesentlicher Grund, weshalb eine relativ umfangreiche – wenn auch überwiegend kasuistische – Literatur über die homöopathische Behandlung von
Hepatopathien vorliegt.
Bei Berücksichtigung des homöopathischen Thera-
pieprinzips «Regulations-Reiztherapie» wird es
auch verständlich, weshalb Homöopathika der
*pflanzlichen Gruppe* eher bei akuten viralen Infektionen und deren postinfektiösen Zuständen eingesetzt werden; solche der *mineralischen Gruppe* sind
vor allem bei chronifizierenden Verläufen mit Neigung zu Degeneration indiziert.
Homöotherapeutische Indikationen sind auch die
*Sekundärreaktionen*, die sich teilweise in unspezifischen Krankheitssymptomen äußern (vergl. Phytotherapie).

Der bislang tierexperimentell belegte Ansatz einer
«*Detoxikation*» mit dem entsprechenden homöopathischen Agens (z. B. Schwermetall) entspricht
dem Gedanken einer isopathischen Behandlung;
gleichwohl wird er in zunehmendem Maße prakti-
ziert, wie z. B. auch im Sinne der Homotoxinlehre.
Systematische Untersuchungen fehlen, wie auch
keine klinisch-kontrollierten Studien über Homöopathika bei Hepatopathie vorliegen; auf die Fülle an
Praxisberichten sei nochmals hingewiesen.

## Pflanzliche Homöopathika

**Bryonia cretica D4, D6, Tabl.**
Stark stechende Schmerzen im rechten Oberbauch, Übelkeit, auch galliges Erbrechen. Es besteht eine Obstipation; auffallend ist die Mundtrockenheit und ein vermehrtes Durstgefühl. Psychische Ereignisse wie Ärger und Aufregung können Auslöser der akuten Beschwerden sein; oft handelt es sich um cholerische Patienten.

**Carduus marianus D2, D3 Tabl.**
Die homöopathische Anwendung – im Gegensatz zur Phytotherapie – wird auch als «Routine» bezeichnet: akute Oberbauchschmerzen bei Lebervergrößerung mit Übelkeit und Brechneigung sowie Folgezustände wie Pfortaderstauung, Varikosis und Hämorrhoidalleiden bei Obstipation.
Das Mittel eignet sich auch zur Intervallbehandlung, zumal charakteristische Individualsymptome fehlen.

**Chelidonium majus D4, D6, Tabl.**
Stechende und drückende Schmerzen im rechten Oberbauch, die bis in die rechte Schulter ausstrahlen. Der Stuhl ist weich, durchfällig und von heller Farbe; bitterer, pappiger Mundgeschmack, oft ist auch eine gelblich verfärbte Zunge zu beobachten.

**Flor de Piedra D4, D6, Tabl.**
Unspezifische Beschwerden wie Übelkeit, Fettunverträglichkeit, Flatulenz und Stuhlinkonsistenz; oft handelt es sich um Folgen einer viralen oder nutritiv-toxischen Hepatopathie.

**Lycopodium clavatum D6, D12, Tabl.**
Eher chronische Prozesse mit Neigung zu Steinbildung (Cholelithiasis und Urolithiasis). Ausgeprägte Abneigung gegen Einengung am Abdomen (z.B. Kleidung) bei starkem Meteorismus und Flatulenz; spastische Obstipation. Oberbauchbeschwerden sowie Inappetenz nach kleinen Mahlzeiten.

**Taraxacum officinale D3, D4, Tabl.**
Nach Mezger bewährt bei akuter Hepatitis (intravenöse Applikation), Hepatosplenomegalie mit Schmerzen im Oberbauch.
Meteorismus, Flatulenz bei unterschiedlicher Stuhlkonsistenz. Allgemeinbeschwerden imponieren als Muskel- und Kopfschmerzen bei reduziertem Allgemeinzustand. Ein weiterer Hinweis ist die sog. «Landkartenzunge».

## Mineralische Homöopathika

(bei chronischen Hepatopathien)

**Acidum arsenicosum (Arsenicum album) D12, Dil.**
Neigung zu Diarrhoen

**Cuprum aceticum D6, Tabl.**
Spastische Oberbauchbeschwerden

**Magnesium chloratum D6, Tabl.**
Obstipation, Migräne

**Natrium sulfuricum D12, Tabl.**
Kolikartige Bauchschmerzen

**Phosphorus D12, Dil.**
Neigung zu Diarrhoe

**Sulfur D12, Tabl.**
Hauterkrankungen, Stoffwechselbelastung

*Therapeutischer Hinweis:* Bei Zirrhose mit Ascites und reduziertem Allgemeinbefinden kann mit Aqua nucis vomicae und Aqua quassiae (3 × täglich 20 Tropfen) oft eine Palliativwirkung erzielt werden.
In Tab. 5.23 sind einige bewährte fixe Kombinationen zur Behandlung von Lebererkrankungen aufgeführt.

**Tab. 5.23:** Homöopathische Kombinationspräparate zur Behandlung von Lebererkrankungen.

| | |
|---|---|
| Chol-Truw S | Hepaselect |
| Conduchol S | Heparcholan |
| Galloselect | Legapas |

## 5.8.5 Erkrankungen der Gallenblase und Gallenwege

Vom Therapieansatz her spricht man bei Berücksichtigung der objektiven und subjektiven Symptomatik auch bei *organotroper* Verordnungsweise vom homöopathischen Leber- und Gallemitteln.

Demnach sind auch diese Arzneimittel differential-therapeutisch zu erwägen. Ihre *cholatrope Anwendung* ist teilweise charakteristisch und orientiert sich vor allem an der Beschwerdesymptomatik («Cholezystopathie»).

Über die Effektivität von Homöopathika zur *Litholyse* liegen keine Untersuchungen mit objektivierbaren Befunden vor (z. B. Sonographie). Dorsci weist zusammenfassend darauf hin, daß Steinabgänge und Auflösungen nicht beobachtet werden, wohl aber klinische Beschwerdefreiheit und in der Autopsie eine Verkleinerung und Erweichung der Steine, was offenbar zur Beschwerdefreiheit führt.

Die Gallensteinbildung ist häufig ein konstitutionelles Problem (Stein-Diathese), weshalb sich hier *Konstitutionsmittel* besonders eignen. Daß bei rezidivierenden fieberhaften Entzündungen oder ikterischen Schüben andere Therapiemaßnahmen indiziert sind (konservativ/chirurgisch), muß erwähnt werden.

### Pflanzliche Homöopathika

**Berberis vulgaris D4, D6, Dil.**
Prototyp bei der sogenannten Stein-Diathese mit Bildung von Gallensteinen. Druckempfindlicher Oberbauch, stechende Schmerzen im Bereich der Gallenblase; ikterische Skleren. Geruchlose Flatulenz bei reichlichen, oft durchfallartigen Stühlen.

**Citrullus colocynthis (Colocynthis) D6, Dil.**
Kolikartige Schmerzen im rechten Oberbauch mit Diarrhoe. Deutliche Schmerzlinderung durch Anwendung von Wärme und Zusammenkrümmen.

**Hedera helix D6, D12, Dil.**
Rezidivierende kolikartige Schmerzen im Bereich der Gallenblase; langjährige Steinanamnese. Übelkeit, gehäuftes Erbrechen; auffallend ist die Besserung durch Essen.

**Veronica virginica (Leptandra) D4, Dil.**
Starke Schmerzen im Oberbauch, auch in den Rücken ausstrahlend. Dunkler, durchfälliger Stuhl, auch beim Postcholezystektomie-Syndrom bewährt.

**Mandragora e radice D6, D12, Dil.**
Rechtsseitige Oberbauchschmerzen mit Ausstrahlung in die Schulter. Auffallend sind die hellen, durchfälligen Stühle.
Es besteht Verlangen nach pikanten Speisen, sowie eine Unverträglich von Fettem, Alkohol und Kaffee. Typisch ist auch die Geräusch- und Geruchsempfindlichkeit.

**Podophyllum peltatum D6, D12, Dil.**
Langjährige Cholelithiasis und Hepatopathie; insbesondere morgens treten übelriechende Diarrhöen auf. Ikterische Hautfarbe, dick belegte, gelblich-weiße Zunge, säuerlicher Mundgeschmack.

### Mineralische Homöopathika

(bei Cholecystopathie)

**Mercurius dulcis D4, Tabl.**

**Natrium choleinicum D6, Tabl.**

**Natrium sulfuricum D12, Tabl.**

(Vergleiche auch die im Kapitel Leber genannten Homöopathika.)

# Literatur

## Allopathie

### Allgemeine Übersichtsreferate

Fintelmann, V.: Phytotherapie bei gastroenterologischen Krankheiten. Z. Phytother. 6: 43 (1985).

Fintelmann, V.: Möglichkeiten und Grenzen der Phytotherapie bei Magen-Darm-Krankheiten. Z. Phytother. 10: 29–30 (1989).

Kasper, H., Wunderer, H.: Der Magen, Funktion, Erkrankungen und medikamentöse Beeinflussung. Schriftenreihe der Bay. Landesapothekerkammer Heft 35, München (1987).

Maiwald, L.: Phytotherapie der Oberbaucherkrankungen. Z. Phytother. 5: 908 (1984).

### Kap. 5.1: Allgemeine Funktionsstörungen des Magens und Darmes

Amann, K., Maiwald, L.: Wie beeinflussen Bitterstoffe die Pepsin- und Säuresekretion im Magen? Natura med. 1/2: 38 (1988).

Brandt, W.: Spasmolytische Wirkung ätherischer Öle. Z. Phytother. 9: 33 (1988).

Deininger, R.: Neues aus der Terpenforschung. Kassenarzt 7: 1–12 (1985).

Dew, M. J., Evans, B. K., Rhodes, J.: Peppermint oil for the irritable bowel syndrome, a multicentre trial. Brit. J. Clin. Pract. 38: 394 (1984).

Forster, H.: Spasmolytische Wirkung pflanzlicher Carminativa. Z. Allg. Med. 59: 1327 (1983).

Glatzel, H.: Die Gewürze. Ihre Wirkungen auf den gesunden und kranken Menschen. Nicolaische Verlagsbuchhandlung, Herford (1968).

Häringer, E. G., Kaiser, P. M., Westphal, J.: Wirksamkeit und Verträglichkeit des pflanzlichen Gastrotherapeutikums Anethol 36 «Lohmann» N im Vergleich zu Metoclopramid. Eine randomisierte Doppelblind-Studie bei funktionellen Oberbauchbeschwerden. Allgemeinarzt 14 (1994) (im Druck).

Kemény, T.: Tierexperimentelle Untersuchungen zum Nachweis der verdauungsregulierenden Eigenschaften von Haronga madagascariensis. Arzneim.-Forsch. (Drug Res.) **20**: 271 (1970); ibid. **21**: 421 (1971).

Kiani, B., Lammers, H., Beck, K.: Beeinflußt ein Extrakt aus Haronga madagascariensis die exokrine Pankreasfunktion? Arzneim.-Forsch. (Drug Res.) **18**: 763 (1968).

Leicester, R. J., Hunt, R. H.: Peppermint oil to reduce colonic spasm during endoscopy. Lancet (October): 984 (1982).

McLean, N., Hübner-Steiner, U.: Behandlung arzneimittelbedingter Magen-Darm-Beschwerden – Doppelblindstudie zur Wirksamkeit von Iberogast im Vergleich zu Placebo. Fortschr. Med. **105**: 239 (1987).

Maiwald, L.: Bitterstoffe. Z. Phytother. **8**: 186 (1987).

Nicolay, K.: Funktionelle Gastroenteropathien im therapeutischen Blindvergleich von Metoclopramid mit dem Phytopharmakon Iberogast. Gastro-Entero-Hepatol. **2**, Nr. 4: 1 (1984).

Rees, W. D. W., Evans, B. K., Rhodes, J.: Treating irritable bowel syndrome with peppermint oil. Brit. Med. J. **II**: 835 (1979).

Schwenk, H. U., Horbach, L.: Vergleichende klinische Untersuchung über die Wirksamkeit von Carminativum-Hetterich bei Kindern mittels wiederholter Sonographie des Abdomens. Therapiewoche **28**: 2610 (1978).

Wagner, H., Sprinkmeyer, L.: Über die pharmakologische Wirkung von Melissengeist. Dtsch. Apoth. Z. **133**: 1159 (1973).

## Kap. 5.2: Gastritis und Ulkus-Krankheiten

Achterath-Tuckermann, U., Kindl, R., Flasham, E., Isaac, O., Thiemer, K.: Pharmakologische Untersuchungen von Kamillen-Inhaltsstoffen V. Untersuchungen über die spasmolytische Wirkung von Kamillen-Inhaltsstoffen und Kamillosan am isolierten Meerschweinchen-Ileum. Planta Med. **39**: 38–50 (1980).

Bonzo, H.: Diagnose und Therapie des Ulcus pepticum. Med. Welt. **30**: 979 (1979).

Della Loggia, R.: Lokale antiphlogistische Wirkung der Kamillen-Flavone. Dtsch. Apoth. Z. **125** (43) Suppl. I: 9 (1985).

Hausen, B. M., Busker, E., Carle, R.: Über das Sensibilisierungsvermögen von Compositenarten. VII. Experimentelle Untersuchungen mit Auszügen und Inhaltsstoffen von Chamomilla recutita und Anthemis cotula. Planta Med. **42**: 205–284 (1984).

Inoue, H., Saito, K., Koshihara, Y., Murota, S.: Inhibitory effect of glyzyrrhetinic acid derivatives of lipoxygenase and prostaglandin synthetase. Chem. Pharm. Bull. **34**: 897 (1986).

Issac, O., Thiemer, R.: Biochemische Untersuchungen von Kamilleninhaltsstoffen, III. In vitro-Versuche über die antipeptische Wirkung des (-)-α-Bisabolols. Arzneimittel-Forsch. (Drug Res.) **25**: 1352 (1975).

Jakovlev, V., Isaac, O., Flaskamp, E.: Pharmakologische Untersuchungen von Kamillen-Inhaltsstoffen VI. Mitt. Planta med. **49**: 67 (1983).

Montgomery, R. D., Cookson, J. B.: The treatment of gastric ulcer. Comparative trial of carbenoxolone and a deglycyrrhizinated liquorice preparation (Caved-S). Clin. Trials J. **9**: 33 (1972).

Morgan, A. G., McAdam, W. A. F., Pacsoo, C., Walker, B. E., Simmons, A. V. (Hrsg.): Fritsch, W. P., Schol-ten, I. S., Müller, J., Hengels, K. J. In: Pathogenese und Therapie der Ulkuserkrankung. Excerpta Medica Amsterdam (1981).

Schilcher, H.: Die Kamille – Handbuch für Ärzte, Apotheker u. a. Naturwissenschaftler. Wiss. Verlagsges., Stuttgart (1987).

Tamura, Y., Nishikawa, T., Yamada, K., Yamamoto, M., Kumagai, A.: Effects of glyzyrrhetinic acid and its derivatives on $\Delta^4$-5α-and 5β-reductase in rat liver. Arzneimittel-Forsch. (Drug Res.) **29**: 647 (1979).

Wagner, H., Knaus, U., Jordan, E.: Pflanzeninhaltsstoffe mit Wirkung auf das Komplementsystem. Z. Phytother. **8**: 148 (1987).

Welton, A. F., Tobias, L. D., Fiedler-Nagy, C., Anderson, W., Hope, W., Meyers, K., Coffrey, I. W.: Effect of Flavonoids on arachidonic acid metabolism, In: Progress in Clinical and Biological Research Vol. 213, Eds. Cody, V., Middleton, E., Harborne, J. B., Alan, R. Liss, New York (1986).

Wurm, G., Baumann, K., Geves, U.: Beeinflussung des Arachidonsäurestoffwechsels durch Flavonoide. Dtsch. Apoth. Z. **122**: 2062 (1980).

## Kap. 5.3: Lebererkrankungen

*Silybum marianum*

Baumann, J. Ch.: Über die Wirkung von Chelidonium, Curcuma, Absinth und Carduus marianus auf die Galle- und Pankreassekretion bei Hepatopathien. Med. Mschr. **29**: 173 (1975).

Benda, L., Dittrich, H. Ferenci, P., Frank, H., Wewalka, F.: Zur Wirksamkeit von Silymarin auf die Überlebensrate von Patienten mit Leberzirrhose. Wien. klin. Wschr. **92** (19): 678–683 (1980).

Braatz, R., Mennicke, W. H., on the enterohepatic circulation of Silibinin in rats, S. 55, In: Aktuelle Hepatologie – III. Int. Lebersymposium «Experimentelle und klinische Hepatologie», Nov. 1978, Köln. Hanseatisches Verlagskontor, Lübeck (1979).

Di Mario, F. et al.: Die Wirkung von Legalon auf die Leberfunktionsproben bei Patienten mit alkoholbedingter Lebererkrankung, Doppelblindstudie. In: De Ritis et al. (eds.): Der toxisch-metabolische Leberschaden, S. 54–58. Hanseatisches Verlagskontor, Lübeck (1981).

Down, W. H., The influence of silibin on the hepatic microsomal drug metabolising enzyme system of the rat: S. 119–141. In: Braatz, R., Schneider, C. C. (Hrsg.): Symposium on the Pharmacodynamics of Silymarin. Urban & Schwarzenberg, München–Berlin–Wien (1976).

Feher, I., Csomos, G.: Doppelblindstudie mit Silymarin bei alkoholbedingten Lebererkrankungen. Ärztl. Praxis **11**: 16–18 (1990).

Ferenci, P., Dragosics, B., Dittrich, H., Frank, H., Benda, L., Lochs, H., Mervn, S., Base, W., Schneider, B.: Randomized controlled trial of silymarin treatment in patients with cirrhosis of the liver. J. Hepatol. **9**: 105–113 (1989).

Filip, J., Brodanova, M., Chlumsky, J.: Weitere Möglichkeiten der Anwendung von Legalon in der Behandlung von Lebererkrankungen. Aktuelle Hepatologie, S. 40, Ber. Symp. Prag 1976. Hans. Verl.-Kontor, Lübeck (1977).

Fintelmann, V.: Zur Therapie der Fettleber mit Silymarin. Therapiewoche **20** (23): 1055–1062 (1970).

Fintelmann, V.: Postoperatives Verhalten der Serumcholinesterase und anderer Leberenzyme. Med. Klin. **68** (24): 809–815 (1973).

Fintelmann, V., Albert, A.: Nachweis der therapeutischen Wirksamkeit von Legalon bei toxischen Lebererkrankungen im Doppelblindversuch. Therapiewoche **30** (35): 5589–5594 (1980).

Floersheim, G. L.: Treatment of human amatoxin mushroom poisoning. Myths and advances in therapy. Med. Toxicol. **2**: 1 (1987).

Frimmer, M., Kroher, R.: Phalloidin-Antagonisten. 1. Mitt.: Wirkung von Silybin-Derivaten an der isoliert perfundierten Rattenleber. Arzneimittel-Forsch. (Drug Res.) **25**: 394–396 (1975).

Held, C.: Silymarin bei Hepatopathien. Fibrose-Hemmung unter Praxisbedingungen. Therapiewoche **42**: 1696–1702 (1992).

Hikino, H., Kiso, Y., Wagner, H., Fiebig, M.: Antihepatotoxic actions of flavonolignans from Silybum marianum fruits. Planta Med. **50**: 248–250 (1984).

Kieswetter, E., Leodolter, K., Thaler, H.: Ergebnisse zweier Doppelblindstudien zur Wirksamkeit von Silymarin bei chronischer Hepatitis. Leber-Magen-Darm **7** (5): 318–323 (1977).

Kurz-Dimitrowa, D.: Leberschutzbehandlung psychiatrisch-neurologischer Patienten bei Langzeittherapie mit Psychopharmaka. Medizin des alternden Menschen **1** (9): 275 (1971).

Lahtinen, J., Hendolin, H., Tuppurainen, T.: Die Wirkung von Silymarin auf Leberfunktionstests nach Cholezystektomie unter Allgemeinanaesthesie. In: Der toxisch-metabolische Leberschaden, S. 79. de Ritis, F., Csomos, G., Braatz, R. (Hrsg.). Hans. Verl.-Kontor, Lübeck (1981).

Leng-Peschlow, E., Strenge-Hesse, A.: Die Mariendistel (Silybum marianum) und Silymarin als Lebertherapeutikum. Z. Phytother. **12**: 162–174 (1991).

Martines, G., Mingrino, G. C., Cagnetta, G., Copponi, V.: Ambulante Behandlung von Lebererkrankungen – Multizenterstudie – Cl. Terap. **92**: 33–58 (1980).

Martini, G. A.: Hepatozelluläre Erkrankungen, Lebererkrankungen. In: Riecker, G. (Hrsg.): Therapie innerer Erkrankungen, S. 638–652. Springer, Berlin–Heidelberg–New York (1988).

Rauen, H. M., Schriewer, H.: Die antihepatotoxische Wirkung von Silymarin bei experimentellen Leberschädigungen der Ratte durch Tetrachlorkohlenstoff, D-Galaktosamin und Allylalkohol. Arzneimittel-Forsch. (Drug-Res.) **21**: 1194–1201 (1971).

Saba, P., Galeone, F., Salvadorini, F., Guargualini, M., Troyer, C.: Therapeutische Wirkung von Silymarin bei durch Psychopharmaka verursachten chronischen Hepatopathien. Gazz. Med. Ital. **135** (4): 236–251 (1976).

Salmi, H. A., Sarna, S.: Effect of silymarin on chemical, functional and morphological alterations of the liver. Scand. J. Gastroenterol. **17**: 517–521 (1982).

Sonnenbichler, J., Plattersberger, J., Rosen, H.: Stimulierung der RNA-Synthese in Rattenleber und in isolierten Hepatozyten durch Silybin, einem antihepatotoxischen Wirkstoff aus Silybum marianum L. Gaertn. Hoppe-Seyler's Z. physiol. Chem. **357**: 1171 (1976).

Sonnenbichler, J., Zetl, I.: Untersuchungen zum Wirkungsmechanismus von Silibinin, Einfluß von Silibinin auf die Synthese ribosomaler RNA, mRNA und tRNA in Rattenleber in vivo. Hoppe-Seylers Z. physiol. Chem. **365**: 555 (1984).

Sonnenbichler, J., Goldberg, M., Hane, L., Madabunyi, I., Vogel, S., Zetl, I.: Stimulating effect of Silibinin on the DNA-synthesis in partially hepattectomized rat livers: non-response in hepatoma and other malign cell lines. Biochem. Pharmacol. **35**: 538 (1986).

Vogel, G., Trost, W., Braatz, R., Odenthal, K. P., Brüsewitz, G., Antweiler, H., Seeger, R.: Untersuchungen zur Pharmakodynamik, Angriffspunkt und Wirkungsmechanismus von Silymarin, dem antihepatotoxischen Prinzip aus Silybum marianum (L.) Gaertn. Arzneimittel-Forsch. (Drug Res.) **25**: 82–89 (1975), ibid. 179–188 (1975).

Wagner, H.: Plant Constituents with Antihepatotoxic Activity. p. 217 in: Natural Products as Medicinal Agents. (Beal, J. L., Reinhard, E., eds.), Hippokrates 1981.

*Cynara scolymus*

Adzet, T., Camarasa, I., Laguna, J. C.: Hepatoprotective activity of polyphenolic compounds from Cynara scolymus against CCl$_4$ toxicity in isolated rat hepatocytes. J. Nat. Prod. **50**: 612–617 (1987).

Hammerl, H., Pichler, O.: Untersuchungen über den Einfluß eines Artischockenextraktes auf die Serumlipide im Hinblick auf die Arterioskleroseprophylaxe. Wien. med. Wschr. **109**: 853–855 (1959).

Hammerl, H., Kindler, K., Kränzl, Ch., Nebosis, G., Pichler, O., Studlar, M.: Über den Einfluß von Cynarin auf Hyperlipidämie unter besonderer Berücksichtigung des Typs II (Hypercholesterinämie). Wien. med. Wschr. **41**: 601–605 (1973).

Kainz, R.: Klinische Erfahrung mit einem neuen Spasmo-Choleretikum. Prakt. Arzt **25**: 1374 (1971).

Maros, T., Raćz, G., Katonai, B., Kovács, V. V.: Wirkungen der Cynara scolymus-Extrakte auf die Regeneration der Rattenleber. Arzneimittel-Forsch. (Drug Res.) **16**: 127–129 (1966).

Montini, M., Levoni, P., Ongaro, A., Pagani, G.: Kontrollierte Anwendung von Cynarin in der Behandlung hyperlipämischer Syndrome. Arzneimittel-Forsch. (Drug Res.) **25**: 1311–1314 (1975).

Scholz, O., Kretschmar, E.: Der cholestatische Effekt des Megaphen und seine Beeinflussung durch Choleretica. Klin. Wschr. **36**: 38 (1958).

Struppler, A., Rössler, H.: Über die choleretische Wirkung des Artischockenextraktes, Med. Mschr. **11**: 221–223 (1957).

*Lecithin:*

Hölzl, J., Wagner, H.: Über den Einbau von intraduodenal applizierten $^{14}$C/$^{32}$P-Polyen-Phosphatidylcholin in die Leber von Ratten und seine Ausscheidung durch die Galle. Z. Naturforsch. **26b**: 1151 (1971).

Kuntz, H. D., Rausch, V., Bammel, L.: Die Hepatoxizität von Rifampicin und ihre Beeinflussung durch essentielle Cholinphospholipide. Med. Welt **29**: 452 (1978).

Peters, H.: Phosphatidylcholin. Springer, Berlin–Heidelberg–New York (1976).

Peters, H., Prokop, V.: Die kompensierte Leberzirrhose. Therapieerfahrung mit Essentiale forte. Therapiewoche **36**: 540 (1986).

## Kap. 5.4: Gallenblase und Gallenwege

Ammon, H. P. T., Wahl M. A.: Pharmacology of Curcuma longa, Planta med. **57**: 1-7 (1990)

Baumann, J. Ch., Heintze, H., Muth, H. W.: Klinisch-experimentelle Untersuchungen der Gallen-, Magen- und Pankreassekretion unter den phytocholagogen Wirkstoffen einer Carduus marianus-Chelidonium-Curcuma Suspension. Arzneimittel-Forsch (Drug Res.) **21**: 98 (1971).

Baumann, J. Ch.: Über die Wirkung von Chelidonium, Curcuma, Absinth und Carduus marianus auf die Galle- und Pankreassekretion bei Hepatopathien. Med. Mschr. **29**: 173 (1975).

Böhm, K.: Untersuchungen über choleretische Wirkungen einiger Arzneipflanzen. Arzneimittel-Forsch. (Drug Res.) **9**: 376 (1959).

Daniel-Schmaltz, D.: Das Schöllkraut Hippokrates. Hippokrates, Marquardt & Co, Stuttgart (1939).

Fiegel, G.: Die amphocholeretische Wirkung der Fumaria officinalis. Z. Allgemeinmed. **34**: 1819 (1971).

Frühwirth, I.: Ein pflanzliches Cholagogum bei Oberbauchbeschwerden. Therapiewoche **36**: 200 (1986).

Götz, H. G.: Cholagoga, Pharmazeutische Praxis. Beilage zu: Die Pharmazie **9**: 193 (1971).

Kirchhoff, R., Beckers, Ch., Kirchhoff, G., Hrinczek-Gärnter, H., Petrowicz, O., Reimann, H.-J.: Steigerung der Cholerese durch Artischockenextrakt (Ergebnisse einer placebokontrollierten Doppelblindstudie), Ärztl. Forsch. **40**: 1-12 (1993).

Knof, M., Maiwald, L.: Zur Wirkungsweise eines pflanzlichen Kombinationspräparates auf die Komponenten von Galle- und Duodenalsekret. Z. Allg. Med. **60**: 1082–1085 (1984).

Knof, M., Maiwald, L., Helbig, A.: Cholagogum Betulum – klinisch-experimentelle Doppelblindstudien. Kassenarzt **24**: Heft 51/52: 46 (1984).

Leimbach, H.: Beitrag zur Behandlung von Ikterus mit Curcumen. Med. Klin. **40**: 1467–1468 (1938).

Maiwald, L.: Pflanzliche Cholagoga. Z. Allg. Med. **59**: 1304 (1983).

Maiwald, L., Hengstmann, D.: Objektivierung einer gebesserten Cholerese. Therapiewoche **19**: 1661 (1969).

Maiwald, L., Schwantes, P. A.: Curcuma xanthorrhiza Roxb., eine Heilpflanze tritt aus dem therapeutischen Schattendasein. Z. Phytother. **12**: 35–445 (1991).

Matzkies, F., Webs, B.: Wirkung eines pflanzlichen Kombinationspräparats auf die gastrointestinale Transitzeit und die Gallensäuren-Ausscheidung. Fortschr. Med. **101**: 1304 (1983).

Nieschulz, O., Schmersahl, P.: Über choleretische Wirkstoffe aus Artemisia abrotanum. Arzneimittel-Forsch. (Drug Res.) **18**: 1330 (1968).

Pirtkien, R., Surhe, E., Seybold, G.: Vergleichende Untersuchungen über die choleretischen Wirkungen verschiedener Arzneimittel bei der Ratte. Med. Welt **1**: 1417 (1960).

Srimal, R. C., Dhawan, B. N.: Pharmacology of diferuloylmethan (curcumin), a non-steroidal antiinflammatory agent. J. Pharm. Pharmacol. **25**: 447–448 (1973).

Struppler, A., Rössler, H.: Über die choleretische Wirkung des Artischocken-Extraktes. Med. Mschr. **11**: 221–223 (1957).

Tympner, F.: Sonographische Beobachtung der Gallenblasenkinetik unter Cholagogummedikation. Therapiewoche **33**: 5559 (1983).

Wagner, H., Wierer, M., Bauer, R.: In vitro Hemmung der Prostaglandin-Biosynthese durch ätherische Öle und phenolische Verbindungen. Planta med. **3**: 184 (1986).

## Kap. 5.5: Durchfallerkrankungen

Therapie der akuten und chronischen Diarrhoe. Wissenschaftliches Perenterol-Symposium 12. 3. 1986 Wertheim/Main. Fortschr. Med., Suppl. 6 (1986).

Brandt, W.: Spasmolytische Wirkung ätherischer Öle. Z. Phytother. **9**: 33–39 (1988).

Caspary, W. F.: Diarrhoe und Antidiarrhoika, DAZ-Fortbildung Pharmakologie 7: Dtsch. Apoth. Z. **122**: 435–442 (1982).

Dew, M. J., Evans, B. K., Rhodes, J.: Peppermint oil for the irritable bowel syndrom, a multicentre trial. Br. J. Clin. Pract. **38**: 394–395 (1984).

Ducluzeau, R., Bensaada, M.: Effect comparé de l'administration unique on en continue de Saccharomyces boulardii sur l'établissement de diverses souches de Candida ans le tractus digestif de souris gnotoxéniques, Ann. Microbiol. (Inst. Pasteur) **133**, B. 491–501 (1982).

Greinwald, R.: Moderne Grundlagen für die mikrobiologische Darmtherapie. Erfahrungsheilkunde **5**: 324–328 (1991).

Gunn, J. W. C.: The carminative action of volatile oils. J. Pharmacol. exp. Ther. **16**: 93–143 (1920).

Hagenhoff, G.: Wirkmechanismus und klinische Wirksamkeit von Saccharomyces cerevisiae Hansen CBS 5926 (Saccharomyces boulardii). Schweiz. Z. Ganzheitsmed. **1**: 29–34 (1990).

Hockertz, S.: Immunmodulierende Wirkung von abgetöteten apathogenen Escherichia coli, Stamm Nissle 1917 auf das Makrophagensystem. Arzneimittel-Forsch. (Drug-Res) **41**: 1108–1112 (1991).

Karbach, U.: Diarrhoe und Antidiarrhoika. Dtsch. Apoth. Z. **127**: 1369 (1987).

Koch, H.: Adjuvante Therapie bei Morbus Crohn mit Agiocur. Therapiewoche **34**: 4545–4548 (1984).

Ligny, G.: Therapie der Divertikulose. Schweiz. Z. Ganzheitsmed. **5**: 215–218 (1990).

Massot, J., Descondois, M., Patte, F.: Effect protecteur d'une infection bactérienne expérimentale chez la souris. Bull. Soc. Mycol. Méd. **6**: 45–48 (1977).

Perenteral-Broschüre der Firma Thiemann-Arzneimittel 1984.

Rees, W. D. W., Evans, B. K., Rhodes, J.: Treating irritable bowel syndrome with peppermint oil. Brit. med. J. II: 835–838 (1979).

Ruppin, H., Kachel, G.: Chronische Diarrhoe, Äthiopathogenese, Diagnostik und Therapie. Med. Mo. Pharm. **7**: 133 (1984).

Schmitz, B., El Agamy, R., Lindner, K.: Uzarawurzel – seit 80 Jahren bewährt bei akuten Durchfallerkrankungen. Pharm. Z. **137**: 1697–1719 (1992).

Schütz, E.: Behandlung von Darmerkrankungen mit Mutaflor. Fortschr. Med. **107**: 599–602 (1989).

Schütz, E.: Mikrobiologische Therapie von chronisch entzündlichen Darmerkrankungen (CED). Erfahrungsheilkunde **5**; 329–334 (1991).

Seguela, J. P., Llanes, I. P.: Dépression des défenses immunitaires par antibiothérapie, restauration expérimentale par un Saccharomyces. Bull. Soc. Mycol. Méd. **11**: 343–347 (1982).

Surawicz, C. M., Elmer, G. W., Speelman, P., McFarland, L. V., Chinn, J., van Beile, G.: Prevention of antibiotic-associated diarroea by Saccharomyces boulardii:

a prospective study. Gastroenterology **96**: 981–988 (1989).

Taylor, B. A., Duthie, H. L., Luscombe, D. K.: Calcium antagonist activity of menthol on gastrointestinal smooth muscle. Brit. J. clin. Pharmacol. **20**: 293–294 (1985).

Saccharomyces boulardii. Beilage Pharm. Ztg. **37**: 1–15, 13. Sept. 1990.


### Kap. 5.6: Obstipation

Dufour, P., Gendre, P.: Long-term mucosal alterations by sennosides and related compounds. In: Lemli, J., Leng-Peschlow, E. (eds.): Pharmacology, Vol. 36 Suppl. 1, Karger, Basel (1988).

Ewe, K.: Wirkung von Anthrachinonen auf den intestinalen Transport. Z. Phytother. **7**: 130–135 (1986).

Ewe, K.: Intestinal transport in constipation and diarrhoea. In: Lemli, J., Leng-Peschlow, E. (eds.): Pharmacology, Vol. 36, Suppl. 1. Karger, Basel (1988).

Jekat, F. W., Winterhoff, H., Kemper, F. H.: Anthrachinonhaltige Laxantien. Z. Phytother. **11**: 177–184 (1990).

Kemper, F. H.: 3. Symposium über Anthrachinon-Laxantien, München 1985. Bericht in Dtsch. Apoth. Z. **135**: 2745–2747 (1985).

Lemli, J., Lemmens, L.: Metabolism of sennosides and rhein in the rat. Pharmacology 20 Suppl. **1**: 50–57 (1980).

Lemli, J., Leng-Peschlow, E. (eds.): Proceedings. First International Symposium on Senna, Pharmacology. Vol. 36, Supplement 1. Karger, Basel (1988).

Maiwald, L.: Klinische Relevanz anthrachinonhaltiger Drogen. Z. Phytother. **7**: 153 (1986).

Marck, H.: Laxantien. Apoth. J. **7**: 24 (1987).

May, R.: Mißbrauch von Abführmitteln, nachweisbare Schäden an Kolon, Anus und Stoffwechsel. Ärztezeitschr. Naturheilverf. **23**: 365–371 (1981).

Schilcher, H.: Zur Wirksamkeit und Toxikologie von Semen Lini. Z. Phytother. **7**: 113–117 (1986).

Schlemmer, W.: Abführmittel. Dtsch. Apoth. Z. **124**: 989–996 (1984).

Sewing, K. F.: Laxantien, Dtsch. Apoth. Ztg. (DAZ-Fortbildung Pharmakologie 6) **122**: 209 (1982).

Verhaeren, E. H. C., Geezarts, V. C. J., Lemli, J.: The antagonistic effect of morphine on rhein-stimulated fluid, electrolyte and glucose movements in guinea-pig perfused colon. J. Pharm. Pharmacol. **39**: 39–44 (1987).

Weber, E.: Taschenbuch der unerwünschten Arzneiwirkungen. 2. Aufl. Fischer, Stuttgart 1988.

Westendorf, J.: Pharmakologische und toxikologische Bewertung von Anthranoiden. Pharm. Ztg. **138**: 3891-3902 (1993)


### Kap. 5.7: Mastdarm, Analbereich, Hämorrhoiden

Kurz, H., Heinrich, F., Amberger, G., Zillessen, E.: Venen- und Hämorrhoidalmittel. Mediz.-pharmakol. Kompendium Bd. 4, Wiss. Verlagsges., Stuttgart (1987).

Richter, H. M.: Konservative Behandlung von Enddarmerkrankungen. In: Bartelheimer, H., Ossenberg, F.-W., Schreiber, H. W., Seufert, G., Winkler, R. (Hrsg.): Aktuelle Proktologie, S. 56, Pflaum, München (1984).

Stelzner, F.: Die Hämorrhoiden und andere Krankheiten des Corpus cavernosum recti und des Analkanals. Dtsch. med. Wschr. **88**: 689 (1963).

### Homöopathie

Dammholz, M.: Leber- und Galleerkrankungen. Allg. hom. Z. 205: 289–303 (1960).

Dinkelaker, H.: Mandragora bei Leberkrankheiten. Allg. hom. Z. 218: 103–108 (1973).

Dorsci, M.: Lehrbuch der Homöopathie, Bd. 1. Haug Verlag Heidelberg (1983).

Drinneberg, W.: Einige organotrope Lebensmittel. Dtsch. hom. Mschr. 4: 118–132, 157–164 (1953).

Freiwald, E.: Therapeutische Erfahrungen mit Flor de Piedra. Allg. hom. Z. 209: 232–236 (1964).

Gawlik, W.: Homöopathie und konventionelle Medizin, 2. Aufl. Hippokrates Verlag Stuttgart (1993).

Kabisch, M.: Gallenkoliken, Hepatopathien und weiblicher Zyklus. Allg. hom. Z. 202: 14–18 (1957).

Leeser, O.: Lehrbuch der Homöopathie, B. I: Pflanzliche Arzneistoffe. Haug, Heidelberg (1973).

Mezger, J.: Eine Arzneimittelprüfung mit der Alraunwurzel. In: Leeser, O.: Archiv f. Homöopathie Hippokrates, Stuttgart 1953.

Mezger, J., Mandragora-Arzneibild und Erfahrungen. Allg. hom. Z. 209: 107–122 (1964).

Mezger, J.: Gesichtete homöopathische Arzneimittellehre, 5. Aufl. Haug, Heidelberg (1981).

Schwabe, W., Herz, H.: Flor de Piedra. Allg. hom. Z. 209: 228–232 (1964).

Schwarzhaupt, W.: Der chronische Leberparenchymschaden in seiner homöotherapeutischen Beeinflußbarkeit. Allg. hom. Z. 199: 41–44 (1954).

Schwarzhaupt, W.: Homöopatherapie bei der Dysfunktion der Leber. Dtsch. hom. Mschr. 4: 99–111 (1953).

Schwarzhaupt, W.: Erfolge und Mißerfolge in ihrer Beurteilung. Allg. hom. Z. 204: 537–549 (1959).

Schwarzhaupt, W.: Einige wichtige Lebensmittel. Allg. hom. Z. 210: 97–109 (1965).

Schwarzhaupt, W.: Der chronische Leberparenchymschaden. Allg. hom. Z. 199: 41–44 (1954).

Stiegele, A.: Klinische Homöopathie. Hippokrates, Stuttgart (1955).

Stiegele, A.: Homöopathische Arzneimittellehre. Hippokrates, Stuttgart (1981).

Storch, H.: Der chronische Leberparenchymschaden. Allg. hom Z. 199: 37–41 (1954).

Stübler, M.: Krankengeschichten zu Mandragora. Allg. hom. Z. 209: 122–124 (1964).

Ungemach, K.: Erfahrungen bei Leberinsuffizienz. Allg. hom. Z. 207: 545–559 (1962).

Volk, K.: Über die Behandlung von Galleerkrankungen durch den homöopathischen Arzt. Allg. hom. Z. 208: 261–281 (1963).

Wiesenauer, M.: Homöotherapie bei Erkrankungen von Leber–Gallenwege–Pankreas. Erfahrungsheilk. 33: 446–450 (1984).

Wolter, H.: Experimentelle Untersuchungen über die Leberwirksamkeit von Flor de Piedra. Allg. hom. Z. 213: 433–452 (1968).

Wolter, H.: Weitere Erfahrungen mit Flor de Piedra. Allg. hom. Z. 214: 433–439 (1969).

Wolter, H.: Flor de Piedra D3 – Therapeutische Versuche bei Acetonanaemie. Allg. hom. Z. 224: 90–99 (1979).

Wünstel, G.: Homöopathie als angewandte Toxikologie am Beispiel der Lebererkrankungen. Ärztezeitschr. Naturheilverf. 22: 42–46 (1981).

# 6 Erkrankungen des Urogenitaltraktes

Hauptindikationen für Phytopharmaka:

Keine Indikationen:
Tumorerkrankungen
Schwere Infektionen der Harnwege (z. B. Geschlechtskrankheiten, Urogenitaltuberkulose)
Parasitäre Erkrankungen (z. B. Trichomonadeninfektion)
Anurie

## Allgemeine Charakteristik der Phytopräparate

Bei Harnwegserkrankungen ist der Einsatz von **Kombinationspräparaten** nahezu die Regel, da es bei der engen morphologischen und pathophysiologischen Verknüpfung von Niere, Ureter, Blase und Detrusor kaum eine Erkrankung gibt, bei der nur einer der Funktionsbereiche betroffen ist. Zum Beispiel können sich Harnwegsinfektionen oder «Steinleiden» infolge des gestörten gesamten Harntransportmechanismus sowohl auf den Harntransport, die Harnspeicherung als auch auf die Harnentleerung negativ auswirken. Unter den Phytopräparaten findet man daher sehr häufig Drogenkombinationen mit

- *diuretischer*
- *harnwegsdesin-*
  *fizierender*
- *antiphlogistischer*
- *spasmolytischer*
- *analgetischer*
- *sedierender Wirkung.*

Das breiteste Anwendungsgebiet haben bei diesen Präparaten die **Diuretika.** Dies ist verständlich, weil eine massive Durchspülung der Harnwegsorgane z. B. nicht nur den Selbstreinigungsmechanismus der Harnwege bei Infektionen und entzündlichen Prozessen verbessert, sondern gleichzeitig das Transit eines abgangsfähigen Harnsteins fördert und der Bildung von Harnsteinen entgegenwirkt.

Entsprechend den eingangs genannten Indikationsgebieten unterscheidet man:
- *Diuretika*
- *Nephrologika*
- *Urodesinfizientia*
- *Urolithiasismittel*
- *Prostatamittel*

## 6.1 Allgemeine dysurische Beschwerden (einschließlich entzündlicher und infektiöser Erkrankungen der Niere und Blase)

### 6.1.1 Anwendungsgebiete und Behandlungsprinzipien

Neben dem oft nötigen Einsatz von Spasmolytika oder Analgetika spielt eine *reichliche Flüssigkeitszufuhr* als symptomatische Therapie zumindest beim unkomplizierten Harnwegsinfekt eine große Rolle. Es ist deshalb verständlich, weshalb zur adjuvanten Therapie bevorzugt **Diuretika** eingesetzt werden. Bei kaum einer anderen Indikation hat auch die **Teemedikation** in Form der verschiedenen «Blasen- und Nierentees» eine so große Bedeutung erlangt wie bei dieser.

Im Gegensatz zu den synthetischen Diuretika, den Saluretika vom Typ der Thiazide, dem Furosemid, der Etacrynsäure, den Aldosteronantagonisten und zyklischen Amidin-Derivaten, handelt es sich bei sehr vielen pflanzlichen Diuretika um **Wasser-Diuretika** oder nach einer Definition von Schilcher (1987) um «**Aquaretika**». Sie sind infolge der durch sie ausgelösten verstärkten Nierendurchblutung oder Osmose bevorzugt zur **Durchspülungstherapie** geeignet.

Abgesehen von den Xanthinderivaten *verändern diese pflanzlichen Diuretika den Elektrolythaushalt nicht oder nur wenig.* Bei einigen Drogen wird die Diurese durch die in diesen enthaltenen Kaliumsalze ausgelöst.

### Anwendungsgebiete

Man wendet **Diuretika** an:
- Zur Unterstützung des Selbstreinigungsmechanismus bei chronisch rezidivierenden entzündlichen Prozessen der Harnwege, wenn die Keimzahlen unter 100 000, insbesondere aber, wenn sie unter 1000 liegen.
- Zur Steinprophylaxe und Metaphylaxe.

Nach Schotsch (1986) kommen für eine **alleinige Therapie mit einem pflanzlichen Durchspülungstherapeutikum** in Frage:
- Dysurische Beschwerden,
- Reizblase,
- Blasenkatarrh,
- Rezidivprophylaxe bei Harnwegsinfektionen,
- Steinprophylaxe.

Eine **adjuvante Therapie** ist sinnvoll bei
- Fiebrigen Harnwegsinfektionen,
- Harnwegsinfektionen, die eine Antibiotikatherapie erforderlich machen (z. B. Keimzahl < $10^7$/ml Harn, sog. Bakteriurie),
- Behandlung mit Zytostatika,
- Katabolen Stoffwechsellagen.

*Außerdem*
- Auf pflanzliche Diuretika sollte umgestellt werden, wenn ein *Abusus mit klassischen Diuretika* besteht, z.B. im Zusammenhang mit einer Politoxokomanie oder bei Patienten mit Anorexia nervosa.
- Als positiver Folgeeffekt ist die *erhöhte Flüssigkeitszufuhr* zu werten, die vor allem im Alter zu wünschen übrig läßt.
- Über die adjuvante Therapie bei arterieller *Hypertonie, Ödemen* sowie *rheumatischen* und *entzündlichen Gelenkerkrankungen* siehe die entsprechenden Kapitel S. 57 u. 243.

## 6.1.2 Drogen und Präparategruppen

### 6.1.2.1 Ätherischöldrogen mit diuretischer Wirkung (Tab. 6.1)

Einige Ätherischöle wirken zusätzlich spasmolytisch und antibakteriell.

### Chemie

Als Prototypen dieser Wirkstoffgruppe können der *zyklische Monoterpenalkohol* **Terpinen-4-ol** und die *Phenylpropanderivate* **Apiol** und **Myristicin** gelten. Beide Verbindungen sind mit Wasserdampf flüchtig (Abb. 6.1).

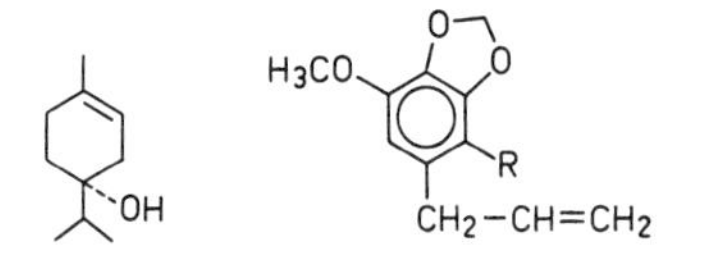

**Abb. 6.1:** Hauptwirkstoffe des Juniperus- und Petrosilinumöles.

### Pharmakologie und Toxikologie

Zur Pharmakologie und Toxikologie der Ätherischöle siehe auch Kap. 5.5.2.5.

Die Wirkung des **Wacholderöles** und der **Apiaceen-Öle** beruht, soweit sie über die Niere ausgeschieden werden, auf einer Reizung des Nierenepithels und der dadurch bedingten verstärkten Nierendurchblutung mit nachfolgender «*Wasserdiurese*».

Die Ausscheidung durch die Niere erfolgt in Form zumeist oxidierter und glucuronidierter Verbindungen.

Das offizinelle **Wacholderöl der Beeren** verdankt seine diuretische Wirkung dem *Terpinen-4-ol.* Wenn eine Verunreinigung oder Verfälschung mit dem Öl der Zweigspitzen des Wacholders vorliegt, was in der Praxis wegen der häufig erfolgten gemeinsamen Destillation von Beeren und Zweigspitzen nicht selten vorkommt, besteht ein *erhöhtes Nebenwirkungsrisiko*, da das Öl der Zweigspitzen durch den hohen α, β-Pinengehalt zu starken Nierenreizungen bis hin zu Albuminurie und Makrohämaturie führen kann (Schilcher, 1984). Liegt das Verhältnis des *Nieren-Irritationsfaktors* (NIF) zum Terpinen-4-ol > 3:1, ist mit *nephrotoxischen Nebenwirkungen* zu rechnen. Das Terpinen-4-ol selbst besitzt keine gewebsreizende Wirkung.

**Tab. 6.1:** Diuretisch wirkende Ätherischöldrogen und ihre Hauptwirkstoffe.

| | Droge | Stammpflanze/Familie | Hauptwirkstoffe |
|---|---|---|---|
| M | *Juniperi fructus/aetheroleum* (Wacholderbeeren/Öl) | Juniperus communis | 1–2,5 % Ätherischöl, Terpinen-4-ol, α-, β-Pinen, Caryophyllen u. a. |
| M | *Petrosilini fructus/radix, herba* (Petersilien-Früchte/Wurzel, Kraut) DAB 10, ÖAB, Helv VII | Petrosilinum crispum | Ätherischöl: 2–6 % (fructus) 0,2–0,3 % (radix) mit ca. 50 % *Apiol.*, Myristicin u. Allyltetramethoxybenzol |
| M | *Apii fructus/herba radix* (Sellerie-Früchte, -Kraut, -Wurzel) | Apium graveolens | 2–3 % Ätherischöl mit den Terpenen p-Cymol, α-Santalol, α-Limonen u. β-Pinen |
| M | *Levistici radix* (Liebstöckelwurzel) | Levisticum offic. | 0,6–1,0 % Ätherischöl mit ca. 70 % Phthaliden (z. B. Ligustolid) |
| M | *Pimpinellae radix* (Bibernellwurzel) | Pimpinella major | Ca. 0,2 % Ätherischöl, zusätzlich Cumarine u. Furanocumarine |
| M | *Angelicae radix* (Angelikawurzel) | Angelica archangelica | 0,1–0,5 % Ätherischöl, zusätzlich Cumarine u. Furanocumarine |
| M | *Bucco folium* (Buccoblätter) | Barosma betulina | Ca. 2,5 % Ätherischöl mit den Terpenen Terpinen-4-ol u. Barosmacampher |

Im Handel sind in fettem Öl gelöste und in Weichgelatinekapseln abgefüllte Wacholderbeeröle mit Ätherischölgehalten zwischen 10 und 250 mg! Wenn die Öle in reiner Form gegeben werden, kann es bei nicht bestimmungsgemäßem Gebrauch (zu hohe Dosierung und Gabe länger als 5–6 Wochen!) zu Nieren-, Magen-, Darm- oder Leberschäden kommen.

Das **Petersilienöl** besitzt neben der diuretischen Wirkung auch eine *uteruserregende* Wirkung, die auf das Apiol zurückzuführen ist. Hohe Apiolgehalte besitzen Öle, die aus der «Apiolrasse» gewonnen werden. Da Öle mit zu hohen Apiolgehalten (Dosierung > 0,3 g)*abortiv* wirken können, sollten entsprechend der **M** isolierte ätherische Öle von Petrosilini herba/radix *nicht verwendet werden*. Dasselbe gilt für Petersilienfrüchte und ihre Zubereitungen.

**Sellerie**zubereitungen können wegen des Gehaltes an phototoxischen Furanocumarinen *allergische* Reaktionen auslösen, weshalb die **M** eine therapeutische Anwendung *nicht* empfiehlt.

Die anderen Ätherischöldrogen der **Apiaceen-Familie** werden wegen ihrer relativ geringen Ätherischölgehalte *nicht einzeln angewendet*.

### 6.1.2.2 Flavonoid- und Saponin-Drogen mit bevorzugt diuretischer Wirkung
(Tab. 6.2)

Einige Drogen dieser Gruppe enthalten neben den für sie charakteristischen Flavonoiden und Saponinen noch zusätzlich Ätherischöle und Mineralstoffe, die an der Gesamtwirkung beteiligt sein können.

### Chemie

Die diuretisch wirkenden Flavonoide gehören der **Flavon-** und **Flavonol-**Reihe an. Sie liegen teils als *Aglykone*, teils als O-bzw. C-*Glykoside* vor. Als Hauptverbindungen mit diuretischen Wirkungen gelten C-3-O-Glykoside des **Quercetins** und **Kämpferols** (Abb. 6.2)

### Pharmakologie der Flavonoid-Drogen (siehe auch Kap. 3, S. 78)

Flavonglykoside werden oral rasch resorbiert, aber auch schnell wieder innerhalb von 1 Stunde zu 50–70 % metabolisiert durch die Niere ausgeschieden. Die Metabolisierungsprodukte der Flavone sind Oxyphenylessig- oder Propionsäure- und Zimtsäurederivate in freier und konjugierter Form.

Die diuretische Wirkung kommt vor allem **Quercetin-** und **Kämpferolglykosiden** zu. Das als am stärksten diuretisch wirksame Flavonoid soll das **Robinin**, ein Kämpferoltriglykosid, sein. Die Diure-

**Tab. 6.2:** Diuretisch wirkende Flavonoid- und Saponindrogen und ihre Hauptwirkstoffe.

| | Droge | Stammpflanze/Familie | Hauptwirkstoffe |
|---|---|---|---|
| M | *Solidaginis (Virgaureae) herba (Goldrutenkraut)* | Solidago virgaurea, S. serotina, S. gigantea, S. canadensis | Flavonolglykoside Quercitrin, Rutin, Isoquercitrin, Astragalin (ca. 1 %), Triterpensaponine und Ätherischöle |
| M | *Betulae folium (Birkenblätter)* DAB 10, ÖAB, Helv VII | Betula pendula, B. verrucosa, B. pubescens | Flavonolglykoside Hyperosid, Quercitrin, Myricetingalaktosid (ca. 2 %), Triterpensaponine (ca. 3 %), Ätherischöle (0,005–0,1 %), Ascorbinsäure u. Salicylate |
| M | *Ononidis radix (Hauhechelwurzel)* ÖAB | Ononis spinosa | Flavonoide Ononin, Trifolirhizin, Triterpen Onocerin |
| M | *Orthosiphonis folium (Orthosiphonblätter = Indischer Nierentee = Koemis Koetjing)* DAB 10, Helv VII | Orthosiphon aristatus, O. spicatus | Die Flavone Sinensetin, Scutellarein-tetramethylether, Eupatoretin, Saponine, Ätherischöl (ca. 0,5 %) und ca. 3 % Kaliumsalze |
| | *Lespedezae herba (Lespedeza-Kraut)* | Lespedeza capitata | Die Flavonol-glykoside Orientin und Isoorientin (ca. 1 %), Procyanidine |
| M | *Herniariae herba (Bruchkraut)* ÖAB | Herniaria glabra, H. hirsuta | Ca. 2 % Flavonolglykoside des Quercetins und Isorhamnetins, zusätzlich Triterpensaponine und Cumarine |
| M | *Equiseti herba (Ackerschachtelhalm)* DAB 10, ÖAB, Helv VII | Equisetum arvense | Flavonolglykoside, zusätzlich Saponine und Kieselsäure |
| M | *Violae tricoloris herba (Stiefmütterchen)* ÖAB | Viola tricolor | Flavon-C-glycoside, zusätzlich Triterpen-Saponine, Salicylate |
| | *Fagopyri herba (Buchweizenkraut)* | Fagopyrum esculentum | Bis zu 6 % Rutin |
| M | *Polygoni avicularis herba (Vogelknöterichkraut)* | Polygonum hydropiper | Kaliumbisulfatester des Rhamnazins, zusätzlich Schleimstoffe u. ca. 1 % Kieselsäure |
| M | *Sarsaparillae radix (Sarsaparillwurzel)* | Smilax-Arten | Steroidsaponine |

sewirkung der Flavonoide ist wahrscheinlich auf ihre kapillarabdichtende bzw. -erweiternde Wirkung zurückzuführen.

**Hyperosid** und eine *Gesamtflavonoid-Fraktion* aus **Birkenblättern** führten bei Untersuchungen mit Wistarratten zu signifikanten $Na^+$- und $Cl^-$-Ausscheidungen bei Konzentrationen von 40 bzw. 80 mg/kg.

**Quercitrin** und ein **Solidago-Gesamtflavonoidgemisch** waren etwa gleich wirksam bei Konzentrationen von 20 und 80 mg/kg. Die Erhöhung des Harnvolumens war sehr gering. Für Tee- und Pflanzenpreßsaftzubereitungen wird eine Tagesdosis von 50 mg Flavonoiden entsprechend 3–5 g Solidago- oder Betula-Droge oder 60 ml Pflanzenpreßsaft mit 50 mg % Gesamtflavonoiden für nötig angesehen (Schilcher, 1984). In der Solidago-Monographie werden 10 g Droge/L als mittlere Tagesdosis angegeben.

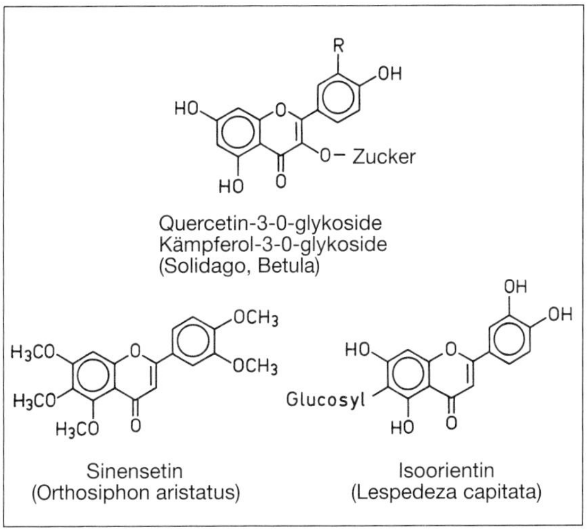

**Abb. 6.2:** Flavon- und Flavonol-Glykoside mit diuretischer Wirkung.

*Wäßrige Gesamtauszüge* aus dem Kraut verschiedener **Solidago-Arten** mit 285–310 mg % Gesamtflavonoiden führten zu Harnausscheidungen von 11–12 ml gegenüber 8 ml in der NaCl-Kontrollgruppe und gegenüber 16,5 ml in der Lasix-Gruppe (Schilcher, 1984).

Ein *wäßriger Extrakt* von **Birkenblättern** mit 149 mg % *Gesamtflavonoiden* zeigte gegenüber einem alkoholischen Lyophilisat und einem alkoholischen Auszug die stärkste Wirkung. Bei einer Dosierung von ca. 5 ml = 7,5 mg Gesamtflavonoide/kg war nach 3 Std. eine vermehrte Harnausscheidung um 54 % zu beobachten. Wäßrige Auszüge von Birkenblättern bedingen eine signifikante Steigerung der Harnmenge, wobei auch eine vermehrte Na$^+$-, K$^+$- und Cl$^-$-Ausscheidung beobachtet wurde, so daß die Droge im Gegensatz zu den meisten anderen Drogen auch *saluretische* Wirksamkeit besitzt (Schilcher, 1984).

Von den in den diuretisch wirksamen Drogen enthaltenen Flavonen besitzen einige auch *spasmolytische, antibakterielle* und *antiphlogistische* Wirkung, so daß eine Mehrfachwirkung resultiert.

Aus **Lespedezae herba** wurden Procyanidine isoliert, die im In-vitro-Angiotensin-Converting-Enzym-(ACE)-Modell eine beachtliche Hemmwirkung zeigten (Wagner et al., 1991). Die diuretische Wirkung der Droge könnte, wenn eine In-vivo-Wirkung nachzuweisen wäre, teilweise auf diesen Wirkmechanismus zurückzuführen sein.

## Pharmakologie und Toxikologie der Saponin-Drogen

Die diuretische Wirkung einiger besonders strukturierter Saponine kommt auf *osmotischem* Wege und/oder eine *örtliche Reizung des Nierenepithels* zustande. Beide Wirkungen gehen zurück auf die teils hydrophilen (Zucker), teils hydrophoben Strukturanteile (Cyclopentenoperhydrophenanthren) im Saponinmolekül, wodurch die Schaum-, Emulgator- und Netz- oder Dispergiewirkung verständlich wird. Durch die Fähigkeit, die Grenzflächenspannung heterogener Systeme zu vermindern, lagern sich Saponine leicht an Membranen an und dringen in sie ein.

Die saponinhaltige **Sarsaparillwurzel** hat eine *Negativ-Monographie* erhalten. Ihre therapeutische Anwendung ist laut **M** *nicht vertretbar*, da es nach Einnahme zu temporären Nierenschäden kommen kann. Die diuretische Wirksamkeit ist zudem nicht belegt.

### 6.1.2.3 Weitere Drogen mit schwach diuretischer Wirkung

**M Urticae herba (Brennesselkraut)**, Urtica dioica, U. urens
*Inh.:* Flavonoide, Histamin, Acetylcholin, organische Säuren, Mineralsalze (Kieselsäure).
Die diuretische Wirkung der Droge soll mit einer erhöhten Harnstoff- und Chloridausscheidung verbunden sein. Worauf die Wirkung zurückzuführen ist, ist ungeklärt.

**M Phaseoli pericarpium (Bohnenhülsen)**, Phaseolus vulgaris
*Inh.:* Zucker, Aminosäure, Ascorbinsäure, Allantoin, Trigonellin, Kaliumsalze, Kieselsäure.
Die pharmakologische Wirkung ist keiner definierten Wirkstoffgruppe zuzuordnen (siehe Frohne, 1970).

**M Asparagi radix (Spargelwurzel)**, Asparagus officinalis
Die diuretische Wirkung ist möglicherweise wie bei der Sarsaparillwurzel auf Saponine zurückzuführen.

**M Graminis rhizoma (Queckenwurzel)**, Agropyron repens
Die in der Droge enthaltenen Saponine und die Kieselsäure sind vermutlich für die bescheidene diuretische Wirkung verantwortlich.

**M Taraxaci radix c. herba (Löwenzahnwurzel mit Kraut),** Taraxacum officinale
*Inh.*: Flavonglykoside, bitterschmeckende Sesquiterpene, Sterine, Inulin.
Worauf die diuretische Wirkung zurückzuführen ist, ist ungeklärt. Als Dosierung gibt die Monographie 3–4 g der geschnittenen oder gepulverten Droge auf 1 Tasse Wasser an.

**M Cynosbati fructus (Hagebutten),** Rosa canina
*Inh.*: Ätherischöl (0,2–0,3 %), fettes Öl, Vitamine (Ascorbinsäure), organische Säuren, Gerbstoffe, Zucker.
Die schwach diuretische und adstringierende Wirkung ist keinem der Inhaltsstoffe exakt zuzuordnen. Vermutlich sind die organischen Säuren daran beteiligt.

**M Ribis nigri folium (Schwarze-Johannisbeerblätter),** Ribes nigrum
*Inh.*: Die Droge enthält Flavonoide, Procyanidine und Kaliumsalze.
Zur Pharmakologie siehe Racz und Rácz-Kotilla, 1977.

**M Hibisci flos (Hibiskusblätter),** Hibiscus sabdariffa
*Inh.*: Die Droge enthält Anthocyane und Kalium-Salze von organischen Säuren (z. B. Hibiscussäure). Letztere dürften für die beschriebene diuretische Wirkung mitverantwortlich sein.
Die diuretische Wirkung ist laut **M** nicht belegt.

### 6.1.2.4 Herzglykosidhaltige Drogen
Siehe auch Kap. 3: Herz- und Kreislauferkrankungen.

Die diuretische Wirkung kommt bei diesen Drogen durch *Verbesserung der Herzleistung* und speziell bei den *Bufadienolid-Glykosiden* durch Steigerung der *Diurese* in der Niere zustande.
Eine besonders gute diuretische Wirkung besitzen die Glykoside von **Scilla maritima** (Meerzwiebel) und **Helleborus niger** (Nieswurz).

### 6.1.2.5 Xanthindrogen
Siehe auch Kap. 3: Herz- und Kreislauferkrankungen.

Die diuretische Wirkung der Xanthindrogen bzw. von deren Reinstoffen beruht auf einer *positiv inotropen* Wirkung und einer dadurch erzielten Verbesserung der Herzleistung.

Die wichtigsten Drogen sind **Thea sinensis** bzw. **Theophyllin** und **Theobroma cacao** bzw. **Theobromin** (siehe Lehrbücher der Pharmakologie).

### 6.1.2.6 Phytopräparate

**Monopräparate**

Kneipp Pflanzendragees Wacholder N
Roleca-Wacholderöl-Kapseln
Koeminett (Extr. Orthosiphonis)
Lespenophryl Tropf. (Extr. Lespedezae)
Salus Zinnkraut-Tropfen (Extr. Equiseti)
Kneipp Pflanzendragees Brennessel
Kneipp-Birkenblätterpreßsaft
Kneipp-Petersilien-Pflanzensaft.

**Kombinationspräparate**

*Am häufigsten in Extraktpräparaten und Teemischungen enthaltene diuretisch wirkende Drogen:*
Fructus Juniperi,
Rad. Petrosilini,
Herba Equiseti,
Fol. Orthosiphonis,
Radix Asparagi (Spargelwurzel),
Radix Ononidis,
Herba Solidaginis,
Fol. Betulae,
Radix Levistici (Liebstöckelwurzel)
Herba Urticae (Brennesselkraut).

*Weniger häufig enthaltene diuretisch wirkende Drogen:*
Rad. Pimpinellae (Bibernellwurzel),
Herba Herniariae (Bruchkraut),
Rad. Imperatoriae (Meisterwurzel),
Semen od. Fruct. Cynosbati (Hagebutten),
Fol. Bucco,
Fruct. Foeniculi (Fenchelfrüchte),
Fructus Phaseoli (Bohnenschalen),
Fol. Rosmarini (Rosmarinblätter),
Flor. Calendulae (Calendula-Blüten),
Stigmata Maidis (Maisgriffel).

*Nur in Extraktpräparaten enthalten sind Auszüge von Herzglykosid-Drogen:*
Bulbus Scillae (Meerzwiebel),
Herba Convallariae (Maiglöckchen-Kraut),
Herba Hellebori (Nieswurzkraut),
Herba Adonidis (Adoniskraut).
Zusätzlich in homöopathischen Präparaten auch Fol. Digitalis (in Verdünnungsstufen D3–D12) und Radix Apocyni (Fliegenfängerwurzel).

Gelegentlich sind Drogen mit *antiphlogistischer* Wirkung enthalten wie z. B.
Flos Chamomillae,
Herba Millefolii,
Flos Calendulae
Rad. Liquiritiae,
oder *harndesinfizierende Drogen* wie z. B.
Fol Uvae ursi,
oder *spasmolytisch wirkende Drogen* wie z. B.
Fol. Melissae.

*Xanthindrogen* sind selten und meistens nur in Form von zugesetztem *Theobromin* oder *Theophyllin* anzutreffen.

Die häufig den Präparaten zugesetzten *Kaliumsalze* in Form von Kaliumsulfat, Kaliumtartrat oder Kaliumcitrat wirken einer Wasserretention entgegen. Reich an Kaliumsalzen sind außer Orthosiphonis folium besonders Hibiscus-Blüten (Flos Hibisci), die sich daher auch zu Entwässerungskuren bestens eignen.

Die gelegentlich in Präparaten anzutreffenden *Anthrachinondrogen* (z. B. Cortex Frangulae) haben unterstützende Funktion bei der Entwässerung.

Als *geschmacksverbessernd* vor allem in Tees gelten
Fol. Menthae,
Herba Chamomillae,
Fol. Melissae,
Fol. Malvae,
Radix Althaeae
Semen Lini.

*Präparate-Kombinationen*
Nephrisan N,
Pulvhydrops,
Aqualibra,
Solidagoren,
Nephroselect M,
Canephron N,
Asparagus-P, Hewenephron duo,
Hocura-Diuretikum.

*Herzglykosidhaltige Präparate:*
Cefascillan,
Hydropin.

### Teepräparate

Über die Auswahl, Häufigkeit und Galenik von Blasen- und Nieren-Tees siehe Uwe et al., 1986.
Häufig verwendete Instant-Handelsprodukte sind z. B.
Heumann-Blasen- und Nierentee,
Solubitrat N Pulv.
Nieron N,
Salus Blasen- und Nieren-Tee,
Uro-Fink,
Harntee 400,
Scillase Ziethen,
Kneipp Nieren- und Blasentee.

### Beispiele für Tee-Rezepturen

1. Rp:
(Blasen- und Nieren-Tee N Stada)
Rad. Agropyri
Fol. Betulae
Herba Solidaginis
Rad. Ononidis
Rad. Liquiritiae aa 20
2. Rp:
(Spezies diureticae DAB 6)
Fruct. Juniperi (zerstoßen)
Rad. Ononidis
Rad. Levistici
Rad. Liquiritiae aa 25

3. Rp:
Fol. Betulae 10
Fol. Orthosiphonis 20
Fruct. Anisi contus. 10
Fruct. Juniperi cont. 30
Herba Equiseti 20
Rad. Levistici 10
4. Rp:
Rad. Orthosiphonis 30
Fol. Uvae ursi
Fol. Betulae aa 20
Rad. Taraxaci c. Herba
Herba Urticae
Flos Chamomillae aa 10

## 6.2 Harnwegsinfekte
### (Urethritis, Zystitis, Pyelonephritis)

### 6.2.1 Anwendungsgebiete und Behandlungsprinzipien

– Nur *unkomplizierte Infekte* können allein mit Phytopräparaten behandelt werden.
– In allen anderen Fällen ist ihr Einsatz *nur begleitend zur Antibiotika- oder Chemotherapie* sowie zur präventiven Anwendung nach dem Absetzen der Chemotherapie zu rechtfertigen.
– Die Behandlung erfolgt mit *pflanzlichen Harnantiseptika meistens in Kombination mit Diuretika* (z. B. Bärentraubenblätter oder Sandelholz) (siehe Indikationsangaben für Diuretika S. 182).

### 6.2.2 Drogen und Präparategruppen

#### 6.2.2.1 Harnantiseptika

#### *Uvae ursi folium (Bärentraubenblätter)* **M**

Arctostaphylos uva ursi.

#### Chemie

Der eigentliche Wirkstoff der Droge liegt in Form seines *inaktiven Hydrochinon-Glucosids* Arbutin (5–12 %) vor. Daneben geringe Mengen von Methylarbutin und zusätzlich 15–20 % *Gerbstoffe vom Gallo- und Ellagtannin*-Typ sowie *Flavonolglykoside* (Abb. 6.3).

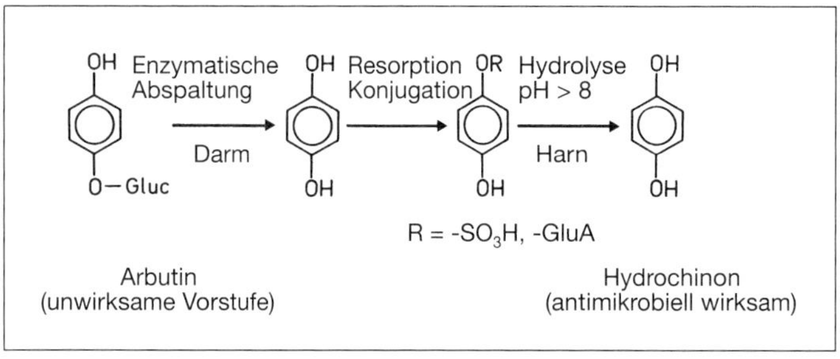

**Abb. 6.3:** Arbutin und seine Metabolisierung.

## Pharmakologie, Toxikologie und Anwendung

Siehe auch Frohne, 1986.

Die *genuin in der Droge vorliegenden Hydrochinonglykoside besitzen keine harndesinfizierende Wirkung.* Die Glykoside werden nach peroraler Applikation im Darm größtenteils hydrolysiert und das freigesetzte Hydrochinon nach Resorption mit Glucuronsäure und Schwefelsäure konjugiert. Erst das im alkalischen Harn (pH > 8,0) durch erneute Spaltung gebildete **Hydrochinon** wirkt *antibakteriell.* Die Alkalisierung des Harns wird durch überwiegend pflanzliche Nahrung, besser durch gleichzeitige Gabe von Natriumbicarbonat (6–8 g/Tag) oder Diuramid erreicht. Die maximale antibakterielle Wirkung wird etwa 3–4 Stunden nach Gabe des Tees erreicht.

Das Hydrochinon wirkt gegen zahlreiche Stämme der Gattung *Citrobacter, Enterobacter, Escherichia-, Klebsiella-, Proteus-, Pseudomonas-* und *Staphylococcus-Arten.*

Die mittlere Tagesdosis beträgt 10 g geschnittene oder pulverisierte Droge, entsprechend etwa 400–700 mg extrahierbarem Arbutin.

**❗ Nebenwirkungen.** Magenreizungen und Brechreiz bis hin zu Leberschäden können bei der *Teemedikation* durch den relativ hohen Gerbstoffgehalt der Drogenauszüge entstehen, so daß eine *Dauertherapie vermieden werden muß.* Die Reizung der Magenschleimhaut und der Niere kann erfolgen durch die genuinen Gerbstoffe selbst oder durch die aus dem hydrolytischen Abbau entstehende Gallussäure sowie durch Folgeprodukte (z. B. Pyrogallol). Das Kaltmazerat (6–12 Stunden) und das Infus haben dem Dekokt gegenüber den Vorteil eines geringeren Gerbstoffgehaltes.

Als *Ersatzdroge* für die Bärentraubenblätter können die ebenfalls Arbutin enthaltenden **Preiselbeerblätter** (Vaccinium vitis idaea, ca. 5 % Arbutin) angesehen werden, die zudem den Vorteil des *geringeren Gerbstoffgehaltes* besitzen.

## *Weitere Harnantiseptika: Santalol, Senföle, Buccokampfer* (Tab. 6.3, Abb. 6.4)

### Chemie

Das α, β-**Santalol** gehört in die Klasse der *bizyklischen Sesquiterpenalkohole.*

Die **Senföle** entstehen bei der Fermentation bzw. Wasserdampfdestillation der Drogen aus glukosidischen Vorstufen. Es handelt sich um *Alkyl- oder Arylverbindungen von Isothiocyanaten,* die teils flüchtig, teils nichtflüchtig sind und stechend riechen bzw. scharf schmecken.

Die Hauptverbindungen des Buccoblätteröls sind die auch als **Buccokampfer** bezeichneten Monoterpenoide *Diosphenole,* die sich bei der Wasserdampfdestillation aus Piperitonepoxid bilden.

### Pharmakologie und Toxikologie

Die Wirkung des **Sandelholzöles** ist sehr wahrscheinlich auf eine beim Abbau im Organismus aus α, β-Santalol entstehende Säure zurückzuführen. Ob die *desinfizierende* Wirkung therapeutisch voll ausgenutzt werden kann, ist fraglich.

Es wirkt auch *spasmolytisch.*

Sandelholzöl kann bei längerem Gebrauch zu *Magen- und Nierenreizungen* führen. Gegenanzeige: Nierenparenchymerkrankungen. **❗**

Die wirksamen **Senföle** können, soweit sie nicht schon in freier Form vorliegen, auch im Magen-Darm-Trakt aus den genuinen Glucosinolaten, den Senfölglucosiden, durch Enzymabbau gebildet werden. Sie werden im Dünndarm rasch resorbiert und nach Bindung an Glutathion im Harn als Mercapturonsäure ausgeschieden. Ein Teil erscheint auch unverändert in der Atemluft. Das *Wirkspektrum* der Senföle erstreckt sich auf *grampositive* und *gramnegative Bakterien* sowie *Sproßpilze.* Wirksame Konzentration 0,5–30 µg/ml.

10 g **Kapuzinerkresse** oder **Meerrettich**, entsprechend 20–30 mg Benzylsenföl, entfalten nach Körperpassage im Darm *bakteriostatische Wirkung* gegenüber 16 pathogenen Bakterienstämmen (Winter u. Willecke, 1954).

**Tab. 6.3:** Weitere Harnantiseptika und ihre Hauptwirkstoffe.

| | Droge | Stammpflanze/Familie | Hauptwirkstoffe |
|---|---|---|---|
| M | *Santali aetheroleum* (Sandelholzöl) | Santalum album u. Pterocarpus santalinus | Ätherischöl mit ca. 40 % α- und β-Santalol (Sesquiterpenalkohole) |
| M | *Tropaeoli herba* (Kapuzinerkresse) | Tropaeolum majus | Benzylsenföl sek. aus Glucotropaeolin gebildet |
| M | *Armoraciae radix* (Meerrettich) | Armoracia rusticana | Senföle (Phenylethyl- und Allylsenföl), sek. entstanden aus Gluconasturtin bzw. Sinigrin |
| M | *Bucco folium* (Buccoblätter) | Barosma betulina | Ätherischöl mit Diosphenol |

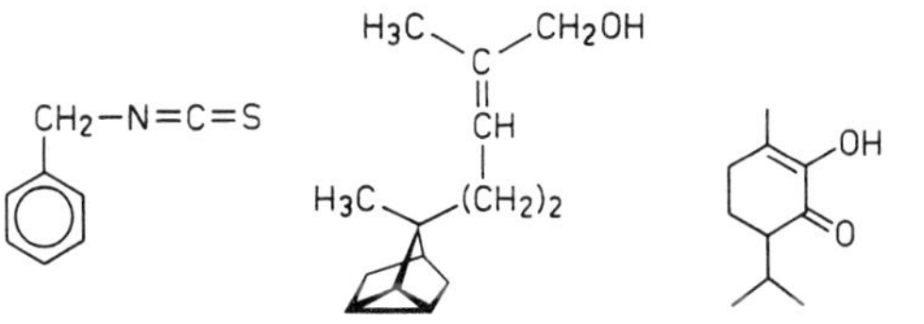

Benzylsenföl (Tropaeolum majus)    Santalol (Santalum album)    Diosphenol (Barosma betulina)

**Abb. 6.4:** Hauptwirkstoffe der Tropaeolum-, Santalum- und Barosma-Drogen.

Benzylsenföle besitzen darüberhinaus eine *unspezifische immunstimulierende* Wirkung. Sie induzieren nach p.o. Gabe eine Leukozytose induzieren (Crasselt, 1950).

Da Senföle reizend auf die Schleimhaut von Mund und Magen wirken, sind sie in magensaftresistenter und dünndarmlöslicher Kapselform zu applizieren.

Die leicht desinfizierende Wirkung der **Bucco-Blätter** ist auf die *Ätherischölverbindungen* zurückzuführen.

Bezüglich der Reizwirkung gilt dasselbe wie für Sandelholzöl und die Senföle. Die Wirksamkeit ist nicht belegt, die Anwendung wird daher *nicht empfohlen*.

### 6.2.2.2 Pflanzliche Diuretika

Siehe dazu Kap. 6.1: Dysurische Beschwerden.

### 6.2.2.3 Drogen zur Stimulierung der unspezifischen Immunabwehr

Diese (z.B. **Echinaceapräparate**) sind vor allem bei rezidivierenden Harnwegsinfektionen und Entzündungen angezeigt (siehe Kap. 9: «Abwehrschwäche und Immunmangelzustände»).

### 6.2.2.4 Phytopräparate

**Monopräparate**

Z.B. Gelosantal (Ol. Santali), Uvalysat Bürger (Extr. Fol. Uvae ursi fl.).

**Kombinationspräparate**

In diesen findet man die eigentlichen Urodesinfizientia primär mit pflanzlichen Diuretika, weniger häufig mit spasmolytisch, antiphlogistisch oder immunstimulierend wirkenden Drogenextrakten etc. kombiniert.

An der Spitze steht die urodesinfizierend wirkende *Bärentraubenblatt-Droge*, gefolgt von den diuretisch wirkenden Drogen *Schachtelhalm, Goldrute, Birkenblätter, Orthosiphon, Wacholder, Bohnenschalen und Bruchkraut*. Von den immunstimulierend wirkenden Drogen wird außer den Senföldrogen nur die *Echinacea-Droge* verwendet.

*Beispiele*
Cystinol,
Nephrisol-mono
Nephroselect M
Nieral SR
Uraton,
Cefanephrin N,
Nephro-loges,
Nephrisan N
Canephron N
Herniol,
Angocin (Senföldrogen + Extr. Echinaceae).

Carito NA
Im Arctuvan ist Extr. Uvae ursi mit Methenamin und
Phenylsalicylat kombiniert.

*Teepräparate*
z. B. Nieron-Tee N,
Uro-Fink,
Harntee 400,
Hernia-Tee
(siehe auch Kapitel Diuretika-Präparate).

# 6.3 Steinleiden

## 6.3.1 Anwendungsgebiete und Behandlungsprinzipien

Nur etwa 30 % aller Harnsteine müssen invasiv,
d. h. durch Pyelolithotomie, Uretolithotomie oder
Schlingenextraktion entfernt werden. Neuerdings
ist die extrakorporale Stoßwellen-Lithotripsie als
nicht invasive Möglichkeit hinzugekommen. Etwa
60–65 % aller Harnsteine und etwa 80 % aller
Harnleitersteine sind dagegen aufgrund ihrer Form,
Größe und Lage abgangsfähig und *können durch
konservative, d. h. auch phytotherapeutische Maßnahmen spontan ausgetrieben werden.*

Die **konservative Behandlung von Harnsteinerkran-
kungen** besteht in einer *Kombinationstherapie.* Sie
umfaßt:
– *Steigerung der Diurese* (Durchspülungstherapie),
– *Spasmolyse* bzw. *Spasmoanalgesie,*
– *Chemolyse* (Litholyse).

## 6.3.2 Drogen und Präparategruppen

### 6.3.2.1 Diuretika

Eine verstärkte Diurese zielt auf eine Durchspülung
und Harnverdünnung, so daß bereits gebildete
Steinkeime ausgespült werden und die Konzentration steinbildender Stoffe vermindert wird. Eine
niedrige Konzentration an steinbildenden Salzen
und matrixbildenden organischen Verbindungen im
Urin (Harndichte = spez. Gewicht < 1015 g/l) wird
im allgemeinen durch eine Tagesausscheidung von
1,5-2 l Harn bei einer Trinkmenge von 2,0-2,5 l erreicht. Die sonst üblichen Konzentrationsspitzen
von lithogenen Ionen während der Nacht werden
dadurch gleichzeitig vermieden.
Für diese Diuresesteigerung sind außer *reichlicher
Flüssig*keitszufuhr alle im Kapitel 6.1 (S. 183/184)
genannten *diuretisch wirkende Drogen und Drogenpräparate, vor allem Tees, geeignet.*

### 6.3.2.2 Spasmolytika und Spasmoanalgetika

Von den spasmolytisch wirkenden Drogen finden
nur die nachfolgenden Anwendung:

- **M Ammeos visnagae fructus** (Ammeifrüchte)
  (Siehe Kap. 4, S. 110).
- **M Berberidis cortex** (Berberitzenrinde)
  (Siehe Kap. 5, S. 149).
  Nach **M** wird die Anwendung für dieses be-
  anspruchte Indikationsgebiet nicht befür-
  wortet.
- **M Chelidonii herba** (Schöllkraut)
  (Siehe Kap. 5, S. 149).
- **M Belladonnae folium/radix** (Belladonna-Blät-
  ter, Wurzel)
  (Siehe Kap. 5, S. 137).
- **M Petasitidis radix** (Pestwurz)

**!**

Die für die *spasmolytische Wirkung der fünf Drogen* verantwortlichen Verbindungen sind.
– **Khellin** (Ammi visnaga), ein Furanochromonderivat, das u. a. krampflösend auf die glatte Muskulatur ableitender Harnwege wirkt.

– Das **Berberin** (Berberis vulgaris), ein Papaveral-
  kaloid, das neben einer lokal antibiotischen Wirkung schwach spasmolytisch und cholekinetisch
  wirkt.

– **Chelidonin** (Chelidonium majus), ein Benzo-
  phenanthridinalkaloid, das ebenfalls eine papa-
  verinartige, spasmolytische Wirkung besitzt.

– **Atropin**, ein Tropanalkaloid mit spasmolytischer
  Wirkung.

– Die **Petasine** (Petasites hybridus), Sesquiterpen-
  verbindungen, die spasmolytisch, analgetisch und
  tranquillisierend wirken (Bucher, 1951).

### 6.3.2.3 Chemolitholytika

Eine gezielte Chemolyse setzt die Kenntnis der vorliegenden Steinart voraus.
– **Harnsäuresteine**, weniger gut **Cystinsteine**, können durch *Alkalisierung des Harnes*, durch Ura-
  lyt-U oder Oxalyt C (Kaliumnatriumhydrogenci-
  trat) aufgelöst werden. Zugleich eignet sich diese
  Methode auch zur Rezidivprophylaxe von Harn-
  säure- und Ca-Oxalatsteinen.

– **Calciumoxalat** und/oder **Calciumphosphat**-Stei-
  ne können durch Zubereitungen aus der **Färber-
  krappwurzel** erfolgreich angegangen werden.

## *Rubiae tinctoriae radix (Färberkrappwurzel)*

### Chemie

Das Hauptwirkprinzip scheint die **Ruberythrinsäure**, ein *Alizaringlykosid* (1,2-Dihydroxyanthrachinon-xylo-(1→6)glucosid (primverosid) (Abb. 6.5) zu sein, das im schwach sauren Milieu (pH = 6,6) durch Chelatbildung die Bildung von Calciumphosphat- und Oxalatkrementen hemmen und bestehende Steine durch Herauslösen von Calcium «korrodieren» soll (Tscharnke et al., 1972; Hesse et al., 1974; Berg et al., 1976). Die gebildeten Calciumkomplexe sind wasserlöslich und harngängig.

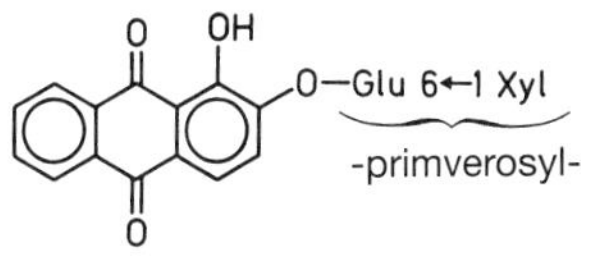

**Abb. 6.5:** Alizarin, der Hauptwirkstoff von Rubia tinctoria.

### Pharmakologie und Toxikologie

Von Extrakten aus der Krappwurzel wurden auch eine *spasmolytische* Wirkung (Westendorf u. Vahlensiek, 1983) und ein *diuretischer* Effekt beobachtet. Dieser Wirkungsmechanismus wurde angezweifelt. Statt dessen soll ein pH-senkender Effekt für die Rezidivbildung von Calciumsteinen verantwortlich sein. Von den in der Krappwurzel noch vorkommenden anderen Anthrachinonderivaten scheint das Lucidin, ein 1,3-Dihydroxy-2-hydroxymethylanthrachinon *nicht unbedenklich* zu sein. Für die Verbindung wurde an Hamsterfibroblasten eine *stark mutagene Wirkung* festgestellt (Yasui u. Takeda, 1983). Bei Tierversuchen mit oral verabreichten Krappwurzelextrakten wurden bei hoher Dosierung (1,5 g/Tier/Tag) histologische Veränderungen in der Leber beobachtet (Schneider et al., 1979). Aus diesem Grund *hat das BGA die Zulassung krappwurzelhaltiger Humanarzneimittel widerrufen.*

### 6.3.2.4 Klinische Studien

Es existieren Studien mit den Extrakt-Kombinationspräparaten Urol, Nieron und den Tee-Präparaten Solubitrat und Harntee 400.

*Lit.:* Hesse u. Vahlensieck, 1984; Curtze, 1979; Schneider, 1985; Klingeberg u. Wolf, 1975; Gasser u. Vahlensieck, 1979; Schneider u. Ruggendorf, 1986; Hesse u. Vahlensieck, 1985; Bichler et al., 1982.

### Therapiestudien

#### Therapiestudie-Beispiel 1

**Indikation.** Urolithiasis-Prophylaxe (Calciumoxalat-Steinpatienten).

**Präparat.** Harntee 400.

**Studienart.** Kontrollierte Studie von 20 Calciumoxalat-Stein-Patienten, die keine Harnwegsinfektionen aufweisen, unter den Bedingungen einer stationären Stoffwechselprüfung.

**Behandlungsart.** Als Ausgangssituation wurden die häuslichen Bedingungen einen Tag vor der Stoffwechselprüfung festgelegt. (Tag 0). An den Tagen 1 bis 16 erhielten die Patienten die gleiche Nahrungs- und Flüssigkeitszufuhr. Nach Empfehlungen der Dtsch. Ges. f. Ernährung: 200 ml koffeinfreier Kaffee; 1000 ml Apfelsaft und 1200 ml Hagebuttentee. In der Prüfperiode wurden 1200 ml Hagebuttentee durch die gleiche Menge Tee (=Testpräparat) ersetzt.

**Prüfkriterien.** In der Vorperiode (1. bis 5. Tag) wurde der Stoffwechsel der Patienten auf einen Steady state eingestellt. Täglich wurde der 24-Std.-Harn gesammelt und untersucht. Der 5. Tag wurde als Steady state der Vorperiode festgelegt. Vom 6. bis 10. Tag (Prüfperiode) wurde der Tee verabreicht. An den Tagen 6 bis 8 erfolgte die Untersuchung im 24-Std.-Harn und an den Tagen 9 und 10 wurde der Harn Tag und Nacht alle 3 Stunden gesammelt. In den Proben wurde der zirkadiane Rhythmus einzelner Parameter bestimmt. Bestimmt wurden die Serum- und Harnparameter $Na^+$, $K^+$, $Ca^{2+}$, $Mg^{2+}$, anorganisches P, $Cl^-$, Harnsäure, Kreatinin und zusätzlich pH, spezifisches Gewicht, anorganisches $SO_4$, Oxalsäure und Citronensäure. Die Analysen erfolgten mit den in der urologischen Diagnostik üblich modernen photometrischen, enzymatischen und anderen physikalisch-chemischen Labormethoden.

**Ergebnis.** Während in den Serumwerten keine signifikanten Abweichungen auftraten, kam es bei den für die Steinbildung ausschlaggebenden Faktoren zu einer Abflachung der Sinusrhythmik. Der pH-Wert-Sinusverlauf ohne Teemedikation flachte unter der Harnteegabe ab und erreichte günstige Werte von 6,2 bis 6,5 (Abb. 6.6 und 6.7). Die Citronensäureausscheidung stieg gleichmäßig an und erfuhr unter der Teemedikation eine Stabilisierung (Abb. 6.8) (Hesse u. Vahlensieck, 1985).

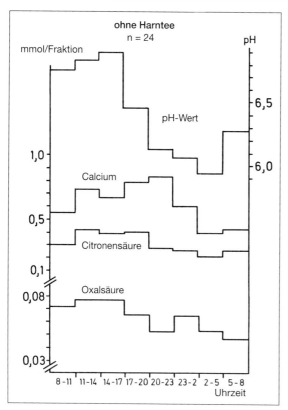

**Abb. 6.6:** Messung von Harnparameter ohne Harntee.
Zirkadianer Verlauf des pH-Wertes, der Ausscheidung von Calcium, Citronensäure und Oxalsäure bei Calciumoxalat-Steinpatienten unter Standardkost mit 2400 ml Flüssigkeitszufuhr (n = 24, x) (Hesse u. Vahlensieck, 1985).

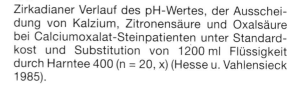

**Abb. 6.7:** Messung von Harnparameter mit Harntee.
Zirkadianer Verlauf des pH-Wertes, der Ausscheidung von Kalzium, Zitronensäure und Oxalsäure bei Calciumoxalat-Steinpatienten unter Standardkost und Substitution von 1200 ml Flüssigkeit durch Harntee 400 (n = 20, x) (Hesse u. Vahlensieck 1985).

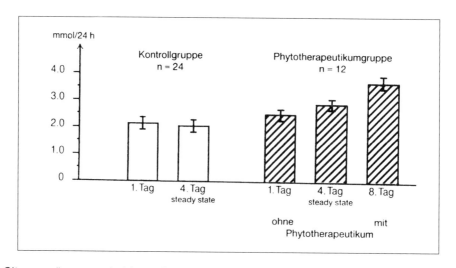

**Abb. 6.8:** Citronensäureausscheidung ohne und mit Harntee.
Citronensäureausscheidung im 24-Stunden-Harn bei Kalziumoxalatsteinpatienten ohne Behandlung und mit Verabreichung des Phytotherapeutikums (Hesse u. Vahlensieck, 1985).

**Therapiestudie-Beispiel 2**

**Indikation.** Urolithiasis (Harnleitersteine).

**Präparat.** Ein Extraktkombinationspräparat in Kapselform bestehend aus Extrakten von Rubiae tinct. radix, Ammi visnagae fructus, Taraxaci radix c. herba, Solidaginis virg. herba und Aescin als einzigem isolierten Reinstoff.

**Studienart.** Prospektive randomisierte Studie mit 111 Probanden mit röntgen-positiven, kalziumhaltigen oder Zystin-Steinen.

**Behandlungsart.** Nach Randomisierung in zwei Therapiegruppen wurde die erste Gruppe (I) mit 3 × 30 Tropfen Novalgin/Tag und 3 × 1 Supp. Baralgin/Tag behandelt, die zweite Gruppe (II) mit 3 × 2 Kapseln des Phytopräparates.

**Prüfparameter.** Vor Therapiebeginn mußte eine akute Kolik behandelt und der Patient beschwerdefrei sein. Bei allen Patienten wurden Steinlokalisation und Abflußverhältnisse im ableitenden Harnsystem (Abdomen-Leeraufnahme und i. v.-Urogramm) sowie der Urinstatus dokumentiert. Jeweils 1–2 Wochen nach Therapiebeginn wurden die Untersuchungen wiederholt. Nach dem Steinabgang erfolgten erneut eine Abdomenleeraufnahme und Urinkontrolle.

**Bewertung.** In die Bewertung kamen von Gruppe I 47 Patienten, von Gruppe II 50 Patienten. In Gruppe I konnten mit der klassischen Spasmoanalgesie 85,5 % in der Phytopräparate-Gruppe II 89,3 % Steinabgänge erreicht werden. Die durchschnittliche Harnstein-Transit und Harnsteinaustreibungszeiten sind aus der Tab. 6.4 ersichtlich. In der Phytopräparate-gruppe erfolgte der Steinabgang im Durchschnitt 3 Tage früher. Auch der Anteil an Patienten, bei denen der Stein innerhalb der ersten 10 Tage abging, ist in der Phytopräparategruppe größer.

Die Studie belegt nicht nur den Nutzen der Phytopräparat-Behandlung, sondern auch die günstige Relation von Wirkung zu Nebenwirkung (Bach et al., 1983).

### 6.3.2.5 Phytopräparate

**Kombinationspräparate**

In diesen findet man folgenden Drogen:
*Spasmolytika/Analgetika:*
Berberidis cortex, Ammeos fructus, Petasitidis radix.
*Diuretika:*
Solidaginis herba, Urticae radix, Juniperi fructus, Taraxaci radix, Uvae ursi fol.,

z. B. Nieron N,
Urol N (Extr., Fruct. Ammi visn., Herba Solidaginis, Rad. Taraxaci c. herba),
Kalkurenal Goldrute Lsg.
Cystium wern
Nephronorm-med.
Petadolex (Extr. Rad. Petasididis) u. a.

# 6.4 Miktionsstörungen verschiedener Genese

## 6.4.1 Anwendungsgebiete und Behandlungsprinzipien

Miktionsstörungen (Beschwerden beim Wasserlassen) können sich in unterschiedlichen **Formen** äußern:
- *Pollakisurie*, ein besonders häufiger Drang zur Miktion, die in einer erhöhten oder verminderten Entleerung, Polyurie oder Oligourie, bestehen kann. Eine besondere Form stellt die sog. *Reizblase* (Neuralgia vesicae) dar. Sie ist charakterisiert durch eine gesteigerte Sensibilität und Erregbarkeit des Detrusors.

**Tab. 6.4:** Vergleich der Harnsteinausscheidungszeiten mit Phytopräparat und einem Spasmoanalgetikum.

| Dauer der Harnstein-Austreibung in Korrelation zur Therapieform | | | | | | |
|---|---|---|---|---|---|---|
| Therapieart | n (gesamt) | durchschnittliche Behandlungszeit (Tage) | | | | |
| | | 1–5 | 6–10 | 11–20 | 21–30 | 31 und mehr |
| Spasmoanalgesie | 47 | 13 (27,7 %) | 11 (23,4 %) | 6 (12,8 %) | 9 (19,1 %) | 8 (17 %) |
| Phytopharmakon | 50 | 15 (30 %) | 13 (26 %) | 7 (14 %) | 8 (16 %) | 7 (14 %) |

(Bach et al., 1983.)

– *Nykturie*, mehrfache Entleerung (Pollakisurie) während der Nacht.
– *Dysurie*, schmerzhaftes Wasserlassen.
– *Harninkontinenz*, trotz minimal gefüllter Blase.

Man unterteilt nach Brühl (1991) die Miktionsstörungen in **3 Schweregrade:**
– Beim *Schweregrad I* ist die Miktionsfrequenz leicht erhöht.
– Beim *Schweregrad II* kann es zu Harninkontinenz kommen.
– *Schweregrad III* besitzt alle Symptome des Grades II und ist durch das zusätzliche Auftreten von Tenesmen charakterisiert.

Als **Ursache** kommen in Frage:
– Bakterielle Entzündungen der Blase (Zystitis), der Prostata (Prostatitis) und Harnröhre (Urethritis),
– Funktionsstörungen der Blasenmuskulatur (Reizblase),
– Prostataadenom (siehe folgendes Kapitel),
– (psycho)-vegetatives Urogenitalsyndrom, chronische Prostatitis, Reizblase.

**Phytopräparate** sind indiziert bei Miktionsstörungen des **Schweregrades I.**
Für Störungen des *Schweregrades II können sie adjuvant* zu anderen Maßnahmen eingesetzt werden.
**!** *Bei akutem Harnverhalt sind Phytopräparate zwecklos.*

Die für Miktionsstörungen zur Verfügung stehenden Drogenpräparate besitzen je nach Zusammensetzung folgende *Wirkqualitäten*:
– antibakteriell,
– tonisierend,
– antiphlogistisch,
– sedierend bzw. vegetativotrop,
– spasmolytisch.

## 6.4.2 Drogen und Präparategruppen

### 6.4.2.1 Cucurbitae semen (Kürbissamen)    M
Cucurbita pepo und andere Arten

Von den zahlreichen im Handel befindlichen Arten wird arzneilich den Kulturvarietäten von Cucurbita pepo convar. citrullinina var. styriaca, die weichschalige Samen liefern, der Vorzug gegeben.

## Chemie

Im Kürbisöl 30–50 % Fettsäuren, vor allem *Öl- und Linolsäure*, β- und α-*Tocopherole*, ferner *Phytosterine*, vor allem $\Delta^7$-Sterole (z. B. 5α-Stigmasta-7,22-dien-3β-ol- und 5α-Stigmasta-7,22,25-trien-3β-ol) und ihre Glucoside, *Terpenalkohole* z. B. Cucurbitol, sowie einige ungewöhnliche *Aminosäuren* wie z. B. Cucurbitin (= 3-Amino-3-carboxypyrrolidin) und die Elemente *Selen, Mangan* und *Zink.*

## Pharmakologie

Die Wirkung des Kürbissamenextraktes wird als *«harmonisierend»* auf Dysregulationen von Detrusor und Sphinkter bzw. der gesamten Blasenmuskulatur im Sinne einer Verbesserung des verminderten Blasentonus beschrieben (Schilcher, 1986).
Es ist *ungeklärt*, worauf die prostatrope Wirkung im einzelnen zurückzuführen ist. Man nimmt an, daß diese durch einen Synergismus von mehreren Verbindungen z. B. Sterine, Tocopherole und Selen, zustandekommt (Schilcher, 1984).

### 6.4.2.2 Weitere miktionsbeeinflussende Drogen (Tab. 6.5)

Diese Drogen finden sich mit Ausnahme von Rhizoma Scopoliae nur in Kombinationspräparaten.

### 6.4.2.3 Phytopräparate

**Hauptindikationen.** Reizblase, Enuresis nocturna, Prostatitis, Zystitis, Urethritis, Harnsteinleiden, Blasenschwäche, Prostataadenom Stadium I.

#### Monopräparate
Z. B. Granufink Kürbiskerne und Granulat.

#### Kombinationspräparate
Diese enthalten außer Semen-Cucurbitae-Extrakt noch zusätzlich mindestens 4–5 Extraktbestandteile, u. a. zum Beispiel Rhois arom. Extrakt, Echinacea-Extrakt sowie diuretisch und sedierend bzw. spasmolytisch wirkende Extraktkomponenten.
Z. B. Cysto Fink,
Prosta-Fink N,
Inconturina-S-,
Nomon N,
Prostamed,
Rhoival,
Spasmo-Rhoival N,
Spasuret 200,
Urgenin Cucurbitae oleum Kaps.
Uvirgan N,
Olren (Extr. Scopoliae).
Weitere Präparate siehe «Prostata-Mittel» S. 204.

**Tab. 6.5:** Antiprostatisch wirkende Drogen mit ihren Hauptinhaltsstoffen.

| | Droge | Hauptinhaltsstoffe | Beschriebene Wirkungen |
|---|---|---|---|
| | *Rhois aromaticae radix, cortex* *(Gewürzsumach)* Rhus aromatica | Gallotannine, Orcinglycosid, Flavone, Ätherischöl | Reizreduzierend, spasmolytisch, antiphlogistisch |
| | *Scopoliae rhizoma* *(Glockenbilsenkrautwurzel-stock)* Scopolia carniolica | Scopolamin | Spasmolytisch, sedierend |
| M | *Piperis methystici radix* *(Kawa-Kawa-Wurzel)* Piper Methysticum | Kawalactone (Kawain, Dihydrokawain, Dehydro-kawain) | Sedierend, muskelrelaxierend |
| M | *Lupuli strobulus* *(Hopfenzapfen)* Humulus lupulus | Bitterstoffe Humulon und Lupulon, Ätherischöl mit 2-Methyl-3-buten-2-ol | Sedierend |
| M | *Valerianae radix* *(Baldrianwurzel)* DAB 10, ÖAB, Helv VII Valeriana officinalis | Valepotriate und Ätherischöl (Valeronal, Valerensäure) | Sedierend, spasmolytisch muskelrelaxierend |
| M | *Hyperici herba* *(Johanniskraut)* Hypericum perforatum | Hypericine, Flavonoide | Sedierend, antidepressiv, anxiolytisch |

# 6.5 Benigne Prostatahyperplasie (BPH)

## 6.5.1 Klinik und Pathogenese der BPH

### Krankheitssymptomatik

Siehe hierzu Brühl (1991).

Die benigne Prostatahyperplasie (BPH) ist durch *ähnliche Symptome wie die Miktionsstörungen*, d.h. durch Dysurie, Pollakisurie, verzögerten Miktionsbeginn und eine unvollständige Entleerung der Blase gekennzeichnet.
Die BPH ist bei Männern *ab dem 40. Lebensjahr* mit zunehmendem Alter häufiger und bei Männern über 70 Jahre fast immer zu konstatieren. Bei etwa 90 % aller Männer über 65 Jahre ist eine BPH zu diagnostizieren, aber nur bei 30–40 % kommt es zu klinisch manifesten Beschwerden beim Wasserlassen.
Hilfreich für die Frage, ob überhaupt eine Behandlung, eine permanente konservative oder eine operative Behandlung notwendig ist, ist die Einteilung der BPH in 4 Stadien (Vahlensieck, 1985) oder in 3 Stadien nach Alken:

**Stadium I**
*Keine* Miktionsstörungen, mehr oder weniger ausgeprägte BPH, Uroflow > 15 ml/sec, kein Restharn, keine Trabekelblase.

**Stadium II**
*Wechselnde* Miktionsstörungen, (Frequenz, Kaliber), mehr oder weniger ausgeprägte BPH, Uroflow zwischen 10 und 15 ml/sec, kein oder geringer Restharn (–50 ml), keine oder beginnende Trabekelblase.

**Stadium III**
*Permanente* Miktionsstörungen, (Frequenz, Kaliber), mehr oder weniger ausgeprägte BPH, Uroflow < 10 ml/sec, Restharn > 50 ml, Trabekelblase.

**Stadium IV**
*Permanente* Miktionsstörungen, (Frequenz, Kaliber), mehr oder weniger ausgeprägte BPH, Uroflow < 10 ml/sec, Restharn > 100 ml, Dilatationsblase, Harnstauung oberer Harnwege.

Die Stadien II und IV der angegebenen Einteilung entsprechen den Stadien I bis III nach *Alken*.

### Hypothesen zur Ätiologie der BPH

Die genaue Ursache der BPH ist bis heute *noch nicht endgültig geklärt*. Wahrscheinlich liegt ein *multifaktorielles* Geschehen vor. Dementsprechend gibt es zur Ätiologie mehrere Hypothesen (siehe auch Abb. 6.9).

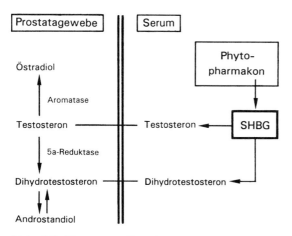

**Abb. 6.9:** Hormonstoffwechsel der Prostata.

Die **Dihydrotestosteron (DHT)-Hypothese** nach Wilson und Walsh.
Hiernach wäre das DHT, das in der Prostata durch das Enzym 5α-Reduktase gebildet wird und sich dort anreichert, für die Entstehung der BPH von Bedeutung. Tatsächlich findet man beim Adenom eine etwa 5fach höhere Konzentration an DHT im Vergleich zur gesunden Prostata. Das DHT wird im Zytoplasma der Prostatazelle an spezifische Rezeptoren gebunden und zum Zellkern transportiert, wo es die Zellproliferation in Gang setzt. Auf dieser Hypothese beruht die Entwicklung von Arzneimitteln mit einer selektiven Hemmwirkung auf die 5α-Reduktase (siehe Abb. 6.9).

Die **SHBG-Theorie** (Sexualhormonbindendes Globulin = SHBG) nach Schmidt.
Die verminderte Bioverfügbarkeit von Testosteron wird mit einem Anstieg dieses Globulins in Verbindung gebracht. Das SHBG bindet und inaktiviert dadurch Testosteron. Demnach sollte es möglich sein, die Hyperplasie durch Arzneistoffe mit Testosteron-mimetischen oder die Neusynthese von SHBG bremsenden Eigenschaften zu verhindern oder zu bremsen (siehe Abb. 6.9). Diese Hypothese steht aber im Widerspruch zu Befunden, wonach das Androstandiol, das als Hauptabbauprodukt von DHT gilt und im Prostataadenomgewebe eben-

falls signifikant erhöht ist, beim Hund ein Prostataadenom induzieren kann. Aus diesem Grund wird der SHBG-Theorie heute keine große Bedeutung mehr zuerkannt.

**Die Androgen/Östrogen-Quotienten-Theorie** nach Seppelt.
Diese Hypothese sieht die Auslösung einer Hyperplasie in einer Zunahme des Östradiol/Testosteron-Quotienten mit zunehmendem Alter. Tatsächlich ist die Bildung von Östrogenen aus zirkulierendem Testosteron und Androstendion im Prostatagewebe der BPH erhöht. Daß die Entwicklung der Prostata hormonell gesteuert wird, ist längst bewiesen, nachdem Wernert et al. (1988) in der Prostata Östrogen- und Progesteron-Rezeptoren nachgewiesen haben. Demnach ließe sich durch Hemmung der extratestikulären Aromatisierung von Testosteron, d.h. durch Hemmung des Enzyms *Aromatase* die Progredienz der BPH verhindern (siehe Abb. 6.9).

**Stroma-Epithelinteraktions-Theorie** nach McNeal und Cunha.
Diese sieht in einer Androgenstimulation des Epithels die Ursache für die Hyperplasie des Stromas.

Die **Stammzell-Theorie** nach Isaacs und Coffrey.
Diese vermutet in der Stimulierung der Stammzellenproliferation und Ausbreitung sogenannter Verstärker- und Transitzellen die eigentliche Ursache für die Hyperplasie.

Die **Wachstumsfaktor-Theorie** nach Story und Wagner.
Diese beruht auf der vom Tumorwachstum her bekannten Erkenntnis, daß Östrogene und Epidermal Growth-Faktoren bei fehlender Suppression eine Proliferation des Prostatagewebes in Gang setzen können. Durch Blockierung entsprechender Rezeptoren (Tyrosinkinase-Domäne bzw.-Epidermal-Growth-Faktor-Rezeptoren) könnte die Entwicklung einer Hyperplasie gebremst werden.

Neuerdings wird auch eine verstärkte Prolaktinbildung in der Prostata mit der Hyperplasie in ursächlichen Zusammenhang gebracht. Wahrscheinlich spielen auch immunologische Faktoren eine Rolle.

## 6.5.2 Indikationen und Stellenwert der Phytopräparate

Phytotherapeutische Maßnahmen haben objektivierbaren Erfolg bei **Prostata-Adenomen der Stadien I bis III** (Stadium I und beginnendes Stadium II nach *Alken*). Nach einer epidemologischen Untersuchung von Ziegler (1992), die auf der statistischen Auswertung von 2 500 Fällen basiert, müssen nur 20 % der Prostataadenomträger (die sog. Schnellentwickler) operiert werden, während 80 % über 5 Jahre und länger mit einer konservativen medikamentösen Therapie auskommen.

Im Gegensatz zu der Auffassung der amerikanischen Urologen und der Food and Drug Administration (FDA) wird *in Europa* **die konservative phytotherapeutische** *Therapie der BPH als sinnvoll angesehen.* Die Sachverständigen-Kommission E hat sich dieser Auffassung angeschlossen.

Eine Rückbildung des Adenoms ist zwar nicht zu erwarten, doch kann die Adenomvergrößerung gestoppt oder die Progredienz verlangsamt werden. Miktionsstörungen verbessern sich oder verschwinden. Der Uroflow erhöht sich und die Restharnmenge wird reduziert. Dies mag zum Teil auf einen direkten Eingriff in den Androgen- bzw. Steroid-Stoffwechsel bzw. den Zelldifferenzierungsmechanismus, zum anderen auf die *antiphlogistische* und/oder *spasmolytische* Wirkung einiger Phytopräparate oder Präparatekomponenten zurückzuführen sein.

Ob Phytopräparate auch zur **Prophylaxe** des BPH geeignet sind, ist noch offen, solange es hierzu keine epidemiologischen Studien gibt. Die Tatsache, daß die BPH-Häufigkeit bei der männlichen Bevölkerung der gelben Rasse nur bei etwa 5–10 % liegt, wird häufig mit besonderen Faktoren der Ernährung in Verbindung gebracht. Wenn ein solcher Zusammenhang bestünde, könnte man den Einfluß bestimmter Nahrungsstoffe auf den Androgen- bzw. Steroid-Stoffwechsel dafür verantwortlich machen.

### 6.5.3 Drogen und Präparategruppen
(Tab. 6.6, Abb. 6.10)

#### 6.5.3.1 Phytosterin-Gruppe

**Chemie**

**Cucurbita, Urtica, Serenoa, (Sabal), Hypoxis, Pygeum, Pollen.** Prototyp der in diesen Drogen enthaltenen **Phytosterine** und Abkömmlinge ist das **β-Sitosterin**. Sitosterin besitzt das Grundgerüst des *Cyclopentanoperhydrophenanthrens*, eine *Steroidgrundstruktur.* Es verfügt wie das Cholesterin am Ring E über eine aliphatische Seitenkette. (Abb. 6.10)

**Pharmakologie und Klinik**

Soweit man überhaupt den aus diesen Drogen isolierten Wirkstoffen definierte Wirkungen zuschrei-

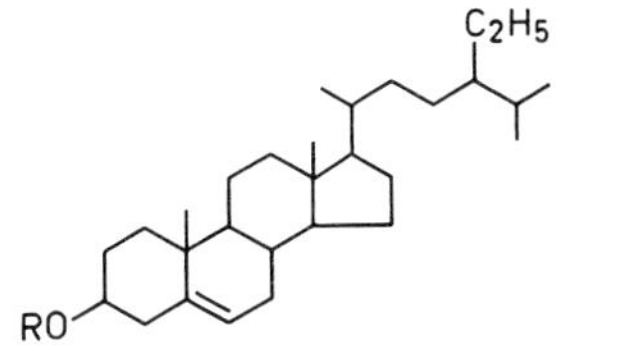

**Abb. 6.10:** Sitosterin und sein Glucosid (Sitosterolin) als Hauptwirkstoffe von Cucurbita, Hypoxis und Sabal.

ben kann, muß zwischen den *Hormonstoffwechsel und die Zellproliferation beeinflussenden* und nur *antiphlogistisch wirkenden* Substanzen unterschieden werden.

Als Erklärung für die Wirksamkeit von **Cucurbitapepo-, Sabal-serrulata, Pygeum-afric. und Hypoxisrooperi-Extrakten** werden auch heute noch die in diesen Drogen vorkommenden **Sterin**verbindungen, vor allem das in einigen Drogen enthaltene **Sitosteringlucosid (Sitosterolin)** und die in Kürbissamen entdeckten $\Delta^7$-Sterol verantwortlich gemacht. Nachdem man zunächst annahm, daß die Steroide durch Bindung an das SHBG die Bioverfügbarkeit von DHT beeinflussen und die SHBG-Neusynthese verhindern, neigt man jetzt aufgrund von neuen in vitro- und in vivo-Untersuchungen dazu, den Wirkmechanismus mehr in einer Beeinflussung des Prostaglandin- und Prolaktinstoffwechsels zu sehen.

Beide Hypothesen, die man aus den positiven Untersuchungen mit hohen Gaben von reinem Sitosterin ableitete, sind aber für die Drogenextrakte nicht ohne weiteres relevant, da die Steroidmengen, die man bei der angegebenen Dosierung mit entsprechenden Extrakt-Präparaten pro Gabe zu sich nimmt, in der Größenordnung von nur wenigen Milligramm liegen. Demgegenüber nimmt der Mensch mit der Nahrung täglich 250 bis 350 mg(!) Sitosterin in sich auf. Auch die Dosierung eines Sitosterin-Präparates (z. B. Harzol), das noch 10 % Sitosterin-glucosid enthält, liegt erst bei 30–60 mg/Tag! Kürzlich konnte für einen lipophilen *Sabalfruchtextrakt* (SG 291) sowohl im 5-Lipoxygenase- als auch im Cyclooxygenase-Test eine starke Hemmwirkung nachgewiesen werden (Breu et al., 1992 a, b). Dieses hierfür verantwortliche Wirkprinzip muß demnach in der sauren lipophilen Fraktion von Sabal enthalten sein (s. Kap. 6.5.3.2).

**Tab. 6.6:** Bei BHP einsetzbare Arzneidrogen mit ihren Hauptinhaltsstoffen.

| | Droge | Stammpflanze/Familie | Hauptinhaltsstoffe |
|---|---|---|---|
| M | *Cucurbitae peponis semen* (Kürbissamen) | Cucurbita pepo u. a. Arten bzw. Subvarietäten | β-Sitosterin, β-Sitosterin-glucosid (= β-Sitosterolin), Stigmastadiene und -triene ($\Delta^7$-Steroide), Tocopherole, Cucurbitin (3-Amino-3-carboxypyrolidin) |
| M | *Urticae radix* (Brennesselwurzel) | Urtica dioica | Lignane, Phytosterine, Polysaccharide, Lektine |
| M | *Serenoae rep.* (Sabalis serr.) fructus (Sägepalmenfrüchte) | Serenoa repens (Sabal serrulata) | Phytosterine (Sitosteringlykosid), Fettes Öl, saures Polysaccharid |
| M | *Populi cortex u. folium* (Pappelrinde/Blatt) | Populus tremuloides, P. tremula | Salicylglykoside (Salicin, Salicortin, Salireposid, Tremuloidin, Populin), Phenolcarbonsäuren (z. B. Benzoesäure) |
| | *Epilobii herba* (Weidenröschenkraut) | Epilobium parviflorum u. roseum Phytosterine | Kämpferol- u. Quercetinglykoside, Gallotannine |
| | *Hypoxis rooperi radix* (Hypoxiswurzel) | Hypoxis rooperi | β-Sitosterin, Sterolglykoside, Monoterpenglykosid, Pentenynglykoside |
| | *Pruni africanae cortex* (afrik. Prunus-Rinde) | Prunus africana (syn. Pygeum africanum) | Phytosterine, Blausäureglykoside |
| M | *β-Sitosterin* | Gewonnen aus verschiedenen Drogen (z. B. Sojaöl, Weizenkeimöl) | – |
| M | *Pollen(extrakt)-Präparate* | Gewonnen von verschiedenen Grasarten | Sterole, Peptide |

## Therapiestudien: Übersicht

Nach Untersuchungen von Zahradnik et al. (1980) führt das aus **Sitosterin** (10 mg) und **Sitosterin-glucosid** (0,1 mg) zusammengesetzte Präparate Harzol sowohl im Exprimat als auch im bioptischen Material zu einer signifikanten Senkung von Prostaglandin $E_2$ und $F_{2\alpha}$. Nach Pegel (1984) soll Sitosteringlucosid wegen seiner polareren Natur intestinal besser resorbiert werden und daher die Wirksamkeit verbessern. In einer plazebokontrollierten Doppelblindstudie bei 100 Patienten mit einem Prostataadenom führte Harzol zu einer signifikanten Abnahme der Restharnmenge und einer Erhöhung sowohl des Uroflows und der Blasenaustreibungskraft, letztere gemessen durch Zystomanometrie (Ebbinghaus et al., 1977) (siehe Therapiestudie).
Nach einer von Kraft (1981) durchgeführten Multizenter-Studie an 300 Patienten mit Prostataadenom führt auch *reines Sitosterin* p. o. in einer Dosierung von *50 mg/d über 38 Wochen* angewandt schon nach 2–3 Wochen zu einer Ab-

nahme der Miktionsbeschwerden, der Restharnvolumina und der subjektiven Symptome. Weitere Untersuchungen mit gleichen oder ähnlich positiven Ergebnissen stammen von Ströker (1985), Vahlensieck (1985) und Schindler (1983).
Ein *Kombinationspräparat* (Prostagutt), das außer einem *lipophilen Sabalextrakt* und Urtica-Extrakt noch weitere Extraktkomponenten enthält, wurde in einer randomisierten Doppelblindstudie gegen β-Sitosterin geprüft. Das Kombinationspräparat zeigte mit Sitosterin ein etwa gleich gutes Ergebnis, mit einer signifikanten Überlegenheit in bezug auf den mittleren Harnfluß (Rugendorff et al. 1986).
In einer Doppelblind-Multicenterstudie wurde ein Lipid-Sterol-Extrakt von *Pygeum africanum* (Tadenan) an 263 Patienten mit Prostatahyperplasie im Stadium III einer klinischen Prüfung unterzogen. Eindrucksvoll waren die Besserungen in den Parametern Restharnmenge, Miktionsvolumen und maximale Harnflußrate (Barlet et al., 1990).

**Therapiestudie-Beispiel 1**

**Indikation.** Benigne Prostatahyperplasie.

**Präparat.** Monosubstanz-Präparat in Kapselform enthaltend 10 mg Sitosterin und 0,1 mg β-Sitosterin-β-D-glucosid.

**Studienart.** Multizentrische Feldstudie mit 14 574 Patienten mittleren Alters = 66 Jahre.

**Behandlungsart.** 2 Kapseln 3 × täglich entsprechend 60 mg Sitosterin/Tag über 3 Monate.

**Prüfkriterien.** Registriert wurden die folgenden Miktionssymptomatiken: Verzögerte Miktionsbeschwerden, Pollakisurie, Nykturie und Nachträufeln.

**Ergebnis.** Wie aus Tab. 6.7 und Abb. 6.11 hervorgeht, verminderten sich der verzögerte Miktionsbeginn von 84 auf 25 %, die Pollakisurie von 61 auf 13 %, die Nykturie von 69 auf 33 % und das Nachträufeln von 79 auf 25 % (Schneider, 1986).

**Tab. 6.7:** Miktionssymptomatik bei Behandlungsbeginn und bei Behandlungsende mit dem Phytopräparat (absolute Zahlen und Prozente).

|  | Behandlungsbeginn | | Behandlungsende | |
| --- | --- | --- | --- | --- |
|  | abs. | % | % | abs. |
| Verzögerter Miktionsbeginn | 12121 | 83,7 | 24,8 | 3597 |
| Nachträufeln | 11421 | 78,8 | 25,1 | 3630 |
| Nykturie | 9928 | 68,5 | 32,7 | 4732 |
| Pollakisurie | 8785 | 60,6 | 13,1 | 1901 |

(Schneider, 1986.)

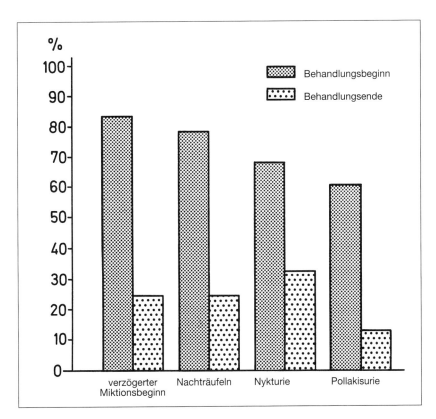

**Abb. 6.11:** Miktionssymptomatik vor und nach Behandlung mit dem Phytopräparat (Schneider, 1986).

## 6.5.3.2 Sabal- und Urtica-Polysaccharide

### Chemie

Urtica, Sabal: Die in beiden Drogen vorkommenden **Polysaccharide** sind bevorzugt saure Heteroglykane mit einem Mol.-Gewicht zwischen 40 000 und 100 000. Das **Lektin** der Urtica-Wurzel (UDA) ist ein niedermolekulares Glykoprotein vom Mol.-Gewicht ca. 8500 D.

### Pharmakologie der Sabal-Extraktfraktionen

Eine aus Sabalfrüchten hergestellte Hexanfraktion zeigte in verschiedenen Tiermodellen an der Ratte eine *antiödematöse Wirkung* (Tarayre et al., 1983). Das aus Sabalfrüchten gewonnene *saure Polysaccharid* zeigte am Rattenpfotenödem in einer Dosierung von 1,0 mg/kg i.v. appliziert eine ödemprotektive Wirkung, die jene von Indometacin, Dexamethason und Acetylsalicylsäure übertraf (Wagner u. Flachsbarth, 1981 a, b). Eine Therapierelevanz wäre nur bei Verwendung wäßriger Extrakte gegeben. Ein oral gegebener öliger Sabalextrakt ergab dagegen bei Mäusen und Ratten einen antiandrogenen Effekt (Stenger et al., 1982). In den gleichen Studien wurde gefunden, daß sich Sabal-Inhaltsstoffe an die Zytosolrezeptoren der Rattenprostata anlagern. Briley et al. (1983) und Carilla et al. (1984) stellten weiter fest, daß Verbindungen aus dem Sabalextrakt die Rezeptorbindung des Androgens kompetitiv hemmen, während β-Sitosterin und verschiedene fette Öle inaktiv waren. Sultan et al. (1984) gelang der Nachweis, daß auch die 5-α-Reduktase, die für die Umwandlung von Testosteron in Dihydrotestosteron verantwortlich ist, gehemmt wird. Andererseits wurde nach einer 30tägigen Behandlung kein Einfluß des Sabalextraktes auf dieses Enzym registriert (Casarosa et al., 1988).

### Therapiestudien: Übersicht

In einer multizentrischen, plazebokontrollierten Untersuchung mit einem Sabal-Extrakt von Cukier (1986) an 146 Patienten mit Prostatahyperplasie und einer weiteren klinischen plazebokontrollierten Doppelblindstudie mit 110 Patienten (Champault et al. 1984) wurden alle untersuchten Parameter (Nykturie, Dysurie, Urinflußrate, Restharn) erheblich gebessert. In einer plazebokontrollierten Doppelblindstudie mit einem lipophilen Sabalfruchtextrakt (SG 291) hatte nach 30tägiger Behandlung das Restharnvolumen hochsignifikant abgenommen. Die Zahl der Nykturien hatte von 4 auf durchschnittlich 1,5 Nykturien abgenommen (Mattei et al., 1990).

### Therapiestudie-Beispiel 2

**Indikation.** Frühstadium der benignen Prostatahyperplasie.

**Präparat.** Monopräparat in Tablettenform enthaltend lipophilen Sabal serrul. fructus-Extrakt.

**Studienart.** Doppelblindstudie mit 110 ambulanten Patienten, davon je 55 Patienten in der Phytopräparat- und der Plazebogruppe. Ausgeschlossen wurden Patienten im akuten oder instabilen Stadium, sowie Patienten mit Adenomen, die eine frühzeitige Operation erforderten.

**Behandlungsart.** Gabe von 320 mg Extrakt/Tag in Form von 2 × 2 Tabletten täglich.

**Prüfkriterien.** Registrierung der nächtlichen Miktionshäufigkeit und Messung der Harnmenge, Restharnmenge durch Zystographie. Zusätzlich wurden die Ergebnisse durch den Arzt und Patienten selbst beurteilt. Die quantitative Auswertung der Daten wurde mit dem gepaarten t-Test, die qualitative Auswertung mit dem $\Xi^2$ Test vorgenommen.

**Ergebnis.** Wie aus der Tabelle 6.8 hervorgeht, besserten sich alle objektiven Beschwerden gegenüber der Plazebokontrolle signifikant. Die Ergebnisse aus der Selbstbeurteilung der Patienten und der allgemeinen Beurteilung durch den behandelnden Arzt waren ebenfalls signifikant (<0,001) (Champault et al., 1984).

### Pharmakologie von Urtica-Extrakt und Inhaltsstoffen

Für den Urtica-Wurzel Extrakt Bazoton wurde als Wirkungsmechanismus eine *Wechselwirkung mit dem SHBG-Testosteron-System* angenommen, da man nach Urtica-Extrakt-Medikation eine signifikante SHBG-Kapazitätssuppression um durchschnittlich 67 % gemessen hatte (Schmidt, 1983; Ziegler 1983 a). Andere Indizien sprechen dafür, daß der Urtica-Extrakt einen hemmenden Einfluß auf die extratestikuläre Aromatisierung besitzt. Nach bioptischen Untersuchungen von Ziegler (1982, 1983 b) geht unter dem Einfluß von Bazoton nach 6monatiger Behandlung der Granulaindex von ca. 90 % auf 70 % zurück. Nach Dunzendorfer (1984) läßt sich die Bazoton-Wirkung fluoreszenzmikroskopisch verifizieren.

Unter Bazoton-Therapie kam es zu einer signifikanten *Steigerung des Miktionsvolumens* (ca. 43 %), einer *Reduktion der Nykturie-Frequenz* und einer

**Tab. 6.8:** Ergebnisse der Behandlung mit Sabalextrakt, bezogen auf die objektiven und subjektiven Beschwerden der BHP.

| Kriterium | | n | Vor | Nach | Abweichung in Prozent | Signifikanz der Mittelwertunterschiede innerhalb der Behandlungsgruppe | Signifikanz der Mittelwertunterschiede zwischen Verum und Plazebo |
|---|---|---|---|---|---|---|---|
| | | | Behandlung Mittelwert ± SEM | | | | |
| Nächtl. Miktionen (Häufigkeit) | Sabalextrakt | 47 | 3,12 ± 0,84 | 1,69 ± 0,82 | − 45,8 | < 0,001 | |
| | Plazebo | 41 | 3,20 ± 0,77 | 2,72 ± 0,89 | − 15,0 | < 0,001 | < 0,001 |
| Harnmenge (ml/s) | Sabalextrakt | 46 | 5,35 ± 1,51 | 8,05 ± 2,47 | + 50,5 | < 0,001 | |
| | Plazebo | 39 | 5,04 ± 1,64 | 5,29 ± 2,10 | + 5,0 | n. s. | < 0,001 |
| Restharn (ml) | Sabalextrakt | 44 | 94,7 ± 26,9 | 55,1 ± 39,6 | − 41,9 | < 0,001 | |
| | Plazebo | 34 | 91,3 ± 45,2 | 100,0 ± 60,9 | + 9,3 | n. s. | < 0,001 |

| Auswertungen | | n | Zustand erheblich gebessert | Zustand gebessert | Zustand unverändert oder verschlechtert | $\chi^2$ | $\rho$ |
|---|---|---|---|---|---|---|---|
| Dysurie | Sabalextrakt | 45 | 16 | 22 | 7 | 23,8 | |
| | Plazebo | 44 | 0 | 22 | 22 | | < 0,001 |
| Selbstbeurteilung durch den Patienten | Sabalextrakt | 50 | 11 | 33 | 6 | 39,1 | |
| | Plazebo | 44 | 0 | 30 | 14 | | < 0,001 |
| Beurteilung durch den Arzt | Sabalextrakt | 50 | 14 | 31 | 5 | 53,4 | |
| | Plazebo | 44 | 0 | 16 | 28 | | < 0,001 |

(Champault et al. 1984.)

*Steigerung der Harnflow-Rate* bis zu 30 % (Tosch und Müssiggang, 1983, Stahl, 1984, Vontobel et al., 1985, Dathe u. Schmidt, 1987, Bauer et al., 1988. Siehe auch Lit. Therapiewoche 35/18: 2153–2160, 1985, und Neue Ergebnisse der Prostata-Forschung, (Schmiedt et al. 1988, 1992).

Die für diese Wirkungen verantwortlichen Verbindungen konnten, sieht man von den Sitosterinverbindungen ab, bis heute nicht zugeordnet werden. Nach neuesten Untersuchungen durch Wagner und Willer (1989, 1990) bieten die kürzlich isolierten *Lektine und Polysaccharide* einen neuen Ansatzpunkt für weitere pharmakologische Untersuchungen, da für die Urtica-Polysaccharide eine antiphlogistische und für die Lektine eine T-Lymphozyten-stimulierende und möglicherweise eine indirekt den Prostaglandin-Stoffwechsel beeinflussende Wirkung ermittelt werden konnte (Wagner u. Willer 1988, 1990, 1992; Wagner et al. 1992). Das Urtika-Lektingemisch (UDA) hemmt in vitro die EGF[1]- und FGF[2]-induzierte Stimulierung von Hela-Zellen und die EGF-Bindung an A 431-Tumor-Zellen (Wagner et al. 1992). Daraus könnte man ableiten, daß die prostatatrope Wirkung von Urtica-Extrakten auf einer Hemmung der Zellproliferation durch Eingriff in zellregulierende Vorgänge der Prostata beruht.

[1] Epidermal Growth Factor
[2] Fibroblast Growth Factor

**Therapiestudie-Beispiel 3**

**Indikation.** Benigne Prostatahyperplasie.

**Präparat.** Monopräparat in Kapselform enthaltend einen stand. Urtica-dioica-Wurzel-Extrakt.

**Studienart.** Doppelblindstudie mit 56 Patienten mit BHP Stadium I und II, davon nach Abschluß der Studie 22 Patienten in der Plazebo- und 19 Patienten in der Verum-Gruppe. Patienten mit mehr als 150 ml Restharn waren von der Studie ausgeschlossen.

**Behandlungsart.** Gabe von 300 mg (1 Kapsel) morgens und abends 9 Wochen lang.

**Prüfkriterien.** Als Kontrollparameter dienten die subjektiven Beschwerden, Miktionsfrequenz, Miktionsvolumen, Maximalfluß, Durchschnittsfluß. Die Restharnmenge wurde sonographisch bestimmt. Im Serum wurden außerdem SHBG, Androstandiol, die saure Prostataphosphatase, Elektrolyte, Harnstoff und Kreatinin bestimmt. Auf eine Anfangsuntersuchung folgten zwei Kontrolluntersuchungen nach 3 und 6 Wochen sowie eine Schlußuntersuchung.

**Ergebnis.** Bei den subjektiven Beschwerden wurden keine Unterschiede zwischen Plazebo und Verum festgestellt. Bei den objektiven Parametern konnte in der Verumgruppe das *SHBG* um durchschnittlich 2,43 nmol/l gesenkt werden, während die Kontrollgruppe einen altersgemäßen weiteren Anstieg zeigte.
Das *Miktionsvolumen* nahm in der Verum-Gruppe im Mittel um 43,7 % zu gegenüber einer Reduktion von 9 % in der Plazebogruppe.
Der *Maximalfluß* nahm in der Verum-Gruppe um 8,6 % zu gegenüber einem gleich großen Abfall in der Plazebo-Gruppe. Die Besserung von Durchschnittsfluß war nicht signifikant (Vontobel et al., 1985) (Abb. 6.12).

### 6.5.3.3 Pollen(extrakt)-Präparate

#### Chemie

Siehe unter Kap. 6.5.3.1: Phytosterin-Gruppe.

#### Pharmakologie

Bei Pollen(extrakt)-Präparaten werden *kurzkettige Peptide, Phytosterole, Glykopeptide als die eigentlichen Wirkstoffe* vermutet. Eine genaue Wirkstoffzuordnung existiert noch nicht. In-vitro-Untersuchungen mit dem Präparat Cernitin T60 ergaben eine *DHT-antagonistische Wirkung*, die vermutlich mit einer Verminderung der $5\alpha$-Reduktase-Aktivität zusammenhängt. Bei der Inkubation von Prostata-Karzinom-Zellkulturen wurde eine Verminderung und Verlangsamung der Zellproliferation festgestellt (Augustin, 1986). In einer Multicenterstudie und Doppelblindstudie zeigten alle für eine Wirksamkeit relevanten Parameter (Steigerung des maximalen Harnflusses, Abnahme des Restharnvolumens, Besserung bzw. Symptomfreiheit der Miktionsbeschwerden) eine signifikante Besserung (Becker und Ebeling, 1988).

### 6.5.3.4 Vorwiegend antiphlogistisch wirkende Präparate: Populus, Epilobium

#### Chemie

**Populus:** Die Chemie der Salicylderivate siehe hierzu Kap. 8: Rheumaerkrankungen.
**Epilobium:** Die *Flavonolglykoside und Gerbstoffe* gehören den üblichen Strukturtypen an.

#### Pharmakologie und Klinik

Bei den Drogen Populus und Epilobium dürften die *rein antiphlogistischen Wirkungen im Vordergrund stehen.*

Die Salicylderivate von **Populus** wirken in vivo nach Oxidation in der Leber zur Salicylsäure antiphlogistisch durch *Hemmung der Prostaglandin-Synthese.* Allerdings ist fraglich, ob mit den relativ niedrigen Wirkstoffkonzentrationen an Salicylsäurederivaten in den Präparaten nachhaltige Effekte erzielt werden können (siehe Kap. 8: «Rheumaerkrankungen» S. 232).

Für wäßrige **Epilobium**-Extrakte wurden ebenfalls, allerdings bisher nur in vitro, *Prostaglandinhemmende* Wirkungen nachgewiesen (Juan et al., 1988).

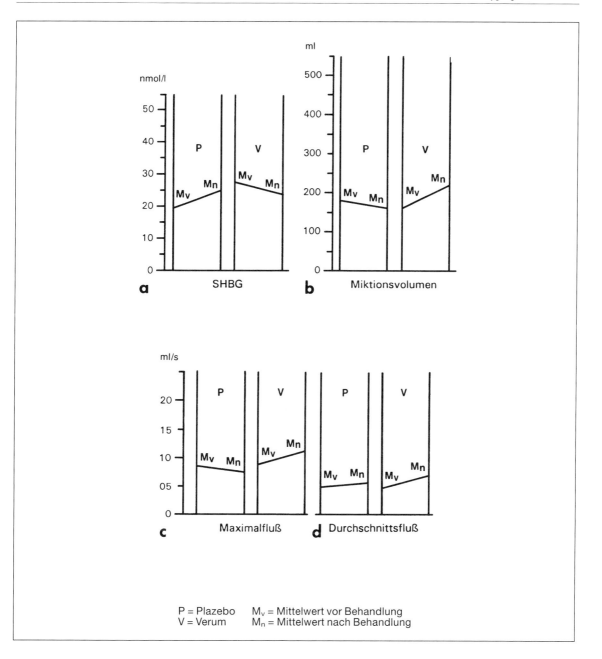

P = Plazebo    M_v = Mittelwert vor Behandlung
V = Verum     M_n = Mittelwert nach Behandlung

**Abb. 6.12:** Ergebnis einer Doppelblindstudie mit einem Phytopharmakon auf die BHP. (Vontobel et al. 1985)

### 6.5.3.5 Phytopräparate

**Monopräparate**

z.B. *Urtica-Extrakt:*
Bazoton,
Urtipret
Prostaherb N,
Prostaforton N,

*Sabal-Extrakt:*
Talso (lipoph. Sabalextrakt),
Remigeron,
Prostagutt mono,
Strogen S/mono

*Sitosterin-haltige Präparate:*
Harzol (10 mg Sitosterin + 0,1 mg Sitosterin-3-glucosid),
Prostasal (Sitosterin),
Tadenan (Pygeum afr.),
Granufink (Kürbiskerne),
*Petasites-Extrakt.*
Petadolex.

Cernilton N (Stand. Pollendialysat).

**Kombinationspräparate** (siehe auch Kap. 6.4: Miktionsstörungen).

Die meisten Präparate enthalten Extrakte von Cucurbita pepo, Urtica, Sabal serr. und Populus trem. Zusätzlich findet man Extraktkomponenten
– mit diuretischer Wirkung (Orthosiphon, Solidago, Ononis, Pareira brava),
– mit abwehrsteigernder Wirkung (Echinacea purp.),
– mit spasmolytisch-analgetischer Wirkung (Petasites),
– mit antibakterieller Wirkung (Allium cepa).

z.B. Prosta-Fink,
Nomon N,
Cefasabal,
Prostagutt forte,
Prostagalen N,
Prostatin F,
Azuprostat N (Sitosterin und Retinol palmitat),
Prostaherb N.

## 6.6 Homöopathie bei Urogenitalerkrankungen

Die Behandlung von Harnwegserkrankungen mit Homöopathika bedarf einer differenzierten Betrachtung. Sie können im Sinne einer Monotherapie analog der Phytotherapie eingesetzt werden; eine freie Kombination, insbesondere mit Chemotherapeutika wird bei massiven bakteriellen Befunden unumgänglich sein (Pyelitis).

Der akute *unkomplizierte Harnwegsinfekt (Zystitis)* ist homöotherapeutisch gut zu beherrschen. Eine wichtige Domäne für Homöopathika sind insbesondere die *chronisch-rezidivierenden* Infekte, bei denen vor allem im Intervall eine Rezidivprophylaxe möglich ist. Beim *nephrotischen Syndrom* und bei *Nephritis* können Homöopathika adjuvant eingesetzt werden; dem Wirkprinzip entsprechend stellt die dialysepflichtige Niereninsuffizienz eine Grenze dar.
Immer wieder erwähnt wird die Anwendung von Homöopathika bei *Nephrolithiasis*, wonach sie einen Steinabgang induzieren können. Kolikzustände bedürfen der Spasmolyse und Analgesie, stellen also eine relative Indikation dar.

Einige der *phytotherapeutisch verwendeten Pflanzen* sind auch in der Homöopathie üblich; ihr Anwendungsmodus überlappt sich teilweise (Equisetum, Solidago), zumal sie dann in tiefen Potenzen eingesetzt werden.

Das *Prostataadenom Stadium I* kann homöopathisch behandelt werden (Stadium II: relative Indikation). *Prostatopathien* wie auch die *abakterielle Prostatitis* werden – nach sorgfältiger Ursachenklärung – überwiegend konstitutionell behandelt. *Bakterielle Entzündungen der Geschlechtsorgane* (Prostatitis, Orchitis, Epididymitis, Balanitis) bedürfen in der Regel einer antibiotischen Therapie, wobei Homöopathika zur Begleit- und Nachbehandlung eingesetzt werden können.

Zur besseren Übersicht werden die Homöopathika den klinisch relevanten Krankheitsbildern zugeordnet (siehe Tab. 6.9). Neben diesem *organotropen* Ansatz sei gerade bei den chronisch-rezidivierenden Harnwegserkrankungen auf die Notwendigkeit einer streng individuellen *personotropen* Homöopathie hingewiesen. Diese ist auch zur Behandlung der Enuresis geeignet.

### *Pflanzliche Homöopathika*

**Berberis vulgaris D6, Dil.**
Nephrolithiasis mit stechenden Schmerzen, vom Nierenlager bis in die Blase ausstrahlend. Dysurie; Nierengries, Urinsatz. Häufiges Begleitsymptom sind rheumatoide Schmerzen.

**Tab. 6.9:** Homöopathika: Nieren- und Harnwegserkrankungen.

---

**Harnwegsinfekte**

| | |
|---|---|
| Chimaphila umbellata | Solanum dulcamara |
| Equisetum hiemale | Solidago virgaurea |
| Fabiana imbricata | Thuja occidentalis |
| Pulsatilla pratensis | |

**Steinleiden und
Nephropathie***
Berberis vulgaris
Lycopodium clavatum

**Prostatopathie**

| | |
|---|---|
| Serenoa repens | Conium maculatum |
| Clematis recta | Populus tremuloides |

---

* Insbesondere sind mineralische Homöopathika
indiziert.

**Chimaphila umbellata D4, Dil.**
Dumpfe Schmerzen im Nierenlager, Harndrang ver-
mehrt mit Miktionsschmerzen; Urin sehr übelriechend.

**Clematis recta D4, Dil.**
Schmerzhafte Schwellung von Hoden und Neben-
hoden; Schmerzen im Verlauf der Samenstränge.

**Conium maculatum D6, Dil.**
Prostatahyperplasie des älteren, senilen Mannes.
Prostatitis bei Disharmonie der Vita sexualis.

**Equisetum D3, Dil.**
Reizblase mit ständigem Harndrang und Inkonti-
nenz; Schmerzen beim Wasserlassen. Unfreiwilliger
Harnabgang im ersten Schlaf (Enuresis).

**Fabiana imbricata (Pichi-Pichi) D6, Dil.**
Blande Symptomatik bei chronisch rezidivierenden
Harnwegsinfekten. Dumpfe Schmerzen im Nieren-
lager; Pollakisurie.

**Lycopodium D6, D12, Tabl.**
Steinleiden mit chronisch rezidivierenden Harnwegsinfekten; Steinkoliken. Stoffwechselstörung
mit Hepatopathie und Cholelithiasis.

**Populus tremuloides Ø, D2, Dil.**
Prostatahyperplasie mit erschwertem Harnlassen,
gehäufte Harnwegsinfekte.

**Pulsatilla pratensis D6, Dil.**
Rezidivierende Entzündungen im Uro-Genitalbe-
reich; Schmerzen bei und nach dem Wasserlassen,

unfreiwilliger Harnabgang. Sekrete von milchiger
Konsistenz.

**Serenoa repens (Sabal serrulatum) Ø, D2, Dil.**
Prostatahyperplasie mit erschwertem Wasserlassen
bei häufigem Drang.

**Solanum dulcamara D6, Dil.**
Akuter Harnwegsinfekt mit starken Schmerzen
beim Wasserlassen, Pollakisurie als Folge einer Unterkühlung oder Durchnässung. Entzündung der
Harnwege, ausgelöst durch Kälte und Nässe.

**Solidago virgaurea D2, Dil.**
Zustand nach akutem Infekt bei rezidivierenden
Harnwegsinfekten; als Nierenfunktionsmittel zur
«Terrain-Sanierung», «Nierenschwäche».

**Thuja occidentalis D12, Dil.**
Chronisch rezidivierende Harnwegsinfekte mit
Dysurie und Pollakisurie; Zustand nach Chemotherapie. Überempfindlich gegen Kälte und Nässe bei
allgemeiner «Schleimhautschwäche».

### Tierische Homöopathika

**Apis mellifica D6, Dil.**
Oligurie, Proteinurie; Ödembildung.

**Lytta vesicatoria (Cantharis) D6, Dil.**
Akute Entzündungen der Harn- und Geschlechtsorgane.

### Mineralische Homöopathika

**Acidum nitricum D12, Dil.**
Chronische Harnwegsinfekte.

**Causticum D6, Tabl.**
Harninkontinenz.

**Kalium arsenicosum D6, Tabl.**
Nephrotisches Syndrom.

**Magnesium fluoratum D12, Tabl.**
Prostatahyperplasie.

**Mercurius solubilis D12, Tabl.**
Hochakute Pyelonephritis.

**Phosphorus D12, Dil.**
Hämaturie, Albuminurie bei Nephrose.

**Selenium D12, Tabl.**
Prostatitis (abakteriell).

**Tab. 6.10:** Homöopathische Kombinationspräparate (Urogenitaltrakt).

| | |
|---|---|
| Cantharis-Wecoplex | Nettisabal |
| Cysto-Gastreu | Nieral |
| Echtronephrin N | Reneel |
| Enuroplant | Urotruw |

# Literatur

## Allopathie

### Dysurische Beschwerden einschließlich Harnwegsinfektionen

Crasselt, E.: Über die physiologische Wirkung von Extrakten aus Sinapsi alba L., Arch. Pharm. **283**: 275–280 (1950).

Frohne, D.: Moderne Kräuterbücher. Dtsch. Apoth. Ztg. **110**: 1017 (1970).

Frohne, D.: Arctostaphylos uva-ursi – Die Bärentraube. Z. Phytother. **7**: 45–47 (1986).

Rácz, G., Rácz-Kotilla, E.: Salidiuretische und hypotensive Wirkung der Auszüge von Ribes-Blättern. Planta med. **32**: 110 (1977).

Schilcher, H.: Pflanzliche Diuretika. Z. Phytother. **8**: 141 (1987) und Urologe B **27**: 215–222 (1987).

Schilcher, H.: Pflanzliche Urologika. Dtsch. Apoth. Ztg. **124**: 2429 (1984).

Schotsch, G.: Durchspülungstherapie der Harnwege. Allgemeinarzt **8**: 27–30 (1986).

Uwe, H., Hagenström, T., Elze, A.: Blasen- und Nierentee. Dtsch. Apoth. Ztg. **126**: 1917–1921 (1986).

Wagner, H., Elbl, G., Lotter, H., Guinea, M.: Evaluation of natural products as inhibitors of angiotensin I-converting enzyme (ACE). Pharm. Pharmacol. Lett. **1**: 15–18 (1991).

Winter, A. G., Willeke, L.: Hemmstoffkonzentrationen im Urin nach Aufnahme von Salat bzw. Wirkstoffanreicherungen (Tromalyt) der Kapuzinerkresse. Naturwiss. **41**: 379–380 (1954).

### Urolithiasis

Bach, D., Hesse, A., Feuereisen, B., Vahlensieck, W., Joost, J., Lehmann, H.D., Wegner, G.: Optimierung der konservativen Harnstein-Austreibung. Fortschr. Med. **101**: 337 (1983).

Berg, W., Hesse, A., Hensel, K., Unger, G., Hartmann, U., Schneider, H.J.: Einfluß von Anthrachinonderivaten auf die tierexperimentelle Harnsteinbildung. Urologe A **15**: 188–191 (1976).

Bichler, K.H., Korn, S., Gaiser, I.: Wirkung von Solubitrat auf die Ausscheidung von sog. Harnsteinbildungsfaktoren. Fortschr. Med. **100**: 816–818 (1982).

Bucher, K.: Über ein antispastisches Prinzip in Petasites officinalis Moendi. Arch. exp. Path. Pharmakol. **213**: 69 (1951).

Curtze, A.: Die konservative Therapie der Harnsteinerkrankung mit den Phytotherapeutika Urol und Nieron. Erfahrungsheilkunde **28**: 476–480 (1979).

Gasser, G., Vahlensieck, W.: Nieron und Urol in der Behandlung des Harnsteinleidens. In: Fortschritte der Urologie und Nephrologie. Steinkopff, Darmstadt 1979. Suppl. 14, S. 49

Hesse, A., Vahlensieck, W.: Harntee 400 in der Harnsteinrezidivprophylaxe. Therapiewoche **35**: 1975–1980 (1985).

Hesse, A., Berg, W., Schneider, H.J.: Experimentelle Untersuchungen zur Bildung farbiger Harnsteine durch Rubia-Präparate. Z. Urol. **67**: 335–340 (1974).

Hesse, A., Vahlensieck, W.: Krappanthrachinonpräparate zur Therapie und Rezidivprophylaxe des Harnsteinleidens. Therapiewoche **34**: 5586–5594 (1984).

Klingeberg, J., Wolf, G.: Untersuchungen über die spasmolytische Wirkung von Nieron und Urol beim Harnsteinleiden. Urologe B **15**: 107–109 (1975).

Schneider, H.J., Unger, G., Rößler, G., Bothor, C., Berg, W., Ernst, G.: Der Einfluß verschiedener in der Harnsteinmetaphylaxe verwendeter Medikamente auf das Wachstum und den Stoffwechsel junger Versuchstiere. Z. Urol. Nephrol. **72**: 237–247 (1979).

Schneider, H.J.: Phytopharmaka in der Harnsteintherapie (Ergebnisse einer multizentrischen Studie mit Urol). Med. Welt **36**: 1050–1053 (1985).

Schneider, H.J., Ruggendorff, E.W.: Phytotherapeutika bei Harnsteinleiden. Therapiewoche **36**: 35 (1986).

Tscharnke, J.A., Hesse, A., Schneider, H.J.: Farbige Harnsteine. Akt. Urol. **4**: 99–101 (1972).

Westendorf, J., Vahlensieck, W.: Spasmolytische Einflüsse des pflanzlichen Kombinationspräparates Urol auf die isolierte Rattenharnblase. Therapiewoche **33**: 936 (1983).

Yasui, Y., Takeda, N.: Identification of a mutagenic substance in Rubia tinctorum (madder) root, as lucidin. mutation. Res. **121**: 185–190 (1983).

### Miktionsstörungen und benignes Prostataadenom

Augustin, M.: Neue Aspekte zur Behandlung der benignen Prostatahyperplasie (BPH). Apoth. J. **2**: 40–42 (1986).

Barlet, A., Albrecht, J., Aubert, A., Fischer, M., Grof, F., Grothuesmann, H.G., Masson, J.C., Mazeman, E., Mermon, R., Reichelt, H., Schönmetzler, F., Suhler, A.: Wirksamkeit eines Extraktes aus Pygeum africanum in der medikamentösen Therapie von Miktionsstörungen infolge einer benignen Prostatahyperplasie: Bewertung objektiver und subjektiver Parameter, Wien. klin. Wschr. **102**: 667–673 (1990).

Bauer, H., Sudhoff, W.F., Dressler, S.: Endokrine Parameter während der Behandlung der benignen Prostatahyperplasie mit ERU. In: Bauer, H.W. (Hrsg.): Benigne Prostatahyperplasie II. Klin. Exp. Urol. Vol. 19, Zuckschwerdt, München–Bern–Wien–San Francisco (1988).

Becker, H., Ebeling, L.: Konservative Therapie der benignen Prostatahyperplasie (BPH) mit Cernilton-N. Urologe B **28**: 301–306 (1988).

Breu, W., Stadler, F., Hagenlocher, M., Wagner, H.: Der Sabalfrucht-Extrakt SG 291, Z. Phytother. **13**: 107–115 (1992a).

Breu, W., Hagenlocher, M., Redl, R., Tittel, G., Stadler, F., Wagner, H.: Antiphlogistische Wirkung eines mit hyperkritischem Kohlendioxid gewonnenen Sabalfrucht-Extraktes. Arzneimittel-Forsch. (Drug Res.) **42**: 547–551 (1992b).

Briley, M., Carilla, E., Fauran, F.: Permixon, a new treatment for benign prostatic hyperplasia, acts directly at the cytosolic androgen receptor in rat prostate, Brit. J. Pharmacol. **79**: 327 (1983).

Brühl, P.: Benigne noduläre Hyperplasie der Prostata (BPH) sog. Prostata-Adenom. In: Krück, F., Kaufmann, W., Bünte, H. et al. (Hrsg.): Therapie-Handbuch. Innere Medizin und Allgemeinmedizin, S. 473–479. Urban & Schwarzenberg, München–Wien–Baltimore (1991).

Carilla, E., Briley, M., Fauran, F., Sultan, Ch., Duvillier, C.: Binding of Permixon, a new treatment for prostatic benign hyperplasia, to the cytosolic androgen receptor in the rat prostata, J. Steroid Biochem. **20**: 521–523 (1984).

Casarosa, C., Cosci, M. o di Coscio, Fratta, M.: Lack of effects of a lyposterolic extract of Serenoa repens on plasma levels of testosterone, follicle-stimulating hormone and luteinizing hormone. Clin. Ther. 10, 5 (1988, Excerpta Medica 585–588 (1988).

Champault, G., Patel, J.C., Bonnard, A.M.: A double-blind trial of an extract of the plant Serenoa repens in benign prostatic hyperplasia. Brit. J. clin. Pharmac. 18 3: 461–462 (1984).

Cukier, D.: Permixon: les preuves cliniques. Gaz. Méd. (Supplément 1): 34–38 (1986).

Dathe, G., Schmidt, H.: Phytotherapie der benignen Prostatahyperplasie – Doppelblindstudie mit Extractum radicis urticae (ERU). Urologe B 27: 223–226 (1987).

Dunzendorfer, U.: Der Nachweis von Reaktionseffekten des Extr. Rad. Urticae (ERU) im menschlichen Prostatagewebe durch Fluoreszenzmikroskopie. Z. Phytother. **5**: 800–804 (1984).

Ebbinghaus, K.D., Baur, M.P.: Ergebnisse einer Doppelblindstudie über die Wirksamkeit eines Medikamentes zur konservativen Behandlung des Prostata Adenoms. Z. Allg. Med. **53**: 1054 (1977).

Juan, H., Sametz, W., Hiermann, A.: Antiinflammatory effects of a substance extracted from Epilobium angustifolium. Ag. Act. **23**: 106 (1988).

Kraft, J.: So kann dem Prostatiker geholfen werden. Ärztl. Praxis **33**: 2167 (1981).

Mattei, F.M., Capone, M., Acconcia, A: Medikamentöse Therapie der benignen Prostatahyperplasie mit einem Extrakt der Sägepalme. Urologie/Nephrologie **2**: 346-350 (1990).

Pegel, K.H.: β-Sitosterin-β-D-glucosid (Sitosterolin) Eine aktive Wirksubstanz in Harzol. Extracta urol. 1. Suppl. Band 7: 105–111 (1984).

Rugendorff, E.W., Schneider, H.J., Röhrborn, C.G.: Ergebnisse einer randomisierten Doppelblindstudie über die Behandlung der benignen Prostatahyperplasie mit Prostagutt vs. Beta-Sitosterin. Extracta urol. **9**: 115–118 (1986).

Schilcher, H.: Pflanzliche Urologika. Dtsch. Apoth. Z. **124**: 2429–2436 (1984).

Schilcher, H.: Cucurbita-Spezies – Kürbis-Arten. Z. Phytother. **7**: 9–13 (1986).

Schindler, E.: Die Frühoperation des Prostata-Adenoms muß nicht sein. Ärztl. Praxis **53**: 1717–1718 (1983).

Schmiedt, E., Hoffstetter, A., Altwein, E., Bauer, H.W.(Hrsg.): Klinische und Experimentelle Urologie, Bd. 19 und 22, Benigne Prostatahyperplasie II und III. Zuckerschwerdt, München–Bern–Wien–San Francisco (1988, Bd. 19; 1992 Bd. 22).

Schmidt, K.: Die Wirkung eines Radix Urticae-Extraktes und einzelner Nebenextrakte auf das SHBG des Blutplasma bei benigner Prostatahyperplasie. Fortschr. Med. **15**: 713–716 (1983).

Schneider, H.-J.: Konservative Behandlung der benignen Prostatahyperplasie (BPH). Z. Allg. Med. **62**: 1069 (1986).

Stahl, H.P.: Therapie prostatischer Nykturie. Z. Allg. Med. **60**: 128 (1984).

Stenger, A., Tarayre, J.P., Carilla, E., Delhon, A., Charvenon, M., Morre, M., Lauressergues, H.: Etude pharmacologique et biochimique de l'extrait hexanique de Serenoa repens B (PA 109). Gaz. Méd. France 89: 1041–2048 (1982).

Ströker, W.: Prostata-Erkrankungen: Konservative Therapie ist meist ausreichend. Ärztl. Praxis 37: 2138–2139 (1985).

Sultan, Ch., Terraza, A., Devillier, C., Carilla, E., Briley, M., Loire, C., Descomps, B.: Inhibition of androgen metabolism and binding by liposterolic extract of Serenoa repens B in human fore skin fibroblasts. J. Steroid. Biochem. **20**: 515–519 (1984).

Tarayre, J.P., Delhon, A., Lauressergues, H., Stenger, A., Barbara, M., Bru, M., Villanova, G., Caillol, V., Aliaga, M.: Action anti-oedémateuse d'un extrait hexanique de drupes de Serenoa repens BARTR. Ann. Pharm. Franc. **41**: 559–579 (1983).

Tosch, U., Müssiggang, H.: Medikamentöse Behandlung der benignen Prostatahyperplasie. Euromed **6**: 1-3 (1983).

Vahlensieck, W.: Konservative Behandlung der benignen Prostatahyperplasie. Therapiewoche **35**: 40031 (1985).

Vontobel, H.P., Herzog, R., Rutishauser, G., Kres, H.: Ergebnisse einer Doppelblindstudie über die Wirksamkeit von ERU-Kapseln in der konservativen Behandlung der benignen Prostatahyperplasie. Urologe A **24**: 49–51 (1985).

Wagner, H., Flachsbarth, H.: Über ein neues antiphlogistisches Wirkprinzip aus Sabal serrulata I. Planta med. **41**: 244–251 (1981a).

Wagner, H., Flachsbarth, H., Vogel, G.: Über ein neues antiphlogistisches Wirkprinzip aus Sabal serrulata II. Planta med. **41**: 252–258 (1981b).

Wagner, H., Willer, F.: Neue chemische und pharmakologische Untersuchungen des Radix-urticae-Extraktes (ERU). In: Hofstetter, A., Altwein, E., Bauer, H.-W. (Hrsg.): Benigne Prostatahyperplasie II. Klinische und experimentelle Urologie 14. Zuckschwerdt, München–Bern–Wien–San Francisco (1988).

Wagner, H., Willer, F.: Altes und Neues zur Chemie und Pharmakologie von Urtica-Präparaten. Schweiz. Z. Ganzheits-Med. **3**: 144–148 (1990).

Wagner, H., Willer, F.: Zur Chemie und Pharmakologie der Polysaccharide und Lektine von Urtica dioica-Wurzeln. In: Rutishauser, G. (Hrsg.): Benigne Prostatahyperplasie III. Klinische und experimentelle Urologie 22, S. 125–132. Zuckschwerdt, München–Bern–Wien–New York (1992).

Wagner, H., Willer, F., Samtleben, H.: Die Lektine und Polysaccharide als Wirkstoffe der Urtica-Droge identifiziert? Urologie-Symposium, Nizza, Nov. 1992.

Wernert, N., Gerdes, J., Lyeo, O., Seitz, V., Scherr, G., Dohm, O.: Investigation of the estragon (ER-ICA-test) and the progesteron receptor in the prostata und prostatic carcinoma on immunohistological basis. Virchow's Arch. (A) 412: 387–391 (1988).

Zahradnik, H.P., Schillfahrt, R., Schoening, R., Ebbinghaus, K.D., Dunzendorfer, U.: Prostaglandin-Gehalt in Prostata-Adenomen nach Behandlung mit einem Sterol. Fortschr. Med. 98: 69 (1980).

Ziegler, H.: Zytomorph. Untersuchungen der benignen Prostatahyperplasie unter Behandlung mit Extr. Rad. Urticae (ERU). Fortschr. Med. 100/39: 1832 (1982).

Ziegler, H.: Die Wirkung eines Radix Urtica Extraktes und einzelner Nebenextrakte auf SHBG des Blutplasmas bei der benignen Prostatahyperplasie. Fortschr. Med. 101/15: 713 (1983a).

Ziegler, H.: Fluoreszenzmikroskopische Untersuchungen von Prostatazellen unter Einfluß von Radix Urticae (ERU). Fortschr. Med. 101: 45, 2112 (1983b).

Ziegler, H.: Epidemiologie der BPH-Entwicklung. In: Rutishauser, G. (Hrsg.): Benigne Prostatahyperplasie III. Klinische und experimentelle Urologie 22. Zuckschwerdt, München–Bern–Wien–New York (1992).

## Homöopathie

Buchmann, W.: Die Erkrankungen der Nieren und der ableitenden Harnwege. Allg. hom. Z. 233: 184–192 (1988).

Hötzer, K.: Die Behandlung der chronischen Pyelonephritis. Allg. hom. Z. 218: 108–111 (1973).

Mössinger, P.: Prostatitis. Allg. hom. Z. 220: 97–98 (1975).

Mössinger, P.: Zur Behandlung der Epididymitis. Allg. hom. Z. 225: 145–149 (1980).

Rakow, B.: Blasen- und Blasennierenerkrankungen in der Kleintierpraxis. Allg. hom. Z. 230: 153–156 (1985).

Stübler, M.: Enuresis. Allg. hom. Z. 214: 146–147 (1969).

Stübler, M.: Harnleiterstein. Allg. hom. Z. 215: 202 (1970).

Stübler, M.: Berberis vulgaris. Allg. hom. Z. 232: 91–96 (1987).

Wiesenauer, M.: Erkrankungen des Urogenitaltraktes. Therapeutikon 2: 199–200, 464–466, 586–587 (1988).

Wiesenauer, M.: Behandlungsmöglichkeiten urologischer Erkrankungen. Therapeutikon 6: 209–213 (1992).

# 7 Störungen und Krankheitszustände des Nervensystems

**Hauptindikationen für Phytopharmaka**

**Zur Adjuvanstherapie**
Abstinenzerscheinungen nach Alkohol- und Medikamentenabusus
Hyperthyreotische Zustände
Organische Krankheiten des Zentralnervensystems (z. B. Parkinsonismus)

**Keine Indikationen:**
Epilepsien
Schizophrenien
Endogene Depressionen
Infektiöse Gehirnerkrankungen
Traumatische Gehirnschädigungen
Gehirntumoren
Gehirnentwicklungsstörungen

## 7.1 Wirkqualitäten von Phytopharmaka

Die **Hauptanwendungsgebiete** für Phytopräparate sind die *funktionellen psychischen und neurovegetativen Störungen*.
Phytopharmaka stehen bei der Behandlung von leichten und mittelschweren Schlafstörungen hinter den Benzodiazepinen an zweiter Stelle, da sie bei bester Verträglichkeit vor allem keine Toleranzentwicklung oder Rebound-Wirkung, keine negativen Veränderungen des EEG-Schlafmusters, insbesondere der REM-Phasen, und keine physische und psychische Abhängigkeit zeigen.
Die hierfür in Frage kommenden Phytopharmaka werden in ihren **Wirkqualitäten** beschrieben als
– schlaffördernd,
– «schlafanstoßend»,
– schwach sedierend,
– äquilibrierend, tranquillisierend,
– spasmolytisch, muskelrelaxierend.

*Keines* dieser Präparate hat *schlaferzwingende* Eigenschaften nach Art der Barbiturate.

*Echte tranquillisierende, antidepressive, anxiolytische* oder *thymoleptische* Effekte besitzen nur wenige Drogen: z. B. Rauwolfia, Hypericum. Dasselbe gilt für Drogen mit *antivertiginoser* Wirkung.

Die meisten dieser Phytopharmaka besitzen *Direktwirkungen im ZNS* (z. B. limbisches System, Formatio reticularis), indem sie über eine Beeinflussung von Transmittern die neuronalen Aktivitäten dämpfen. Sie wirken aber im Vergleich zu den stark wirkenden pflanzlichen Reinstoffen (z. B. Scopolamin, Reserpin) und den Synthetika schwächer und üben *keine Sofortwirkungen* aus. Einige Wirkungen, wie z. B. die spasmolytische, können auch peripher zustande kommen.

Für einige Phytopharmaka wie z. B. die Baldrianpräparate ist charakteristisch, daß sie im Gegensatz zu den synthetischen Präparaten den *Wachheitszustand nicht beeinflussen*, so daß sie im Gegensatz zu den synthetischen Psychopharmaka vom Typ der Diazepine die allgemeine *Reaktionsfähigkeit nicht vermindern* und daher auch als *ideale Tagesberuhigungsmittel* eingesetzt werden können.

**Tab. 7.1:** Indikationsbereiche für Drogen mit Wirkung auf nervöse Störungen.

| Beanspruchte Anwendungsgebiete (Monographien M modifiz.) | Drogen |
|---|---|
| Nervöse Unruhe und Angstzustände, Förderung der Schlafbereitschaft | Valeriana, Humulus Eschscholtzia |
| Nervöse Unruhezustände, Erregungszustände | Passiflora Avena* |
| Nervös bedingte Einschlafstörungen | Melissa |
| Befindensstörungen wie Unruhe und Angstzustände, neurasthenisches Syndrom | Lavandula |
| Nervöse Angst-, Spannungs- und Unruhezustände, klimakterisches Syndrom | Kawa-Kawa |
| Leichte Formen der Schilddrüsenüberfunktion mit vegetativ-nervösen Beschwerden | Lycopus |
| Psychovegetative Störungen, depressive Verstimmungen, Angst und nervöse Unruhe (nicht bei endogenen Depressionen!) | Hypericum |
| Angst- und Spannungszustände und psychomotorische Unruhe | Rauwolfia (Reserpin) |
| Kinetosen (z. B. Schwangerschaftserbrechen, Reisekrankheit) | Scopolamin, Zingiber |

\* Nach **M** ist die Wirksamkeit bei den beanspruchten Anwendungsgebieten nicht belegt.

Zur Frage des Wirksamkeitsnachweises von Phytosedativen mit Hilfe neuer psychophysischer Methoden (z. B. Streßlabor, Fahrsimulator) siehe Stocksmeier 1991.

In Tab. 7.1 sind den in der Therapie eingesetzten Drogen die Hauptindikationsgebiete zugeordnet.

## 7.2 Funktionelle psychische und neurovegetative Störungen

### 7.2.1 Valerianae radix (Baldrianwurzel)    M

*Off.*: DAB 10, ÖAB, Helv VII

Valeriana officinalis, V. walichii, V. edulis und andere Arten.
Valerianaceae.

### Chemie

Die pharmakologisch wirksamen Verbindungen des Ätherischöls, **Valeranon, Valerenal, Valerensäure** und **Acetoxyvalerensäure** sind Sesquiterpenverbindungen. Gesamtgehalt 0,3–0,7 %.

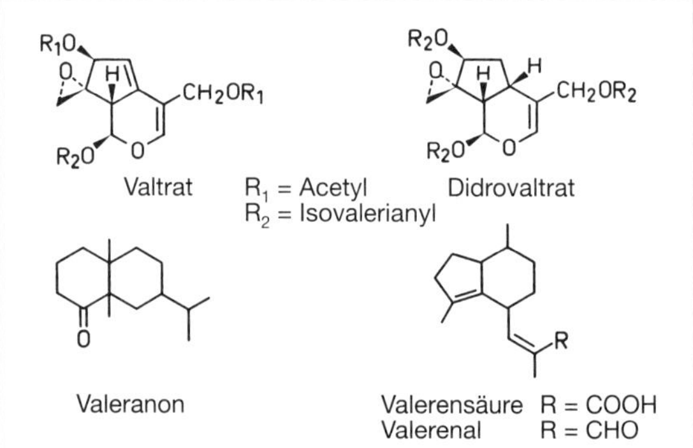

**Abb. 7.1:** Hauptwirkstoffe der Baldrianwurzel.

Die nicht wasserdampfflüchtigen **Valepotriate** leiten sich strukturell vom Secoiridoid, einem bizyklischen Monoterpen, ab. Die wichtigsten Hauptverbindungen sind: **Valtrat, Isovaltrat, Acevaltrat, Didrovaltrat, Homodidrovaltrat** und **IVHO-Valtrat.** Gesamtgehalt an Valepotriaten 0,5–2,0 %. Die Wurzeln der drei Baldrianarten unterscheiden sich erheblich in der qualitativen und quantitativen Zusammensetzung dieser zwei Hauptwirkprinzipien. Valeriana edulis z. B. enthält kein ätherisches Öl. Valeriana walichii und V. edulis gelten auch als Industriedrogen zur Reindarstellung der Valepotriate.

Da die Valepotriate einem schnellen Abbau unterliegen, findet man in flüssigen Baldrianzubereitungen zum größten Teil nur noch ihre Abbauprodukte, die **Baldrinale.**

## Pharmakologie

Von den Terpenen des Ätherischöls zeigte die **Valerensäure** im Tierversuch in hohen Dosen (50–100 mg/kg) eine *zentral dämpfende, spasmolytische* und *muskelrelaxierende* Wirkung (Hendriks et al., 1984).

Das **Valerenal** ergab in einer Konzentration von 50 mg/kg eine *Reduzierung der motorischen Aktivität* und des Bauchmuskeltonus sowie eine Besserung von Ataxiestörungen (Hendriks, et al., 1981).

Das **Valeranon** wirkte nach i. v. Injektion im Tierversuch ebenfalls in hoher Dosierung (100 mg/kg) *zentral dämpfend* (Rücker et al., 1978). Andere Meßanordnungen lieferten aber schon bei 10 mg/kg eine entsprechende Wirkung.

Die **Sesquiterpen**verbindungen *hemmen* im In-vitro-Test den zentralen Neurotransmitter γ-Aminobuttersäure *(GABA)* (Riedel et al., 1982).

Von den **Valepotriaten** erwiesen sich die Verbindungen der Monoen-Reihe (z. B. Didrovaltrat) in elektrophysiologischen Untersuchungen an der Katze bevorzugt *tranquillisierend*, die der Dien-Reihe (Valtrat, Acevaltrat) bevorzugt *thymoleptisch* (Holm et al., 1980, 1984). Für diesen zentralen Angriffspunkt sprachen auch Radioaktivitätsmessungen, die an Rattenhirnen nach p. o. verabreichtem $^{14}$C-Didrovaltrat durchgeführt wurden (Wagner u. Jurcic, 1980).

Eickstedt und Rahman (1969) fanden bei Experimenten mit Mäusen im Laufrad, daß ein auf Valepotriate standardisierter Extrakt (50 mg in 100 mg Extrakt) zwar zu einer Dämpfung der Aktivität, aber gleichzeitig auch zu einer Verbesserung der Koordinationsfähigkeit auf dem Drehstab führten. Bei frei herumlaufenden Katzen wurde eine Verminderung von Unruhe, Angst und Aggressivität beobachtet, ohne daß die Reaktivität der Katzen gedämpft war.

In einer anderen Untersuchung, durchgeführt von Grusla et al. (1986) am Rattenhirn mit Hilfe der $^{14}$C-2-Desoxyglucose-Methode nach Sokoloff, konnte eine Hemmung des Glucoseumsatzes und damit eine *hemmende Wirkung auf die neuronale Aktivität* nur für einen **Baldrianextrakt** (50 mg/kg i. p.), nicht dagegen für Didrovaltrat, Valtrat und Homobaldrinal, festgestellt werden.

In Untersuchungen von Hazelhoff (1984) zeigte ein Baldrian-Dichlormethanextrakt von allen getesteten Extraktzubereitungen die stärkste Wirkung auf die lokomotorische Aktivität von Mäusen.

Einige In-vitro-Untersuchungen sprechen dafür, daß der Angriff an *GABA-Benzodiazepin-Rezeptoren* erfolgt, so daß ein GABA-Antagonismus anzunehmen wäre (Krieglstein u. Grusla, 1988; Hölzl u. Godau, 1989).

Aus der Tatsache, daß in vielen flüssigen Baldrianzubereitungen die genuinen Valepotriate infolge Abbau nicht mehr nachzuweisen sind, die Präparate aber trotzdem noch gute Wirkung und Wirksamkeit zeigen, muß man den Schluß ziehen, daß auch die *Abbauprodukte (Baldrinale) an der Wirkung beteiligt* sind oder die eigentliche Wirkform der Valepotriate darstellen (Wagner u. Jurcic 1980).

Die bisher durchgeführten Untersuchungen lassen den Schluß zu, daß an der Baldriangesamtwirkung die Terpenverbindungen des ätherischen Öls und die Valepotriate beteiligt sind.

Die **Valepotriate** besitzen aufgrund ihrer Epoxidstruktur *alkylierende* Eigenschaften. Sie hemmen dosis- und zeitabhängig den Einbau von $^{14}$C-Thymidin in die DNA von Ehrlich-Aszites-Karzinomzellen (Braun et al., 1982).

Eine *kanzerogene* Potenz ist aber bei p. o. Anwendung kaum zu erwarten, da Valepotriate nach p. o. Gabe an Mäuse wegen Abbau und geringer Resorptionsrate nur noch in sehr geringer Menge unverändert in der Leber und anderen Organen nachweisbar waren (Wagner u. Jurcic 1980). Valtrat besitzt bei p. o. Gabe eine $LD_{50}$ von > 4.6 g/kg.

Da die meisten Baldrianzubereitungen wegen ihres Ätherischölgehaltes einen spezifischen Geruch bzw. Geschmack besitzen, wird die Wirkung solcher Präparate zum Teil auch mit *psychodynamischen Mechanismen* («Bedingte Reflexe») in Verbindung gebracht.

## Therapiestudien: Übersicht

In Patientenstudien, durchgeführt mit dem heute nicht mehr auf dem Markt befindlichen Präparat Valmane (Gemisch von 3 Valepotriaten) wurden zusätzlich zu den bekannten Wirksamkeiten noch folgende Beobachtungen gemacht:

- schnelle Dämpfung von Abstinenzerscheinungen bei Alkohol- und Opiatentzug,
- Besserung des Konzentrationsvermögens und Steigerung der Leistungsfähigkeit.

  *Lit.:* Boeters, 1969; Straube, 1968; Buchthala, 1969; Wittig, 1969; Krueger, 1969; Dziuba, 1968.

Bei **Doppelblindstudien** bzw. multizentrischen Studien, durchgeführt mit einer Baldrian-Extrakt enthaltenden Extraktkombination (Bal-

drian-Dispert und Baldrisedon) wurde neben den bekannten Besserungen psycho-vegetativer Störungen noch folgendes registriert:
- Verminderung der Wetterfühligkeitssymptome,
- Verbesserung der Einschlafstörungen bei Alterspatienten,
- bessere Bewältigung von Streßsituationen (Straßenverkehr).

*Lit.:* Kamm-Kohl et al., 1984; Stephan, 1980; Schimmel, 1981; Jansen, 1977; Müller-Limmroth, 1979.

Baldrianextrakt wird nach einer **Probandenstudie** in der Wirksamkeit niedrigen Dosen von Barbituraten und Benzodiazepinen gleichgesetzt (Leathwood et al., 1981). In einer plazebokontrollierten Doppelblindstudie wurde die schlaffördernde Wirkung eines wäßrigen Wasserextraktes (450–900 mg!) nachgewiesen.

*Lit.:* Leathwood et al., 1981; Leathwood u. Chauffard, 1985; Balderer u. Borbély, 1985.

Als optimale **Dosierung** wird heute eine mittlere Tagesdosis von 500–600 mg Baldriantrockenextrakt (1:5) angegeben.

Ein *Vorteil von Baldrianpräparaten gegenüber Benzodiazepinen* wird darin gesehen, daß diese vornehmlich die Affektzentrale (limbisches System) und weniger stark die Wachzentrale (Formatio reticularis) dämpfen (Müller-Limmroth 1979).

## Therapiestudie-Beispiel 1

**Indikation.** Allgemeine Schlafstörungen, Reizbarkeit, Verstimmung, Antriebsarmut.

**Präparat.** Baldrianextrakt standisiert auf 50 mg Valepotriate in Kapselform.

**Studienart.** Doppelblindstudie mit 150 chronisch Kranken (Männer und Frauen) eines Altenkrankenhauses mit einem Durchschnittsalter von 78,8 Jahren. Alle Patienten erhielten gleichzeitig eine Basistherapie.

**Behandlungsart.** 3mal täglich 2 Kapseln über 30 Tage.

**Prüfkriterien.** Veränderungen der Symptomintensitäten mit Einstufungen von 3 oder 2 oder 1 auf 0 (= sehr gut), von 3 oder 2 auf 1 (= gut) und von 3 auf 2 (= geringe Besserung).
Keine Intensitätsabnahme = keine Besserung, Zunahme der Symptomintensität = Verschlechterung.

**Ergebnis.** Die Intensität der wichtigen Symptome Schlaflosigkeit, Umweltverträglichkeit, Antriebsarmut, Kontaktfähigkeit, Verstimmung und Reizbarkeit flachte deutlich ab. Demgegenüber konnte in der Plazebogruppe lediglich bei Schlaflosigkeit eine leichte Besserung festgestellt werden. Die anderen Symptome blieben nahezu unverändert oder zeigten leicht zunehmende Tendenz (siehe Abb. 7.2) (Jansen, 1977).

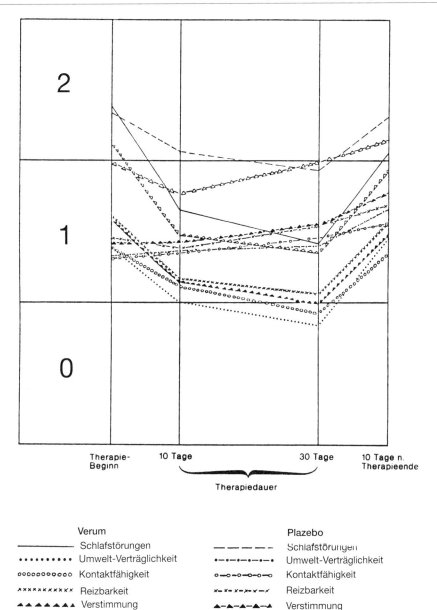

**Abb. 7.2:** Einfluß eines Baldrianreinstoffpräparates auf den Symptomverlauf bei Patienten mit nervösen Störungen.

## 7.2.2 **Weitere Drogen** (Tab. 7.2, Abb. 7.3, 7.4 und Abb. 7.5)

### Chemie

#### Humulus

Das *sedierende* Wirkprinzip wird in dem aus den Bitterstoffen Humulon und Lupulon durch Abbau entstandenen **2-Methyl-buten-2-ol** (Abb. 7.3) vermutet. Es findet sich im Ätherischölanteil der Droge.

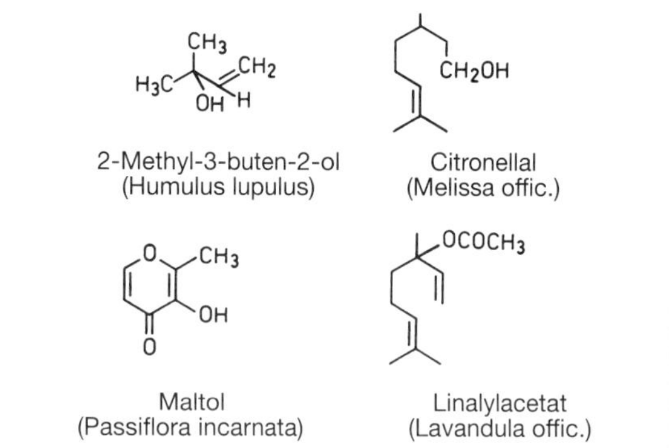

**Abb. 7.3:** Sedativ wirkende Inhaltsstoffe von Humulus, Melissa, Passiflora und Lavandula.

#### Melissa

Die Wirkung ist auf die **Monoterpenalkohole Citronellal**, (Abb. 7.3) **Citral** und **Linalool** und deren Ester des Ätherischöls zurückzuführen.

#### Passiflora

Entgegen früheren Befunden wird dem Maltol, einer **Pyron-Methlycarbonsäure** (Abb. 7.3) und den Flavonoiden die *zentral dämpfende* Wirkung zugeschrieben.

#### Avena

An der *sedierenden* Wirkung sollen das Phenolglucosid **Vanillosid** und das Tryptamin Derivat **Gramin** (Abb. 7.4) beteiligt sein.

#### Lavandula

Wie bei der Melisse wirken die Terpenoide des Ätherischöls, vor allem das **Linalylacetat** (Abb. 7.3), der Essigsäureester eines aliphatischen Monoterpenalkohols, *sedierend*.

#### Eschscholtzia und Corydalis

Die *sedierend* und *spasmolytisch* wirkenden Alkaloide gehören teils dem **Benzylisochinolin**, teils dem **Protoberberin**-Typ an. (Abb. 7.4)

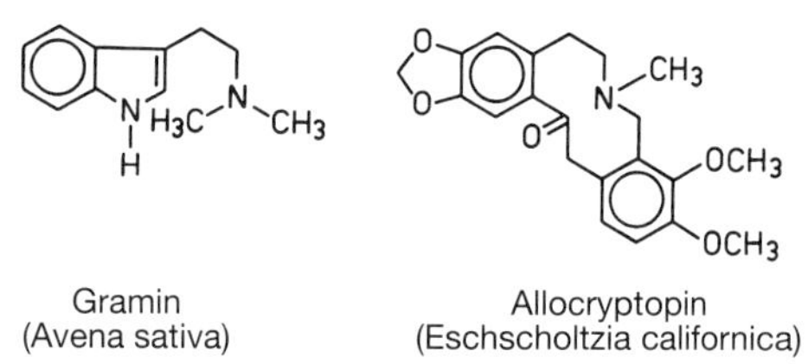

**Abb. 7.4:** Sedativ wirkende Inhaltsstoffe von Avena und Eschscholtzia.

#### Piscidia

Als Hauptwirkstoffe werden die **Isoflavonoide** angegeben. Diese Verbindungsklasse unterscheidet sich von den hiermit isomeren Flavonoiden durch die andere Stellung des Phenylrestes am Chromon-Gerüst (C-3).

#### Nardostachys

Die Sesquiterpene **Valeranon** und **Jatamansisäure** besitzen Strukturen, wie sie auch im offizinellen Baldrianöl vorkommen.

#### Lycopus

Die **Lithospermsäure** (Abb. 7.5) bzw. seine hieraus durch Oxidation entstehenden höhermolekularen Oligomerprodukte leiten sich von Rosmarinsäure ab.

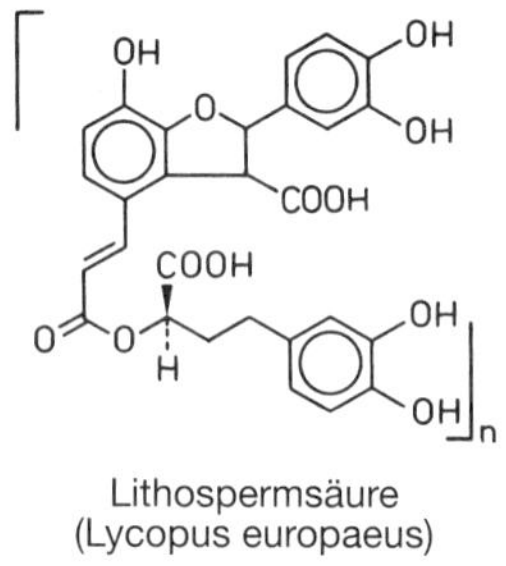

**Abb. 7.5:** Sedativ wirkende Lithospermsäure von Lycopus.

#### Belladonna

(±)**Atropin** und (–)-**Hyoscyamin** gehören in die Klasse der Tropanalkaloide. Hyoscyamin ist die linksdrehende Form, Atropin das Razemat.

### Pharmakologie und Anwendung

#### Humulus

Das vermutlich für die Wirksamkeit verantwortliche Wirkprinzip ist im flüchtigen Anteil der Droge (Ätherischöl) enthalten, da das Einatmen des Hop-

**Tab. 7.2:** Weitere Drogen mit Wirkung auf nervöse Störungen mit Hauptwirkstoffen.

| | Droge | Stammpflanze/ Familie | Hauptwirkstoffe |
|---|---|---|---|
| M | *Lupuli strobulus* (Hopfenzapfen) | Humulus lupulus | Ätherischöl mit 2-Methyl-3-buten-2-ol (0,05–0,15 %) als Abbauprodukte der Bitterstoffe |
| M | *Melissae folium* (Melissenblätter) DAB 10, ÖAB, Helv VII | Mellissa officinalis | Ätherischöl (0,05–0,3 %) mit den Monoterpenen Citronellal (ca. 40 %), Citral (ca. 30 %), Citronellol, Linalol und Geraniol |
| M | *Passiflorae herba* | Passiflora incarnata | 2-Methyl-3-hydroxypyron (Maltol), Flavonoide (Apigenin, Vitexin), Cumarine |
| M | *Lavandulae flos (aetheroleum)* (Lavendelblütenöl) DAB 10 | Lavandula officinalis | Ätherischöl (1–3 %) mit Linalylacetat (30–50 %), Linalool u. a. Monoterpene |
| | *Avenae stramentum* (Haferstoh) | Avena sativa | Vanillin-glucosid (Vanillosid), Gramin (N-Dimethyltryptophan) |
| | *Eschscholziae herba* (Eschscholzienkraut) | Eschscholtzia californica | Alkaloide (ca. 0,1 %) mit Allocryptopin und Protopin |
| | *Corydalidis rhizoma* (Lerchenspornwurzel) | Corydalis cava | Alkaloide (ca. 5 %) mit Corydalin, Bulbocapnin, Canadin, Tetrahydropalmatin |
| | *Piscidiae cortex* (Piscidiarinde) | Piscidia erythrina | Prenylierte Isoflavanone (z. B. Rotenon) |
| M | *Lycopi herba* (Wolfstrappkraut) | Lycopus europaeus L. virginicus | Lithospermsäure u. a. phenolische Verbindungen bzw. deren Oxidationsprodukte |
| | *Nardostachys jatamansi rhizoma* (Ind. Nardenwurzel) | Nardostachys jat. | Ätherischöl (ca. 4 %) mit den Sesquiterpenen Valeranon (1–2 %) und Jatamansisäure |
| M | *Belladonnae folium, radix, extractum* (Belladonna-Blätter, Wurzel, Extrakt), *Atropln* DAB 10, ÖAB, Helv VII | Atropa belladonna | Atropin/Hyoscyamin, Belladonnin (Gesamt-Alk. ca. 0,1-1,2 %) |

fenzapfen-Aromas *sedierend* bzw. *hypnotisch* wirkt (Hopfenprüfer, Hopfenkissen!).

Das **2-Methylbuten-2-ol** wirkt wie das schon früher verwendete Allotropal (Methylpentynol) sedierend (Hänsel et al., 1980), kommt aber in der Droge in so geringer Menge vor (bis 0,04 %), daß hierdurch die perorale Wirksamkeit von Hopfenzubereitungen allein nicht erklärt werden kann. Möglicherweise wird die Hauptmenge an Methylbutenol aus den Bitterstoffen Humulon und Lupulon erst im Organismus durch oxidativen Abbau gebildet.

## Melissa

Das **Ätherischöl** der Melisse wirkte in einer Dosierung von 3–10 mg/kg, die Terpenalkohole **Citro-**
**nellal, Citral** und **Linalool** in einer Konzentration von 1–5 mg/kg im Spontanmotilitätstest an der Maus *sedierend*, Citral und Linalool auch *spasmolytisch* (Wagner u. Sprinkmeyer, 1973). Wie beim Hopfen vermag auch hier der geringe Gehalt an Ätherischöl (0,1–0,3 %) die Wirksamkeit von Melissenmonopräparaten kaum zu erklären. Die Wirksamkeit von Melissengeist-Destillat, ein Mehrkomponentengemisch, ist vermutlich auf additive oder potenzierende Wirkungen zurückzuführen.

## Passiflora

Nachdem bei einer Nachprüfung die früher für die Wirkung der Droge verantwortlich gemachten Harman-Alkaloide von offizineller Passiflora-Droge nicht mehr aufgefunden werden konnten, vermutet man in dem **Maltol** und den **Flavonoiden** die Ursache für die *zentral dämpfende* Wirkung von Passiflora-Extrakten. Im Rattenversuch verlängerte der Extrakt die Schlafzeit, schützte die Tiere vor dem konvulsiven Effekt von Pentatetrazol und lokomotorischer Aktivität (Speroni u. Minghetti, 1988). Ein *hypnotisch-sedativer* Effekt wurde kürzlich für einen wäßrigen Extrakt von Passiflora edulis am Tier und bei Probanden bestätigt (Maluf et al., 1991).

In einer multizentrischen Studie, durchgeführt mit einem Passiflora- und Crataegus-Extrakt enthaltenden Präparat an 1377 Patienten wurden 60–70 % gute bis sehr gute Wirkungen bei *Durchschlaf- und Einschlafstörungen* registriert (Bayer et al., 1991).

### Avena

Die Vermutung, daß das **Vanillosid** und das **Gramin** für die *sedierende* Wirkung in Frage kommen könnten, beruht auf Analogieschlüssen (z. B. beruhigende bzw. schlafmachende Wirkung von L-Tryptophan und Vanillylakohol!).

### Lavandula

Für das Lavendel-Öl kommen als Wirkprinzip nur das **Linylacetat** und einige anderen Terpene in Frage (siehe Melisse).

### Eschscholtzia und Corydalis

Die *sedierende, schlaffördernde* und *spasmolytische* Wirkung beider Drogen ist auf die **Benzylisochinolin-** bzw. **Protoberberin-Alkaloide** zurückzuführen. Im Tierversuch besitzt das Canadin sedativ-tranquillisierende Eigenschaften.

### Piscidia

Eindeutige Beweise, daß die bei der volksmedizinischen Anwendung beobachtete krampflösende und sedierende Wirkung auf die Isoflavonoide zurückgeführt werden kann, fehlen.

### Lycopus

Die für die Wirkung primär verantwortliche Lithospermsäure bzw. ihre oligomeren Oxidationsprodukte besitzen in Tierversuchen eine *antithyreotrope* Wirkung (TSH-Inhibierung) (Wagner et al., 1970; Kemper u. Loeser, 1957; Kemper, 1959; Winterhoff et al., 1983; Kleemann et al., 1986), so daß die *sedierende* Wirkung der Droge vermutlich über eine Dämpfung der Schilddrüsenüberfunktion zustande kommt.

**Atropin** bzw. Atropin-haltige Extrakte gehören in die Gruppe der *Anticholinergika*. Dadurch, daß Atropin den Tonus und die Motilität der glatten Muskulatur im Magen, im Darm und im Sphincter pylori herabsetzt, wirkt es *spasmolytisch* und eignet sich als Zuatz zu Präparaten mit *vegetativ bedingten Spasmen im Magen-Darm Bereich* (Reizmagen, M. Crohn).

Belladonna-Extrakte aus Belladonnawurzel wurden früher in Form der «Bulgarischen Kur» zur *Behandlung* des *Parkinsonismus* eingesetzt.

## 7.3 Depressionen

### 7.3.1 Rauwolfiae radix (Rauwolfia-Wurzel)    M

*Off.:* DAB 10, ÖAB, Helv VII

Rauwolfia serpentina u. a. Arten – Apocynaceae (Abb. 7.6)

### Chemie

Der für die tranquillisierende neuroleptische Wirkung in erster Linie verantwortliche Inhaltsstoff ist das *Indolalkaloid* **Reserpin** (Abb. 7.6), ein Alkaloid der *Yohimban-Reihe*. Es ist in der Droge in einer Menge von ca. 0,15 % vorhanden.

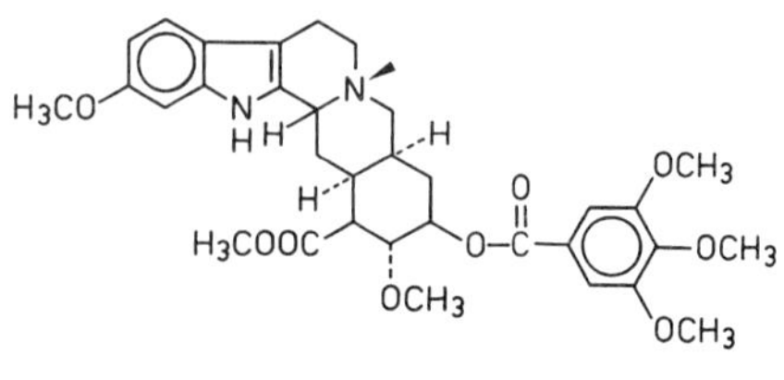

Reserpin
(Rauwolfia serpentina)

**Abb. 7.6:** Reserpin, das sedativ wirkende Hauptwirkprinzip von Rauwolfia.

### Pharmakologie

Die *neuroleptische Wirkung* kommt durch Angriff im *limbischen* System des Großhirns zustande. Der Wirkungsmechanismus beruht auf einer Entleerung neuraler Speicher von Katecholaminen und einer Blockade des Transportes von Noradrenalin und Dopamin in die Speichergranula. Wahrscheinlich hat die eigentlich im Vordergrund stehende antihypertone Wirkung des Reserpins (siehe S. 57) einen nicht unwesentlichen *Einfluß auf die Stimmungslage* vor allem bei labilen, konstitutionellen oder essentiellen Hochdruckkranken. Während schulmedizinisch hohe Dosen zur Behandlung der endogenen und exogenen *Psychosen* empfohlen werden, genügen nach der Erfahrungsmedizin vielfach kleinere Dosen als sie zur Hypertoniebehandlung verwendet werden. Die Tagesdosis läge dementsprechend bei nur 0,3–0,4 mg Reserpin/Tag.

*Nebenwirkungen:* Da hohe Dosierungen über längere Zeit die Gefahr der Induktion von Depressionen und Parkinson-ähnlichen Zuständen in sich bergen, sind heute die Rauwolfiapräparate zugunsten der synthetischen Tranquilizer und Neuroleptika völlig in den Hintergrund getreten. Aus dem gleichen Grund findet man heute Rauwolfia-Extrakte nur noch in einigen wenigen Kombinationspräparaten.

## 7.3.2 Hyperici herba (Johanniskraut)    M
### Hypericum perforatum, Hypericaceae.

### Chemie

Hypericine (Abb. 7.7), Flavonoide, Hyperosid, Rutin, Biapigenin. Das vermutete Wirkprinzip, die rot gefärbten **Hypericine**, leiten sich von einem *Anthrongrundgerüst* ab. Sie stellen Dimerprodukte dar mit der Grundstruktur eines Naphthodianthrons.

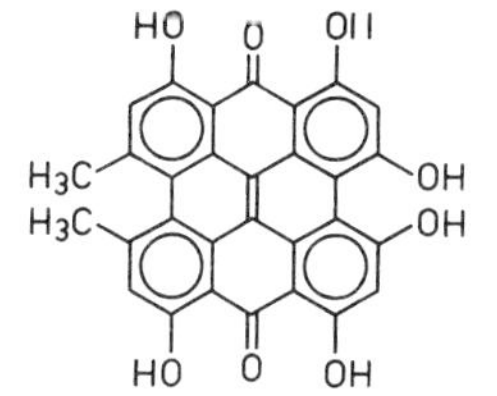

**Abb. 7.7:** Hypericin, ein vermutetes antidepressives Wirkprinzip von Hypericum perf.

### Pharmakologie

Die Tatsache, daß die Hypericine eine *photodynamische* bzw. *photosensibilierende* Wirkung besitzen, hat zu der Annahme geführt, daß die Hypericine über die Bildung von «endogenen Porphyrinen» eine *antidepressive* und stimmungsaufhellende *(thymoleptische)* Wirkung entfalten und somit für die antidepressive Wirksamkeit der Droge verantwortlich sein könnten. Diese Hypothese schien dadurch bestätigt, daß Suzuki et al. (1984) für Hypericum im In-vitro-Versuch eine Hemmung der MAO-A des Rattengehrins nachweisen konnte. Eine spätere Überprüfung durch Sparenberg et al. (1989) ergab aber, daß reines Hypericin nur eine *sehr schwache MAO-Hemmung* besitzt, so daß bei den ersten Versuchen offenbar verunreinigtes Hypericin zur Testung verwendet worden war. Während der Hypericum-Extrakt selbst nur eine schwache MAO-Hemmung aufweist, besitzen dagegen andere Inhaltsstoffe der Droge, wie das 1,3,6,7-Tetrahydroxyanthon und einzelne Flavone wie z.B. das Quercetin, Quercitrin, Luteolin sowie Kämpferol ein wesentlich größeres In-vitro-Hemmpotential (Suzuki et al., 1981; Sparenberg et al. 1993). Eine schließlich von Bladt und Wagner (1993) durchgeführte Untersuchung führte zu dem Ergebnis, daß auch diese anderen Verbindungen nicht oder höchstens zum Teil das antidepressive Wirkprinzip von Hypericum repräsentieren können, wenn man Dosisvergleiche mit synthetischen Antidepressiva anstellt. Es ist daher anzunehmen, daß das *Hypericin allein oder synergistisch* mit *anderen Inhaltsstoffen nach einem anderen Wirkmechanismus als über eine MAO-Hemmung diese antidepressive Wirkung ausübt.*

Möglicherweise resultiert die antidepressive Wirksamkeit aus einer *regulatorischen Interaktion zwischen Immunsystem und Nervensystem*, z.B. über eine Zytokinfreisetzung aus Monozyten (Interleukin 6) (Thiele et al. 1993).

In einem anderen Versuch wurde bei Mäusen gefunden, daß durch einen auf Hypericin standardisierten Hypericum-Extrakt (Psychotonin M) die *Narkose-Schlafzeit verlängert*, die Aktivität am Wasserrad gesteigert, das aggressive Verhalten bei Einzelhaltung *gedämpft* und ein Reserpin-Antagonismus herbeigeführt wird (Okpanyi u. Weischer, 1987).

In einer biochemisch-klinischen Untersuchung an 6 weiblichen vitaldepressiven Patienten wurde mit dem gleichen Extraktpräparat über die Messung des «Antidepressiv»-Indikators 3-Methoxy-4-hydroxyphenylglycol (MHPG) im Urin eine *Verbesserung der Befindlichkeit* in Korrelation mit einem gesteigerten MHPG-Bildung registriert (Müldner u. Zöller, 1984).

Der Verdacht einer *kanzerogenen* und *mutagenen* Wirkung von Hypericum-Extrakten, ev. hervorgerufen durch das in diesen enthaltene Quercetin, ist durch Ganztierversuche mit Quercetin *ausgeräumt* (Siegers et al., 1991).

## Therapiestudien: Übersicht

Bis Mitte des Jahres 1993 sind mit insgesamt sechs Hypericum-Extrat-Präparaten 26 **kontrollierte klinische Studien** durchgeführt worden.

- Davon sind 5 doppeltblind, die Studien insgesamt gegen Plazebo oder verschiedene synthetische Antidepressiva, wie z. B. Imipramin, Maprotilin bzw. Amitriptylin geführt worden.
- Die durchschnittliche Studiendauer lag zwischen 28 und 56 Tage.
- Die Fallzahlen lagen zwischen 30 und 135 Patienten(innen).
- Die Tagesdosen betrugen zwischen 200 und 900 mg Extrakt.
- Bei den auf Gesamthypericin standardisierten Extrakten lagen die pro Tag per oral applizierten Hypericinmengen zwischen 0,2–1 mg Hypericin entsprechend einer Drogenmenge von 2–4 g.
- Für die Bewertung der Ergebnisse wurden als Zielparameter die HAMD (= Hamilton-Depressionsskala), HAMA (= Hamilton-Angstskala), CGI (= Clinical-Global-Impressionsskala), die BL (= Beschwerdeliste nach von Zerssen), die STAI (= State-Trait-Anxiety-Inventory), die BEB (= Beschwerde-Erfassungsbogen nach Heinsgen) und verschiedene andere Parameter herangezogen.
- Als Hauptindikation für die Therapie mit Hypericum-Präparaten nach ICD-09 wurden bisher *neurotische Depressionen* und *kurzdauernde depressive Verstimmtheit* bzw. *leichte und mittelschwere Depressionen* genannt.
- Die Ergebnisse lassen sich wie folgt zusammenfassen:
  In den meisten Fällen kam es bereits nach 1–2 Wochen zu einer deutlichen Abnahme der Symptome gegenüber Plazebo. Zwischen Hypericum- und synthetischen Antidepressivum gab es in der Wirksamkeit keine signifikanten Unterschiede. In vielen Fällen war in der Hypericum-Gruppe eine deutliche Zunahme der kognitiven Leistungsfähigkeit zu beobachten. Die registrierten Nebenwirkungen waren bei Hypericum deutlich geringer als bei den Synthetika. Von den bis heute existierenden 26 Therapiestudien seien repräsentativ die folgenden genannt: Hoffmann u. Kühl (1979), Schlich et al. (1987), Schenk (1987), Müldner u. Zöller (1984), Panijel (1985), Harrer u. Sommer (1993), Harrer et al. (1993), Hänsgen et al. (1993) sowie Vorbach et al. (1993) (siehe Therapiebeispiele 1–4).

## Therapiestudie-Beispiel 1

**Indikation.** Gehemmte mittelschwere Depression.

**Präparat.** Alkoholischer Extrakt aus Hyperici perfor. herba. (0,4:1) stand. auf Hypericin 0,3 mg/ml.

**Studienart.** Eine Nicht-Doppelblindstudie mit 15 Patienten nach stationärer Aufnahme.

**Behandlungsart.** 3 × 30 Tropfen täglich über 4–6 Wochen. Während des Untersuchungszeitraumes erhielten die Patienten keine anderen Antidepressiva.

**Prüfkriterien.** Dokumentation, Quantifizierung und teststatistische Auswertung mit Hilfe von SCAG (Clinical assessment geriatric scale) und DSI (Depression Status Inventory), jeweils zu Behandlungsbeginn und nach zwei sowie 4–6 Wochen. Zusätzlich wurden bei 6 Patientinnen vor Behandlungsbeginn und am 1. Behandlungstag jeweils 2 Stunden nach Präparate-Applikation die Urinkonzentration von MHPG (3-Methoxy-4-hydroxy-phenylglycol), Vanillinmandelsäure, Homovanillinmandelsäure und Phenylessigsäure im Gaschromatographen bestimmt. Die Verbindungen entstammen dem Noradrenalin-, Dopamin- und/oder Serotonin-Stoffwechsel des Gehirns. Die Höhe der MHPG-Ausscheidung gilt als Indikator für das Ansprechen einer medikamentösen antidepressiven Therapie.

**Ergebnis.** Neben einer deutlichen Verbesserung der Symptome «Ängstlichkeit», fehlende «Motivation», «Gleichgültigkeit», «Müdigkeit» u.a. erhöhte sich die Konzentration an MHPG im Urin nach der ersten bzw. 2. Gabe des Präparates um das 3,7- bzw. 4,6fache des Ausgangswertes, (Müldner u. Zöller, 1984) (siehe Tab. 7.3).

## Therapiestudie-Beispiel 2

**Indikationen.** Mittelschwere Angstzustände.

**Präparat.** Trockenextrakt aus Hyperici perforat. 90–100 mg standardisiert auf 0,05 mg Hypericin und Valerianae off. 50 mg (Droge–Extrakt = 7:1) in Kapselform.

**Studienart.** Randomisierte Doppelblindstudie mit 100 ambulanten Patienten. 50 Patienten erhielten das Kombinationspräparat, 50 Patienten ein Diazepampräparat (2 mg bzw. 4 mg/Tag).

**Tab. 7.3:** Veränderung der MHPG-Ausscheidung in µg/ml im Urin bei Gabe eines Phytopharmakons als Indikator für das Ansprechen einer medikamentösen antidepressiven Therapie.

| Patient | Ausgangswert | 2 Std. nach 1. Applikation | 2 Std. nach 2. Applikation |
|---|---|---|---|
| 1 | 0,9 | 1,6 | 2,1 |
| 2 | 0,5 | 4,2 | 5,2 |
| 3 | 0,3 | 1,3 | 1,3 |
| 4 | 0,9 | 2,7 | – |
| 5 | 0,3 | 1,8 | – |
| 6 | 1,1 | 3,2 | 3,7 |
| $\bar{x}$ | 0,66 ± 0,26 | 2,47 ± 1,11 | 3,07 ± 1,73 |

(Mittelwert ±SEM)
(Müldner u. Zöller, 1984)

**Studienart.** 2mal 1 Kapsel/Tag mit Erhöhung in der 2. Behandlungswoche auf 2mal 2 Kapseln bei unzureichender Wirksamkeit mit einer Behandlungsdauer von 14 Tagen. Das Diazepampräparat (2 mg/Kapsel) wurde in gleicher Weise verabreicht.

**Prüfkriterien.** Die Beurteilung erfolgte auf Arzt- und Patientenebene mit Hilfe von internationalen standardisierten psychometrischen Skalen: CGI-Skala (= Clinical Global Impression) auf Arztebene und Beschwerdeliste B-L' nach v. Zerssen und der Selbstbeurteilungsskala STAI X 2 (State-Trait-Anxiety-Inventory) auf Patientenebene.

**Ergebnis.** Das Phytokombinationspräparat war wirksamer im Vergleich zu dem niedrig dosierten Diazepam bei der Behandlung von mittelschweren Angstzuständen (Panijel, 1985) (siehe Abb. 7.8 u. 7.9).

**Therapiestudie-Beispiel 3**

**Indikationen nach ICD-09:** 300,4 = Neurotische Depression, 309,0 = Kurzdauernde depressive Verstimmung.

**Präparat.** Methanolischer Hypericum-Extrakt, Droge: Extrakt-Verhältnis 4–7:1, 300 mg Wirkstoff (Extrakt) pro Dragee (Jarsin).

**Studienart.** Multizentrische plazebokontrollierte Doppelblindstudie unter Einschluß von 105 männlichen und weiblichen Patienten im Alter von 20–64 Jahren. Die Dosierung betrug 3 × 1 Dragee Verum bzw. Plazebo, der Behandlungszeitraum 4 Wochen.

**Prüfkriterien.** Zu den Zeitpunkten 0, 2 und 4 Wochen nach Beginn der Therapie Beurteilung nach der Hamilton-Depressions-Skala (HAMD) mit 21 Items.

**Ergebnis.** Der Vergleich zwischen den Therapie-Gruppen erfolgte mit dem Wilcoxon-Mann-Whitney-U-Test. Der Rohsummen-Score nach Hamilton fiel in der Verum-Gruppe von 15,8 auf 9,6 bzw. 7,2 nach 2 bzw. 4 Wochen signifikant stärker ab (p > 0,05 bzw. 0,01) als in der Plazebo-Gruppe (Abb. 7.10). In der Verum-Gruppe konnten nach den Responder-Kriterien des Hamilton-Testes (Reduktion des Summenscore um mindestens 50 % oder auf Werte unter 10) in der Plazebo-Gruppe 13 der 47 (28 %) der Patienten als Responder eingestuft werden (Harrer u. Sommer, 1993).

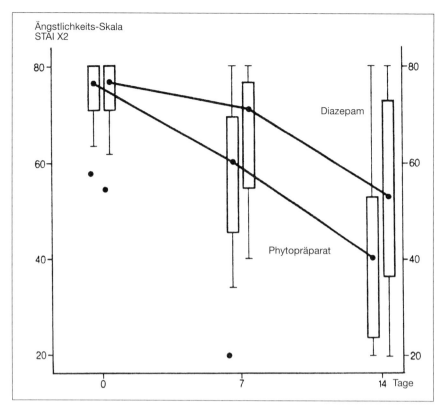

Abb. 7.8

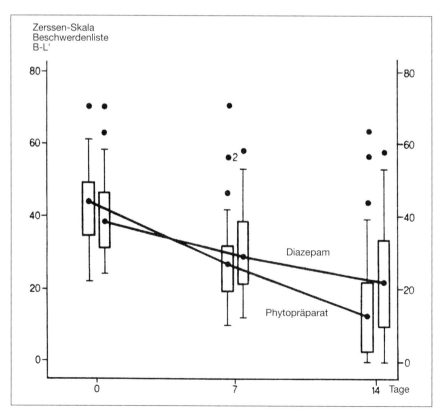

Abb. 7.9

**Abb. 7.8:** Verlauf der Medianwerte der Ängstlichkeitsskala STAI X2 über den 14tägigen Behandlungszeitraum. Das Phytopharmakon führt zu einer rascheren und stärkeren Besserung der Angstsymptome. Phytotherapeutikum: –36, Diazepam: –22 Punktwerte. Der Unterschied ist hochsignifikant (p = 0,0007; Wilcoxon-Rangsummentest) (Panijel, 1985).

**Abb. 7.9:** Einfluß eines Phytopharmakons im Vergleich zu Diazepam auf Angstsymptome und allgemeine Beschwerden von Patienten.
Verlauf der Medianwerte der Beschwerdeskala B-L. Nach 2 Wochen haben sich die Beschwerden in der Phytopharmakongruppe soweit gebessert, daß diese Patienten bereits mit einem Referenzkollektiv von gesunden Probanden verglichen werden können. Die Diazepamgruppe bleibt dagegen im (fraglich) pathologischen Bereich. Durch das Phytotherapeutikum konnte der Beschwerde-Score um insgesamt = –33,5 Punktwerte, durch Diazepam dagegen nur um insgesamt = –17,5 Punktwerte verbessert werden. Der Unterschied ist hochsignifikant (p = 0,008; Wilcoxon-Rangsummen-Test) (Panijel, 1985).

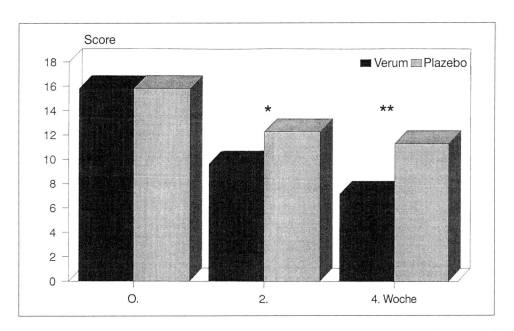

**Abb. 7.10:** Doppelblindstudie mit einem stand. Hypericumextrakt gegen Plazebo (Harrer u. Sommer 1993).

**Therapiestudie-Beispiel 4**

**Indikationen nach ICD-09:** 296,2 = Typische Depression, einzelne Episode; 296,3 = Typische Depression, mehrere Episoden; 300,4 = Neurotische Depression; 309,0 = Kurzdauernde depressive Verstimmung.

**Präparat.** Methanolischer Hypericum-Extrakt (Jarsin), Droge : Extrakt-Verhältnis 4–7:1, 300 mg Wirkstoff (Extrakt) pro Dragee.

**Studienart.** Doppelblinde Vergleichsstudie gegen Imipramin mit 135 männlichen und weiblichen Patienten mit einem Durchschnittsalter von 53±13 Jahren aus 20 Facharztpraxen. Die Dosierung betrug 3 × 300 mg des Hypericum-Extraktes bzw. 3 × 25 mg Imipramin pro Tag, die Therapiephase dauerte 6 Wochen.

**Prüfkriterien.** Als Prüfparameter dienten die Hamilton-Depressions-Skala (HAMD) mit 17 Items, die Depressivitäts-Skala nach von Zerssen (D-S) und die Clinical-Global-Impressions (CGI).

**Ergebnis.** Bei allen 3 Skalen konnten vergleichbar gute Verbesserungen unter der Therapie mit beiden Präparaten festgestellt werden. So erniedrigte sich der Mittelwert des Hamilton-Scores unter dem Hypericum-Präparat von 20,1 auf 8,8 und unter Imipramin von 19,4 auf 10,7 (Abb. 7.11). Der mittlere Punktwert der D-S nahm unter dem Hypericum-Präparat von 39,6 auf 27,2 und unter Imipramin von 39,0 auf 29,2 ab. Die Verlaufsänderungen waren in beiden Be-

handlungsgruppen ab der 2. Behandlungswoche statistisch hochsignifikant. Zwischen der Therapie mit Hypericum und Imipramin gab es keine signifikanten Unterschiede in der Wirksamkeit, wohl aber bei der Verträglichkeit. So wurden unter Imipramin insgesamt 22 eher stärkere, unter Hypericum dagegen nur 11, nach deren Schweregrad eher leichtere Nebenwirkungen beobachtet (Vorbach et al. 1993).

### 7.3.3 Kava-Kava rhizoma (Kava-Wurzel)
Piper methysticum,
Piperaceae    **M**

#### Chemie

Die **Kavapyrone** (z. B. Kawain, Methysticin und ihre Dihydroderivate) (Abb. 7.12) stellen die Wirkprinzipien der Droge dar. Es handelt sich um *6-Ring-Lactone*, die durch Styryl- oder Phenylethylreste substituiert sind.

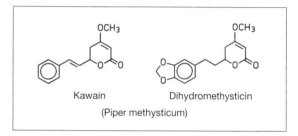

Kawain          Dihydromethysticin
(Piper methysticum)

**Abb. 7.12:** Hauptwirkstoffe der Kava-Wurzel.

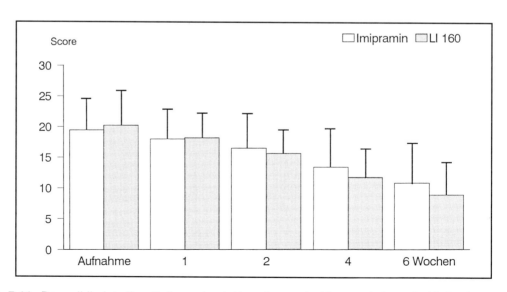

**Abb. 7.11:** Doppelblindstudie mit einem stand. Hypericumextrakt gegen Imipramin (Vorbach et al. 1993).

## Pharmakologie und Anwendung

Die Kavalactone werden relativ gut vom Darm aus resorbiert.

Im *Tierversuch* (Maus) wurden folgende **Wirkungen** festgestellt:
- Eine antagonistische Wirkung gegen experimentell erzeugte Krämpfe (Strychnin, Pentatetrazolkrampf, Elektroschock) bei 10 mg/kg (Meyer, 1964).
- *Muskelrelaxierende Wirkung in niedrigen* Dosen (ca. 10–20 mg/kg i. v.) und zentralnervöse Lähmungen bei höheren Dosen analog dem Wirkprofil von Mephenesin.
- Im EEG den *Hypnotika ähnliche* hirnelektrische Reaktionen.
- Verringerung der Erregbarkeit des limbischen Systems im Sinne einer *Dämpfung der emotionalen Erregbarkeit* (Kretzschmar u. Tschendorf, 1974).

Siehe hierzu Lit. Gerster u. Gracza, 1990.

## Therapiestudien: Übersicht

Die Kavalactone (KL) bewirken bei *Patienten mit einem ausgeprägten Angstpotential* vor der Operation im Vergleich zum Plazebo einen deutlichen anxiolytischen Effekt (Bhate et al., 1989; Bahte und Gerster, 1992).
Gesamtextrakte mit einem Gehalt von 8 % Kavalactonen führten *beim klimakterischen Syndrom* mit Tagesdosen von 2 mal 30 mg Kavapyrone in Form eines standardisierten Extraktes über 12 Wochen zu einer signifikanten Verbesserung der Symptome (siehe auch Kapitel «Gynäkologische Erkrankungen S. 312) (Warnecke et al. 1989, 1990).

Kavaextrakte enthaltende **Kombinationspräparate** wurden mit Erfolg bei folgenden Störungen eingesetzt:
- neurovegetative und psychosomatische Störungen im Bereich von Magen, Darm, Galle, Herz sowie
- beim klimakterischen Syndrom (siehe Lit. Gerster u. Gracza, 1990).

### Therapiestudie-Beispiel 5

**Indikation.** Angst-, Spannungs- und Erregungszustände nichtpsychischer Genese (entsprechend Definition DSM-III-R der amerik. Gesellschaft für Psychiatrie).

**Präparat.** Trockenextrakt aus Kava-Kava-Wurzelstock eingestellt auf 70 mg Kava-Lactone/100 mg Gesamtextrakt.

**Studienart.** Randomisierte Doppelblindstudie mit 58 Patienten beiderlei Geschlechts.

**Behandlung.** 300 mg des Präparates/Tag entsprechend 3 × 1 Kapsel à 100 mg oder 3 × 1 Kapsel Plazebo 4 Wochen lang.

**Prüfkriterien.** Gesamtscore aus der Hamilton-Angst-Skala (HAMA) sowie die Eigenschaftswörterliste (EWL). Zur Abschätzung der Nutzen-Risiko-Relation wurde die CGI-Skala (Clinical Global-Impression) verwendet. Unerwünschte Arzneimittelwirkungen wurden nach der FSUCL-Fremdbeurteilungsskala (Fischer Somatische oder Unerwünschte Effekte Check-Liste) dokumentiert.

**Ergebnis.** Die Ergebnisse im Verlauf der 4wöchigen Behandlung sind in Abb. 7.13 und 7.14 dokumentiert. Es kam bereits nach 7 Tagen zu einer signifikanten Veränderung der HAMA-Werte im Vergleich zu Plazebo. Das Ergebnis war mit $p < 0.01$ (U-Test, zweiseitig) signifikant.
Die mittels der Eigenschaftswörterliste gemessene Bereiche «Leistungsbezogene Aktiviertheit» und «Angst/Depression» zeigten im Vergleich zu Plazebo ebenfalls einen deutlichen Behandlungseffekt (Kinzler et al., 1991).

# 7.4 Nervöse und psychische Erschöpfungszustände

Zur Behandlung dieser Krankheitszustände kommen alle im Abschnitt 7.2 aufgeführten Drogen in Frage. Zusätzlich können die in Kapitel 11: «Behandlung von allgemeinen Schwächezuständen» genannten Drogen eingesetzt werden.

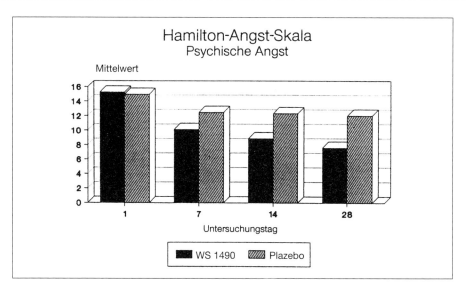

**Abb. 7.13:** Auswertung der Therapie-Ergebnisse mit Kava-Extrakt nach HAMA-Skala »Psychische Angst« (Kinzler et al. 1991).

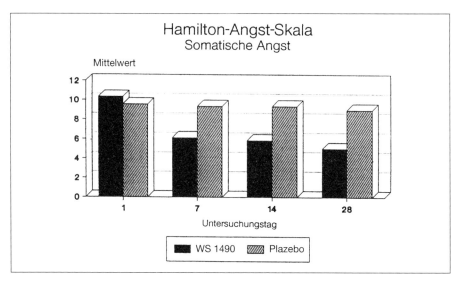

**Abb. 7.14:** Auswertung der Therapieergebnisse »Somatische Angst« mit Kava-Extrakt nach HAMA-Skala (Kinzler et al. 1991).

# 7.5 Reise- und Bewegungskrankheiten (Antivertiginosa)

## 7.5.1 Scopolamin

Schwindelzustände (Kinetosen) und Brechreiz (Emesis), als Folge einer Übererregung im motorischen Zentrum des Gehirns (vestibuläre Störungen) werden durch prophylaktische *Solanaceenalkaloide* und **Scopolamin** von *Datura stramonium* behandelt.

Scopolamin gehört wie Atropin zur Gruppe der *Parasympatholytika*. Zentral wirkt es im Gegensatz zum Atropin *sedierend auf motorische und zugleich auf vegetative Zentren des Hirnstammes*.

## 7.5.2 Zingiber officinalis (Ingwerpulver)    M

### Pharmakologie

Auf einem ganz anderen Mechanismus scheint die Wirkung des **Ingwerpulvers** von Zingiber officinalis (Zingiberis Rhizoma) zu beruhen. Nach Untersuchungen von Mowrey (1982) sollen 2 g Ingwerpulver ca. 100 mg Diphenhydramin entsprechen. Es ist nicht bekannt, welche der vielen Inhaltsstoffe der Droge für diese Wirkung verantwortlich sind. Es wird ein Angriffspunkt im Gastrointestinaltrakt vermutet.

### Therapeutische Studien: Übersicht

Es existieren kontrollierte *Studien*, einige davon in *randomisierter Doppelblind-Form*, bei folgenden Krankheitssymptomen:
- Reisekrankheit,
- Vertigo,
- Hyperemesis gravidarum,
- postoperativer Nausea,
- Emesis und Erbrechen als Folge der Anästhesie.

Die Studien wurden gegen Plazebo oder bekannte Antiemetika wie z.B. Diphenhydramin (= Dimenhydrinat) bzw. Metoclopramiol durchgeführt. Das Ingwerwurzelpulver wurde in Kapselform in einer einmaligen Menge von 1 g oder 0,5 g 1 bzw. 1,5 Std. vor Versuchsbeginn, Operation bzw. Reiseantritt gegeben. Bei Schwangerschaftserbrechen wurden 1 g an vier aufeinander folgenden Tagen verabreicht.

Das **Ergebnis** läßt sich wie folgt zusammenfassen:
- Ingwergabe reduzierte signifikant die Neigung zum Erbrechen und den Kaltschweiß bei Seekrankheit (Grøntved et al., 1988). Experimentell erzeugte Vertigo wurde unter Ingwermedikation signifikant reduziert (Grøntved u. Hentzer, 1986).
- Bei Schwangerschaftserbrechen kam es zu einer Minderung oder Verschwinden von Schwindel und Erbrechen (Fischer-Rasmussen et al., 1990).
- Bei der Behandlung von postoperativem Schwindel und Erbrechen zeigte das Ingwerpulver und das Vergleichspräparat (Metoclopramiol) in bezug auf die Zahl von aufgetretenen Schwindelanfällen eine ähnliche Wirkung (Bone et al., 1990).
- Eperimentell erzeugter Nystagmus wurde dagegen durch Ingwer nicht beeinflußt.

Übereinstimmend war festzustellen, daß die Ingwer-Applikation im Gegensatz zu den synthetischen Antiemetika *keine oder nur geringfügige Nebenwirkungen* auslöste.

Alle Untersucher kamen zu dem Schluß, daß die Ingwerwirkstoffe nicht wie die bekannten Sympathomimetika, Parasympatholytika, Antihistaminika bzw. Antiemetika im ZNS (vestibuläres System) angreifen, sondern über die *Blockierung gastrointestinaler Reaktionen* die beschriebenen Wirkungen auslösen.

### Therapiestudie

**Indikation.** Experimentell erzeugte Kinetosen (motion sickness).

**Präparat.** Ingwerpulver in Kapselform (Zintona).

**Studienart.** Kontrollierte Vergleichsstudie gegen Plazebo (Stellaria media = Chickwood herb.-Pulver) und das Antihistaminikum Dimenhydrinat (Dramamine) mit 36 Probanden mit einer von den Probanden selbst angegebenen erhöhten Anfälligkeit gegen Reisekrankheit. Die Probanden wurden nach Absolvierung eines psychophysikalischen Testes mit verbundenen Augen auf einen motorgetriebenen Drehstuhl gesetzt, nachdem die Probanden 20–25 min zuvor die Medikamente bzw. Plazebos erhalten hatten. Die Drehbewegung variierte zwischen 4 und 17 rpm. Die maximale Drehzeit betrug 6 Minuten.

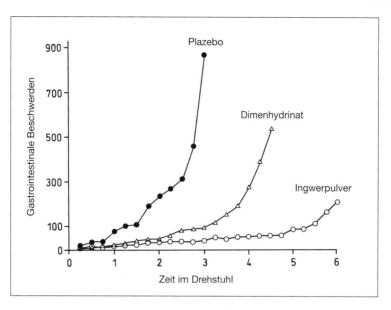

**Abb. 7.15:** Einfluß von Ingwerpulver, Dimenhydrinat und Plazebo auf gastrointestinale Beschwerden von Probanden im »Drehstuhl-Test«.
Stärke der gastrointestinalen Beschwerden in den drei Versuchsgruppen bestimmt als geometrische Mittelwerte in Abhängigkeit von der Zeit (min.) (Mowrey u. Clayson, 1982)

**Prüfkriterien.** Alle 15 sec wurden die Probanden nach ihrer Magenbefindlichkeit befragt. Zusätzlich registriert wurde nach der psychophysikalischen Methode von Stevens die physische und psychische Intensität der von den Probanden jeweils empfundenen «Stimuli».

**Ergebnis.** Keiner der Probanden in der Plazebo- und Dimenhydrinat-Gruppe war in der Lage, 6 Minuten im Drehstuhl zu bleiben, während die Hälfte der «Ingwer-Probanden» die gesamte Zeit im Drehstuhl blieben. Dieser Unterschied war signifikant (p < 0,001). Aus Abb. 7.15 geht hervor, daß die gastrointestinalen Mißempfindungen in der Plazebogruppe am stärksten waren, gefolgt von der Dimenhydrinat-Gruppe und daß sie in der «Ingwergruppe» am wenigsten registriert wurden. Auch diese Unterschiede waren signifikant (p < 0,001).

## 7.6 Präparateformen

Das Präparateverzeichnis der Roten Liste unterteilt in Hypnotika/Sedativa und Psychopharmaka. Zur ersten zählen die Drogen Valeriana, Humulus, Melissa, Lavandula, Passiflora und Avena, zur zweiten Rauwolfia, Hypericum und Kava-Kava. Die Antivertiginosa stellen eine eigene Gruppe dar.

**Monosubstanzpräparate:**

Neuronika (Kavain).
Kavaform (Kavain)

*Scopolamin*
Scopoderm TTS (Membran-Pflaster)

**Monoextraktpräparate:**

*Valeriana:*
z. B. Valdispert,
Nervipan,                         Baldrisedon,
Baldrian-Phyton,                  Sedalint Baldrian,
                                  Recvalysat Bürger
*Humulus:*
Bonased-L

*Hypericum:*
z. B. Hyperforat,                 Psychatrin Jossa
Lophacomp-Hypericum,              (+ Ascorbinsäure),
Jarsin 300,                       Cesradyston 200,
Esbericum,                        Psychotonin M,
                                  Kneipp Johanniskraut-
                                  Pflanzensaft.

*Melissa:*
z. B. Kneipp Melissen-Pflanzensaft.

*Passiflora:*
z. B. Passiflora-Tropfen Curarina.

*Kava-Kava:*
Antares 120, Laitan 100, Kavasedon, Kavosporal forte, Kavatino.

*Ingwer*
Zintona

## Kombinationspräparate:

- Von den *Sedativdrogen* sind am häufigsten enthalten:
  Valeriana, Humulus, Melissa, Passiflora und Hypericum.
- Von den *herzkreislaufwirksamen Drogen* sind am häufigsten enthalten:
  Crataegus und Viscum.
- Bei *Kombinationen mit Reinsubstanzen stehen an erster Stelle:*
  Belladonna- und Secale-Alkaloide.

*Präparatebeispiele:*

| | |
|---|---|
| z. B. Baldriparan, | Kytta-Sedativum N |
| Baldrianox S | Passiorin N |
| Plantival N, | Klosterfrau-Melissengeist, |
| Hovaletten N | geist, |
| (Humulus-lup. Extr. | Kavosporal comp. |
| Komb.), | Hyperforat forte Extrakt |
| Sensinerv forte, | u. Tropfen |
| Euvegal N, | Sedariston, |
| Biral N, | Neurapas |
| Nervosana, | |
| Esberi-Nervin Bio | |
| Requiesan (Avena sat. + | |
| Eschscholtzia-E.) | |

## Teekombinationspräparate:

z. B. Nervan-Tee Stada N,
Beruhigungstee Nervoflux,
Heumann Beruhigungs-Tee Tenerval N,
Kneipp Nerven- und Schlaf-Tee N,
Salus Nerven-Schlaf-Tee,
Kräutertee Nr. 22 u. a.

## Teerezepturen:

**1. Rp:**

| | |
|---|---|
| Fol. Melissae | 50,0 |
| Rad. Valerianae | 50,0 |
| Strob. Lupuli | |
| Rad. Angelicae aa | 15,0 |

**2. Rp:**

| | |
|---|---|
| Radix Valerianae | |
| Fol. Melissae | |
| Fruct. Crataegi aa | 20,0 |

**3. Rp:**

| | |
|---|---|
| Rad. Valerianae | |
| Herba Leonuri cardiacae | |
| Flor. Lavandulae | |
| Fruct. Foeniculi aa | 20,0 |

**4. Rp:** 35,0
Kneipp-Nerven-Tee:

| | |
|---|---|
| Rad. Valerianae | 35,0 |
| Fol. Melissae | 24,0 |
| Herba Anserinae | 23,0 |
| Cort. Aurant. dulc. | |
| Flor. Lavandulae | |
| Strob. Lupuli aa | 5,0 |

**5. Rp:**
Nerven-Tee-Stada:

| | |
|---|---|
| Rad. Valerianae | 24,0 |
| Fol Melissae | 20,0 |
| Herba Hyperici | 15,0 |
| Strob. Lupuli | 5,0 |
| Fol. Rubi frutic. | 15,0 |
| Fol. Menth. pip. | |
| Fol. Rosmarini aa | 10,0 |
| Flor. Calendulae | 1,0 |

## 7.7 Homöopathie bei Störungen und Krankheitszuständen des Nervensystems

Beschwerdekomplexe, die in mittelbarem Zusammenhang mit dem *Vegetativum* stehen, sind eine große Domäne für Homöopathika. Es existiert darüber eine umfangreiche Literatur, was sich mit der traditionellen Entwicklung der homöopathischen Heilweise erklären läßt. Sie benutzt dazu das Stichwort «*Neurasthenie*» und meint damit die große Erregbarkeit (psychisch) und die rasche Erschöpfbarkeit (somatisch). Im Hinblick auf das Symptomenspektrum wird heute der Begriff «*neurasthenisches Syndrom*» vorgezogen.

In der Praxis gewinnen solche Krankheitszustände zunehmend an Bedeutung, wobei der Einsatz von Tranquillantien immer mehr begrenzt wird. Als ergänzende Therapiemaßnahmen bieten sich neben den Phytotherapeutika auch Homöopathika im Sinne einer therapeutischen Stufenleiter an. Man findet diese Homöopathika unter den Begriffen *Sedativa und Nervina*. Sie sind in den Arzneistärken (Potenzen) für alle Altersgruppen anwendbar, Gewöhnungseffekte sind nicht beschrieben worden. Die gleichzeitige Anwendung von Psychopharmaka soll die Ansprechbarkeit der Homöopathika mindern.

Bei diesem Anwendungsbereich sind *personotrope Homöopathika* besonders bewährt; dies gilt insbesondere für die Behandlung depressiver Verstimmungszustände.

### Pflanzliche Homöopathika

**Avena sativa D2, Dil.**
Schlafstörungen zumeist infolge von problembehafteten Situationen.

**Coffea arabica D6, Dil./Glob.**
Unruhegefühl und Schlaflosigkeit mit Tachykardien und Schweißausbrüchen; starker Gedankenfluß.

**Cypripedium pubescens D6, Dil./Glob.**
Schlaflosigkeit; unruhiger, leichter Schlaf mit häufigem Erwachen.

**Datura stramonium (Stramonium) D12, Dil./Glob.**
Pavor nocturnus mit angstvollen Phantasien, nächtliches Aufschrecken. Angst vor dem Alleinsein.

**Passiflora incarnata D2, Dil.**
Ein- und Durchschlafstörungen; auch als «Alternative» zu chemisch-synthetischen Hypnotika.

Hinweis: Passiflora-Urtinktur sollte in warmem Wasser eingenommen werden.

### Tierische Homöopathika

**Ambra grisea D6, Dil.**
Erschöpfungszustände, nervöse Überregbarkeit und nervöse Erschöpfung.

**Tarantula hispanica D12, Dil.**
Erregungszustände

### Mineralische Homöopathika

**Acidum arsenicosum (Arsenicum album) D12, Dil.**
Nächtliche Angst- und Unruhezustände.

**Phosphorus D12, Dil.**
Schlaflosigkeit mit Angstzuständen.

**Zincum metallicum D12, Dil.**
Unruhezustände mit Schlaflosigkeit.

In der nachfolgenden Tabelle 7.4 sind einige der bewährten Kombinationspräparate aus homöopathischen Einzelmitteln (Nervina/Sedativa) zur Behandlung nervöser Störungen genannt.

**Tab. 7.4:** Homöopathische Kombinationspräparate.

| | |
|---|---|
| Ambrasyx | Mitchellando |
| Cefaplenat | Nervobaldon |
| Dormi-Gastreu | Nervuton |
| Dysto-loges | Röwo-Sedaphin |
| Jsosedat | |

# Literatur

## Allopathie

### Übersichtsreferate

Becker, H., Förster, W.: Biologie, Chemie und Pharmakologie pflanzlicher Sedativa. Z. Phytother. **5**: 817–823 (1984).

Nahrstedt, A.: Drogen und Phytopharmaka mit sedierender Wirkung. Z. Phytother. **6**: 101–109 (1985).

Nahrstedt, A.: Drogen und Phytopharmaka mit sedierender Wirkung. In: Schriftenreihe der Bundesapothekerkammer zur wissenschaftlichen Fortbildung. Werbe- und Vertriebsgesellschaft Deutscher Apotheker Bd. 12: 77–101 (1985).

Stocksmeier, U.: Wirksamkeitsnachweis pflanzlicher Präparate beim Menschen unter Berücksichtigung vegetativer Parameter. Therapeutikon **5**: 126—134 (1991).

Wunderer, H.: Schlafstörungen (Beratung im Handverkauf). Apoth. J. **10**: 28–38 (1987).

### Drogen und ihre Anwendung

Balderer, G., Borbély, A.A.: Effect of valerian on human sleep. Psychopharmacology **87**: 406–409 (1985).

Bayer, H., Frei-Kleiner, S., Schreiber, H.: Da hilft die Passionsblume, Erfahrungsbericht. Ärztl. Praxis **21**: 13–16 (1991).

Bhate, H., Gerster, G., Gracza, L.: Orale Prämedikation mit Zubereitungen aus Piper methysticum bei operativen Eingriffen in Epiduralanästhesie. Erfahrungsheilk. **38**: 339–345 (1989).

Bhate, H., Gerster, G.: Behandlung mit Phytotranquilizern vor der Narkose. Therapeutikon **6**: 214–222 (1992).

Bladt, S., Wagner, H.: MAO-Hemmung durch Fraktionen und Inhaltsstoffe von Hypericum-Extrakt. Nervenheilkunde 6a, 349-352 (1993).

Bocters, U.: Behandlung vegetativer Regulationsstörungen mit Valepotriaten (Valmane). Münch. med. Wschr. **37**: 1873–1876 (1969).

Bone, M.E., Wilkinson, D.J., Young, I.R., McNeil, I., Charlton, S.: Ginger root – a new antiemetic. Anaesthesia **45**: 669–671 (1990).

Braun, R., Dittmar, W., Machhut, M., Weickmann, S.: Valepotriate mit Eposidstruktur – beachtliche Alkylantien. Dtsch. Apoth. Z. **122**: 1109 (1982).

Buchthala, M.: Klinische Beobachtungen bei der Anwendung eines neuen Äquilans. Hippokrates **39**: 466 (1969).

Dziuba, K.: Erfahrungen mit dem Äquilans Valmane in ambulanter Praxis. Med. Welt **19**: 1866–1868 (1968).

v. Eickstedt, K.W., Rahman, S.: Psychopharmakologische Wirkungen von Valepotriaten. Arzneimittelforsch. (Drug Res.) **19**: 316—319 (1969).

Fischer-Rasmussen, W., Kjaer, S.K., Dahl, C., Asping, U.: Ginger treatment of hyperemesis gravidarum. Eur. J. Obstet. Gynaec. Reprod. Biol. (Eurobs) **38**: 19–24 (1990).

Gerster, G., Gracza, L.: Piper methysticum. Therapeutikon **4** (5): 257–266 (1990).

Grøntved, A., Brask, T., Kambskard, I., Hentzer, E.: Ginger root against seasickness. Acta otolaryngol. (Stockh.) **105**: 45–49 (1988).

Grøntved, A., Hentzer, E.: Vertigo-reducing effect of ginger root. ORL **48**: 282–286 (1986).

Grusla, D., Hölzl, J., Krieglstein, I.: Baldrianwirkungen im Gehirn der Ratte. Dtsch. Apoth. Z. **126**: 2249 (1986).

Hänsel, R., Wohlfahrt, R., Coper, A.: Versuche, sedativ-hypnotische Wirkstoffe im Hopfen nachzuweisen. Z. Naturforsch. **35 c**: 1096–1097 (1980).

Hänsgen, K. D., Vesper, J., Ploch, M.: Multizentrische Doppelblindstudie zur antidepressiven Wirksamkeit des Hypericum-Extraktes LI 160. Nervenheilkunde **12**:, 285—289 (1993).

Harrer, G., Sommer, H.: Therapie leichter/mittelschwerer Depressionen mit Hypericum. Münch. med. Wschr. 22: 305–309 (1993).

Harrer, G., Hübner, W. D., Podzuweit, H.: Wirksamkeit und Verträglichkeit des Hypericum-Präparates LI 160 im Vergleich mit Maprotilin. Nervenheilkunde **12**: 297–301 (1993).

Hazelhoff, B.: Phytochemical and Pharmacological Aspects of Valeriana compounds. Dissertation, Univ. Groningen (1984).

Hendriks, H., Bos, R., Woerdenbog, H., Koster, A. Sj: Central nervous depressant activity of valerlenic acid in the mouse. Planta med. **1**: 28–32 (1984).

Hendriks, H., Bos, R., Allerma, D.P., Malingre, Th.M., Koster, A. Sj: Pharmacological screening of valerenal and some other components of essential oil of valeriana officinalis. Planta med. **42**: 62–68 (1981).

Hoffmann, J., Kühl, E.D.: Therapie von depressiven Zuständen mit Hypericin. Z. Allg. Med. **55**: 776–782 (1979).

Holm, E., Wowolligk, H., Reinecke, A., von Henning, G.E., Behne, F., Scherer, H.-D.: Vergleichende neurophysiologische Untersuchungen mit Valtratum und Extraktum valerianae an Katzen. Med. Welt **31**: 982–990 (1980).

Holm, E. in: Referate der Baldriantagung in Heidelberg. H. Becker ed. Österr. Apoth. Z. **38**: 41 (1984).

Hölzl, J., Godau, P.: Receptor binding studies with valeriana offic. on the benzodiazepine receptor. Abstrakt-Band Planta med. der 37. Jahrestagung der Ges. f. Arzneipflanzen-Forsch. 1989, Abstr. P 2–1, 64–65.

Jansen, W.: Doppelblindstudie mit Baldrisedon. Therapiewoche **27**: 2779–2786 (1977).

Kamm-Kohl, A. V., Jansen, W., Brockmann, P.: Moderne Baldriantherapie gegen nervöse Störungen im Senium. Med. Welt. **35**: 1450–1454 (1984).

Kemper, F., Loeser, A.: Untersuchungen zur Gewinnung antihormonal wirksamer Inhaltsstoffe aus Lithosperum officinale. Arzneimittel-Forsch. (Drug Res.) **7**: 81–82 (1957).

Kemper, F.: Experimentelle Grundlagen für eine therapeutische Anwendung von Lithospermum officinale zur Blockierung von Hormonen des Hypophysenvorderlappens. Arzneimittel-Forsch. (Drug Res.) **9**: 368–375 (1959).

Kinzler, E., Krömer, J., Lehmann, E.: Wirksamkeit eines Kawa-Spezial-Extraktes bei Patienten mit Angst-, Spannungs- und Erregungszuständen nicht-psychotischer Genese. Arzneimittel-Forsch. (Drug Res.) **41**: 584 (1991).

Kleemann, St., Winterhoff, H., Noetzel, S., Gumbinger, H.G., Kemper, F.H.: Inhibition of TSH-effects by plant extracts and phenolic plant constituents – in vitro study. Planta med. **6**: 550 (1986).

Kretschmar, R., Teschendorf, H.-J.: Pharmakologische

Untersuchungen zur sedativ-tranquilisierenden Wirkung des Rauschpfeffers (Piper methysticum Forsert). Chemiker Z. **98**: 24–27 (1974).

Krieglstein, J., Grusla, D.: Zentral dämpfende Inhaltsstoffe im Baldrian. Valepotriate, Valerensäure, Valeranon und ätherisches Öl sind doch wirksam. Dtsch. Apoth. Z. **128**: 2041–2045 (1988).

Krueger, G. A. W.: Die Therapie des psychovegetativen Syndroms mit Valmane. Therapiewoche **18**: 89 (1969).

Leathwood, P. D., Chauffard, F., Heck, E., Munez-Boch, R.: Aqueous extract of valerian root (Valeriana offic.) improves sleep quality in man. Pharmacolog. Biochem. Behav. **17**: 65–71 (1981).

Leathwood, P. D., Chauffard, F.: Aqueous extract of valerian reduces latency to fall asleep in man. Planta med. **2**: 144–148 (1985).

Maluf, E., Barros, H. M. T., Frochtengarten, M. L., Benti, R., Leite, U. R.: Assessment of the hypnotic/sedative effects and toxicity of Passiflora edulis aqueous extract in rodents and humans. Phytother. Res. **5**: 262–266 (1991).

Meyer, H. J.: Untersuchungen über den antikonvulsiven Wirkungstyp der Kawa-Pyrone Dihydromethysticin und Dihydrokawain mit Hilfe chemisch induzierter Krämpfe. Arch. int. Pharmacodyn. Therap. **150**: 118 (1964).

Mowrey, D. B., Clayson, D. E.: Motion sickness, ginger and psychophysics. Lancet I (8273): 655–657 (1982).

Müldner, H., Zöller, M.: Antidepressive Wirkung eines auf den Wirkstoffkomplex Hypericin standardisierten Hypericum-Extraktes, Arzneimittel-Forsch. (Drug Res.) **34**: 918–920 (1984).

Müller-Limmroth, W.: Die Streßsituation des Autofahrers und Möglichkeiten der medikamentösen Beeinflussung. Dtsch. Apoth. **31**: Heft 8: 410—422 (1979).

Okpanyi, S. N., Weischer, M. L.: Tierexperimentelle Untersuchungen zur psychotropen Wirksamkeit eines Hypericum-Extraktes. Arzneimittel-Forsch. (Drug Res.) **37**: 10–12 (1987).

Panijel, M.: Die Behandlung mittelschwerer Angstzustände. Therapiewoche **35**: 4659–4668 (1985).

Riedel, E., Hänsel, R., Ehrke, G.: Hemmung des γ-Aminobuttersäureabbaus durch Valerensäurederivate. Planta med. **46**: 219 (1982).

Rücker, G., Tautges, J., Sieek, A., Wenzel, H., Graf, E.: Untersuchungen zur Isolierung und pharmakodynamischen Aktivität des Sesquiterpens Valeranon aus Nardostrachys jatamansi DC. Arzneimittel-Forsch. (Drug Res.) **28**: 7 (1978).

Schenk, Chr.: Psychotonin M bei der ambulanten Behandlung depressiver Verstimmungszustände. Der Kassenarzt **27**: 33–34 (1987).

Schimmel, K.: Die Behandlung der Wetterfühligkeit mit Baldrisedon. Ärztezeitschr. Naturheilverf. **22**: 578–582 (1981).

Schlich, D., Braukmann, Fr., Schenk, N.: Behandlung depressiver Zustandsbilder mit Hypericinium, Psycho 13 (1987).

Siegers, C. P., Steffen, B.: Influence of quercetin on cell proliferation and DNA-synthesis in human tumour cell lines. Pharmaceut. Pharmacol. Let. **1**: 64–67 (1991).

Sparenberg, B., Demisch, L., Hölzl, L.: Untersuchungen über antidepressive Wirkstoffe von Johanniskraut. Pharm. Z. Wiss. **138**: 50-54 (1993).

Speroni, E., Minghetti, A.: Neuropharmacological activity of extracts from passiflora incarnata. Planta med. **6**: 488–491 (1988).

Stephan, E.: Beeinflussung der Verkehrstüchtigkeit durch die Einnahme eines pflanzlichen Sedativums. Therapiewoche **30**: 3662–3678 (1980).

Straube, G.: Die Bedeutung der Baldrianwurzel in der Therapie. Therapie Gegenw. **107**: 555 (1968).

Suzuki, O., Katsumata, Y., Oya, M., Blatdt, S., Wagner, H.: Inhibition of monoamine oxidase by hypericin. Planta med. **50**: 272–274 (1984).

Thiele, B., Brink, I., Ploch, M., Modulation der Zytokin-Expression durch Hypericum-Extrakt. Nervenheilkunde, **12**: 353—356 (1993).

Vorbach, E. U., Hübner, W. D., Arnoldt, K. H.: Wirksamkeit und Verträglichkeit des Hypericum-Extraktes LI 160 im Vergleich mit Imipramin. Nervenheilkunde **12**: 290—296 (1993).

Wagner, H., Hörhammer, L., Frank, U.: Lithospermsäure, das antihormonale Wirkprinzip von Lycopus europaeus L. (Wolfsfuß) und Symphytum officinale (Beinwell). Arzneimittel-Forsch. (Drug Res.) **20**: 705 (1970).

Wagner, H., Jurcic, K.: In vitro- und in vivo-Metabolismus des [$^{14}$C]-Didorvaltrats. Planta med. **38**: 366–376 (1980).

Wagner, H., Sprinkmeyer, L.: Über die pharmakologische Wirkung von Melissengeist, Dtsch. Apoth. Z. **113**: 1159 (1973).

Warnecke, G.: Langzeittherapie psychischer und vegetativer Dysregulationen mit Zubereitungen von Piper methysticum. Erfahrungsheilk. **38**: 333 (1989).

Warnecke, G. et al.: Wirksamkeit von Kawa-Kawa-Extrakt beim klimakterischen Syndrom. Z. Phytother. **11**: 81–86 (1990).

Winterhoff, H., Sourgens, H., Kemper, F. H.: Pharmacodynamic effects of Lithospermum officinale on the thyroid gland of rats: comparison with the effects of iodide. Horm. metabol. Res. **15**: 503–507 (1983).

Wittig, K.: Ein therapeutischer Beitrag zur Behandlung von Abstinenzerscheinungen bei Alkohol- und Opiatsuchten. Medizin heute **18**: 49 (1969).

## Homöopathie

Imhäuser, H.: Homöopathie in der Kinderheilkunde, 8. Aufl. Haug, Heidelberg (1987).

Wiesenauer, M.: Pädiatrische Praxis der Homöopathie. 2. Aufl. Hippokrates Verlag Stuttgart (1992).

Wünstel, G.: Schlafstörungen. In: Wünstel, G., Gawlik, W., Stübler, M. (Hrsg.): Aktuelle Anwendungsmöglichkeiten der Homöopathie in der ärztlichen Praxis, Band 2. Weka, Kissing 1985.

# 8 Rheumatische Erkrankungen

**Hauptindikationen für Phytopharmaka:**

| | |
|---|---|
| **Weichteilrheumatismus** (extraartikulärer Rheumatismus) z. B. Tendovaginitis, Periarthritis humeroscapularis (Schultersteife) | 8.1 → Seite 231 |
| **Entzündlicher Rheumatismus:** z. B. rheumatoide Arthritis (chron. Polyarthritis) Spondylitis | 8.1 → Seite 231 |
| **Degenerativer Rheumatismus:** z. B. Arthrosen und Spondylosen | 8.1 → Seite 231 |
| **Gicht** (Arthritis urica) | 8.2 → Seite 246 |

**Keine Indikationen:**

Das **akute rheumatische Fieber,** das mit Antibiotika, Cortison und nichtsteroidalen synthetischen Antiphlogistika behandelt werden muß.

Progredient chronische Polyarthritis und andere **schwere rheumatische Verlaufsformen** (z. B. Arthritis psoriatica, Reiter-Syndrom). Hier können Phytopräparate höchstens adjuvant zu einer bestehenden Basistherapie mit Synthetika eingesetzt werden.

## 8.1 Rheumatische Erkrankungen

### 8.1.1 Behandlungsprinzipien — Präparatetypen

**Anwendung.** Je nach Art der Erkrankung wird man **systemisch** oder mehr **lokal** wirkende Präparate zur Anwendung bringen. Bei streng lokalisierten Entzündungsprozessen, z. B. bei einer isolierten Gonarthritis, einer Periarthropathie oder bei Muskelrheumatismus, Muskelverspannungen im Schulter-, Rücken- und Lumbalbereich haben **Externa** den Vorzug. Dies gilt in besonderem Maße für die Behandlung von Patienten mit gastrointestinalen Erkrankungen oder hoher Magenempfindlichkeit. Unter gewissen Bedingungen *können allerdings auch topisch angewendete Präparate eine systemische Wirkung entfalten.*

**Wirkungen.** Da sowohl die entzündlichen wie die degenerativen Erkrankungen immer mit Schmerzen verbunden sind, kommt der Schmerzbekämpfung mit **Analgetika** eine erhebliche Bedeutung zu. Hauptangriffspunkt für analgetisch wirkende Salicylderivate enthaltende Phytopharmaka ist der Arachidonsäurestoffwechsel (siehe Schemabilder 8.1 u. 8.9). Daneben kann eine zentrale Schmerzhemmung auch über den sog. «Counter Irritant» Effekt, ausgelöst durch Hautreizmittel, erfolgen. Für besonders starke Schmerzen gibt es keine adäquaten Pflanzenpräparate, wenn man von den Opiaten absieht.

Für die Behandlung der **Entzündungen** kommen topisch oder systemisch applizierbare **Antiphlogistika** zur Anwendung. Ausgenutzt werden die Wirkmechanismen von drei verschiedenen Phytopräparate-Typen (siehe Abb. 8.1, 8.3, 8.5 u. 8.7):

– Präparate mit direktem Einfluß auf den *Arachidonsäure/Prostaglandinstoffwechsel.* Mit diesen soll die pathologisch erhöhte Bildung von Entzündungsmediatoren des Arachidonsäurestoffwechsels teilweise gebremst werden.

– Präparate mit *kortikomimetischer Wirkung.* Entweder kommt es unter dem Einfluß solcher Therapeutika zu einer erhöhten Kortikoidausschüttung oder zu einem gebremsten Kortikoidabbau. Im ersten Fall ist ein reflextherapeutischer Effekt über kutisviszeral wirkende Hautreizmittel denkbar. Im zweiten Fall dürfte eine kompetitive Hemmung des Steroidabbaus die Ursache für den kortikomimetischen Effekt sein.

– Präparate mit bevorzugt *immunmodulatorischen bzw. immunsuppressiven Wirkeigenschaften.* Begründet wird der Nutzen solcher Präparatetypen mit der Erkenntnis, daß zahlreichen rheumatischen Erkrankungen immunregulatorische Störungen (Autoimmunreaktionen) zugrunde liegen. An solchen Prozessen können Immunkomplexe, Komplementfaktoren, T-Lymphozyten, Granulozyten und Makrophagen sowie von diesen sezernierte Mediatoren und Enzyme (Zytokine, Proteasen, Kollagenasen und Elastasen) beteiligt sein. Durch Stimulierung oder Suppression von bestimmten Immunsystemen könnten hyperreak-

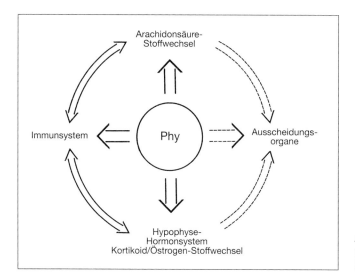

**Abb. 8.1:** Hauptangriffspunkte von anti-phlogistisch/antirheumatisch wirkenden Phytopräparaten.

tive Prozesse gestoppt werden. Auch hier dürften sog. Counter Irritant Effektoren eine Rolle spielen.

Basierend auf alten erfahrungsmedizinischen Praktiken kann man außerdem versuchen, durch zusätzliche «**ausleitende Kuren**», z.B. durch sog. «**Antidyskratika**», eine Stoffwechselumstimmung herbeizuführen. Die häufigste Applikationsform ist der Kräutertee. Die erwünschte pharmakologische Wirkung ist als diuretisch, schwach laxierend und diaphoretisch zu verstehen. Als «umstimmende Diätmaßnahmen» werden zusätzlich Saftkuren, Rohkostkuren, Obsttage und Moorbäder empfohlen.

Daraus ergibt sich in etwa für *Phytopharmaka* folgende **Einteilung**:

*Phytopharmaka mit bevorzugter Wirkung auf den Arachidonsäure/Prostaglandin-Stoffwechsel*
– Salicyl-Verbindungen enthaltende Drogen
– Drogen mit anderen Wirkprinzipien
– Ätherischöldrogen zur externen Anwendung
*Phytopharmaka mit Wirkung auf Hormon- und/ oder Immunsystem*
– Extern angewendete Hautreizmittel
– Interna mit verschiedenen Wirkprinzipien
*Enzym-Präparate*
*Phytopharmaka zur ausleitenden Therapie*

**Hauptindikationen.** Erkrankungen der Weichteile des Bewegungs- und Stützapparates, entzündliche und degenerative Gelenkerkrankungen.

## 8.1.2 Antiphlogistika mit Wirkung auf den Arachidonsäure-Stoffwechsel

Eingriffe in diesen Stoffwechsel sind durch Hemmung aller drei daran beteiligten Enzym-Systeme möglich.

Klassische Hemmer der **Phospholipase $A_2$ und C** sind die steroidalen Antirheumatika wie z.B. die *Kortikoide*. Phytopharmaka mit dieser spezifischen Wirkung sind nicht bekannt.

Dagegen existieren neben den Salicyl-Derivaten zahlreiche Hemmstoffe der **Cyclooxygenase (Prostaglandin-Synthetase)** und/oder **5-Lipoxygenase**.

Da z.B. das Prostaglandin $E_2$ die Empfindlichkeit der Nozirezeptoren in der Peripherie für schmerzauslösende Substanzen (z.B. Histamin, Bradykinin und 5-Hydroxytryptamin) steigert und auch an der Freisetzung endogener Pyrogene aus Leukozyten beteiligt ist, wird durch eine Cyclooxygenase-Hemmung gleichzeitig eine *analgetische* und *antipyretische Wirkung* ausgelöst.

### 8.1.2.1 Salicylathaltige Drogen zur internen und externen Anwendung (Tab. 8.1, Abb. 8.2)

Außer **Methylsalicylat** werden die nicht in Pflanzen vorkommenden partialsynthetisch hergestellten Abkömmlinge der Salicylsäure, z.B. **Hydroxyethylsalicylat** (HES) oder **Methoxymethylsalicylat** als Bestandteile von Externpräparaten zur Perkutantherapie angewendet.

**Tab. 8.1:** Salicylhaltige Drogen mit ihren Hauptwirkstoffen.

| | Droge | Stammpflanze/Familie | Hauptwirkstoffe |
|---|---|---|---|
| M | *Salicis cortex* (Weidenrinde) | Salix alba, S. purpurea, S. fragilis u. a. Arten | Salicylalkoholglykoside bzw. Ester z. B. Salicin, Salireposid, Salicortin, Fragilin, Picein u. a.) Flavonoide, Gerbstoffe, Phenolcarbonsäuren |
| M | *Violae tric. herba* (Stiefmütterchenkraut) | Viola tricolor | Violutosid, freies Methylsalicylat, Saponine, Flavon-O- und C-Glykoside |
| M | *Spiraeae (Filipendulae) flos, herba*[*)] (Spierblume) | Filipendula ulmaria | Salicylalkohol- und Salicylsäureglykoside (z. B. Spiraein, Monotroposid, Isosalicin), freies Methylsalicylat, Flavonolglykoside |
| M | *Populi gemma, cortex, folium*[*] (Pappelknospen, -rinde, -blätter) | Populus tremula | Salicin, Salicortin, Tremulacin |
| | *Gaultheriae aetheroleum* (Gaultheria- oder Wintergrün-Öl) | Gaultheria procumbens | Monotroposid (= Gaultherin), Methylsalicylat |
| M | *Primulae radix* (Primelwurzel) DAB 10, ÖAB | Primula elatior P. officinalis | Primulaverin u. Primverin (Methoxysalicylsäuremethylester), Triterpen-Saponine (Primulasäure) |

[*] In **M** Rheumatische Erkrankungen als Anwendungsgebiet nicht aufgeführt.

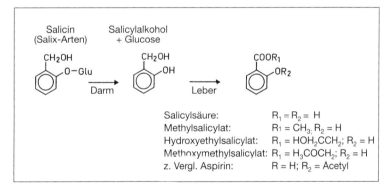

**Abb. 8.2:** Natürliche und partialsynthetische Salicyl-Verbindungen.

Salicin (Salix-Arten) → Salicylalkohol + Glucose

Salicylsäure: $R_1 = R_2 = H$
Methylsalicylat: $R_1 = CH_3$; $R_2 = H$
Hydroxyethylsalicylat: $R_1 = HOH_2CCH_2$; $R_2 = H$
Methoxymethylsalicylat: $R_1 = H_3COCH_2$; $R_2 = H$
z. Vergl. Aspirin: $R = H$; $R_2 = Acetyl$

## Chemie

Die **Salicylalkohol**-Derivate der *Weide und der Pappel* (Abb. 8.2) unterscheiden sich von den **Salicylsäure**-Abkömmlingen des *Stiefmütterchenkrautes* und des *Wintergrüns* nur im Oxidationsgrad einer sauerstoffhaltigen Gruppe ($CH_2OH \rightarrow COOH$). Biosynthetisch leiten sich beide aus dem Kohlenhydrat- bzw. Phenylpropan-Stoffwechsel ab. Sie gehören zu den *Phenol-Carbonsäure-Verbindungen*. In dem natürlich nicht vorkommenden Aspirin, der Acetylsalicylsäure, ist die phenolische OH-Gruppe mit Essigsäure verestert. Bei den anderen partialsynthetischen Salicylaten ist wie beim Methylsalicylat die Carboxylgruppe verestert.

## Pharmakologie und Bioverfügbarkeit

Die Weidenrinde enthält relativ große Mengen (1–5 %) an Abkömmlingen des Salicylalkohols (Salicin-Verbindungen). Diese Verbindungen, hauptsächlich *Salicin* und *Salicortin*, besitzen ebenso wie die freie Salicylsäure in vitro selbst keine Hemmwirkung auf die Prostaglandinsynthetase (Cyclooxygenase), ganz im Gegensatz zum Aspirin (ASS) (Steinegger u. Hövel, 1972; Whitehouse et al., 1977; Hamberg, 1972; Higgs et al., 1987; Ferreira u. Vane, 1979; Wagner et al., 1987).

In vivo dagegen wirken Salicylsäure und die Salicin-Verbindungen der Weidenrinde, obwohl letztere keine Salicylsäurederivate sind, hemmend auf dieses Enzym und damit antiphlogistisch. Wie Versuche mit den Salicinverbindungen ergeben haben, werden diese im Darm hydrolytisch gespalten und nach Resorption in der Leber zu Salicylsäure oxydiert, d.h. die Salicinverbindungen haben *Prodrug-Charakter* (Abb. 8.2).

Vergleicht man die zur Behandlung rheumatischer Erkrankungen empfohlenen Aspirinmengen von 0,25–0,5 g/Tag mit den durch handelsübliche Drogenextrakte bzw. Tees im Höchstfall erreichbaren Salicylsäuremengen von 20–25 mg/Tag (Meier et al., 1985), so dürften bei p. o. Anwendung dieser Drogen in Extrakt- oder Teeform nur schwache antiphlogistische Wirkungen erreicht werden.

Wenn dagegen Weidenrinde bzw. ein entsprechender Extrakt mit hohem Gesamtsalicin-Gehalt (mind. 1 %) vorliegt – von der Kommission E wird eine einer Tagesdosis von 60–120 mg Salicin entsprechende Zubereitung (= ca. 3 × täglich 1 g Drogenpulver) empfohlen – so kann ein für eine antirheumatische Wirksamkeit erforderlicher *Salicylsäureplasmaspiegel* erreicht werden (Meier u. Liebi, 1990; Peutz et al., 1989). Außerdem muß man berücksichtigen, daß die in den Extrakten zusätzlich enthaltenen Flavonoide, Gerbstoffe oder Saponine diese Wirkung verstärken können. Dies ist zumindest für ein coffeinhaltiges Salicylat-Präparat bewiesen worden (Peutz et al., 1989).

Gegenüber dem Aspirin haben die Salicinverbindungen der *Weidenrinde* den Vorteil, daß sie keine aggregationshemmenden und damit die Blutgerinnung inhibierenden Eigenschaften (erhöhte Blutungsneigung) besitzen. Außerdem scheint die *allergisierende Potenz* der salicylathaltigen Phytopräparate geringer als die des Aspirins zu sein.

Im Gegensatz zur Weidenrinde reichen die im *Stiefmütterchenkraut*, in der *Spierblume* und *Primelwurzel* enthaltenen Mengen an Salicylsäurederivaten, selbst wenn sie in angereicherter Extraktform vorliegen, kaum aus, um bei innerlicher Anwendung nennenswerte antiphlogistische Wirkungen zu erzielen. Ähnliches dürfte auch für die meisten Zubereitungen der *Pappeldroge* gelten. Hier werden **!** von den **M** Tagesdosen von 5-10 g Droge ! empfohlen. Aus diesem Grund wird die Indikation «Rheumatische Erkrankungen» in den Monographien dieser Drogen nicht genannt.

Bei **topischer Anwendung** von salicylsäureesterhaltigen Salben, Lotionen oder Bädern liegen die Verhältnisse dagegen anders. Beim Menschen betrug die Permeation aus einer salicylhaltigen Suspension in 1 Stunde etwa 0,33–2,32 mg/cm$^2$ (Brown u. Scott, 1934). Bei Applikation von salicylsäuremethylesterhaltigen Salben war die Urinausscheidung gegenüber salicylsäurehaltigen doppelt so hoch. Salicylsäuremethylester werden nach perkutaner Resorption zu Salicylsäure gespalten, dann zu 50–70 % an Plasmaproteine gebunden und zu 90 % renal ausgeschieden.

## 8.1.2.2 Drogen mit anderen Wirkstofftypen
(Tab. 8.2)

### Chemie

Von den **Symphytum**-Inhaltsstoffen sind wahrscheinlich die *Schleim-Polysaccharide* und die *Rosmarinsäure*, ein Kaffeesäure-Hydroxykaffeesäure-Ester, die Träger der antiphlogistischen Wirkung.

Die relativ toxischen **Aconitum**-Alkaloide gehören in die Gruppe der sehr seltenen «Pseudo-Alkaloide» mit einem *Diterpen-(Phyllocladen)-Grundgerüst*. Der basische Stickstoff liegt in Form eines Aminoalkohols vor.

### Pharmakologie

Worauf die *antirheumatische Wirkung* von **Symphytum-Extrakten** bei innerlicher Anwendung zurückzuführen ist, ist bis heute nicht genau geklärt. Bei externer Anwendung kommen als Wirkstoffe das Allantoin, die Rosmarinsäure, Gerbstoffe und die Schleimpolysaccharide in Frage. Schleimpolysaccharide wirken zumeist antiphlogistisch. Für die Rosmarinsäure sind in vitro Cyclooxygenase-Hemmwirkungen und Antikomplementwirkungen beschrieben worden. (Gracza et al. 1985, Engelberger et al. 1988).

Die in der Droge enthaltenen Pyrrolizidinalkaloide (in den Extrakten ca. 0,5–0,1 %) verbieten eine längere innerliche Anwendung, da Alkaloide des Echimidin-Typs mit einem 1,2-ungesättigten Necingrundgerüst *potentielle Gentoxizität und Kanzerogenität* besitzen. Salben oder andere Zubereitungen zur äußeren Anwendung dürfen nicht mehr als 20 % getrocknete Droge oder entsprechende Zubereitungen enthalten. Die Anwendung darf nur auf intakter Haut erfolgen. Die pro Tag applizierte Dosis darf nicht mehr als 1 µg Pyrrolizidinalkaloide bezogen auf Drogen mit 5 – 7 % Alkaloidgehalt enthalten. **!**

Das pharmakologische Hauptwirkprinzip von Aconitum, **Aconitin**, wirkt, auf die Haut oder Schleimhaut gebracht, *anästhesierend*. Die Wirkung kommt durch verstärkte Öffnung des Na$^+$-Kanals erregbarer Zellmembranen zustande.

An der *analgetischen* und *antipyretischen Wirkung* innerlich verabreichter Tinktur sind vermutlich auch die Begleitalkaloide Benzoylaconin und Aconin beteiligt, die allerdings nur $^1/_{400}$ bzw. $^1/_{4000}$ der Aconitintoxizität besitzen. Die bei allopathischer Zubereitung täglich verabreichte Menge an Alkaloiden liegt in der Größenordnung von 0,1 bis höchstens 0,5 mg (toxische p. o. Dosis von Aconitin beim Menschen 2–5 mg!).

**Tab. 8.2:** Drogen mit anderen Wirkstofftypen.

| | Droge | Stammpflanze/Familie | Hauptwirkstoffe |
|---|---|---|---|
| M | Symphyti radix,/-herba/ -folium (Beinwellwurzel),/-kraut/ -blätter | Symphytum officinale | Allantoin, Rosmarinsäure, Gerbstoffe (0,6–0,8 %), Schleimpolysaccharide |
| | Aconiti tuber (radix) (Eisenhutknolle) | Aconitum napellus | Diterpenalkaloide (Aconitin, Aconin, Benzoylaconin) |

## 8.1.2.3 Ätherischöldrogen zur externen Anwendung (Tab. 8.3, Abb. 8.3)

Zusätzlich verwendete Ätherischöle

Lavendelöl, Muskatöl, Citronellöl, Pfefferminzöl, Wacholderöl, Fenchelöl.
Senföle sind im Kapitel 6, S. 188 ausgeführt.

**Tab. 8.3:** Extern anwendbare, antiphlogistisch wirkende Ätherischöldrogen mit ihren Hauptwirkstoffen.

| | Öl/Droge | Stammpflanze/Familie | Hauptwirkstoffe |
|---|---|---|---|
| | Caryophylli aetheroleum* (Nelkenöl) DAB 10, ÖAB, Helv VII | Syzygium aromaticum | Eugenol (80–88 %), Aceteugenol (10–15 %) |
| | Cinnamomi aetheroleum* (Zimtöl) ÖAB, Helv VII | Cinnamomum verum | Zimtaldehyd (65–75 %), Eugenol u. tr-Zimtsäure (5–10 %) |
| M | Camphora (Kampfer) DAB 10, ÖAB, Helv VII | Cinnamomum camphora | Kampfer |
| | Thymi aetheroleum* (Thymianöl) DAB 10, ÖAB, Helv VII | Thymus vulgaris u. Th. zygis | Thymol u. Carvacrol (40–50 %) |
| | Ledi aetheroleum* (Sumpfporstöl) | Ledum palustre | Thymol u. Carvacrol, ferner Ledumkampfer (Ledol) und Cumarine |
| | Arnicae aetheroleum* (Arnikaöl) | Arnica montana | Thymol, Carvacrol, Thymolmethylether, Azulen |
| | Rosmarini aetheroleum* (Rosmarinöl) | Rosmarinus officinalis | 1,8 Cineol (15–30 %), Kampfer (5–10 %), Borneol (10–20 %) u. a, |
| | Eucalypti aetheroleum* (Eukalyptusöl) DAB 10, ÖAB, Helv VII | Eucalyptus globulus | 1,8-Cineol (ca. 70 %), ferner Piperiton u. Phellandren |
| M | Pini pumilionis, P. silvestris aetheroleum (Latschenkiefernöl) ÖAB, Helv VII | Pinus mugo u. P. silvestris | α- und β-Phellandren (ca. 60 %), α, β-Pinen (10–20 %), Bornylacetat (10–20 %) |

* M gibt es nur von den dazugehörigen Drogen.

## Chemie

Die Hauptwirkprinzipien der in der Tabelle aufgeführten Ätherischöle besitzen entweder **Phenylpropan-Struktur** mit Phenolcharakter (z. B. Eugenol) oder **Monoterpen-Struktur** (Abb. 8.3). Das *Thymol* hat als Ausnahme *phenolischen Charakter*.

Die anderen *Monoterpene* (z. B. Kampfer, 1,8-Cineol und die α-, β-Pinene) verfügen über einen bizyklischen Aufbau mit oder ohne Sauerstoff-Funktionen. Die α-, β-*Pinene* sind Terpenkohlenwasserstoffe.

## Pharmakologie

Alle aufgeführten Ätherischöle wirken im In-vitro-Prostaglandin-Synthetase-Modell mehr oder minder *inhibierend auf die an Entzündungsvorgängen beteiligten Prostaglandin-Metabolite* (siehe Abb. 8.4) (Wagner et al., 1986, 1987; Wagner, 1989). Wie aus der Abb. 8.4 hervorgeht, besitzen das *Nelken-, Zimt-, Ledum- u. Eukalyptusöl* die stärkste Wirkung, während z. B. das *Latschenkiefer-, Kamillen-, Rosmarin-* und *Senföl* in diesem Modell eine nur geringe Wirkung entfalten.

Von allen isolierten Verbindungen verfügen *Eugenolacetat* und *Carvacrol* mit $IC_{50}$-Werten von 3,0 und 4,0 μM/l über eine dem Indometacin ($IC_{50}$ = 1,2) ähnliche Wirkstärke. Da die Ätherischöle rasch von der Haut resorbiert werden, kann angenommen werden, daß die im In-vitro-Versuch gemessene Cyclooxygenase-Wirkung auch bei *topischer Anwendung* zum Tragen kommt.

Bei *systemischer Anwendung* dagegen ist eine Wirksamkeit der Phenole wegen zu rascher Metabolisierung nur bei hohen Dosierungen zu erwarten (siehe hierzu auch Kapitel Atemwegserkrankungen S. 93.

Bei einigen Ölen wie z. B. dem *Rosmarinöl* oder den *Pinusölen* kann die *antiphlogistische* Wirkung auch auf anderem Wege zustandekommen (siehe hierzu Pharmakologie Kap. 8.1.3.1).

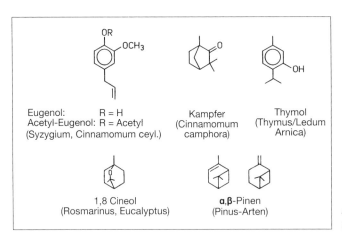

**Abb. 8.3:** Hauptwirkstoffe einiger antiphlogistisch wirkender Ätherischöle.

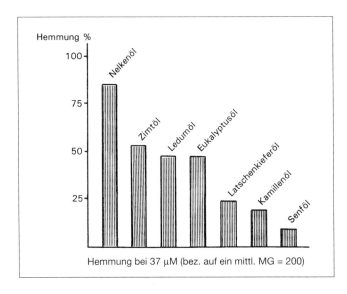

**Abb. 8.4:** In vitro Cyclooxygenase Hemmwirkung einiger Ätherischöle.

## 8.1.3 Drogen mit «kortikomimetischer» und/oder immunmodulierender Wirkung

### 8.1.3.1 Externa: Irritantien (Tab. 8.4, Abb. 8.5)

Es erscheint paradox, daß extern angewendete und auf die Haut irritierend, d. h., phlogistisch wirkende Verbindungen (Hautreizstoffe) im Organismus, z. B. auf Muskeln, Nerven oder Gelenke, antiphlogistische Allgemeinwirkungen ausüben sollen. Ein solcher Zusammenhang ist aber schon seit langem bekannt und experimentell vielfach bewiesen. Zum Unterschied von den im vorangegangenen Kapitel aufgelisteten Ätherischölen wirken die in der nachfolgenden Tab. 8.4 aufgelisteten Extrakte, Öle und Reinstoffe fast durchweg stark hautirritierend.

### Chemie (Pflanzliche u. tierische Hautreizmittel)

Die **Capsaicinoide** des Paprikas stellen *Säureamide* des Vanillylamins und einer aliphatischen ungesättigten C 10-Carbonsäure dar.

Im scharf schmeckenden **Spilanthol** von Spilanthes oleracea liegt ebenfalls ein *Säureamid*, das Butylamid einer C 10-Triensäure vor.

Die **Senföle** der Senfarten, Isothiocyanate, sind schwefel- und stickstoffhaltige flüchtige Verbindungen, die bei der Wasserdampfdestillation oder bei der Senfbreiherstellung aus Glykosidvorstufen (Sinigrin bzw. Sinalbin = Glucosinolate) gebildet werden.

Die Hauptwirkstoffe von **Terebinthinae aeth.**, **Crotonis oleum** und der **Cantharides** gehören zur Stoffklasse der *Mono- bzw. Diterpene*. Die Phorbolester der Crotonsamen leiten sich vom tetrazyklischen Diterpenalkohol Phorbol ab. Die Esterkomponenten sind gesättigte Fettsäuren ($C_8$–$C_{14}$), Essigsäure, 2-Methylbuttersäure oder Tiglinsäure.

Das **Cantharidin** der Spanischen Fliege (Lytta vesicatoria) ist ein biosynthetisch von einem *Monoterpen* abgeleitetes *Dilacton* (= 3,6-Oxido-1,2-dimethyl-hexahydrophthalsäureanhydrid).

Die **Cucurbitacine** von Bryonia-Arten sind mit den *Sterinen* eng verwandt. Sie gehören der Klasse der *pentazyklischen C 30-Steroide* an. Charakteristisch ist der hohe Anteil an Sauerstofffunktionen im Molekül.

Die **Viscotoxine** der Mistel stellen ein aus mindestens drei basischen niedermolekularen **Proteinen** bestehendes Gemisch (Viscotoxin $A_2A_3$,B) dar. Sie werden in erster Linie für die Hautreizung verantwortlich gemacht.

Das hautreizende Prinzip des **Bienengiftes** (Apis melifica = Honigbiene)setzt sich hauptsächlich aus einem *Polypeptid* (Melittin), *Hyaluronidase, Phospholipase A* und *Histamin* zusammen.

**Tab. 8.4:** Irritierend auf die Haut wirkende Ätherischöldrogen mit ihren Hauptwirkstoffen und andere Irritantien.

| | Droge | Stammpflanze/Familie | Hauptwirkstoffe |
|---|---|---|---|
| M | *Capsici fructus extractum* (Paprikafrüchte-Extrakt) DAB 10, ÖAB, Helv VII | Capsicum annuum, C. frutescens | Capsaicinoide (0,1–1,0 %), mit Capsaicin (65–75 %) und Dihydrocapsaicin (20–30 %) |
| | *Spilanthidis herba* (Parakressenkraut) | Spilanthes oleracea | Spilanthol u. andere Amide |
| | *Sinapis aetheroleum (semen)* (Senföl/Senfölsamen) | Brassica nigra | Sinigrin (1,0–1,2 %), liefert Allylsenföl bei der Wa-Dest. |
| M | *Terebinthinae aetheroleum* (Terpentinöl) | verschiedene Pinus-Arten | α, β-Pinen Δ-3-Caren |
| | *Crotonis oleum* (Krotonöl) | Croton tiglium | Diterpenalkoholfettsäureester (Phorbolester) |
| | *Bryoniae radix** (Zaunrübe) | Bryonia dioica (alba) | Cucurbitacine (Triterpene) und Saponine |
| M | *Visci albi extractum* (Mistelextrakt) | Viscum album | Viscotoxine I–IV |

* in äußerliche Anwendung nicht aufgeführt.

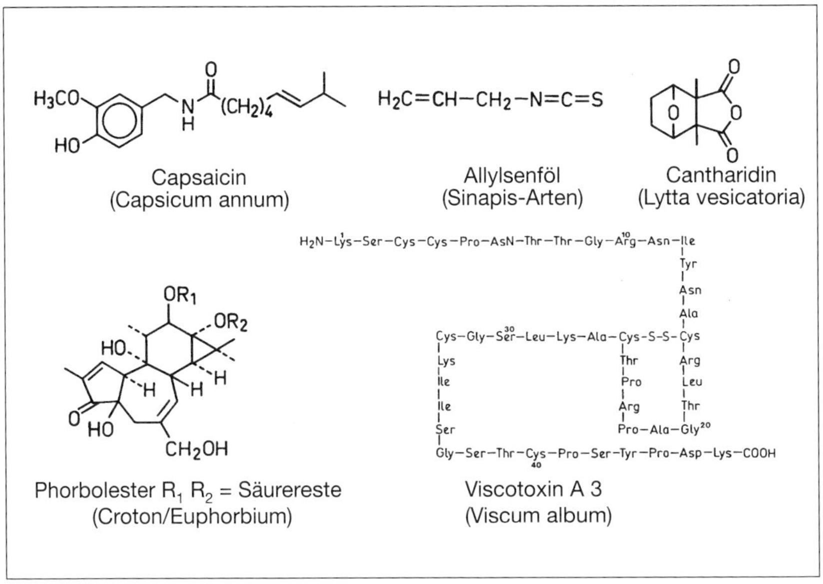

**Abb. 8.5:** Irritierend wirkende Pflanzenstoffe und Drogen mit bevorzugt kortikomimetischer und/oder immunmodulierender Wirkung.

## Pharmakologie

Trotz der chemischen Heterogenität führen alle in der Tabelle aufgeführten Drogen-Wirkstoffe oder entsprechende Extraktpräparate dieser Drogen beim Einreiben in die Haut oder bei s. c. Injektion zu Entzündungsreaktionen. Bei zu hoher Dosierung kann es sogar zur Blasenbildung und Nekrotisierung der behandelten Hautareale kommen.

Für das Zustandekommen der dadurch ausgelösten *antiphlogistischen und analgetischen* Wirkungen, sog. *Counter irritant-Effekte* (Atkinson u. Hicks, 1975) können nach heutiger Erkenntnis für *hormonelle und immunologische Reaktionsmechanismen* verantwortlich gemacht werden. Zusätzlich können einige Verbindungen (z. B. Capsaicin) diese Wirkung auch durch Hemmung des Arachidonsäurestoffwechsels ausüben.

Im einzelnen sind folgende **Mechanismen** nachgewiesen worden:
- Durch *Freisetzung von Histamin und anderen Entzündungsmediatoren* kommt es im Plasma über die Hypophyse zur Erhöhung der Kortikoidkonzentrationen (Haas u. Fischer, 1969).
- Gleiche oder ähnliche Effekte können auch über *kutiviszerale Reflexe durch Reizung von Hautnerven* und Weiterleitung dieser Reize über vegetative und viszerale Afferenzen und Efferenzen zu anderen Körperregionen oder Organen ausgelöst werden (Hensel, 1966).

- *Hemmung bzw. Verbrauch von Komplement-Faktoren* (Bonta u. Nordhoek, 1973; Higgs et al., 1979).
- Bei *Reizung über Mediatoren*, z. B. Leukotriene oder PGE$_2$, *ausgelöste Induktion von T-Suppressor-Zellen* (Rola-Pleszynski et al., 1986; Wassermann et al., 1987).
- *Direkte Hemmung der Prostaglandin-Synthetase und/oder 5-Lipoxygenase (CO/5LO)* und dadurch erreichte Hemmung der Leukotrien- und 5-Hydroxyeicosatetraensäure-(5-HETE-)Bildung, die an einer erhöhten Chemotaxis und an chronischen Entzündungsprozessen maßgeblich beteiligt sind (Klickstein et al., 1980; Weissmann, 1982).

**Capsaicin** induziert z. B. mehrere Mechanismen. Es wirkt mit einer IC$_{50}$ von 3,8 µM/l auch CO-hemmend (Wagner et al., 1989). Dasselbe Capsaicin hemmt bei 10tägiger i. p. und s. c. Behandlung von Ratten mit niedrigen Capsaicin-Dosen (2,1 µg/kg) das Carrageenan-induzierte Rattenpfotenödem zu etwa 60–80 % (De u. Ghosh, 1988). Dieser *antiphlogistische Effekt* wird mit einer Entleerung der nichtmyelinen Nervenendfasern an Neuropeptiden (Substanz P und Somatostatin) erklärt.

In ähnlicher Weise wird der *analgetische Effekt* von Capsaicin mit einem Angriff an den Nozirezeptoren der afferenten Neuronen und einer Entleerung der Neuronenspeicher an Neuropeptid P in Verbindung gebracht (Yaksh et al., 1979; Nagy, 1982). Da Capsaicin umgekehrt bei einmaliger hoher Dosis (21 μg/kg) ebenso wie das Carrageenan Ödeme erzeugt, hängt die Entwicklung einer antiphlogistischen Wirkung offenbar stark von der Dosierung und Applikationsdauer ab (De u. Gosh, 1988).

Der genaue Wirkmechanismus des **Terpentinöls**, **Crotonöls**, des **Cantharidins**, der **Cucurbitacine** und der **Viscotoxine** ist *nicht genau bekannt*. Man darf aber annehmen, daß dieser nach einem für die Capsaicinoide beschriebenen Mechanismus zustande kommt.

Für den ebenfalls **Cucurbitacine** enthaltenden *Ecballium-Extrakt* wurde im Tiermodell eine in der Stärke mit Aspirin vergleichbare *antiphlogistische Wirkung* nachgewiesen (Yesilada et al. 1988).

Für den i.c. applizierten **Mistelextrakt** (Plenosol) zur Segmenttherapie bei degenerativ-entzündlichen Gelenkerkrankungen werden eine *geweberegenerierende Wirkung* und ein durch den lokalen Entzündungsreiz ausgelöster «*Umstimmungseffekt*» auf die Immunabwehrlage beschrieben. Diese Effekte dürften auf die in der Droge vorkommenden relativ toxischen Viscotoxine zurückzuführen sein.

Bei der *Dosierung* des zur Arthrosebehandlung verwendeten «standardisierten» Mistelextraktes (Plenosol der Firma Madaus) richtet man sich nach den sog. *Nekroseeinheiten* (NKE), wobei 1 NKE der

Wirkstoffmenge entspricht, die in der Rückenhaut von Kaninchen bei intrakutaner Injektion von 0,1 ml Präparat eine noch deutliche Hautreaktion hervorruft. Die gebräuchlichen Dosierungen umfassen Stärke 0 (200 NKE), I (2000 NKE), und II (20 000 NKE). Nach intrakutaner Injektion entsteht eine aseptische Entzündung mit Ödem, die als Auslöser der Mistelwirkung angesehen wird.

Ebenfalls CO-hemmend wirkt das scharf schmeckende und *lokalanästhetisch* wirkende **Spilanthol** von Spilanthes oleracea (Wagner et al., 1989).

### 8.1.3.2 Interna: Triterpen- oder Steroid- Verbindungen enthaltende Drogen
(Tab. 8.5, Abb. 8.6)

### Chemie

Die meisten Wirkstoffe dieser Drogen gehören zur Gruppe der *Saponine*, obwohl nur einige Seifencharakter besitzen und hämolysierende Eigenschaften entfalten. Sie entstammen teils der **Steroid-**, teils der **Triterpen-Reihe**. Sie liegen als Glykoside oder in Aglykon-Form vor.

Einige Verbindungen, wie jene von **Withania** und **Solanum dulcamara** enthalten Stickstoff im Molekül und werden daher zur Klasse der schwach basisch reagierenden *Steroidalkaloide* gerechnet.

Die **Cucurbitacine** gehören zur Klasse der pentazyklischen C 30–Steroide mit hohem Anteil an Sauerstoff-Funktionen im Molekül.

Die **Lectine** von Phytolacca besitzen *Glykoprotein-Struktur*.

**Tab. 8.5:** Drogen mit bevorzugt kortikomimetisch und/oder immunmodulierender Wirkung.

| | Droge | Stammpflanze/Familie | vermutete Hauptwirkstoffe |
|---|---|---|---|
| **M** | *Liquiritiae radix (extr.) (Süßholzwurzel-Extrakt)* DAB 10, ÖAB, Helv VII | Glyzyrrhiza glabra | Glyzyrrhizin bzw. Glyzyrrhizinsäure (Triterpene) |
| | *Withaniae radix (Withania-Wurzel)* | Withania somnifera | Withaferin A u. a. Withanolide (Steroidalkaloide) |
| | *Dulcamarae stipes (Bittersüßstengel)* | Solanum dulcamara | Solasodin, Tomatidin u. a. Steroidalkaloide |
| **M** | *Sarsaparillae radix (Sarsaparillwurzel)* | Smilax utilis | Parillin, Sarsasaponin u. a. Steroidsaponine |
| | *Phytolaccae radix (Kermeswurzel)* | Phytolacca americana | Phytolaccoside A–G u. a. Triterpensaponine sowie Lektine |
| | *Gummi olibanum (Weihrauch)* | Boswellia serrata | (Acetyl-)Boswelliasäuren (ca. 50–60 %) u. a. Triterpensäuren; Terpenalkohole |
| | *Bryoniae radix (Zaun- oder Gichtrübe)* | Bryonia alba (dioica) | Saponine, Cucurbitacine |

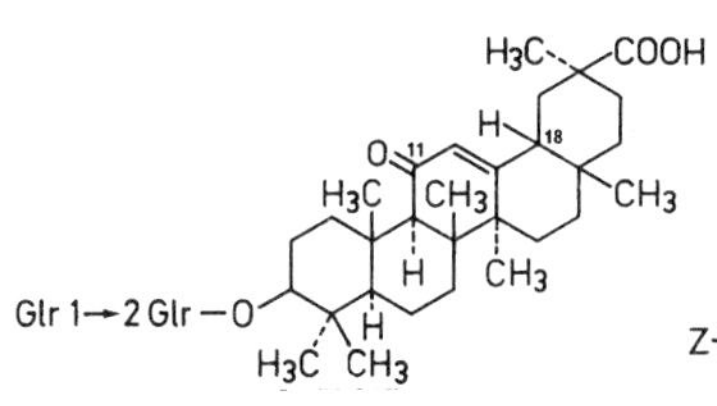


Glyzyrrhizinsäure
(Glyzyrrhiza glabra)

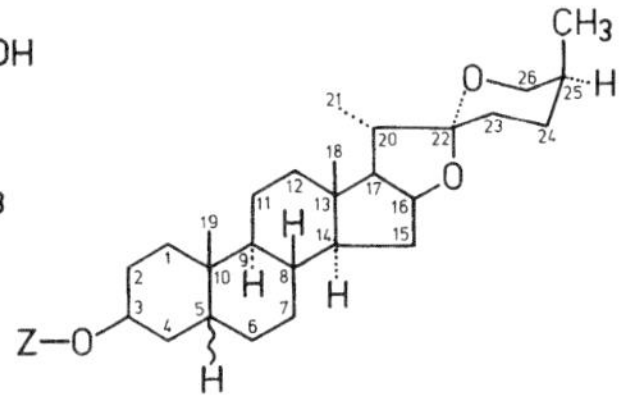


Sarsasaponin: Z = Glu, Rha
(Smilax utilis)

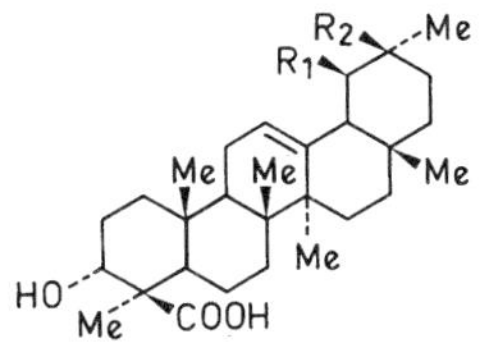


a-Boswelliasäure: $R_1$ = H, $R_2$ = Me
„-Boswelliasäure: $R_1$ = Me, $R_2$ = H
(Boswellia serrata)

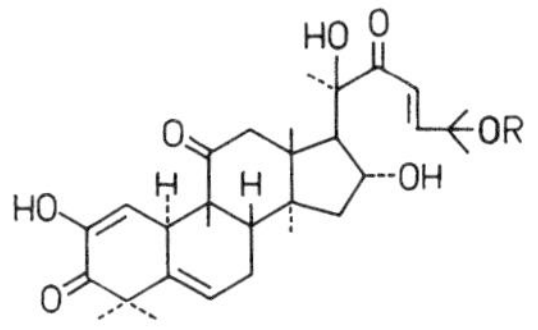


Cucurbitacin E: R = Acetyl
Cucurbitacin I: R = H
(Bryonia-Arten)

**Abb. 8.6:** Triterpen- und Steroid-Verbindungen mit antiphlogistischer Wirkung.

## Pharmakologie

Die Strukturverwandtschaft vor allem der *Steroid-Verbindungen* mit den Kortikoiden hat zu der Annahme geführt, daß die antiexsudative und ödemprotektive bzw. antiphlogistische Wirkung auf einen kortikomimetischen Effekt zurückzuführen sei, der etwa durch *Verzögerung des Abbaus von körpereigenen Glucokortikoiden* zustande kommen könnte. Für diese Annahme sprechen eine Reihe von In-vitro- und In-vivo-Untersuchungsergebnisse japanischer und russischer Autoren (Turova et al., 1961; Kumagai et al., 1957; Shibata 1977).

In neueren Untersuchungen konnte für **Derivate der Glyzyrrhetinsäure** eine die *Prostaglandin-Synthetase und Lipoxygenase hemmende Wirkung* nachgewiesen werden (Inoue et al., 1986; Tamura et al., 1979). Außerdem hemmt die Glyzyrrhetinsäure ebenso wie eine Reihe von anderen Triterpensäuren in vitro den klassischen Weg der *Komplement-Reaktion* (Wagner et al., 1987a und 1987b; Knaus, 1989).

! Die Droge sollte nicht länger als 4–6 Wochen gegeben werden, da die Gefahr *kortikoidähnlicher Nebenwirkungen* besteht. Die maximale Tagesdosis von 200–600 mg Glycyrrhizin entsprechend 5–15 g Drogenmenge sollte nach **M** nicht überschritten werden.

In allen in vitro getesteten Triterpensäuren zeigte die **Boswelliasäure** *von Olibanum* bei einer Konzentration von 0,1 mM die *stärkste Komplement- und damit immunsuppressive Wirkung* (80–90 %). Außerdem hemmt die Boswelliasäure auch die *Prostaglandin-Synthese* (Wagner et al., 1987 b).
Ein Alkoholextrakt von Boswellia serrata mit einem Gehalt von ca. 30 % β-Boswellinsäure zeigte am Carrageenan- und dextraninduzierten Ödem der Ratte, in einer Konzentration von 50–200 mg/kg p. o. gegeben, eine 40–70 %-Hemmung, die ungefähr der Wirkung von 50–100 mg/kg Phenylbutazon entspricht. Eine ähnlich gute Wirkung wurde auch am Formaldehyd- und Adjuvans-Arthritis-Modell gefunden. Die Wirkung ist bei adrenalektomierten Ratten in gleicher Weise nachgewiesen (Singh u. Atal, 1986). Die Wirkung des Harzes könnte zum Teil auch mit der von Ammon et al. (1991) gefundenen Inhibitorwirkung der Boswelliasäure auf die 5-Lipoxygenase zusammenhängen.

In dieselbe Richtung deuten auch In-vitro-Untersuchungen, die mit *Steroiden aus* **Withania und Lycium** mit *T-Lymphozyten*-Populationen durchgeführt wurden. Demnach üben diese Steroide auch im zellulären Immunbereich einen *immunsuppressiven Effekt* aus (Bähr und Hänsel, 1982; Yun-Choi et al., 1985; Sudhiv et al., 1986). **Withaferin** vermag die Adjuvans-Arthritis der Ratte zu unterdrücken und gehört daher mit Prednisolon, Colchicin und Azathioprin in die Klasse der *typischen Immunsuppressiva* (Fügner, 1973).

Die **Cucurbitacine von Bryonia dioica** wirken, wie bereits in Kapitel Pharmakologie 8.1.3.1 S. 237 ausgeführt, stark reizend, so daß die antirheumatische Wirkung über den beschriebenen «Counter irritant Mechanismus» zustande kommen könnte.

Für das *Cucurbitacin B aus Ecballium elaterium* wurde im Tierversuch eine dem Aspirin ähnliche *antiphlogistische Wirkung* nachgewiesen (Yesilada et al., 1988).

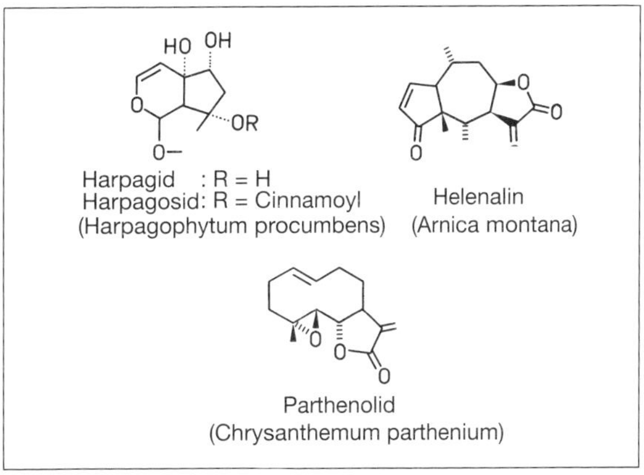

**Abb. 8.7:** Iridoide und Sesquiterpenoide mit antiphlogistischer Wirkung.

### 8.1.3.3 Interna: Iridoide, Sesquiterpenlactone und Polyacetylene enthaltende Drogen
(Tab. 8.6, Abb. 8.7)

### Chemie

Die *bizyklischen Iridoidglykoside* von **Harpagophytum** gehören zur Klasse der *Monoterpene*. Sie zeigen gegenüber den anderen im Pflanzenreich vorkommenden Iridoid-Verbindungen keine besonderen strukturellen Besonderheiten.

Die *trizyklisch* aufgebauten *Sesquiterpen-Verbindungen* von **Arnica** und **Chrysanthemum** sind alle durch eine *Lacton-Struktur* und eine exozyklische Methylengruppe im Lactonring gekennzeichnet.

Die für die antiphlogistische Wirkung verantwortlichen Inhaltsstoffe von **Echinacea-Arten** sind im lipophilen Anteil lokalisiert. Zu ihnen zählen vor allem die langkettigen *Säureamide* und *Polyacetylenverbindungen*, während die *Phenolcarbonsäureester* mehr polare Eigenschaften besitzen.

### Pharmakologie

Ein Extrakt von **Harpagophytum** zeigte im Arthritis-Modell an der Ratte bei i.p. Injektion einen Effekt (Eichler und Koch, 1970). Dieser Effekt konnte kürzlich im Rattenpfotenödem-Test bestätigt werden (Lanhers et al., 1992). Ein methanolischer Extrakt und reines Harpagosid waren im Tier-Brennstrahltest schwächer analgetisch wirksam als Aspirin (Erdös et al., 1978). Aufgrund der Untersuchungen von Lanhers et al. (1992) scheinen aber an der antiphlogistischen Wirkung von wäßrigen Drogenauszügen noch andere Verbindungen, möglicherweise Polysaccharide, beteiligt zu sein. Da bisher keine überzeugenden Ergebnisse bei p.o. Anwendung am Menschen vorliegen, gilt der wissenschaftliche Beweis für die Wirksamkeit dieser in der Volksmedizin sehr viel verwendeten Teedroge noch nicht als erbracht.

**Tab. 8.6:** Antiphlogistisch wirkende Drogen.

| | Droge | Stammpflanze/Familie | Vermutete Hauptwirkstoffe |
|---|---|---|---|
| M | *Harpagophyti radix* (Teufelskrallenwurzel) | Harpagophytum procumbens, H. zeyheri | Harpagosid, Harpagid, Procumbid u.a. Iridoidglykoside sowie Polysaccharide |
| M | *Arnicae flos* (Arnikablüten) DAB 10, ÖAB, Helv VII | Arnica montana (chamissonis) | Sesquiterpenlactone (z.B. Helenalin) |
| | *Tanaceti (Chrysanthemi) parthenii herba* (Fieberkraut = feverfew) | Chrysanthemum (Tanacetum) parthenium | Sesquiterpenlactone (z.B. Parthenolid) |
| M | *\*Echinaceae herba/radix* (Sonnenhutkraut/Wurzel) DAB 10 | Echinacea purpurea (angustifolia, pallida) (E. angustifolia radix) | Polyacetylenverbindungen, Säureamide, Phenolcarbonsäureester, Polysaccharide |

\* nur Preßsaft von Echinaceae herba

Die bekannte *antiphlogistische* Wirkung von **Arnica**- bei externer Anwendung und von **Tanacetum parth.-Extrakten** bei innerlicher Applikation wird zumindest bei den alkoholischen Extrakten den *Sesquiterpenlactonen* zugeschrieben, da tierexperimentelle Untersuchungen mit Helenalin, Parthenolid und anderen Inhaltsstoffen in verschiedenen Modellen eine eindeutige antiphlogistische Wirkung ergeben haben (Hall et al., 1979; Willuhn, 1981).

Als Wirkungsmechanismus kommen *Eingriffe in den Arachidonsäure-Stoffwechsel* und/oder eine *Hemmwirkung auf die T-Lymphozyten-Proliferation* in Frage. Für den ersten Mechanismus spricht, daß der Tanacetum parth.-Extrakt in vitro die TPA- und PAF-induzierbare Sauerstoff-Freisetzung aus humanen Granulozyten zu unterdrücken vermag (Fessler, 1988; Wagner, et al., 1987a); Capasso, 1985, siehe auch Kapitel «Migräne» S. 72.

Für den **Tanacetum parthenium**-Extrakt wurde zusätzlich eine inhibierende Wirkung auf die Histaminfreisetzung von Rattenmastzellen festgestellt (Hayes u. Foreman, 1987).

Auf welchen Mechanismus der Einsatz von **Echinacea**-Präparaten bei rheumatischen Erkrankungen zurückzuführen ist, ist noch *unklar*. Die in Echinacea-Extrakten enthaltenen Verbindungen besitzen zwar, wie mehrfach bewiesen, *immunstimulierende* bzw. *immunmodulierende* Wirkungen, doch waren bisher keine direkten Einflüsse auf Komplementfaktoren oder T-Lymphozyten-Populationen nachweisbar. Es wäre denkbar, daß die kürzlich für die Echinacea-Säureamide und Polyacetylenverbindungen gemessene *In-vitro-Cyclooxygenase-Hemmung* (Wagner et al., 1989, siehe unter Lit. «Hautreizmittel») auch in vivo zum Tragen kommt. Über den bisherigen Einsatz von Echinacea-Extrakten bei entzündlichen Erkrankungen informiert eine kürzlich über die Echinacea-Droge erschienene Monographie (Bauer u. Wagner, 1990).

### 8.1.4 Enzympräparate zur innerlichen Anwendung (Tab. 8.7 u. Tab. 8.8)

#### Chemie

Die in den Tabellen aufgeführten Enzyme gehören als klassische Verdauungsenzyme zur Klasse der **Hydrolasen**, die die hydrolytische Spaltung von Peptid-, Ester- oder Glykosid-Bindungen katalysieren. Sie besitzen Mol-Gewichte zwischen ca. 20000–ca. 50000 mit Wirkoptima im schwach sauren bis schwach alkalischen Bereich.
Ihre *Wirksamkeit* wird nach internationalen Einheiten (Units) oder katalytischen Aktivitäten (Kat) bemessen. Sie besitzen keine ausgeprägte Substratspezifität, aber Bindungsspezifität.

## Angenommene Wirkweise von Enzympräparaten

Als Proteine und Glykoside abbauende Enzyme können die in den Tabellen 8.7 und 8.8 aufgelisteten Verdauungsenzyme auch sogenannte **Immunkomplexe** *auflösen*, die bei einer Reihe von Gelenkerkrankungen für entzündliche Gewebeschädigungen verantwortlich gemacht werden. Bei den Immunkomplexen handelt es sich um Antigen-Antikörperkomplexe oder Immunkomplexe des Rheumafaktors, um aggregierte Immunglobuline sowie um Immunkomplexe aus Nukleoproteinen, antinukleären Antikörpern und Kryopräzipitaten. Man hat derartige Immunkomplexe in der Synovia und im Serum vor allem bei Patienten mit rheumatoider Arthritis (primäre Polyarthritis) in erhöhtem Maße nachgewiesen (siehe hierzu Kalden, 1988).

Darüber hinaus scheinen diese Enzyme, bewiesen für *Bromelain*, auch *entzündungshemmende* Eigenschaften zu besitzen.

**Entstehung und Pathophysiologie der Enzymkomplexe.** Im Normalfall, d.h. bei einer optimalen Regulation der Lymphozyten-Helfer/Suppressor-Zellen werden genügend Antikörper zur Bindung der Antigene gebildet und diese Komplexe von den Makrophagen abgefangen, den T-Lymphozyten oder dem Komplement zur Weiterverarbeitung präsentiert oder selbst phagozytiert. Bei einer immunregulatorischen Störung kommt es aufgrund eines veränderten Antikörper-Antigen-Verhältnisses zur Bildung von übergroßen (schwereren) Immunkomplexen, die nicht mehr frei zirkulierbar sind und von den Makrophagen nur noch unvollkommen phagozytiert werden können. Durch Anlagerung dieser Komplexe an Gelenkflächen, Myelin-Scheiden oder Bindegewebe werden sie pathogen. Über die dadurch ausgelöste Aktivierung der Komplementkaskade über den alternativen Weg und andere Reaktionen entstehen Entzündungen und Gewebeschädigungen, die durch das Einströmen von Neutrophilen weiter verstärkt werden. Es gilt als erwiesen, daß eine direkte Korrelation zwischen der Höhe des Immunkomplextiters und dem Ausmaß der entzündlichen Gelenkerkrankung existiert. Die von polymorphkernigen Leukozyten und Makrophagen sezernierten Proteasen (Elastase, Kathepsin G, Kollagenase I + II) haben keine Spezifität, Immunkomplexe abzubauen, sind aber bei degenerativen Prozessen am Abbau von Knorpelsubstanzen beteiligt.

## Pharmakologie-Bioverfügbarkeit

Siehe hierzu Übersicht von Stauder et al., 1988

Die Idee, durch orale Gaben von hydrolytischen Enzymen diese Immunkomplexe zur Auflösung zu bringen, geht von der Annahme aus, daß diese Enzyme nach oraler Gabe intestinal resorbiert und humoral wirksam werden. Dies ist in der Zwischenzeit mehrfach bewiesen worden (Streichhan et al., 1988; Steffen et al., 1979; Seifert et al., 1979). Die Per-

**Tab. 8.7:** Pflanzliche Enzyme.

| Enzym | Pflanze/Familie | Gewinnung aus |
|---|---|---|
| Papain | Carica papaya<br>– Caricaceae – | Milchsaft der unreifen Früchte |
| Bromelain<br>(Ananasfrucht) | Ananas comosus<br>– Bromeliaceae – | Preßsaft d. Ananasstümpfe oder<br>der unreifen Früchte |
| Ficin<br>(Feigen) | Ficus-Arten<br>– Moraceae – | Milchsaft des Stammes |

**Tab. 8.8:** Tierische Enzyme.

| Enzym | Gewinnung aus |
|---|---|
| Pepsin | Magenschleimhaut von Schweinen, Schafen,<br>Kälbern |
| Trypsin, Chymotrypsin, Pankreatin | Pankreas von verschiedenen Tieren |
| Amylasen | Mikroorganismen (Bacillus subtilis, Aspergillus<br>oryzae) u. Schweinepankreas |
| Lipasen | Pankreas von Tieren u. Rhizopus arrhizus (Pilz) |

sorption dieser Makromoleküle erfolgt in den apikalen Desquamationszonen der Darmzotten durch Pinozytose der M-Zellen im Bereich der Peyerschen Plaques und die Ingestion mit Hilfe von Lymphozyten. Die nachweisbare Resorptionsrate beträgt enzymspezifisch bis zu 20 % der enteral zugeführten makromolekularen Wirkstoffmenge (Seifert et al., 1979).

Die Blutmessungen wurden mit $^{125}$J-markiertem Bromelain, $^{14}$C Wobe-MUGOS bzw. Wobenzym bei verschiedenen Tierarten nach intragastraler oder intestinaler Applikation durchgeführt (siehe Präparateformen S. 245).

Nach den bisherigen Erfahrungen muß *hoch dosiert* werden (3–8 g/Tag u. mehr). Eine deutliche Verminderung des Immunkomplextiters konnte allerdings erst nach einer *Langzeittherapie* über Wochen festgestellt werden. Dabei muß noch völlig offen bleiben, ob der Abbau der Immunkomplexe durch die hydrolytische Einwirkung dieser Enzyme oder über eine Aktivierung des phagozytären Systems zustande kommt. Versuche, Knorpeldestruktionen durch Proteinase*inhibitoren* zu unterbinden (Baici, 1984), sind kein Widerspruch, da sich diese Inhibition nur auf die an der Entzündungsauslösung beteiligten Kollagenasen und Elastase bezieht.

**Bromelain** zeigte von neun getesteten Präparaten, einschließlich Aspirin, im Rattenpfotenödemtest die beste Wirkung (Uhlig, 1981). Die *antiphlogistische* Wirkung könnte über eine Hemmung der Prosta-glandin-Biosynthese zustande gekommen sein, da Vellini et al. (1986) einen direkten Zusammenhang zwischen Bromelain-Dosierung und der Prostaglandin-$E_2$-Biosynthese ermitteln konnte.

Es liegt eine offene multizentrische klinische Studie mit Weichteilrheumatismus-Patienten mit einem Enzymkombinationspräparat (Mulsal) vor (Vogler, 1988).

### 8.1.5 Drogen zur ausleitenden Therapie

Die Verwendung dieser Drogen zur unterstützenden Behandlung der Rheumatherapie geht von der heute nicht mehr in vollem Umfang akzeptierten Vorstellung aus, daß man durch Förderung von «Ausscheidungsvorgängen», d. h. durch Ausscheidungen von Stoffwechselabfallprodukten die pathophysiologischen Entzündungsprozesse nachhaltig beeinflussen könne. Solche Wirkungen werden im Sprachgebrauch der Naturheilkunde als «*antidyskratisch*» bezeichnet. Die verordneten Maßnahmen beinhalten vor allem Kuren mit «*Blutreinigungstees*» (siehe Tee-Rezepturen S. 245) oder Kräuter und Gemüse-Säften.

Andere Bezeichnungen für diese Tees sind: Rheumatees, Stoffwechseltee, Hautreinigungstee oder Umkehrtee.

Nach ihrer Drogenzusammensetzung kann man den Präparaten allenfalls eine *diuretische, diaphoretische* und schwach *abführende* Wirkung konstatieren. Schwach *antiphlogistische* Wirkungen sind nur insoweit zu erwarten, als salicylsäurehaltige Drogen mit zur Anwendung kommen (siehe Kapitel «Präparateformen» S. 245 und Kapitel «Diuretika» S. 181).

Wahrscheinlich zeigen solche Maßnahmen nur dann besondere Wirksamkeit, wenn sie nach Art einer *Umstimmungstherapie* auch in immunologische oder hormonelle Prozesse eingreifen (siehe Kapitel Immun- und Hormontherapeutika S. 257).

## 8.1.6 Therapiestudie-Beispiel

**Indikationen.** Verschiedene Erkrankungen des rheumatischen Formenkreises mit Schwerpunkt Arthrosen.

**Präparat.** Flüssigzubereitung enthaltend alkohol. Auszüge von Populus tremula (40 ml), Fraxinus exc. (5 ml) und Solidago virgaurea (5 ml) zusätzlich Arnica, Colchicum und Gelsemium D 3.

**Studienart.** Offene, kontrollierte Studie mit 19 stationären Patienten mit akuten bzw. rezidivierenden rheumatischen Schmerzen.

**Behandlungsmodus.** 3 × täglich 30 Tropfen, bei starken Schmerzen 3 × täglich 40 Tropfen über einen Zeitraum von 4 Wochen. Steroidale Antirheumatika mußten mindestens 2 Wochen, nichtsteroide Antirheumatika mindestens 1 Woche vor Beginn abgesetzt worden sein. Die physikalische Begleittherapie durfte nicht im Vordergrund stehen.

**Prüfkriterien.** Die Dokumentation erfolgte anhand eines Prüfbogens, der von dem Arzt anläßlich einer Untersuchung, vor Therapiebeginn, nach 1, 2 und 4 Behandlungswochen ausgefüllt wurden. Der Prüfbogen erfaßte Bewegungsschmerz, Dauerschmerz und Bewegungseinschränkung in der Skalierung stark mäßig, gering und nicht vorhanden. Außerdem wurde ein an Patienten verteilter Fragebogen ausgewertet. Zusätzlich wurden klinisch-chemische, hämatologische und Urin-Untersuchungen durchgeführt.

**Ergebnis.** Wie aus Abb. 8.8 (S.246) hervorgeht, wurden bei allen drei registrierten Schmerzarten deutliche Besserungen erzielt. Nach 4wöchiger Behandlungszeit gab es keinen Patienten, der an starken Bewegungseinschränkungen litt (Kuban u. Hübner-Steiner, 1986).

## 8.1.7 Phytopräparate

**Hauptindikation.** Weichteilrheumatismus, entzündlicher Rheumatismus und degenerativer Rheumatismus. Sehr häufig werden **Interna** und **Externa** miteinander kombiniert. Vorherrschend ist die äußerliche Anwendung. Die Zahl der bewährten Homöopathika ist groß (s. Kapitel Homöopathie).

### Externa

Folgende Präparateformen finden Anwendung: Salben, Gele, Linimente, Lotionen, Balsame, ölige und alkoholische Auszüge, Pflaster, Badezusätze, Injektionslösungen zur s. c. Injektion bzw. zur Neuraltherapie.

*Monopräparate*
Aconitysat Bürger-Salbe,
Rheumaplast N Pflaster (Caps. frutescens-Extrakt = Cayennepfefferextrakt),
Kneipp Heupack, Herbatherm N Kompr.
Latschenkiefer Franzbranntwein Klosterfrau.

*Kombinationspräparate*

In diesen werden bevorzugt Salicylsäurederivate mit Ätherischölen, Scharfstoffen und Symphytum-Extrakt kombiniert. In zahlreichen Präparaten findet man Kombinationen mit Benzylnicotat, Heparin, Organextrakten u. a.:

**Salben**

| | |
|---|---|
| z. B. Enelbin forte, | Trauma-Salbe Röd- |
| Forapin E, | ler 302/303, |
| Arthrixyl Forte, | Retterspitz Heilsalbe, |
| Arthrodynat, | Kneipp-Rheumasalbe, |
| Syviman N, | Cefarheumin N. |
| Dolo-Arthrosenex, | |
| Arnika-Salbe Heel | |
| Kneipp, | |

**Flüssig-Präp.**

| | |
|---|---|
| z. B. Rheumasan N | Rheumaliment, |
| flüssig, | Rheumaloges Tropf., |
| Franzbranntwein- | Forapin E. |
| Klosterfrau Lsg., | |
| Kytta-Balsam F, (Sym- | |
| phytum-Extr. + **Methyl-** | |
| **nicotinat**), | |

**Pflaster**
ABC Wärme-Pflaster,
Finalgon N Schmerzpflaster,
Rheumaplast N.

**Injektionspräparate**
Plenosol N (Extr. Visci albi) zur s. c. Arthrosebehandlung,
RH 50 Antirheumatikum (Ameisensäure, Echinacea-Extrakt).

**Kataplasmen**
(Pasten aus Pflanzenpulver zu Breiumschlägen) z. B.:
Heublumensack (Graminis flos) oder Fertigpräparat Kneipp Heupak Herbatherm als gebrauchsfertige Kompresse.

## Badezusätze

Diese enthalten neben Salicylsäurederivaten, Ätherischölen und Hautreizmitteln, z.B. Nicotinsäurebenzylester, zusätzlich Schwefel, Huminsäuren und Teeprodukte. Z.B.

| | |
|---|---|
| Rheumasan-Bad N, | Rheumex Bad, |
| Pernionin-Bad N, | Kytta-Rheumabad u.a. |
| Kneipp Rheuma-Bad, | (siehe auch Kapitel Bal- |
| Heilit Rheuma Ölbad, | neotherapie S. 379). |

## Interna

Diese enthalten bevorzugt antiphlogistisch, analgetisch, immunmodulatorisch oder antidyskratisch wirkende Drogen bzw. Drogenextrakte.
Die am häufigsten verwendeten Drogen:

| | |
|---|---|
| Cort. Salicis | Fol. Betulae, |
| Herb. Spiraeae, | Fruct. Juniperi, |
| Extr. Symphyti, | Flor. Sambuci, |
| Rad. Harpagophyti, | Herb. Urticae, |
| Rad. Taraxaci, | Herb. Solidaginis. |
| Stip. Dulcamarae, | |

*Monopräparate*
Z.B. Aconitysat Bürger (Extrakt aus Tub. Aconiti nap.),
Tamanybonsan (Extr. Salicis),
Defencid Teufelskralle Extrakt-Tabl.,
Doloteffin-Tabl. und
Kai Fu (Extr. Harpagophyti),
Salaki-Tabl. (Olibanum-Harz, Ayurvedisches Präparat),
Bromelain POS Tabl. (Enzympräparat).

*Kombinationspräparate*
Z.B. Arthrodynat Tropf.,
Arthrosetten,
Phytodolor N,
Uriginex N,
Arthrixyl N u.a.
(siehe ferner Homöopathische Präparate).

## Enzympräparate:
Wobenzym,
Mulsal N,
Phlogenzym.

## Fixe Teepräparate:
Z.B.
Kneipp Rheuma Tee N,
Salus Rheuma-Tee Kräutertee Nr. 12.

## Tee-Rezeptur-Beispiele

1. Rp.:
*(Kneipp-Rheuma-N-Tee)*

| | |
|---|---|
| Cortex Salicis | 21,46 |
| Flor Sambuci | 21,46 |
| Stip. Dulcamarae | 32,78 |
| Fruct. Juniperi | 14,27 |
| Lig. Santali | 7,2 |

2. Rp:
*(Gicht-Rheuma-Tee Hevert)*

| | |
|---|---|
| Cort. Salicis | 16,0 |
| Flor. Sambuci | 8,05 |
| Flor. Paeoniae | 5,0 |
| Fol. Betulae | 18,0 |
| Fruct. Juniperi | 5,0 |
| Herba Millefolii | 8,5 |
| Lig. Sassafras | 8,0 |
| Rad. Liquiritiae | 5,0 |
| Rad. Ononidis | 11,0 |
| Cort. Frangulae | 15,0 |

3. Rp:

| | |
|---|---|
| Rad Taraxaci c. Herb. | |
| Fruct. Juniperi | |
| Fol. Sennae | |
| Cort. Frangulae | |
| Fruct. Carvi aa | 20,0 |

4. Rp:

| | |
|---|---|
| Herba Urticae | |
| Stip. Dulcamarae | |
| Rhiz. Caricis | |
| Fol. Sennae | |
| Fruct. Foeniculi aa | 20,0 |

5. Rp:

| | |
|---|---|
| Herba Urticae | |
| Herba Millefolii | |
| Lignum Guajaci aa | 10,0 |
| Herba Equiseti | 20,0 |
| Fol. Betulae | 30,0 |

6. Rp:

| | |
|---|---|
| Peric. Phaseoli | |
| Cort. Salicis aa | 30,0 |
| Rad. Gentianae | |
| Herba Callunae | |
| Herba Millefolli aa | 15,0 |

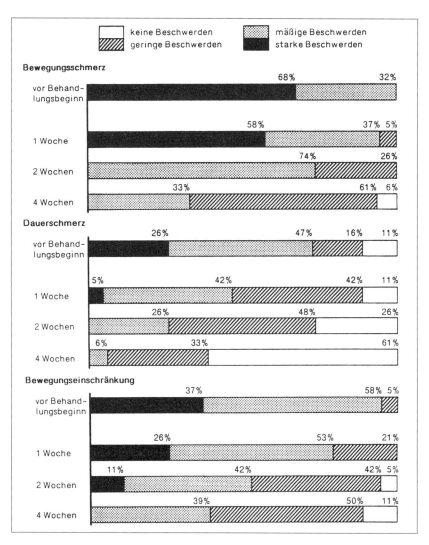

**Abb. 8.8:** Einfluß eines Phytopharmakons auf den Bewegungsschmerz, Dauerschmerz und die Bewegungseinschränkung von Patienten mit akuten bzw. rezidivierenden Rheumaschmerzen (Kuban u. Hübner-Steiner 1986).

# 8.2 Gicht (Arthritis urica)

## 8.2.1 Pathophysiologie der Gicht

Als eine *stoffwechselbedingte Gelenkerkrankung* gehört die **Arthritis urica** zu den rheumatischen Erkrankungen im weiteren Sinne. Darüber hinaus ist die Gicht auch eine Allgemeinerkrankung, die sich bei 30 % der Gichtpatienten auch in Form einer «Gichtnephropathie» manifestieren kann.

Die Gicht äußert sich in einer **Hyperurikämie** (> 6,5 mg/100 ml im Serum), einem Ungleichgewicht von Harnsäuresnythese und -Ausscheidung, wobei in 75 % der Fälle eine Eliminationsschwäche der Niere und in 25 % der Fälle eine *überschießende endogene Purinkörperproduktion* die Ursache ist.

Die Hyperurikämie kann bei Überschreiten des Löslichkeitproduktes von Mono-Natrium-Urat zur Auskristallisation in der Synovia des Großzehengrundgelenkes, seltener im Knie, Fußwurzel, Hand- oder Fingergelenk, und damit zur Auslösung eines **akuten Gichtanfalls** führen. Die Folge sind Einströmen von Leukozyten, Phagozytosevorgänge, Ruption von Phagolysosomen und Austritt von lysosomalen Enzymen, die Gewebeläsionen, entzündliche Reaktionen und heftige Schmerzen verursachen.

Im **chronischen Stadium** kommt es zur Entwicklung von Knochen- und Weichteiltophi, Erosionen und Zerstörung des Knorpelgewebes mit Behinderung des Bewegungsapparates.

## 8.2.2 Therapie des akuten Gichtanfalles

### 8.2.2.1 Colchicum (Colchicin)    M
Colchici semen (Herbstzeitlosensamen),
Colchicum autumnale.

### Chemie

Das Alkaloid Colchicin wird biosynthetisch aus der Aminosäure *Dopamin* und einer Phenylpropan-Verbindung aufgebaut und ist insofern mit den *Benzylisochinolinalkaloiden biosynthetisch verwandt*. Es ist in den Samen neben zahlreichen Begleitalkaloiden (z.B. Demecolcin, Colchicosid) in einer Konzentration von 0,2–1,2 % enthalten. (Formelbild S. 278)

### Pharmakologie

Colchicin hat keinen Einfluß auf den Blutharnsäurespiegel oder die Harnsäureausscheidung, hemmt aber durch Bindung an das Tubulin von neutrophilen Leukozyten deren Beweglichkeit (Chemotaxis) und Phagozytoseaktivität. Außerdem hemmt es die Freisetzung von Prostaglandinen aus den Makrophagen und die Induktion lysosomaler Enzyme. Damit *unterbricht Colchicin an 2 Stellen die durch Uratkristalle ausgelöste Entzündungskaskade* (siehe Abb. 8.9) und wirkt *analgetisch*.

### Klinik

Zur **Kupierung des Gichtanfalles** werden 1 mg als Anfangsdosis und dann stündlich 0,5 mg bis zu höchstens 3–4 mg/Tag gegeben. Die Behandlungsdauer soll 3 Tage, die Gesamtdosis 8 mg Colchicin nicht überschreiten.

Zur **Anfallprophylaxe** wird Colchicin in einer Dosierung von 0,5–1,5 mg täglich verabreicht.

Die **therapeutische Breite** von Colchicin ist *sehr gering*. Als *letale Dosis* werden 20 mg = 5 g Samen = 50 g Colchicum-Tinktur angegeben. Vergiftungen äußern sich in Diarrhöe, Übelkeit und Erbrechen. Der Tod tritt durch Atemlähmung ein. **!**

### Andere Anwendungsbereiche von Colchicin

Über die Anwendung von Colchicin und Colchicin-Derivat in der *Krebstherapie* siehe entsprechendes Kap. 10, S. 277.

Colchicin wird zusätzlich mit Erfolg eingesetzt
- Zur *Therapie des M. Behçet* (Behçet-Syndrom), einer entzündlichen Dermatose, die durch eine Granulozyten-Hyperreaktivität ausgelöst wird (Hazen u. Michel, 1979).
- Zur Behandlung des *familiären Mittelmeerfiebers* (FMF), das mit periodischen Fieberattacken, Pe-

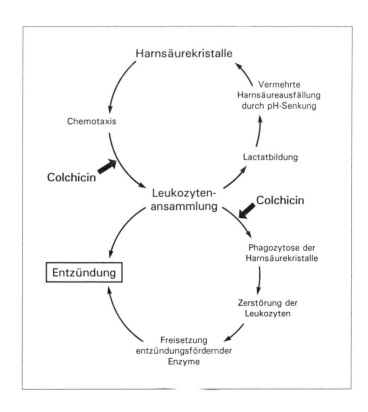

**Abb. 8.9:** Wirkweise des Colchicins beim akuten Gichtanfall.

ritonitis, Pleuritis und Synovitis einhergeht (Goldstein u. Schwabe, 1974; Peters et al., 1983).

**Phytopräparat**

Colchicum-Dispert (Samen-Trockenextrakt stand. auf 0,5 mg), Colchysat Bürger (Preßsaft aus Colchicum-Blüten).

## 8.3 Homöopathie bei Erkrankungen des rheumatischen Formenkreises

Bei Berücksichtigung der drei Hauptgruppen des rheumatischen Formenkreises können Homöopathika mit unterschiedlichen Akzenten eingesetzt werden.

Beim *entzündlichen Rheumatismus* ist die Homöotherapie *stadienabhängig zu variieren.*

Im **akuten Schub einer PCP** werden Homöopathika *adjuvant* eingesetzt mit dem Ziel, risikoreichere und symptomatisch wirkende Antirheumatika einzusparen. In den Phasen niederer Entzündungsaktivität können *personotrope* Homöopathika – zumeist aus der mineralischen Gruppe – häufig den Verlauf der Erkrankung positiv beeinflussen, indem sie die Entzündungsaktivität mindern (empirische Beobachtung).

Bei *systemischer Manifestation der PCP* orientiert sich die Arzneimittelwahl an der dominierenden Symptomatik, wobei die Homöotherapie als Begleit- oder zur Nachbehandlung eingesetzt wird (Beispiel: Karditis). *Infektiöse Arthritiden* stellen *primär keine Indikation für Homöopathika* dar.

Die Behandlung des *degenerativen Rheumatismus* bringt erfahrungsgemäß befriedigende Erfolge (Schmerz, Schwellung), ohne daß grob pathologisch-morphologische Befunde an Knorpel und Knochen entscheidend zu beeinflussen sind.

*Klimakterisch bedingte Arthropathien* einschließlich osteoporotischer Syndrome indizieren oft die Anwendung allein oder zusätzlich mit homöopathischen Gynäkologika.

Der *Weichteilrheumatismus* kann ebenfalls mit Homöopathika gut beherrscht werden. Im Hinblick auf die engen psychosomatischen Zusammenhänge bei chronischen Verläufen ist bei diesem Anwendungsbereich der Einsatz auch personotroper Homöopathika zu erwägen.

Die beim rheumatischen Formenkreis indizierte *physikalische Therapie* versteht sich als *Basisbehandlung* und interferiert nicht mit den Homöo-

pathika. Beim degenerativen wie auch beim extraartikulären Rheumatismus kann das Homöopathikum zur Initialtherapie mit einem Lokalanästhetikum kombiniert als Quaddeln im Bereich des Locus dolendi angewendet werden.

Die Homöopathika lassen sich auch entsprechend der Individualsymptomatik bei **Arthritis urica** einsetzen. Inwiefern erhöhte Harnsäure-Werte durch Homöopathika gesenkt werden können, ist nicht systematisch ausreichend genug untersucht worden.

### *Pflanzliche Homöopathika*

**Aesculus hippocastanum D4, Dil.**
LWS-Syndrom mit dumpfen, tiefsitzenden Schmerzen; Coxarthrose, phlebo-arthrotisches Syndrom.

**Bryonia cretica D4, Dil.**
Stechende Gelenkschmerzen mit akut entzündlicher Schwellung und starker Bewegungsverschlechterung, Besserung durch Kälteapplikation. Akuter und chronischer Rheumatismus.

**Cimicifuga racemosa D6, Dil.**
HWS-Syndrom mit migräneartigen Kopfschmerzen, Sehstörungen und Schwindelgefühl; auch klimakterisch bedingte Beschwerden. Besserung durch Wärmeapplikation.

**Cardiospermum halicacabum D3, Dil.**
Weichteilrheumatische Schmerzen, Myogelosen, insbesondere auch im paravertebralen Bereich.

**Colchicum autumnale D6, Dil.**
Schmerzhafte Gelenkschwellung mit dem Gefühl von Zerschlagenheit und Lähmigkeit; Parästhesien.

**Gelsemium sempervirens D6, Dil.**
Nacken- und Kopfschmerzen mit eingeschränkter Kopfbeweglichkeit bei druckempfindlicher Halswirbelsäule; Kopfschmerzen.

**Gnaphalium polycephalum D6, Dil.**
Ischialgieforme Schmerzen mit starken Parästhesien; Besserung in Ruhe und in Schonhaltung.

**Guaiacum D6, Dil.**
Gelenkschwellung mit stechenden Schmerzen; Schrumpfungsneigung der Sehnen und Bänder.

**Harpagophytum procumbens D4, Dil.**
Schmerzen insbesondere in den großen Gelenken (Hüfte, Knie); osteoporotisch bedingte Schmerzzustände.

**Lachnanthes tinctoria D4, Dil.**
HWS-Syndrom mit Ausstrahlung in den gesamten Schulter-Arm-Bereich; Symptomverschlechterung durch Bewegung.

**Ledum palustre D4, Dil.**
Schmerzhafte Gelenkschwellung, auch mit Ergußbildung; gichtisch bedingte Schmerzen an kleinen Gelenken.

**Phytolacca decandra D6, Dil.**
Gelenkschwellungen mit einschießenden Schmerzen, auch bei tonsillogenem Fokus.

**Pulsatilla pratensis D12, Dil.**
Gelenkschwellungen- und Schmerzen bei häufigem Lokalisationswechsel («Springen»); auch entzündliche Mitreaktion der Augen und ableitenden Harnwege (Reiter-Syndrom).

**Rhododendron D6, Dil.**
Schwellung und Überwärmung der Gelenke mit heftigen Schmerzen, typischerweise mit Verschlechterung bei Wetterwechsel. Weichteilrheumatische Beschwerden.

**Rhus toxicodendron D12, Dil.**
Artikuläre und extraartikuläre Schmerzen, auch mit Schwellung; Auslöser sind oft traumatische Ereignisse sowie Unterkühlung und Durchnässung.

**Ruta graveolens D6, Dil.**
Entzündliche Sehnenaffektionen, oft nach Überanstrengung; beginnende Exsudation, Bewegungseinschränkung.

**Solanum dulcamara (Dulcamara) D6, Dil.**
Durch Temperaturwechsel, Unterkühlung oder Durchnässung ausgelöster Schub rheumatoider Beschwerden (Schmerzen/Schwellung).

**Strychnos nux vomica (Nux vomica) D6, Dil.**
Extraartikuläre Schmerzzustände mit starken muskulären Verspannungen (Lumboischialgie; LWS-Syndrom).

**Thuja occidentalis D12, Dil.**
Rheumatoide Schmerzen; rezidivierende Entzündung am Auge und am Urogenitaltrakt (Reiter-Syndrom); fokales Geschehen.

### Tierische Homöopathika

**Apis mellifica D6, Dil.**
Hochentzündliche Gelenkschwellung mit großer Berührungsempfindlichkeit.

**Formica rufa D12, Amp.**
Schmerzzustände bei degenerativem und extraartikulärem Rheumatismus.

### Mineralische Homöopathika

**Calcium fluoratum D12, Tabl.**
Osteoporotische Schmerzzustände, Metastasen-bedingte Knochenschmerzen.

**Ferrum metallicum D6, Tabl.**
Schulter-Arm-Syndrom.

**Causticum D12, Tabl.**
Chronische Polyarthritis.

**Strontium carbonicum D12, Tabl.**
Degenerative Gelenk- und Wirbelsäulenerkrankung.

**Sulfur D12, Tabl.**
Chronische rheumatoide Gelenkschmerzen.

## Therapiestudie

**Indikation.** Chronische Polyarthritis.

**Präparat.** Flüssigpräparat enthaltend Rhus toxicodendron D4, Bryonia cretica D4, Strychnos nux vomica D4, Berberis vulgaris D4, Ledum palustre D4 aa 20 ml.

**Studienart.** Randomisierte Doppelblindstudie (adjuvante Therapie bei 111 Patienten abzüglich 65 «Drop outs») bei chronischer Polyarthritis in 6 Arztpraxen gegen Plazebo (Äthanol-Lösung). Ausgeschlossen wurden in der Studie Patienten, die unter einer systemischen oder lokalen Kortikoid- oder einer Immunsuppressiv-Therapie standen. Alle Patienten erhielten eine Basistherapie.
Aufgenommen wurden in die Studie nur Patienten, bei denen die Krankheit seit mindestens 6 Monaten bestand und seit mindestens 3 Monaten eine Rheumabasistherapie durchgeführt wurde. Außerdem mußten mindestens 5 der 8 ARA-Kriterien, z. B. Morgensteifigkeit, Bewegungsschmerz mindestens eines Gelenkes oder Röntgenveränderung, typisch für cP erfüllt sein.

**Behandlungsmodus.** 3– bis 4mal täglich 10–20 Tropfen über einen Zeitraum von 12 Wochen.

**Prüfkriterien.** Registriert wurde der Verbrauch der einzelnen Patienten an antirheumatischen und analgetischen Medikamenten. Außerdem erfolgte die Ermittlung des individuellen Regressionskoeffizienten als Maß für die Schmerzlinderung oder Verstärkung (Schmerzscore). Abgefragt wurde von den Ärzten als aktuelle Symptomatik der Nachtschmerz, der Ruheschmerz und der Bewegungsschmerz, die Entzündungszeichen (Abb. 8.10 a–d), die Morgensteifigkeit und die Zeit bis zur Ermüdbarkeit.

**Ergebnis.** Während der Schmerzen-Score zu Beginn der Behandlung in der Verumgruppe höher lag als in der Plazebogruppe, glich sich dieser bis hin zur Abschlußuntersuchung aus oder erreichte eine Überlegenheit in der Verumgruppe. Die Abnahme des Verbrauchs an antirheumatischen Medikamenten war in den Verumgruppen bei den verschiedenen Medikamentengruppen signifikant höher als bei Plazebo. Die Reduzierung der Antirheumatika betrug 46 %, der Analgetika 79 % der Fälle. Die zusammenfassende Beurteilung des Therapieerfolges ist in der folgenden Tab. 8.9 wiedergegeben.
(Wiesenauer und Gaus 1991)

In Tab. 8.10 sind die Anwendungsbereiche pflanzlicher Homöopathika beim rheumatischen Formenkreis, in Tab. 8.11 die wichtigsten Kombinationspräparate aufgeführt.

**Tab. 8.9:** Therapieerfolg des Homöopathikums bei chronischer Polyarthritis.

|  | Verum | Plazebo | Summe |
|---|---|---|---|
| Therapieerfolg | | | |
| ja | 44 | 31 | 75 |
| nein | 12 | 19 | 31 |
| Summe | 56 | 50 | 106 |

$\xi$-Test, einseitig $\alpha < 0,03$ signifikant.
(Wiesenauer und Gaus, 1991).

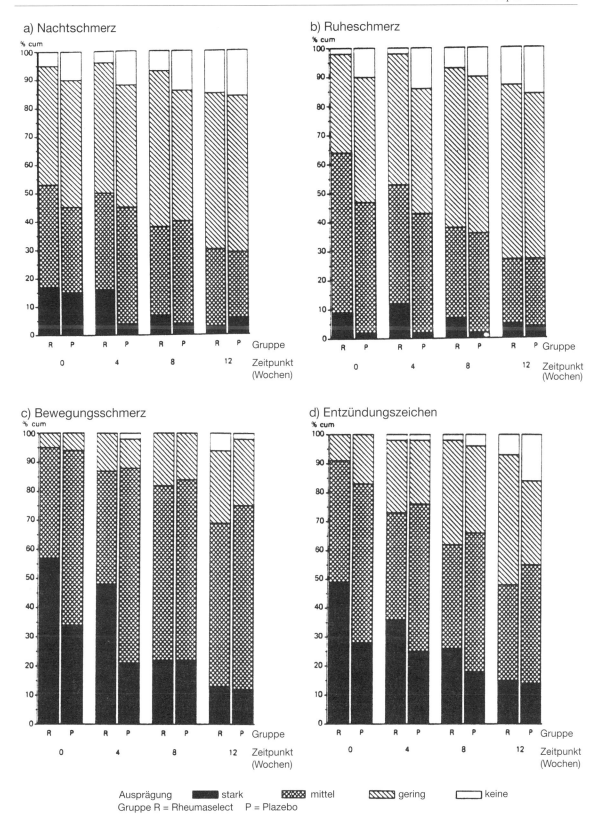

**Abb. 8.10: a–d:** Einfluß des Homöopathikums auf die Symptomatik von Nachtschmerz, Ruheschmerz, Bewegungsschmerz und Entzündungszeichen (Wiesenauer u. Gaus 1991).

**Tab. 8.10:** Bevorzugte Anwendungsbereiche pflanzlicher Homöopathika beim rheumatischen Formenkreis.

| Arzneimittel | Entzündlich | Degenerativ | Extraartikulär |
|---|---|---|---|
| Aesculus hippocastanum | | X | |
| Bryonia cretica | X | | X |
| Cardiospermum halicacabum | | | X |
| Cimicifuga racemosa | | X | X |
| Colchicum autumnale | X | | |
| Gelsemium sempervirens | | X | X |
| Gnaphalium polycephalum | | | X |
| Guaiacum officinale | X | | |
| Harpagophytum procumbens | | X | |
| Lachnanthes tinctoria | | X | X |
| Ledum palustre | X | | |
| Phytolacca decandra | X | | X |
| Pulsatilla pratensis | X | X | X |
| Rhododendron | X | | X |
| Rhus toxicodendron | X | X | X |
| Ruta graveolens | | | X |
| Solanum dulcamara | X | X | X |
| Strychnos nux vomica | X | X | X |
| Thuja occidentalis | X | X | X |

**Tab. 8.11:** Homöopathische Kombinationspräparate (rheumatischer Formenkreis).

| | |
|---|---|
| apo-Rheum | Multiplex No. 10 |
| Arthrifid S | Phönix-Arthrophön |
| Bryorheum | Rheuma-loges |
| Cefarheumin | Rheuma-Pasc |
| Chirofossat | Rheumaselect |
| Colchicum-Wecoplex | Schwörheumal |

# Literatur

## Allopathie

### Übersichtsreferate

Rheumatische Erkrankungen und ihre Behandlungen. Schriftenreihe der Bayerischen Landesapothekerkammer, Heft 29, München (1984).

Fenner, H.: Pharmakotherapie rheumatischer Erkrankungen. DAZ-Fortbildung Pharmakologie Nr. 14 S. 99. Dtsch. Apoth. Z. **122**:, Nr. 36: 1787 (1982).

Resch, K.: Autoimmunerkrankungen und Immunsuppressiva. DAZ-Fortbildung Pharmakologie Nr. 9, S. 72. Dtsch. Apoth. Z. **127**, Nr. 20: 1043 (1987).

Maiwald, L.: Phytotherapie in der Praxis, Erkrankungen des rheumatischen Formenkreises (III), Weichteilrheumatische Erkrankungen. Therapeutikon **3:** 376–378 (1989).

### Salix-Präparate, Ätherischöle u. andere Drogen

Brown, E. W., Scott, W. O.: The absorption of methyl salicylate by the human skin. J. Pharmacol. exp. Ther. 50: 32–50 (1934).

Engelberger, W., Hadding, U., Etschenberg, E., Graf, E., Leyck, S., Winkelmann, J., Parnham, M.: Rosmarinic acid: A new inhibitor of complement C3-convertase with anti-inflammatory activity. Int. J. Immunpharmacol. **10:** 729–738 (1988).

Ferreira, S. H., Vane, J. R.: Mode of action of antiinflammatory agents which are prostaglandin-synthetase inhibitors. In: Handbook of Experimental Pharmacology, Vol. 50/II, S. 371. Springer, Heidelberg–Berlin–New York (1979).

Hamberg, M.: Inhibition of prostaglandin-synthesis in man. Biochem. Biophys. Res. Commun. **49:** 720 (1972).

Gracza, L., Koch, H., Löffler, E.: Isolierung von Rosmarinsäure aus Symphytum officinale und ihre antiinflammatorische Wirksamkeit in einem in vitro-Modell. Arch. Pharmaz. 318: 1090 (1985).

Higgs, G. A., Salmon, J. A., Henderson, B., Vane, J. R.: Pharmacokinetics of aspirin and salicylate in relation of arachidonate cyclooxygenase and antiinflammatory activity. Proc. natl. Acad. Sci. USA **84:** 1417–1420 (1987).

Meier, B., Sticher, O., Bettschart, A.: Weidenrinden-Qualität. Dtsch. Apoth. Z. **125:** 341–347 (1985).

Meier, B., Liebi, M.: Salizylhaltige pflanzliche Arzneimittel. Z. Phytother. **11:** 50–58 (1990).

Peutz, R., Busse, H. G., König, R., Siegers, C.-P.: Bioverfügbarkeit von Salizylsäure und Coffein aus einem phytoanalgetischen Kombinationspräparat. Z. Phytother. **10:** 92–96 (1989).

Steinegger, E., Hövel, H.: Analytische und biologische Untersuchungen der Salicaceen-Wirkstoffe, insbesondere an Salicin. Acta pharm. helv. **47:** 133 (1972), ibid. **47:** 222 (1972).

Wagner, H., Wierer, M., Bauer, R.: In vitro-Hemmung der Prostaglandin-Biosynthese durch ätherische Öle und phenolische Verbindungen. Planta med. **3:** 184–187 (1986).

Wagner, H., Fessler, B., Knaus, U., Wierer, M.: Zum Wirknachweis antiphlogistisch wirksamer Arzneidrogen. Z. Phytother. **8:** 135–140 (1987).

Wagner, H.: Search for new potential plant constituents with antiphlogistic and antiallergic activity. Planta med. **55;** 235–241 (1989).

Whitehouse, M. W., Rainsford, K. D., Ardio, N. G., Young, I. G., Brune, K.: In: Proceedings of the Symposium «Aspirin and Related Drugs»: Their Actions and Use, S. 43. Birkhäuser, Basel, Stuttgart (1977).

## Hautreizmittel

Atkinson, D. C., Hicks, R.: The Antiinflammatory Activity of Irritants, Agents and Actions, **5:** 239—249 (1975).

Bonta, I. L., Nordhoek, J.: Anti-Inflammatory Mechanism of Inflamed-Tissue-Factor, Agents and Actions, **3:** 348–356 (1973).

Bray, M. A.: Prostaglandins and leucotrines: fine tuning the immune response. Pharmacology **1:** 101 (1987).

De, A. K., Ghosh, J. J.: Inflammatory effects of acute and chronic capsaicin treatment on rat paw. Phytother. Res. **2;** (4): 175 (1988).

Haas, H., Fischer, H. L.: Die Beeinflussung des Corticosterongehaltes im Rattenplasma bei Entzündungsreaktionen. Naunyn Schmiedebergs Arch. Pharmacol. **264:** 86–98 (1969).

Hensel, H.: Allgemeine Sinnesphysiologie – Hautsinne, Geschmack, Geruch. Springer, Berlin–Heidelberg–New York (1966).

Higgs, G. A., Higgs, E. A., Salmon, J. A.: Prostacyclin in inflammation. In: Vane, J. R., Bergström, S. (eds.): Prostacyclin, p. 187–193. Raven Press, New York (1979).

Klickstein, L. B., Shapleigh, C., Goetzl, E. J.: Lipoxygenation of arachidonic acid as source of polymorphonuclear leukocyte chemotactic factors in synovial fluid and tissue in rheumatoid arthritis and spondyloarthritis. J. Clin. Invest. **66:** 1166 (1980).

Kuban, G., Hübner-Steiner, U.: Behandlung akuter und chronischer rheumatischer Schmerzzustände mit einem pflanzlichen Arzneimittel. Med. Welt **37:** 1598–1601 (1986).

Nagy, J. I.: Capsaicin's action on the nervous system. Trends Neurosci. **5:** 362–365 (1982).

Rola-Pleszynski, M., Borgeat, P., Sirois, P.: Leukotriene B$_4$ induces human suppressor lymphocytes. Biochem. Biophys. Res. **108:** 1531 (1986).

Wagner, H.: Search for new plant constituents with potential antiphlogistic and antiallergic activity. Planta Med. **55:** 235–241 (1989).

Wagner, H., Breu, W., Willer, F., Wierer, M., Remiger, P.: In vitro inhibition of arachidonate metabolism by some alkamides and alkylated phenols. Planta med. **55:** 566–567 (1989).

Wassermann, J., Hammarström, S., Petrini, B., Blomgren, H., van Stedingk, L. V., Vedin, I.: Effects of some prostaglandins and leukotrienes on lymphocytes, monocytes and their activity in vitro. Int. Arch. Allergy Appl. Immun. **83:** 39 (1987).

Weissmann, G.: Activation of neutrophils and the lesions of rheumatoid arthritis. J. Lab. clin. Med. **100** (3): 322 (1982).

Yaksh, T. L., Farb, D. H., Leeman, S. E., Jessell, Th. M.: Intrathecal capsaicin depletes substance P in the rat spinal cord and produces prolonged thermal analgesia. Science **206:** 481–483 (1979).

Yesilada, E., Tanaka, S., Sezik, E., Tabata, M.: Isolation of an anti-inflammatory principle from the fruit juice of Ecballium elaterium. J. nat. Prod. **51:** 504 (1988).

## Immunologisch und/oder hormonell wirkende Drogen

Ammon, H. P. T., Mack, T., Singh, G. B., Safayhi, H.: Inhibition of leucotriene by formation in rat peritoneal neutrophils by an ethanolic extrakt of gum resin exsudato of Boswellia serrata. Planta med. **57:** 203 (1991).

Bähr, V., Hänsel, R.: Immunomodulating properties of 5,20α(R)-Dihydroxy-6α, 7α-epoxy-1-oxo(5α)-witha-2,24-dienolide and salasodine. Planta med. **44:** 32 (1982).

Bauer, R., Wagner, H.: Echinacea. Wiss. Verlagsges., Stuttgart (1990).

Bauer, R., Jurcic, K., Puhlmann, J., Wagner, H.: Immunologische in vivo- und in vitro-Untersuchungen mit Echinacea-Extrakten. Arzneimittel-Forsch. (Drug Res.) **38:** 276–281 (1988).

Capasso, F.: The effect of an aqueous extract of Tanacetum parthenium L. on arachidonic acid metabolism by rat peritoneal leucocytes. J. Pharm. Pharmacol. **38:** 71–72 (1985).

Eichler, O., Koch, Chr.: Über die antiphlogistische, analgetische und spasmolytische Wirksamkeit von Harpagosid, einem Glykosid aus der Wurzel von Harpagophytum procumbens DC. Arzneimittel-Forsch. (Drug Res.) **20:** 107 (1970).

Erdös, A., Fontaine, R., Friehe, H., Durand, R., Pöppinghaus, Th.: Beitrag zur Pharmakologie und Toxikologie verschiedener Extrakte, sowie des Harpagosids aus Harpagophytum procumbens DC. Planta med. **34:** 97 (1978).

Fessler, B.: Biologische in vitro-Untersuchungen über 5-Lipoxyagenase-Inhibitoren aus Arzneipflanzen und biologisch-chemische Untersuchungen von Chrysanthemum parthenium. Dissertation, München (1988).

Fügner, A.: Hemmung immunologisch bedingter Entzündungen durch das Pflanzensteroid Withaferin A. Arzneimittel-Forsch. (Drug Res.) **23:** 932–935 (1973).

Hayes, N. A., Foreman, I. C.: The activity of compounds extracted from feverfew on histamin release from mast cells. J. Pharm. Pharmacol. **39:** 466–470 (1987).

Hall, I. H., Lee, K. H., Starnes, C. O., Sumida, Y.,

Wu, R. Y., Waddell, T. G., Cochran, J. W., Gerhart, K. G.: Antiinflammatory activity of sesquiterpene lactones and related compounds. J. Pharm. Sci. **68:** 537 (1979).

Inoue, H., Saito, K., Koshihava, Y., Murota, S.: Inhibitory effect of glycyrrhetinic acid derivatives on lipoxygenase and prostaglandin synthetase. Chem. Pharm. Bull. **34:** 897 (1986).

Knaus, U.: Komplementaktive Verbindungen aus der grünlippigen Muschel Perna canaliculus sowie Niederen und Höheren Pflanzen. Dissertation, München (1989).

Kumagai, A., Yano, S., Otomo, S.: Studies on the corticoid-like action of glycyrrhizin on the mechanism of its action. Endrocr. jap. **4:** 17–19 (1957).

Lanhers, M. C., Fleurentin, J., Mortier, F., Vinche, A., Younos, C.: Antiinflammatory and analgesic effects of an aqueous extrakt of Harpagophytum procumbens. Planta med. **58:** 117–123 (1992).

Shibata, S.: Saponins with biological and pharmacological activity. In: Wagner, H., Wolff, P. (eds.): New Natural Products and Plant Drugs with Pharmacological, Biological or Therapeutical Activity, S. 177–196. Springer, Berlin–Heidelberg–New York (1977).

Singh, G. B., Atal, C. K.: Pharmacology of an extract of salai guggul ex-Boswellia serrata, a new non-steroidal anti-inflammatory agent. Ag. Act. **18:** 3/4 (1986).

Sudhiv, S., Budhiraja, R. D., Miglani, G. P., Arora, B., Gupta, L. C., Garg, K. N.: Pharmacological studies on leaves of Withania somnifera. Planta med. **1:** 61–63 (1986).

Tamura, Y., Nishikawa, T., Yamada, K., Yamamoto, M., Kumagai, A.: Effects of glycyrrhetinic acid and its derivates on $\Delta^4$-5$\alpha$- and 5$\beta$-reductase in rat liver. Arzneimittel-Forsch (Drug Res.) **29:** 647 (1979).

Turova, A. D., Sejfulla, Ch. I., Belych, M. S.: Die pharmakologische Untersuchung von Solasodin (russisch). Farmakol i toksikol (Moskva) **4:** 469–474 (1961).

Wagner, H., Fessler, B., Knaus, U., Wierer, M.: Zum Wirknachweis antiphlogistisch wirkender Arzneidrogen. Z. Phytother. **8:** 148–149 (1987a).

Wagner, H., Knaus, U., Jordan, E.: Pflanzeninhaltsstoffe mit Wirkung auf das Komplementsystem. Z. Phytother. **8:** 148–149 (1987b).

Willuhn, G.: Neuere Ergebnisse der Arnikaforschung. Pharmazie in unserer Zeit **10:** 1 (1981).

Yesilada, E., Tanaka, S., Sezik, E., Tabata, M.: Isolation of an anti-inflammatory principle form the fruit juice of Ecballium elaterium. J. Natl. Prod. **51:** 504 (1988).

Yun-Choi, H. S., Kim, S. O., Kim, J. H., Lee, J. R., Cho, H. J.: Modified smear method for screening potential inhibitors of platelet aggregation from plant sources. Nat. Prod. **48:** 363 (1985).

### Enzyme und Colchicin

Baici, A.: Die Bedeutung der Proteinasen für die Knorpeldestruktion. Therapiewoche **34:** 1038 (1984).

Goldstein, R. C., Schwabe, A. D.: Prophylactic colchicine therapy in familial mediterrenean fever – A controlled double-blind study. Ann. intern. Med. **81:** 792–794 (1974).

Hazen, P. G., Michel, B.: Mangement of necrotizing vasculitis with colchicine. Arch. Dermatol. **115:** 1303–1306 (1979).

Kalden, J. R.: Klinische Rheumatologie. Springer, Berlin (1988).

Peters, S., Peters, M. D., Thomas, J. A., Lehman, M. D., Schabe, A. D.: Colchicine use for familial mediterranean fever. West. J. Med. **138:** 43–46 (1983).

Seifert, J., Ganzer, R., Brendel, W.: Die Resorption eines proteolytischen Enzyms pflanzlichen Ursprungs aus dem Magen-Darm-Trakt in das Blut und in die Lymphe von erwachsenen Ratten. Z. Gastroenterologie. **17:** 1–8 (1979).

Steffen, C., Menzel, J., Smolen, J.: Untersuchungen über intestinale Resorption mit $^3$H-markiertem Enzymgemisch (Wobenzym®). Acta med. Austriae **6:** 13–18 (1979).

Stauder, G., Streichhan, P., Steffen, C.: Enzymtherapie – eine Bestandsaufnahme. Natur-Ganzheits-Med. **3:** 3–35 (1988).

Streichhan, P., Pollinger, W., Ransberger, K.: Resorption partikulärer und makromolekularer Darminhaltsstoffe. Natur-Ganzheits-Med. **1:** 27 (1988).

Vogler, W.: Enzymtherapie beim Weichteilrheumatismus. Natur-Ganzheits-Med. **1:** 123–125 (1988).

Uhlig, G.: Schwellungsprophylaxe nach exogenem Trauma. Z. Allgemeinmed. **57:** 127–131 (1981).

Vellini, M., Desideri, D., Milanese, A., Omini, C., Daffondria, L., Hernandez, A., Brunelli, G.: Possible involvment of licosanoids in the pharmacological action of Bromelain. Arzneimittel-Forsch. (Drug Res.) **36:** 110–112 (1986).

## Homöopathie

Beham, A.: Die Anwendung der Harpagophytumwurzel bei rheumatischen Erkrankungen. Allg. homöop. Z. **224:** 253 (1979).

Donner, F.: Zit. n. Kleinschmidt, K.: Cimicifuga. Allg. homöop. Z. **214:** 193–207 (1969).

Kant, H.: Arzneimittelversuch über Harpagophytum. Allg. homöop. Z. **224:** 253 (1979).

Kleinschmidt, K.: Cimicifuga. Allg. homöop. Z. **214:** 193–207 (1969).

Mezger, J.: Über eine Arzneimittelprüfung von Cimicifuga racemosa. Allg. homöop. Z. **216:** 145–165 (1971).

Ritter, H.: Über die Ameisensäure. Allg. homöop. Z. **222:** 177–185 (1977).

Schwabe, W.: Erste Erfahrungen mit einigen exotischen Heilpflanzen. Allg. homöop. Z. **217:** 146–153 (1972).

Schwabe, W.: Übersicht über neuere Arzneipflanzen. Allg. homöop. Z. **225:** 217–229 (1980).

Stübler, M.: Die Behandlung chronischer Gelenkerkrankungen mit Harpagophytum. Allg. homöop. Z. **232:** 60–62 (1987).

Wiesenauer, M.: Behandlungsmöglichkeiten des degenerativen Rheumatismus. Dtsch. Apoth. Z. **129:** 795–798 (1989).

Wiesenauer, M.: Rheumatologisch-orthopädische Praxis der Homöopathie. Hippokrates, Stuttgart (1989).

Wiesenauer, M.: Behandlungsmöglichkeiten bei Erkrankungen der Wirbelsäule. Ärztezeitschr. Naturheilverf. **31:** 354–357 (1990).

Wiesenauer, M.: Rheumatischer Formenkreis. Therapeutikon 2: 729–730 (1988); 3: 182–184 (1989).

Wiesenauer, M., Gaus, W.: Wirksamkeitsnachweis eines Homöopathikums bei chronischer Polyarthritis. Akt. Rheumatol. **16:** 1–9 (1991).

Wünstel, G.: Degenerative Gelenkerkrankungen. Ärztezeitschr. Naturheilverf. **24:** 254–258 (1983).

# 9 Folgeerkrankungen einer erworbenen Abwehrschwäche Immunmangelzustände

**Allgemeine Indikationen** für die Prophylaxe und adjuvante Therapie mit Phytopräparaten:

Prophylaxe von Mischinfektionen chronisch persistierender chemotherapieresistenter und rezidivierender bakterieller und viraler Infektionen.

Prophylaxe von opportunistischen Infektionen bei Risikopatienten

Adjuvante Therapie zur Zytostatika-, Antibiotika- und Strahlen-Behandlung zur Kompensation der medikamentös ausgelösten Immunsuppression (zytostatikainduzierte Leukopenie)

Autoimmunopathien

Metastasenprophylaxe (siehe auch Kap. 10 Tumortherapie S. 277)

**Spezielle Indikationen:**

| | |
|---|---|
| **Innere Medizin und Kinderheilkunde:** | Allgemeininfektionen, chronische Polyarthritis, Resistenz gegen Antibiotika, Tumorerkrankungen |
| | Grippe, katarrhalische Infekte |
| | Rezidivierende und chronische Infekte der (oberen) Atemwege |
| **HNO-Bereich:** | Tonsillitis, Sinusitis, Otitis |
| **Dermatologie:** | Psoriatische Erkrankungen, Erythrodermie, Pemphigus vulgaris |
| | Herpes labialis und Herpes zoster |
| | Endogenes Ekzem |
| | Ulzera, Dekubitus |
| **Gynäkologie:** | Endometritis, Parametritis, Zustand nach infizierten Aborten, chronische Adnexitis |
| **Urologie:** | Rezidivierende Infekte der harnableitenden Organe (z.B. unspezifische Prostatitis, unspezifische Urethritis, Epididymitis) |

**Äußerliche Anwendung:**

Verätzungen, Erfrierungen, Verbrennungen, Röntgenulcera

Schlecht heilende, infizierte Weichteil- und Knochenwunden, eiternde Fisteln, Mastitis puerperalis

Dekubitalgeschwüre bei älteren Patienten

Postoperative Weichteilwunden

Ulcus cruris

Psoriasis, Neurodermitis

Ekzeme

Pemphigus vulgaris

(nach Hahn u. Mayer 1984 für Echinacea-Präparate zusammengestellt)

**Keine Indikationen:**

Angeborene Immundefekte (z.B. Multiple Immundefekte, T-Lymphozyten-, B-Lymphozyten-Komplement-Defekte, Defekte von Zellen des myeolischen Typs)
AIDS

# 9.1 Allgemeine medizinische Grundlagen des Immunmangels und der Immunstimulation

## 9.1.1 Ursachen von erworbenen Immunmangelzuständen

Die **Ursachen** für Abwehrschwächen oder immunsuppresive Zustände können vielfältiger Natur sein. Neben einer Fehlernährung, bestimmten Umwelteinflüssen, verschiedenen Krankheiten und iatrogenen Schäden hat man in letzter Zeit vor allem auch psychische Faktoren als Auslöser von Immunstörungen erkannt (Dantzer u. Kelley 1989, Kropiunigg 1990).

Im einzelnen können folgende **Faktoren immunsuppressive Zustände** herbeiführen:
- *Veränderte Lebensweise*
  Ernährungsfehler, Unter- und Überernährung, Bewegungsarmut, Klimawechsel, Hochleistungssport.
- *Alkohol- und Nikotinabusus*
- *Umweltnoxen*
  Hitze, Kälte, starke UV-Exposition, radioaktive Strahlung, Umwelttoxine.
- *Schwere Traumen*
  z.B. Verbrennungen oder großflächige chirurgische Eingriffe.
- *Schwere Organ- und Stoffwechselstörungen, chronische Erkrankungen*
  z.B. Diabetes, Urämie.
- *Tumorerkrankungen*
- *Schwere Allergien*
- *Akute Infekte, multiple Sklerose, AIDS, Tumorerkrankungen*
- *Medikamentenabusus*
- *Langdauernde Therapien*
  mit Zytostatika, steroidalen und nicht-steroidalen Antirheumatika, Antibiotika und andere Medikamenten.
- *Dysstreß, Depressionen*

**Immunsuppression** kann **Auswirkung** haben auf die *spezifischen* und *unspezifischen*, die *humoralen und zellulären Systeme*. Aus funktioneller Sicht sind selbst bei isolierten humoralen oder zellulären Immundefekten immer beide Komponenten beeinträchtigt (Saal, 1988). Betroffen können sein im einzelnen
- B-Lymphozyten und damit die Antikörperbildung,
- T-Lymphozyten und ihre verschiedenen Subpopulationen,
- Natural-Killer-Zellen,
- Granulozyten und Makrophagen,
- Komplement-System und
- die verschiedenen Verstärker- und Effektor-Systeme, z.B. die Monokin- und Lymphokin-Bildung.
- Besonders empfindlich reagiert auf Immunsuppressiva das gesamte *hämatopoetische System*.

Die größte *Resistenz gegenüber immunsuppressiven Noxen* besitzen die *Makrophagen*, während z.B. die Lymphozyten sehr schnell ihre Leistungsfähigkeit verlieren.

## 9.1.2 Behandlungsziel bei Immunmangelzuständen: Immunstimulation

Die im vorausgegangenen Kapitel aufgezählten Ursachen und die dadurch ausgelösten immunsuppressiven Zustände können, müssen nicht Anlaß für eine Erkrankung sein oder bei Bestehen einer Krankheit zur Chronizität führen. Viele Infektionsrezidive sind auf eine verminderte Funktionsleistung des Immunsystems (z.B. Granulozytopenie) zurückzuführen.

Das Ziel einer Behandlung solcher erkannter Immunmangelzustände ist es, diese durch eine möglichst *gezielte Stimulierung* von humoralen und/oder zellulären Abwehrmechanismen zu beheben.

Die Schwierigkeiten einer gezielten Behandlung liegen unter anderem darin, daß man heute ohne aufwendige immunologische Untersuchungsmethoden nicht in jedem Falle angeben kann, welcher Teil des Immunsystems und wie stark geschwächt ist, also stimuliert werden soll. Hinzu kommt, daß zwischen gemessenen Immunparametern und dem Gesundheits- bzw. Krankheitszustand sehr häufig keine strenge Korrelation besteht, die über den Erfolg einer immunstimulierenden Therapie Aufschluß geben könnte. Der Erfolg einer derartigen Immuntherapie hängt außerdem stark von der Präparate-*Dosierung* und der *individuellen Reaktionsfähigkeit* einer Person ab.

Trotz dieser Handicaps besteht kein Grund zum Nihilismus, denn wir wissen aus der ärztlichen Erfahrung, daß Präparate dieser Art bei richtiger Anwendung sehr häufig zu einer erstaunlich schnellen Besserung chronischer Krankheitszustände führen. Dabei liegt der Vorzug der Phytopharmaka im Vergleich zu den hydrotherapeutischen Maßnahmen und anderen Verfahren des körperlichen Trainings wie z.B. Sauna darin, daß eine schnelle Verbesserung immunologischer Funktionen erreicht werden kann. Die heute zur Verfügung stehenden Phyto-präparate mit diesem Indikationsanspruch werden daher solange ihre Bedeutung behalten wie es nicht gelingt, definierte pflanzliche Verbindungen, Synthetika oder rekombinante Zytokine mit optimierter Wirksamkeit bei fehlenden oder geringen Nebenwirkungen zu entwickeln, die die Extraktpräparate zu ersetzen in der Lage sind.

# 9.2 Phytotherapie von Immunmangelzuständen

## 9.2.1 Grundlagen der Immunstimulation

### 9.2.1.1 Definitionen

Als Immunstimulantien bezeichnet man Präparate, die eine nicht-Erreger- bzw. nicht-Antigen-spezifische Steigerung *vor allem unspezifischer körpereigener Abwehrmechanismen induzieren*.
Diese wurden früher als *«unspezifische Reizkörpertherapeutika»* oder *«Umstimmungsmittel»* bezeichnet. Sie haben heute als sog. **Immunstimulantien** oder **Immunmodulatoren** Eingang in die Medizin gefunden. Beide Begriffe sind als synonym zu bezeichnen.

Der Begriff *Reizkörpertherapeutikum* ist deshalb obsolet geworden, weil die meisten der heute auf dem Arzneimittelmarkt befindlichen Immunstimulantien nicht mehr die Reizqualität eines Irritans bzw. Entzündungsmittels besitzen. (Siehe hierzu «klassische Reizkörpertherapeutika» S. 270).

Soweit heute noch der Begriff *«Umstimmungsmittel»* gebraucht wird, versteht man hierunter bevorzugt Präparate, von denen man sich über Eingriffe in endokrinologische und immunologische Prozesse Stoffwechseländerungen und Besserungen von chronisch entzündlichen, nichtinfektiösen Erkrankungen erwartet. Hierzu zählt z. B. die lymphatische Diathese (siehe Lymphadenopathien S. 273) (siehe auch Kapitel «Allgemeine Schwäche- und Erschöpfungszustände» S. 289).

Im angelsächsischen Sprachgebrauch bezeichnet man allgemein Präparate mit immunstimulatorischen Eigenschaften als *«Biological Response Modifiers»*.

Die ebenfalls für die heutigen Immunstimulantien gelegentlich gebrauchte Bezeichnung *«Paramuni-tätsinducer»* (Alexander und Raettig, 1981; Mayer et al., 1979) hat sich im wissenschaftlichen Sprachgebrauch nicht durchzusetzen vermocht.

### 9.2.1.2 Wirkmechanismen

Die durch Immunstimulantien auslösbaren **unspezifischen Inducer-Wirkungen** können sein:
1. Erhöhte Rekrutierung von Granulozyten (polymorphkernige Leukozyten) und Makrophagen aus Stammzellen und deren Aktivierung zu erhöhter Phagozytoseleistung.
2. Gesteigerte Proliferation von T-Lymphozyten-Populationen und ihren Vorläuferzellen.
3. Erhöhte Aktivierung von Natural-Killer-Zellen.
4. Erhöhte Freisetzung von Mediatoren aus Monozyten und Lymphozyten (Monokine und Lymphokine wie z. B. Interleukine, Interferone, koloniestimulierender Faktor (CSF), Tumornekrosefaktor, Prostaglandine, lysosomale Enzyme, Sauerstoffradikale u. a.).
5. Gesteigerte Komplementaktivität.
6. Fieber und erhöhte Freisetzung von Entzündungsstoffen (Prostaglandine u. a.).
In Abb. 9.1 sind die Hauptangriffspunkte von Immunstimulantien angegeben.

Bei der **oralen Applikation** kann das immunstimulierende Agens bereits mit dem *rachenassoziierten Immunsystem* der Tonsillen (Waldeyer'scher Rachenring) in Wechselwirkung treten (Pabst, 1986) (siehe Abb. 9.2).
Sofern keine Inaktivierung der applizierten Immunstimulantien im Magen erfolgt, besteht als nächstes die Möglichkeit des Kontaktes mit dem *darmassoziierten Immunsystem*, das in den Peyerschen Plaques, in der Appendix vermiformis und den zahlreichen solitären Lymphfollikeln der Darmschleimhaut lokalisiert ist (Baenkler, 1979; Gebbers u. Laissure, 1984 u. 1985) (siehe Abb. 9.3).

Bei **kutaner oder subkutaner Applikation** können die in den *obersten und tieferen Hautschichten* vor allem vorkommenden T-Lymphozyten, Histiozyten, Langerhanszellen (Makrophagenfunktion) und Keratinozyten der Epidermis stimuliert werden (Krutmann, 1990). Da diese Art von Immunschutz («Paramunität» nach Mayer et al., 1979) noch vor Ausbildung der spezifischen Immunität erreicht werden kann, handelt es sich um eine *«Sofortabwehrmaßnahme»* des Organismus. *Sie hinterläßt keine Gedächtnisreaktionen*, weshalb Präparate mit diesem Indikationsanspruch ständig oder in Intervallen gegeben werden müssen.

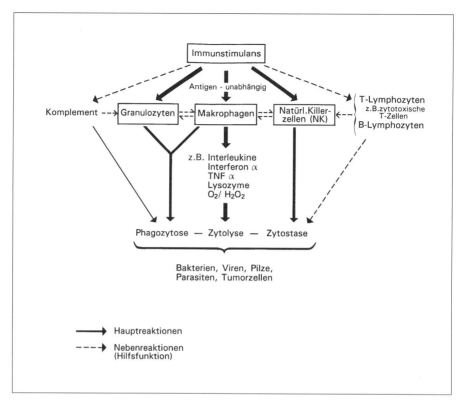

**Abb. 9.1:** Hauptangriffspunkte von Immunstimulantien.
Zelluläre und humorale Mechanismen der Immunstimulierung (stark vereinfachtes Schema).

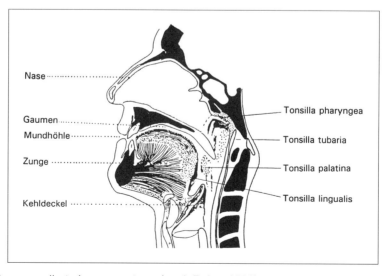

**Abb. 9.2:** Das rachenassoziierte Immunsystem. (nach Pabst 1986)

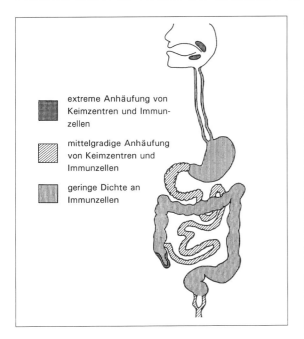

extreme Anhäufung von
Keimzentren und Immun-
zellen

mittelgradige Anhäufung
von Keimzentren und
Immunzellen

geringe Dichte an
Immunzellen

**Abb. 9.3:** Das Magen-Darm assoziierte Immunsystem. (nach Baenkler 1979)

### 9.2.1.3 Faktoren, die die Wirksamkeit beeinflussen
Siehe Wagner, 1986a, b, 1988.

Ob und in welchem Maße bei Einsatz eines Präparates immunstimulierende Reaktionen induzierbar sind bzw. induziert werden, hängt von einigen Faktoren ab: z.B. sind die richtige Wahl der **Dosierung**, des **Zeitpunktes** und der Art und Weise der **Applikation** sowie die Kenntnis des **Immunstatus** des Patienten zum Zeitpunkt der Applikation für den Erfolg einer Behandlung von Wichtigkeit. Da systematische wissenschaftliche Untersuchungen hierzu fehlen, sind wir beim Einsatz von Immunstimulantien vor allem in der Therapie noch weitgehend auf ärztliches Erfahrungsgut angewiesen. Ein immunsupprimiertes Immunsystem scheint leichter und mit geringerer Dosierung optimal stimulierbar zu sein als ein normal oder bereits verstärkt tätiges Immunsystem. Die Tatsache, daß es oft nach Gabe von Immunstimulantien trotz Verbesserung erfaßbarer zellulärer oder klinisch-immunologischer Parameter nicht zu einer überzeugenden Besserung des Krankheitsverlaufes kommt, zeigt, daß noch viele Wechselwirkungen und Regulationsmechanismen des Immunsystems unter dem Einfluß einer Immuntherapie nicht verstanden werden. Ein völlig rationaler Einsatz von Immunstimulantien wird daher von der Klärung dieser noch ungeklärten Fragen abhängen.

### 9.2.1.4 Anwendungsempfehlungen
Siehe auch Wagner, 1988, 1991.

– Die *Applikationsweise* von Phyto-Immunstimulantien kann *oral, subkutan* oder *parenteral* erfolgen.
– Präparate sollen *möglichst zu Beginn eines Krankheitsverlaufes* gegeben werden. Auf dem Höhepunkt einer akuten Infektion ist der Erfolg einer Immunstimulierung fraglich.
– Die therapeutische Anwendung sollte über *mindestens 5–6 Tage* hinweg erfolgen. Die *Intervallbehandlung* mit 4–5 Tage Unterbrechung scheint der Dauerbehandlung gegenüber Vorteile zu haben.
– *Längere therapeutische Behandlungen* als 3–4 Wochen sind *wenig sinnvoll*.
– Für die *Prophylaxe* sind längere Behandlungszeiten (4–6 Wochen) mit kurzen Intervallen möglich.
– *Flüssige Oral-Präparate* (Extraktpräparate) benötigen eine Hochdosierung von 3- bis 4mal täglich 30–40 Tropfen. Die beste Peroralwirkung zeigen allopathisch hergestellte alkoholische Extrakte oder homöopathische Urtinkturen bis zu einer Verdünnung bzw. Potenz von D2.
– Für die *Injektionsform* sollten nur entsprechend verdünnte Präparate oder homöopathische Präparate entsprechend etwa D2 bis D6 verwendet werden. Die Dosierung beträgt 0,2 bis 2,0 ml i.m., s.c. oder i.v. 1- bis 2mal täglich, je nach Indikationsgebiet und Krankheitszustand.
– *Bei Kindern* ist ein individuell abgestuftes Dosierungsschema anzuwenden.
– Die *Kombination von Immunstimulantien mit Eigenblut* zeigt bei chronisch entzündlichen Erkrankungen (z.B. Bronchitis, Sinusitis) sehr oft Vorteile.
– Immunstimulantien können *ohne Einschränkung als Begleittherapie* zu einer gleichzeitigen Antibiotika-, Zytostatika- oder anderweitigen Chemotherapie gegeben werden.

### 9.2.1.5 Gleichwertigkeit allopathischer und homöopathischer Präparate zur Immunstimulierung

Es ist auffallend, daß speziell auf dem Gebiet der pflanzlichen Immunstimulantien nebeneinander allopathische und homöopathische Präparate mit dem gleichen Indikationsanspruch existieren. Neben alkoholischen pflanzlichen Extrakten werden Urtinkturen und *homöopathische Potenzen bis D6 und D8* verwendet. Dies wirft die Frage auf, ob und inwieweit zwischen beiden Präparatetypen Wirk- und Wirksamkeitsunterschiede bestehen bzw. inwieweit Gleichwertigkeit herrscht.

Nach den bisherigen immunologischen Untersuchungen von Bauer et al. (1989) scheinen zumindest zwischen alkoholischen *Echinacea-Extrakten und Echinacea-Urtinkturen* hinsichtlich der immunstimulierenden Wirkung *keine* grundsätzlichen Unterschiede zu bestehen. Nach Möller und Naumann (1987) sowie Enbergs und Woestmann (1986) wurden noch für Echinacea D4- bis D8-Zubereitungen Wirkungen bzw. Wirksamkeiten nachgewiesen.

Eine *Injektionskombination* von zwei homöopathischen Präparaten, die u.a. Extraktkomponenten von D1 bis D6 enthielten, zeigte in einer kontrollierten Einfachblindstudie bei Probanden schon nach der 1. Injektion eine deutliche Steigerung der Granulozytenphagozytose (Wagner et al., 1986 b). Hiermit stimmt überein, daß bei Injektionspräparaten gleich ob nach allopathischen oder homöopathischen Regeln hergestellt, optimale Immunstimulierungen in einem Extrakt-Verdünnungsbereich registriert wurden, die einer Potenz von D2–D6 entsprachen.

Bei *peroraler Anwendung* waren die homöopathischen Präparate nur bis zu einer Potenz von D2 wirksam. Dies bedeutet, daß *immunstimulierend wirkende Präparate grundsätzlich sehr niedrig dosiert werden müssen.* Umgekehrt können Überdosierungen zu einem Umschlagen der Wirkung in eine Immunsuppression führen. Aus den bisher vorliegenden Untersuchungen kann man daher folgern, daß die *Homöopathika aus der Gruppe der Immunstimulantien nicht dem Ähnlichkeitsprinzip folgen* (Wagner, 1986 b). Aus dem gleichen Grund scheint eine Abgrenzung beider Präparateformen für die Anwendung nicht möglich und sehr wahrscheinlich auch nicht nötig.

### 9.2.1.6 Gegenanzeige und potentielle Risiken

Der Einsatz von pflanzlichen Immunstimulantien hat bisher **keinen Nutzen** gezeigt bei:
– schwersten Immunmangelsyndromen (z. B. AIDS, Lupus erythematodes) oder angeborenen Immundefekten und ist

– unsicher und wenig vorhersehbar bei Autoimmunopathien (Rheumatismus, Polyarthritis etc.), sowie
– bei hochfiebrigen Krankheitszuständen.

Von dem Einsatz von Immunstimulantien ist **abzuraten** *bei Neigungen zu Allergien* (z. B. bei erhöhtem Immunglobulin E-Titer), bei *progredienten Systemerkrankungen* z. B. Tuberkulose, Leukämie, Diabetes, multiple Sklerose, sowie bei nachgewiesener *erhöhter Immunkomplex-Konzentration* im Blut. **!**

Gelegentlich kommt es bei parenteraler Applikation zu einem geringen **Fieberanstieg** (0,5 bis max. 1° C). Dieser kann als Teil einsetzender Immunabwehr angesehen werden, da bei jeder Aktivierung von Makrophagen mit der Freisetzung von Interleukin 1 als endogenem Pyrogen zu rechnen ist. Bei Einsatz wäßriger Extraktpräparate (z.B. Echinacin) kann der Fieberanstieg auch allein durch die selbst immunstimulierend wirkenden Polysaccharide im wäßrigen Extrakt ausgelöst werden, d.h. daß ein positiver Limulus-Test nicht unbedingt eine Endotoxin-Kontamination anzeigen muß (Scheer, 1984). *Endotoxinverunreinigungen in einem Pflanzenextrakt können allerdings nie völlig ausgeschlossen werden* (Becker et al., 1988).

**Allergische Reaktionen** oder **Autoimmunopathien** sind bisher nur in einigen *wenigen Fällen* beobachtet worden.

**Überdosierungen** können zu *Umkehreffekten*, d.h. Immunsuppressionen, führen.

Das **Nebenwirkungsrisiko** pflanzlicher Immunstimulantien bei peroraler Anwendung kann bei bestimmungsgemäßer Anwendung als *fehlend oder gering* bezeichnet werden. Hierzu liegen Untersuchungen und eine Bewertung der für die Nachzulassung beim BGA hinterlegten Unterlagen vor (siehe auch Siegers, 1991). Hiernach kann für die mit Bakterien-Testmodellen untersuchten Einzeldrogen bzw. ihre Kombinationen[1] ein gentoxisches Potential ausgeschlossen werden. Zur Klärung einer eventuellen Wirkung auf die Tumorpromotion wurde der Einfluß von Pflanzenextrakten auf das Zellwachstum und die DNA-Synthese von menschlichen Tumorzellinien einer Kolonkarzinom-Zellinie (Caco-2) und einer Hepatomzellinie (Hep G 2) untersucht. Dabei konnte *bei keiner Zellinie ein Ein-* **!**

---

[1] Ausgenommen die «klassischen Reizkörpertherapeutika».

*fluß auf Zellproliferation und DNA-Synthese* festgestellt werden. In höherem Konzentrationsbereich (> 100 mg/l Medium) wurden *eher hemmende* Einflüsse beobachtet.

Bisher liegen *keine Beweise* vor, daß Pflanzenextrakte oder daraus isolierte Einzelstoffe mit dem Indikationsanspruch der Immunstimulierung **mutagene Eigenschaften** besitzen. Die meisten pflanzlichen Immunstimulantien sind Monozyten-Aktivatoren und seltener Stimulatoren der T- oder B-Lymphozyten oder Fibroblasten-Proliferation, so daß auch das *Kanzerogenitätsrisiko* als gering einzuschätzen ist. Bisher gibt es auch keine Hinweise, daß durch pflanzliche Immunstimulantien eine Aktivierung von Onkogenen erfolgt oder Autoimmunprozesse in Gang gesetzt werden.

### 9.2.2 Drogen und Präparategruppen
Übersicht siehe in Tab. 9.1.

#### 9.2.2.1 Echinaceae herba, radix (Sonnenhut)    M[2]
Echinacea purpurea, E. pallida, E. angustifolia.

Die bereits von den Indianern Nordamerikas zur Wundheilung verwendete Droge – vermutlich handelte es sich um die Wurzeldroge von E. purpurea – wird heute neben den beiden Arten E. angustifolia und E. pallida in Europa angebaut. Verwendung finden für die Herstellung von Präparaten bevorzugt E. purpurea und E. pallida, und zwar sowohl die Herba- als auch die Wurzeldrogen.

Auf dem Arzneimittelmarkt befinden sich:
- Der Preßsaft von Echinacea purpurea Kraut (Echinacin).
- Allopathische alkoholische Kraut- und Wurzelextrakte sowie Ganzpflanzenextrakte von Echinacea purpurea, pallida und angustifolia.
- Homöopathische Urtinkturen und D2–D6-Potenzen aus E. angustifolia, E. pallida und E. purpurea.
- Echinaceaextrakte enthaltende Kombinationspräparate.

(siehe Bauer u. Wagner, 1989).

[2] Die von der Kommission E verabschiedete **M** bezieht sich nur auf den Preßsaft von Echinaceae purpurae herba. Von der Kommission D (homöopathische Therapierichtung) dagegen wurde eine **M** «Echinacea» erstellt, die alle drei Arten, und zwar die Wurzeln als auch die ganze Pflanze umfaßt.

### Chemie (Abb. 9.4)

*Bestandteile:*
- *Alkylamide, Butyl-* und *Methylbutylamide* von ungesättigten Fettsäuren mit den Kettenlängen C11 und C12.
- *Polyine* mit 1–2-Dreifachbindungen und Kettenlängen C14 und C15.
- *Kaffeesäure-, Chinasäure-, Weinsäure-* oder *Zucker-Ester* (z. B. Echinacosid, Zichoriensäure, Verbascosid).
- *Ätherischöle* (Mono- und Sesquiterpene).
- *Polysaccharide* (ein 4-O-Methylglucuronoarabinoxylan, MG = 35 000 D) und ein *saures Arabinorhamnogalaktan* (MG = 450 000 D)). Die strukturell hiermit verwandten Polysaccharide der Zellkulturen von E. purpurea sind: ein neutrales Fucogalaktoxyloglucan (MG = 25 000 D) und ein saures Arabinogalaktan (MG = 118 000 D).

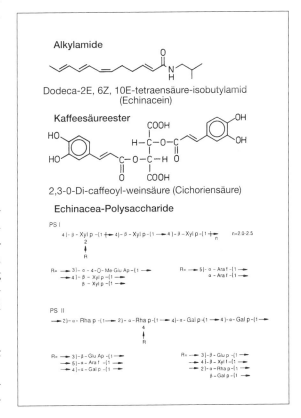

**Abb. 9.4:** Hauptwirkstoffe von Echinaceae purpureae herba.

### Pharmakologie

Die meisten Untersuchungen wurden mit Echinacea-Preßsaft (Echinacin) durchgeführt.

**Nicht-immunologische Untersuchungen** (siehe Bauer u. Wagner, 1989)
Ermittelt wurden als örtliche Gewebewirkungen *antiinfektiöse* und *antiphlogistische* Effekte. Die er-

**Tab. 9.1:** Arzneidrogen und Phytopräparate zur Immunstimulierung.

| Alkoholische Extrakte oder Preßsäfte von: | |
| --- | --- |
| **M** Echinacea pururea, pallida und angustifolia | **M** Calendula officinalis |
| **M** Eleutherococcus senticosus | **M** Chamomilla recutita |
| Eupatorium perfoliatum, Eup. cannabinum | Achyrocline saturoioides |
| Baptisia tinctoria | Thuja officinalis |
| | **M** Viscum album |

ste Wirkung wird mit einer direkten oder indirekten Hemmung des bakteriellen und Gewebe-Hyaluron-säure-Hyaluronidase-Systems erklärt. Bekanntlich kann dadurch die Ausbreitung von Infektionserregern im Gewebe gehemmt werden. In einem Testversuch an der Ratte entsprach die Hemmung von 0,04 ml Echinacin dem inhibitorischen Effekt von 1 mg Cortison (Koch u. Haase, 1952). Diese Ergebnisse könnten die bei lokaler Anwendung von Echinacin beobachteten positiven Effekte bei chronisch eiternden Wunden und sekundär *infizierten Hautkrankheiten* z. T. erklären. Auf welche Verbindungen diese Wirkung zurückzuführen ist, ist noch unbekannt. Für die *antiphlogistische* Wirkung, belegt im Rattenpfotenödem und im in vitro 5-Lipoxygenasetest, kommen die Polysaccharide (Preßsaft) und die Alkylamide (alkoh. Extrakte) in Frage (Bonadeo et al. 1971, Tubaro et al. 1987, Wagner 1989).

**Immunologische Untersuchungen** (siehe Bauer u. Wagner 1989)
Diese wurden mit dem Preßsaft, mit alkoholischen Extrakten und einigen isolierten Verbindungen durchgeführt.

a) *Extrakte:*
Folgende Wirkungen wurden ermittelt:
- Erhöhung des *Properdinspiegels* bei Meerschweinchen nach parenteraler Applikation (Büsing, 1952).
- Erhöhung der *Leukozytenzahl* bei Patienten nach i. v. Injektion.
- Erhöhung der *Granulozytenzahl* und deren Phagozytoseleistung bei Mäusen (Gerbes et al., 1983) und strahlenexponierten Patienten nach i. v. Injektion (Chone, 1965).
- Erhöhung des *Phagozytoseindex* (Carbon-clearance-Methode) bei Mäusen nach p. o. Applikation verschiedener Echinacea-Extrakte (Bauer et al., 1988, 1989) (Abb. 9.5 und 9.6).
  Die Proliferation von *Lymphozyten* wurde nicht oder nur wenig beeinflußt.

- Im In-vitro-Granulozyten- und im In-vivo-Carbon-clearance-Maus-Modell zeigten alle Echinacea-Extrakte, bevorzugt aber die Echinacea purpurea-Extrakte, gute Wirksamkeit. Die alkoholischen Extrakte waren in diesen Testen dem Preßsaft, die Chloroformausschüttelungen den verbleibenden wäßrigen Extrakten in der Wirkung überlegen (Abb. 9.6). Zwischen Wurzel- und Kraut-Extrakten waren die Wirkunterschiede gering, ebenso zwischen allopathisch hergestellten alkoholischen Extrakten und homöopathischen Urtinkturen.
- Nach diesen Untersuchungen ist das immunstimulierende Wirkprinzip von Echinacea-Drogen auf die lipophilen *und* polaren Lösungsmittelfraktionen verteilt.

b) *Isolierte Verbindungen:*
Die Alkylamid-Fraktion und Zichoriensäure zeigten im Tierversuch starke die *Phagozytose steigernde* Wirkungen (Bauer u. Wagner, 1989).
- Die aus der Pflanze isolierten Polysaccharide wurden in verschiedenen In-vitro- und Tiermodellen untersucht (Wagner et al., 1985; Lohmann-Matthes u. Wagner, 1989; Luettig et al., 1989). Vor allem ein saures Arabinogalaktan aus Echinacea-Zellkulturen stimuliert Granulozyten und Makrophagen zur Phagozytose sowie zur Freisetzung verschiedener Mediatoren, z. B. Interferon $\beta_2$ (IL-6), Interleukin 1 (IL-1), Tumornekrosefaktor-$\alpha$ u. a. (Stimpel et al., 1984). Damit besitzen die Echinacea-Polysaccharide eine *Induktionswirkung auf Makrophagen*, wie sie auch von dem MAF (= Makrophagen aktivierender Faktor) bzw. GM-CSF (= Granulozyten-Makrophagen-Kolonie-stimulierender Faktor) her bekannt ist.
- *Prophylaktisch* an Mäuse verabreichte *Polysaccharide aus Echinacea-Zellkulturen* (E.P.A.G.) waren 100 %ig in der Lage, die Tiere vor einer Candida albicans und Listerien-Infektion zu schützen. TNF$\alpha$-sensitive Tumorzellen (WEHI

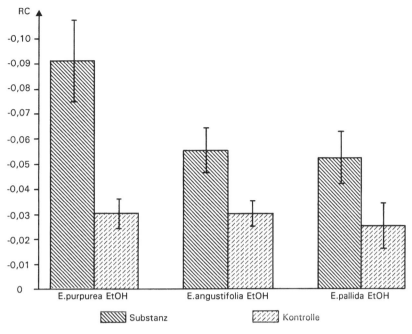

(nach Bauer et al. 1988)

**Abb. 9.5:** Ergebnisse des Carbon-clearance-Testes mit ethanolischen Echinacea-Wurzelextrakten. RC = Regressionskoeffizienten* im Vergleich zur Kontrolle. Konzentration: 30 ml entsprechen 50 mg Droge (ca. 5 mg Extrakt). Dosierung: 2 Tage dreimal tgl. per os 10 ml/kg.

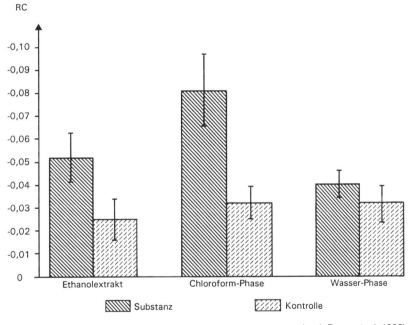

(nach Bauer et. al. 1988)

**Abb. 9.6:** Ergebnisse des Carbon clearance Testes mit verschiedenen Extrakten von Echinacea pallida. RC = Regressionskoeffizienten* im Vergleich zur Kontrolle. Konzentration: 30 ml entsprechen ca. 5 mg Rohextrakt. Dosierung: 2 Tage dreimal tgl. per os 10 ml/kg (Bauer et al., 1988).

* Die Regressionskoeffizienten geben an, wie schnell die als Indikatoren für die Phagozytoseleistung injizierten Kohlepartikel aus dem Blut eliminiert werden (Bauer et al., 1988).

164) konnten in vitro nach Makrophagenaktivierung abgetötet werden. Peritoneal-Makrophagen, die durch die gleichen Polysaccharide aktiviert worden waren, vermochten auch intrazellulär Leishmania-Parasiten abzutöten (Tab. 9.2). Mäuse, deren Immunsystem durch Cyclophosphamid oder Cyclosporin A supprimiert worden war, überlebten letale Infektionen mit Candida albicans, wenn sie prophylaktisch Echinacea-Polysaccharide erhalten hatten (Tab. 9.3). Ein aus einem neutralen Xyloglucan und einem sauren Arabinogalaktan bestehendes Gemisch aus Echinacea-Zellkulturen (EPS) befinden sich derzeit in der klinischen Prüfung.

## Therapieerfahrungen

Siehe Bauer u. Wagner, 1989.

Die meisten Studien wurden mit dem Preßsaft (Echinacin), einige auch mit alkoholischen Extrakten durchgeführt.

**Bevorzugte Indikationen für Echinacea-Monopräparate**

Erkältungskrankheiten, Grippe, Keuchhusten, Bronchitis, rezidivierende und persistierende Infektionskrankheiten, entzündliche Erkrankungen (z. B. Prostatitis, Urethritis, Adnexitis, Metritis), Wundheilung und Hautkrankheiten (Ulzera, Ekzeme, Psoriasis, Mastitis).
*Nach* **M** *zur unterstützenden Behandlung rezidivierender Infekte im Bereich der Atemwege und der ableitenden Harnwege.*

**Erfahrungsberichte und Therapiestudien**

Zusätzlich zu den über 100 in der Literatur niedergelegten Erfahrungsberichten (Bauer u. Wagner, 1989) gibt es einige Probanden- und kontrollierte Studien an Patienten (Möse, 1983; Jurcic et al., 1989; Gaisbauer et al., 1986; Coeugniet u. Kühnast, 1986; Möller und Naumann, 1987).
Eine kriteriengestützte Analyse der bis heute vorliegenden 26 kontrollierten Studien mit Echinacea-haltigen Monoextrakt- und Kombinations-Präparaten wurde von Melchart et al. (1994) durchgeführt.

## Therapiestudien

**Therapiestudie-Beispiel 1**

**Indikation.** Rezidivierende Candidiasis.

**Präparat.** *Echinacea-Monopräparat.* Flüssigzubereitung und Injektionslösung von Echinacea-purpurea-Preßsaft.

**Studienart.** Offene, kontrollierte vergleichende Studie mit insgesamt 203 Patientinnen mit rezidivierender Kolpitis und/oder Vulvitis, die durch Candida-Infektionen hervorgerufen waren.

**Behandlungsart.** Alle Patientinnen wurden 6 Tage lang mit dem Antimykotikum Econazolnitrat Creme lokal therapiert. Von den 203 Patientinnen wurden 20 zusätzlich mit dem Echinacea-Amp.-Präparat s.c. 2mal wöchentlich, 20 Patientinnen zusätzlich mit dem gleichen Präparat i.m. 2mal wöchentlich, 20 Patientinnen zusätzlich mit dem gleichen Präparat i.v. 2mal wöchentlich und 60 Patientinnen zusätzlich mit dem Echinacea-Flüssigpräparat (liquid.) 3mal täglich behandelt.
43 Patientinnen erhielten in der Kontrollgruppe kein Phytopräparat. Die Behandlung mit dem Phytopräparat betrug unabhängig von der Applikationsart 10 Wochen. Die s.c. und i.v. Applikation wurde mit 0,5 ml begonnen und um jeweils 0,5 ml bis zur Enddosis von 2 ml gesteigert. Die Dosierung der Flüssigzubereitung betrug einheitlich 30 Tropfen/Dosis jeweils 1 Std. vor den Mahlzeiten.

**Prüfkriterien.** Vor Beginn der Behandlung wurde die zellvermittelte Immunreaktion der P. mit dem Multitest Mérieux[3] getestet sowie in der 2. und

---

[3] Der Multitest Mérieux besteht in einer intrakutanen Applikation verschiedener Antigene in geeigneter Verdünnung (Recall Antigene) und Ablesen der Hautreaktionen (Induration) nach 48 Std. Sie werden in einem Score erfaßt. Der Test gibt Aufschluß über die zellvermittelte Immunitätslage.

**Tab. 9.2:** Intrazelluläres Abtöten von Leishmania-Parasiten durch Peritoneal-Makrophagen, die durch Interferon oder Echinacea-Polysaccharid aktiviert worden waren.

| Thioglycollat-induzierte Peritoneal-Makrophagen inkubiert mit | $^3$H-TdR-Inkorporation (cpm) in freigesetzte Parasiten | Intrazelluläre Lyse (%) |
|---|---|---|
| Medium | 6750 ± 430 | – |
| 100 µg/Loch E. P. A. G. | 915 ± 272 | 86,4 |
| 100 E IFN γ/Loch | 620 ± 65 | 90,8 |

(Lohmann-Matthes u. Wagner 1989)

**Tab. 9.3:** Schutzversuche an Cyclophosphamid vorbehandelten und mit Candida albicans infizierten Mäusen durch prophylaktische Gabe von Echinacea-Polysaccharid.
Die Tiere erhielten am Tag 5 **x** $10^3$ Candida-albicans-Keime i. v.. 24 Stunden danach wurden die Nieren aufgearbeitet und aliquote Mengen auf Agarplatten plattiert. Nach 15 Stunden bei 37° C wurden die CFU ausgezählt. (Lohmann-Matthes u. Wagner, 1989)

| 10 mg E. P. A. G. i. v. Tag - 1 und Tag 0 | % CFU[b]-Inhibition bezogen auf CFU von unbehandelten Kontrolltieren |
|---|---|
| Experiment 1 | 70 ± 8 |
| 2 | 80 ± 5 |
| 3 | 65 ± 7 |
| 4 | 85 ± 4 |

[a] 200 mg/kg, [b]CFU = Colony-forming Units, Kolonie-bildende Einheiten.

**Tab. 9.4:** Rezidivierende Candidiasis-Behandlung mit Echinacin-Preßsaft-Präparaten

| Therapieschema | Anzahl der Patientinnen | Aufgetretene Rezidive | (%) |
|---|---|---|---|
| Antimykotikum (lokal)* | 43 | 26 | (60,5 %) |
| Antimykotikum + Echinacin-Amp. s.c. | 20 | 3 | (15 %) |
| Antimykotikum + Echinacin-Amp. i.m. | 60 | 3 | (5 %) |
| Antimykotikum + Echinacin-Amp. i.v. | 20 | 3 | (15 %) |
| Antimykotikum + Echinacin Liqu. | 60 | 10 | (16,7 %) |

\* Econazolnitrat                    (Coeugniet u. Kühnast 1986)

10. Woche nach Therapiebeginn mit dem Phytopräparat. Zur Quantifizierung und Sicherung des therapeutischen Effektes wurden die Unterschiede des Scores vor, 2 Wochen und 10 Wochen nach Beginn der Therapie auf Signifikanz geprüft (Wilcoxon). Kontrolliert wurde außerdem die Rezidivhäufigkeit im Vergleich zur Kontrollgruppe bzw. innerhalb von 6 Monaten nach Abschluß der Lokaltherapie.

**Ergebnis.** Bei allen Anwendungsformen des Phytopräparates war die Anzahl der positiven Reaktionen (mittlere Score-Werte) im Beobachtungszeitraum (nach 10 Wochen) signifikant gestiegen. Demgegenüber waren die Score-Werte bei den P. im Verlauf der ausschließlichen Lokaltherapie mit Econazolnitrat unverändert bei ca. 5 mm geblieben. Wie aus der Tab. 9.4 hervorgeht, geht die Verbesserung der Hautreaktion auch mit einer deutlichen Reduktion der Rezidivhäufigkeit einher (5,0–16,7 %). Der Unterschied zur Kontrollgruppe von 60,5 % bei alleiniger Antimykotikumbehandlung ist signifikant. (Coeugniet u. Kühnast, 1986).

**Therapiestudien**

**Therapiestudie-Beispiel 2**

**Indikation.** Grippaler Infekt des oberen Respirationstraktes.

**Phytopräparat.** *Echinacea-Monopräparat:* Echinaceae-pallidae-radix-Extrakt (Pascotox 100 Tabletten/-Tropfen) enthalten 3 mg Trockenextrakt (6,5:1) aus Sonnenhutwurzeln/ Tabl. bzw. 250 mg Sonnenhutwurzeln in 1 g Fluidextrakt (1:1).

**Studienart.** Plazebokontrollierte Doppelblindstudie an 160 männlichen und weiblichen Patienten im Alter > 18 Jahren, die an Infektionen des oberen Respirationstraktes erkrankt waren. Je 80 Patienten in der Verum- und Plazebo-Gruppe.

**Behandlungsart.** Täglich 90 Tropfen/Tag entsprechend 900 mg Droge/Tag bzw. die gleiche Menge alkoholisch-wäßrige Plazebolösung mit Couleur über einen Zeitraum von 8 bis 10 Tagen.

Ausschlußkriterien: weitere Infekte anderer Organe, Behandlung mit interaktiven Pharmaka, zusätzliche Erkrankungen wie multiple Sklerose, Polyarthritis, Pneumonie, Pleuritis, Mykosen.

**Prüfkriterien.** Verkürzung der Krankheitsdauer, Beseitigung der Symptome «Husten» und «Schnupfen»; Hauptprüfparameter: klinische Befunde und die klinischen Symptome (Summen-Scores): Mattigkeit, Schwitzen, Tränenfluß, brennende Augen, Halsschmerzen, Ohrenschmerzen, Kopfschmerzen, Gliederschmerzen.

### Bewertung/Ergebnisse.

- *Krankheitsdauer:* Verkürzung bei überwiegend bakterieller Infektion von 13 Tagen auf 9.8, bei vorwiegend viraler Infektion von 13 Tagen auf 9.1 ($< p$ 0,0001).
- *Klinische Befunde* (Summen-Scores): Die stärksten Effekte wurden nach 8–10 Tagen bei Patienten mit viralen Infekten erzielt ($p < 0,0001$) (Abb. 9.7 a).
- *Klinische Symptome* (Summen-Scores): Die Besserung der klinischen Symptome stimmte gut mit der der klinischen Befunde überein ($p < 0,0001$) (Abb. 9.7 b).

Alle geprüften klinischen Symptome waren während der 8- bis 10tägigen Therapie mit dem Echinacea-Extrakt verschwunden.

Der erhöhte Relativ-%-Anteil der Lymphozyten bei viralen Infektionen und der erhöhte Relativ-%-Anteil der segmentkernigen Granulozyten bei bakteriellen Infektionen nahm unter der Therapie leicht ab.

Gegenüber einem Echinacea purpurea radix-Extrakt war E.-pallida-radix-Extrakt etwas stärker wirksam. (Bräunig u. Knick, 1993).

### Therapiestudie-Beispiel 3

**Indikation.** *Echinacea-Kombinationspräparat:* Prophylaxe vor grippalem Infekt.

**Phytopräparat.** Homöopathisches Flüssigpräparat enthaltend 12,0 g Echinacea angustif., 2,0 g Arnica D2 in 100 ml Lösung.

**Studienart.** Plazebokontrollierte Doppelblindstudie an 646 Probanden (303 Verum, 306 Plazebo). Anamnese: besondere Infektanfälligkeit.

**Behandlungsart.** Täglich 1 × 12 ml des Flüssigpräparates über 8 Wochen. Beginn: Herbst 1989.
Ausschlußkriterien: Erkältungssymptome, Einnahme von anderen Grippe-Prophylaktika, bestehende Impfprophylaxe gegen Grippe. Alkohol- und Drogenabhängigkeit u. a.

**Prüfkriterien.** Erfaßt wurden die folgenden typischen Symptome: Husten; Halsschmerzen, Schluckbeschwerden, Schnupfen, Kopfschmerzen, Gliederschmerzen, Mattigkeit.

**Ergebnis.** In der Verum-Gruppe erkrankten mit 132 von 303 deutlich weniger Probanden als in der Plazebo-Gruppe mit 155 von 306 (Signifikanz $p < 0,08$) (Abb. 9.8 a). In der Verumgruppe traten 14,8 % weniger Erstinfekte und 27,3 % weniger Rezidivinfekte auf als in der Plazebo-Gruppe (Abb. 9.8 b). In der besonders infektanfälligen Probandenuntergruppe erkrankten in der Verum-Gruppe 47,2 %, in der Plazebo-Gruppe aber 57,7 % (Signifikanz $p < 0,05$) (Abb. 9.8 c) (Schmidt et al., 1990).

Aus diesen Untersuchungen kann man ableiten, daß die in Tierversuchen und Probandenstudien nach Echinacea-Präparateapplikation immer wieder gemessene *Leukozytose* bzw. *Granulozytose* und die sowohl in vitro als auch in vivo beobachtete *erhöhte Freisetzung von Effektorsubstanzen aus Granulozyten und Makrophagen primär für die antiinfektiöse Wirkung und Resistenzerhöhung beim Menschen verantwortlich sind.*

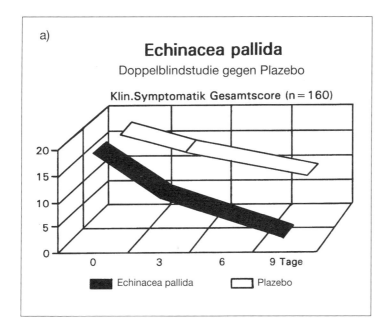

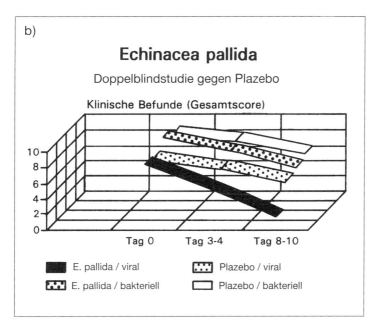

**Abb. 9.7:** a) Doppelblindstudie mit Echinacea-pallida Monoextrakt bei der Indikation grippaler Infekte des oberen Respirationstraktes. Klinische Befunde.
b) Doppelblindstudie mit Echinacea-pallida-Monoextrakt bei der Indikation grippaler Infekt des oberen Respirationstraktes. Klinische Symptomatik. (Bräunig u. Knick 1993)

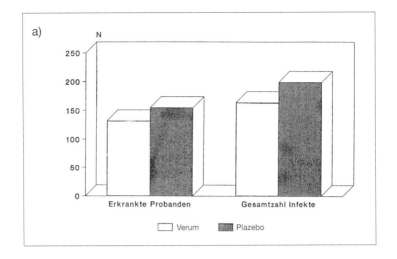

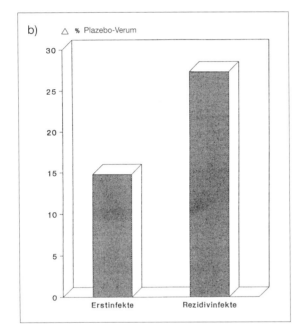

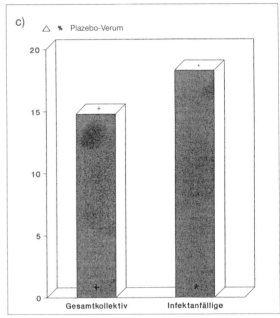

**Abb. 9.8:** Einfluß eines prophylaktisch verabreichten Echinacea-Kombinationspräparates auf die Erkran-
kungs- und Rezidivhäufigkeit sowie Infektanfälligkeit.
a) Erkrankte Probanden und Gesamtzahl der Infekte Verum im Vergleich zu Plazebo (Schmidt et al., 1990)
b) Differenzen Plazebo minus Verum in % bei Erst- und Rezidivinfekten. Diese Differenzen entsprechen
dem Anteil derjenigen Infekte, die durch die Therapie mit dem Verum verhindert worden sind (Schmidt et
al., 1990).
c) Differenzen Plazebo minus Verum in % beim Gesamtkollektiv (+ = $p < 0,08$) und bei den infektanfälligen
Probanden (= $p < 0,05$). Bedeutung dieser Differenzen wie in Abb. 9.8 b (Schmidt et al., 1990).

### 9.2.2.2 Eleutherococci senticosi radix (Eleutherokokk).    M
Eleutherococcus (Acanthopanax) senticosus

#### Chemie

Die Wurzeldroge dieses zur Efeu-Familie (Araliaceae) gehörigen und aus Sibirien stammenden Strauches enthält *Triterpene*, einfache *Phenylpropan*verbindungen (Syringin = Eleutherosid B), ein *Cumaringlucosid* (Eleutherosid $B_1$) und *Lignane* (Sesamin und Syringaresinolguclosid = Eleutherosid D).

#### Pharmakologie und Probandenstudie

Die Wirkung des im Handel befindlichen Fluidextraktes (Eleutherokokk) wird als *immunstimulierend* und *adaptogen* und darüber hinaus als streßmindernd beschrieben.

Mit der ersten **Indikation** wurde eine plazebokontrollierte Doppelblindstudie mit gesunden Probanden mit einem Eleutherococcus-Extrakt (Eleukokk), durchgeführt (Bohn et al., 1987). Bei der mit Hilfe der Durchflußzytometrie durchgeführten Mehrparameteranalyse kam es in der Verumgruppe nach 4 Wochen zu einer signifikanten Zunahme von immunkompetenten Zellen vom T-Helfer/-Induktor-Typ und von zytotoxischen sowie natürlichen Killerzellen. Therapiestudien fehlen.

Über die *adaptogene* Wirkung von Eleutherococcus, d.h. eine Resistenzsteigerung des Organismus gegenüber verschiedenen Stressoren informiert das Kapitel «Tonika» S. 290.

### 9.2.2.3 Eupatorii perfoliati und E. cannabini herba (Roter Wasserhanf und Wasserdost)
Eupatorium perfoliatum und E. cannabinum

#### Chemie

*Sesquiterpenlactone* (z.B. Euperfolid, Eufoliatorin, Euperfolin), *Flavone* (z.B. Eupatorin), und *Polysaccharide* (Heteroxylane).

#### Pharmakologie

Für die *immunstimulierende* Wirkung dürften primär die Polysaccharide und in zweiter Linie die Sesquiterpenlactone verantwortlich sein. Die Polysaccharide erhöhten in In-vitro- und In-vivo-Versuchen die Phagozytoseleistung von Granulozyten (Wagner

u. Vollmar, 1988). Die mit den Arnica-Terpenen verwandten Sesquiterpenlactone besitzen nach Hall et al (1979) eine *antiphlogistische* Wirkung. Diese Wirkung kommt vermutlich über eine Suppression Lymphozyten-induzierter Entzündungsprozesse zustande. In hohen Dosen wirken diese Verbindungen *zytotoxisch*. Insgesamt ist das Wirkprofil von Eupatorium aber deutlich verschieden von dem der Echinacea-Droge.

In einer Vergleichsstudie des homöopathischen Präparates Eupatorium D2 gegenüber Aspirin bei fieberhaftem Katarrh zeigten die Symptomveränderungen und gemessenen Laborparameter gleich positive Tendenz (Gassinger et al., 1981) (siehe auch Woerdenberg et al., 1992).

### 9.2.2.4 Baptisiae tinctoriae radix (Wilder Indigo)
Baptisia tinctoria

#### Chemie

*Chinolizidinalkaloide* (z.B. Cytisin), ferner *Isoflavone* (z.B. Formononetin und Pseudo-baptigenin), *Polysaccharide* und *Glykoproteine*.

#### Pharmakologie

Die Polysaccharid- bzw. Glykopeptid-Fraktion *stimuliert die Phagozytose* und die T-Lymphozyten-Proliferation (Beuscher et al., 1989).

Als *Hauptindikationsgebiete* werden Infektionskrankheiten des Mundes und Rachens sowie Erkältungskrankheiten angegeben.

### 9.2.2.5 Thujae summitates (Amerikanischer Lebensbaum, Zweigspitzen)
Thuja occidentalis

Extrakte aus den Zweigspitzen dieses Zypressengewächses wurden früher zur Warzenbehandlung verwendet, daneben in der Homöopathie zur Behandlung von Gicht, Rheuma und Hautaffektionen.

#### Chemie

Die Droge enthält ein *Ätherischöl*, das zu etwa 50 % aus dem relativ toxischen, örtlich stark reizenden *Monoterpenen* α- und β-Thujon besteht. Darüber hinaus wurden aus der Droge *Podophyllotoxin*-Lignane und Polysaccharide isoliert.

## Pharmakologie

Das Ätherischöl und eines der Lignane, das Deoxy-podophyllotoxin, wirken in verschiedenen Modellen in vitro *direkt antiviral* (Gerhäuser et al., 1992).

Daneben scheinen Thujapräparate bei entsprechender Extrat-Zusammensetzung auch *immunstimulierend* zu wirken. Podophyllotoxin stimuliert z. B. in niedriger Dosierung menschliche Monozyten und Lymphozyten zur Freisetzung von Interleukin 1 und 2 (Zheng et al., 1987).

Die wasserlösliche Polysaccharidfraktion zeigt ebenfalls in vitro immunstimulierende Eigenschaften (Gohla et al., 1988).

*Hauptindikationen:* Akute und chronische Atemwegsinfekte, Grippe und Erkältungskrankheiten.

### 9.2.2.6  Visci albi herba (Mistel)    M
Viscum album (siehe Kapitel
Tumorerkrankungen)

### 9.2.2.7  Weitere Drogen

**Arnicae flos** Arnikablüten (Arnica officinalis).

**Calendulae flos** Ringelblumenblüten (Calendula officinalis).

**Chamomillae flos** Kamillenblüten (Chamomilla recutita).

**Achyrocline herba** (Achyrocline saturoioides), «Brasilianische Kamille».

Aus allen Pflanzen wurden *saure Polysaccharide* isoliert, die in verschiedenen Immunmodellen *stimulierende* Wirkungen zeigten (Wagner et al., 1985), so daß anzunehmen ist, daß die immunstimulierenden Eigenschaften von wäßrigen Auszügen dieser Drogen ganz oder zum größten Teil auf diesen Polymerstoffen beruhen (entsprechende Präparate z. B. Tonsilgon).

### 9.2.2.8  Medizinische Hefe    M
Saccharomyces cerevisiae,
S. carlsbergensis

Hierbei handelt es sich um getrocknete bzw. lyophilisierte untergärige oder obergärige Bierhefe, die für medizinische Zwecke entsprechend gereinigt, d. h. entbittert und von mechanischen Verunreinigungen gereinigt wurde. Im Handel befindet sich als bekanntestes Hefepräparat *Saccharomyces cerevisiae Hansen* (CBS 5926 (Perenterol) entsprechend $10^9$ lebensfähigen Hefezellen.

**Zymosan** ist ein aus Hefe-Zellwandmaterial gewonnenes Rohprodukt, das vor allem aus *Glucan- und Mannananteilen* (ca. 60–80 %), *Protein* (ca. 15 %), Lipiden (besonders hoch beim «M-Typ») und *Mineralien* zusammengesetzt ist. Unveränderte Hefe enthält zusätzlich noch Mineralstoffe, Vitamine, Enzyme und Nucleinsäuren.

Für die *immunstimulierende Wirkung* der Hefe sind primär das «**Hefeglukan**», ein β-1,3-verknüpftes Glucosepolymer mit β-1,6-verknüpften Seitenketten (Mol.Gew. ca. 6500 D) und das «**Hefemannan**» mit α-1,6-verknüpfter Mannopyranose in der Hauptkette und α-1,2-verknüpften Seitenketten verantwortlich. Im einzelnen wurden für Hefe bzw. Zymosan folgende Wirkungen festgestellt:

– Aktivierung der Phagozytose,
– Aktivierung des Komplementsystems über den alternativen Weg,
– Stimulierung der T-Lymphozyten-Proliferation,
– Erhöhung des Lysozym-Spiegels.
(Mihami et al., 1982; Sung et al., 1983; Opferkuch u. Cullmann, 1983; Hadden et al., 1977).

In verschiedenen Tiermodellen wurde eine eindeutig *protektive Wirkung gegenüber verschiedenen pathogenen Keimen* registriert (Okawa et al., 1982; Fitzpatrick u. DiCarlo, 1964; Sinai et al., 1974).

*Hauptindikationen:* Diarrhöen, Hautkrankheiten (Akne, Neurodermitis) als Folge von Immunmangelzuständen.

### 9.2.2.9  «Klassische Reizkörpertherapeutika»

**Krotonöl** (Croton tiglium)

**Terpentinöl** (Pinus-Arten)

**Senföl** (Sinapis nigra)

**Kanthariden** (Lytta vesicatoria)

**Paprika-Capsaicin** (Capsicum annum)

**Wolfsmilchharz (Latex)** (Euphorbia resinifera u. E. cyparissias)

**Seidelbastrinde** (Daphne mezereum)

**Giftsumach** (Toxicodendron radicans)

**Tierische Gifte** (z. B. Apis oder Lachesis)

Von den in dieser Liste aufgeführten Drogen

- finden sich **Euphorbium, Daphne Mezereum, Luffa** und **Toxicodendron** heute noch in homöopathischen Kombinationspräparaten (Potenzen D4–D8) z. B. Euphorbium comp. S.
- **Senföl, Paprika** und **Kanthariden** werden bevorzugt äußerlich noch in Pflasterform eingesetzt.
- **Terpentinöl** wird zusammen mit anderen ätherischen Ölen zu Hauteinreibungen verwendet.
- Das **Krotonöl** ist wesentlicher Bestandteil des Baunscheidt-Öles.

**Geschichte** (siehe Abele, 1989). Die meisten der in der Tabelle aufgeführten Drogen bzw. daraus gewonnenen Gemische oder Stoffe waren früher unter dem Begriff der *Reizkörper- oder Umstimmungsmittel* bekannt. Sie wurden rein empirisch bevorzugt äußerlich in Form von Salben oder subkutanen Injektionen bei Infektionskrankheiten und chronisch entzündlichen Erkrankungen eingesetzt. Das Krotonöl dient nach vorausgegangener künstlicher Stichelverletzung der Haut («Baunscheidtieren») zum Einreiben in die verletzten Hautareale.

## Chemie, Eigenschaften

Die Wirkstoffe gehören sehr verschiedenen Stoffklassen an:

**Krotonöl:** Diterpenester vom Tigliantyp (Phorbolester).

**Terpentinöl:** Monoterpene ($\alpha$, $\beta$-Pinen).

**Senföle:** Isothiocyanate.

**Kanthariden-Extrakt:** Monoterpenlacton (Catharidin).

**Capsicum-Extrakt:** Langkettig Säureamide (Capsaicinoide).

**Euphorbium-cyparissias-Daphne-Mezereum-Extrakte:** Diterpenester vom Tiglian-, Ingenan- und Daphnan-Typ.

**Giftsumach-Extrakt:** Alkylierte Phenole.

**Tierische Gifte:** Proteine, Proteasen.

Den meisten Verbindungen gemeinsam ist, daß sie *hautirritierende Eigenschaften* besitzen, zu Hautrötungen und Entzündungen bis hin zur Blasenbildung und Eiterungen bzw. zu Hautausschlägen führen.

## Pharmakologie, Therapie

Die künstlichen Entzündungen lösen eine Reihe von universal wirksamen Mechanismen und Fernwirkungen im Körper aus.

Es kommt über *kutisviszerale Reflexe* zu einer *Beeinflussung des Immun- und Endokrin-Systems*, so daß indirekt die Freisetzung von Hormonen (Corticoiden) und eine Stimulierung von humoralen und zellulären Abwehrmechanismen induziert werden.

Es resultieren *antiphlogistische Effekte* (Counter irritant effect!), *erhöhte Phagozytoseaktivität, Komplementaktivierungen* und *Stimulierung von T-Lymphozyten.* Außerdem wird der *Lymphfluß gesteigert.*

Als Therapieerfolg beobachtet man außer anderen hier nicht relevanten Effekten (Verbesserung der Durchblutung bei Gelenkerkrankungen) eine Besserung der zuvor geschwächten Immunabwehrlage und den Rückgang oder das Verschwinden chronischer Entzündungen. Ob die oftmalige Besserung von chronischen Hauterkrankungen (Neurodermitis, Ekzeme) durch Anwendung solcher Präparate allein über einen «immunstimulierenden Effekt» zustande kommt, ist wissenschaftlich bisher nicht geklärt.

## Bewertung – Toxikologie

Diese Methoden können effektiv sein, allerdings gelingt es nur durch eine langjährige Praxis, die geeigneten Anwendungsbereiche und Applikationsformen zu erlernen.

Das **Krotonöl** hat den Nachteil, daß die darin enthaltenen *Phorbolester* kokanzerogene Eigenschaften besitzen, so daß eine mehrmalige Anwendung nicht angeraten werden kann.

Generell besitzen die Diterpenester *vom Tiglian-, Ingenan- und Daphnan-Typ*, die in den **Euphorbiaceen-** und **Thymeleaceen-Drogen** (Euphorbia resinifera, E. cyparissias sowie Daphne mezereum) vorkommen, ein *beträchtliches Kokanzerogenitäts-Risiko.* Wichtig ist hierbei, daß das *hauptsächliche Risiko in einer chronischen Einwirkung zahlreicher kleiner Dosen des Risikofaktors* besteht. Die durch tierexperimentelle Untersuchungen (Rückenhaut der Maus) ermittelten niedrigsten Schwellendosen für die wichtigsten Diterpenester liegen im Bereich von 1,4–0,33 µg (Lit. bei Hecker et al., 1991). Das bedeutet, daß diese Dosen chronisch verabreicht das Risiko einer Tumorentwicklung auch beim Menschen beinhalten können. Die Bewertung des Risikopotentials für die auf dem Arzneimittelmarkt befindlichen homöopathischen Präparate setzt eine quantitative Bestimmung der Diterpenester in den für die Potenzierung verwendeten Urtinkturen z. B. von Euphorbium und Mezerum voraus.

Die *kokanzerogenen Schwellendosen* liegen den Literaturangaben und eigenen Untersuchungen zufolge bei Potenzen <D2. Außerdem begrenzen die auftretenden nicht unbeträchtlichen *Entzündungsreaktionen* oder *allergischen Reaktionen* (z. B. Toxi-

codendron) die Anwendung bei vielen Patienten und zahlreichen Erkrankungen. Es existieren keine vergleichenden pharmakologischen und klinischen Untersuchungen von Reizkörpertherapeutika mit den heutigen Immunstimulantien. Eine rationelle Therapie, soweit überhaupt vertretbar, ist daher *nicht möglich*.

### 9.2.2.10 Phytopräparate + Homöopathika (H)

### Echinacea Präparate

*Echinacea-monopräparate*
Es gibt derzeit etwas mehr als 20 allopathische und homöopathische Mono-Präparate, die Extrakte von Echinacea purpurea E. pallida und E. angustifolia-Wurzel oder -Kraut bzw. Ganzpflanze enthalten.
Z. B. Echinacin liqu./Amp./Capsetten
Echinacea Hevert pmp. forte
Echinacea-ratiopharm Tabl./Tropf.
Echinatruw
Immunopret
Pascotox 100 Tabl.
Paxotox forte Injektopas
Resplant
Eleu-kokk/-M.
Eleutherococcus Curarina Tropf.
Immunaps T-Tropf.
Eupatorium Tropf. ($H_1D_2$)
Ortitruw

*Echinacea-haltige Kombinationspräparate*

Von den über 250 Echinacea-Extrakt-haltigen Präparaten stellen ca. 90 % *homöopathische Präparate* dar. Außer Echinacea-Extrakt sind am häufigsten die Extrakte von folgenden Drogen enthalten:

| | |
|---|---|
| Baptisia tinctoria, | Gelsemium semperv., |
| Thuja occidentalis, | Carex flav., |
| Arnica montana, | Vincetoxicum offic., |
| Eupatorium perfol., | Aconitum napellus, |
| Bryonia dioica, | Phytolacca amer., |
| | Conium mac. u. a. |

| | |
|---|---|
| Z. B. in Exberitox-N, | Cefaktivon novum, (H) |
| Lophakomp-Echinacea | Toxiselect, (H) |
| N-Inj., (H) | Toxi-loges, (H) |
| Resistan, (H) | Pascotox N, (H) |
| Echtrosept N, | Presslin Olin 1 (H) |
| Contramutan D/N (H) | |

In einigen homöopathischen Präparaten findet man *zusätzlich noch tierische Gifte* wie Lachesis, Crotalus oder Acidum formicicum, Apis mellif, sowie *anorganische Elemente*, oder Salze wie z. B. Sulfur, Ferrum phosphoricum, Mercurius bijodatus, Arsenum album, Kalium jodatum u. a.. Nicht alle in den Präparaten enthaltenen Extraktkomponenten besitzen ausgesprochen immunstimulierende Wirkung. Sie unterstützen diese aber, indem sie antiphlogistische, antiallergische, fiebersenkende, analgetische oder lymphflußsteigernde Effekte ausüben. Dasselbe gilt z. T. auch für die anorganischen Produkte. Materialien wie die tierischen Gifte sind als «Reizstoffe» im Sinne der früheren «Reiz- und Umstimmungstherapie» zu bewerten.

Von folgenden Echinacea-haltigen Kombinationspräparaten existieren *pharmakologische oder klinische Untersuchungen:*

| | |
|---|---|
| Esberitox-(N), | Toxiselect, |
| Resistan, | Echinacea-Lophakomp, |
| Gripp-Heel- und Engy- | Nedasan, |
| stol in Kombination, | Toxi-loges. |

Die Ergebnisse sind in Firmenbroschüren und in verschiedenen Originalarbeiten niedergelegt: Beuscher et al. (1977, 1978, 1980), Harnischfeger (1980, 1983), Gerbes et al. (1983), Sprenger (1978), Vorberg u. Schneider (1989), Gruia (1986), Maiwald et al. (1988), Dorn (1989), Albrecht u. Schmidt (1992), Schmidt et al. (1990), Wagner et al. (1986) und Cubasch u. Stocksmeier (1992). Vergleichende Carbonclearance-Versuche an der Maus, die mit einem Kombinationspräparat und den sie enthaltenden Einzelextrakten durchgeführt wurden, ergaben eine Überlegenheit der Kombination gegenüber dem Echinacea-Monoextrakt (Wagner u. Jurcic, 1991).

### Eleutherococcus radix

Eleu-Kokk Liquidum und Dragees.
Eleutherococcus Curarina Tropf.

### Eupatorii perfoliati und E. cannabini herba

Extraktbestandteil von Kombinationspräparaten
Z. B. Contramutan,
toxi-loges (N),
Neverill Antinfekt-Tropfen,
Presselin Olin 1 u. a.

### Baptisiae tinctoriae radix

Extraktbestandteil von Kombinationspräparaten (z. B. Esberitox N, Pascotox).

### Thujae summitates

Extraktbestandteil in Kombinationspräparaten
Z. B. Exberitox-N (Thuja-, Echinacea- u. Baptisia-Extrakte),
Virubact (Thuja- und Echinacea-Urtinkturen 2:1),
Pascotox N u. a.

### Medizinische Hefen

Siehe Kap. 9.2.2.8.

## 9.3 Homöopathie bei Lymphadenopathien
Siehe auch Venopathien S. 83 und Hautkrankheiten S. 365.

Chronisch rezidivierende Infekte vor allem im Kindesalter können eine persistierende Lymphadenopathie hervorrufen. Diese auch als lymphatische Konstitution bezeichnete Krankheitssymptomatik findet sich oft noch im Zusammenhang mit dem tradierten Begriff der Skrofulose («Drüsenschwellung»).

Zur Behandlung werden ähnlich den sogenannten Umstimmungsmitteln oder Reizkörpertherapeutika sog. «**Lymphmittel**» eingesetzt. Der Indikationsanspruch umfaßt allgemein «die Steigerung der körpereigenen Abwehr bei chronisch rezidivierenden Infekten» sowie chronische Tonsillitis oder Sinusitis. Lymphatika werden damit in *ähnlicher Weise wie Immunstimulantien* angewendet. Ihre Zusammensetzung ist naturgemäß oftmals sehr ähnlich (siehe 9.2.2.10).

Demgegenüber werden in der Einzelmittel-Homöopathie individuelle Konstitutionsmittel eingesetzt. Überwiegend handelt es sich um **Barium, Calcium** oder **Graphit**.

Lymphatika als **Komplexpräparate** sind zumeist aus *pflanzlichen* homöopathische Einzelmitteln zusammengesetzt, die als Einzelmittel kaum eine Bedeutung besitzen. Dazu werden überwiegend in der Volksheilkunde gebräuchliche Pflanzen verwendet. Sie werden zunehmend zur *medikamentösen Lymphdrainage* – zumeist als Adjuvantien neben der manuellen Behandlung – eingesetzt.

Wichtigstes Anwendungsgebiet sind die *sekundären Lymphödeme*, wie sie posttraumatisch oder postoperativ entstehen können. Ihr Einsatz bei *neoplastisch bedingten Lymphödemen* (z. B. der oberen Extremitäten) wird favorisiert. Lymphatika können *peroral* aber auch *parenteral* eingesetzt werden, üblich ist auch ihre Anwendung als Externa.

### Pflanzliche Homöopathika

**Helianthemum canadense (Cistus canadense) D4, Dil.**
Rezidivierende Lymphdrüsenschwellungen unterschiedlicher Genese, vor allem im Zusammenhang mit Infekten der Atemwege

**Scrophularia nodosa D4, Dil.**
Lymphdrüsenschwellungen von derber Konsistenz (*Cave:* Malignom), oft als Begleitsymptom bei Dermatosen.

**Teucrium scorodonia D4, Dil.**
Lymphdrüsenschwellung bei chronisch rezidivierenden Atemwegserkrankungen.

Nachstehend sind einige der bekanntesten **Kombinationspräparate** aufgelistet (Tab. 9.5).

**Tab. 9.5:** Homöopathische Kombinationspräparate.

| |
|---|
| Alymphon |
| Cefalymphat |
| Kinolymphat |
| Lymphdiaral |
| Lymphomyosot |

## Literatur

### Allopathie

#### Allgemeines

Alexander, M., Raettig, H.: Infektionskrankheiten, S. 46–49. Thieme, Stuttgart, New York (1981).

Baenkler, H. W.: Immunologie und Gastroenterologie. Fortschr. Med. **97**: 683–736 (1979).

Becker, K. P., Ditter, B., Nimsky, C., Urbascheck, R., Urbascheck, B.: Untersuchungen zum Endotoxingehalt von Phytopharmaka. Korrelation zu klinisch beobachteten Nebenwirkungen. Dtsch. med. Wschr. **113**: 83–87 (1988).

Dantzer, R., Kelley, K. W.: Stress and immunity: An integrated view of relationship between the brain and the immune system. Life Sci. **44**: 1996 (1988).

Drews, J.: Immunpharmakologie. Springer, Berlin–Heidelberg–New York (1986).

Enbergs, H., Woestmann, A.: Untersuchungen zur Stimulierung der Phagozytoseaktivität von peripheren Leukozyten durch verschiedene Dilutionen von Echinacea angustifolia gemessen an der Chemolumineszenz aus dem Vollblut. Tierärztl. Umsch. **41**: 878–885 (1986).

Gebbers, J. O., Laissure, J. A.: Das intestinale Immunsystem. Teil 1: Funktionale Aspekte. Med. Klin. **79**: 13 (1984).

Gebbers, J. O., Laissure, J. A.: Der Darm als Immunorgan. Erfahrungsheilk. **11**: 825 (1985).

Hahn, G., Mayer, A.: Echinacea – Igelkopf oder Sonnenhut. Österr. Apoth. Z. **38**: 1040–1046 (1984).

Kropiunigg, U.: Psyche und Immunsystem. Springer, Wien–New York (1990).

Krutmann, I.: Das Immunsystem Epidermis. Z. Allg. Med. **66**: 368–372 (1990).

Mayer, A., Raettig, H., Stickl, H., Alexander, M.: Paramunität, Paramunisierung, Paramunitätsinduces. Fortschr. Med. **97**: 1159–1165 (1979).

Pabst, R.: Die Tonsillen, wichtige Organe des Immunsystems? Med. Mo. Pharm. **9**: 70–75 (1986).

Saal, J. G.: Infektionsresistenzschwäche bei erworbener Granulozytopenie. Therapiewoche **38**: 244–250 (1988).

Scheer, R.: Pyrogene und Limulus-Test. Pharmazie in unserer Zeit **13**: 137 (1984).

Siegers, C. P.: Risikobewertung pflanzlicher Immunmodulatoren, Vortrag auf dem 3. Phytotherapie-Kongreß in Lübeck-Travemünde, 3.–6. Okt. 1991.

Wagner, H.: Immunstimulantien und Phytotherapeutika. Z. Phytother. **7**: 91–98 (1986 a).

Wagner, H.: Homöopathische Präparate zur Steigerung der unspezifischen Immunabwehr. Dtsch. Apoth. Z. **126**: 2667–2671 (1986 b).

Wagner, H.: Phytopräparate zur Immunstimulierung. Internist **29**: 472–478 (1988).

Wagner, H.: Pflanzliche Immunstimulanzien. Dtsch. Apoth. Z. **131**: 117–126 (1991).

## Echinacea und andere Drogen

Abele, J.: Carl Baunscheidt – ein vergessener Immunologe?, Natura-med **4**: 88–97 (1989).

Albrecht, M., Schmidt, U.: Pflanzliche Immunstimulanzien bei Erkältungskrankheiten. Therapeutikon **6**: 89–92 (1992).

Bauer, R., Wagner, H.: Echinacea-Monographie. Wissenschaftl. Verlagsges., Stuttgart (1989).

Bauer, R., Jurcic, K., Puhlmann, J., Wagner, H.: Immunologische in vivo- und in vitro-Untersuchungen mit Echinacea-Extrakten. Arzneimittel-Forsch. (Drug Res.) **38**: 276–281 (1988).

Bauer, R., Remiger, P., Jurcic, K., Wagner, H.: Beeinflussung der Phagozytoseaktivität durch Echinacea-Extrakte. Z. Phytother. **10**: 43–48 (1989).

Beuscher, N., Beuscher, H., Otto, B., Schäfer, B.: Über die medikamentöse Beeinflussung zellulärer und humoraler Resistenzmechanismen im Tierversuch. I. In vitro-Untersuchungen an Peritoneal-Leukozyten und Seren der Ratte. Arzneimittel-Forsch. (Drug Res.) **27**: 1655–1660 (1977).

Beuscher, N., Beuscher, H., Schäfer, B.: Über die medikamentöse Beeinflussung zellulärer Resistenzmechanismen im Tierversuch. II. Mitt., Untersuchungen an Granulozyten aus entzündlichen Peritoneal-Exsudaten der Ratte. Arzneimittel-Forsch. (Drug Res.) **28**: 2242–2246 (1978).

Beuscher, N.: Über die medikamentöse Beeinflussung zellulärer Resistenzmechanismen im Tierversuch. III. Steigerung der Leukozytenmobilisation bei der Maus durch pflanzliche Reizkörper. Arzneimittel-Forsch. (Drug Res.) **30**: 821–825 (1980).

Beuscher, N., Bodinet, K.-H., Kopanski, C. L.: Immunologisch aktive Glykoproteine aus Baptisia tinctoria. Planta med. **55**: 358–363 (1989).

Bohn, B., Nebe, C. T., Birr, C.: Flow Cytometric Studies with Eleutherococcus-Senticosus extract as an immunmodulatory agent. Arzneimittel-Forsch. (Drug Res.) **37**: 1193–1196 (1987).

Bonadeo, I., Botazzi, G., Larazza, M.: Echinacina B, Polysaccharide attivo dell'Echinacea. Riv. Ital. Essenze-Profumi-Piante    offic.-Aromi-Saponi-Cosmetici-Aerosol, **53**: 281–295 (1971).

Bräunig, B., Knick, E.: Therapeutische Erfahrungen mit Echinaceae pallidae bei grippalen Infekten. Naturheilpraxis **1**: 72–75 (1993).

Büsing, K. H.: Hyaluronidasehemmung durch Echinacin. Arzneimittel-Forsch. (Drug Res.) **2**: 467–469 (1952).

Choné, B.: Gezielte Steuerung der Leukozyten-Kinetik durch Echinacin. Ärztl. Forsch. **19**: 611–612 (1965).

Coeugniet, E. G., Kühnast, R.: Adjuvante Immuntherapie mit verschiedenen Echinacin-Darreichungsformen. Therapiewoche **36**: 3352–3358 (1986).

Cubasch, H., Stocksmeier, U.: Phytotherapeutisch-homöopathisches Immunstimulans. Therapiewoche **42**: 990–1000 (1992).

Dorn, M.: Milderung grippaler Infekte durch ein pflanzliches Immunstimulans. Natur-Ganzheitsmed. **2**: 314–319 (1989).

Fitzpatrick, F. W., Di Carlo, F. J.: Zymosan. Ann. N. Y. Acad. Sci. **118**: 235–260 (1964).

Gaisbauer, M., Zimmermann, W., Schleich, T.: Die Veränderung immunologischer Parameter beim Menschen durch Echinacea purpurea Moench. Natura med. **1**: 6–10 (1986).

Gassinger, C. A., Wünstel, G., Netter, P.: Klinische Prüfung zum Nachweis der therapeutischen Wirksamkeit des homöopathischen Arzneimittels Eupatorium perfoliatum D2 (Wasserhanf composite) bei der Diagnose «Grippaler Infekt». Arzneimittel-Forsch. (Drug Res.) **31**: 732–736 (1981).

Gerbes, A. L., Schick, P., Messerschmidt, O.: Untersuchungen über die Wirkung von Pflanzenextrakten (Echinacea Complex) bei akuter Strahlenkrankheit von Mäusen. Z. Phytother. **4**: 645–649 (1983).

Gerhäuser, C., Leonhardt, K., Tan, G. T., Pezzuto, I. M., Wagner, H.: What is the active antiviral principle of Thuja occidentalis?, Pharm. Pharmacol. Lett. **2**: 127–130 (1992).

Gohla, S. H., Haubeck, H., Neth, R. D.: Mitogenic activity of high molecular polysaccharide fractions isolated from the Cupressaceae Thuja occidentalis L. I. Macrophage-dependent induction of CD-4-positive T-helper (Th+) Lymphocytes. Leukemia **2**: 528–533 (1988).

Gruia, F. S.: Möglichkeiten der Infektionsbehandlung in der Praxis. Eine klinische Studie. Erfahrungsheilk. **35**: 486–490 (1986).

Hadden, J. W., Delmonte, L., Oettgen, H. F.: Mechanismus of immunopotentation, in: Hadden, J. W., Coffey, R. G., Spreafico, F. (eds.): Immunopharmacology, pp. 279–313, (Polysaccharides) pp. 291–292. Plenum Medic Book Co, New York–London (1977).

Hall, I. H., Lee, K. H., Starnes, C. O., Sumida, Y., Wu, R. Y., Waddell, T. G., Cochran, J. W., Gerhart, K. G.: Antiinflammatory activity of Sesquiterpene lactones and related compounds. J. Pharm. Sci. **68**: 537–542 (1979).

Harnischfeger, G., Stolze, H.: Bewährte Wirksubstanzen aus Naturstoffen – Sonnenhut. Pharmadolingua **10**: 484–491 (1980).

Harnischfeger, G., Stolze, H. (Hrsg.): Bewährte Wirksubstanzen aus Naturstoffen, S. 106–118, Sonnenhut. Notamed, Bad Homburg/Melsungen (1983).

Hecker, E., Gläser, S., Gminski, R.: Konditionalkanzerogene als eine neuartige Kategorie von Krebsrisikofaktoren am Beispiel der Tumorpromotoren des Diterpenestertyps. Pharm. Z. Wiss. **136**: 251–264 (1991).

Jurcic, K., Melchart, D., Holzmann, M., Martin, P., Bauer, R., Doenicke, A., Wagner, H.: Zwei Probandenstudien zur Stimulierung der Granulozytenphagozytose durch Echinaceaextrakt-haltige Präparate. Z. Phytother. 10: 67–70 (1989).

Koch, F.E., Haase, H.: Eine Modifikation des Spreading Testes im Tierversuch, gleichzeitig ein Beitrag zum Wirkungsmechanismus von Echinacin. Arzneimittel-Forsch 2: 464–467 (1952).

Lohmann-Matthes, M.-L., Wagner, H.: Aktivierung von Makrophagen durch Polysaccharide aus Gewebekulturen von Echinacea purpurea. Z. Phytother. 10: 52–59 (1989).

Luettig, B., Steinmüller, C., Gifford, G.E., Wagner, H., Lohmann-Matthes, M.-L.: Macrophage activation by the polysaccharide arabinogalactan isolated from plant-cell cultures of Echinacea purpurea. J. nat. Canc. Inst. 81: 669–675 (1989).

Maiwald, L., Weinfurtner, Th., Mau, J., Connert, W.D.: Therapie des grippalen Infekts mit einem homöopathischen Kombinationspräparat im Vergleich zu Acetylsalicylsäure. Arzneimittel-Forsch. (Drug Res.) 38: 578–582 (1988).

Melchart, D., Linde, K., Worku, F., Bauer, R., Wagner, H. Immunmodulation mit Echinaceahaltigen Arzneimitteln. Forschende Komplementärmedizin 1, 27-36 (1994).

Mihami, T., Nagase, T., Matsumoto, T., Suzuki, M., Suzuki, S., Kumano, W.: Mitogenic effect of the mannans from Saccharomyces cerevisiae on mouse spleen lymphocytes. Microbiol. Immunol. 26: 913–922 (1982).

Möller, H., Naumann, H.: Immunstimulation mit Echinacin D4 bei leukopenischen Infekten. Therapeutikon 1: 56–61 (1987).

Möse, J.R.: Zur Wirkung von Echinacin auf Phagozytoseaktivität und Natural Killer Cells. Med. Welt 34: 1463–1467 (1983).

Okawa, Y., Okura, Y., Hashimoto, K., Matsumoto, T., Suzuki, S., Suzuki, M.: Protective effect of D-mannan of baker's yeast against Staphylococcus aureus infection in mice. Carbohyd. Res. 108: 324–334 (1982).

Opferkuch, W., Cullmann, W.: Komplementsystem. In: Vorlaender, K.-O. (Hrsg.): Immunologie, 2. Aufl., S. 72–92. Thieme, Stuttgart–New York (1983).

Firmenbroschüre der Fa. Schaper u. Brümmer, Esberitox N.

Schmidt, U., Albrecht, M., Schenk, N., Pflanzliches Immunstimulans senkt Häufigkeit grippaler Infekte. Placebokontrollierte Doppelblind-Studie mit einem kombinierten Echinacea-Präparat mit 646 Studenten der Kölner Universität. Natur- und Ganzheitsmedizin 3, 277-281 (1990).

Sinai, Y., Kaplun, A., Hai, Y. u. Halpern, B.: Enhancement of resistance to infections deseases by oral administration to brewer's yeast. Infect. Immunol. 9: 33–38 (1974).

Sprenger, F.: Zur Behandlung des grippalen Infektes. Therapiewoche 28: 9985–9988 (1978).

Stimpel, L., Proksch, A., Wagner, H., Lohmann-Matthes, M.L.: Macrophage activation and induction of macrophage cytotoxity by purified polysaccharide fractions from the plant Echinacea purpurea. Infect. Immunol. 46: 845–849 (1984).

Sung, S.-S.J., Nelson, R.S., Silverstein, S.C.: Yeast mannans inhibit binding and phagocytosis of zymosan by mouse peritoneal macrophages. J. Cell Biol. 96: 160–166 (1983).

Tubaro, A., Tragni, E., Del Negro, P., Galli, C.L., Della Loggia, R.: Antiinflammatory activity of a polysaccharide fraction of Echinacea angustifolia. J. Pharm. Pharmacol. 39: 567–569 (1987).

Vollmar, A., Wagner, H., Schäfer, W.: Immunologically active polysaccharides of Eupatorium cannabinum and E. perfoliatum. Phytochemistry 25: 377–381 (1986).

Vorberg, G., Schneider, B.: Doppelblindstudie mit Resistan. Natura med. 4/3: 126 (1989).

Wagner, H., Proksch, A., Riess-Maurer, I., Vollmar, A., Odenthal, S., Stuppner, H., Jurcic, K., Le Turdu, M., Fang, I.N.: Immunstimulierend wirkende Polysaccharide (Heteroglykane) aus höheren Pflanzen. Arzneimittel-Forsch. (Drug Res.) 35: 1069–1075 (1985).

Wagner, H., Breu, W., Willer, F., Wierer, M., Remiger, P., Schwenker, G.: In vitro inhibition of arachidonate metabolism by some alkamides and alkylated phenols. Planta med. 55: 566–567 (1989).

Wagner, H., Jurcic, K., Doenicke, A., Rosenhuber, E., Behrens, N.: Die Beeinflussung der Phagozytosefähigkeit von Granulozyten durch homöopathische Arzneipräparate. Arzneimittel-Forsch. (Drug Res.) 36: 1421–1426 (1986 b).

Wagner, H., Jurcic, K.: Immunologische Untersuchungen von pflanzlichen Kombinationspräparaten. Arzneimittel-Forsch. (Drug Res.) 35: 1069–1075 (1991).

Woerdenbag, H.J., Bos, R., Hendricks, H.: Eupatorium perfoliatum L. der «durchwachsene» Wasserhanf. Z. Phytother. 13: 134–139 (1992).

Zheng, Q.Y., Wiranowska, M., Sadlik, I.R., Hadden, I.W.: Purified podophyllotoxin (CPH-86) inhibits lymphocyte proliferation but augments macrophage proliferation. Int. J. Immunpharmacol. 9: 539–549 (1987).

## Homöopathie

Friese, K.-H.: Die lympathische Diathese. Therapeutikon 5: 575–578 (1991).

Rinneberg, A.-L.: Behandlung und Rezidivprophylaxe der Tonsillitis mit Lymphomyosot. Biolog. Med. 17: 179–182 (1988).

Zenner, St., Metelmann, H.: Therapeutischer Einsatz von Lymphomyosot. Biol. Med. 18: 548–564, 658–666 (1989).

# 10 Tumorerkrankungen

**Hauptindikationen für Phytopharmaka vom Typ 2**
Reinstoffmonopräparate – allein oder in Kombination mit synthetischen Präparaten

**Hauptindikationen für Phytopharmaka vom Typ 1**
Extrakt-Mono- oder Kombinationspräparate

Rezidiv- und Metastasenprophylaxe nach Entfernung des Primärtumors

Adjuvante Therapie zur Strahlen- und Chemotherapie

Palliativtherapie zur Verbesserung der Lebensqualität

## 10.1 Phytotherapie von Tumorerkrankungen

### 10.1.1 Reinstoffpräparate mit direkter Zytostasewirkung
Siehe Tab. 10.1, Abb. 10.1 und 10.2.

Sie werden *wie die synthetischen Chemotherapeutika oder Antibiotika angewendet*. Ihre Wirkweise besteht in einem direkten phasenspezifischen Eingriff in den Mechanismus der Zellproliferation (Zellzyklus) durch Hemmung der Mitose oder der DNA- bzw. Protein-Biosynthese. Sie werden in der Regel hoch dosiert und besitzen dementsprechend auch ein hohes Nebenwirkungsrisiko (siehe Franz, 1990). Über die Möglichkeit des Einsatzes von klassischen Zytostatika als Immunstimulantien im sehr niedrigen, d.h. subtoxischen Dosisbereich, wird ebenfalls berichtet (siehe auch Wagner et al., 1988). Über die Hauptindikationen der einzelnen Reinstoffe siehe Tab. 10.1.

### Chemie

**Colchicin** ist ein biosynthetisch aus *Dopamin* und einem *Phenylpropan-Äquivalent* aufgebautes, trizyklisches *Alkaloid* mit zwei charakteristischen 7-Ringen, einer in Form des Tropolonringes. Der Stickstoff liegt als sekundäres Amin vor.
**Demecolcin** ist das N-Desacetyl-N-methylcolchicin (Abb. 10.1).

Die **Catharanthus**(Vinca)-**Alkaloide** sind aus *Tryptamin* und einer *Monoterpeneinheit* aufgebaute *Indolalkaloide*. Charakteristisch ist für die «antitumoralen» Alkaloide die dimere Struktur.
**Vinblastin** und **Vincristin** unterscheiden sich voneinander nur in einer unterschiedlichen Substitution an einem der beiden Indolkerne ($CH_3$ bzw. CHO). Vindesin ist das Desacetyldesmethoxy-Vinblastin (Abb. 10.1).

Die **Podophyllin**-Verbindungen gehören in die Stoffklasse der **Lignane**, die aus 2 Phenylpropan-Einheiten aufgebaut sind. Die chemisch synthetischen Abwandlungsprodukte leiten sich vom Podophyllotoxin oder von der Podophyllinsäure ab (Abb. 10.2).

### Pharmakologie und Toxikologie

Alle Verbindungen dieser Reihe besitzen spezifische *Angriffspunkte im Zellzyklus* und sind demnach *phasenspezifisch*.

**Tab. 10.1:** Antitumorale Drogen, Wirkstoffe, Präparate und Hauptindikationen.

| Reinstoffe | Droge/Pflanze | Präparate | Hauptindikationen |
|---|---|---|---|
| *Colchicin*<br><br>*Demecolcin* | Colchici semen<br>(Herbstzeitlosensamen)<br>Colchium autumnale | –<br> | Lymphsarkom<br>(Hodgkin) |
| *Vinblastin*<br>(sulfat)<br>Vincristin<br>(sulfat) | Catharanthus roseus<br>(= Vinca rosea) Wurzeln<br>und Blätter | Vinblastin<br>Velbe<br>Vincristin | Akute lymphatische<br>Leukämie, M. Hodgkin,<br>Lymphsarkom, Lympho-<br>granulomatose, Hoden-<br>tumor, Mammakarzi-<br>nom, Ovarial- und Cho-<br>rionkarzinom |
| *Vindesin*<br>(sulfat) | Partialsynth.* | Eldisine | Akute lymphatische<br>Leukämie, maligne Me-<br>lanome, Non-Hodgkins<br>Lymphome, Mamma-<br>karzinome u. Karzinome<br>im HNO-Bereich, Ho-<br>denkarzinome |
| Podophyllotoxin,<br>Peltatin | Podophylli rhizoma<br>Podophyllum peltatum<br>(resina) (Flußblattwurzel) | – | Condylox, Condyloma<br>acuminata |
| Derivate des<br>*Podophyllo-<br>toxins* =<br>Etopsid,<br>Teniposid | partialsynth.* | Vepesid<br>VM-26 Bristol | maligne Lymphome,<br>Bronchialkarzinome,<br>Hodentumore, Chorion-<br>karzinome, kleinzelliges<br>Bronchialkarzinom |
| Taxol | Taxus brevifolia<br>(Eibenrinde) | Paclitaxel | Melanome, Ovarial-,<br>Mamma-, und Lungen-<br>Ca |

* Die partialsynthetischen Abwandlungsprodukte dieser Naturstoffe wurden hergestellt, um die Löslichkeit, Pharmakokinetik, Bioverfügbarkeit bzw. Verträglichkeit der isolierten Reinstoffe zu verbessern.

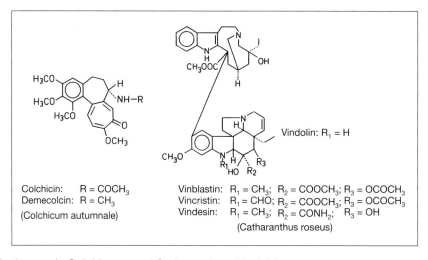

Colchicin:     R = COCH₃
Demecolcin:  R = CH₃
(Colchicum autumnale)

Vinblastin:   R₁ = CH₃;   R₂ = COOCH₃; R₃ = OCOCH₃
Vincristin:   R₁ = CHO;  R₂ = COOCH₃; R₃ = OCOCH₃
Vindesin:    R₁ = CH₃;   R₂ = CONH₂;   R₃ = OH
(Catharanthus roseus)

Vindolin: R₁ = H

**Abb. 10.1:** Antitumorale Colchicum- und Catharanthus-Alkaloide.

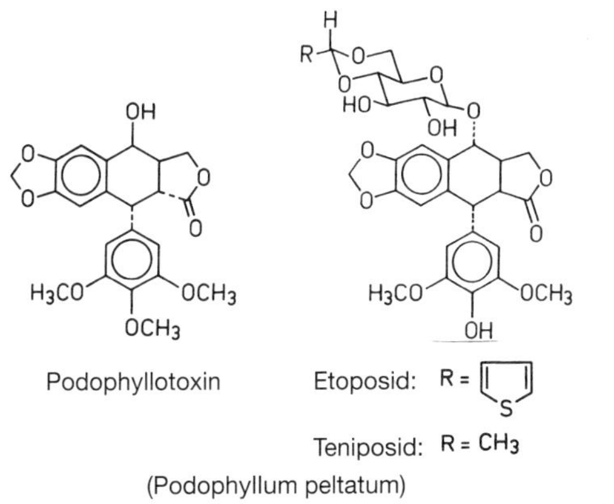

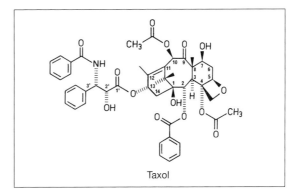

**Abb. 10.2:** Antitumorale Podophyllum-Wirkstoffe.

**Colchicin** ist der am längsten bekannte *Mitose-Hemmstoff* pflanzlichen Ursprungs. Die zytotoxische Wirkung beruht darauf, daß es in den Kernteilungszyklus hemmend eingreift, indem es sich an das Kernprotein Tubulin bindet. Da Colchicin und auch Colcemid zu toxisch sind, werden *beide heute nicht mehr verwendet*.

**Catharanthus-Alkaloide** wirken wie Colchicin *mitosehemmend*, indem sie in der Metaphase an das Tubulin binden. Unterschiede bestehen bei den einzelnen Alkaloiden in der Pharmakokinetik, im Wirkspektrum und in der Toxizität.

**Vinblastin-sulfat** wird i.v. oder als Infusion wöchentlich in einer Dosis beginnend mit 0,1 mg/kg bis zu 0,5 mg/kg Körpergewicht steigend entsprechend ca. 6 mg/m², höchstens bis 18,5 mg/m² Körperoberfläche gegeben.

**Vincristin-sulfat** wird i.v. oder als Infusion wöchentlich in einer Dosierung von 1–2 mg/m² Körperoberfläche appliziert.
Die erforderliche Dosis von **Vindesin-sulfat** beträgt 3–4 mg/m² Körperoberfläche.
*Nebenwirkungen.* Kopfschmerzen, Hypertonie, Syndrom der gestörten Sekretion des antidiuretischen Hormons, Leukopenie, Veränderungen des roten Blutbildes, bei Vindesin kardiovaskuläre Störungen, Fieber, Bronchospasmen u.a.

Die **Podophyllum-Lignane** besitzen *Mehrfachwirkungen.* Podophyllotoxin wirkt *antimitotisch.* Die partialsynthetischen Derivate wirken *prämitotisch* und hemmen den Einbau von Thymidin und Uridin in die DNA und RNA der Zelle und damit die Proteinsynthese. Über *immunstimulierende* Wirkungen von Podophyllotoxin bei subtoxischer Dosierung wurde ebenfalls berichtet (Zheng et al., 1987).

Die Präparate Vepesid und VM 26-Bristol werden i.v. in Konzentrationen von 30–50 mg/m² Körperfläche 2- bis 5mal/Woche als Infusion appliziert.

*Nebenwirkungen:* Leukopenien, gastrointestinale und orthostatische Regulationsstörungen, Dysurie, Bronchospasmen, Erytheme, Fieber u.a.

**Taxol** ist ein aus der Rinde des Nadelbaumes Taxus brevifolia isolierter Diterpenester mit einer Stickstoffhaltigen Seitenkette und einem achtgliedrigen Taxanring (Abb. 10.3). Taxol ist z.Z. noch allein durch Isolierung herstellbar.

Taxol bindet wie Colchicin und die Catharanthusalkaloide an die Mikrotubuli der Zelle, stabilisiert aber im Gegensatz zu den Alkaloiden die Mikrotubuli und inhibiert deren Depolymerisation. (Silchenmeyer und v. Hoff, 1991). Insofern ist der *Wirkmechanismus verschieden von dem der anderen antitumoralen Pflanzenstoffe.*
Taxol (Paclitaxel) wird jede 3. Woche in einer Dosierung von 175 mg/m² intravenös während 3 Stdn. infundiert.

*Nebenwirkungen:* Überempfindlichkeitsreaktionen, Erytheme, anaphylaktische Reaktionen, Neuropathien u.a.

Taxol

**Abb. 10.3:** Chemische Struktur von Taxol.

## 10.1.2 Präparate mit immuninduzierender zytotoxischer Wirkung (Extrakte u. Polysaccharide)

Die für Extraktpräparate beschriebenen **antitumoralen Wirkungen** müssen aus folgenden Gründen *primär durch Stimulierung der unspezifischen Immunabwehr* zustande kommen:
– In den p.o. oder parenteral zur Anwendung kommenden Präparaten liegen die in Frage kommen-

den Hauptinhaltsstoffe in so geringen Konzentrationen vor, daß eine direkte Zytotoxizitätswirkung bei üblicher Dosierung auszuschließen oder sehr unwahrscheinlich ist.
- Nach Applikation dieser Präparate wurden in In-vitro- und In-vivo-Untersuchungen deutliche Stimulierungseffekte einer Reihe von relevanten Immunparametern gemessen.
- Nach Applikation dieser Präparate wurden, wenn zugleich Immunsuppressiva verabreicht worden waren, *keine erhöhten Immunparameter* mehr gemessen.

Die **immunstimulierende** antitumorale Wirkung, die durch Stimulierung von zytotoxischen T-Lymphozyten, LAK-Zellen, natürlichen Killerzellen, Makrophagen, Granulozyten sowie über die erhöhte Freisetzung von Interleukinen, den Tumornekrosefaktor α, den Kolonie-stimulierenden Faktor (CSF), Sauerstoffradikale und andere Mediatoren zustande kommen kann, wird in der Regel *nur bei Niedrigdosierung erreicht.* An ihr sind primär unspezifische aber auch spezifische Reaktionen beteiligt, d. h. wenngleich das unspezifische Immunsystem das Hauptziel der Immunstimulierung ist, so können auch die Antigenerkennung und Antigenpräsentation Angriffspunkte für die Immunstimulation sein. Man spricht in diesem Falle von einer **Tumor-antigen-abhängigen** Immunreaktion. Makrophagen und NK-Zellen dagegen können auch **Antigen-unabhängig** stimuliert werden.
Die Anwendung beruht noch weitgehend auf Empirie und versteht sich als *adjuvant* zu einer bestehenden Zytostatika-Therapie.
Das *Nebenwirkungsrisiko ist gering.*

### 10.1.2.1 Visci albi herba (Mistelkraut)    M
Viscum album

Im Gegensatz zu anderen «Krebsdrogen» besitzt die Misteldroge nur einen geringen volksmedizinischen Erfahrungshintergrund. Sie wurde erstmals von dem Begründer der Antroposophie, R. Steiner, in die Krebstherapie eingeführt. Die Erfahrungen, die in den letzten Jahrzehnten von Ärzten mit Mistelpräparaten in der Tumortherapie gemacht wurden und die letzten immunologischen Untersuchungen rechtfertigen einen Behandlungsversuch.
In der **M** wird als *Anwendungsgebiet* u. a. die Palliativtherapie maligner Tumore im Sinne einer unspezifischen Reiztherapie angegeben. Eine zusammenfassende Darstellung der Botanik, Chemie und Anwendung findet sich bei Luther u. Becker (1987).

### Chemie

*Fünf Hauptverbindungsklassen* sind für die Mistel charakteristisch:
- Polypeptide (Viscotoxin $A_2$, $A_3$, B),
- Basische Proteine,
- Glykopeptide (Lectine I, II, III),
- Polysaccharide (saure Arabinogalaktane und Galakturonane),
- Niedermolekulare phenolische Verbindungen (Flavonoide, organische Säure, Phenylpropane und Lignane u. a.).

Von diesen dürften die **Lectine** und **Viscotoxine** die «antitumoralen» Hauptwirkprinzipien darstellen.

### Pharmakologie

Obwohl von den **basischen Mistel-Proteinen** eine *kanzerostatische* Wirkung beschrieben wurde, dürften sie an der Wirksamkeit nicht oder nur zum Teil beteiligt sein, da diese Proteine leicht denaturiert werden und in den meisten Mistelpräparaten nicht mehr unverändert vorhanden sind.

Die **Viscotoxine** (Mol.Gew. ≈ 5000 D) inhibieren das Zellwachstum in vitro, aber in einer mindestens 100mal höheren Konzentration als die Lectine. Diese immuninduzierte Zelltoxizität scheint zum Teil über eine Inhibierung von Suppressor-Zellen zustande zu kommen. Daneben wird noch ein direkter Zytotoxizitätseffekt vermutet.

Die **Mistellectine** (MG 60 000–120 000) besitzen in verschiedenen Immunmodellen in sehr niedrigen Dosen eine immunstimulierende Wirkung. Die T-Lymphozyten-stimulierende Wirkung vieler Pflanzenlectine ist bekannt.
- Das β-*Galaktosid-spezifische Lectin I* stimuliert im Tierversuch (Kaninchen) im subtoxischen Bereich (0,25–1,0 ng/kg) natürliche Killerzellen zur Zytotoxizität. Außerdem wird die Phagozytose von Granulozyten und die Produktion großer granulärer T-Lymphozyten angeregt (Hajto et al., 1989, 1990 a).
- In In-vitro-Versuchen wurden aus Monozytenkulturen bei Zusatz des gleichen Lectins der Tumornekrose-Faktor α, Interleukin 1 und Interleukin 6 freigesetzt (Hajto et al., 1990 b). Diese erhöhte Sekretion ist auf eine selektive Protein-kohlenhydrat-Bindung zurückzuführen.
- Von Wagner und Jordan (1986) wurden durch eine elektrophoretische radiale Immundiffusionsmethode (SRID) bzw. über HPLC in verschiedenen Mistel-Injektionspräparaten sehr unterschiedliche Lectin- bzw. Viscotoxin-Gehalte gemessen.

Für das **saure Mistel-Polysaccharid** wurde in vitro eine aktivierende Wirkung auf den alternativen Wege des *Komplement-Systems* gemessen (Wagner und Jordan, 1986). Von den *niedermolekularen Verbindungen* der Mistel sind keine das Immunsystem beeinflussenden Wirkungen bekannt.

Bei In-vitro-Untersuchungen mit humanen Leukämie-Zellinien wurde gefunden, daß **Mistelextrakte** verschiedener Herkunft (Apfel, Tanne, Kiefer) das Wachstum der Zellen unterschiedlich hemmten (Hülsen et al., 1986). Da keine chemischen Analysen der verschiedenen Extrakte durchgeführt wurden, ist eine Bewertung der Ergebnisse nicht möglich. Es ist aber so viel wie ausgeschlossen, daß zwischen der Mistelherkunft und der zu behandelnden Tumorart ein direkter Bezug besteht.

Die in Übersichten zusammengefaßten In-vitro- und In-vivo-Einzelergebnisse (Wagner u. Jordan, 1986; Franz, 1985; Luther u. Becker, 1987; Stange, 1989; Hajto, 1986; Hajto u. Lanzrein, 1986) zeigen eindeutig, daß die *antitumorale Wirkung der Mistelextrakte* bei der bisher üblichen Niedrigdosierung von Injektionspräparaten entsprechend 0,25 bis 1 ng Lectin/kg *allein auf einem immuninduzierenden Wirkmechanismus beruht* (Heidelberg, 1990).

## Klinik

Da Mistelpräparate bis vor kurzem weder chemisch noch immunbiologisch standardisiert waren, sind die Ergebnisse der bisherigen Patientenstudien hinsichtlich ihrer Effektivität schwer zu beurteilen. Das gesamte Erfahrungsmaterial über die Misteltherapie mit Iscador ist in Übersichten von Kiene (1989) und Leroi und Hoffmann (1985) bis etwa zum Jahr 1989 zusammengetragen und zum Teil auch einer kritischen Wertung unterzogen worden. Von ca. 46 durchgeführten klinischen Studien erfüllen aber nur wenige die heute geforderten wissenschaftlichen Kriterien.

Übereinstimmend wird berichtet, daß es nach Applikation von Iscador bei Tumorpatienten in einer Dosierung von 0,25 bis 0,36 mg Iscador M/kg i. v. injiziert, entsprechend einem Gehalt von etwa 0,25 bis 1 mg Lectin I/kg, zu einer signifikanten Stimulierung von Granulozyten, Lymphozyten, Natural-Killer-Zellen, C-reaktivem Protein (CRP) und der Phagozytose kommt.

Die *optimale Dosierung* für einen immunstimulierenden Effekt wird bei Patienten mit 1 ng/kg Lectin I angegeben. Messungen der Serumspiegel von TNF-$\alpha$ und Il -6 bei Tumorpatienten ergaben nach Injektion der entsprechenden Mistelextraktmenge eine

signifikante Erhöhung der Bioverfügbarkeit der Zytokine (Hajto u. Hostanska, 1989; Hajto et al., 1990 b; Gabius et al., 1990) (Abb. 10.4). Die beobachteten Temperaturerhöhungen (0,5 bis 1° C) sind nicht auf Endotoxin-Kontaminationen zurückzuführen. (Hajto et al., 1990 b; Gabius et al., 1990).

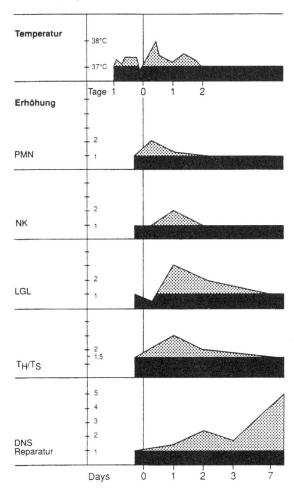

**Abb. 10.4:** Beeinflussung immunologischer Parameter durch Misteltherapie PMN = Granulozyten, NK = Natürliche Killerzellen, LGL = Große granuläre Lymphozyten, $T_H/T_S$ = Quotient von T-Helfer- zu T-Suppressor-Zellen (Haijto und Gabius, 1990 u.1991).

Übereinstimmend wird von vielen Verlaufsstudien berichtet, daß sich die *Lebensqualität unter einer Misteltherapie verbessert.* Von Heiny (1991) wurde dieser Effekt in einer Studie bei Mammakarzinompatientinnen durch Ermittlung des Befindlichkeits- und Angst-Indexes bestätigt. Es wird vermutet, daß dieser Effekt über die *Induktion von Endorphinen* zustande kommt.

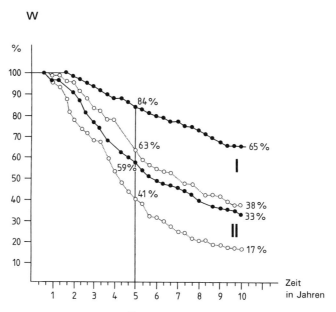

**Abb. 10.5:** Ergebnis von Iscador-Studien – Überlebenskurven von Mamma-Karzinom-Patientinnen. Adjuvante Behandlung von Patientinnen mit Mamma-Karzinom, Stadium I und II mit Iscador, Überlebenskurven. Lukas Klinik, Arlesheim (1963–1977) (Leroi 1977).

## Therapiestudie

**Indikation.** Operiertes Mammakarzinom.

**Präparat.** Iscador.

**Studienart.** Retrospektive Studie bei 447 operierten Mammakarzinompatientinnen der Stadien I und II (TNM-System).
318 Patientinnen erhielten eine regelmäßige, 228 Patientinnen aus verschiedenen Gründen keine oder nur eine ungenügende Iscadorbehandlung. Sie dienten als Kontrollgruppe.

**Behandlungsart.** 2tägige subkutane Injektionsserie (je 1 ml) beginnend jeweils mit der schwächsten Konzentration ansteigend bis zur stärksten Konzentration (Stärke 4, 3, 2 und 2 %, 3 % und 5 % = 0,1 mg, 1 mg, 10 mg, 20 mg, 30 mg, 50 mg/ml). Jede Serie bestand aus 14 Ampullen, die in 2 Gruppen von 7 unterteilt wurden. Nach jeder Serie wurde eine Pause von 2–3 Tagen eingeschaltet.

**Prüfkriterium.** Überlebensrate.

**Ergebnis.** Wie aus Abb. 10.4 hervorgeht, zeigen die Patientinnen der Stadien I und II in der voll mit Iscador behandelten Gruppe eine signifikant höhere 5–10 Jahre-Überlebensrate gegenüber der Kontrollgruppe. Die Gruppen waren in bezug auf Stadien, Histologie und Altersverteilung vergleichbar (Abb. 10.5) (Leroi, 1977).

Es liegen andererseits Untersuchungen vor, die für konventionell behandelte Gruppen von Patientinnen mit Mammakarzinom der Stadien I und II keine längere Überlebenszeit als die gezeigten Iscadorgruppen ergaben (Meyers, 1973).

Als **Anwendungsbereiche** werden für Mistelpräparate genannt:
– Supprimierte Knochenmarkfunktion,
– Präkanzerosen,
– Rezidivprophylaxe nach Radikaloperationen,
– Postoperative Metastasenprophylaxe,
– Adjuvanstherapie bei gleichzeitiger Chemo- oder Radiotherapie.

### Präparate-Daten und Behandlungsmodus

Die Extraktpräparate werden teils aus fermentierten, teils aus unfermentierten wäßrigen Auszügen und durch Verdünnen in verschiedenen Wirkungsstärken hergestellt. Nur das Präparat Eurixor liegt bisher (auf Mistellectin I) standardisiert vor. Die Applikation erfolgt nach speziellen von den Herstellern angegebenen Dosierungsanleitungen.

**Iscador** *M/P/Qu Injektionslösung* (Weleda)
Die Abkürzungen geben die Herkunft an: *Malus* (Apfel), *Pinus* (Kiefer) und *Quercus* (Eiche). Nach der anthroposophischen Vorstellung sollen die unterschiedlichen Herkunftsarten einen direkten Bezug zu bestimmten Krebsarten besitzen.

Die Herstellung erfolgt durch Wasserextrakt der Ganzpflanze, anschließende 4- bis 6wöchige anaerobe Milchsäuregärung, Verdünnung im Verhältnis 1:5 und nach Mischen von «Sommer- und Wintersaft» weiteres Verdünnen zu den unterschiedlichen Wirkstärken. Im Handel sind 9 Wirkstärken aus den drei Herkunftsarten.

**Helixor** *A/M/P-Injektionslösungen* (Helixor)
Es existieren je 6 Wirkstärken. Die Ampullen-Lösungen stellen wäßrige nichtfermentierte Frischpflanzengesamtextrakte aus Tannenmistel (A), Apfelmistel (M) und Kiefermistel (P) dar.

**Abnoba Viscum**-*Injektionslösungen* (Abnoba)
Von 8 verschiedenen Herkunftsarten. Es handelt sich um frische Preßsäfte in kolloidaler Lösung stabilisiert, die in den Verdünnungen D3, D4 und D5 sowie in den Potenzen D10, D20 und D30 im Handel sind.

**Eurixor** (Medisculab)
Die Injektionslösung ist auf 50–70 ng Mistellectin I/ml standardisiert. Es handelt sich um einen wäßrigen nichtfermentierten Auszug, in dem pro Ampulle 1 mg wäßriger Auszug (1:1,3) oder ca. 70 ng Mistellectin I enthalten sind. Neben dieser Wirkstärke I gibt es noch Stärke 0 (0,2 mg) und Stärke II (5,0 mg).

**Plenosol** – *Injektionslösungen* (Madaus)
Die Ampullen-Lösungen stellen entsprechend verdünnte, aus frischer Droge hergestellte Wasserextrakte (1 T. Extrakt:1 T. Droge) dar. Sie werden in verschiedenen Wirkstärken hergestellt (200–20 000 NKE/1 ml). 1 NKE ist als die Wirkstoffmenge definiert, die in der Rückenhaut von Kaninchen bei i.c. Injektion von 0,1 ml Extrakt eine eben noch deutliche Hautreaktion hervorruft.

**Vysorel** *A/M/P-Injektionslösung* (Novipharm).
Die Ampullen enthalten wäßrige Auszüge (1:16,5) aus Tannen-, Apfelbaum- und Kiefermistel.

## Behandlungsmodus und Anwendungsempfehlungen

Diese sind individuell an den Immunstatus und die Tumorlokalisation anzupassen. Es existieren Richtlinien für jedes Präparat. Man beginnt in der Regel mit einer Vortestung (0,1 ml s.c.), um die Verträglichkeit zu prüfen.
Anschließend wird mit der kleinsten Dosis bzw. Stärke die Therapie begonnen. Man injiziert i.c. tumornah (Primärtumor) oder intravenös. Zur Rezidiv- und Metastasenprophylaxe werden 2–3 Injektionen pro Woche in steigender Konzentration (von 0,1 auf 1 ml) verabreicht. Die Erhaltungstherapie soll mindestens 3 Monate geführt werden. Einige Hersteller empfehlen 14tägige Therapiepausen nach der 7. und 14. Injektion bzw. nach 3 Monaten. Bei einer Zusatztherapie zur Chemo- oder Strahlentherapie werden 1 ml vor der Chemotherapie und 24 Stunden danach verabreicht.

Von den Herstellern wurden je nachdem ob eine direkte Zytostase oder Immunstimulation angezeigt ist oder gewünscht wird, folgende Minimal- oder Einstiegsdosen (Immunstimulation) oder Maximal- oder Erhaltungsdosen (Zytostase) als Dosierungsrichtlinien angegeben, (Tab. 10.2)

### Nebenwirkungen
Beschrieben werden *allergische Reaktionen* (sehr selten), *lokale Reaktionen* (Rötungen! und Schwellungen) an den subkutanen Einstichstellen sowie *leichte Temperatursteigerungen* von 1,0–1,5° C.

**Tab. 10.2:** Minimal- und Maximaldosen von Mistelpräparaten.

| Präparat | Minimal-Dosis | Maximal-Dosis |
|---|---|---|
| Iscador | 0,1 mg | 50 mg |
| Helixor | 1 mg | 400 mg |
| Viscum Abnoba | $10^{-6}$ mg | 10 mg |
| Plenosol | 100 NKE* | 20.000 NKE* |
| Isorel (Vysorel) | 1 mg | 300 mg |
| Eurixor | 1 mg | — |

(nach Heidelberg, 1990)

**!** Als **Gegenanzeige** gelten akut *entzündliche, hochfiebrige Erkrankungen* (mit Nachweis von zirkulierenden Immunkomplexen) und *allergische Reaktionen* (bei erhöhtem Immunglobulin-E-Titer).

Bei Neigung zu *Venenentzündungen* sind die Injektionen außerhalb der entzündungsgefährdeten Regionen zu geben.

Bei ausgeprägter *Schilddrüsenüberfunktion* ist eine verzögerte Dosissteigerung angezeigt.

### 10.1.2.2  Andere Pflanzenextrakte (Tab. 10.3)

Für alle drei aufgeführten Drogen fehlen wissenschaftliche Untersuchungen zur antitumoralen Wirksamkeit. Es ist jedoch anzunehmen, daß diese, sofern belegbar, ebenso wie im Falle der Mistel, bei der üblichen Dosierung über eine Stimulierung des unspezifischen Immunsystems zustande kommt. Bei adjuvanter Anwendungsweise könnten die Präparate zur Kompensation der durch die Zytostatikatherapie ausgelösten Immunsuppression (Leukopenien) dienen.

### Echinacea-Arten

Für die immunstimulierende Wirkung von Zubereitungen sind mehrere Wirkprinzipien (Säureamide, Zichoriensäure, Polysaccharide) verantwortlich (siehe Kapitel «Therapie von Immunmangel-Zuständen) (S. 257).

### Dionaea muscipula

Aus der Pflanze wurden die *chinoiden Verbindungen* **Droseron, Plumbagin** und **Hydroplumbaginglucosid** isoliert (Kreher et al., 1990).

Da für das Plumbagin und andere Naphtochinone, wenn in hohen Verdünnungen ($10^{-9}$–$10^{-12}$ g/l) appliziert, in vitro immunstimulierende Wirkungen beschrieben wurden (Wagner et al., 1988), wäre hiermit zumindest ein Teil der von Keller (1985) beschriebenen Therapieerfolge mit Carnivora erklärbar. Im Augenblick ruht die Zulassung des Präparates, da der Verdacht einer Verunreinigung des Präparates mit Endotoxinen nicht ausgeräumt werden konnte.

### Tabebuia avellanedae

Die aus Südamerika stammende Pflanze enthält *Naphthochinonverbindungen vom Lapachol-Typ.*

Tatsächlich konnte für den Hexan-Extrakt der Droge eine In-vivo-Inhibierung verschiedener Tumorarten nachgewiesen werden. Bis heute ist allerdings noch nicht geklärt, ob und inwieweit die Wirksamkeit auf einer direkten Zytostase oder einer immuninduzierten Zytotoxizität durch diese Naphthachinone beruht. Im Handel befindet sich der Lapacho-Tee.

**Tab. 10.3:** Pflanzen mit angenommener immuninduzierter Antitumorwirkung.

| | Pflanze/Droge | Präparate | Zubereitungsart |
|---|---|---|---|
| **M** | *Echinacea purp. (Sonnenhut)*\*) – Kraut – | Echinacin | Preßsaft zur p. o. Anwendung und zur Injektion |
| | *Dionaea muscipula (Venusfliegenfalle)* – Kraut – | Carnivora\*\*) | Preßsaft aus der frischen Pflanze zur p. o. Anwendung direkt und lyophilisiert zur Injektionsanwendung |
| | *Tabebuia avellanedae (Lapacho)*-Rinde | Ipe Rocho-Rinde | Drogenpulver zur Teezubereitung. |

\*) Die **M** hat die Adjuvansanwendung zu einer Cytostatikatherapie nicht in die Indikationsliste aufgenommen.
\*\*) Zulassung ruht

### 10.1.2.3 Antitumorale Pilzpolysaccharide

In Japan befinden sich seit einigen Jahren sog. «antitumorale» Pilzpolysaccharide zur adjuvanten Tumortherapie auf dem Markt (Abb. 10.6)

Pilz-Polysaccharide

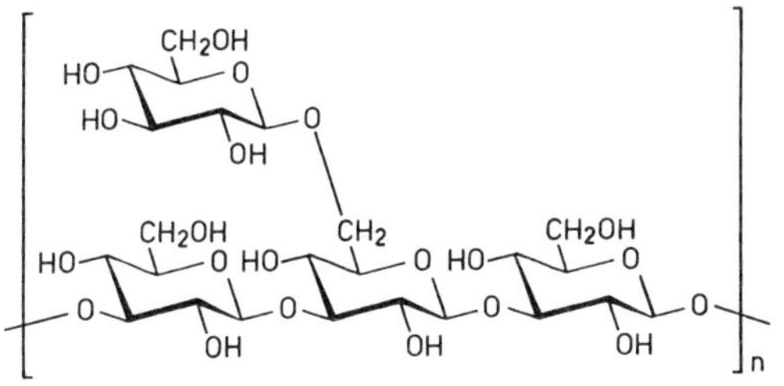

(Strukturuntereinheit eines verzweigten Glucans)

Hefeglucan (Saccharomyces cerevisiae)
Lentinan (Lentinus edodes)
Schizophyllan (Schizophyllum commune)

**Abb. 10.6:** Antitumorale Pilz-Polysaccharide.

#### *Lentinan*

#### Chemie

Ein Glucan, gewonnen aus **Lentinus edodes** (Shiitake-Pilz) mit einem MG von ca. 950 000 D. Es besteht aus einer (1→3)β-D-Glucanhauptkette und enthält an jeder 5. Glucose-Einheit (1→6) oder (1→3) verknüpfte Glucoseseitenketten gebunden.

#### Pharmakologie

Lentinan besitzt *keine direkte zytotoxische Wirkung*. Die Wirkung auf Tumorgewebe wird als *immuninduzierend* beschrieben, woran die Makrophagen, T-Lymphozyten, Komplement, Natural-Killer-Zellen bzw. die Interleukine beteiligt sind. Über Verlängerung der Lebenszeit und bis zu 50 %ige Regression des Tumors wird bei der adjuvanten Therapie von Lungen-Zervix- und Magen-Karzinom sowie Darmkrebs berichtet.
Als Chemotherapeutika wurden **Tegafur, Mitomycin** und **5-Fluorurazil** eingesetzt. Die Dosierungen von Lentinan betrugen bei i. v. Applikation 0,5 bzw. 1 mg/Tag 2mal/Woche oder 2 mg/Tag 1mal/Woche. Die Injektionslösung enthält neben 1 mg Lentinan 100 mg Mannitol und 2 mg Dextran-40 (Hamuro u. Chihara, 1984, Taguchi et al., 1982, Hersh et al. 1983).

#### *Schizophyllan*

#### Chemie

Ein Glucan aus Kulturen von **Schizophyllum commune**, MG ca. 450 000 D, besteht aus einer (1→3)-Glucan-Hauptkette mit (1→6)-verknüpften Glucose-Seitenketten.

#### Pharmakologie

Die Wirkweise des Schizophyllans wird der von Lentinan als gleichwertig angegeben (Matsuo et al., 1982; Yamamoto et al., 1981).
Erfolge bei der *adjuvanten Krebstherapie* werden bei inoperablem primärem Lungen-Ca, Gebärmutterhalskrebs und Magenkrebs gemeldet.
Die Dosierung wird mit 20 mg 2mal/Woche oder 40 mg 1mal/Woche bei i. m., s. c., i. p. oder i. v.-Applikation angegeben (Hersh et al. 1983).

#### *Krestin*

#### Chemie

Ein Glykoprotein mit einem MG von 94 000 D, wird aus Kulturmyzel der Basidomycete **Coriolus versicolor** gewonnen. Die Verbindung enthält ca. 85 % Glucose (1→4) und einen kovalent gebundenen Proteinanteil, der hauptsächlich aus neutralen und sauren Aminosäuren besteht.

#### Pharmakologie

Bei etwa gleichem oder ähnlichem Wirkungsmechanismus wie dem des Lentinans und Schizophyllans werden neben einer ausgesprochen *antitumoralen* Wirkung auch *allgemein immunmodulierende Effekte* beschrieben (Mizushima et al., 1982; Yamada et al., 1979). Krestin soll auch orale Wirksamkeit besitzen, wofür auch spräche, daß $^{14}C$-markiertes Krestin aus dem Darm resorbiert wird (Ikuzawa et al., 1988). Übersichtsreferate über antitumorale Pilzpolysaccharide siehe Kraus (1990) und Franz (1989).

## 10.2 Homöopathie bei Tumorerkrankungen

Im Gegensatz zu den sehr optimistischen Berichten der älteren Literatur werden die Möglichkeiten der *Homöopathie in der Krebsbehandlung in der modernen Literatur als rein palliativ dargestellt.* In einer neueren Zusammenfassung von Gebhardt (1990) wird darauf hingewiesen, daß eine homöopathische Therapie, wenn überhaupt anzuwenden, *nur adjuvant* zu verstehen ist und auch nur dort Wirkung zeigen kann, wo noch ein weitgehend intaktes oder zumindest noch reagibles Immunsystem existiert, d.h., daß die Homöopathie in diesem Sinne als eine *rein immunstimulierende Maßnahme* zu betrachten ist.

Da in dem entsprechenden Phytotherapie-Kapitel bereits klargemacht wurde, daß sich bei der Prophylaxe oder Behandlung von Immunmangelerscheinungen bzw. immunsuppressiven Zuständen bisher *keine grundsätzlichen Dosierungs- und Wirkunterschiede zwischen Phytopräparaten und Niederpotenz-Homöopathika* ergaben (Kap. 9 S. 259), erübrigt sich aufgrund dieser neuesten Forschungsergebnisse ein eigenes Kapitel «Homöopathie bei Krebserkrankungen». Für die Interessierten wird auf einige grundlegende Erörterungen zu diesem Thema in der neueren Literatur hingewiesen.

## Literatur

### Allopathie

Franz, G.: Phytotherapie in der Tumorbehandlung. Dtsch. Apoth. Z. **130**: 1443 (1990).

### Mistel und andere Drogen

Franz, H.: Inhaltsstoffe der Mistel (Viscum album L.) als potentielle Arzneimittel. Pharmazie **40**, 2: 81–152 (1985).

Gabius, H.I., Hostanka, K., Trittin, A., Gabius, S., Hajto, T.: Klinischer Nachweis von Immunmodulation durch Lectine im Rahmen der Misteltherapie. Therapeutikon **4**: 38–45 (1990).

Hajto, T., Hostanka, K., Gabius, H.I.: Modulatory potency of the β-galactoside – specific lectin from mistletoe extract (Iscador) on the host defense system in vivo in rabbits and patients. Canc. Res. **49**: 4803 (1989).

Hajto, T., Hostanka, K., Frei, K., Rordorf, Chr., Gabins, H.J.: Increased secretion of tumor necrosis factor α, interleukin 1, und interleukin 6 by Heiman mononuclear cells exposed to β-galactoside – specific lectin from clinically applied mistletoe extract. Canc. Res. **50**: 3322 (1990a).

Hajto, T., Hostanka, K., Gabius, H.I.: Zytokine als Lectin-induzierte Mediatoren in der Misteltherapie. Therapeutikon **4**: 136–145 (1990b).

Hajto, T.: Immunmodulatory effects of Iscador: A Viscum album preparation. Oncology **43**, Suppl. 1: 51–65 (1986).

Hajto, T., Hostanska, K.: Immunmodulierende Effekte der Misteltherapie. Therapeutikon **3**(6): 361–368 (1989).

Hajto, T., Lanzrein, Chr.: Natural killer and antibody-dependent cell-mediated cytotoxicity activities and large granular lymphocyte frequencies in Viscum album treated breast cancer patients. Oncology **43**: 93–97 (1986).

Heidelberg, R.: Kriterien der Verlaufskontrolle und der Dosisfindung bei der Misteltherapie. Therapeutikon 1–2: 32–36 (1990).

Heiny, B.M.: Additive Therapie mit standardisiertem Mistelextrakt reduziert die Leukopenie und verbessert die Lebensqualität von Patientinnen mit fortgeschrittenem Mammakarzinom unter palliativer Chemotherapie (VEC-Schema). Krebs-Medizin **12**: 1–14 (1991).

Hülsen, H., Doser, C., Mechelke, F.: Differences in the in vitro effectiveness of preparations produced from mistletoes of various host trees. Arzneimittel-Forsch. (Drug Res.) **36**: 433–436 (1986).

Keller, H.: Venusfliegenfallen-Extrakt hilft bei Krebs. Ärztl. Praxis **37**: 1628 (1985).

Kiene, H.: Klinische Studien zur Misteltherapie karzinomatöser Erkrankungen. Therapeutikon **3**(6): 347–353 (1989).

Kreher, B., Neszmelyi, A., Wagner, H.: Naphthoquinones from Dionaea muscipula. Phytochemistry **29**: 605 (1990).

Leroi, R.: Nachbehandlung des operierten Mammakarzinoms mit Viscum album. Helv. chir. Acta **44**: 403–414 (1977).

Leroi, R., Hoffmann, J.: In: Wolff, O. (Hrsg.): Die Mistel in der Krebsbehandlung, 3. Aufl. 71–111. Klostermann, Frankfurt (1985).

Luther, P., Becker, H.: Die Mistel: Botanik, Lectine, medizinische Anwendung. Springer, Berlin–Heidelberg–New York (1987).

Meyers, M.H.: Breast cancer survival over three decades. In: Recent Results in Cancer Research, S. 91. Springer, Berlin–Heidelberg–New York (1973).

Silchenmeyer, J., v. Hoff, D., D.: Taxol: a new and effective and anticancer drug. Anti-cancer Drugs 2: 519–530 (1991).

Stange, R.: Tumorhemmende Wirkungen der Mistel im Tierversuch. Therapeutikon **3**(6): 340–346 (1989).

Wagner, H., Kreher, B., Jurcic, K.: In vitro stimulation of human granulocytes and lymphocytes by pico- and femtogram quantities of cytostatic agents. Arzneimittel-Forsch. (Drug Res.) **38**: 273–275 (1988).

Wagner, H., Jordan, E.: Structure and properties of polysaccharides from Viscum album (L.). Oncology, Suppl. 1: 8–15 (1986).

Zheng, Q. Y., Wiranowska, M., Sadlik, I. R., Hadden, I. W.: Purified podophyllotoxin (CPH-86) inhibits lymphocyte proliferation but augments macrophage proliferation. Int. J. Immunpharmacol. 9: 539–549 (1987).

## Pilz-Polysaccharide

Franz, G.: Polysaccharides in pharmacy. Current application and future concepts. Planta med. 55: 493–497 (1989).

Hamuro, I., Chihara, G.: Lentinan, a cell Orientied Immunmodulation Agents and Nature. Their Mechanism, p. 409–436. Femidel, R. L., Chirigos, M. A. (eds.): Marcel Dekker, New York–Basel (1984).

Hersh, E. M., Hoshino, T., Micksche, M. (eds.): Clinical and Experimental Studies in Immunotherapy, 13th Int. Congr. of Chemoth. Wien 1983, Proceedings SE 12.5 3/A, SE 12.5. 3/B part 264.

Ikuzawa, M., Matsunaga, K., Nishiyama, S., Nakajima, S., Kobayashi, Y., Andok, T., Kobayashi, A., Ohara, M., Ohmura, Y., Wada, T., Yoshikumi, C.: Fate and distribution of an antitumor protein-bound polysaccharide PSK (Krestin). Int. J. Immunopharmac. 10: 415–423 (1988).

Kraus, I.: Biopolymere mit antitumoraler und immunmodulierender Wirkung. Pharmazie in unserer Zeit 19: 157–164 (1990).

Matsuo, T., Arika, T., Mitani, M., Komatsu, N.: Pharmacological and toxicologial studies of a new antitumor polysaccharide Schizophyllan. Arzneimittel-Forsch. (Drug Res.) 32: 647–656 (1982).

Mizushima, Y., Yukki, N., Hosokawa, M., Kobayashi, H.: Diminution of cyclophosphamide on transplanted tumor in rats. Cancer Res. 43: 5176–5180 (1982).

Taguchi, T., Furue, H., Kimura, T., Kondo, T., Hattori, T., Ogawa, N.: Clinical efficacy of lentinan on neoplastic diseases. J. Immunopharmacol. 4: 271–272 (1982).

Yamada, Y., Kitazato, K., Umoni, N.: Combination therapy with futrafur and krestin. Cancer Chemother. 6: 127–131 (1979).

Yamamoto, T. et al.: Inhibition of pulmonary metastasis of Lewis lung carcinoma by a glucan, Schizophyllan. Invasion and Metastas. 1: 71–84 (1981).

## Homöopathie

Gebhard, K.-H.: Homöopathie und Krebs. In: Wrba, H. (Hrsg.): Kombinierte Tumortherapie. Hippokrates, Stuttgart (1990).

Gnaiger, I.: Der Grundkonflikt des Karzinompatienten. In: Dorsci, M. (Hrsg.): Documenta Homoeopathica, Band 6. Haug, Heidelberg (1985).

Hornung, J.: Misteltherapie und Homöopathie. Therapeutikon 3: 335–338 (1989).

Mattitsch, G.: Die Prognose des Krebspatienten. In: Dorsci, M. (Hrsg.): Documenta Homoeopathica, Band 6. Haug, Heidelberg (1985).

Stauffer, K.: Homöotherapie, 5. Aufl. Sonntag, Regensburg (1965).

# 11 Schwäche- und Erschöpfungs- zustände, Adaptions- und Funktionsstörungen

Die Präparate werden *teils prophylaktisch, teils therapeutisch* eingesetzt.

## 11.1 Behandlungsmöglichkeiten und -Prinzipien

Das Ziel der Behandlung von **allgemeinen Schwä- che- und Erschöpfungszuständen** besteht darin, die durch Erkrankungen, Organverletzungen, Opera- tionen und psychischen Streß ausgelösten, zumeist vorübergehenden Schwächezustände organischer und funktioneller Art zu beheben. Dies kann ge- schehen durch

- Unterstützung der Stoffwechselfunktionen der betroffenen Organe mit Hilfe von sog. **Tonika, Roborantien oder Analeptika**, die in der Regel organgerichtet sind, und durch
- Ganzheitsmedizinisch ausgerichtete Maßnah- men, die neben der Ausschaltung der Störfakto- ren und Zufuhr spezieller Nährstoffe darauf ge- richtet sind, durch hormonelle und immunologi- sche Stimulation den Organismus an veränderte Umweltbedingungen zu adaptieren z.B. durch **Adaptogene** oder **Umstimmungsmittel.**

In *Perioden erhöhter physischer Leistungsanforde- rungen* z.B. im Sport sind besonders *anabole* und *adaptogen* wirkende Präparate angezeigt.

Die medikamentöse **Geroprophylaxe** zielt darauf ab, den natürlichen Abbauprozeß der Gewebe und die zunehmende Leistungsminderung abzubremsen und den Leistungsknick im 6. Lebensdezennium in ein höheres Lebensalter zu verschieben. Hierzu ge- hören neben der Ausschaltung von Risikofaktoren eine altersgerechte Ernährung, körperliche Aktivi- tät und Sport und unterstützende medikamentöse Maßnahmen, wie z.B. Präparate mit *nootropen* Wirkeigenschaften, die primär *prophylaktisch* zu verstehen sind. Darüber hinaus müssen diese Maß- nahmen darauf gerichtet sein, Erkrankungen auszu- schalten, die die mittlere Lebenskurve kurzfristig oder über lange Zeit begleiten und dadurch in die Chronizität führen.

Die **Therapie alterstypischer bzw. altersbedingter Krankheiten** verlangt Behandlungsmethoden, wie sie auch sonst in anderen Altersstufen üblich sind mit dem Unterschied, daß hier die *Dosierungshöhe und Dauer der Medikation* an die besonderen Stoff- wechselcharakteristika des Alters *angepaßt* werden müssen, da die Pharmakokinetik und Bioverfügbar- keit von Arzneistoffen im höheren Lebensalter in der Regel verändert ist. Dabei ist es schwierig, exakt zwischen behandlungsbedürftigen «physiologi- schen» Alterserscheinungen und «echten» Krank- heiten im Alter zu unterscheiden, da die *Grenzen fließend sind.* Bezüglich der Arzneimitteltherapie al- terstypischer Krankheiten sei auf die einzelnen The- rapiekapitel in diesem Buch oder solche in Stan- dardwerken der klinischen Therapie hingewiesen. Übersichten und Literaturzusammenstellungen zu diesem Thema finden sich bei Estler «Grundlagen für die Arzneimitteltherapie des älteren Menschen» (1987) sowie bei Coper u. Schulze (1980), Franke (1983), Lang (1981), Platt (1983, 1991), Rowe (1984), Sprecher (1988a, b), Trunzler (1987) und Wichtl (1992).

## 11.2 Altersunabhängige Schwäche- und Erschöpfungszustände

Die hierfür in Frage kommenden pflanzlichen Stärkungs- und Anregungsmittel findet man im Arzneimittelangebot unter sehr verschiedenen Präparate-Bezeichnungen: *Tonika, Roborantien* und *Analeptika.*

### 11.2.1 Tonika – Roborantien – Analeptika

Hierunter versteht man Mittel, die einen fehlenden oder schwachen Organtonus (Dystonien, z. B. Muskeltonus, Magen-Darm-Tonus, Gefäßtonus, Dysfunktionen der Sekretomotorik) wieder normalisieren und allgemein Organfunktionen z. B. bei vegetativen Dystonien anregen. Zahlreiche Drogenbestandteile von Tonika z. B. *Coffein* gehören in die Gruppe der **Analeptika**. Die Analeptika dienen zur Behandlung *hypotoner Kreislaufzustände* und zur *Verbesserung der Hirndurchblutung.*
**Tonika** sind unspezifisch wirkenden Mittel, die man häufig dann einsetzt, wenn eine spezifische Therapie nicht bekannt oder angezeigt ist. Da hierunter viele Befindlichkeitsstörungen ohne klare Diagnostik fallen, werden sie häufig im Rahmen der Selbstmedikation angewendet.

#### 11.2.1.1 Bitterstoff-Drogen

Pflanzliche Bitterstoffe wirken reflektorisch über die Geschmacksknospen der Zunge *(enzephalische Phase)* und auch direkt auf die Sekretion von Speichel, Magensaft *(gastrische Phase)*, Pankreas, Leber und Galle. Es kommt zu einer verstärkten Sekretion von Enzymen und Verdauungssäften (sekretagoger Effekt) und als Folge davon zu einer verbesserten Nahrungsausnutzung. Außerdem wird die gesamte Verdauungs-Motorik angeregt (siehe Kapitel 5 S. 132).

Als **Indikationen** für die Verordnung von Bitterstoff-Präparaten können gelten
– *Appetitlosigkeit* als Folge und Begleiterscheinung von schweren Krankheiten, in der Rekonvaleszenz, bei vegetativer Dysfunktion, allgemeiner Asthenie und eingeschränkter Tätigkeit der Verdauungsenzyme. Die *Appetitlosigkeit älterer Menschen* ist eine klassische Indikation für Bitterstoffpräparate.
– *Dyspeptische Beschwerden* wie z. B. Völlegefühl, Oberbauchschmerzen, Flatulenz.

Hauptdrogen
– Gentianae radix (Enzianwurzel)
– Absinthii herba (Wermutkraut)
– Centaurii herba (Tausendgüldenkraut)
– Trifolii fibrini herba (Bitter-/Fieber-Klee)
– Condurango cortex (Kondurangorinde)
– Citri aurantium pericarpium (Pomeranzenschalen)
– Taraxaci herba (Löwenzahnkraut)
– Harunganae folium/cortex (Harongablätter/ Rinde)
– Chinae cortex (Chinarinde).
Über die Inhaltsstoffe, Pharmakologie, Anwendung und Phytopräparate siehe Kap. 5, S. 132.

#### 11.2.1.2 Scharfstoff-Drogen

Es gibt auf der Zunge keine spezifischen Rezeptoren für «scharf», doch wirken Scharfstoffe über Thermo- und Schmerz-Rezeptoren reizend auf Schleimhäute und dadurch wie die Bitterstoffe *stimulierend auf die Sekretion des Magens.* Darüber hinaus wirken einige Scharfstoffdrogen auch *choleretisch, cholagog* und durch Sympathikusreizung *gefäßerweiternd* sowie *kreislaufanregend.* Durch die Reizung können auch über die Hypophyse hormonelle *(kortikomimetische)* Wirkungen ausgelöst werden.

Hauptdrogen
– Rhizoma Calami (Kalmuswurzel)
– Rhizoma Zingiberis (Ingwerwurzel)
– Rhizoma Galangae (Galgantwurzel)
– Semen Myristicae (Muskatsamen).
Über die Inhaltsstoffe Chemie, Pharmakologie, Anwendung und Phytopräparate-Anwendung der Scharfstoffe, siehe Kap. 5, S. 126.

#### 11.2.1.3 Coffein-Drogen

Von diesen kommen nur Drogen mit hohem Coffeingehalt oder reine Coffein-Präparate in Betracht.

Coffein, das 1,3,7-Trimethyl-xanthin (siehe Kap. 3, S. 60), gehört in die Gruppe der unspezifisch wirkenden **Analeptika**, die u. a. die «Psyche» anregen, weshalb Coffein auch als Psychoanaleptikum, Psychostimulans oder Psychotonikum bezeichnet wird. Hauptangriffspunkt ist das Zentralnervensystem mit *Primärwirkung auf die Hirnrinde und die Medulla oblongata.*

Folgende **erwünschte Wirkungen** sind charakteristisch für coffeinhaltige Tonika:
– Anregung von Antrieb und Stimmung,
– Steigerung von Lernprozessen, Merkvermögen und Denkfähigkeit,
– Verschwinden von *Ermüdungserscheinungen* und kurzfristige Leistungssteigerung,
– Steigerung der *Hirndurchblutung* bei Vorliegen einer Zerebralsklerose,
– Erleichterung des *Einschlafens* bei alten Menschen.

Coffein besitzt darüber hinaus *periphere Wirkungen*, die *Herz, Gefäße, Niere, Skelettmuskulatur* und *vegetative* Funktionen betreffen. Durch einen Adenosinantagonismus erhöht sich die Calciumkonzentration und es kommt über eine Hemmung der Phosphodiesterase zur Erhöhung des zyklischen AMP (cAMP). Coffein fördert außerdem die Glykogenolyse und Lipolyse.

Coffein ist *kontraindiziert* bei Magenschleimhautentzündungen, Magenulkus und Urämie.

Nicht alle Hypotoniker reagieren gleich auf Coffeingaben. Gelegentlich kommt es auch zu einer *paradoxen* Verstärkung dysregulatorischer Herz-Kreislauf-Prozesse, d. h. daß sowohl Tachykardie als auch Bradykardie, Blutdrucksteigerung als auch Blutdruckabfall die Folge sein können.

**Hauptdrogen**

– **Semen Coffeae arab. tostum (geröstete Kaffeesamen)**
  DAB 10 und andere Arzneibücher
  (Gehalt: 0,3–2,5 % Coffein)
– **Extr. Sem. Coff. tost.**

**M** **Semen Colae acuminatae (Kolanuß).**
  ÖAB, Helv VII
  (Gehalt: 0,6–3,0 % Coffein)
– **Extr. Sem. Colae**
– **Semen (Pasta) Guaranae (Guarana)**
  (Gehalt 3,0–8,0 % Coffein)

**Dosierungen.** Die anregende Wirkung wird in der Regel erreicht mit 0,15–0,25 g Coffeinum purum, 1–2 Tassen Mokka-Kaffee, 2–4 Tassen Tee oder 0,5–1 l Coca Cola.

### 11.2.1.4 Tonik- und Roborans-Präparate

Diese sind in der Roten Liste unter den Begriffen Analeptika, Geriatrika oder Roborantia-Tonika aufgelistet.

Als **Monopräparate** existieren praktisch nur die Coffein-haltigen Präparate wie z. B.
Halloo-Wach N,
Kola Dallmann mit und ohne Lecithin,
Percoffedrinol
Coffeinum 0,2 g-Compretten.

Die **Kombinationspräparate** haben zumeist eine sehr komplexe Zusammensetzung. Es überwiegen Coffein-, Bitterstoffe- und Scharfstoffe-enthaltende Drogenextrakte sowie Vitamine und Mineralstoffe.
Von den *Bitterstoffdrogen* überwiegen Radix Gentianae, Cortex Chinae, Cortex Condurango, Pericarpium Aurantii und Fol. Trifolii fibrini, von den *Scharfstoffdrogen* Rhizoma Calami und Rhizoma Zingiberis.
Z. B. Amara-Tropfen-Pascoe S,
Vitasana-Lebenstropfen,
Aktivanad N,
Scordal,
Marvina,
Floradix Kräuterblut-Saft/Drag. u. a.

## 11.2.2 Sexualtonika, Aphrodisiaka

Diese Begriffe werden zwar heute noch gebraucht, entsprechen aber nicht mehr dem heutigen Wissenschaftsanspruch an ein Pharmakon. Hierzu werden Drogen gerechnet, die bevorzugt zur Anregung der Sexualfunktionen und zur Libidosteigerung sowohl beim Mann als auch bei der Frau, ferner bei allgemeinen körperlichen und geistigen Erschöpfungszuständen (Neurasthenien), Angst-, Spannungs- und Erregungszuständen und neurovegetativen Störungen insbesondere der Sexualsphäre (z. B. Erektions- und Ejakulationsstörungen) Verwendung finden.

Wir unterscheiden Drogen mit folgenden **Wirkprofilen:**
a) Das ZNS *erregende und enthemmende Drogen* (z. B. Alkohol, Solanaceendrogen, Amphetamin und andere Analeptika, Strychnin).
b) *Sedativ wirkende Drogen* zur Behandlung von Libido- und Potenzstörungen neurovegetativer Genese (z. B. Hopfenextrakt).

c) *Drogen mit starker Reiz- und Hyperämiewirkung auf ableitende Harnwege und Sexualor-
gane* (z. B. Ätherischöldrogen vom Typ der Petersilienfrüchte, ferner Paprika oder Spanische
Fliegen).

Heute haben nur noch Drogen unter (a) und (b)
Bedeutung. Die zu (c) gehörenden Drogen waren
früher im Volke als Bestandteil von «Liebesträn-
ken» und «Potenzmitteln» gerühmt. Wegen ihrer
zum Teil erheblichen Nebenwirkungen bei zu hoher
Dosierung kam es immer wieder zu gefährlichen
Intoxikationen (z. B. Delirium, Abort). Nicht wenige dieser Drogen verdanken ihr Ansehen psychischen und suggestiven Einflüssen sowie einer über-
zogenen Werbung.

## 11.2.2.1 Extractum Strychni (Strychnin-Salze)

Alkoholische Extrakte aus den Samen von *Strychnos nux vomica* **M** bzw. den Samen von *Strychnos
ignatii* werden heute nur noch in der Homöopathie
verwendet. Die Samen enthalten ca. 2–3 % Strychnin und etwa gleichviel von dem Nebenalkaloid
Brucin.

### Chemie

Das Strychnin (Abb. 11.1), das heute noch aus der Droge
isoliert wird, gehört zur Stoffklasse der *Indolalkaloide*. An
seinem Aufbau ist die Aminosäure *Tryptamin* und das
terpenoide *Iridoid* beteiligt. Es schmeckt stark bitter (BW
= 130 000).

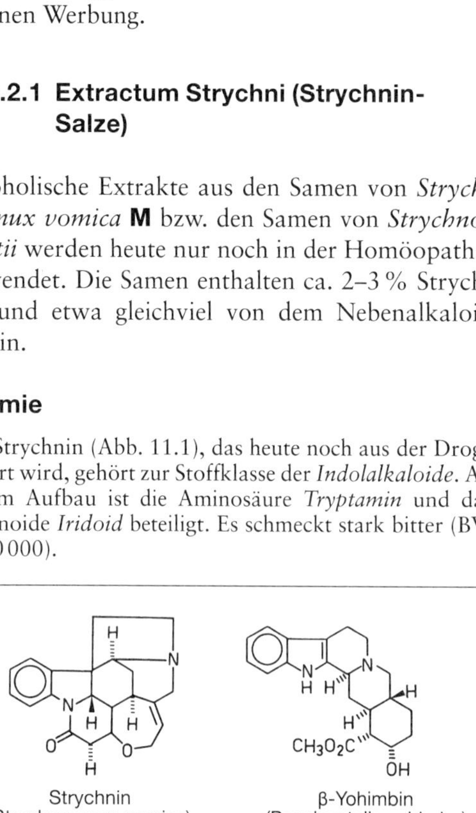

**Abb. 11.1:** Strukturformeln von Strychnin und Yohimbin.

### Pharmakologie

Strychnin, in Form des gut wasserlöslichen *Strych-
ninium nitricum* oder des *Strychnin-N-Oxides*, besitzt in Dosen von 0,1–1,5 mg eine *analeptische
Wirkung*. Es vermindert durch Antagonisierung des
inhibitorischen Transmitters Glyzin den synapti-
schen Widerstand im Rückenmark und steigert dadurch den Tonus der Skelettmuskulatur und die Re-

flexerregbarkeit. Unter der Wirkung von Strychnin
entsteht das Gefühl größerer Leistungsfähigkeit, die
Sinnesorgane werden geschärft, die Hörfähigkeit
stimuliert. Dies dürfte der Grund sein, weshalb
Strychnin früher Tonika zur *Steigerung der Libido*
zugesetzt wurde.

Strychnin wird heute gelegentlich noch bei Erwachsenen in Dosierungen von 5–7,5 mg zur Behandlung von *Kreislaufinsuffizienz* und bei *Enuresis nocturna* eingesetzt. Die *Intoxikationsschwelle* von
Strychnin liegt bei ca. 15 mg.

Nach **M** ist eine therapeutisch nutzbare Wirkung **!**
von Semen Strychni und Zubereitungen in subkon-
vulsiver Dosierung nicht belegt, weshalb die *Anwendung als Tonikum als nicht vertretbar angesehen* wird.

## 11.2.2.2 Extractum Yohimbe (Yohimbin)
ÖAB.

### Chemie

Verwendung finden der Yohimbe-Extrakt aus der Rinde
von *Pausinystalia yohimba* und das *Indolalkaloid Yohimbin* (Abb. 11.1) in seiner wasserlöslichen Hydrochlorid-
form. Yohimbin leitet sich biosynthetisch wie das Strychnin von Tryptamin ab. Es ist als Hauptalkaloid zusammen
mit ca. 10 Nebenalkaloiden in einer Konzentration von
ca. 1,0–1,5 % in der Droge enthalten.

### Pharmakologie

Yohimbin besitzt eine *sympatholytische* Wirkung,
die eine starke Gefäßerweiterung und Hyperämie
im kleinen Becken bedingt. Vermutlich ist die immer
wieder beschriebene *aphrodisierende* Wirkung auf
diese Gefäßerweiterung zurückzuführen. Zusätzlich
wird Yohimbin bei *Harninkontinenz* eingesetzt.

### Therapiestudie

Es existiert eine Doppelblindstudie mit Yohimbin-HCl bei Erektionsstörungen (Riley et al.,
1989). In einer anderen Anwendungsbeobach-
tung wurden 408 Männer mit erektiler Dysfunktion mindestens 3 Wochen mit Yohimbin behandelt (Bastian und Müller, 1991). Die Tagesdosis
betrug 15 mg Yohimbin. Die Wirksamkeitsbeur-
teilung erfolgte durch Befragung. Die Frage nach
der Besserung der Potenzstörungen wurde zu
43 % mit «ja» beantwortet, zu 36 % mit «etwas» und 20 % mit «nein». In 3 % kam es wegen
unerwünschter Wirkungen zum Abbruch der
Behandlung.

### 11.2.2.3 Damiana

Extrakte oder Teeauszüge aus den Blättern des in Südamerika heimischen Strauches **M** *Turnera diffusa var. aphrodisiaca* wurden schon von den Einheimischen als *Aphrodisiakum* verwendet. Bis heute wurden in der Droge außer ätherischem Öl (0,2–0,9 %), das einen bitteraromatischen Geschmack aufweist, noch Arbutin (0,2–0,7 %) und Gerbstoffe nachgewiesen. Worauf die angebliche libidosteigernde Wirkung zurückzuführen ist, ist bis heute unbekannt (Tyler, 1982).

Nach **M** ist die Wirksamkeit von Damiana-Zubereitungen *nicht belegt*.

### 11.2.2.4 Muira Puama

Holz und Rinde des in Brasilien vorkommenden Baumes *Ptychopetalum olacoides* und *P. uncinatum* («*Potenzholz*») liefern einen als *Aphrodisiakum* und *Tonikum* verwendeten Extrakt, in dem bisher nur Triterpensäureester gefunden wurden (Tyler, 1982). Ob tatsächlich eine sexualtonisierende Wirkung vorliegt, muß bezweifelt werden.

### 11.2.2.5 Sexualtonik-Präparate

**Strychnin**-haltige Extrakte werden heute praktisch nur noch in homöopathischen Kombinationspräparaten in Form von Strychnos nux vomica, Str. moschata oder Ignatia-Urtinktur bis D6 angewendet.

In den **Sexualtonika** überwiegen *Extr. Yohimbe bzw. Yohimbin und Extr. Muira Puama*
Z.B. Repursan M (Extr. Yohimbe, Extr. Colae, Extr. Muira Puama, Testes, Vitamine, Mineralstoffe),
Puamin (Extr. Muira Puama, Extr. Yohimbe + Nicamethathydrogen-citrat),
Afrodor 2000 (Acecarbromat + Extr. Quebracho u. Vitamin E),
testasa e (Extr. Colae, Muira Puama, Yohimbe + Vitamin E), Yohimbin Spiegel (Yohimbin-HCl)

An **weiteren Bestandteilen** findet man Extr. Ginseng, Lecithin, Rutin, Vitamine, Mineralstoffe und Organextrakte.

## 11.3 Adaptions- und Funktionsstörungen – Folgen natürlicher Alterungsprozesse und erhöhter Leistungsanforderungen

### 11.3.1 Behandlungsmöglichkeiten

In der heutigen Hochleistungsgesellschaft ist der Mensch einer **erhöhten Streßbelastung** ausgesetzt. Wenn dieser Streß eine kritische Intensität erreicht, die durch die normale physiologische Adaptionsenergie des Organismus nicht mehr kompensierbar ist, kann es zu Adaptionsstörungen und Erkrankungen (z.B. Reizmagen, Magenulkus, irritables Kolon) kommen. Die Auswirkungen und Folgen derartiger Belastungen auf den gesunden Organismus sind von Selye (1946) untersucht worden. Sie führten zur Formulierung des vom Streßortyp unabhängigen *«Allgemeinen Adaptationssyndroms» (AAS)*. Dieses wird in die Phase der *Alarmreaktion*, die *Widerstandsphase* und die *Erschöpfungs-Phase* unterteilt. Die bei dem Anpassungsprozeß ablaufenden Mechanismen werden im wesentlichen von Neurohormonen und Wachstumsfaktoren gesteuert (siehe auch Schole 1978, 1986).

Das Ziel von prophylaktischen Maßnahmen könnte darin bestehen, durch **Adaptogene** oder **Anabolika** das Erschöpfungsstadium zu verzögern oder völlig zu unterbinden und die physiologische Adaption zu verstärken oder zu verlängern.

Mit **zunehmenden Alter** nimmt die Fähigkeit des Organismus, sich an veränderte Umweltbedingungen anzupassen, ab. Dies zeigt sich vor allem bei besonderen Belastungen in einer *Abnahme der Redundanz* (Vitalität) (Abb. 11.2). In Abb. 11.3 ist die Abnahme von Funktionen im Alter von 80 Jahren verglichen mit denen von 30 Jahren aufgelistet (Hofecker, 1987). Diese Leistungsminderungen induzieren Störungen der physiologischen Homöostase und münden sehr häufig in Krankheiten. Deshalb wird der physiologische Alterungsprozeß sehr häufig durch Alters-Krankheiten überlagert, wobei sich beide Prozesse gegenseitig beschleunigen. Zahlreiche Alterskrankheiten entwickeln sich sogar erst auf dem Boden von Alterungsprozessen.

Es gibt viele Theorien über die molekularbiologischen Ursachen des Alterns. Durch wissenschaftliche Untersuchungen konnte erst in letzter Zeit die Hypothese erhärtet werden, daß die zelluläre Alterung weniger eine Folge des biochemischen Zerfalls

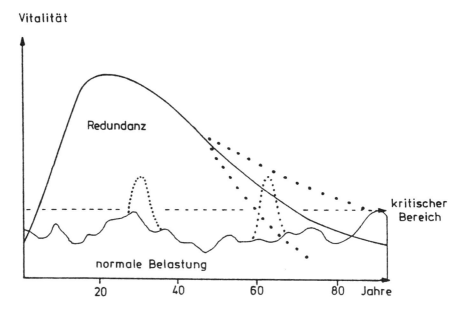

**Abb. 11.2:** Altersabhängige Veränderung der Vitalität (nach Hofecker, 1987).

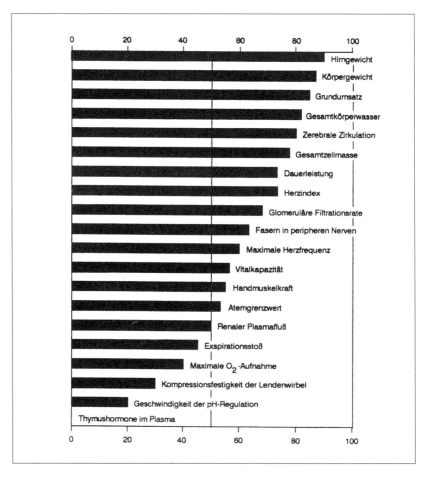

**Abb. 11.3:** Anatomische und physiologische Werte eines 80jährigen im Vergleich zu einem 30jährigen ( = 100) (nach Hofecker, 1987).

ist, sondern einem vorprogrammierten aktiven Prozeß terminaler Differenzierung entspricht, an dem das c-fos-Proto-Onkogen als Wachstumsgen maßgeblich beteiligt ist (Seshardi u. Campisi, 1990).

Ob es je gelingen wird, durch medikamentöse Eingriffe in diesen Differenzierungsmechanismus Alterungsprozesse abzubremsen, ist äußerst fraglich. Zur Zeit kann man nur auf medikamentösem Wege, d. h. durch **Adaptogene, Geriatrika, Geriatroprophylaktika** oder **Nootropika**, versuchen, Risikofaktoren auszuschalten und innerhalb des genetisch vorgegebenen Rahmens die mittlere Lebenserwartung und damit die Lebensdauer positiv zu beeinflussen (siehe auch Sprecher, 1977).

## 11.3.2 Drogen und Präparategruppen

### 11.3.2.1 Wirkstoffgruppen

Präparate zur Prophylaxe oder Therapie der in Kap. 11.3 aufgeführten Mangelzustände oder erhöhter Leistungsanforderungen sind unter verschiedenen Namen im Handel. Die Wirkprofile der einzelnen Präparatetypen sind schwer voneinander abzugrenzen, da sie alle mehr oder minder auf *endokrine und immunologische Prozesse* einwirken und zudem die einzelnen Drogenpräparate Mehrfachwirkungen entfalten. Die Einteilung ist daher zum großen Teil formal.

Unter **Adaptogenen** versteht man Präparate, die einen Organismus gegenüber physikalischen, chemischen und biologischen (nichtinfektiösen) Stressoren widerstandsfähiger, d. h. die Adaption und Toleranz gegenüber diesen Stressoren erhöhen sollen. Die physiologischen Ursachen von Adaptionsreaktionen des Organismus wurden erstmals von Seyle (1946) in systematischen Tierversuchen genauer untersucht. Nach Brekhman (1980) soll ein Adaptogen eine unspezifische Wirkung zeigen, unabhängig von der Art des pathologischen Zustandes normalisierend wirken und die Körperfunktionen so wenig wie möglich stören. Der «Rigor» oder «Altersstarrsinn» ist möglicherweise die äußere Form einer geringen oder fehlenden Adaptionsfähigkeit. Obwohl bei Adaptogenen die *Antistreßwirkung gegenüber Stressoren nichtinfektiöser Art* immer im Vordergrund steht, werden bei einigen Adaptogenen auch *immunstimulierende, nootrope* oder *anabole* Effekte beobachtet (Wagner et al., 1992).

Als *Wirkmechanismen* kommen hier in Frage: Stimulierende Effekte auf den Gehirnstoffwechsel, die Kortikoidsynthese in der Nebenniere und/oder auf

die DNA- und Proteinsynthese in verschiedenen Organen (z. B. Leber).

Als **Anabolika** bezeichnet man Präparate, die ähnlich den Adaptogenen über die *Induktion endokriner Faktoren* die Zelleistung des Organismus *unspezifisch* steigern und z. B. durch Förderung der Synthese von Nukleinsäuren den Eiweißaufbau und damit allgemein das Wachstum stimulieren. Man setzt sie bei erhöhten Leistungsanforderungen z. B. im Sport ein.

Als **Nootropika** (= angloamerikanisch: cognition enhancers) bezeichnet man *zentral wirkende Psychopharmaka*, die höhere integrative Hirnfunktionen wie Gedächtnis-, Lern-, Auffassungs-, Denk- und Konzentrationsfähigkeit verbessern sollen. Man nimmt an, daß Nootropika die adaptive Kapazität noch vorhandener *Neuronenverbände zu optimaler Leistung stimulieren.* Außerdem scheinen sie auch über verschiedene Mechanismen (z. B. Calciumantagonismus, Geninduktion zur Produktion von Streßproteinen) Neuronen gegen schädigende Einflüsse wie Störungen des Energie- und Transmittermetabolismus oder Minderdurchblutung zu schützen *(protektive Kapazität).* Diese zytoprotektive Wirkung sollen z. B. einige Ginkgoinhaltsstoffe besitzen.

Unter **Geriatrika** versteht man Präparate, die zur Behandlung altersbedingter Krankheiten, d. h. zur Verbesserung von Funktions- und Befindlichkeitsstörungen im Alter, geeignet sind.

Der *therapeutische Nutzen* kann hier an der erreichten verbesserten Lebensqualität und verschiedenen klinischen Befunden abgelesen werden. Für die Therapie von exakt diagnostizierten Mangelzuständen im Alter stellen die Geriatrika allerdings *nur Adjuvantien* dar. Hier stehen die indikationsbezogenen Phytopharmaka im Vordergrund.

Unter **Gerontoprophylaktika** versteht man Präparate, von denen man sich eine Verzögerung von physiologischen und biochemischen Alterungsprozessen erhofft.

### 11.3.2.2 Ginseng radix (Ginseng-Wurzel)    M

*Off.:* Panax ginseng DAB 10, ÖAB.

Zusätzlich gibt es noch mindestens fünf andere Panax-Arten, die in Asien als Ersatzdroge oder als Verfälschung der «echten Droge» behandelt werden. Die bekanntesten sind *Panax quinquefolius,* die als amerikanische oder Kanton-Ginseng bekannt ist, und *Panax japonicus* (P. pseudoginseng subsp. japonicus), die aus Japan und Südchina stammt und als «Chiketsu Ginseng» im Handel ist. Die Ginsengpflanze gehört zu den *Efeugewächsen*. Die einzelnen Wurzel- bzw. Rhizomdrogen sind in ihrer qualitativen und quantitativen chemischen Zusammensetzung oft sehr verschieden und daher medizinisch nicht als gleichwertig anzusehen.

Die Ginseng-Droge ist in zwei Formen, als **weißer Ginseng**, und **roter Ginseng**, auf dem Markt. Bei der ersten handelt es sich um die getrocknete, manchmal geschälte Wurzel, bei der zweiten um die mit Wasserdampf behandelte Droge, wodurch letztere eine rote, glasige Beschaffenheit erhält. Die Wasserdampfbehandlung soll sie gegen Insektenbefall schützen. Außerdem wird angenommen, daß dadurch die glykosidischen Inhaltsstoffe der Droge nicht so leicht enzymatisch abgebaut werden. *Weißer und roter Ginseng stammen demnach nicht von botanisch verschiedenen Arten.*

## Chemie

Die Zusammensetzung der echten Ginseng-Droge ist äußerst komplex. Als wertbestimmende Hauptwirkstoffe gelten die sich von den *Damarantriterpenen* (Proto)-**Panaxadiol** bzw. **Panaxatriol** ableitenden *Saponine* (**Ginsenoside**) $R_a$, $R_{b1}$, $R_{b2}$, $R_c$, $R_d$, $R_e$, $R_f$, $R_{g1}$ $R_{g2}$ (Abb. 11.4). Das Ginsenosid $R_o$ leitet sich als Ausnahme von der Oleanolsäure ab. Die Prozentgehalte schwanken zwischen etwa 1,5 und 12 %. Der Hauptanteil (bis 12 %) befindet sich in den Seitenwurzeln. Die anderen Panax-Drogen besitzen teils eine ähnliche Ginsenosidzusammensetzung (z. B. Panax quinquefolius), teils enthalten sie auch Oleanolsäureglykoside (z. B. Chiketsu-Saponine in Panax japonicus).

**Weitere Inhaltsstoffe:** Ätherisches Öl (ca. 0,5 %)., Acetylenalkohole (Panaxydol, Panaxynol, Panaxytriol, Falcarinol), Peptide, Proteine und Polysaccharide.

## Pharmakologie

Lit.: Siehe Shibata et al., 1985 und Proceedings des 5. Int. Ginseng-Symposiums 1988.

Umfangreiches Untersuchungsmaterial aus Tierexperimenten liegt für Gesamtextrakte, Einzelfraktionen und reine Ginsenoside vor. Die beschriebenen Wirkungen sind in Tab. 11.1 zusammengestellt. Sie sind schwer in bezug auf ihre Relevanz für den Menschen zu interpretieren, da häufig chemisch sehr unterschiedlich zusammengesetzte Präparate für die Untersuchungen eingesetzt wurden. Zwei Besonderheiten kennzeichnen die bisherigen pharmakologischen Arbeiten:
– Viele Wirkungen beziehen sich auf das ZNS, das Endokrinum und das Immun-System.
– Ginsenggesamtextrakte zeigen oft andere Wirkprofile als einzelne isolierte Ginsenoside. Außerdem wirken einzelne Ginsenoside oft pharmakologisch gegensinnig. Z. B. wirkt Ginsenosid $R_{b1}$ in relativ hohen Dosen motorisch dämpfend oder tranquillisierend, während das Ginsenosid $R_{g1}$ der Ermüdung entgegenwirkende, anregende Wirkung aufweist.

Derzeit kann noch nicht angegeben werden, welche Ginsenoside bzw. andere Inhaltsstoffe an der Ginseng-Gesamtwirkung maßgeblich beteiligt sind.

## Therapiestudien: Übersicht

Die zahlreichen **Studien am Menschen** hatten folgende Ergebnisse:
– Die psychophysische Leistungsfähigkeit und Leistungserhaltung steigt unter Ginseng-Gabe (Geriatric Pharmaton = 200 mg Ginsengextrakt) in einem Zeitraum von 9 bzw. 12 Wochen kontinuierlich an, ablesbar am Milchsäurespiegel des Blutes, an der Sauerstoffauf-

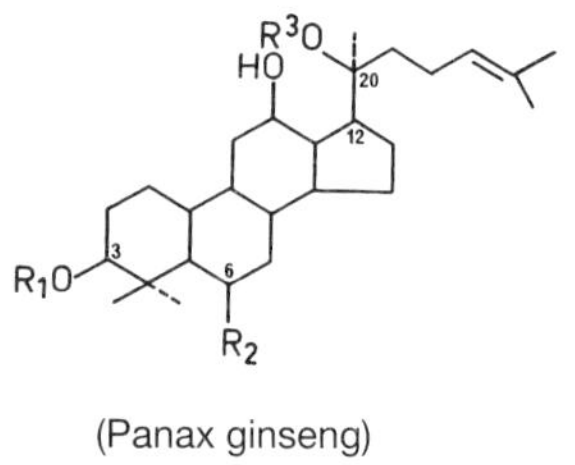

(20 S)-Protopanaxdiol $R_1$ $R_2$ $R_3$ = H
(20 S)-Protopanaxtriol $R_1$ $R_3$ = H
$R_2$ = OH

Ginsenoside $R_a \rightarrow R_d$:
$R_1$ : Gluc 1→ 2 Gluc
$R_2$ : H
$R_3$ : 2 oder 3 Zucker (Gluc, Ara, Xyl)

Ginsenoside $R_e \rightarrow R_g$:
$R_1$ : H
$R_2$ : 1 oder 2 Zucker (Gluc, Rha)
$R_3$ : Kein oder 1 Zucker (Gluc)

(Panax ginseng)

**Abb. 11.4:** Ginsenoside als Hauptwirkstoffe der Ginsengdroge.

**Tab. 11.1:** Pharmakologisches Wirkprofil von Ginsengextrakten und Ginsenosiden.

- Kortikomimetische bzw. adaptogene Wirkung (Toleranzerhöhung gegenüber psychischem Streß)
- ZNS stimulierende und suppressive Effekte
- Tranquillisierende und stimulierende Effekte
- Cholinergische Wirkung
- Serotoninähnliche Wirkung
- Histaminähnliche Wirkung
- Stimulierende Wirkung auf Glykolyse
- Stimulierung der Cholesterin-, Leber-, RNA- und Protein-Synthese.
- Erhöhung des Anteils an reduziertem Glutathion der Rattenleber
- Entzündungshemmende Wirkung
- Analgetische und antipyretische Wirkung
- Leberprotektive Wirkung
- Immunstimulierende Wirkung, antioxidative Wirkung
- Den Prostaglandinstoffwechsel beeinflussende Wirkung
- Erhöhung der Leistungsfähigkeit (gemessen im Schwimmtest bei Mäusen).

nahmekapazität, der Beurteilung der Zwei-handkoordination und der gemessenen visuellen Reaktionszeit (Forgo u. Kirchdorfer, 1980; Dörling u. Kirchdorfer, 1990).

- In einer Doppelblindstudie, durchgeführt an 60 Versuchspersonen im Altersdurchschnitt von 71,5 Jahren (30 in der Plazebogruppe) wurde 100 Tage ein Ginseng-Präparat gegeben. Als objektivierbare Meßparameter dienten unter anderem der Giessen-Test (Einstellung zu anderen Menschen), das Auffassungsvermögen nach Zulliger, Abstraktionsvermögen und verbale Begriffsbildung, Merkgedächtnis, Koordinations- und Vorstellungsvermögen, Einstellung zur Zukunft, Alter und Tod (Test nach Murray) u.a. Ab Mitte der Medikation traten deutliche Verbesserungen (25–43 %) in nahezu allen Testparametern auf (Siegl u. Siegl, 1979; Kübler, 1979).
- Eine andere Studie, durchgeführt mit dem gleichen Präparat an 120 Patientinnen, führte zu einer besonders guten Beeinflussung der Symptome innere Unruhe, Auffassungstempo, Ein- und Durchschlafstörungen, Nervosität, unzeitige Müdigkeit und Reizschwelle (Bettermann, 1982).
- Weitere Literatur zu Studien und Ginseng-Pulver oder Ginsenosiden bei Shibata et al. 1985; Sonnenborn u. Proppert, 1990.

**Hauptanwendungsgebiete der Ginsengwurzel**

*In China:* Allgemeine körperliche Schwäche, Neurasthenie, Schlafstörungen, Ohrensausen.

*In den westlichen Ländern:* Vitalitätsstörungen, nachlassende geistige und körperliche Spannkraft in der Rekonvaleszens, Infektanfälligkeit.

**Gegenanzeige und Nebenwirkungen.** Bei Bluthochdruck und Arteriosklerose sollten Ginsengprodukte nicht genommen werden, da gelegentlich bei «Yang-dominanten» Personen eine Erhöhung des Blutdrucks beobachtet wurde (Siegel, 1980). Einnahme zu hoher Dosen kann zu nervöser Unruhe und Schlaflosigkeit führen.

**Dosierungsempfehlung.** Angegeben werden p.o. Tagesdosen von 1–2 g Droge entsprechend 25–30 mg Ginsenoside bzw. 20–400 mg Ginsengextrakt. Bei der kurmäßigen Langzeitmedikation kann die Dosierung möglicherweise reduziert werden.

### 11.3.2.3 Eleutherococci cortex (Eleutherokokk-Wurzel)    M
Eleutherococcus (Acanthopanax) senticosus

Das Verbreitungsgebiet der wie Panax ginseng zu den Efeugewächsen gehörenden Pflanze ist Sibirien, Zentral- und Nordchina einschließlich Korea und

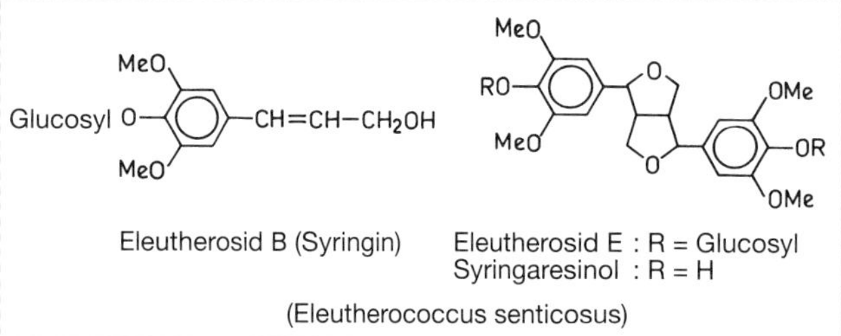

**Abb. 11.5:** Eleutherococcus-Hauptinhaltsstoffe.

Japan. Zur Anwendung gelangen der gesamte Wurzelstock mit Wurzeln oder nur die Wurzelrinde. Die als *«sibirische Ginsengwurzel»* oder *«Taigawurzel»* gehandelte Droge ist bei uns nur als Fluidextrakt auf dem Markt.

## Chemie

Obwohl zur gleichen Familie gehörig, ist die chemische Zusammensetzung der Wurzel von der der Ginsengwurzel verschieden. Anstelle der für Ginseng charakteristischen Ginsenoside kommen in der Wurzel nur in sehr geringer Konzentration Oleanolsäure- und **Sitosterolglucosid** (= Eleutherosid A) vor.

Als Hauptverbindungen gelten:

**Einfache Phenylpropane:** Syringin (= Eleutherosid B) (Abb. 11.5), Coniferylaldehyd, Sinapylalkohol, Kaffee- und Chlorogensäure.

**Lignane:** Sesamin (= Eleutherosid $B_4$), (-)Syringaresinol, und dessen 4,4-Diglucosid (Eleutherosid E = D) (Abb. 11.5); Liriodendrin.

**Cumarine:** Insofraxidin- und Isofraxidin-7-O-glucosid (= Eleutherosid $B_1$).

**Polysaccharide:** Neutrale Glucane und Glucuronoxylane.

## Pharmakologie

(Siehe Brekhman, 1980; Farnsworth et al., 1985; Wagner et al., 1992).

Die hauptsächlich von russischen Wissenschaftlern für Eleutherococcus-Extrakte im Tierversuch (Ratten, Mäuse, Kaninchen, Hunde) gefundenen **Wirkungen** werden wie folgt beschrieben:
– adaptogen bzw. streßreduzierend,
– anabolisch bzw. die Sexualhormonproduktion stimulierend,
– ZNS-stimulierend,
– immunstimulierend/antiviral,
– Blutzucker senkend,
– Cholesterin senkend,
– Blutdruck senkend.

Eleutherococcus-Wirkstoffe binden wie Inhaltsstoffe aus Ginseng an Gestagen-, Mineralkortikoid-, Glukokortikoid-Rezeptoren, und auch an Östrogen-Rezeptoren (Pearce et al., 1982).

Eleutherococcus Extrakt führte bei Mäusen 2–3 Stdn. nach Injektion zu einem Anstieg der Blut-Corticosteronkonzentration, während subchronische Applikation die Stress-induzierte ACTH-Erhöhung unterdrückte (Winterhoff et al. 1993a). Dieses Ergebnis bestätigt den Einfluß von Eleutherococcus auf die hypophysär-adrenale Achse und erklärt gut die Antistress-Wirkung von Eleutherococcus-Präparaten. Außerdem konnte mit Hypophysenzellkulturen eine Inhibierung der LHRH-stimulierten Gondotropin Sekretion beobachtet werden (Winterhoff et al. 1993b).

Für das Syringin wurde im Tierversuch bei prophylaktischer Gabe eine deutliche *Verminderung von Streßauswirkungen* sowie eine *anabole* Wirkung beobachtet (Kaemmerer u. Fink, 1980; Brekhman und Dardymov, 1969). Ähnliche Wirkungen wurden im Tierversuch auch für das Eleutherosid D und Eleutherosid C, ein Methyl-β-galaktosid (Eleutherosid C) festgestellt (Brekhman und Dardymov, 1969).

Für die *immunstimulierende* Wirkung kommen sowohl die wasserlöslichen Polysaccharide (Fang et al., 1985) als auch die niedermolekularen Verbindungen in Frage.

Die *adaptogene* und *leistungssteigernde* Wirkung scheint mehr auf Verbindungen im niedermolekularen Bereich zurückzuführen sein.

## Wirkungs-Studien: Übersicht

Siehe Farnsworth et al., 1985.

Studien an Normalpersonen oder solchen unter Streß wurden nur mit dem Eleutherococcus-Extrakt durchgeführt. Die Dosierung betrug 2,0–16,0 ml eines 33% ethanolischen Auszuges 1 × bis 3 × täglich. Die Kurdauer lag zwischen 2 bis 5 Wochen. Folgende «Adaptiv»-Wirkungen wurden beobachtet: erhöhte Widerstandskraft gegen Hitze, Lärm und Bewegung, erhöhte Arbeitsanforderung, Verbesserung von Gehörstörungen, mentalen und Muskel-Arbeiten.

In einer plazebokontrollierten Doppelblindstudie, durchgeführt an 36 gesunden Probanden über 4 Wochen mit 3 × tägl. 10 ml eines ethanolischen Eleutherococcus-Extraktes kam es zu einer signifikanten Erhöhung von T-Lymphozyten vom Helfer/Induktor-Typ und von zytotoxischen und natürlichen Killerzellen (Bohn et al., 1987). Die Extrakte werden im allgemeinen gut vertragen, sollen aber bei Hypertonie, nach Herzinfarkt und bei Infektkrankheiten nicht eingenommen werden. Bei kurmäßigem Gebrauch werden Pausen nach 3- bis 4wöchiger Gabe empfohlen.

**Dosierungsempfehlung.** 20–40 Tropfen des Fluidpräparates täglich. Bei kurmäßigem Gebrauch sollten nach 2–3 Wochen Pausen eingelegt werden.

### 11.3.2.4 Silymarin-Präparate

Die Wirkstoffe der *Mariendistelfrüchte (Silybum marianum)* besitzen unter anderem auch über die Stimulierung der Eiweißsynthese in der Leberzelle einen anabolen Effekt (siehe Kap. 5.3: «Lebererkrankungen»).

### 11.3.2.5 Ginkgo-Präparate

Zur Botanik, Chemie und Pharmakologie der Ginkgo-Pflanze und Präparate siehe Kap. 3: «Therapie und Prophylaxe arterieller Gefäßerkrankungen».

**Anwendung von Ginkgo bei Hirnleistungsstörungen**

Ginkgo-Extrakte sind *keine klassischen Geriatrika*, obwohl sie bei Hirnleistungsstörungen degenerativer Art oder bedingt durch zerebrale Durchblutungsstörungen (Multiinfarktdemenz), wie sie vor allem im Alter häufig auftreten, eingesetzt werden. Man registriert **Störungen**
– des Gedächtnisses
– der Konzentrationsfähigkeit
– des Denkens (kognitive Fähigkeiten)
– der Auffassung
– der Orientierung
– der Affektivität und
– durch Presönlichkeitsveränderungen meist in Richtung einer Demenz.
Der *Schweregrad der Erkrankung* kann z.B. nach der Sandoz Clinical Assessment Geriatric Scale

(SCAG) nach kognitiven, affektiven, somatischen Störungen oder Störungen des sozialen Verhaltens bewertet und zu einem Punktwert zusammengefaßt werden.

**Therapiestudien: Übersicht**

In zwei von Krieglstein und Oberpichler (1989) sowie Schilcher (1988) gegebenen Übersichten wird auch über Doppelblindstudien und Ginkgo-biloba-Extrakte (EGB 761: Rökan, Tebonin, Tebonin forte) bei Hirnleistungsstörungen berichtet.
– Nach 8wöchiger Therapie mit EGB (120 mg/ Tag) konnte bei Patienten mit leichter bis mäßiger zerebrovaskulärer Insuffizienz eine signifikante Reduktion der Gesamtpunktzahl im SCAG festgestellt werden. Die Besserung betraf vor allem das gestörte Kurzzeitgedächtnis, die geistige Wachsamkeit, Schwindel, Kopfschmerzen und Ohrgeräusche.
– Bei einer anderen Studie, durchgeführt mit 60- bis 80jährigen Patienten, kam es ebenfalls zu einer progredienten Besserung auf der SCAG-Skala.
– Bei Patienten mit vestibulärem Schwindel konnte durch EGB-Behandlung eine Verbesserung der Schwankungsamplitude erreicht werden, die stärker war als bei bloßem Gleichgewichtstraining.
– Unter 6monatiger bis mehrjähriger EGB-Therapie verlängerte sich signifikant bei arteriellen Durchblutungsstörungen der Extremitäten (Claudicatio intermittens) die schmerzfreie und absolute Gehstrecke.
Diese auszugsweise zitierten Ergebnisse sind nicht ohne weiteres übertragbar auf andere Ginkgo-Präparate als Rökan und Tebonin, obwohl auch für die anderen Präparate ähnliche oder gleiche Indikationen angegeben werden.

Bis heute ist noch nicht geklärt, auf welche Wirkstoff-Gruppen des Ginkgo-Extraktes diese Wirkungen bzw. Wirksamkeit im einzelnen zurückzuführen sind. Untersuchungsergebnisse, erhalten im Hypoxietest, deuten daraufhin, daß für die *erhöhte Hypoxietoleranz* eher Verbindungen der Nichtflavonfraktion (Ginkgolide, Bilobalid) verantwortlich sind (siehe auch Kapitel 3, S. 51).

### 11.3.2.6 Knoblauch-Präparate

Über die Botanik, Chemie und Pharmakologie der Knoblauchpräparate siehe Kap. 3: «Therapie und Prophylaxe arterieller Gefäßerkrankungen».

#### Arterioskleroseprophylaxe mit Knoblauchpräparaten

Da unter den Beschwerden und Krankheiten des Alters die Arteriosklerose eine zentrale Stellung einnimmt, kann der medikamentösen Beeinflussung der atherogenen Faktoren wie *Hyperlipidämie, Thrombozytenaggregation* oder *verringerte Blutrheologie* eine präventive Bedeutung zukommen. Daher überrascht nicht, daß in der alten BRD Knoblauchpräparate etwa 60 % des Gesamtumsatzes an «Geriatrika» ausmachen.

#### Therapeutische Studien: Übersicht

Die bisher gesicherten Daten über die Beeinflussung von atherogenen Faktoren sind in einem Symposiumsbericht (Berlin 1991) zusammengestellt:

- In plazebokontrollierten Doppelblindstudien konnte bei Verabreichung von 200 bzw. 300 mg Knoblauchpulver 3 × täglich nach 4 bzw. 12 Wochen eine Senkung des Blutdrucks, des Gesamtcholesterins und des Triglyzeridspiegels gemessen werden.
- In plazebokontrollierten Studien wurde bei einem größeren Patientengut mit überstandenem Herzinfarkt durch 3jährige Knoblauchtherapie (0,1 mg Knoblauchölextrakt/kg/Tag) eine signifikante Senkung der Reinfarktquote und Morbidität erreicht.
- In einer ebenfalls plazebokontrollierten Doppelblindstudie konnte bei Probanden mit eingeschränkter Fließfähigkeit des Blutes im Akutversuch 5 Stunden nach Gabe von 1,2 g Knoblauchpulver eine signifikante Abnahme des Hämatokrit und der Plasmaviskosität gemessen werden.

### 11.3.2.7 Phytopräparate

#### Ginseng-Präparate

Z. B. Ginsana Ginseng Kapseln u. Tonic Liquidum,
Ginseng Kneipp-Drag.,
Kneipp Ginseng Tonic,
Ardey aktiv Pastillen,
Geriatric Pharmaton (Extr. Ginseng + Vitamine + Mineralstoffe)
u. a. Kombinationspräparate.

#### Eleutherococcus-Präparate

Eleu-Kokk-M (Thomae),
Vital-Kapseln ratiopharm,
Vital-Saft ratiopharm

#### Silymarin-Präparate

Z. B. Legalon 70 Drg. u. Liquidum,
Silibene 140-Tabl.,
durasilymarin Kaps.,
Silymarin 70 «Ziethen»-Kaps.
Silimarit,
Ardehepan N,
Hegrimarin u. a.
(siehe Kapitel Lebererkrankungen S. 146)

#### Ginkgo-Präparate

Z. B. Tebonin forte,
Rökan,
Kaveri u. a. (siehe auch S. 55)

#### Knoblauchpräparate (Mono- und Kombinations-Präparate)

Z. B. Kwai,
Carisano,
Sapec,
Sanhelios Knoblauch Kapseln,
Vitagutt Knoblauch 300 Kaps.
(siehe Kapitel 3, S. 72).

# 11.4 Homöopathie bei Schwäche- und Erschöpfungszuständen, Alterskrankheiten

Die homöopathische Behandlung von Schwäche- und Erschöpfungszuständen orientiert sich insbesondere an der Ursache. Demnach kann eine orientierende Einteilung und die Anwendung homöopathischer Arzneimittel wesentlich beeinflussende Unterscheidung in ein physisches Trauma (Erkrankung, Operation) und ein psychisches Trauma (Streß) vorgenommen werden. Zur Behandlung der Folgezustände insbesondere von Operationen und Verletzungen sind die im Kapitel Traumatologie genannten Homöopathika zu berücksichtigen (Kap. 14).

**Schwäche- und Erschöpfungszustände** infolge von psychischen Ereignissen sind eine wichtige Domäne für *Konstitutionsmittel*. In der Homöopathie spricht man von den «Folgen von Kummer, Sorge, Aufregung». Diese Ätiologie weist in vielen Fällen auf personotrope Mittel hin, die allerdings erst durch die umfassende homöopathische Anamnese herausgearbeitet und präzisiert werden müssen. Das indizierte Homöopathikum wird zumeist als Hochpotenz mit einer Einmalgabe appliziert.
Unabhängig davon werden bei diesen Krankheitsbildern die Syndrome «Schwäche und Erschöpfung» häufig wiedergefunden. Neben *pflanzlichen* Homöopathika finden insbesondere *mineralische Arzneimittel* («Säuremittel») Verwendung. Gleiches gilt für *Phosphorus* und seine verschiedenen in der Homöopathie verwendeten Verbindungen.

Störungen und Beschwerden als **Folge des Alterungsprozesses** wie auch **alterstypische Krankheiten** werden nach in der Homöopathie üblichen Kriterien behandelt, d.h. es kommen differentialtherapeutisch jene Homöopathika in Betracht, die aufgrund der *Organo- oder Personotropie* indiziert sind, also unabhängig des Alters eingesetzt werden. Allerdings gibt es einige Homöopathika, die aufgrund ihres Wirkungsprofiles beim alten Menschen häufiger indiziert sind (s. u.).
Die bekannten Phytotherapeutika wie Knoblauch, Ginseng, Eleuterokokkus haben homöotherapeutisch nur wenig Bedeutung; ihre Anwendung zumeist in homöopathischen Kombinationspräparaten dürfte überwiegend im Sinne einer Low-dose-Phytotherapie erfolgen. Ähnliches gilt für die gelegentlich als Einzelmittel eingesetzten Stoffe Ginkgo biloba oder Damiana. Demgegenüber finden Strychnos nux vomica und Strychnos ignatii als Konstitutionsmittel breite Anwendung.

Die häufige Erwähnung aphrodisierender Eigenschaften von Homöopathika wird einer kritischen Nachprüfung nicht mehr standhalten können, da diese Effekte auf Reiz- und Hyperämiewirkung beruhen, wie sie bei genügend hoher Dosierung substanzspezifisch zu beobachten sind (z.B. Cantharis).

## 11.4.1 Schwäche und Erschöpfungszustände

### Pflanzliche Homöopathika

**Artemisia abrotanum (Abrotanum) D3, Dil.**
Appetitlosigkeit bei allgemeiner Schwäche, insbesondere auch bei Kindern in der Rekonvaleszenzphase.

**Anamirta cocculus (Cocculus) D12, Dil.**
Schwächezustände und Erschöpfung als Folge von Zeitverschiebung, Schichtwechsel etc.

**Cinchona succirubra (China) D6, Dil.**
Schwäche und Erschöpfung nach Blut- und Sekretverlusten (Operation; Enteritis) mit vegetativer Begleitsymptomatik wie Schwindel, Schweiß, Übelkeit.

**Okoubaka D3, Tbl.**
Verzögerte Rekonvaleszenz mit Schwächezuständen nach fieberhaften Infekten, insbesondere nach gastro-intestinalen Infekten sowie nach Infektionskrankheiten im Kindesalter.

**Strychnos ignatii (Ignatia) D12, Dil.**
Somatische Beschwerden (Herzsymptomatik, Magen-Darm-Beschwerden) als Folgezustand psychischer Traumen.

### Mineralische Homöopathika

**Acidum phosphoricum D6, Dil.**
Körperliche und geistige Erschöpfungszustände.

**Calcium phosporicum D12, Tbl.**
Erschöpfung durch geistige Überanstrengung.

**Chininum arsenicosum D6, Tbl.**
Schwächezustände.

**Kalium phosphoricum D6, Tbl.**
Erschöpfungszustände infolge geistiger Überarbeitung.

**Phosphorus D12, Dil.**
Erschöpfungszustände, auch als Folge von Infektionskrankheiten.

## 11.4.2 Alterskrankheiten

### Pflanzliche Homöopathika

**Arnica montana D12, Dil.**
Herz- und Kreislauf-Symptomatik mit Hypertonus; Zustand nach Apoplex.

**Conium maculatum D12, Dil.**
Psychisches und physisches Beschwerdebild des alternden Menschen.

**Datura stramonium (Stramonium) D12, Dil.**
Erregungszustände, Verwirrtheit, unmotiviertes Verhalten; Vigilanzstörungen.

**Hyoscyamus niger D12, Dil.**
Psychische Zustände, auch als Folge von Apoplex.

### Mineralische Homöopathika

**Aurum metallicum D12, Tbl.**
Altersbeschwerden mit Depressionen.

**Barium carbonicum D12, Tbl.**
Altersbeschwerden mit Herz-Kreislauf-Symptomatik.

**Plumbum metallicum D12, Tbl.**
Altersbeschwerden mit Depressionen.

## Literatur

### Allopathie

#### Allgemeines

Brekhman, I.: Man and Biologically Active Substances. The Effect od Drugs, Diet, and Pollution on Health. Pergamon Press, Oxford–New York, Frankfurt (1980).

Coper, H., Schulze, G.: Pharmakotherapie im Alter. Urban & Schwarzenberg, München–Wien–Baltimore (1980).

Estler, C. J.: Arzneimittel im Alter. Grundlagen für die Arzneimitteltherapie, Wissenschaftliche Verlagsges., Stuttgart (1987).

Franke, H.: Gerotherapie. G. Fischer, Stuttgart–New York (1983).

Hofecker, G.: Physiologie und Pathophysiologie des Alterns. Öster. Apoth. Z. **41**: 443–450 (1987).

Lang, E.: Geriatrie, Grundlagen für die Praxis. G. Fischer, Stuttgart (1981).

Platt, D.: Handbuch der Gerontologie. G. Fischer, Stuttgart–New York (1983).

Platt, D.: Besonderheiten der medikamentösen Behandlung im Alter. Pharmazie in unserer Zeit **20**: 32–36 (1991).

Rowe, I. W.: Physiological changes with age and their clinical relevance. In: Butler, R. N. u. Bearn, A. G. (eds.): The Aging Process: Therapeutic Implications, pp. 41–52. Raven Press, New York (1984).

Schole, J., Harisch, G., Sallmann, H.-P.: Belastung, Ernährung und Resistenz, S. 29. Parey, Hamburg–Berlin (1978).

Schole, J.: In: Carr, C. J., Jokl, E. (eds): Enhancers of Performance and Endurance, p. 236. Lawrence Erlbaum Publ., Hillsdale, London 1986.

Seyle, H.: The general adaptation syndrome on the disease of adaptation. J. clin. Endocrinol. **6**: 117–130 (1946).

Sprecher, E.: Pflanzliche Geriatrika. Dtsch. Apoth. Z. **128**: 2597–2605 (1988a).

Sprecher, E.: Pflanzliche Geriatrika. Z. Phytother. **9**: 40–52 (1988b).

Trunzler, L.: Phytopharmaka in der Geriatrie. Ärztezeitschr. Naturheilverf. 2/87, **28**, 85–99 (1987).

Wichtl, M.: Pflanzliche Geriatrika. Dtsch. Apoth. Z. **132**: 1569–1576 (1992).

#### Ginseng, Eleutherococcus und andere Drogen

Bastian, H. P., Müller, I.: Yohimbin bei erektiler Dysfunktion. Therapiewoche **41**: 603–606 (1991).

Bettermann, A. A.: Möglichkeiten der Behandlung psychosomatischer Erkrankungen mit einem Ginseng-Präparat. Dtsch. Apotheker **34**: 453–458 (1982).

Bohn, B., Nebe, C. T., Birr, C.: Flow-cytometric studies with Eleutherococcus senticosus extract as an immunomodulatory agent. Arzneimittel-Forsch. (Drug Res.) **37**: 1193–1196 (1987).

Brekhman, I. I., Dardymov, I. V.: New substances of plant origin which increase nonspecific resistance. Ann. Rev. Pharmacol. **9**: 410 (1969).

Dörling, E., Kirchdorfer, A. M.: Ginseng macht wieder fit (Doppelblindstudie). Ärztl. Praxis **41**: 1867–1869 (1990).

Fang, J. N., Proksch, A., Wagner, H.: Immunological active polysaccharides of Eleutherococcus sent. Phytochemistry **24**: 2719 (1985).

Farnsworth, N. F., Kinghorn, A. D., Soejarto, D. D., Waller, D. P.: Siberian ginseng (Eleutherococcus senticosus): Current status as an adaptogen. In: Wagner, H., Hikino, H., Farnsworth, N. R., (eds.): Economic and Medicinal Plant Research, Vol. I, S. 155. Academic Press, London–New York–Tokyo (1985).

Forgo, I., Kirchdorfer, A. M.: Zur Frage der Beeinflussung des Leistungsvermögens durch biologisch wirksame Substanzen bei Spitzensportlern. Ärztl. Praxis **33**: 1784–1786 (1980).

Kaemmerer, K., Fink, J.: Untersuchungen von Eleutherococcus-Extrakt auf trophanabole Wirkungen bei Ratten. Prakt. Tierarzt **61**: 748–753 (1980).

Kübler, K.: Neue Aspekte bei der Wirkung von Heilpflanzen unter besonderer Berücksichtigung der Ginseng-Therapie. Erfahrungsheilk. **28**: 1014–1016 (1979).

Pearce, P. T., Zois, I., Wynne, K. N., Fulder, I. W.: Panax ginseng and Eleutherococcus senticosus extracts – in vitro studies on binding to steroid receptors. Endoc. japon. **29**(5), 567–573 (1982).

Proceedings of the 5th Int. Ginseng Symposium Aug. 29–Sept. 1. 1988 Seoul, Korea, Korea Ginseng & Tobacco Research Institute.

Riley, A. J., Goodman, R. E., Kellett, J. M. et al.: Double-blind trial of yohimbine hydrochloride in the treatment of erection inadequacy. Sex. Mat. Ther. **4**: 17–26 (1989).

Seshadri, T., Campisi, I.: Regression of c-fos transcription and an altered genetic program in senescent human fibroblasts. Science **24**: 205–208 (1990).

Shibata, S., Tanaka, O., Shuji, J., Saito, H.: Chemistry and pharmacology of Panax. In: Wagner, H., Hikino, H., Farnsworth, N. (eds.): Economic and Medicinal Plant Research, Vol. I. p. 217. Academic Press, London–New York–Sydney–Tokyo (1985).

Siegl, R. K.: Ginseng and the high blood pressure. J. Amer. Med. Assoc. **243**: 32 (1980).

Siegl, Ch., Siegl, H. J.: Die mögliche Revision von Einbußen an psychischen Fähigkeiten im höheren Alter, eine Doppelblindstudie mit Kumsan Ginseng. Therapiewoche **29**: 4206–4216 (1979).

Sonnenborn, U., Proppert, Y.: Ginseng (Panax ginseng C. A. Meyer). Z. Phytother. **11**: 35–49 (1990).

Sprecher, E.: Problematik moderner Drogen: Ginseng, Taigawurzel, Teufelskralle, In: Schriftenreihe der Bundesapothekerkammer, Bd. V, Meran (1977).

Tyler, V. E.: The honest herbal. A sensible guide to the use of herbs and related remedies. Stickley Comp. Washington–Philadelphia (1982).

Wagner, H., Nörr, H., Winterhoff, H.: Drogen mit Adaptogenwirkung zur Stärkung der Widerstandskräfte. Z. Phytother. **13**: 42–54 (1992).

Winterhoff, H., Gumbinger, H. G., Vahlensieck, U., Streuer, M., Nörr, H., Wagner, H.: Effects of *Eleutherococcus senticosus* on the pituitary-adrenal system of rats. Pharm. Pharmacol. Lett. **3**: 95–98 (1993a)

Winterhoff, H., Meisel, M. L., Vahlensieck, U., Nörr, H., Wagner, H.: Interference of *Eleutherococcus senticosus* extract with LHRH and LH stimulation ("in vitro"). Pharm. Pharmacol. Lett. **3**: 99–102 (1993b).

## Ginkgo

Krieglstein, J., Oberpichler, A.: Ginkgo biloba und Hirnleistungen. Pharm. Z. **134**: 2279–2289 (1989).

Schilcher, H.: Ginkgo biloba L., Untersuchungen zur Qualität, Wirkung und Wirksamkeit mit Unbedenklichkeit. Z. Phytother. **9**: 119–127 (1988).

## Knoblauch

II. Int. Garlic Symposium: Pharmacy, Pharmacology and Clinical Application of Allium sativum. Med. Welt, Sonderheft, Juli 1991.

## Homöopathie

Dorcsi, M.: Stufenplan und Ausbildungsprogramm in der Homöopathie. Haug, Heidelberg (1977).

Gawlik, W.: Homöopathie und konventionelle Therapie. Hippokrates 2. Aufl., Stuttgart (1992).

Wiesenauer, M.: Pädiatrische Praxis der Homöopathie. 2. Aufl. Hippokrates, Stuttgart (1993).

# 12 Gynäkologische Erkrankungen

Hauptanwendungsgebiete für Phytopharmaka:

Keine Indikationen:
Fehlbildungen der Genitalorgane
Sterilität
Gutartige Tumore (Polypen, Myome, Ovarialzysten)
Bösartige Tumore
Geschlechtskrankheiten

## 12.1 Menstruationsstörungen

### 12.1.1 Wirkstoffgruppen

Die für die Behandlung zur Verfügung stehenden Drogenpräparate besitzen die Wirkqualität von **Antidysmenorrhoika** und/oder **Emmenagoga**. Da den Menstruationsstörungen sehr häufig eine hormonelle Insuffizienz oder endokrine Fehlfunktionen zugrunde liegen, ist verständlich, weshalb zahlreiche Präparate auch **hormomimetische**, d.h. hormonregulativ wirkende Wirkkomponenten enthalten. Hier ergeben sich Überlappungen mit dem klimakterischen Syndrom.

### 12.1.2 Drogen und Präparategruppen

#### 12.1.2.1 Antidysmenorrhoika (Tab. 12.1)

Hierunter faßt man Arzneimittel zusammen, die in der Absicht gegeben werden, Regelschmerzen ohne organische Ursache zu lindern. Es handelt sich primär um *spasmolytisch, analgetisch, adstringierend* oder *blutstillend* wirkende Präparate (Tab. 12.1).

#### 12.1.2.2 Emmenagoga (Tab. 12.2)

Hierunter versteht man Mittel, die die Menstruation auslösen oder verstärken, d.h. Hauptindikationen sind die sekundäre Amenorrhöe und Oligomenorrhoe. Die emmenagoge Wirkung kann durch *direkte oder indirekte Stimulierung des Uterus* ausgelöst werden.

Von beiden Präparatetypen werden heute praktisch nur die indirekt wirkenden Reizmittel und hier in erster Linie die Hautreizmittel in Form von Bädern oder Kataplasmen angewendet. Sie wirken stark hyperämisierend und regen dadurch die Ovarialfunktion und Menstruation an.

Vorsicht ist geboten bei den innerlich anzuwendenden Reizmitteln, da diese z.B. bei nicht erkannter !

**Tab. 12.1:** Pflanzliche Antidysmenorrhoika und ihre pharmakologischen Hauptwirkungen.

| | Pflanze/Droge | Beschriebene pharmakologische Wirkung |
|---|---|---|
| M | *Chamomilla recutita (Kamillenblüten)* DAB 10, ÖAB, Helv VII | Spasmolytisch, antiphlogistisch |
| M | *Achillea millefolium (Schafgarbenkraut)* ÖAB, Helv VII | Spasmolytisch, adstringierend, antibakteriell |
| | *Viburnum prunifolium (Amerikanische Schneeballrinde)* | Schwach spasmolytisch u. sedierend |
| M | *Potentilla anserina (Gänsefingerkraut)* | Schwach adstringierend u. blutstillend |
| M | *Ruta graveolens (Rautenkraut)* | Spasmolytisch u. blutstillend |
| M | *Alchemilla vulgaris (Frauenmantelkraut)* | Spasmolytisch, adstringierend |
| M | *Capsella Bursae pastoris (Hirtentäschchenkraut)* | Blutstillend |
| M | *Chelidonium majus (Schöllkraut)* DAB 10 | Spasmolytisch, analgetisch |
| M | *Atropa belladonna (Tollkirschblätter + Wurzel)* DAB 10, ÖAB, Helv VII | Spasmolytisch, analgetisch |
| | *Hyoscyamus niger (Bilsenkraut)* DAB 10, ÖAB, Helv VII | Spasmolytisch, analgetisch |
| M | *Cimifuga racemosa (Nordamerikanisches Wanzenkraut-Rhizom)* | Hormomimetisch (östrogenartige Wirkung) |
| M | *Vitex agnus-castus (Mönchspfeffer oder Keuschlamm-Früchte)* | Hormomimetisch (schwache Corpus luteum ähnliche Wirkung) |

**Tab. 12.2:** Pflanzliche Emmenagoga.

| Direkt wirkende | Indirekt wirkende Hautreizmittel |
|---|---|
| – Mutterkornalkaloide | – Ätherischöle (z.B. Öle von Thuja occ., Juniperus sabina, Myristica fragrans, Cinnamomum ceylan., Petrosilinum sativum, Chamomilla romana, Tanacetum vulg.) |
| – Chinin | |
| – Morphin | |
| **Indirekt wirkende innerliche Reizmittel** | – Moorsitzbäder |
| | – Heißes Senfbad |
| – Abführdrogen (z.B. Aloe, Senna Fol., Rizinusöl) | – Heiße Kataplasmen auf Abdominalgegend |
| – Drastika (Herba Gratiolae, Radix Bryoniae, Fructus Colocynthidis) | – Fußbäder |

Nach Hänsel, 1984.

Schwangerschaft bei zu hoher Dosierung zum Abort führen können.

Bei hormoneller Dysfunktion ist wieder die Kombination mit hormomimetisch wirkenden Drogen angezeigt (Tab. 12.2).

Heute haben die synthetischen Östrogene und Gestagene die pflanzlichen Emmenagoga stark zurückgedrängt.

### 12.1.2.3 Phytopräparate

#### Antidysmenorroika

*Präparate*
Z. B. Femisana (forte),
Castufemin,
Cefadian u. Natudolor (Herba Anserinae-Extr.),
Styptysat Bürger (Herba Caps. burs. past.-Extr.)
Siehe auch Homöopathika S. 317.
*Balneotherapie* (Sole- und Moorbäder) siehe S. 383.

**Teerezepturen zur Regelung und zur Förderung der Monatsblutungen**
1. Rp:
Herba Rutae grav.
Flos Chamomillae romanae        aa 20,0
Fol. Sennae
Fol. Melissae                   aa 30,0

2. Rp:
(Spezies gynaecologia «Martin», Erg. B. 6)
Cortex Frangulae
Herba Millefolii
Fol. Sennae
Rhiz. Graminis                  aa 25,0

3. Rp:
Herba Gratiolae
Fol. Sennae
Fruct. Foeniculi                aa 25,0

4. Rp:
Herba Rutae grav.
Flos Chamomillae rom.           aa 20,0
Fol. Rosmarini
Fol. Melissae aa 30,0

#### Anwendungsempfehlung

Zur Regelung der Monatsblutung wird jeweils früh und abends 1 Tasse getrunken, zur Förderung der Monatsblutung werden 2 Tassen täglich 8 Tage vor Eintritt der Regel getrunken.

## 12.2 Praemenstruelles Syndrom, Klimakterisches Syndrom

### 12.2.1 Pathophysiologie und therapeutische Möglichkeiten

Aus didaktischen Gründen wird die Phytotherapie des praemenstruellen Syndroms und des klimakterischen Syndroms in einem Kapitel zusammengefaßt.

Das *praemenstruelle Syndrom* (PMS) tritt einige Tage vor Eintritt der Periodenblutung mit psychischen und somatischen Symptomen auf, die sich in Angst, Gereiztheit, Stimmungsschwankungen, Schlaflosigkeit, Kopfschmerzen, Spannungsgefühl der Brüste, geblähtem Abdomen und Ödemen in den Beinen äußern können. Die Symptomatik resultiert aus einem relativ erhöhten Östrogenspiegel bei relativ erniedrigten Progesteronwerten in diesem Zyklusabschnitt, wobei eine ausgeprägte psychosomatische Komponente eine wichtige Rolle spielt. Insofern wird eine Progesteronsubstitution beim PMS eher zurückhaltend bewertet.

Unter dem *klimakterischen Syndrom* versteht man Beschwerden, die bei der Frau nach dem 45. Lebensjahr durch das Erlöschen der Ovarialfunktion und die dadurch verminderte Östrogen- und Gestagen-Produktion und gleichzeitig *vermehrte Sekretion gonadotroper Hormone* auftreten. Dabei nimmt das follikelstimulierende Hormon (FSH) wesentlich stärker zu als das luteinisierende Hormon (LH), so daß eine Umkehrung der Relation dieser beiden Gonadotropinhormone eintritt. Außerdem nimmt die extraglanduläre Östronsynthese aus androgenen Vorstufen des Ovars und der Nebennierenrinde zu.

Die klimakterischen Ausfallserscheinungen stellen ein **Syndrom-Trias** dar, das sich in vegetativ-endokrinen, metabolisch funktionellen und endokrinen psychischen Beschwerden äußern kann. (Abb. 12.1). Die häufigsten Beschwerden sind *Poly-* und *Oligomenorrhöen, dysfunktionelle Blutungen, Hitzewallungen, Schweißausbrüche, Schlafstörungen* und *Depressionen.*

Da man inzwischen Östrogenrezeptoren auf Osteoblasten nachgewiesen hat, ist anzunehmen, daß auch die bei älteren Frauen häufig auftretende *Osteoporose* ursächlich mit dem Abfall der glandulären Östrogen-Produktion verknüpft ist.

Die heute in der Menopause am häufigsten verwendete **Therapie** ist die Substitution mit *Östrogen-Einzelpräparaten* oder *Östrogen-Gestagen-Kombinationspräparaten.*

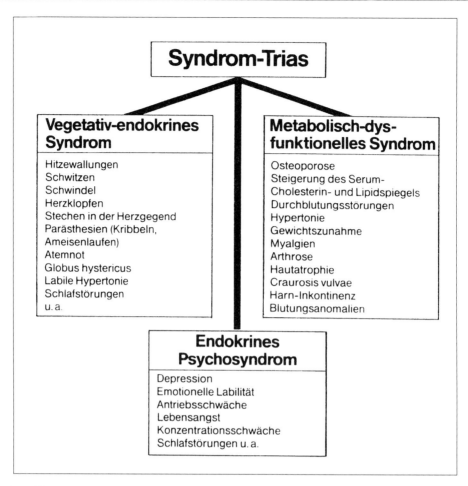

**Abb. 12.1:** Klimakterisches Syndrom Trias (nach Stein-Kreidelmeyer, M., 1986).

**Tab. 12.3:** Drogen zur Behandlung des klimakterischen Syndroms mit ihren Hauptwirkungen.

| | Pflanze/Droge | Beschriebene Wirkung |
|---|---|---|
| M | *Vitex agnus castus* (Mönchspfeffer- oder (Keuschlamm) -Früchte | Hormomimetisch (siehe S. 309) |
| M | *Cimifuga racemosa (Trauben-silberkerze) Nordamerikanisches* Wanzenkraut-Rhizom | Hormomimetisch (siehe S. 311) |
| M | *Rheum rhaponticum Mönchsrhabarber-Wurzel* | Hormomimetisch (schwach östrogene Wirkung) |
| M | *Piper methysticum Kawa Wurzel* | spasmolytisch, muskelrelaxierend, sedierend |
| M | *Hypericum perforatum Johanniskraut* | Sedierend, antidepressiv, anxiolytisch |
| M | *Panax Ginseng* Ginsengwurzel DAB 10, ÖAB | Tonisierend |
| M | *Eleutherococcus (Acantho-panax) senticosus Eleutherokokkwurzel* | Adaptogen, immunstimulierend |

Phytotherapeutisch stehen nur wenige Drogen bzw. Präparate zur Verfügung (Tab. 12.3). Ihre Wirkung ist als *hormomimetisch* zu verstehen. Diese Drogen wirken aufgrund von bisher noch weitgehend unbekannten «Pflanzenhormonen» *hormonähnlich, aber nicht substituierend.*

Die psychischen Begleiterscheinungen können mit pflanzlichen Tonika oder Sedativa behandelt werden (siehe hierzu S. 226 u. 300).

## 12.2.2 Drogen- und Präparategruppen
(siehe Tab. 12.3)

### 12.2.2.1 Agni casti fructus
(Mönchspfefferfrüchte)    M
Vitex agnus castus

Der Extrakt der Früchte wird aus den pfefferartig schmeckenden viersämigen Steinbeeren eines im Mittelmeergebiet und in Vorder- bzw. Zentralasien wachsenden Strauches (Vitex agnus castus) gewonnen.

In der Antike wurde die Pflanze als Heilmittel bei Erkrankungen der Gebärmutter und im Mittelalter als Galaktagogum, Emmenogogum und Aphrodisiakum verwendet.

### Chemie

*Monoterpen-Glykoside (Iridoide)* (z.B. Aucubin, Agnusid und Eurostosid), Flavon-Verbindungen (z.B. Casticin, Isovitexin, Orientin) und *ätherisches Öl* (z.B. Cineol, Pinen u.a.). Östrogene z.B. Östron oder Östradiol wurden nicht nachgewiesen. Statt dessen enthält die Droge ein bisher noch nicht identifiziertes, wasserlösliches, *Prolaktin inhibierendes Wirkprinzip* (Jarry et al., 1991).

### Pharmakologie

Aus den früher durchgeführten pharmakologischen Untersuchungen (Bautze, 1953; Probst u. Roth, 1954; Haller, 1961, 1962) und den Beobachtungen am Menschen (Probst u. Roth, 1954; Roth, 1956; Amann, 1987) wurde geschlossen, daß der Vitex-agnus-castus-Extrakt einen direkten hypophysären Angriff besitzt. Es wurde angenommen, daß eine Hemmung des follikelstimulierenden Hormons des Hypophysenvorderlappens (FSH) und eine Stimulation des Luteinisierungshormons (LH) sowie des luteotropen Hormons (LTH) stattfinden (siehe Abb. 12.2) (Amann, 1988; Kartnig, 1986; Winterhoff, 1987).

Neuere Untersuchungen an Ratten durch Jarry et al. (1991) und Winterhoff et al. (1991) haben aber ergeben, daß der Vitex-agnus-castus-Extrakt die Prolactinsekretion aus der Hypophyse inhibiert, so daß eine *dopaminagonistische, durch Haloperidol*

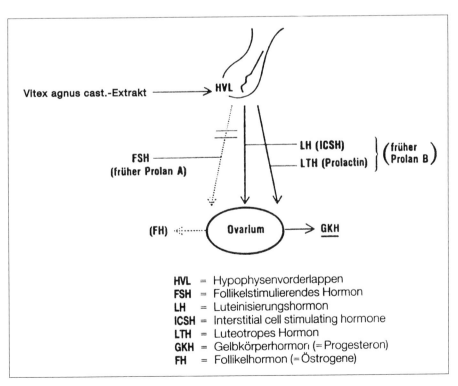

**Abb. 12.2:** Angenommene Wirkweise von Vitex agnus-castus-Extrakten.

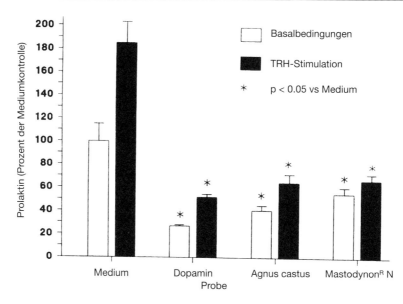

**Abb. 12.3:** Einfluß von Vitex-agnus-castus-Extrakte-haltigen Präparaten auf die in-vitro-Prolaktin-Sekretion. Wirkung einer Mastodynon N-Präparation (Homöopathisches Präparat, das neben *Agnus castus* D1 noch 5 weitere Pflanzenextrakte [D2–D6] enthält [siehe S. 320], einer wäßrigen Aufarbeitung einer *Agnus-castus*-Urtinktur und von Dopamin auf die basale und TRH-stimulierte Prolaktinsekretion von Ratten-Hypophysenzellen in vitro. Die Endkonzentrationen im Kulturansatz betrugen $10^{-4}$ M Dopamin, $2 \times 10^{-5}$ M TRH und 3,3 mg gelöste Stoffe/ml für die Mastodynon N-Zubereitung und den *Agnus castus*-Extrakt (Mittelwerte + SEM) (Jarry et al., 1991).

*antagonisierbare, Wirkung* resultiert (siehe Abb. 12.3). Die Wirkung wäre so mit der von *Bromocriptin vergleichbar*. Hiermit im Widerspruch stehen klinische Befunde über eine Verbesserung der Stilleistung beim Menschen.

## Klinik

**Indikationen.** Bei allen Symptomen und Krankheitserscheinungen, die mit einem Überwiegen der Östrogene oder einer Gelbkörperhormon-Insuffizienz verursacht werden, z.B. bei Polymenarrhoe, Hypermenorrhoe, Amenorrhoe, prämenstruellem Syndrom, Ovarialinsuffizienz, Infertilität, glandulär-zystischer Hyperplasie, Pubertätsgynäkomastie, Akne vulgaris und Endometriose.

**Therapie.** Die Vitex-agnus-castus-Extrakt-Präparate werden normalerweise 1 × 1 Tablette oder 40 Tropfen/Tag gegeben. Die Präparate besitzen keine Sofortwirkung, sondern müssen über Wochen, bis zu 6 Monaten, gegeben werden. Die Menstruation ist keine Kontraindikation.
Es existieren zahlreiche Erfahrungsberichte und klinische Studien vor allem bei den Indikationen prämenstruell auftretender Beschwerden, bei Amenorrhoe, funktioneller Sterilität sowie bei Akne (siehe Amann, 1979, 1987, 1988).

## Therapiestudie

**Indikationen.** Corpus-luteum-Insuffizienz, prämenstruelles Syndrom, klimakterische Beschwerden.

**Phytopräparat.** Alkoholische Vitex-agnus-castus-Früchte-Tinktur (1:5).

**Studienart.** Multizentrische Untersuchung bei 314 niedergelassenen Gynäkologen mit 1592 Patientinnen.

**Behandlungsart.** 1 × 40 Tropfen/Tag mit einer Therapiedauer von 1 bis 192 Monaten mit einem Mittelwert von 5,9 ± 10 Monaten. 501 (31,5 %) der Patientinnen waren vorbehandelt (Sexualhormone, Spasmolytika, Analgetika), 173 Patientinnen (10,9 %) gaben Begleittherapien (z.B. Antibiotika, Antimykotika, Antihypertonika) an.

**Prüfkriterien.** Es erfolgte eine Protokollierung des Therapieerfolges sowie von Art, Dauer und Schweregrad eventueller Nebenwirkungen durch den Arzt und die Patientin.

**Ergebnis und Bewertung.** Aus den Bewertungen der Präparatewirkung durch die Patientinnen und den Arzt wird deutlich, daß die Besserung

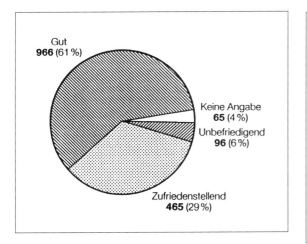

**Abb. 12.4:** Bewertung der Wirksamkeit eines Vitex-agnus-castus-Extrakt-Präparates durch Patientinnen. (Propping et al. 1991)

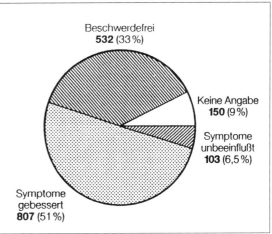

**Abb. 12.5:** Bewertung der Wirksamkeit eines Vitex-agnus-castus-Extrakt-Präparates durch den Arzt. (Propping et al. 1991)

der Symptome bzw. gute Ergebnisse zwischen 50 und 60 % lagen. Beschwerdefreiheit wurde bei 33 % der Patientinnen erreicht. Die Nebenwirkungsrate lag bei nur 2,4 %. In der Untergruppe der Patientinnen mit unerfülltem Kinderwunsch kam es bei 56 der 145 Patientinnen, d. h. in 38,6 % der Fälle unter der Therapie zu einer Schwangerschaft. (Abb. 12.4, 12.5) (Propping et al., 1991).

### 12.2.2.2 Cimicifugae racemosae rhizoma (radix)   M (Traubensilberkerzen-Wurzelstock)
Cimicifuga (Actea) racemosa

Die im östlichen Teil Nordamerikas beheimatete Pflanze wurde von den Indianern gegen die Folgen von Schlangenbissen und zur Geburtshilfe verwendet. Im 19. Jahrhundert galt sie als Mittel gegen fieberhaften Rheumatismus. Ihr Anwendung in der Gynäkologie verdankt sie der Arzneimittelprüfung in der Homöopathie.

### Chemie

Saponinartige *Triterpenglykoside* (z. B. Actein) vom Cycloartenoltyp, außerdem das *Isoflavon* **Farmononetin** (Abb. 12.6).

### Pharmakologie

Wie bei Vitex agnus castus vermutet man bei Cimicifuga aufgrund von tierexperimentellen Arbeiten den Angriffspunkt im Regelkreis *Hypothalamus-*

**Abb. 12.6:** Hauptinhaltsstoffe von Cimicifuga racemosa (Wanzenkraut).

*Hypophyse-Ovar.* Die endokrine Wirksamkeit des Monoextraktes scheint hier in einer selektiven Reduktion der Serumkonzentration des Hypophysenhormons LH zu bestehen (Jarry u. Harnischfeger, 1985).

Für das Isoflavon *Formononetin* wurde im Östrogenrezeptor-Test nachgewiesen, daß es zwar ähnlich dem Östradiol Bindungsaffinität zu dem spezifischen Rezeptorprotein besitzt, daß es selbst aber keinen LH-supprimierenden Effekt besitzt. Der FSH- und Prolaktin-Serumspiegel wird nicht beeinflußt (Jarry et al., 1985). In anderen tierexperimentellen Untersuchungen an Ratten wurde eine Vaskulisierung der Unterleibsorgane, eine Stimulierung der Ovartätigkeit und der Östruseintritt nach Cimicifuga-Gaben festgestellt. In einer neuen Studie an ovarektomierten Ratten konnte gezeigt werden, daß eine Fraktion des Cimicifuga-Extraktes die LH-Sekretion ähnlich wie Östradiol reduziert (Düker et al., 1991).

**Indikationen.** Cimicifuga-Extrakt-Präparate eignen sich aufgrund der zahlreichen durchgeführten Patientenstudien bevorzugt zur Behandlung folgender Beschwerdebilder:

- Klimakterische Beschwerden bei zunehmender Ovarialinsuffizienz (z.B. Schweißausbrüche),
- Prämenstruelle neurovegetative und psychische Störungen (z.B. Schlafstörungen, Depressionen),
- Juvenile Regelstörungen (Pethö, 1987; Warnecke, 1985).

### Therapie-Studien: Übersicht

- In einer Studie durchgeführt mit einem Cimicifuga-Extrakt an 110 Frauen in der Menopause konnte gezeigt werden, daß nach 8wöchiger Behandlung mit dem Cimicifuga-Extrakt der LH- aber nicht der FSH-Spiegel signifikant gesenkt wurde (Düker et al., 1991).
- In einem Doppelblindversuch, durchgeführt an Frauen im Klimakterium, gegen Plazebo und eine «Östrogen-Gruppe» zeigte sich, daß durch eine 12wöchige Behandlung der Proliferationsgrad im Sinne einer östrogenen Stimulation deutlich verändert war (Stoll, 1987). Cimicifuga hat eine starke psychische Komponente. Als Wirksamkeitsparameter wurden der Kuppermann-Index (vegetative Beschwerden), die Hamaskal- (psychische Symptomatik) und die Hamilton-Angst-Skala verwendet (Stoll, 1987).

### 12.2.2.3 Rhei rhapontici radix (Rhapontik-, Mönchs- oder Pontischer Rhabarber)

Die Droge stammt von dem mit dem *offizinellen Rhabarber* (Rheum officinale und Rh. palmatum) verwandten *Rhapontik-Rhabarber*. Sie enthält zwar auch abführend wirkende Anthrachinonglykoside, unterscheidet sich aber von der offiziellen Droge durch den zusätzlichen Gehalt an **Rhapontizin** (Rhaponticosid, ca. 5%) (Abb. 12.7), einem *Stilbenglykosid*. Dieses ähnelt im Aufbau dem synthetischen Diäthylstilböstrol (Cyren A). Im Vergleich dazu besitzt Rhapontizin nur eine geringe Wirksamkeit (cave: Endometrium-Hyperplasie).

Das einzige existierende Phytopräparat ist das Phytoestrol, das neben Rhapontik-Trockenextrakt noch Hopfenextrakt enthält. Dem Hopfen wird neben seiner bekannten sedativen Wirkung auch eine östrogene Wirkung zugeschrieben, was aber nicht belegt ist.

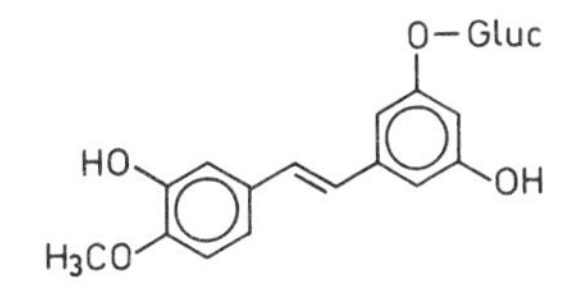

**Abb. 12.7:** Rhapontizin, das östrogene Wirkprinzip von Rheum rhaponticum.

**Indikationen.** Klimakterische Beschwerden, primäre und sekundäre Amenorrhoe, Endometritis.

### 12.2.2.4 Strychni nuci vom. semen (Strychnossamen)

*Allopathisch* in kleinen Dosen nur in Form des isolierten reinen Strychninnitrats, *homöopathisch* in Form von Nux vomica als D4–D6 zur Behandlung von Libidostörungen und vegetativen Dystoniezuständen im Klimakterium.

Strychnin stimuliert auf nervösem Wege durch Steigerung der Reflexerregbarkeit im Rückenmark die Sexualsphäre (siehe hierzu Kapitel «Tonika»).

### 12.2.2.5 Piperis methystici rhizoma (Kava-Kava-Wurzelstock)　　M

Die für die Droge charakteristischen **Kavapyrone** (Kavain, Dihydrokavain, Dihydromethysticin) wirken *spasmolytisch*, *muskelrelaxierend* und *sedativ* und besitzen in vieler Hinsicht ein *den Benzodiazepinen verwandtes Wirkprofil*. Der Einsatz von Kava-Kava-Extrakten zur Behandlung des klimakterischen Syndroms ist erst neueren Datums (siehe hierzu Kapitel Nervenkrankheiten S. 209).

### Therapiestudie

In einer randomisierten Doppelblindstudie mit einem Kava-Monopräparat über einen Zeitraum von 12 Wochen wurde gezeigt, daß es bereits nach 4 Wochen zu einer Verbesserung der Hauptsymptome (Kopfschmerz, Schlafstörungen, Hitzewallung) kam. Zur Beurteilung der Wirksamkeit wurden der Kuppermann-Index und die ASI-Skala herangezogen. (Warnecke et al., 1990).

## 12.2.2.6 Lycopi virginici herba (Wolfstrappkraut)    M

Die *antigonadotrope* und *antithyreotrope Wirkung* des Lycopus-Extraktes ist vermutlich auf **Kaffeesäure-** bzw. **Rosmarinsäure-Oligomere** vom Typ der *Lithospermsäure* (siehe auch S. 216) zurückzuführen (Wagner et al., 1970; Winterhoff, 1988).

**Indikationen.** Lycopus-Extrakte werden zusammen mit anderen Extrakten, z. B. Extrakte von Valeriana off., Leonurus card., Crataegus offic. und Rosmarinus offic. primär bei *Hyperthyrose* leichten Grades und *thyreogenen Kreislaufstörungen* sowie bei *vegetativer Dystonie und Mastodynie* eingesetzt. Für den Erfolg auch bei Behandlung des prämenstruellen Syndroms und bei klimakterischen Beschwerden gibt es nur Erfahrungsberichte.

## 12.2.2.7 Hyperici perforati herba (Johanniskraut)    M

Drogenextrakte werden in Form von Monoextrakt- oder Kombinationspräparaten zur Behandlung von *Depressionen im Klimakterium oderr nach Geburten*, von *nervöser Unruhe* und *Erschöpfung* eingesetzt (siehe Kapitel «Nervenkrankheiten» S. 217).

## 12.2.2.8 Ginseng radix (Ginsengwurzel)    M und Eleutherococci sent. radix (Eleutherokokk-Wurzel)    M

Die Extrakte beider Wurzeln werden in Form verschiedener Präparate als *Tonika* verwendet. Bei *Ginseng* kommt die *gonadotrope*, bei *Eleutherococcus* die *adaptogene* bzw. *kortikomimetische* und *immunstimulierende* Wirkung stärker zum Tragen.

### Therapiestudien: Übersicht

In einer Plazebo-Vergleichsstudie konnten durch ein Ginsengpräparat bei 60 % von Patientinnen unangenehme klimakterische Beschwerdesymptome zum Verschwinden gebracht werden (Owen 1981).

In einer ähnlichen Studie bei 49 Patientinnen mit Symptomen wie Hitzewallungen, Schwindel, Schlaflosigkeit und depressiven Verstimmungen konnten mit einem ähnlichen Extrakt deutliche Verbesserungen des Allgemeinbefindens nachgewiesen werden (Reinhold, 1990). (Siehe auch Kapitel «Tonika»).

## 12.2.2.9 Balneotherapie klimakterischer Beschwerden
Siehe Kap. 17, S. 382.

## 12.2.2.10 Phytopräparate

### Agni casti fruct.

Z. B. Agnolyt
Agnucaston
Castufemin
Cefanorm forte
Gynocastus.

*Homöopathische Kombinationspräparate*
Z. B. Mastodynon N
Mulimen u. a. (siehe S. 318).

### Cimicifugae racemosae rhiz. (rad.)

*Monopräparate*
Remifemin-Tabl./Lösg.
Cimisan-Tropfen
Cefakliman mono
Klimadynon

*Kombinationspräparate*
Femisana forte
Remifemin plus.

### Rhei rhapontici rad.

Phytoestrol N (mit Hopfenextrakt).

### Kava-Kava rhiz.

Z. B. Kavosporal-Kaps./Drag.
Kavatino-Kaps.

### Lycopus virginici herba

*Monopräparat*
Cefavale
Lyeoactin M
thyreo-loges
Thyreogutt mono Tabl./Tropfen

*Kombinationspräparate*
Z. B. Mutellon
Lycoaktin

### Hyperici perforati herba

Z. B. Jarsin
Hyperforat
Lophakomp-Hypericum N
Psychotonin M.

# 12.3 Uterusblutungen

## 12.3.1 Ätiologie

Blutungen, die keinen Zusammenhang mit Menstruationsblutungen erkennen lassen, sind vorwiegend organischer Natur.

Wir unterscheiden Blutungen, die während der **Schwangerschaft** und in der **Nachgeburtsperiode**, und solche, die außerhalb der Schwangerschaft auftreten. Die letzteren können von **Entzündungen, Ektopie, Polypen** und **Myomen** herrühren.
(Cave: Karzinom).

## 12.3.2 Drogen und Präparategruppen

### 12.3.2.1 Secale cornutum (Mutterkorn)　M

Die ursprünglich nur in der Geburtshilfe eingesetzte Droge, das Dauermyzel (Sklerotium) des auf Getreide und Gräsern schmarotzenden Pilzes Claviceps purpurea, enthält strukturell sehr unterschiedlich aufgebaute und pharmakologisch wirkende Alkaloide. Sie leiten sich alle von der *Lysergsäure* ab.

#### Chemie

Zu unterscheiden sind die Alkaloide vom **Säureamid-** und **Cyclopeptid-Typ.** Zum ersten gehören das wasserlösliche **Ergometrin** bzw. das partialsynthetisch aus Lysergsäure herstellbare **Methylergometrin.**

Zum 2. Typ zählen die Alkaloide **Ergotamin, Ergocristin, Ergokryptin** und **Ergocornin** (Formeln siehe S. 60, 73).

#### Pharmakologie und Anwendung

**Ergometrin** und **Methylergometrin** wirken *oxytocisch* und durch *kontrahierende* Wirkung auf den Uterus in der Nachgeburtsperiode *blutstillend.* Außerhalb der Schwangerschaft sind beide Alkaloide weniger wirksam, da der nichtgravide Uterus nur eine geringe Empfindlichkeit besitzt.

Secale-Extrakte werden wegen des schwankenden Wirkstoffgehaltes heute nur noch wenig verordnet.

Nach **M** ist die *Anwendung von Mutterkornextraktzubereitungen zu risikoreich und daher nicht mehr vertretbar.*

### 12.3.2.2 Bursae pastoris herba (Hirtentäschelkraut)　M

Verwendung finden das Kraut, die Tinktur und Extrakte dieser als Unkraut weit verbreiteten Pflanze.

Nachgewiesen wurden an **Inhaltsstoffen** *Cholin, Acetylcholin, Flavonoide* (Rutin und Diosmin), *Saponine* und *Mineralstoffe* (z.B. hoher Prozentsatz an Kaliumsalzen).

Für die *hämostyptische* **Wirkung** soll ein Peptid nicht näher bekannter Struktur verantwortlich sein. Da die Droge und galenische Zubereitungen noch nicht standardisierbar sind, ist die Wirkung unsicher und in *keinem Falle in der Geburtshilfe anwendbar.* Die alte Bezeichnung «Deutsches Secale» ist übertrieben und irreführend.

### 12.3.2.3 Senecionis nemorensis Fuchsii herba (Fuchskreuzkraut)　M

Verwendung finden das getrocknete, blühende Kraut und ein Extrakt (Senecion Klein). Die Pflanze, die im Schwarzwald und in den Alpen vorkommt, enthält neben **Flavonoiden** *lebertoxische* und *mutagene* **Pyrrolizidinalkaloide** (z.B. Seneciōnin) (Habs, 1982).

Es ist nicht bekannt, worauf die eigentliche *blutstillende* Wirkung zurückzuführen ist.

Als **Anwendungsbereiche** werden postnatale Blutungen, Abort, klimakterische und Myomblutungen und Hypermenorrhoe angegeben.

Bei bestimmungsgemäßem Gebrauch sind *Nebenwirkungen* nicht zu befürchten. Von einer Langzeittherapie ist aber abzuraten.

Nach **M** ist die Verwendung wegen des Gehaltes an Pyrrolizidinalkaloiden *nicht mehr vertretbar.* Die Bewertung durch den praktischen Arzt entspricht in etwa der des Hirtentäschelkrautes.

### 12.3.2.4 Polygoni hydropiperis herba (Wasserpfeffer)

Die Pflanze, ein Vogelknöterichgewächs, enthält **Flavone** und eine Verbindung mit pfefferartigem Geschmack, das **Tadeonal,** ein Ketoaldehyd der *Sesquiterpenreihe.*

Die Droge soll bei *postnatalen und klimakterischen Blutungen* beachtliche Wirkung zeigen. Weiterführende Nachweise fehlen.

### 12.3.2.5 Weitere Drogen

Eine styptische Wirkung wird noch von folgenden Drogen beschrieben:

*Herba Erodii* cicutariae (Reiherschnabelkraut),
*Herba Geranii* (Geranium robertianum = Storchschnabel = Ruprechtskraut),
*Herba Equiseti* (Equisetum arvense = Schachtelhalmkraut).

### 12.3.2.6 Phytopräparate

#### Mutterkorn

Z. B. Methergin (Methylergometrinhydrogenmaleat),
Secalysat EM Bürger (Ergometrinhydrogenmaleat).

#### Capsellae bursae pastoris herba

Styptysat Bürger

#### Senecionis nemorensis herba

Senecion Klein

#### Teerezepturen zur Hemmung der Monatsblutungen

1. Rp:
Herba Polygoni hydropip.
Herba Equiseti
Herba Millefolii aa ad 100,0

2. Rp:
Herba Spartii scop.
Herba Millefolii
Herba Bursae pastoris
Herba Polygoni avicul.
Herba Alchemillae aa ad 100,0

3. Rp:
Herba Bursae pastoris
Herba Polygoni avicul. aa 30,0
Herba Visci albi ad 100,0
Anwendungsempfehlung: Früh und abends je 1 Tasse.

## 12.4 Entzündliche Erkrankungen (Pelvipathien)

### 12.4.1 Pathophysiologie und therapeutische Möglichkeiten

Entzündungen des weiblichen Genitals können durch Pilze sowie bakterielle und virale Infektionen entstehen, wenn der natürliche Schutzmechanismus der Scheide (z. B. saurer pH-Wert) und die Immunabwehr gestört sind. Entzündungen infektiöser Herkunft werden mit Antimykotika und Antibiotika *lokal* oder *systemisch* behandelt.

Eine Domäne für die **phytotherapeutische** *Behandlung* ist z. B. der konstitutionelle unspezifische *Fluor albus*. Hierfür stehen primär vaginal anwendbare Mittel zur Verfügung. Sie wirken *antiphlogistisch* oder dadurch, daß sie die gestörte Scheidenflora wieder versuchen zu normalisieren. Ein anderes Anwendungsgebiet sind die nicht hochakuten Adnexitiden.

Die *Anwendungsformen* sind Zäpfchen (Globuli), Salben, Pasten, Lösungen zur Spülung, Tees und Bäder. Zur systemischen Behandlung gibt es eine Vielzahl von *homöopathischen* Präparaten (siehe S. 318). Als *Zusatzbehandlung* z. B. bei Candidiasis kann die Steigerung der Immunabwehr mit Echinacea-Präparaten von Vorteil sein (siehe Kap. 9: «Immunstimulation»).

### 12.4.2 Drogen und Präparategruppen

#### 12.4.2.1 Chamomillae flos (Kamillenblüten) M
*Off.:* DAB 10, ÖAB, Helv VII.

Die Droge enthält als antiphlogistisch wirkende Verbindungen *Terpenoide* (z. B. Azulen, Bisabolole (oxide)), *Flavonoide* (z. B. Apigenin, Luteolin) und *Schleime* (saure Polysaccharide). Die letzteren wirken auch *immunstimulierend*.

#### 12.4.2.2 Malvae flos (Malvenblüten) M

Die Droge enthält *antiphlogistisch wirkende Schleime* (saure Polysaccharide) und eignet sich für Spülungen und Bäder (siehe Kap. 17: «Balneotherapie»).

#### 12.4.2.3 Alchemillae herba (Frauenmantelkraut) M

Die Wirkung der Droge wird als *schwach adstringierend* beschrieben. An relevanten Inhaltsstoffen wurden *Gerbstoffe, Flavonoide* und *biogene Amine* nachgewiesen. Die Droge wird nur zur Bereitung von Tees und Bädern verwendet (siehe Kap. 17: «Balneotherapie»).

### 12.4.2.4 Lamii albii flos (Taubnesselblüten)    M

An relevanten Inhaltsstoffen wurden in der Droge *Gerbstoffe* (ca. 2,5 %), *Schleim, Flavonolglykoside* und *biogene Amine* (z.B. Histamin, Tyramin und Methylamin) nachgewiesen. Die Droge wird bevorzugt für Tees und Bäder verwendet (siehe Kap. 17: «Balneotherapie»).

### 12.4.2.5 Salviae folium (Salbeiblätter)    M

Die Droge wirkt *adstringierend* aufgrund ihres *Gerbstoffgehaltes* und *antiseptisch* wegen der im *Ätherischöl* enthaltenen *Monoterpene Thujon und Thujolalkohol* (siehe auch Kap. 4: «Atemwegserkrankungen» und Kap. 17: «Balneotherapie»).

### 12.4.2.6 Phytopräparate

**Naturstoffpräparate (Entzündl. Erkrank.)**

Z.B. Vagiflor-Supp.,
Tampovagan C-N N Supp. (Milchsäurebakterien),
u.a. Präparate (Bakterien-Lysate und Stoffwechselprodukte verschiedener Bakterien).

*Ichthyol-Kombinationspräparate*
Z.B. Ichtho-Bello-Supp.,
Pelvichthol-Supp. u.a.

**Kamillenblüten**

Z.B. Kamillosan,
Kamillen-Spuman Styli
(siehe auch Kapitel Balneotherapie S. 383).

**Teerezepturen**

1. Rp:
Fol. Rosmarini
Flor Lamii albi
Herba Urticae
Herba Polygoni avic.
Fol. Uvae ursi              aa ad 100,0

2. Rp:
Fol. Rosmarini
Fol. Salviae
Herba Millefolii            aa 20,0
Cortex Quercus             ad 100,0

Anwendungsempfehlung: mehrmals täglich 1 Tasse.

## 12.5 Lageveränderungen der Gebärmutter

Hierbei handelt es sich um ein Absinken von Uterus, Senkung des Blasenbodens und Vorwölbung des Enddarms in die Scheide als Folge einer Erschlaffung der Bindegewebsbänder z.B. nach Schwangerschaft und Geburt.

Die **Behandlung** zielt auf eine *Tonisierung des weiblichen Stützapparates*. Möglicherweise besteht der Wirkmechanismus auch in einer Hormon- oder Reizwirkung.
Zur Behandlung stehen derzeit *nur homöopathische Präparate* zur Verfügung (siehe S. 319).

## 12.6 Erkrankungen der Brustdrüse

Die Brustdrüsenentzündung (Mastitis) ist zumeist Folge einer akuten Infektion der laktierenden Brust, die durch kleine Verletzungen der Mamille auftreten können *(Mastitis puerperalis)*. Eine Mastitis außerhalb des Wochenbettes ist zumeist durch Traumen bedingt (Karzinom ausschließen!).

Wichtig ist die frühzeitige **Behandlung** durch *Lokalmaßnahmen* wie Hochbinden der Brust, Alkohol- bzw. Eisumschläge. Zur internen Therapie kann ein *Immunstimulans* eingesetzt werden. Eine hochdosierte Antibiotikatherapie ist nur bei ausgeprägt entzündlichen Veränderungen indiziert. Bei Mastitis puerperalis ist eine Hemmung der gesteigerten Milchproduktion primär durch Prolactin-Synthesehemmer notwendig.

Eine unterstützende Behandlung kann durch zusätzliche **Teemedikation** versucht werden.

Rp:
Fol. Juglandis              20,0
Strob. Lupuli
Fol. Salviae               aa 40,0

Für die Behandlung der Mastitis siehe auch Kap. 15: «Hauterkrankungen» und Kap. 9.3, S. 273: «Lymphmittel».

# 12.7 Homöopathie bei gynäkologischen Erkrankungen

Homöopathische Arzneimittel lassen sich bei akuten und chronischen Frauenkrankheiten einsetzen. Dazu gehören insbesondere die verschiedenen Formen der *Menstruationsstörungen* einschließlich des *praemenstruellen Syndroms*. Weitere Indikationsgebiete sind *akut entzündliche*, vor allem aber *chronisch-rezidivierende Erkrankungen der Vagina*, des *Uterus* und der *Adnexe*, wobei eine sorgfältige Diagnostik vorausgesetzt wird.

*Keine primäre Indikation* für Homöopathika sind die Karzinomerkrankungen. Eine Therapie postoperativ resp. während/nach einer Chemo- oder Radiotherapie als Adjuvans ist möglich.

Erfahrungsgemäß können die mit dem *klimakterischen Syndrom* verbundenen Beschwerden homöopathisch behandelt werden; dies betrifft auch die Senkungsbeschwerden, sofern nicht eine plastisch-chirurgische Operation angezeigt ist.

Es sei darauf hingewiesen, daß eine homöopathische Behandlung der *Sterilität und Infertilität* möglich ist; dabei besitzt die *Konstitutionstherapie* eindeutigen Vorrang (Personotropie).

Eine Behandlung mit Homöopathika *während der Schwangerschaft* ist bei gegebener Indikation möglich und sollte in Form von *Globuli* durchgeführt werden. Eine homöopathische Begleittherapie *während der Geburt* hat sich inzwischen auf vielen Entbindungsstationen etabliert.

Sofern keine maligne Brustdrüsenerkrankung vorliegt, lassen sich bei den verschiedenen *Beschwerden und Erkrankungen der weiblichen Mamma* homöopathische Arzneimittel ebenfalls einsetzen.

## 12.7.1 Menstruationsstörungen (Blutungsanomalien)

*Anomalien der Menstruationsblutung* sowie das *praemenstruelle Syndrom* sind wichtige Anwendungsgebiete für Homöopathika. Die Differentialtherapie berücksichtigt insbesondere die Blutungsqualität wie Farbe (hellrot/dunkelrot) und Konsistenz (flüssig/klumpig).
Besondere Bedeutung haben die *Konstitutionsmittel* (Tab. 12.4).

**Tab. 12.4:** Wichtige Konstitutionsmittel in der Frauenheilkunde.

| | |
|---|---|
| Aristolochia clematitis | Graphites |
| Calcium carbonicum | Pulsatilla pratensis |
| Cimicifuga | Platinum metallicum |
| Cyclamen europaeum | Sepia |

**Achillea millefolium (Millefolium) D3, Dil.**
Langdauernde, starke Menstruationsblutung; das Blut hat eine hellrote Farbe und ist dünnflüssig.

**Erigeron canadensis D4, Dil.**
Langdauernde und starke Menstruationsblutung, schmerzhaft. Das Blut hat eine hellrote Farbe.

**Cinchona succirubra (China) D6, Dil.**
Blutung zumeist verfrüht eintretend bei unregelmäßiger Periode. Blutung sehr stark, klumpig, dunkelrote Farbe.

**Secale cornutum D6, Dil.**
Starke Periodenblutung, dunkle Farbe und übelriechend; krampfartige Schmerzen.

**Pulsatilla pratensis D12, Dil.**
Unregelmäßige Periodenblutung mit unterschiedlicher Dauer und Stärke, praemenstruelle Beschwerden; Mastodynie.

Bei der Behandlung der *Dysmenorrhoe* sind die *Schmerzqualitäten* sowie die *Begleitbeschwerden* differentialtherapeutische Kriterien. Der Anspruch der Homöotherapie liegt insbesondere im Einspareffekt stärker wirksamer Analgetika und Spasmolytika. Dabei werden teilweise dieselben Pflanzen wie in der Phytotherapie eingesetzt, u. a. *Potentilla anserina, Viburnum opulus, Vitex agnus castus*.

Zur *längerfristigen Therapie der Dysmenorrhoe* sind Konstitutionsmittel notwendig.

**Atropa belladonna (Belladonna) D6, Tabl.**
Kolikartige Unterbauchschmerzen bei starker Blutung.

**Matricaria chamomilla (Chamomilla) D6, Dil.**
Wehenartige Unterbauchschmerzen, die vor Blutungseintritt schon auftreten. Schmerzempfindliche Patientin.

**Veratrum album D4, Dil.**
Kolikartige Schmerzen, die mit Übelkeit, Erbrechen und Durchfall verbunden sind; Kollapsneigung.

In Tab. 12.5 sind die wichtigsten homöopathischen Kombinationspräparate aufgelistet.

**Tab. 12.5:** Fixe Kombinationen.

| Mulimen | Spascupreel |
|---|---|

### 12.7.2 Klimakterisches Syndrom

Die Homöotherapie klimakterischer Beschwerden erfolgt üblicherweise mit *Konstitutionsmittel*, deren Wirkungsprofile sowohl die somatischen wie psychischen Symptome erfassen. Wenngleich eine Vielzahl zumeist pflanzlicher Homöopathika in Frage kommen kann, gibt es doch eine Reihe häufig verwendeter Mittel, die zumindest in der älteren Literatur als «Frauenmittel» apostrophiert werden.
Eine Bedeutung in der Homöotherapie haben auch *Cimicifuga* und *Vitex agnus castus*. Ansonsten sind *Lachesis mutus*, *Pulsatilla pratensis* und *Sepia* wichtige Konstitutionsmittel beim klimakterischen Syndrom (Tab. 12.6).

**Tab. 12.7:** Fixe Kombinationen.

| Cefakliman | Rephamen N |
|---|---|
| Klimakt-Heel | Klimasorin |
| Klimaktoplant | Mastodynon N |

**Therapiestudien**

Es existieren von 3 Kombinationspräparaten klinische Studien bei unterschiedlichen Indikationen, davon eine Doppelblindstudie (Warnecke u. Banzhaf, 1987; Buchheit u. Elek, 1987; Kubista et al., 1986).

### 12.7.3 Entzündliche Erkrankungen

Entzündliche Erkrankungen von Vagina, Uterus und Adnexen bedürfen im hochakuten Stadium in der Regel einer antibiotischen Behandlung. Möglich ist eine *homöopathische Begleittherapie* (Tab. 12.8, 12.9, 12.10).
Den hauptsächlichen Indikationsanspruch besitzen Homöopathika bei den *subakuten, chronischen* sowie *chronisch-rezidivierenden Entzündungen*, die mit konventionellen Behandlungsschemata häufig schwer therapierbar sind oder sich therapieresistent zeigen.

**Tab. 12.6:** Homöopathika zur Behandlung des klimakterischen Syndroms (mod. nach Wiesenauer 1987)

| Begleitsymptomatik | Arzneimittel |
|---|---|
| Rezidivierende Entzündungen der Harnwege; chronisch venöse Insuffizienz; Ekzem; degenerativer Rheumatismus | Aristolochia clematitis D12, Dil. |
| Funktionelle Herzbeschwerden; migräneartige Kopfschmerzen bei HWS-Syndrom | Cimicifuga D6, Dil. |
| Herzsensationen bei wechselnden RR-Werten; rezidivierende Phlebitiden; Neigung zu Lumbo-Ischialgien; vasomotorische Beschwerden wie Hitzewallungen, Schweiße | Lachesis mutus D12, Dil. |
| Rezidivierende Schleimhautkatarrhe der Atemwege und der Harnwege; Cholezysto- und Hepatopathie; venöse Insuffizienz | Pulsatilla pratensis D12, Dil. |
| Migräne mit Schwindelgefühl; Herzsensationen; neuralgisch-arthralgische Beschwerden | Sanguinaria canadensis D12, Dil. |
| Rezidivierende Urogenitalentzündungen mit ausgeprägtem Prolapsgefühl; Ekzem, Psoriasis; Hepato- und Cholezystopathie | Sepia D12, Tabl. |

**Tab. 12.8:** Adjuvante Homöotherapie bei akuter Entzündungssymptomatik.

| | |
|---|---|
| **Initialtherapie:** | Lachesis D12, Echinacea D4, Pyrogenium D30 (1 Amp. i. v.). |
| **Danach:** | Lachesis D12, Echinacea D4, Mercurius solubilis D12, (1–2mal täglich eine Misch-injektion i. v. bis zum Abklingen der Akutsymptomatik, längstens 10 Tage) |

| Tierische Homöopathika | Klinische Indikationen |
|---|---|
| Apis mellifica D6–Dil. | Akutes Entzündungsstadium |
| Lachesis mutus D12–Dil. | Hochakute Entzündung mit Sepsisgefahr |
| Sepia D12 – Tabl. | Chronische Adnexerkrankungen |
| **Mineralische Homöopathika** | |
| Mercurius solublis D12-Tabl. | Akutes Entzündungsstadium mit regionärer Lymphadenopathie |
| Mercurius bijodatus D6-Tabl. | Subakutes Entzündungsstadium (zur Resorption) |
| Kreosotum D6-Dil. | Chronische Entzündung mit übelriechendem Fluor vaginalis |

**Tab. 12.9:** Fixe Kombinationen (Lageveränderung).

| |
|---|
| Albraton |
| Hocura-Femin F |
| Gyno-Gastreu R 50 |

**Tab. 12.10:** Fixe Kombinationen (Mastopathie).

| |
|---|
| Mastodynon N |

**Atropa belladonna (Belladonna) D6, Dil.**
Beginnende Entzündungssymptomatik mit (lokalem) Hitzegefühl, brennenden und pulsierenden Schmerzen. Die Schleimhäute sind hochrot entzündet.

**Bryonia cretica D6, Dil.**
Akute Entzündung mit stechenden Schmerzen bei peritonealem Reizzustand.

**Thuja occidentalis D12, Dil.**
Bei chronisch entzündlichen Adnexerkrankungen; klinisch besteht oft nur eine wenig charakteristische Symptomatik (Fluor vaginalis; Schmerzsensationen).

Die Behandlung des *Fluor vaginalis* setzt eine sorgfältige Diagnostik voraus.

### 12.7.4 Lageveränderungen

Je nach Ausprägungsgrad der Lageveränderung ist ein konservativer Therapieversuch mit Homöopathika sinnvoll, zumal häufig die subjektive Beschwerdesymptomatik im Vordergrund steht.

Es sei darauf hingewiesen, daß das Wirkungsprofil von *Sepia* in klassischer Weise die Senkungsbeschwerden der Frau erfaßt.

**Aletris farinosa D4, Dil.**
Senkungsbeschwerden und Prolapsgefühl, auch nach Entbindungen.

**Fraxinus americana D3, Dil.**
Senkungsbeschwerden, auch als Begleitsymptom eines Uterus myomatosus.

**Helonias dioica D4, Dil.**
Senkungsbeschwerden, auch im Zusammenhang mit einem LWS-Syndrom.

**Lilium tigrinum D6, Dil.**
Senkungsbeschwerden mit in den Unterbauch ausstrahlenden Schmerzen.

Fixe Kombinationen siehe Tab. 12.9.

### 12.7.5 Mastopathien

*Mastodynie* und *Mastopathie* sind klassische Indikationen für Homöopathika. Gleiches gilt für *Laktationsstörungen*. Ebenso ist eine Homöotherapie der *Mastitis* möglich.

Bewährt hat sich das oben angegebene Behandlungsverfahren, wobei anstelle von Mercurius solubilis in der Folge Phytolacca eingesetzt wird. (Tab. 12.8).

Alte Literaturhinweise über eine homöopathische Behandlung des Mammakarzinoms entsprechen nicht mehr dem heutigen Kenntnisstand (vgl. S. 286).

### Conium maculatum D6, Dil.

Indurierte benigne Knotenbildung bei Atrophie der Mammae.

### Bellis perennis D3, Dil.

Entzündung und Schmerzen der Brustwarze infolge eines Traumas.

### Phytolacca americana D6, Dil.

Periodenabhängige Vergrößerung und Schmerzen der Mammae. Verzögerter Milcheinschuß; harte, knotige, gestaute Mammae.

### Phytolacca americana D2, Dil.

Gespannte Mammae mit Knotenbildung bei Galaktorrhoe zur Reduzierung der Milchmenge.

### Therapiestudie

**Indikation.** Mastopathie mit zyklischer Mastodynie.

**Homöopathisches Präparat.** Alkoholisches Flüssigpräparat enthaltend Vitex agnus castus D1 (20,0 g), Caulophyllum thalictroides D4 (10,0 g), Cyclamen D4 (10,0 g), Ignatia D6 (10,0 g), Iris D2 (20,0 g), Lilium tigrinum D3 (10,0 g), Lupulum D8 (10,0 g), Tct. Condurango (1:5) (10,0 g) ad 100,0 g 53% Vol. Äthylalkohol.

**Studienart.** Randomisierte Doppelblindstudie mit 121 Patientinnen. Einteilung in 3 Therapiegruppen: Gruppe I Plazebo (reines Lösungsmittel ohne Präparat), Gruppe II Homöopathikum, Gruppe III Gestagen (Lynestrenol).

**Behandlungsart.** Gruppe I: 2 × 30 Tropfen/Tag; Gruppe II: 2 × 30 Tropfen; Gruppe III: 2 × 5 mg Lynestrenol vom 16. bis 25. Zyklustag.

**Prüfkriterien.** Protokollierung der Besserungsrate der prämenstruellen Schmerzen und des Spannungsgefühls, sowie der völligen Beschwerdefreiheit, 4- bis 7malige thermographische und palpatorische Befundkontrolle, Messung der Prolaktin- und Progesteron-Werte vor der Therapie sowie nach 2 und 4 Therapiezyklen.

**Ergebnis und Bewertung.** Wie aus der Tab. 12.11 hervorgeht, konnten bei 82,1 % der Patientinnen in der Gestagen-Gruppe und bei 74,5 % der Patientinnen in der Präparate-Gruppe Beschwerdefreiheit oder eine deutliche Besserung der prämenstruellen Beschwerden erzielt werden. Zwischen den beiden Therapieformen gab es keinen statistischen Unterschied. In der Plazebo-Gruppe lag die Verbesserung nur bei 36,8 %. Der Unterschied hierzu ist signifikant (p < 0,001). Die Messung der Hormonparameter ergab nur in der Gestagen-Gruppe eine signifikante Erhöhung gegenüber Plazebo. Unter dem Homöopathikum traten nur bei 7.2 % der Patientinnen unerwünschte Arzneimittelwirkungen (Gewichtszunahme, Magenunverträglichkeit) auf. (Kubista et al., 1986).

**Tab. 12.11:** Klinische therapeutische Erfolgsbeurteilung der Symptome der zyklischen Mastodynie durch das homöopathische Präparat.

|  | Gestagen | Mastodynon | Plazebo | Total |
|---|---|---|---|---|
| Patienten, n | 28 | 55 | 38 | 121 |
| Erfolg |  |  |  |  |
| % | 82,1 | 74,5 | 36,8 | 63,6 |
| n | 23 | 41 | 13 | 77 |
| Ohne Erfolg |  |  |  |  |
| % | 17,9 | 25,5 | 63,2 | 36,4 |
| n | 5 | 14 | 25 | 44 |

E. Kubista et al., 1986.

# Literatur

## Allopathie

### Übersichtsarbeiten

Dotzer, F.: Therapie des Klimakteriums mit hormonfreien Arzneimitteln. Therapeutikon 2: 119–123 (1987).

Hänsel, R.: Pflanzliche Gynäkologika: Das Arzneimittelangebot aus pharmazeutischer Sicht. Ärztezeitschr. Naturheilverf. 25: 631–647 (1984).

Stein-Kreidelmeyer, M.: Apoth. J. 3: 58–61 (1986).

Vorberg, G.: Therapie klimakterischer Beschwerden. Z. Allgemeinmed. 60: 626–629 (1984).

Weiß, R. F.: Phytotherapie bei Frauenkrankheiten. Ärztezeitschr. f. Naturheilverf. 27: 579–584 (1986).

Winterhoff, H.: Endokrinologisch wirksame Phytopharmaka. Z. Phytother. 8: 169–171 (1987).

### Drogen, Präparate

Amann, W.: Prämenstruelle Wasserretention: Günstige Wirkung von Agnus castus (Agnolyt) auf prämenstruelle Wasserretention. Z. Allg. Med. 55: 48 (1979).

Amann, W.: Amenorrhoe: Günstige Wirkung von Agnus castus (Agnolyt) auf Amenorrhoe. Z. Allg. Med. 58: 228 (1987).

Amann, W.: Extr. Fruct. Agni casti sicc., ein pflanzliches Mittel mit vielfältiger Anwendungsmöglichkeit. Therapeutikon 11: 627–632 (1988).

Bautze, H. J.: Untersuchungen über die Beeinflussung der Stilleistung durch Agnus castus. Med. Welt 5: 189 (1953).

Düker, E. M., Kopanski, L., Jarry, H., Wuttke, W.: Effects of extracts from Cimicifuga racemosa on gonadotropin release in menopausal woman and ovariectomized rats. Planta Med. 57: 420–424 (1991).

Habs, H.: Kreuzkraut Senecio nemorensis ssp. fuchsii, karzinogene und mutagene Wirkung des Alkaloidextraktes einer in der Phytotherapie gebräuchlichen Droge. Apoth. J. 122: 799–804 1982).

Haller, J.: Das Eingreifen von Pflanzenextrakten in die hormonellen Wechselbeziehungen zwischen Hypophyse und Ovar. Z. Gebheilk. Gynäkol. 156: 274–302 (1961).

Haller, J.: Kerngrößenveränderungen in Milzovar und Hypophyse. Z. Gebheilk. Gynäkol. 158: 1–15 (1962).

Jarry, H., Harnischfeger, G.: Untersuchungen zur endokrinen Wirksamkeit von Inhaltsstoffen auf die Serumspiegel von Hypophysenhormonen ovariektomierter Ratten, 1. Mittlg. Planta med. 1: 46–49 (1985).

Jarry, H., Harnischfeger, G., Düker, E.: Untersuchungen zu endokriner Wirksamkeit von Inhaltsstoffen aus Cimicifuga racemosa. In vitro Bindung von Inhaltsstoffen an Östrogenrezeptoren. Planta med. 4: 316–319 (1985).

Jarry, H., Leonhardt, S., Wuttke, W., Behr, B., Garkow, Ch.: Agnus castus als dopaminerges Wirkprinzip in Mastodynon N. Z. Phytother. 12: 77–82 (1991).

Kartnig, Th.: Vitex agnus castus – Mönchspfeffer oder Keuschlamm. Z. Phytother. 7: 119–122 (1986).

Owen, R. T.: Ginseng, a pharmacological profile. Drugs of Today 17 (8): 343–551 (1981).

Pethö, A.: Oft hilft schon Wanzenkraut. Ärztl. Praxis 39: 1551 (1987).

Probst, V., Roth, O. A.: Über einen Pflanzenauszug mit hormonartiger Wirkung. Dtsch. med. Wschr. 79: 1271–1274 (1954).

Propping, D., Böhnert, K. I., Peeters, M., Albrecht, M., Lamertz, M.: Vitex agnus castus, Behandlung gynäkologischer Krankheitsbilder. Therapeutikon 5(11): 581–585 (1991).

Reinhold, E.: Der Einsatz von Ginseng in der Gynäkologie. Natur Ganzheitsmed. 4: 131–134 (1990).

Roth, O. A.: Zur Therapie der Gelbkörperinsuffizienz in der Praxis. Med. Klin. 51: 1263–1265 (1956).

Stoll, W.: Phytotherapeutikum beeinflußt atrophisches Vaginalepithel. Therapeutikon 1: 23–31 (1987).

Wagner, H., Hörhammer, H., Frank, U.: Lithospermsäure, das antihormonale Wirkprinzip von Lycopus europaeus L. (Wolfsfuß) und Symphytum officinale L. (Beinwell). Arzneimittel-Forsch. (Drug Res.) 20: 705–713 (1970).

Warnecke, G.: Beeinflussung klimakterischer Beschwerden durch ein Phytotherapeutikum, erfolgreiche Therapie mit Cimicifuga-Monoextrakt. Med. Welt 36: 25/26 (1985).

Warnecke, G., Pfaender, H., Gerster, G., Gracza, E.: Wirksamkeit von Kava-Kava-Extrakten beim Klimakterischen Syndrom. Z. Phytotherapie 11: 81–86 (1990).

Winterhoff, H.: Endokrinologisch wirksame Phytopharmaka. Z. Phytother. 8: 169–171 (1987).

Winterhoff, H., Gumbinger, H. G., Sourgens, H.: On the antigonadotropic activity of Lithospermum and Lycopus species and some of their phenolic constituents. Planta med. 101–106 (1988).

Winterhoff, H., Gorkow, Ch., Behr, B.: Die Hemmung der Laktation bei Ratten als indirekter Beweis für die Senkung von Polaktin durch Agnus castus. Z. Phytother. 12: 175–179 (1991).

## Homöopathie

Buchheit, H., Elck, E.: Therapie klimakterischer Beschwerden mit einem hormonfreien Phytotherapeutikum (Cefakliman). extr. gynaecol. 11(4): 229–232 (1987).

Dittmar, F. W.: Geburtshilfe und Homöopathie. Ärztezeitschr. Naturheilverf. 29: 732–740 (1988).

Dittmar, F. W.: Homöopathie und Gynäkologie. Therapeutikon 35: 98–603 (1989).

Dotzer, F.: Therapie des Klimakteriums mit hormonfreien Arzneimitteln. Therapeutikon 1: 119–123 (1987).

Gregl, A.: Klinik und Therapie der Mastodymie. Med. Welt 36: 242–246 (1985).

Illing, K. H.: Behandlung mit Platin. Allg. hom. Z. 227: 148–150 (1982).

Kubista, E., Müller, G., Spona, I.: Behandlung der Mastodynie: Klinische Ergebnisse und Hormonprofile (Mastodynon). Gynäk. Rdschr. 26: 65–79 (1986).

Lennemann, H.: Corpus luteum-Insuffizienz. Allg. hom. Z. 229: 68–70 (1984).

Schlüren, E.: Homöopathische Behandlung in der Frauenheilkunde. Allg. hom. Z. 216: 241–245 (1971).

Schlüren, E.: Phytolacca und die weibliche Brust. Allg. hom. Z. 218: 201–205 (1973).

Schlüren, E.: Homöopathie in Frauenheilkunde, 5. Aufl. Haug, Heidelberg (1987).

Tannich, H.-J., Naumann, H.: Die Behandlung klimakterischer Beschwerden mit einem hormonfreien Regulans, TW Gyn. 3,5: 356–362 (1990).

Warnecke, G., Banzhaf, A.: Ein anderer Weg zur Behandlung des klimakterischen Syndroms – Erfahrungen mit Klimaktoplant, einer fixen Kombination homöopathischer Einzelmittel. Kassenarzt **41:** 27, 30–34 (1987).

Wiesenauer, M.: Gynäkologisch-geburtshilfliche Praxis der Homöopathie. Hippokrates, Stuttgart (1987).

Wiesenauer, M.: Behandlungsmöglichkeiten des klimakterischen Syndroms. Ärztezeitschr. Naturheilverf. **31:** 203–206 (1990).

Wiesenauer, M.: Homöopathische Behandlungsmöglichkeiten von Mamma-Erkrankungen. Ärztezeitschr. Naturheilverf. **31:** 583–584 (1990).

# 13 Kinderkrankheiten

Hauptindikationen für Phytopharmaka:

Keine Indikationen
Schwere bakterielle und virale Infektionen

## Besonderheiten der Phytotherapie in der Pädiatrie

Die phytotherapeutische Behandlungsweise von Kinderkrankheiten unterscheidet sich nicht grundsätzlich von der bei Erwachsenen. Es gibt aber einige Regeln und Besonderheiten, die für die Therapie von Bedeutung sind. Sie sind nachstehend zusammengefaßt:

Aus der Erfahrung ist bekannt, daß die **mite-Phytopharmaka** speziell im Kindesalter gut ansprechen, so daß oft auf stark wirkende Präparate verzichtet werden kann. Der Vorteil liegt dabei in erster Linie in dem allgemein guten *Nutzen-Risiko-Verhältnis*. Dies dürfte auch der Grund sein, weshalb die Phytopräparate in der Kinderheilkunde bei Bagatellerkrankungen eine relativ hohe *Selbstmedikationsrate* haben.

Andererseits ist zu bedenken, daß die **Pharmakokinetik bei Kindern** nicht völlig mit der bei Erwachsenen übereinstimmt. Nicht selten weichen die *Dosierungsregeln* und notwendigen *Behandlungszeiträume* bei Kindern von der Norm ab. Bekannt ist

z. B., daß in den ersten sechs Lebensmonaten die Entgiftungsmechanismen der Leber und Niere noch nicht voll ausgebildet sind. Dasselbe gilt für das Immunsystem, das im frühen Kindesalter noch nicht voll entwickelt ist.

Die heute zur Verfügung stehenden **kinderfreundlichen Applikationsformen** (z. B. Inhalate, Bäder, Salben, Zäpfchen, Sirupe, alkoholfreie Flüssigpräparate) erleichtern die Anwendung und erhöhen die Compliance.

Schließlich gibt es **typische Kinderkrankheiten**, die im Erwachsenenalter nicht oder selten auftreten und mit Phytopharmaka gut behandelt werden können (siehe hierzu Schilcher, 1991; Schimmel, 1991).

# 13.1 Akuter fieberhafter Infekt und Infektanfälligkeit

Beim akuten fieberhaften Infekt sollten *stark temperatursenkende Medikamente, Hustenblocker* oder Präparate zur *Unterdrückung der Nasensekretion* wegen der durch sie möglicherweise ausgelösten Suppression natürlicher Heilvorgänge und Abwehrmechanismen *nur in Extremsituationen* eingesetzt werden.

### 13.1.1 Nichtmedikamentöse Verfahren
*(Siehe auch Flade 1987.)*

Das **Aufwärmungsbad** mit Zusatz von *ätherischen Ölen* bewährt sich besonders bei Frösteln oder Schüttelfrost. Anschließend Anlegen einer *Schutzpackung* in Form eines kalten Rumpf- oder bei größeren Kindern eines *Ganzwickels* mit Wärmeflaschen an Füßen, Bauch und im Kreuz.
Das reichliche Trinken von *schweißtreibenden* Tees wie z. B. Lindenblüten- oder Holundertees ist anzuraten (siehe Teerezepte).

Bei Fiebertemperaturen *über 39° C* ist ein **Abkühlungsbad** mit einer Temperatur von 1–2° unter der gemessenen Körpertemperatur empfehlenswert.

Fiebersenkend wirkt auch ein *kühler* **Einlauf** 1- bis 2mal täglich.

**Wadenwickel** dürfen *nur an warmen Beinen* angelegt werden.

### 13.1.2 Phytotherapie

#### 13.1.2.1 Teemedikation

Im Vordergrund stehen Drogen mit *schweißtreibender (diaphoretischer) Wirkung* wie z. B. Sambuci oder Spiraeae flos oder schwach *antipyretisch, antiphlogistisch* und *schmerzlindernde Drogen* wie z. B. Salicis cortex oder Spiraeae flos.
Vor der Schwitzkur wird 1 Tasse voll möglichst heiß getrunken. 1 Eßlöffel der Teemischung wird mit 150 ml kochendem Wasser überbrüht und 10 min lang ziehen gelassen.

| Rezepturbeispiele | |
|---|---|
| 1. Rp: | |
| Salicis cortex | 30,0 |
| Spiraeae flos | |
| Tiliae flos | |
| Sambuci flos | aa 20,0 |
| 2. Rp: | |
| Violae tric. herba | 20,0 |
| Sambuci flos | 30,0 |
| Tiliae flos | 20,0 |
| Chamomillae flos | 30,0 |
| 3. Rp: | |
| Betulae folium | |
| Tiliae flos | |
| Sambuci flos | aa 30,0 |

Als Geschmackskorrigientien bzw. zur Appetitanregung eignen sich als Zusätze Aurantii pericarpium oder Mentae pip. folium, ggf. auch mit Honig süßen.

#### 13.1.2.2 Phytopräparate

Zur *Erleichterung der lästigen Begleiterscheinungen* wie z. B. Kopfschmerzen, Unruhe, Schlaflosigkeit, werden Schmerzmittel oder Beruhigungsmittel verabreicht.

Z. B. Phytodolor N-Tropfen oder Salus-Schmerztabletten-Dragees,
Viburcol-Kinderzäpfchen (homöopathisch).

*Immunstimulierende Präparate* sind beim akuten grippalen Infekt höchstens noch zu Beginn der Erkrankung effektiv.

**Phytopräparate**

Zur Behandlung stehen zur Verfügung Echinacea-Extrakt-haltige Mono- und Kombinationspräparate wie z. B.
Echinacin-liquid,
Echinacea Hevert purp. forte Tropfen,

Echinacea-ratiopharm Tabletten, Tropfen,
Echinacea-Tropfen (Salus-Haus),
Echinacea purp. φ Monoplant,
Immunopret-Saft
Esberitox N,
Resistan,
Echinacea Lophakomp,
Toxiselect,
Contramutan N Tropfen, Kindersaft und Kindersuppositorien,
Umckaloabo Tropfen (ISO). Weitere Präparate siehe Kapitel 9, S. 272).

*Anwendungsart:* 3 × täglich altersabhängig 10–30 Tropfen oder 3 × täglich 1 Tablette, über 4–5 Tage lang, dann 3–4 Tage Pause und Wiederholung bis zu 6 Wochen.

Bei älteren Kindern hat sich eine *Kombination mit Eigenblutinjektionen* bewährt (vgl. Kap. 9.2.1.4, S. 259).

*Bei Lymphatikern* mit persistierender Lymphödemopathie und Tonsillenhyperplasie kann der gleichzeitige Einsatz von Lymphmitteln therapeutisch sinnvoll sein (siehe Homöopathie-Kapitel, S. 273).

# 13.2 Atemwegserkrankungen

## 13.2.1 Pertussis

Der Keuchhusten kann mit Phytopräparaten *nur adjuvant* behandelt werden, um z.B. den krampfartigen Reizhusten und Hustenanfall zu mildern oder durch Sekretolytika die Bildung von zähem auswurfhemmenden Schleim zu verhindern.
In Frage kommen *Tees oder Extraktpräparate* von folgenden Drogen: Hederae folium, Thymi herba, Droserae herba, Anisi fructus, Primulae radix, Althaeae radix und Liquiritiae radix.

### Phytopräparate

Bronchipectsaft
Thymipin (forte)-Tropfen, -Hustensaft, -Zäpfchen,
Prospan-Tropfen, -Kindersaft und -Zäpfchen,
Pertussin-Hustensaft.
Zusätzlich Immunstimulantien (siehe auch Kap. 9, S. 256).

### Teerezeptur

Rp:
| | |
|---|---|
| Thymi herba | |
| Droserae herba | aa 40,0 |
| Anisi fructus | 15,0 |
| Althaeae radix | 10,0 |

Weitere Teerezepturen siehe Kap. 4, S. 105.

## 13.2.2 Sinusitis

Die **akute** Sinusitis wird am zweckmäßigsten mit Dampfbädern von Kamilleblüten bzw. -Extrakt oder Thymian-Öl behandelt.

Zur Behandlung der **chronischen** Sinusitis werden abgesehen von einer eventuell notwendigen Antibiotikabehandlung Kombinationspräparate und Immunstimulantien verordnet.

### Phytopräparate

Kamillosan-Tropfen oder Oleum Thymi zum Inhalieren,
Sinupret-Tropfen
(Siehe auch Homöopathika).

## 13.2.3 Bronchitis
*(siehe auch Pertussis)*

Hier sind grundsätzlich **drei Behandlungsarten** möglich:
- Echinacea-Präparate (z.B. Echinacin liquidum) allein,
- Echinacin-Präparate in Kombination mit einem Chemotherapeutikum (z.B. Erythromycin oder oral Penicillin), oder das
- Chemotherapeutikum allein.

### Therapiestudie

In einer vergleichenden, retrospektiven Praxisstudie, an der 1280 kindliche Patienten teilnahmen (Baetgen, 1988), konnte gezeigt werden, daß durch 3–4 intramuskuläre Injektionen von Echinacin an aufeinanderfolgenden Tagen eine deutliche Abkürzung der Infektdauer im Vergleich zu anderen Behandlungsmaßnahmen erreichbar war. Insbesondere bei den Diagnosen «Reizhusten mit Lungenbefund» und «obstruktiver Bronchitis» wurde in fast der Hälfte der Fälle eine Besserung innerhalb von 5 Tagen dokumentiert. Unter Antibiotikatherapie wurde im Durchschnitt ein wesentlich späterer Besserungseintritt beobachtet.

**Anmerkung.** Es muß darauf hingewiesen werden, daß die Behandlung mit einem Echinacea-Präparat *kein Ersatz für die Keuchhustenimpfung* sein kann!

### 13.2.4 Pollinosis

Die phytotherapeutische Behandlung kann nur darin bestehen, die Symptome durch *schleimhaut-abschwellende* Mittel zu mildern (siehe hierzu Kap. 4, S. 115).

> **Präparate**
>
> Es stehen nur Homöopathika zur Verfügung z. B. Luffacur, Heuschnupfentropfen Luffa-Nasentropfen, Heuschnupfenmittel DHU, Galphimia D6.

## 13.3 Entzündungen des Mund- und Rachenraumes

Die Behandlung erfolgt wie beim Erwachsenen durch *Inhalation, Gurgeln und Lutschen* von entsprechenden Phytopräparaten. Bei infektiösen Entzündungen wie z. B. Angina dienen Phytopräparate nur zur adjuvanten Behandlung (siehe hierzu auch Kap. 4: «Atemwegserkrankungen»).

> **Bewährte Präparate und Anwendungen**
>
> – *Kamillenextrakte* zum Gurgeln und Inhalieren. Z. B.
>   Kamillosan-Lösung,
>   Kamille-Spitzner-Lösung,
>   Perkamillon-Liquidum,
>   Meditonsin H.
> – *Kamillenblüten* im Kochtopf mit kochendem Wasser übergießen und inhalieren.
> – *Salbei-Pastillen* zum Lutschen.
> – *Salbei-Blätter* mit kochendem Wasser überbrühen (2,5 g = 1 Teelöffel auf 150 ml Wasser), 10 Minuten ziehen lassen, abseihen und nach Abkühlen sofort gurgeln. Die Anwendung sollte 2- bis 3mal täglich erfolgen.
> – *Salviathymol*-Liquidum zum Gurgeln oder nur *Ol. Salviae* (1–2 Tropfen/100 ml Wasser).
> – *Myrrhentinktur.*

**!** **Anmerkung.** Alle alkoholischen Tinkturen von Ätherischöldrogen sollten *bei Kleinstkindern nicht zur Anwendung* kommen.

## 13.4 Mittelohrentzündungen

Die Mittelohrentzündung (Otitis media), die als virale Form (meist beidseitig) oder bakterielle Form auftritt und in der Regel mit starken Ohrenschmerzen und Fieber einhergeht, wird mit *Antibiotika* behandelt. Adjuvante Behandlung mit einem Immunstimulans hat sich in der Praxis bewährt (kleinere Infektdauer und Minimierung von unerwünschten Wirkungen!).

Zur *adjuvanten Behandlung* eignen sich auch Homöopathika (siehe S. 122) und aus dem phytotherapeutischen Bereich *Senfmehl-, Zwiebel- oder Heilerde-Umschläge*. Senfmehl- und Zwiebel-Umschläge wirken im Sinne des Counterirritant-Prinzips antiphlogistisch, Heilerde Umschläge dagegen durch Wärmeentzug.

**Bereitung**

– *Senfmehlumschläge* werden in der Weise bereitet, daß frisches(!) stechend riechendes Senfmehl mit warmem Wasser zu einem dünnen Brei (wie Omlettenteig) gerührt, auf ein Leinwandläppchen gestrichen und hinter dem Ohr ca. 10–15 Minuten auf die Haut aufgelegt und nach dieser Zeit die Auflage sofort wieder entfernt wird. Hautrötung und Brennschmerz beachten!

– *Zwiebelwickel* werden bereitet, indem feingehackte rohe Zwiebel auf eine Zellulosegaze gegeben und in gleicher Weise auf die Haut gebracht werden. Die Auflage kann längere Zeit verbleiben.

– *Heilerdewickel* werden mit kalt angeteigtem Heilerdebrei hergestellt. Nach dem Antrocknen wird gewechselt.

## 13.5 Magen-Darm-Erkrankungen

### 13.5.1 Appetitlosigkeit

Sie ist eine vor allem bei neuropathischen und asthenischen Kindern bzw. jungen Mädchen häufig zu beobachtende Störung. Die symptomatische Behandlung ist, sofern Organkrankheiten ausgeschlossen wurden, relativ einfach. Man bedient sich in erster Linie karminativ wirkender Phytopräparate, sog. «**Amara-Aromatika**», mit niedrigem Bitter- bzw. Scharfstoff- und gleichzeitig hohem Ätherischöl-Gehalt.

Diese Drogen wirken kräftig tonisierend, sekretionsfördernd und dadurch appetitanregend.

## Phytopräparate

**Pomeranzenschalen-Tinktur** (Tinct. Pericarp. Aurantii)
3mal täglich 20 Tropfen in Wasser oder auf Zucker vor jeder Mahlzeit.

**Kalmus-Tinktur** (Tinct. Rhizomae Calami)
Einige Tropfen täglich vor jeder Mahlzeit.

**Anmerkung:** Es ist sicherzustellen, daß für die Bereitung der Tinktur nur die aus Nordamerika stammende diploide Acorus-calamus-Rasse verwendet wurde und nicht die tetraploide Rasse indisch-chinesischer Herkunft, da in der letzteren das β-Asaron enthalten ist. Dieses Phenylpropanderivat besitzt im Tierversuch bei längerer Anwendung kanzerogene Potenz.

**Kondurango-Tinktur** (Tinctura Condurango)
3mal täglich 10 bis 20 Tropfen in Wasser oder auf Zucker vor jeder Mahlzeit.

**Bewährte Rezeptur:** «*Amarum tonicum stomachicum*»
Rp:

| | |
|---|---|
| Aurantii amarae Tinct. | 1,0 |
| Gentianae Tinct. | 9,0 |
| Calami Tinct. | 10,0 |

D.S. vor jeder Mahlzeit 10 Tropfen in ½ Glas Wasser schluckweise trinken.

## 13.5.2 Meteorismus

Diese bei Klein- und Kleinstkindern sehr häufige Störung läßt sich ähnlich wie bei der Appetitlosigkeit gut mit karminativ wirkenden Tees, Tinkturen oder Einreibungen in die Nabelgegend bekämpfen. Dies gilt auch für Nabelkoliken.

### Phytopräparate
**Teerezepturen und Einzeltees** (siehe Schilcher, 1991).

Z.B. «*Windtee*» (Species deflatulentis)
Rp:

| | |
|---|---|
| Matricariae flos conc.* | 30,0 |
| Menthae pip. folium conc. | 15,0 |
| Carvi fructus cont.** | 20,0 |
| Foeniculi fruct. conc. | 30,0 |
| Aurantii peric. conc. | 5,0 |

D.S. Bei Bedarf eine Tasse, für Säuglinge 50–100 ml im Fläschchen.

«*AFK-Tee*»-*Rezeptur*
Rp:
Anisi fruct. cont.
Foeniculi fruct. cont.
Carvi fruct. cont.
D.S. Bei Bedarf mehrmals täglich eine Tasse.

\* concisum = geschnitten
\*\* contusus = gestoßen

*Fenchel-Tee* (Foeniculi fruct. cont.)

*Pfefferminz-Tee* (Menthae pip. folium conc.)

«*Kümmeltropfen*»-*Rezeptur*
Rp:

| | |
|---|---|
| Carvi aetherol. | 20,0 |
| Valerianae aeth. tinct. | |
| Carminativae tinct. | aa 10,0 |

D.S. 3mal tägl. 10–20 Tropfen.

### Fertigpräparate

Z.B. Carminativum-Hetterich N Tropfen,
Carminativum Babynos Blähungstropfen,
Carvomin Pom Magen-Tropf.
Carminat N,
Kneipp, Flatuol,
Mentacur-Kapseln u.a.

### Einreibmittel

Z.B. Windsalben, die Basilikumöl (Basilici aeth.), Kirschlorbeeröl (Lauri cerasi aeth.), Majoranöl (Majoranae aeth.) oder andere karminativ wirkende Öle enthalten. Kümmelöl oder eine 10%ige Lösung von Carvi aeth. in Olivenöl haben sich zum Einreiben in die Nabelgegend bestens bewährt. Einige Tropfen mehrmals täglich einmassieren.

## 13.5.3 Dyspepsien, Durchfälle
*(Siehe auch Harnack, 1986.)*

Heftige Durchfälle, die länger als 3–4 Tage andauern oder solche, die mit hohem Fieber oder Blut im Stuhl verbunden sind, müssen zur Ursachenklärung in eine Klinik eingewiesen werden, wo sofort Elektrolytbestimmungen, Stuhluntersuchungen und Infusionen möglich sind.

Bei unspezifischen kurzzeitigen Diarrhöen, z.B. von Sommerdiarrhöen, ob infektiöser, diätetischer oder psychogener Natur, steht der **Wasser-** und **Elektrolytersatz** im Vordergrund. Da Kochsalz, Kaliumchlorid und Natriumbicarbonat von Kleinkindern und besonders Säuglingen nicht akzeptiert werden, ist eine Kombination mit wohlschmeckenden Tees, sog. *Glucose-Elektrolyt-Tees* oder Aufbaunahrung zu empfehlen (Pilars de Pilar, 1991). In Tab. 13.1 sind empfohlene Glucose-Elektrolyt-Lösungen für Tees oder Aufbaunahrung aufgelistet.

**Tab. 13.1:** Glucose-Elektrolyt-Lösungen für Tees oder Aufbaunahrungen (ca. 150 ml/kg Körpergewicht und Tag in mmol/l).

| WHO-Rezept oder Elotrans neu | | GES 60 | GES 45 | Oral-pädon | Humana-Heilnah-rung + Elektrolyt | Töpfer Reisschleim + Elektrolyt |
|---|---|---|---|---|---|---|
| Glucose | 111 mmol | 110 | 160 | 277 | 100 | Glucose Maltose-Dextrin |
| Na⁺ | 90 | 60 | 45 | 30 | 46 | 55 |
| K⁺ | 20 | 20 | 25 | 20 | 35 | 30 |
| Cl⁻ | 80 | 50 | 45 | 30 | 45 | 60 |
| Citrat⁻ | 10 | 30 HCO₃⁻ | 25 HCO₃⁻ | 20 HCO₃⁻ | 12 Citrat⁻ | 25 HCO₃⁻ |
| Summe | 311 | 270 | 300 | 377 | 238 | 218 |

Pilars de Pilar, 1991

Als *Hausrezepte* haben sich die in Tab. 13.2 angegebenen Kombinationen bewährt:

**Tab. 13.2:** Hausrezepte zur Behandlung kurzzeitiger Diarrhöen.

---

Ein Liter Schwarzer- beziehungsweise Fencheltee wird versetzt mit:

**Für Erwachsene und Kinder**
zwei Eßlöffeln Glucose
¹/₂ Teelöffel Kochsalz
¹/₂ Teelöffel KCl
¹/₂ Teelöffel Backpulver (= NaHCO₃)

**Für Säuglinge**
3 bis 4 Eßlöffeln Glucose
¹/₄ Teelöffel Kochsalz
¹/₄ Teelöffel KCl
¹/₄ Teelöffel NaHCO₃

---

Pilars de Pilar, 1991.

Für den **Diät- bzw. Nahrungsaufbau** eignen sich Karottensuppe, Reisschleim, Apfelbrei und Bananenbrei.

An *Fertigpräparaten* stehen zur Verfügung:

*Apfelpektine*
Z. B. Aplona, Apfeldiät-Granulat oder Diarrhoesan.
*Humana Fertigbreie*
(siehe Grüne Liste, Verzeichnis diätetischer und diätgeeigneter Lebensmittel, Hrsg. Diätverband, Editio Cantor Verlag, Aulendorf 1992),
*Arzneidrogen und Drogenextrakte* (siehe Schilcher, 1991)
– Typische Antidiarrhoika:
　Z. B. *Myrtilli fructus* (Heidelbeerfrüchte): Tagesdosis ca. 30 g Droge = 3 gehäufte Eßlöffel Droge auf 400 ml Wasser, die gesamte Menge über den Tag verteilt trinken.

– Dakoesan (Myrtillus Extrakt)
– *Schwarzer oder noch besser grüner Tee* (z. B. Oolong oder Ulong-Tee)
– *Uzarae radix* (Uzara-Wurzel)-Extrakt (siehe auch Kapitel Durchfallerkrankungen S. 154), Uzara-Dragee und Lösung.
– Traxaton (Quercus Extrakt)
– *Kombinationspräparate* (siehe Kapitel Durchfallerkrankungen S. 163)

## 13.6 Reizblase – Enuresis nocturna

Die zur Verfügung stehenden Phytokombinationspräparate enthalten spasmolytische, sedierende, blasenmuskeltonisierende und antiphlogistische Extrakt- oder Pulver-Komponenten. Sie sind in Tab. 13.3 zusammengestellt, bei psychosomatischer Konstellation vgl. 13.7.

**Phytopräparate**

Z. B. Rhoival
　Inconturina S
　siehe auch Kapitel 6 Erkrankungen der Urogenitalorgane. S. 194

**Tab. 13.3:** Arzneidrogen zur Anwendung bei Reizblase-Enuresis nocturna.

| | | |
|---|---|---|
| M | Rhoidis arom. cortex | Gewürzsumachwurzel |
| M | Uvae ursi folium | Bärentraubenblätter |
| M | Cucurbitae peponis semen | Kürbissamen |
| | Piperis methystici radix | Kava-Kava-Wurzel |
| | Lupuli strobulus | * Hopfenzapfen |

Nach Schilcher 1991.

## 13.7 Psychische Störungen

Im Grunde genommen unterscheidet sich die Behandlung von Unruhe-, Angstzuständen und Schlafstörungen bei Kindern nicht von der bei Erwachsenen. Da aber bei Kindern die Anwendung von synthetischen Tranquillizern und Antidepressiva nicht üblich ist, sind die «mite-Phytopräparate nach Weiß (1985) für die Anwendung in der Kinderheilkunde geradezu prädestiniert.

In der Tab. 13.4 sind die Drogen aufgelistet, die sich speziell in der Kinderheilpraxis auch bei Kleinkindern in Form von Tees, Extraktpräparaten, Suppositorien oder Bädern bewährt haben.

Eine alte, aber immer noch erfolgreiche Methode ist die Anwendung von sog. «Duftkissen» oder «Duftsäckchen». Z.B. können **Hopfenkissen** (ca. 500 g Hopfenzapfen in ein Baumwoll- oder Leinenkissen gefüllt) als Kopfunterlage dienen. Lavendelblüten können gleichfalls in Lavendelblüten-Duftsäckchen als Kopfunterlage oder als «**Lavendelsträußchen**» in die Nähe des Kinderbettes gehängt werden.

In den U.S.A. sind Zubereitungen des **kalifornischen Schlafmohns** (Eschscholtziae calif. radix) in der Pädiatrie zur Behandlung motorisch unruhiger Kinder («Zappelphilippe») im Gebrauch. Hier ist allerdings anzumerken, daß es sich um eine alkaloidhaltige Pflanze handelt, die *nicht bei Kleinkindern* angewendet werden sollte. Ein entsprechendes Präparat ist Requiesan, in dem Eschscholtziae rad.-Extrakt mit einem Extrakt von Avenae sativae herba kombiniert ist.

### Fertigpräparate

Requiesan
siehe auch Kapitel 7 «Nervenkrankheiten» S. 227.

### Teerezepturen

1. Rp:
| | |
|---|---|
| Melissae folium conc. | |
| Lavandulae flos tot. | |
| Passiflorae herba conc. | aa 30,0 |
| Hyperici herba conc. | 10,0 |

2. Rp:
| | |
|---|---|
| Melissae folium conc. | 30,0 |
| Humuli lup. flos tot. | 10,0 |
| Menthae pip. folium | 20,0 |

**Tab. 13.4:** Arzneidrogen zur Behandlung psychischer Störungen.

| | | |
|---|---|---|
| M | Lupuli strobulus | Hopfenzapfen |
| M | Melissae folium | Melissenblätter |
| M | Lavandulae flos | Lavendelblüten |
| M | Passiflorae herba | Passionsblumenkraut |
| M | Hyperici herba | Johanniskraut |
| | Piperis methyst. radix | Kava-Kava-Wurzel |
| M | Valerianae off. radix | Baldrian-Wurzel |
| M* | Eschscholtziae calif. radix | Kalifornische Schlafmohn-Wurzel |

* nach M wird die therapeutische Anwendung wegen nicht belegter Wirksamkeit für die beanspruchten Anwendungsgebiete nicht befürwortet.

## 13.8 Zahnschmerzen

Die Behandlung von akuten Zahnschmerzen kann in Form der Selbstmedikation zu Hause bis zum Aufsuchen eines Zahnarztes erfolgreich mit **Nelkenöl** (Caryophylli aetherol.) durchgeführt werden. Man gibt einige Tropfen des in der Apotheke erhältlichen Öles auf einen kleinen Wattebausch oder tränkt hiermit einen Baumwollfaden und führt diesen in den kariösen Zahn ein.

Durch die *stark lokalanästhesierende Wirkung des Eugenols*, des Hauptwirkstoffes des Nelkenöles, kommt es vorübergehend zu einer Minderung der Schmerzen.

## 13.9 Hauterkrankungen

Der **Milchschorf** oder **Gneis** (Dermatitis seborrhoica) tritt in den ersten Lebensmonaten auf. Er besteht in scharf begrenzten gelblich-roten, mit fettigen Schuppen bedeckten Herden an talgdrüsenreichen Stellen an Kopfhaut, Wange, Brust und im Genitalbereich.

Die **Neurodermitis** (Neurodermitis atopica), ein chronisches oder endogenes Ekzem, tritt in der Regel nach dem 4. Lebensmonat auf. Sie besteht in einer stark juckenden Rötung, Schuppung und Krustenbildung. Betroffen sind primär die Gelenkbeugen und das Gesäß. Zur Neurodermitis besteht eine genetisch-konstitutionelle Disposition.

Die **Windeldermatitis** (Dermatitis glutaealis infantum) ist eine durch Wärmestau, Gummiunterlagen, Plastikhöschen in Verbindung mit Zersetzungsprodukten des Urins ausgelöste Entzündung im Genitalbereich, die leicht mit Hefepilzen (Soor) oder Staphylokokken besiedelt wird.

### Therapie

Die **Basistherapie** aller genannten Erkrankungen besteht bei trockener Haut in einer regelmäßigen *intensiven Fettung der Haut* mit Cremes auf Öl-in-Wasser-Emulsions-Basis, z. B. pH5-Eucerin, Linola, oder mit Salben vom Wasser-in-Öl-Emulgator-Typ, z. B. Linola Fett N Creme W/Ö u. a.

Für die **phytotherapeutische adjuvante Behandlung** kommen in Frage:
- *Kamillen-Präparate* in Form von Salben, Ölen, Pudern, Tinkturen oder zu Sitzbädern.
- *Schafgarbenblüten* (Achilleae millef. herba) werden analog der Kamille zur Bereitung von Sitzbädern verwendet.
- *Haferstroh zu Kleievollbädern* (Fertigpräparate S. 385)
  Ca. 50–100 g Avenae stramentum in 2 l Wasser ca. 30 Min. Kochen und nach dem Absehen dem Vollbad zusetzen.
- *Stiefmütterchenkraut* (Violae tricoloris herba) zu Waschungen, Umschlägen und Sitzbädern. Man rechnet 1 Eßlöffel auf 1 Tasse heißes Wasser für Umschläge. Für ein Sitzbad werden 2–3 Eßlöffel der Droge mit 1 Liter Wasser aufgekocht und die Lösung nach ¼stündigem Ziehenlassen und Absehen dem Bad zugesetzt.
- Weitere Arzneidrogen und Präparate siehe Kapitel «Hautkrankheiten» S. 345.
- Sehr häufig bessert sich das atopische Ekzem allein durch eine *mikrobiologische Basistherapie*. Hierunter versteht man den Versuch, eine gestörte Darmflora durch Gabe von Bakterienpräparaten, lebenden Darmsymbionten (E.-coli-, Acidophilus- und Bifidus-Präparate), Hefen (z. B. Saccharomyces boulardii) und Heubazillen (Bac. subtilis) oder deren Stoffwechselprodukte (Autolysate) wieder zu sanieren. Diese Methode wird auch als «Symbioselenkung» bezeichnet (siehe hierzu Literatur und Präparate im Kap. 5.5: «Durchfallerkrankungen» S. 159).
- *Homöopathika* (siehe S. 368).

# 13.10 Homöopathie in der Pädiatrie

Als eine wichtige Domäne der Homöopathie gilt die Behandlung von Erkrankungen im Säuglings- und Kindesalter. *Erfahrungsgemäß zeigt der kindliche Organismus ein besonders gutes Ansprechen (Reagibilität) auf Homöopathika*, weshalb eine Vielzahl pädiatrischer Krankheitsbilder mit dieser Präparategruppe behandelt werden können.

Die *Grenzen* für eine Homöotherapie sind insbesondere überschießende Reaktionen *(Fieberkrampf)* oder bakterielle Erkrankungen *(Meningitis)*. Eine Nachbehandlung von Infektionskrankheiten mit Homöopathika hat sich bewährt.

Vor allem zur Therapie bei typischen **infektbedingten** Erkrankungen im Kindesalter eignen sich die nachstehend genannten Homöopathika besonders gut, wobei situativ (z. B. Scharlach) eine freie Kombination von konventioneller und homöopathischer Therapie notwendig werden kann. Homöopathische Arzneimittel sind vor allem auch indiziert bei den *Prodromen*, zumal in solchen Frühstadien oftmals eine exakte Diagnosestellung problematisch ist. Aufgrund praktischer Beobachtungen sind *Sekundärinfektionen* unter einer Homöopathika-Behandlung eher *selten* zu beobachten. Es sei darauf hingewiesen, daß es keine «Kinderarzneimittel» im eigentliche Sinne gibt. Deshalb sind je nach Symptomatik die in den anderen Kapiteln genannten Homöopathika einzusetzen.

Bei **chronischen Erkrankungen** im Kindesalter (Neurodermitis, Allergosen) sind *Konstitutionsmittel* notwendig. Dieses gilt vor allem auch für *psychische Erkrankungen* (hyperkinetisches Syndrom, Schulschwierigkeiten, Stottern, Ticks), weshalb auf das Literaturverzeichnis besonders verwiesen wird. Nachstehend werden einige Indikationsbereiche und die dabei am häufigsten angezeigten Homöopathika genannt (Tab. 13.5); im übrigen sind die in den jeweiligen Kapiteln dargestellten Therapiemaßnahmen zu beachten.

Als **Darreichungsformen** bewähren sich in der Pädiatrie *Globuli* und *Tabletten*. Bei der Dosierung sollte das Alter des Patienten berücksichtigt werden; demnach entsprechen einer Einmaldosis bei Säuglingen und Kleinkindern 3 Globuli, bei Schulkindern 5 Globuli oder 1 Tablette.

## 13.10.1 Typische Infektionskrankheiten im Kindesalter (Tab. 13.5)

### Pflanzliche Homöopathika

**Aconitum napellus D6, Glob.**
Plötzlicher Erkrankungsbeginn mit Schüttelfrost und raschem Fieberanstieg. Blasse Gesichtsfarbe, trockene Haut und harter Pulsschlag.

**Atropa belladonna (Belladonna) D6, Glob.**
Fieberhafte Erkrankung mit beginnender Lokalisation als katarrhalische Schleimhautentzündung (Otitis, Konjunktivitis, Laryngitis) und/oder Exanthem.

**Drosera D6, Glob.**
Pertussiforme Hustenanfälle, schmerzhaft und krampfartig. Anfänglich trocken, dann auch Auswurf und Erbrechen von glasig-zähem Schleim.

**Tab. 13.5:** Homöopathika zur Behandlung typischer Infektionskrankheiten im Kindesalter.

| Erkrankung | Arzneimittel |
|---|---|
| Dreitagefieber | Aconitum napellus, Atropa belladonna, Matricaria chamomilla |
| Fieberhafter Infekt | Aconitum napellus, Atropa belladonna, Eupatorium perfoliatum, Gelsemium sempervirens, Ferrum phosphoricum |
| Keuchhusten | Atropa belladonna, Cuprum metallicum, Drosera |
| Masern | Euphrasia officinalis, Euspongia officinalis, Pulsatilla pratensis |
| Mumps | Atropa belladonna, Ferrum phosphoricum, Mercurius solubilis |
| Pfeiffersches Drüsenfieber | Apis mellifica, Mercurius solubilis, Lachesis mutus |
| Röteln | Apis mellifica, Atropa belladonna, Ferrum phosphoricum |
| Scharlach | Atropa belladonna, Rhus toxicodendron |
| Windpocken | Atropa belladonna, Rhus toxicodendron |

Hinweis: Das indizierte Homöopathikum kann auch adjuvant eingesetzt werden.

**Eupatorium perfoliatum D4, Glob.**
Fieberhafter Infekt mit reduziertem Allgemeinbefinden und typischen Grippalsymptomen (Rhinitis, Bronchitis) bei ausgeprägten Gliederschmerzen.

**Euphrasia officinalis D4, Glob.**
Konjunktivale Reizung mit Lichtscheu, Tränenfluß, brennenden Schmerzen; mäßiggradiger Husten.

**Euspongia officinalis (Spongia) D6, Glob.**
Trocken-bellender, kruppöser Husten mit erschwerter Atmung; heisere Stimme.

**Gelsemium sempervirens D6, Glob.**
Allmählicher Beginn des grippalen Infektes mit subfebrilen Temperaturen; ausgeprägtes Gefühl von Benommenheit.

**Matricaria chamomilla (Chamomilla) D6, Glob.**
Fieberhafter Infekt der Atemwege (Rhinitis, Bronchitis) sowie katarrhalische Otitis media. Auffallend ist die große Schmerzempfindlichkeit mit ärgerlich gereizter Stimmung (wichtiges Kindermittel).

**Phytolacca americana D6, Glob.**
Belegte Tonsillen bei dunkelroter Rachenschleimhaut; bis in die Ohren ausstrahlende Schluckschmerzen. Lymphadenopathie sowie Arthralgie sind mögliche Begleitsymptome.

**Pulsatilla pratensis D6, Glob.**
Zäh-schleimiges Nasensekret mit Otalgie, konjunktivale Reizung, Bronchitis; Masern-Exanthem.

**Rhus toxicodendron D12, Glob.**
Brennend juckende Bläschen mit serösem Inhalt.

## 13.10.2 Erkrankungen von Hals, Nase und Ohren (Tab. 13.6)

## 13.10.3 Atemwegserkrankungen

Siehe auch Kapitel 4, S. 118.

### Pflanzliche Homöopathika

**Allium cepa D6, Glob.**
Rhino-Konjunktivitis mit brennend scharfem Nasensekret, Niesattacken und Kopfschmerzen.

**Lobaria pulmonaria (Sticta) D6, Glob.**
Sinu-Bronchitis mit deszendierendem Verlauf; zähflüssiges Nasensekret, schleimiger Husten; Stirnkopfschmerzen.

**Sambucus nigra D4, Glob.**
Verlegte Nasenatmung (typischer Säuglingsschnupfen); bronchitisches Atmen.

**Thuja occidentalis D12, Glob.**
Rezidivierende Infekte der Atemwege mit schleimigem Sekret; Polypenbildung.

### Tierische Homöopathika

**Apis mellifica D6, Glob.**
Entzündliche Schwellung des lymphatischen Systems (Tonsillitis, Lymphadenopathie; Exanthem).

**Lachesis mutus D12, Glob.**
Hochentzündlicher Prozeß, Mitreaktion des lymphatischen Systems.

**Tab. 13.6:** Homöopathika bei HNO-Erkrankungen im Kindesalter.

| Erkrankung | Arzneimittel |
|---|---|
| Zahnungsbeschwerden | Atropa belladonna, Matricaria chamomilla |
| Otitis media | Atropa belladonna, Ferrum phosphoricum, Matricaria chamomilla, Mercurius solubilis, Apis mellifica, Pulsatilla pratensis |
| Gingivitis, Stomatitis, Soor | Atropa belladonna, Mercurius solubilis, Ferrum phosphoricum |
| Angina tonsillaris | Apis mellifica, Atropa belladonna, Mercurius solubilis, Phytolacca americana |
| Laryngo Pharyngitis, Pseudo-Krupp | Aconitum napellus, Euspongia officinalis |
| Rhinitis, Sinusitis | Allium cepa, Euphrasia officinalis, Sambucus nigra, Lobaria pulmonaria, Thuja occidentalis |

Hinweis: Das indizierte Homöopathikum kann auch adjuvant eingesetzt werden.

*Mineralische Homöopathika*

**Cuprum metallicum D6, Tbl.**
Pertussiformer Husten.

**Ferrum phosphoricum D6, Tbl.**
Fieberhafter, katarrhalischer Infekt.

**Mercurius solubilis D12, Glob.**
Schleimhautentzündung mit Lymphadenopathien.

## 13.10.4 Magen-Darm-Erkrankungen

Die im Säuglings- und Kindesalter auftretenden Magen-Darm-Erkrankungen lassen sich mit Homöopathika behandeln, wobei differentialdiagnostisch schwere Erkrankungen oder lebensbedrohliche Verläufe *ausgeschlossen werden müssen*. Beispielhaft sei auf die Gefahr der *Exsikkose* bei anhaltender Gastroenteritis hingewiesen oder das Symptom «Obstipation» genannt, dem eine schwere organische Erkrankung zugrunde liegen kann (z.B. Megakolon).
Im übrigen sind differentialtherapeutisch die im Kapitel Magen-Darm-Erkrankungen Seite 172 genannten Homöopathika zu vergleichen.

*Pflanzliche Homöopathika*

**Artemisia abrotanum (Abrotanum) D3, Glob.**
Appetitmangel; abdominelle Spasmen. Als Begleitsymptom oft Lymphadenopathie.

**Medicago sativa D4, Glob.**
Appetitlosigkeit und Müdigkeit bei verzögerter Rekonvaleszenz.

**Cephaelis ipecacuanha (Ipecacuanha) D6, Glob.**
Starke Übelkeit mit Brechreiz und wiederholtem Erbrechen. Ursache ist häufig der Verzehr schwer verdaulicher Speisen.

**Okoubaka D3, Tabl.**
Gastroenteritis infolge von verdorbenen Speisen.

**Pulsatilla pratensis D6, Glob.**
Übelkeit, Erbrechen und Durchfall nach Verzehr von fetten Speisen, zu vielem Eis- und Obstessen.

*Mineralische Homöopathika*

**Calcium carbonicum D12, Tabl.**
Gedeihstörungen.

**Ferrum metallicum D6, Tabl.**
Akute Gastroenteritis.

**Natrium chloratum D12, Tabl.**
Gedeihstörungen.

**Magnesium chloratum D6, Tabl.**
Obstipation.

## 13.10.5 Enuresis

Das Einnässen imponiert klinisch häufig als Reizblase. Nach Ausschluß organischer Ursachen (z.B. Reflux) liegt der dringende Verdacht einer psychosomatischen Erkrankung nahe (Familien- und Sozialanamnese!). Die Enuresis ist mit einer *streng personotropen* Homöopathie zu behandeln. Nachstehend genannte Homöopathika kommen zur Initialtherapie in Frage, wobei das Kap. 6: «Harnwegserkrankungen» zu vergleichen ist.

**Equisetum hiemale D4, Glob.**
Gehäufter Harndrang und Harnabgang im ersten Schlaf.

**Petroselinum D6, Glob.**
Starker Harndrang; muß häufig zur Toilette, kann das Wasser nicht halten.

**Pulsatilla pratensis D6, Glob.**
Reizblase infolge von Unterkühlung; anhaltender Harndrang.

## 13.10.6 Hauterkrankungen (Ekzeme)

Bei den im Kindesalter auftretenden Hauterkrankungen handelt es sich vor allem um
– Kontaktekzem,
– Seborrhoisches Säuglingsekzem,
– Endogenes Ekzem.
Die längerfristige Behandlung erfolgt mit personotropen Homöopathika; vgl. dazu auch Kap. 15: «Hautkrankheiten». Dort werden auch die genannten Homöopathika ausführlich beschrieben, die sich zur Initialbehandlung eignen.

*Pflanzliche Homöopathika*

**Clematis recta D6, Glob.**
Bläschen- und Krustenbildung.

**Nerium oleander (Oleander) D6, Glob.**
Nässendes Ekzem.

**Cardiospermum halicabum D3, Glob.**
Ekzem mit starkem Juckreiz.

**Viola tricolor. D3, Glob.**
Trocken-borkiges Ekzem.

*Externa zur adjuvanten Behandlung:*
Halicar-Salbe, Rubisan-Salbe.

# Literatur

## Allopathie

Schilcher, H.: Phytotherapie in der Kinderheilkunde. Wiss. Verlagsges., Stuttgart (1991).
Baetgen, D.: Behandlung der akuten Bronchitis im Kindesalter. Therapeutikon **1**: 16–23 (1988).
Flade, S.: Naturheilverfahren in der Pädiatrie. Therapeutikon **1**: 52–55 (1987).
Harnack, G. A.: Durchfall bei Säuglingen und Kleinkindern. Arzneiverord. Praxis **4**: 37–40 (1986).
Pilars de Pilar, C. E.: Typische Kinderkrankheiten. Apoth. J. **8**: 34–41 (1991).
Schimmel, K. Ch.: Die Phytotherapie im Kindesalter. Ärztezeitschr. Naturheilverf. **32**: 137–142 (1991).

## Homöopathie

Friese, K.-H.: Homöopathie in der HNO-Heilkunde. Hippokrates, Stuttgart (1991).
Gawlik, W.: Homöopathie in der Kinderheilkunde. Apoth. J. **9**: 42–48 (1992).
Hauptmann, H.: Homöotherapie bei infektbedingten Erkrankungen im Kindesalter. Dtsch. Apoth. Z. **128**: 451–456 (1988).
Hauptmann, H.: Homöopathie in der kinderärztlichen Praxis. Haug, Heidelberg (1990).
Imhäuser, H.: Homöopathie in der Kinderheilkunde. 6. Aufl. Haug, Heidelberg (1984).
Wiesenauer, M.: Pädiatrische Praxis der Homöopathie. Hippokrates, Stuttgart (1989).
Wiesenauer, M.: Behandlungsmöglichkeiten fieberhafter Infekte im Kindesalter. Ärztezeitschr. Naturheilverf. **30**: 609–613 (1989).
Wiesenauer, M.: Dermatologische und allergologische Praxis der Homöopathie. Hippokrates, Stuttgart (1994)

# 14 Hautverletzungen und Wunden

Hauptindikationen für Phytopharmaka:

Keine Indikationen:
Verbrennungen 3. und 4. Grades

## 14.1 Die Wundheilung

Man unterscheidet **primäre** und **sekundäre** Wundheilung.

Bei der sogenannten **primären Wundheilung** von glattrandigen nichtinfizierten Wunden (z. B. Schnitt-, Stich-, Schürf- und Kratzwunden) kommt es ohne Substanzverlust innerhalb von 6–8 Tagen zum Wundverschluß. Die Oberfläche des Wundspaltes wird mit Schorf verschlossen. Dieser löst sich nach 6–8 Tagen ab und hinterläßt eine frisch epithelisierte Narbe.

Eine **sekundäre Wundheilung** liegt vor, wenn infektionsgefährdete Riß-, Biß-, Quetsch-, Platz-, Zerr- oder Brandwunden unter Auffüllen von Gewebslücken durch Granulations- und Gewebsneubildung verlangsamt zusammenheilen.

Der Ablauf einer ungestörten sekundären Wundheilung hat *physiologisch vier Phasen*:
– provisorischer Wundverschluß,
– exsudative oder inflammatorische Phase,
– proliferative Phase oder Granulationsphase,
– reparative Phase oder Epithelisierung.

**Verzögerungen** oder **Komplikationen** der Wundheilung können auftreten bei Bestehen von Stoffwechselstörungen (z. B. Diabetes), Durchblutungsstörungen, Infektionen in Wundnähe, Hämatomen oder Einnahme bestimmter Medikamente (z. B. Kortikoide, Antikoagulantien).

## 14.2 Phytotherapie von Hautverletzungen und Wunden

### 14.2.1 Therapeutische Wirkungen von Phytopräparaten

Für die Behandlung von Wunden bzw. Verletzungen sind solche Wirkstoffe am besten geeignet, die sich durch folgende **pharmakologische Wirkungen** auszeichnen (Tab. 14.1):
– desinfizierend,
– wundreinigend,
– analgetisch,
– antiphlogistisch,
– adstringierend,
– granulationsfördernd,
– epithelbildungsfördernd,
– immunstimulierend.

**Tab. 14.1:** Drogen zur externen Anwendung mit ihren Hauptwirkungen.

| Drogen | beschriebene Wirkungen |
|---|---|
| **Flavon-Drogen** | |
| *Kamillenblüten* | Antiphlogistisch, antiulzerogen, granulationsfördernd |
| *Arnikablüten* | Antiphlogistisch, immunstimulierend |
| *Calendulablüten* | Antiphlogistisch, wundreinigend, immunstimulierend |
| **Gerbstoff-Drogen** | |
| *Hamamelis-Extrakt, Eichenrinde, Ratanhiawurzel* | Adstringierend, antiphlogistisch, antiseptisch, granulationsfördernd lokal hämostyptisch |
| **Ätherischöl-Drogen** | |
| *z. B. Nelkenöl, Rosmarinöl, Pinusöle, Cajeputöl, Eukalyptusöl, Kampfer* | Antiseptisch, antiphlogistisch, analgetisch |
| *Perubalsam* | Antiseptisch, antiulcerös, granulationsfördernd |
| **Andere Drogen** | |
| *Beinwellwurzel (Symphytum offic.)* | Antiphlogistisch, adstringierend, desinfizierend |
| *Allantoin* | Granulationsfördernd |
| *Asiatisches Wassernabelkraut (Hydrocotyle asiatica)* | Granulationsfördernd, antibakteriell, epithelbildungsfördernd |
| *Aloe-Gel* | Antiphlogistisch, epithelbildungsfördernd |
| *Myrrhe* | Adstringierend |
| *Sonnenhut-Wurzel und -Kraut (Echinacea)* | Antiphlogistisch, antibakteriell, immunstimulierend |
| **Fette Öle** *z. B. Lebertranöl, Weizenkeimöl, Chaulmoograöl* | Epithelbildungsfördernd |
| **Enzyme** *z. B. Papain, Bromelain* | Wundreinigend, granulationsfördernd, antiödematös |

Die häufigsten **Applikationsformen** sind:
Salben, Puder und Gele, weniger häufig Tinkturen, Pasten und fette Öle. Seit einiger Zeit werden auch Sprays vor allem zur Wunddesinfektion verwendet. Eine systemische Wirkung wird von den extern angewendeten Applikationsformen zur Wundversorgung nicht erwartet.

Über einige grundsätzliche Regeln für die richtige Wahl der Arzneistoffträger (Grundlagen) siehe Kap. 15: «Hautkrankheiten», dazu auch Literatur Kap. 15, S. 371. Schöpf, 1972; Tronnier, 1977; Fröhlich, 1981; Gloor, 1982; Morck, 1988.

## 14.2.2 Drogen und Präparategruppen
(Tab. 14.1)

### 14.2.2.1 Chamomillae flos (extractum) (Kamillenblüten[-Extrakte])    **M**
*Off.:* DAB 10, ÖAB, Helv VI.

### Chemie

Die für die Wundheilung relevanten *Wirkprinzipien* gehören drei verschiedenen Stoffklassen an (Abb. 14.1):

**Sesquiterpene:** Matricin, Chamazulen, Bisabolole, Bisabololoxide, En-in-dicycloether.

**Flavonoide:** Flavon- und Flavonol-Glykoside, mit den Aglykonen Apigenin, Luteolin, Patuletin, Quercetin, Isorhamnetin u. a.

**Schleimstoffe:** Galakturonsäure und andere Zucker enthaltende, stark visköse Lösungen liefernde Pectine und Protopectine (Chemie siehe auch Kap. 4: «Atemwegserkrankungen»).

### Pharmakologie

Ob alle Substanzen eine pharmakologische Wirkung entfalten, hängt von der Art der gewählten *galenischen Zubereitung* ab.

*Wäßrige* Zubereitungen (z. B. Kamillentee) enthalten nur Schleimstoffe und die wasserlöslichen Flavonoidglykoside neben wenig Terpenbestandteilen (höchstens 15 % der Gesamtmenge), während *alkoholische* Extrakte nur die Terpenoide und Flavone in ihrer Gesamtheit enthalten.

Die meisten Untersuchungen wurden mit den **Terpenoiden** und **Flavonoiden** durchgeführt. Daß Terpene bzw. Ätherischöle auch eine gute perkutane Resorption aus Badewasser zeigen, dem sie zugesetzt wurden, haben Römmelt et al. (1974) experimentell bewiesen. Beschrieben wurden für Chamazulen, Matricin, die Bisabolole und Bisabololoxide bei topischer Anwendung bevorzugt *antiphlogistische* und *Antihistamin-Wirkungen*, gemessen am Rattenpfotenödem-, Formaldehyd-, Arthritis- und UV-Erythem-Modell (Schilcher, 1987 und Kamillensymposium, 1985). Für das Kamillenöl wurden zusätzlich, ebenfalls in Tiermodellen, Aktivierungen des retikuloendothelialen Abwehrsystems (RES) nachgewiesen (Barton u. Wendler, 1952).

Die sehr selten auftretenden *allergischen Reaktionen (Kontaktdermatitis) nach Kamillenanwendungen* sind entweder auf Kamillenverfälschungen (Hundskamille) oder auf die Salbengrundlage bzw. Konservierungszusätze zurückzuführen. In der Hundskamille wurde das allergene Sesquiterpenlacton Anthecotulid bis zu einer Konzentration von 1,8 % nachgewiesen. Zur Problematik der «Kamillenallergien» siehe Hausen (1985).

Über die *lokal-antiphlogistische Wirkung* der **Kamillenflavone** und die dieser Wirkung zugrundeliegenden Wirkmechanismen informiert eine Übersicht von della Loggia (1985). Hiernach kann die

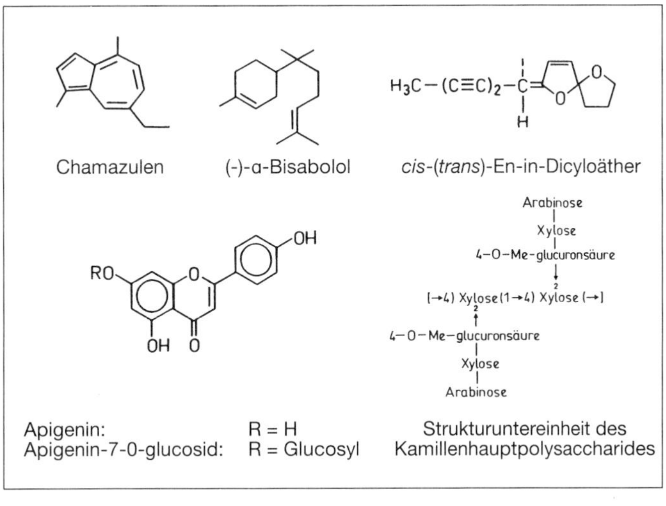

Chamazulen    (-)-α-Bisabolol    *cis-(trans)*-En-in-Dicyloäther

| | | |
|---|---|---|
| Apigenin: | R = H | |
| Apigenin-7-0-glucosid: | R = Glucosyl | Strukturuntereinheit des Kamillenhauptpolysaccharides |

**Abb. 14.1:** Hauptwirkstoffe der Kamille.

Wirkung durch einen Eingriff in den *Arachidonsäuremetabolismus* (Cyclooxygenase- und Lipoxygenase-Hemmung), Hemmung der Histaminfreisetzung und/oder durch Abfangen von Sauerstoffradikalen erklärt werden.

Die *antiphlogistische Wirkung* von **Schleimstoffen** ist allgemein bekannt. Über den Kamillenschleim selbst liegen keine speziellen Untersuchungen vor. Am Rattenpfotenödem-Modell zeigten einige Polysaccharide eine *antiödematöse* bzw. *antiexsudative* Wirkung (Tubaro et al., 1987). Möglicherweise kommt diese Wirkung über eine Beeinflussung von Komplementfaktoren zustande (Wagner, 1989). Für saure Polysaccharide wird auch eine Antihyaluronidase-Wirkung vermutet. Durch die Hemmung der bakteriellen Hyaluronidase wird die Ausbreitung von bakteriellen Keimen im Gewebe verhindert und begrenzt (siehe Kap. 4: «Atemwegserkrankungen»)

**Indikationen** für Kamillenpräparate: entzündliche Schleimhautläsionen, Fisteln, Ulcus cruris, Aphthen, Dermabrasionen, Dekubitalgeschwüre, nekrotisierende Entzündungen, Verbrennungen.

## Therapiestudien: Übersicht

In klinischen Studien erreichte die Kamille ca. 70 % der Kortikosteroidwirkung (Albring et al., 1983; Aergeerts et al., 1985). In einer Doppelblindstudie mit einem standardisierten Kamillenextrakt (Kamillosan) wurde eine beschleunigte Wundheilung und Abtrocknung von nässenden Wundflächen bestätigt (Glowania et al., 1987).

## Therapiestudie

**Indikation.** Nässende Dermatosen nach Tätowierungsschleifung.

**Phytopräparat.** Äthanolisch-wäßriger Kamillenextrakt standardisiert auf 3 mg Chamazulen und 50 mg α-Bisabolol/100 g.

**Studienart.** Randomisierter Doppelblindversuch an 14 männlichen gesunden Patienten im Alter von 18–33 Jahren, die sich an Ober- und Unterarm einer Schleifung der Tätowierung unterzogen hatten.
Ausschlußkriterien: Allergien gegen Kamilleninhaltsstoffe, eine Vorbehandlung und eine Diabeteserkrankung.

**Behandlungsart.** Anlegen von Kamillenverbänden 3mal täglich für jeweils eine Stunde, bis zur vollständigen Abtrocknung der Wundfläche. Aus der Plazebolösung waren die «Leitsubstanzen» chemisch entfernt worden, wodurch allerdings der typische Geruch nicht verändert war.

**Meßkriterien.** Abtrocknungs- und Epithelisierungsfläche der akuten, nässenden Dermatosen. Die objektiven Nebenkriterien waren Sekretions- und Erythem-Stärke. Die subjektive Gesamtbeurteilung durch den Arzt wurde in einer Wertskala der Abtrocknungs- und Heilungstendenzen festgehalten. Die statistische Auswertung der objektiven Hautparameter erfolgte durch Varianzanalyse, die der subjektiven Parameter durch den Mantel-Haenszel-Test.

**Tab. 14.2:** Zeitlicher Verlauf der nässenden Wundflächen in cm$^3$ während der Therapie mit dem Phytopräparat.

| Therapiezeit (Tage) | Nässende Wundfläche | |
|---|---|---|
| | Verum % | Plazebo % |
| 1 | 100 | 100 |
| 4 | 70,5 | 85,6 |
| 8 | 29,8 | 50,3 |
| 10 | 16,7 | 25,0 |
| 12 | 5,5 | 16,4 |
| 14 | 1,5 | 9,9 |
| 18 | 0,2 | 5,3 |
| p < 0,05 | | |

Glowania et al., 1986.

**Tab. 14.3:** Abtrocknungszeit von nässenden Dermatosen in Tagen nach einer Therapie mit dem Phytopräparat.

| Statische Größe | Zeit der Abtrocknung (Tage) | | |
| --- | --- | --- | --- |
| | Verum | Plazebo | Differenz |
| Mittelwert | $13 \pm 5{,}1$ | $17{,}14 \pm 5{,}5$ | 4 (23,3 %) |
| Median | 12 | 18 | 6 (29 %) |

Glowania et al., 1986.

**Ergebnis/Bewertung.** Während in der Erythementwicklung zwischen Verum und Plazebo keine signifikanten Unterschiede zu beobachten waren, konnte in der Sekretionsstärke gegenüber Plazebo mit der Therapiedauer ein kontinuierlicher deutlicher Unterschied registriert werden. Bereits ab dem 4. Tag unterschieden sich die Flächen wesentlich und differierten untereinander am 8. Tag fast um 50 %. Die prozentualen Unterschiede der Wundepithelflächen wiesen auf eine klare Tendenz zur schnellen Epithelisierung hin. Am deutlichsten war die Wirkung am 12. Tag (Tab. 14.2). Die Abtrocknung fand in der Therapiegruppe fast um 30 % früher statt als in der Plazebogruppe. (Tab. 14.3) (Glowania et al. 1986)

### 14.2.2.2  Arnicae flos (Arnikablüten)    M
*Off.:* DAB 10, ÖAB, Helv VII.

#### Chemie

Für die *antiphlogistische Wirkung* von Arnikazubereitungen kommen folgende Wirkstoffe in Frage (Abb. 14.2):

**Sesquiterpenlactone** z.B. Helenalin, Dihydrohelenalin (Abb. 14.2).

**Monoterpene.** Thymol, Thymolmethylether.

**Flavonoidglykoside.** Isoquercitrin, Luteolin-7-glucosid u.a.

**Polysaccharide.** Heteroglykane.

Helenalin:    R = H
Dihydrohelenalin:    R = –C–CH₃
(Arnica montana)

„-Hamamelitannin
(Hamamelis virginiana)

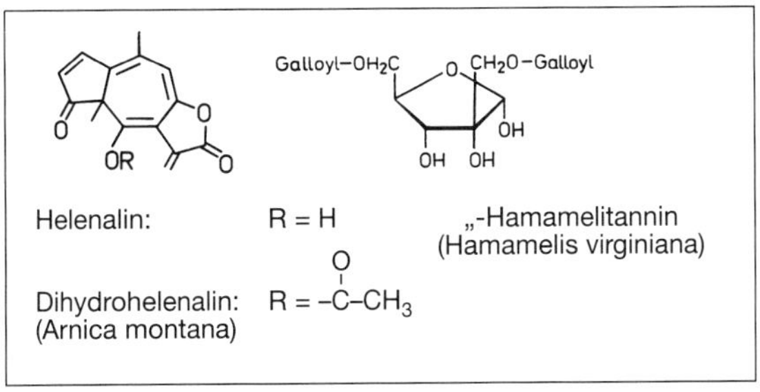

**Abb. 14.2:** Hauptwirkstoffe von Arnika und Hamamelis.

#### Pharmakologie

Die Hauptwirkung dürfte den **Terpenoiden** zukommen. Für Helenalin wurde im Adjuvansarthritis-Modell an der Ratte schon in sehr niedriger Dosierung (2,5 mg i.p.) eine 70–77 % *ödemhemmende* Wirkung nachgewiesen (Willuhn 1981).

**Thymol** besitzt im In-vitro-Cyclooxygenasetest eine stark hemmende Wirkung (Wagner, 1987, 1989), so daß es bei topischer Anwendung von Arnikazubereitungen an der *antiphlogistischen* Wirkung beteiligt sein könnte. Soweit mit Wasser oder mit hohem Wasseranteil hergestellte Extrakte zur Anwendung kommen, ist auch eine antiphlogistische und *immunstimulierende* Wirkung durch die in solchen Extrakten enthaltenen Arnika-Polysaccharide denkbar (Puhlmann u. Wagner, 1991). Arnika-Extrakte mit hohem Helenalin-Gehalt können bei empfindlichen Personen Allergien hervorrufen.

Über die Pharmakologie der beiden anderen Wirkstofftypen siehe Ausführungen zur Kamille S. 137.

**Indikationen.** Kontusionen und Distorsionen, stumpfe Traumen.

### 14.2.2.3  Calendulae flos (Ringelblume)    M
*Off.:* DAB 10, ÖAB, Helv VII.

#### Chemie

In Frage kommen für die Wirkung:
**Flavonolglykoside** des Quercetins und Kämpferols.

**Carotinoide:** β-Carotin, Lycopin, Violaxanthin, Flavoxanthin.

**Ätherisches Öl.**

**Triterpensaponine:** Oleanolsäureglykoside.

**Polysaccharide:** Heteroglykane.

#### Pharmakologie

Da pharmakologische Untersuchungen mit den einzelnen Calendula-Inhaltsstoffen nicht vorliegen, ist nicht anzugeben, worauf die spezifisch *granulationsfördernde* Wirkung von Calendula-Zubereitungen zurückzuführen ist. Für die Calendula-Polysaccharide wurden *immunstimulierende* Wirkungen nachgewiesen (Varljen et al., 1989). Für die anderen Inhaltsstoffe können aus Untersuchungen mit Reinstoffen anderer Herkunft nachstehende Wirkungen abgeleitet werden:

**Flavonoide:** *Antiphlogistische* und *antiödematöse* Wirkung.

**Saponine:** *Antiödematöse* Wirkung.

**Carotinoide:** *granulationsfördernde* Wirkung in Analogie zu Vitamin-A-Zubereitungen.

**Indikationen:** Rissige Haut, Sonnenbrand, Schürf- und Quetschwunden, Ulcus cruris.

### 14.2.2.4 Hamamelidis folium (Hamamelis-Blätter)    M
*Off.:* Helv VII.

#### Chemie

Die als Hauptwirkstoffe anzusehenden β-**Hamamelitannin** und **Ellagtannin** gehören zur Klasse der niedermolekularen wasserlöslichen *Gallotannine* (s. Abb. 14.2).

#### Pharmakologie

Von den Gallotanninen ist bekannt, daß sie *lokal hämostatisch, adstringierend* und *antiphlogistisch* wirken. Sie setzen die Gefäßpermeabilität herab. Die antiphlogistische Wirkung dürfte bei topischer Anwendung über die Hemmung der Cyclooxygenase zustande kommen (Okuda et al., 1989; Wagner, 1989).
Soweit in den Zubereitungen freie Gallussäure vorliegt, ist auch eine *antioxidative* bzw. *antiseptische* Wirkung zu erwarten. Mit gewisser Einschränkung gelten diese Angaben auch für die anderen Gerbstoffdrogen.

**Indikationen.** Wunden jeder Art, speziell Ulzerationen, Brandwunden (siehe auch Kap. Hautkrankheiten S. 345).

### 14.2.2.5 Symphyti radix (Beinwell-Wurzel)    M

#### Chemie

Als Wirkstoffe kommen folgende Inhaltsstoffe in Frage:

**Allantoin,** ein mit Harnsäure verwandtes Purinderivat (Abb. 14.3).

**Schleimstoffe** (Polyfructosane).

**Gerbstoffe** und **Kaffeesäurederivate.**

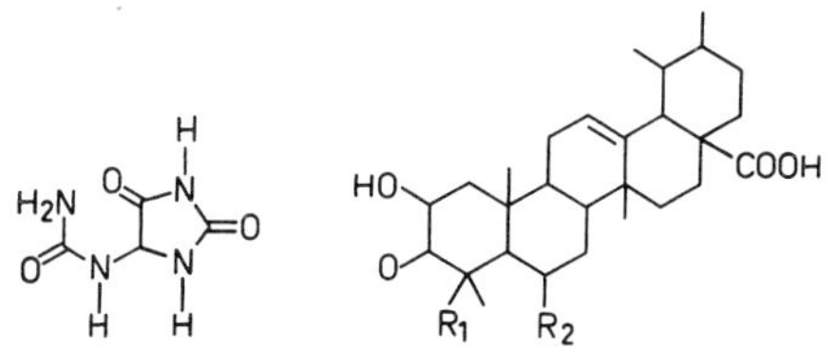

| | R₁ | R₂ |
| Asiatsäure | OH | H |
| Madiatsäure | H | OH |
| Madecassiasäure | OH | OH |

Allantoin (Symphytum officinale)

(Hydrocotyle asiatica)

**Abb. 14.3:** Wirkstoffe von Symphytum und Hydrocotyle.

#### Pharmakologie

Pharmakologisch sind alle drei Wirkstoffgruppen von Relevanz.

**Allantoin** wirkt ähnlich dem Harnstoff auf osmotischem Wege *wundsekretsteigernd*, wodurch die Wunde von Toxinen und Keimen gereinigt wird. Außerdem wird die lokale *Durchblutung gesteigert*.
Die im Extrakt enthaltenen *Pyrrolizidinalkaloide* (0,02–0,07 %) gehören zwar zu den als *potentiell gentoxisch* und *kanzerogen* eingestuften Pflanzenstoffen, stellen aber bei kurzzeitiger äußerlicher Anwendung kein Risiko dar.
Nach **M** darf die Salbe *nur auf intakte Haut aufgetragen* und *nicht länger als 4–6 Wochen pro Jahr* angewendet werden. Von der Salbe, entsprechend 5–20 % getrocknete Droge, dürfen pro Tag *nicht mehr als 100* µg Pyrrolizidinalkaloide appliziert werden.

**Indikationen.** Sportverletzungen (Prellungen, Zerrungen, Verstauchungen), Knochenbrüche.

### 14.2.2.6 Hydrocotylidis herba (Asiatisches Wassernabelkraut)

#### Chemie

Bei den Hauptwirkstoffen handelt es sich um **Saponine,** die sich von den *Triterpensäuren* Asiatsäure, Madecassia-Säure und Madiatsäure ableiten. Das Hauptsaponin ist das **Asiaticosid** (S. Abb. 14.3).

#### Pharmakologie

Das Saponingemisch wirkt *antibakteriell* und *antimykotisch*. Asiaticosid *begünstigt den Vernarbungsprozeß*, in dem es auf eine bisher nicht bekannte Weise in die Kollagenbiosynthese bzw. Fibroblastenaktivität regulierend eingreift. In der Volksmedizin Madagaskars wurde die Droge gegen Lepra eingesetzt.

**Indikationen.** Verletzungen jeder Art, Ulzera, Schorf, Verbrennungen, Störungen der Wundheilung.

## 14.2.2.7 Peruviani balsamum (Perubalsam)    M
*Off.:* DAB 10, ÖAB, Helv VII.

### Chemie

Das Wirkprinzip setzt sich hauptsächlich aus einem *Gemisch von Benzoesäure-, Zimtsäure-* und *Methylbenzyl- sowie Benzylestern* zusammen (Abb. 14.4).

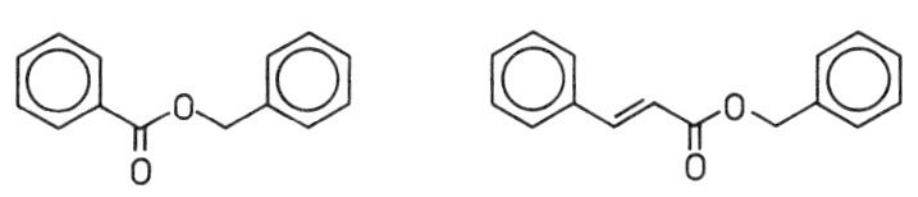

Cinnamein: Benzoesäurebenzylester + Zimtsäurebenzylester

**Abb. 14.4:** Hauptwirkstoffe des Perubalsams.

### Pharmakologie

**Indikationen.** Wegen seiner *antiseptischen* und die *Granulationsbildung fördernden* Wirkung ist Perubalsam noch Bestandteil von alkoholischen Lösungen und Salben zur Behandlung von Frostbeulen, Brustrhagaden, Ulzerationen, Dekubitus und Hämorrhoiden.

Perubalsam kann bei empfindlichen Personen *Allergien* auslösen.

## 14.2.2.8 Aloe – Aloe extr. – Aloegel

### Chemie

Die industriell aus *Aloe vera* hergestellten bisher nur als Kosmetika eingesetzten Aloegele stellen ein *anthracenfreies*, aber an **Schleimstoffen, Aminosäuren** und **Mineralstoffen** reiches Exsudat dar. Außerdem wurden in dem Gemisch *Magnesiumlactat, Bradykinase* und ein *Glykoprotein (Aloctin A)* nachgewiesen (siehe Übersicht Schmidt, 1990).

### Pharmakologie

Die gefundene *antiphlogistische* Wirkung soll vor allem dem Glykoprotein zukommen.

Davon zu unterscheiden ist der frisch gewonnene ebenfalls in der Kosmetik eingesetzte *Blattsaft.* Dieser besitzt eine nachgewiesene, die *Wundheilung fördernde* Wirkung, die möglicherweise zum Teil den im Blattsaft enthaltenen *Anthracen-Derivaten* zuzuschreiben ist.

## 14.2.2.9 Echinaceae herba/radix (Kegelblume, Kraut/Wurzel)    M

### Chemie

Der lange Zeit fast ausschließlich zur innerlichen Anwendung eingesetzte Preßsaft von Echinacea purpurea (Echinacin) enthält lipophile und wasserlösliche Verbindungen, und zwar *Alkylamide, Polyacetylenverbindungen, Phenolcarbonsäuren* und ihre Ester sowie *glucuronsäurehaltige* **Polysaccharide** (siehe auch Kapitel «Immunstimulantien» S. 261).

### Pharmakologie

Bei äußerlicher Anwendung von Echinacea-Extrakten, die bereits bei den Indianern Nordamerikas bekannt war, wurden *antiphlogistische, granulations-* und *epithelbildungsfördernde* und *antiinfektiöse* Wirkungen beobachtet, die in ihrer Gesamtheit für die beschleunigte und verbesserte Wundheilung verantwortlich sein dürften.

Für den *antiphlogistischen* Wirkmechanismus kommen kortikomimetische und Hemmeffekte auf die Cyclooxygenase, als Wirkprinzipien die **Alkylamide** (Wagner et al., 1989) und **Polysaccharide** (Tubaro et al., 1987; Bonadeo et al., 1971; Keller, 1959) in Frage.

Die *Granulations-* und die *Epithelbildung* fördernde Wirkung wird mit einer indirekten Wirkung auf das Hyaluronsäure-Hyaluronidase-System erklärt (Koch und Uebel, 1953; Tünnerhoff und Schwabe, 1956).

Die *antiinfektiöse* Wirkung kann über zwei Mechanismen zustande kommen: einen Hemmeffekt auf die Bakterienhyaluronidase, wodurch die Ausbreitung der Infektion im Gewebe verhindert wird (Büsing, 1952; Koch und Haase, 1952), und eine direkt immunstimulierende, z.B. phagozytosesteigernde Wirkung (Lohmann-Matthes und Wagner, 1989; Bauer und Wagner, 1989; Krutmann, 1990). Über die innerliche Anwendung von Echinacea-Präparaten siehe Kapitel 9, S. 264.

**Indikationen.** Schlecht heilende, infizierte Wunden.

## 14.2.2.10 Enzyme

Hierbei handelt es sich um *proteolytische Enzyme pflanzlicher oder tierischer Herkunft*. Sie dienen zur *enzymatischen Wundreinigung*, um z.B. nekrotische Beläge abzubauen. Sie besitzen darüber hinaus aber noch *antiphlogistische* und *antiexsudative* Wirkungen. Bemerkenswert ist, daß die Enzyme bei nicht zu hoher Dosierung intaktes Epithel-, Granulations- und Fett- sowie Muskelgewebe nicht abbauen. Häufig werden die Enzyme mit Antibiotika kombiniert.

**Indikationen.** Ulcus cruris, sekundär infizierte Wunden, Abszesse, Verbrennungen, Erfrierungen

## 14.2.2.11 «Lymphsalbe»

Von den im Handel befindlichen Extrakten mit Wirkung auf die Wundheilung hat sich besonders die **Unguentum lymphaticum (PGM)** bewährt. Sie enthält neben *Extr. Calendulae* unter anderen *Extr. Podophylli, Conii, Digitalis, Colchici* und *Hyoscyami* (siehe auch Lymphmittel S. 81 u. 273).

**Hauptindikationen.** Lymphödeme, Hämatome und durch Funktionsstörungen des Lymphsystems bedingte schlecht heilende Wunden. Die Wirkung wird primär auf einen Stimulationseffekt auf Makrophagen zurückgeführt (Caseley-Smith, Caseley-Smith, 1983, siehe auch Krutmann, 1990).

## 14.2.2.12 Weitere pflanzliche Arzneimittel

### Allantoin

siehe Symphytum S. 340.

### Myrrhe

Siehe Kap. 4: «Stomatitiden, Pharyngitis».

### Ätherischöle

Siehe Kap. 4: «Atemwegserkrankungen».

### Fette, Öle

Siehe Kap. 15: «Hautkrankheiten».

## 14.2.2.13 Phytopräparate, Enzyme

### Chamomillae flos

z.B. Kamillosan Creme u. Lsg.,
Perkamillon-Salbe,
Chamo Bürger Salbe,
Kamillobad Flüssigkeit,
Kamille Spitzner Lösung,
(siehe auch Präparate in Kap. 15, S. 357).

### Arnicae flos

z.B. Arnica Kneipp Salbe,
Arnika-Tinktur für Umschläge (1 Eßlöffel auf ½ l kaltes Wasser)
Combudoron liquid (+ Urticae Extr.),
(siehe auch Venenmittel S. 80).

### Calendulae flos

*Mono- und Kombinations-Präparate*
z.B. Wund-Heilsalbe S (Calendula Cosmoplex),
Calendula Salbe Heel N,
Calendula Öl Nestmann,

### Hamamelidis folium

*Mono- und Kombinations-Präparate*
z.B. Hametum Creme,
Hamasana-Salbe,
Hamamelis Salbe Heel,
Hamamelis Salbe Nestmann,
Hamadest Salbe/Konzentrat/Comp. N,
Hamamelis Extrakt verdünnt für Umschläge.

### Symphyti radix

z.B.Kytta-Salbe,
Kytta-Plasma Umschlagpaste,
Ucee N-Wundsalbe Kytta,
Symphytum Rö-Plex-Salbe,
Arthrosenex N-Salbe u.a.,
Retterspitzheilsalbe (Allantoin + Ätherischöle).

### Peruviani balsamum

*Kombinations-Präparate*
z.B. Combustin Heilsalbe,
Derma-loges N Wund- und Heilsalbe,
Peru-Lenicet-Salbe u.a.

### Echinaceae herba/radix

*Monopräparate*
Z.B. Echinacin-Salbe (Echinacea purpurea),
Echinaceasalbe Fides (Echinacea angustifolia),
Wörishofener Echinacea Salbe
und viele Echinacea-Extrakte enthaltende Kombinationspräparate.

### Enzyme

Z.B. Wobenzym N-Salbe (Lipase, Amylase, Trypsin, Chymotrypsin),
Leukase-Salbe/Puder (Trypsin + Framycetinsulfat),
Fibrolan Salbe (Plasmin + Desoxyribonuclease),
Iruxol (Kollagenase + Chloramphenicol).

## 14.3 Homöopathie bei Hautverletzungen und Wunden

Siehe Kap. 15: Hautkrankheiten, Seite 369.

## Literatur

### Allopathie

#### Wunden und Hautverletzungen

Aergeerts, P., Albring, M., Klaschka, F., Nasemann, Th., Patzelt-Wenczler, R., Rauhaut, K., Weigl, B.: Vergleichende Prüfung von Kamillosan-Creme gegenüber steroidalen (0,25 % Hydrocortison, 0,75 % Fluocortinbutylester) und nichtsteroidalen (5 % Bufemac) Externa in der Erhaltungstherapie von Ekzemerkrankungen. Z. Hautkr. 60 (3): 270–277 (1985).

Albring, M., Albrecht, H., Alcorn, G., Lücker, P. W.: The measuring of the antiinflammatory effect of a compound on the skin of volunteers. Meth. Find. exptl. chin. Pharmacol. 5 (8): 575–577 (1983).

Barton, H., Wendler, M.: Synthetische Azulene III. Beeinflussung der Leukozytenfunktion durch Azulenderivate im Vergleich zu anderen aromatischen Kohlenwasserstoffen. Arch. exp. Pathol. Pharmakol. 215: 573 (1952).

Bauer, R., Wagner, H.: Die Echinacea-Droge. Ein Handbuch für Apotheker und Ärzte, Wissenschaftl. Verlagsges., Stuttgart (1989).

Bonadeo, I., Botazzi, G., Lavazza, M.: Echinacina B, polysaccaride attivo dell'Echinacea. Riv. Ital. Essenze-Profumi-Piante offic. – Aromi-Saponi-Cosmetici-Aerosol. 53: 281–295 (1971).

Büsing, K.H.: Hyaluronidasehemmung durch Echinacin. Arzneimittel-Forsch. (Drug Res.) 2: 467–469 (1952).

Casley-Smith, I.R., Casely Smith, I.R.: The effects of «Unguentum lymphaticum» on acute experimental lymphedema and other high-protein edemas. Lymphology 3: 159–156 (1983).

Della Loggia, R.: Lokale antiphlogistische Wirkung der Kamillen-Flavone. Dtsch. Apoth. Z. 125, 43/Suppl. I: 9 (1985).

Glowania, H.J., Raulin, Chr., Swoboda, M.: Wirkung der Kamille in der Wundheilung. Eine klinische Doppelblindstudie. Z. Hautkr. 62 (17): 1262–1271 (1987).

Hausen, B.: Besitzen Kamille und Kamillen-Zubereitungen eine allergene Potenz? Dtsch. Apoth. Z. 125, 43/Suppl. I: 24–25 (1985).

Kamillen-Symposium Rauschholzhausen, 1985. Dtsch. Apoth. Z. 125, 43/Suppl. I (1985).

Keller, A.: Recovery of active agents from aqueous extracts of the species Echinacea. Chemie Grünenthal Ber. Patent Ger. 950.674, Oct. 11 (1956); ref. in C.A. 53: 8880i (1959).

Koch, E., Haase, H.: Eine Modifikation des Spreading Testes im Tierversuch, gleichzeitig ein Beitrag zum Wirkungsmechanismus von Echinacin. Arzneimittel-Forsch. (Drug Res.) 2, 464–467 (1952).

Koch, E., Uebel, H.: Experimentelle Untersuchungen über die örtliche Gewebswirkung der Echinacea purpurea MOENCH. Arzneimittel-Forsch. (Drug Res.) 3: 16–19 (1953).

Krutmann, J.: Das Immunsystem Epidermis. Allg. Med. 66: 368–372 (1990).

Lohmann-Matthes, M.-L., Wagner, H.: Aktivierung von Makrophagen durch Polysaccharide aus Gewebekulturen von Echinacea purpurea. Z. Phytother. 10: 52–59 (1989).

Okuda, T., Yoshida, T., Hatano, T. Chemistry and Biological activity of tannins in Medicinal Plants In: Economic and Medicinal Plant Research, Farnsworth, N., Wagner, H., (Hrsg.): Chemistry and Biological Activities of Tannins in Medicinal Plants, p. 130, Vol. 5. Academic Press, London (1989).

Puhlmann, J., Zenk, M., Wagner, H.: Immunologically active polysaccharides of Arnica montana cell cultures. Phytochemistry 30: 1141–1145 (1991).

Römmelt, H., Zuber, A., Dirnagl, K., Drexel, H.: Zur Resorption von Terpenen aus Badezusätzen. Münch. med. Wschr. 116: 537–540 (1974).

Schilcher, H.: Die Kamille. Wissenschaftl. Verlagsges., Stuttgart (1987).

Schmidt, R.: Aloe vera. Apoth. J. 9: 52–60 (1990).

Tubaro, A., Tragni, E., Del Negro, P., Galli, C.L., Della Loggia, R.: Antiinflammatory activity of a polysaccharide fraction of Echinacea angustifolia. J. Pharm. Pharmacol. 39: 567 (1987).

Tünnerhoff, F.K., Schwabe, H.D.: Untersuchungen am Menschen und am Tier über den Einfluß von Echinacea-Konzentraten auf die künstliche Bindegewebsbildung nach Fibrin-Implantationen. Arzneimittel-Forsch. (Drug Res.) 6: 330–334 (1956).

Varljen, J., Liptak, A., Wagner, H.: Structural analysis of a rhamnoarabinogalactan and arabinogalactans with immunostimulating activity from Calendula officinalis. Phytochemistry 28, 9: 2379–2383 (1989).

Wagner, H.: Zum Wirknachweis antiphlogistisch wirksamer Arzneidrogen. Z. Phytother. 8: 135–140 (1987).

Wagner, H., Breu, W., Willer, F., Wierer, M., Remiger, P., Schwenker, G.: In vitro inhibition of arachidonate metabolism by some alkamides and alkylated phenols. Planta med. 55 6: 566–567 (1989).

Wagner, H.: Search for new potential plant constituents with antiphlogistic and antiallergic activity. Planta med. 55: 235–241 (1989).

Willuhn, G.: Neue Ergebnisse der Arnikaforschung. Pharmazie in unserer Zeit 10: 1–7 (1981).

# 15 Hautkrankheiten

**Hauptindikationen** für die alleinige oder adjuvanten Behandlung mit Phytopharmaka:

**Keine Indikationen**
**Maligne Hauttumoren** (z. B. Melanome, Kaposi-Sarkom)

**Gonorrhoe, Syphilis** und andere Geschlechtskrankheiten

**Schwere virale, bakterielle und fungale Hauterkrankungen**

*Anmerkung:* Eine Begleit- und Nachbehandlung ist mit Phyto-pharmaka situativ möglich.

## 15.1 Pathologie und allgemeine Behandlungsprinzipien

### Pathologie

Die verwirrende Vielfalt von dermatologischen Krankheitsbildern liegt in der großen Vielfalt der morphologischen Befunde. Auf ihr beruhte lange Zeit die Einteilung der dermatologischen Erkrankungen.

Die **Ursachen** vieler dermatologischer Erkrankungen sind unbekannt. Von einigen weiß man aber, daß sie *immunologische und psychovegetative Ursachen* haben. Einige Erkrankungen beruhen auf *Stoffwechselstörungen,* z. B. Störungen des Leber-, Fett- oder Nierenstoffwechsels, Diabetes, Darmerkrankungen usw.) Andere Hauterkrankungen können die Folge einer *Intoxikation,* bzw. *Arzneimittelunverträglichkeit* sein.

### Behandlungsprinzipien

Die phytotherapeutische und homöopathische Behandlung von Hautkrankheiten hat von Anfang an auch funktionelle und pathophysiologische Gesichtspunkte mitberücksichtigt.

Das *Konzept einer ganzheitlichen Therapie* von Hauterkrankungen beruht daher sehr häufig auf einer *Kombination von externen und internen* und damit möglicherweise kausal gerichteten Maßnahmen.

Die Phytotherapie kennt die Begriffe «**Umstimmungsmittel**» und versteht hierunter *dermatotrope «Antidyskratika»,* wie sie uns in zahlreichen Diuretika und Laxantia zur Verfügung stehen. Wie im

Kapitel «Rheumaerkrankungen» S. 243 beschrieben, sind zahlreiche extern und innerlich verabreichte Reizstoffe (Senföle, Saponindrogen, Scharfstoffe) ebenfalls in der Lage, über hormonelle und immunologische Mechanismen sogenannte «Umstimmungen» herbeizuführen. Diese führen oft zu einer schlagartigen Besserung von refraktären und chronischen Hauterkrankungen. Eine große Bedeutung wird von vielen Ärzten bei der Behandlung vor allem chronischer Hautkrankheiten der *«Darmsanierung» durch Bakterien- und Hefepräparate* beigemessen (siehe Kap. 9, S. 159).

Das Behandlungskonzept speziell von Hauterkrankungen hat bei äußerlichen Anwendungen die **Art des Arzneistoffträgers** zu berücksichtigen. Wie bei keiner anderen Applikationsart bestimmt bei den Dermatika der Arzneistoffträger die Anwendungsmöglichkeit und Wirksamkeit des Arzneimittels. Neben dem verwendeten Arzneistoffträger hängt der Effekt eines Arzneimittels in einer Rezeptur darüber hinaus noch vom *Hautzustand*, dem *Hauttyp* und der *Applikationsart* ab (siehe Abb. 15.1 u. 15.2).

## 15.2 Allgemeine Richtlinien für das Rezeptieren extern anwendbarer Arzneimittelformen

Da in der allopathischen Therapie Hautkrankheiten meistens nur äußerlich behandelt werden, nachstehend einige grundsätzliche **Richtlinien für das Selbstrezeptieren** von extern anwendbaren pflanzlichen Arzneimittelformen:
Der therapeutische Effekt einer externen Arzneiform (Salbe, Creme Paste, Schüttelmixtur, Puder, Pflaster etc.) hängt von vielen Faktoren ab. Wichtig sind die richtige Wahl des *Emulsionstyps*, die *Spreitfähigkeit* und das *Abgabevermögen* der Grundlage, in die der Arzneiwirkstoff oder der Extrakt eingearbeitet wurde.

Ganz entscheidend ist auch, ob die externe Arzneiform auf eine *gesunde, kranke* oder *verletzte Haut*, eine *seborrhoische* oder *sebostatische, trockene* oder *durchfeuchtete* Haut aufgetragen wird.
Die komplizierten Wechselwirkungen zwischen Wirkstoff, Grundlage und Haut zeigt das Wirkungsdreieck nach Tronnier (1977) (Abb. 15.1).

Da in der Regel die kranke Haut das Ziel der Therapie ist, muß auch zwischen einer *akuten und chronischen Erkrankung* der Haut unterschieden werden.
Im *akuten Stadium* ist die Dermatikum-Grundlage besonders wichtig, während die Wirkstoffkonzentration erst sekundäre Bedeutung hat und niedrig sein kann.
Bei *chronischen Erkrankungen* der Haut kommt dem Wirkstoff die Hauptbedeutung zu.

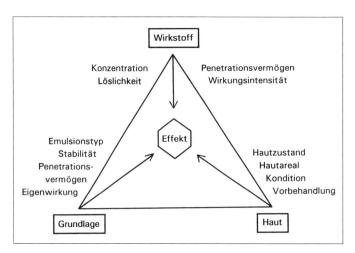

**Abb. 15.1:** Wechselbeziehung zwischen Wirkstoff, Grundlage und Haut in der dermatologischen Lokaltherapie nach Tronnier (1977).

Speziell bei der kranken Haut ist es *schwierig zu verhindern, daß ein Wirkstoff nur lokale Wirkung entfaltet*. In den meisten Fällen kommt es bei krankhaft veränderter Haut zu einer Permeationssteigerung bis zum 5fachen und häufig zur Aufnahme des Wirkstoffes in den Blutkreislauf und damit zu einer *systemischen Wirkung*.

Wie aus Abb. 15.2 deutlich wird, sind für die *fette, seborrhoische Haut* die fettfreien Grundlagen wie wäßrige Lösungen, Lotiones und Puder besser verträglich. Pasten und O/W-Cremes sind für beide Hauttypen anwendbar.

Für die *trockene sebostatische Haut* sind fettende Grundlagen wie Fettsalben und W/O-Emulsionssalben besonders ideal.

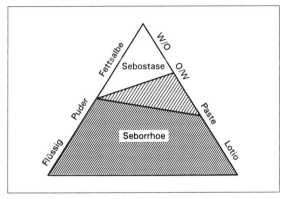

**Abb. 15.2:** Indikation der geeigneten Grundlagen in Abhängigkeit vom Hauttyp.

Bei *chronischem Ekzem* ist die Permeabilität bzw. Wirkstoffaufnahme durch die Haut vermindert, bei *Schuppenflechte* erhöht.

*Erhöhte Hautdurchblutung* vergrößert die perkutane Resorption.

Die *kindliche Haut* besitzt bis zum 6. Monat eine wesentlich höhere Permeabilität als die Haut der Erwachsenen.

In der Tab. 15.1 sind die durch die verschiedenen dermatischen Grundlagen ausgelösten *Effekte bzw. Tiefenwirkungen* bei den einzelnen Erkrankungsstadien schematisch dargestellt.

Über Details siehe Lehrbücher der Pharmazeutischen Technologie (Voigt, 1979; List, 1985), und Übersichtsarbeiten (Gloor, 1986; Tronnier u. Schmohl, 1990.).

Eine Übersicht über die wichtigsten heute noch verwendeten pflanzlichen Dermatika mit Angabe ihrer Anwendungsgebiete, den Hauptwirkstoffklassen und Bewertungsergebnissen der Kommission E (Positiv- und Negativ-Monographien) findet sich bei Willuhn (1992).

**Tab. 15.1:** Dermatika-Grundlagen und ihre Wirkungen auf die Haut.

| Grundlage | Erkrankungsstadium | Effekt | Tiefenwirkung |
|---|---|---|---|
| Feuchter Umschlag | ▲ | ▲ | |
| Puder | akut | kühlend | |
| Schüttelmixtur | | trocknend | |
| Paste | | entzündungs-widrig | |
| Lösung | | | |
| Hydrogel | | | |
| O/W-Milch | subakut | | zunehmend |
| O/W-Creme | | | |
| Kühlsalbe | | | |
| W/O-Salbe | | wärmestauend | |
| Lipogelsalbe | chronisch | mazerierend | |
| Pflaster | | aktivierend | |
| Okklusion | ▼ | | ▼ |

# 15.3 Bakterielle, fungale, virale und parasitäre Hauterkrankungen

## 15.3.1 Phytotherapeutische Behandlungsmöglichkeiten

Es gibt zahlreiche **ätherische Öle** und daraus isolierte Reinstoffe mit *desinfizierender, antimikrobieller* bzw. *antimykotischer Wirkung* (Deininger, 1985) (siehe Tab. 15.2).

In einer von May und Willuhn (1978) mit 178 Pflanzen durchgeführten Untersuchung auf ihre virostatische Wirkung gegen Herpes-, Influenza-, Vaccinia- und Poliovirus erwiesen sich 75 Pflanzen *gegen eine oder mehrere Virusarten als sehr gut virustatisch.* Die Wirkprinzipien gehören sehr verschiedenen Stoffklassen an. Hierzu zählen außer einigen Ätherischölen eine Reihe von **phenolischen Verbindungen** bzw. **Gerbstoffen, Alkaloiden** oder **Saponinen** (siehe hierzu eine Übersicht von Che 1991). Die Wirksamkeit der meisten Rohextrakte, Öle und isolierten Reinstoffe dieser Pflanzen ist aber, von einigen Ausnahmen abgesehen, nach topischer oder parenteraler Anwendung nicht hoch genug, um bei schweren Hautinfektionen die klassischen Antibiotika und Chemotherapeutika ersetzen zu können. Man findet daher nur relativ wenige Präparate mit diesen Drogen auf dem Markt.

**Tab. 15.2:** Ätherischöle, Balsame und Teere mit desinfizierender, antimikrobieller und antimykotischer Wirkung.

| | |
|---|---|
| Alii sativi aetheroleum | Knoblauchöl |
| Caryophylli aetheroleum | Nelkenöl |
| Cinnamomi aetheroleum | Zimtöl |
| Eucalypti atheroleum | Eukalyptusöl |
| Campher | - |
| Thymi aetheroleum und Thymol | Thymianöl |
| Chamomillae aetheroleum | Kamillenöl |
| Menthae pip. aetheroleum und | Pfefferminzöl |
| Balsamum peruvianum | Perubalsam |
| Therebinthinae balsamum | Terpentin |
| Thujae summitates | Thujaöl |
| Verschiedene Teere (z. B. Pix liquida, Pix abietinarum, Pix Pinaceae, Pix Betulae, Pix Juniperi) | |

## 15.3.2 Phytotherapie des Herpes labialis und H. zoster

### 15.3.2.1 Melissae fol. extractum (Mellisenblattextrakt)

#### Chemie

Der einzige bisher auf dem Arzneimittelmarkt befindliche nach einem Spezialverfahren hergestellte Extrakt (Lomaherpan) enthält die Phenolcarbonsäuren *Rosmarinsäure, Chlorogensäure, Kaffeesäure, p-Cumarsäure, Ferulasäure* sowie Oligomere und Polymere dieser Säuren (Abb. 15.3). Die Molekular-Gewichte dieser Verbindungen liegen im Bereich von 200 bis 1800 D. Die Polymere bezeichnet man als «*Labiatengerbstoffe*».

#### Pharmakologie

Die ersten Untersuchungen über das *virustatische Prinzip der Melisse* wurden von Cohen et al. (1964), Kucera und Herrmann (1967) sowie Herrmann und Kucera (1967) durchgeführt. Es folgte die Studie von May und Willuhn (1978). In dieser Studie zeigte der Extrakt im Plaque-Hemmtest und im Farbtest nach *Finter* eine Hemmwirkung gegenüber Herpes simplex. Darüber hinaus besitzen die Melissengerbstoffe eine *antiphlogistische* und schwach *adstringierende* Wirkung.

#### Therapiestudien: Übersicht

Studien, die mit dem Melissen Spezial-Extrakt (Lomaherpan) bei Herpes-simplex-Infektionen durchgeführt wurden, kommen zu dem Ergebnis, daß das Präparat in bezug auf die Abheildauer, das rezidivfreie Intervall und die Verträglichkeit den virustatischen Vergleichstherapeutika mindestens ebenbürtig, wenn nicht sogar überlegen ist (Wölbling u. Milbradt, 1984; Wölbling u. Rapprich, 1985).

#### Therapiestudie

**Indikation.** Herpes simplex.

**Präparat.** Creme enthaltend 0,05 g Trockenextrakt aus Fol. Melissae (Droge:Extrakt/70:1) in 5 g Creme.

**Studienart.** Offene kontrollierte multizentrische klinische Studie mit 115 Patienten. Bei den Patienten handelte es sich um 16 Ersterkrankungen und 97 Rezidiverkrankungen.

**Behandlungsart.** 2- bis 4mal täglich Aufbringen von 1–2 mm entsprechend 10–20 mg Creme pro cm$^2$ Hautfläche.

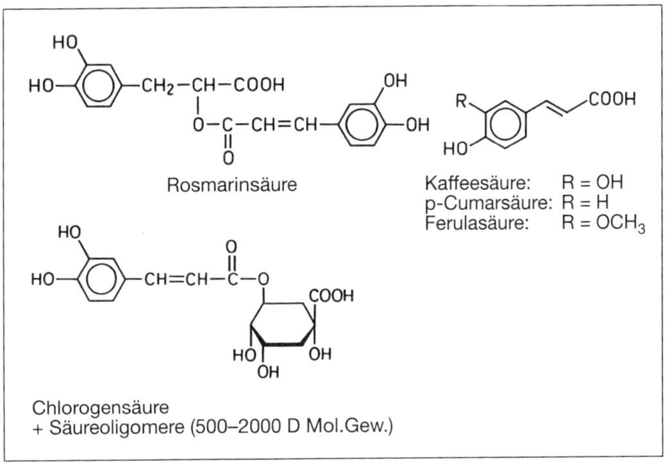

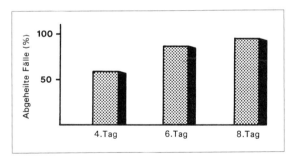

**Abb. 15.3:** Phenolcarbonsäuren von Melissa officinalis.

**Prüfkriterien.** Der Therapieerfolg wurde an der Abheilzeit nach Anwendung des Präparates sowie an der Veränderung des rezidivfreien Intervalls vor und nach Behandlung gemessen. Die Signifikanz des Therapieerfolges wurde im gepaarten t-Test bestimmt.

**Ergebnis/Bewertung.** Bei knapp 60 % der Patienten (n=90) war bereits am 4. Behandlungstag eine Abheilung eingetreten, am 6. Tag waren es 87 % und am 8. Tag 96 % der Patienten (Abb. 15.4). In 62 Fällen (69 %) trat eine Ver-

längerung des rezidivfreien Intervalls ein, bei 36 % des Kollektivs fand keine Beeinflussung der Rezidivhäufigkeit statt (Abb. 15.5). 15 Patienten konnten exakte Angaben zur Dauer des rezidivfreien Intervalls während früherer Behandlungen mit Idoxuridin (5-Jod-2-Desoxyuridin) bzw. Tromantadin-HCl und nach Anwendung des Phytopräparates machen. Danach betrug das mittlere rezidivfreie Intervall unter Behandlung mit dem Phytopräparat 2,3 ± 0,4 Monate, unter Therapie mit Vergleichspräparaten 1,3 ± 0,2 Monate (Abb. 15.6). Die Verlängerung erwies sich als signifikant (p < 0,01).

Bei 115 behandelten Patienten konnte nur in 3 Fällen eine Nebenreaktion beobachtet werden (Wölbling u. Milbradt, 1984).

In der Zwischenzeit liegt eine weitere placebo-kontrollierte bizentrisch durchgeführte Doppelblindstudie vor, die zu den gleichen sehr guten Ergebnissen kommt (Vogt et al. 1991).

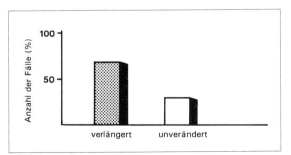

**Abb. 15.4:** Therapieerfolg mit Phytopräparat (n = 90).

**Abb. 15.5:** Beeinflussung der Rezidivhäufigkeit (n = 62). Rezidivfreies Intervall. (Wölbling u. Milbradt, 1984)

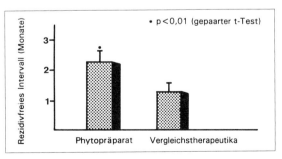

**Abb. 15.6:** Veränderung des rezidivfreien Intervalls von Phytopräparat und Idoxuridin bzw. Tromantadin (n = 15).

### 15.3.2.2 Präparate zur unspezifischen Steigerung der Immunabwehr

Nach neueren Erkenntnissen spielt das epidermale Immunsystem für eine optimale Wundheilung eine wichtige Rolle (Krutmann, 1990). Aktivierte Granulozyten und Makrophagen bzw. Keratinozyten und Langerhanszellen können durch die Synthese von Fibroblasten, Wachstumsfaktoren, Zytokinen, Adhäsionsmolekülen und Angiogenesefaktoren den Wundheilungsprozeß beschleunigen.

Präparate wie z. B. **Echinacea-Extrakte** können extern und intern bei allen infektiösen Hauterkrankungen *zusätzlich zur Antibiotika- oder Chemotherapie* zur Steigerung der Immunabwehr eingesetzt werden. Topisch angewendet hemmt z. B. der Echinacin-Extrakt die Hyaluronidase von Bakterien, so daß die Ausbreitung der Keime in das Gewebe gehemmt wird. Bei p. o. oder p. c. Anwendung kommt die allgemeine immunstimulierende Wirkung auf Phagozyten und andere Immunsysteme zum Tragen (siehe Kapitel Prophylaxe und Therapie mit Immunstimulantien Phytopräparate, S. 272).

### 15.3.2.3 Enzyme

Erfahrungen liegen vor mit der *intraglutäalen Injektion von Enzympräparaten* (z. B. Wobe-Mugos) bei *akuten Herpes-zoster-erkrankten Krebspatienten.* Das Präparat wurde in einer Dosis von 200 mg tief intraglutäal über mindestens 5 und maximal 8 Tage injiziert. Nach Erreichen der Schmerzfreiheit und bei Abtrocknen der Bläschen wurde die Behandlung abgebrochen. Die Herpes-zoster-Efforeszenzen bildeten sich rasch zurück. Die «Heilung» war in der Regel in 4 Wochen erreicht. Es entwickelten sich keine Zoster-Neuralgien. Die Verträglichkeit war gut.

**Therapiestudien: Übersicht**

In einer von Kleine (1987) durchgeführten offenen Studie an 10 Patienten mit Herpes zoster wurde in durchschnittlich 3 Tagen eine Verkrustung der Effloreszenzen und in 11 Tagen bei 50 % der Patienten eine komplette Abheilung erreicht. Die Schmerzen konnten innerhalb von 7 Tagen von «stark» bis «sehr stark» auf «leicht» bis «schmerzfrei» reduziert werden. Nach 14 Tagen waren 90 % der Patienten schmerzfrei.

Es existiert außerdem eine kontrollierte, randomisierte und doppelblinde Multicenter-Studie mit Wobe Mugos gegen Aciclovir bei 190 Patienten. (Kleine 1993)
Es ist anzunehmen, daß die Enzymwirkung einen immunologischen Hintergrund hat.

## 15.4 Psoriatische Hauterkrankungen

### 15.4.1 Pathophysiologie und Behandlungskonzept
Siehe Schröpl, 1983.

**Pathophysiologie**

Diese Erkrankungen sind durch eine erhöhte Zellteilungsrate der Epidermis und entzündliche Reaktionen der Dermis charakterisiert.
Ihre Ätiologie ist noch nicht genau geklärt. Unbestritten aber ist, daß in den meisten Fällen eine genetische Disposition vorliegt.

*Auf biochemischer Ebene* wurden eine Erhöhung des Wachstumshormons HGH, eine gesteigerte Konzentration des «Platelet derived growth factors (PDGF)», eine Erhöhung der Leukotrien-Bildung (Leukotriene $B_4$, $C_4$, $D_4$ und 12 HETE) und eine Abnahme des zyklischen AMP registriert (Weber et al., 1985). Die Aktivierung der T-Lymphozyten und die Interaktion zwischen diesen und Keratozyten in der Haut scheinen ebenfalls eine zentrale Rolle in der Pathophysiologie zu spielen.

Für die Auslösung eines «Schubes» kommen verschiedene psychische, physikalische und chemische, z. B. auch medikamentöse Provokationsfaktoren in Betracht. Einen nicht unerheblichen Einfluß scheinen Veränderungen im Immunsystem zu haben (Raab, 1981).

Die **Phytotherapie-Behandlung** ist ebenso wie die Chemotherapie *symptomatisch* und kann sowohl extern als auch innerlich erfolgen (Tab. 15.3).

**Tab. 15.3:** Phytopräparate zur Psoriasis-Behandlung.

| |
|---|
| Ammi majus fructus (Ammei) – Methoxypsoralene |
| Sarsaparillae radix (Sarsaparill) |
| Dianthranol, Chrysarobin |
| Pices (Teere) |
| Salicylsäure |
| Vitamin-A-Derivate (Retinoide) |

## 15.4.2 Drogen und Präparategruppen
(Tab. 15.3)

### 15.4.2.1 Ammi majoris fructus (Methoxypsoralene – 9-MOP)

#### Chemie, Pharmakologie
Siehe auch Szeimies et al. 1990.

Das früher aus den Früchten isolierte *Furanocumarin Xanthotoxin (Ammoidin)*, das 8-Methoxypsoralen (8-MOP), ist heute synthetisch zugänglich. Wirksam ist auch das *5-Methoxypsoralen (Bergapten)* (Abb. 15.7).

Die MOP-Verbindungen sind *Photosensibilisatoren*. Sie wirken dadurch *antipsoriatisch*, daß sie unter dem Einfluß von UV-A-Licht (Max. 360 nm) in einen angeregten Zustand übergehen und dadurch befähigt werden, kovalent an die Doppelhelix der epidermalen Nukleinsäuren zu binden.
Es bildet sich ein Cyclobutan-Ringsystem zwischen dem Psoralen-Derivat und den Pyrimidin-Basen der DNA aus. Die Bildung des Cyclobutan-Ringes kann über die Lacton-Doppelbindung oder über die Furan-Doppelbindung des Psoralen-Derivates erfolgen (Abb. 15.7)
Auf diese Weise wird die Kernteilung und die Proliferation gehemmt (Faber, 1979).

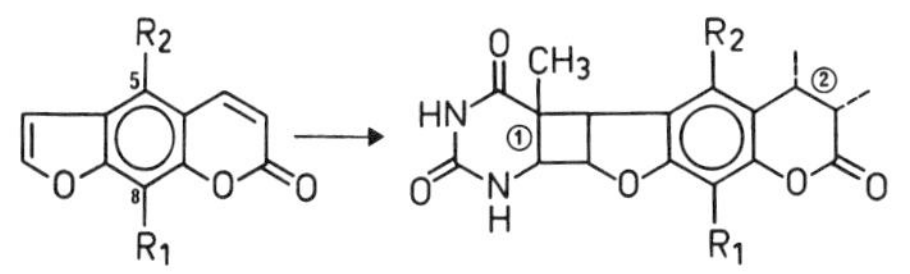

R$_1$ = OCH$_3$, R$_2$ = H
8-Methoxypsoralen (Xanthotoxin)
R$_1$ = H, R$_2$ = OCH$_3$
5-Methoxypsoralen (Bergapten)
(Ammi majus)

Cycloadditionsprodukt aus Thymin und Psoralenen

**Abb. 15.7:** Antipsoriatisch wirksame Furanocumarine von Ammi majus und ihre UV-A-Umwandlungsprodukte.

#### Klinik
Diese unter der Bezeichnung **PUVA-Methode** oder **SUP** (selektive UV-Therapie) bekannt gewordene Photochemotherapie muß mehrfach wiederholt werden (4×/Woche) (Tronnier, 1979, 1980).
Nach etwa 14 Tagen Therapie kommt es zu einer deutlichen Verdünnung der Epidermis, die Verhornung normalisiert sich und die Entzündungen klingen ab. Ein erwünschter Effekt ist die Bräunung der Haut. Bei Überdosierung kann es zu Erythem- bis zu Blasenbildung kommen. Diese kann durch Verabreichung von β-Carotin vor der Bestrahlung teilweise verhindert werden. Da es bei Langzeitwirkungen zu einer vorzeitigen Alterung der Haut kommt, sollte die Behandlung erst im Alter ab 30 Jahren angewendet werden.
Mit der Möglichkeit einer *erhöhten Photokarzinogenese* durch MOP-Präparate bei längerer Anwendung muß ebenfalls gerechnet werden (Schimmer 1981, Voigtländer 1986).

**Kontraindiktionen.** Gravidität, Tuberkulose, Leber- und Nierenerkrankungen, HIV-Infektionen und gleichzeitige Einnahme photosensibilisierender Pharmaka (Tetracycline, Sulfonamide u. a.). **!**
Neuerdings hat man gefunden, daß die PUVA-Methode durch Stimulierung der T-8-Suppressor-Zellen auch *immunsuppressive* Effekte auslöst, weshalb die Methode auch bei anderen Hauterkrankungen, denen eine autoimmune Genese zugrunde liegt, eingesetzt werden kann.

**Präparateanwendung.** Die Lösung wird auf die psoriatischen Stellen aufgetragen. Nach etwa 1 Stunde wird mit UV-A bestrahlt. Innerlich wird 8-MOP nüchtern mit reichlich Flüssigkeit in einer Dosierung von 0,6 mg/kg KG oral eingenommen. Nach etwa 2 Std. erfolgt eine Ganzkörperbestrahlung. Initial wird 3- bis 4mal wöchentlich bis zur klinischen Erscheinungsfreiheit behandelt, anschließend Intervallbehandlung in größeren Abständen zur Vermeidung eines Rezidivs.

### 15.4.2.2 Mahoniae aquifolii cortex (Mahonienrinde)

Zubereitung und Eigenschaften von Mahonienrinden-Extrakt s. 15.12 Homöopathie: Hautkrankheiten, Abschnitt 15.12.3 Psoriasis.

### 15.4.2.3 Sarsaparillae radix (Sarsaparillwurzel)    M

Innerliche Verwendung finden die Extrakte der Wurzel einer in Süd- und Mittelamerika heimischen Liane, vor allem *Smilax aristolochiaefolia*, S. officinalis und S. regelii.

Als **Hauptwirkprinzipien** sind die **Steroidsaponine** Sarsaparillosid, Smilacin und Parillin anzusehen (Abb. 15.10, S. 356).

Es fehlen kontrollierte pharmakologische und klinische Untersuchungen.

! Nach **M** ist die Wirksamkeit bei *Psoriasis* nicht belegt, die Anwendung angesichts von Risiken *nicht vertretbar*.

Die Anwendung in der Volksmedizin bei Psoriasis, chronischen entzündlichen Hautausschlägen, Rheumatismus u.a. spricht dafür, daß die Saponine durch Eingriff in das Hormon-/Immunsystem ihre Wirkung ausüben. Ähnlich anderen Steroidsaponinen ist ein *kortikomimetischer* bzw. *immunsuppressiver Wirkungsmechanismus am wahrscheinlichsten* (siehe Übersicht bei Hobbs, 1988).

### 15.4.2.4 Dianthranol Dithranol, Anthralin

Das früher aus dem in Brasilien heimischen Baum *Andira araroba* erhaltene **Chrysarobin**, ein Gemisch von Chrysophanol- und Physcion-Anthron, wird heute nicht mehr verwendet. Statt dessen wird zur lokalen Therapie das synthetisch zugängliche 1,8-Dihydroxy-Anthranol (Dithranol = Cignolin) (Abb. 15.8) eingesetzt. Es wird in einer 1–2 %-, am Anfang sogar in 0,01- oder 0,1 %igen Lösung auf die Haut aufgebracht und muß wegen seiner starken Reizwirkung nach 30–40 Minuten wieder abgewaschen werden (Raab, 1975).

Dithranol wird in der Epidermis rasch in das Oxidationsprodukt Chrysazin (1,8-Dihydroxyanthrachinon) und ein Bianthron umgewandelt. Für die Hemmung der Zellteilung werden *folgende Mechanismen diskutiert:* Enzymhemmung (z.B. von Glucose-6-phosphat-Dehydrogenase), Bildung aktiver Sauerstoffspezies, Hemmung der 5-Lipoxygenase und Eingriff in den Metabolismus der Lipidmembran oder Interkalierung mit DNA und RNA (Müller et al., 1991). Dianthranol ist selbst ein *Photosensibilisator*. Es kann mit anderen Pharmaka und auch mit der UV-A-Licht-Therapie kombiniert werden. Am besten wirkt Dianthranol in Vaseline als Salbengrundlage (Runne, 1974).

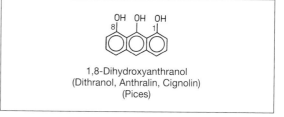

**Abb. 15.8:** Dianthranol-Struktur.

### 15.4.2.5 Pices (Teere)

Teere entstehen bei der Destillation verschiedener Holzarten bzw. von Steinkohle. Verwendung finden die Pflanzenteere:
- Pix Betulae (Birkenteer)
- Pix Fagi (Buchenteer)
- Pix liquida (Nadelholzteer)
- Pix Juniperi (Wacholderteer)
- Außerdem findet noch der Steinkohlenteer (Pix Lithranthracis) Verwendung.

Als **Wirkprinzipien** der Teere sind vor allem *Phenole, Kresole, Anthracene* und *Naphthalin-Verbindungen* anzusehen. Die Teere wirken *proliferationshemmend*, sie *hemmen* darüber hinaus die *Aktivität von Talgdrüsen* und besitzen einen *antimikrobiellen* und *juckreizstillenden* Effekt (Born, 1983).

Sie können in *reiner Form* oder als Zusatz in *Salben* und *Schüttelmixturen* eingesetzt werden. Teersalben werden meist mit Vaseline hergestellt.

Bei großflächiger Anwendung besteht die *Gefahr* ! *einer Nierenschädigung*. Pflanzenteere haben im Gegensatz zum Steinkohlenteer keine photosensibilisierenden Eigenschaften. Bei entzündlichen Hautkrankheiten und nässenden Dermatosen ist die Verwendung *kontraindiziert*.

### 15.4.2.6 Salicylsäure

Verwendung findet heute nur noch die reine synthetische Verbindung, allerdings immer kombiniert mit anderen Verbindungen, z.B. Teeren oder Dianthranol. Die Salicylsäure wird in der Psoriasisbehandlung *vor allem zur Entschuppung* verwendet, da sie einen *keratolytischen*, d.h. die Hornschicht der Oberhaut ablösenden Effekt besitzt, ohne dabei die Basalzellschicht zu schädigen.

Die Konzentrationen in den Präparaten sollte nicht höher als 10 % sein. Oft genügen auch wesentlich niedrigere Konzentrationen (3–5 %).

! Bei großflächiger Behandlung besteht vor allem bei Kindern die *Gefahr der Nierenschädigung infolge perkutaner Resorption.* Vorsicht ist auch bei *leberinsuffizienten* Patienten geboten.

### 15.4.2.7 Vitamin-A-Derivate (Retinoide)

Diese Verbindungen besitzen für sich gesehen keine ausreichende antipsoriatische Wirkung, eignen sich aber sehr gut für die *Kombinationstherapie.* Sie werden p.o. verabreicht. Bei Psoriasis pustulosa sind sie das Mittel der Wahl.

Die heute synthetisch gewonnenen Verbindungen leiten sich vom Vitamin-A-Alkohol (Retinol), vom Vitamin-A-Aldehyd (Retinal) oder von der Vitamin-A-Säure/Retinsäure) ab (Abb. 15.9).

Sie wirken *antikeratinisierend, antineoplastisch* und *antiseborrhoisch.* Diese Wirkung kommt zumindest zum Teil durch Bindung an Retinoidrezeptoren zustande.

Die säurehaltigen Verbindungen (z.B. Etretin) wirken in vitro *hemmend* auf die 5-Lipoxygenase und die Ornithin-Dekarboxylase. Eine Hemmung der Leukotrien-B$_4$-Biosynthese in menschlichen Neutrophilen wurde ebenfalls nachgewiesen (Bray, 1984; Randell et al., 1987). In der Zwischenzeit ist Etretinat durch das Nachfolgepräparat Acitretin, ein Metabolit von Etretinat, ersetzt worden.

! Über das nicht unbeträchtliche *Nebenwirkungsrisiko,* vor allem die *teratogene* Wirkung der Retinoide, siehe Lehrbücher der Pharmakologie sowie Szeimies et al. (1990).

Retinoide:

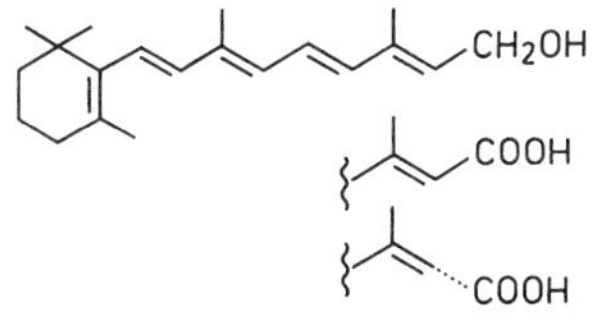

Vitamin-A-Alkohol (Retinol) — CH$_2$OH

Vitamin-A-Säure — COOH

13-*cis*-Retin-Säure — COOH

**Abb. 15.9:** Retinoide zur Psoriasis-Behandlung.

### 15.4.2.8 Weitere Drogen zur adjuvanten internen Psoriasistherapie

In *Kombinationspräparaten,* in Pulver- oder Extraktform zusätzlich enthalten:

Radix Bardanae    (Klettenwurzel)
Radix Ononidis    (Hauhechelwurzel)
Radix Rhei    (Rhabarberwurzel)
Herba Equiseti    (Schachtelhalmkraut)
Herba Herniariae    (Bruchkraut)
Herba Fagopyri    (Buchweizenkraut)
Fructus Sambuci    (Holunderfrüchte)
Folium Betulae    (Birkenblätter)
Fructus Phaseoli    (Bohnenschalen)

Diese Drogen haben selbst keine direkte antipsoriatische Wirkung, sondern gehören in die Klasse der *antidyskratischen Umstimmungsmittel* (siehe Kap. 9).

### 15.4.2.9 Phytopräparate

**8-Methoxypsoralen (äußerlich und innerlich)**

Z.B. Meladinine Tab. u. Lösg. (0,15%), Meloxine (Upjohn).

**Sarsaparillae radix**

Sarsapsor Bürger (Sarsaparill-Extr.), Sarsaparol (Homöopath. Kombinationspräparat mit Sarsaparilla D2) (siehe auch Präparate zur Behandlung von Ekzemen S. 357).

**Dianthranol**

*Monopräparat*
Psoradexan mite/forte (+ Harnstoff).

*Kombinationspräparate*
Z.B. Plesial 2%-Stift, Psoralon MT Salbe und Stift, StieLasan HP-1,2-Salbe, Warondo Psoriasissalbe, u.a. Kombiniert wird am häufigsten mit Salicylsäure und Teeren.

**Teere**

Z.B. Psorigerb N Salbe, Aknefug liqu. N, Liquor Carbonis detergens (35%iger Steinkohlenteerextrakt in alkoholischer Seifenrindentinktur) u.a. Kombinationspräparate.

**Salicylsäure**

nur in Kombinationspräparaten (siehe Präparate mit Dianthrol).

**Retinoide**

Z.B. Neotigason

## 15.5 Ekzeme, allergische Reaktionen der Haut, Neurodermitis

### 15.5.1 Ätiologie, Pathogenese, Klinik und Behandlungsstrategien

#### Krankheitsbilder, Pathogenese

Bei dem klinischen Bild des **Ekzems** unterscheiden wir Reaktionen, die sich vorwiegend an der *Epidermis* (a) und im Corium, d.h. im *kutan-vasikulären Bereich* (b) abspielen.

*Zu (a)* gehören toxische *Kontaktdermatitis und allergische Kontaktekzeme, Windeldermatitis, atopische Dermatitis (Neurodermitis)*.

Siehe auch Agatho, 1989; Gloor, 1983; Tympner und Wechsler, 1989; Neubert, 1989.

*Zu (b) Arzneimittelexantheme* (hämorrhagisch-nekrotisierende Vaskulitis), Phytoallergien, Urticaria, hereditäres Quincke-Ödem, photoallergisches Kontaktekzem (Photodermatose, «Mallorca-Akne»).

Nach einer anderen Einteilung unterscheidet man je nach auslösenden Ursachen vorwiegend **exogene Ekzeme**, wie z.B. das toxische oder das allergische Kontaktekzem, und die **endogenen Ekzeme**, wozu z.B. das familiär bedingte dysseborrhoische Ekzem, das dysregulativ mikrobielle Ekzem oder die atopische Dermatitis gehören.

Die **atopische (endogene) Dermatitis** oder **Neurodermitis** weist in $\frac{2}{3}$ der Fälle eine *familiäre* Disposition auf. Ihre genaue Ätiopathogenese ist weitgehend unbekannt. Alle anderen Erkrankungen werden durch bestimmte *Noxen physikalischer* und *chemischer Art* bzw. durch *Allergene* ausgelöst, wenn gleichzeitig ein Immunmangelsyndrom oder eine hyperaktive Immunabwehrlage besteht. Grundlage der allergischen Reaktionen ist eine vorangegangene Sensibilisierung über eine Antigen-Antikörper-Reaktion.

Man unterscheidet pathogenetisch *4 Typen von Immunreaktionen*, den IgE vermittelten *Soforttyp (Typ I)*, den *zytotoxischen Typ II*, den durch *Immunkomplexe ausgelösten Typ III* und den durch *T-Lymphozyten hervorgerufenen Typ IV*. Die beiden letzten gehören dem *verzögerten Typ* an. Von den 4 Typen sind die Reaktionen vom Typ I und IV am wichtigsten. Das photoallergische Kontaktekzem wird z.B. durch eine Typ-IV-Reaktion ausgelöst.

#### Auslösefaktoren von Ekzemen
(Siehe hierzu Korting, 1985; Raab, 1989; Schauder, 1991.)

Während das *toxische Kontaktekzem* auf das Areal, auf welches das Agens trifft, beschränkt ist, findet beim *allergischen Kontaktekzem* eine Streureaktion in die Umgebung statt. Das erstere bedarf keiner besonderen Prädisposition. Dieses Ekzem kann auch erst nach langsamer Entwicklung entstehen. Das allergische Kontaktekzem entsteht dagegen durch eine spezifische Sensibilisierung im Sinne einer Typ-IV-Reaktion. Ein Großteil der diese Reaktionen auslösenden Agentien gehört in die Klasse der Photosensibilisatoren, die die Lichtempfindlichkeit der Haut steigern und bei Lichtexposition Photodermatosen auslösen.

In Tab. 15.4 sind die wichtigsten möglichen Auslöser von Ekzemen zusammengestellt:

**Tab. 15.4:** Pflanzliche photodynamische bzw. photosensibilisierende Substanzen.

---

**Furanocumarine (Psoralene)-haltige Extrakte***
(→Wiesendermatitis, Kölnisch-Wasser-Dermatitis)

– **Arzneistoffe**
z.B. Sulfonamide, Antibiotika (Tetracyclin), Phenothiazine, pflanzliche Laxantien, Kontrazeptiva, Antihistaminika, Benzodiazepine, Lokalanästhetika, Antiphlogistika

– **Lichtschutzmittel**
z.B. Dibenzoylmethane, Benzophenone, p-Aminobenzoesäure-Derivate, Zimtsäureester, Benzimidazolderivate u.a.

– **Duftstoffe, Konservierungsmittel**

– **Farbstoffe**
z.B. β-Carotin

– **Dauerwellflüssigkeiten**

– **Mineralische Stoffe** und **Metalle**
(Chromate, Nickel)

– **Lichtexposition**
(→Lichturtikaria, Porphyrien, Mallorca-Akne)

– **Endogene Faktoren**
Psychischer Streß

---

* (Pflanzen der Apiaceenfamilie wie z.B. Pastinak, Riesenbärenklau (Heracleum), Sellerie, Petersilie, Fenchel oder Dill).

#### Behandlungsstrategien
(Siehe auch Neubert, 1989, Aknebehandlung 15.7).

Soweit als Auslöser der Krankheit *Allergene* vermutet werden, wird man versuchen, diese soweit möglich auszuschließen. Dazu gehören z.B. Nahrungsmittelkarenz und diätetische Maßnahmen.

Da auch *psychische Auslösefaktoren* in Frage kommen, muß eine intensive psychische Betreuung erfolgen.

Die Behandlung zielt auf drei Aspekte ab: *Vermeidung unspezifischer Irritationen*, wozu auch die Verordnung fetthaltiger Salbengrundlagen gehört, die *antiphlogistische Therapie* des akuten Schubes und die *Unterdrückung des Juckreizes*.

Da zahlreiche chronische Ekzeme bestimmte *Stoffwechselstörungen als Ursache* haben, wird man primär diese behandeln. Dazu gehört als wichtigstes die *Darmsanierung* z.B. durch Beseitigung von Obstipation und den Einsatz von mikrobiellen Präparaten bzw. durch *lebertherapeutische* Maßnahmen.

Aus der Erfahrungsmedizin haben sich zur unterstützenden Behandlung sog. «*Antidyskratika*» oder «*Umstimmungsmittel*» bewährt. Man versteht hierunter Diuretika, Abführmittel und sog. «Blutreinigungs-» bzw. «Stoffwechseltees». Genaue Anleitungen zu ihrem rationalen Einsatz können nicht gegeben werden (siehe auch Kap. 8, S. 243).

Diese Umstimmung kann auch durch Gabe von «*Reizkörpertherapeutika*» versucht werden. Hierzu zählen innerlich zu verabreichende Drogenpräparate mit *kortikomimetischen* und/oder *immunmodulatorischen* Wirkeigenschaften.

*Akute nässende Ekzeme* dürfen nur mit feuchten Umschlägen oder Bädern behandelt werden. *Subakute Ekzeme* werden dagegen mit Lotiones, alkoholischen Tinkturen, *chronische Ekzeme* mit Salben und Pasten behandelt. Bei *schweren allergischen Hauterkrankungen* (wie z.B. generalisierte Arzneimittelxantheme, akute generalisierte Urtikaria oder Mycosis fungoides) sind Kortikoide oder Antihistaminika die Mittel der Wahl.

## 15.5.2 Drogen- und Präparategruppen

### 15.5.2.1 Kamillenpräparate

Die **Hauptwirkstoffe** der Kamille (Chamomilla recutita), die *Sesquiterpene, Chamazulen, Bisaboloide* und der *En-in-bi-cycloether* sowie die *Flavone* wirken *entzündungshemmend* durch Beeinflussung des Prostaglandinstoffwechsels und andere bis heute noch nicht genau geklärte Mechanismen (siehe Kap. 4 S. 137).

Die **Anwendung** kann erfolgen durch Umschläge, Bäder und Salben (siehe auch Kap. 4: «Atemwegserkrankungen» S. 115 und Kap. 14: «Hautverletzungen»).

**Hauptindikationen.** Ekzeme, Dermatiden, Dermatosen, Sonnenbrand, Nachbehandlung im Anschluß an eine Kortikoid-Therapie.

**Tab. 15.5:** Drogen- und Phytopräparate zur externen und internen Ekzem- und Neurodermitis-Behandlung

**Äußerlich**
- Chamomilla recutita (Kamille)
- Gerbstoffdrogen (Quercus, Hamamelis)
- Teerpräparate
- Saponindrogen
- Phytosterol

**Innerlich und äußerlich**
- Saponin-Drogen (Sarsaparillae radix, Violae tricoloris herba, Solani dulcamarae stip.)
- Linol-/Linolensäurereiche Öle (Sojae-, Lini-, Tritici-, Helianthi-, Oenotherae Oleum)
- Echinacea-Präparate

## 15.5.2.2 Gerbstoffdrogen

Die *Gallotannine oder Katechingerbstoffe* von *Hamamelis virginica, Quercus robur* und anderen Drogen wirken in den obersten Hautschichten *adstringierend*. Da sich die Gallotannine auch als starke Hemmer der Cyclooxygenase und/oder Lipoxygenase herausgestellt haben, ist anzunehmen, daß sie bei topischer Anwendung auch *entzündungshemmend* wirken.

**Anwendungsformen.** Lotiones, Lösungen, Bäder.

**Hauptindikationen.** Akute, nässende Dermatosen und dyshydrotische Ekzeme.

### Therapiestudie

Es existiert eine Anwendungsstudie mit Tannolact (Bad und Salbe) bei 256 Patienten mit bevorzugt allergischen und toxischen Ekzemen sowie superinfizierten Dermatiden. Die Erfolge waren besonders gut bei Ekzemen unterschiedlicher Genese und bei intertriginösen superinfizierten Dermatosen (Wendt, 1990).

## 15.5.2.3 Linol- bzw. Linolensäurereiche Öle, Nachtkerzenöl (Oenothera biennis)

### Chemie und Pharmakologie

Ungesättigten Fettsäuren vom Linol/Linolensäure-Typ aus pflanzlichen Samen oder Früchten werden *immunstimulierende* und den *Prostaglandin-Stoff-*

*wechsel* beeinflussende Wirkungen zugeschrieben. Denkbar wäre, daß auch den in diesen Ölen häufig vorkommenden Vitamin-E-Mengen eine zusätzliche Wirkung zukommt.

**Wirkstoffe.** Das Nachtkerzenöl (evening primrose oil), hergestellt aus den Samen von *Oenothera biennis*, unterscheidet sich von den anderen pflanzlichen Ölen dadurch, daß es zusätzlich zu der bekannten α-Linolensäure ca. 10 % der bisher nur in ganz wenigen Pflanzen entdeckten **γ-Linolensäure** enthält (Abb. 15.10). Die γ-Linolensäure (ω-6-Fettsäure), eine direkte biosynthetische Vorstufe der Arachidonsäure, kann wie diese direkt in Prostaglandine umgewandelt werden. Ein *Bezug zu Entzündungsvorgängen* liegt daher nahe.

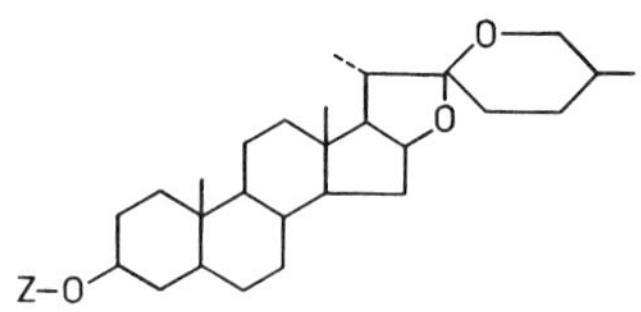


Sarsaparilla-Saponine (Z = Glucose, Rhamnose) (Smilax utilis)

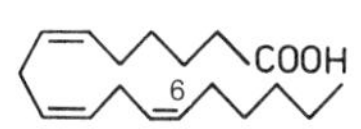

γ-Linolensäure (ω-6-Fettsäure) Oenothera Öl (Oenothera biennis)

**Abb. 15.10:** Oenothera-γ-Linolensäure und Sarsaparilla-Saponine.

### Therapiestudie

In einer randomisierten Doppelblind-Crossover-Studie wurden 99 Patienten (60 Erwachsene und 39 Kinder) mit atopischem Ekzem mit Primrose-Öl gegen Plazebo (Paraffinöl) 12 Wochen lang behandelt. Die Dosierung betrug bei den Erwachsenen 4, 8 oder 12 Kapseln Öl/Tag (1 Kapsel enthält 360 mg Linolsäure und 45 mg γ-Linolensäure), bei den Kindern 2 oder 4 Kapseln/Tag. Die übliche Therapie mit Kortikoiden, Antihistaminika und einer neutralen Creme wurde beibehalten. Bei der höchsten Dosierung konnte in 43 % der Fälle eine Besserung erreicht werden (Wright u. Burton, 1982).
Dieses Ergebnis konnte allerdings von Barnford et al. 1985 in einer ebenfalls doppeltblind geführten Studie mit 123 Patienten *nicht bestätigt* werden (siehe hierzu Literaturübersichten von Becker 1983 und Kleijnen et al., 1989).

#### 15.5.2.4 Teerpräparate

(Siehe Kap. 15.4: «Psoriatische Erkrankungen« S. 350.)

#### 15.5.2.5 Saponindrogen

(Siehe auch «Psoriatische Erkrankungen» S. 350.)

Von diesen haben **Sarsaparillwurzel** von Smilax-Arten, das *Kraut von* **Viola tricolor** und die *Stengel von* **Solanum dulcamara** (Bittersüßer Nachtschatten) als sogenannte *«Umstimmungsmittel»* Eingang in die Erfahrungsmedizin gefunden. Diese als *kortikomimetisch* beschriebene Wirkung ist wohl in erster Linie auf die in diesen Drogen enthaltenen *Steroid- bzw. Triterpen-Saponine* zurückzuführen. (Abb. 15.10)

### Pharmakologie

*Stipites Dulcamarae* enthalten das stickstoffenthaltende Saponin **Solasonin.** Dieses leitet sich von dem Steroidalkaloid Solasodin ab. Die Wirkungen der Dulcamara-Steroide werden als *juckreizstillend, antiallergisch, anticholinerg* und als *antiphlogistisch* beschrieben.

Es existieren statistisch ausgewertete Erfahrungsberichte und Ergebnisse einer klinischen Prüfung für die Indikationen Ekzeme und Neurodermitis (Hölzer, 1992, Broschüre der Firma Cefak, 1992).

In In-vitro-Untersuchungen konnte für Solasodin eine *T-Lymphozyten supprimierende Wirkung* ermittelt werden (Bähr u. Hänsel, 1982).

### Anwendung, Indikationen

Ein Stiefmütterchenaufguß hat sich sowohl äußerlich als Umschlag, als auch innerlich bei Säuglingsekzem, Milchschorf und anderen kindlichen Dermatosen bewährt. Der Dulcamara-Extrakt kann ebenfalls äußerlich zu Umschlägen und innerlich verwendet werden.

#### 15.5.2.6 Phytosterole

Phytosterole kommen als **Sitosterin** oder **Stigmasterin** in vielen ölreichen Samen und Früchten vor. Hohe Gehalte findet man im Weizenkeimöl, Sojaöl oder Maisöl, aus denen sie auch gewonnen werden.

## Pharmakologie

Welcher Wirkungsmechanismus den Phytosterolen bei topischer Anwendung zugrunde liegt, ist nicht genau bekannt. Man vermutet den Prostaglandinstoffwechsel als Hauptangriffspunkt. Da sie *kortikomimetische Eigenschaften* aufweisen, stellen sie eine untoxische Alternative zur Cortisonbehandlung vor allem in der Langzeitanwendung dar.

## Therapiestudie

In einer offenen Studie an 37 Patienten mit Erkrankungen aus dem ekzematösen Formenkreis, davon 23 mit diagnostizierter Neurodermitis, wurde eine Phytosterol-haltige Salbe (Mutabella) 2- bis 4mal täglich auf die betroffenen Hautflächen aufgetragen und einmassiert. Es kam nach einer 2- bis 6wöchigen Behandlung zu einer kontinuierlichen Besserung aller Symptomatiken mit Ausnahme der Hautrötung (Koch, 1987; Kuhlwein, 1988).

**Indikationen.** Exogene Ekzeme, Neurodermitis, Windeldermatitis, Pruritus ani.

### 15.5.2.7 Echinaceapräparate
(Siehe Kap. 9:
Immundefekterkrankungen, S. 255)

### 15.5.2.8 Phytopräparate

#### Kamillenpräparate

Sensicutan (Levomenol = α-Bisabolol + Heparin-Na).
Siehe Kap. 14: Wundbehandlung, S. 335.

#### Gerbstoffdrogen

Z.B. Tannosynt Lotio Schüttelmixtur
Tannolact-Substanz/-Puder (synthetisch)
dermaloges N Salbe
und zahlreiche andere Kombinationspräparate.

#### Oenotheraöl

Z.B. Epogam-Kapseln

#### Saponindrogen

*Monopräparate*
Sarsapsor Bürger,
Sarsaparol (Sarsaparillwurzel-Extrakt),
Cefabene-Tabl. u. Tropfen (Dulcamara-Extrakt).

*Kombinationspräparate*
Z.B. Hewekzem novo (Ol. Chamomillae, Sarsaparilla D1, Echinacea u.a. Stoffe).

### Phytosterole

Mutabella Salbe.

### Teerezepturen

| 1. Rp: | |
|---|---|
| Herba Euphrasiae | 20,0 |
| Fol. Juglandis | 60,0 |
| Herba Urticae | |
| Herba Galii | aa 40,0 |

| 2. Rp: | |
|---|---|
| Herba Urticae | |
| Herba Chelidonii | |
| Herba Equiseti | aa 40,0 |
| Fol. Juglandis | 50,0 |

| 3. Rp: | |
|---|---|
| Herba Violae tricoloris | 40,0 |
| Stipites Dulcamarae | 10,0 |

# 15.6 Vitiligo

## 15.6.1 Pathologie und Ätiologie

Vitiligo äußert sich in dem Auftreten alabasterweißer, runder oder unregelmäßig begrenzter Flecke auf der Haut. Die Erscheinung kann in jedem Lebensalter auftreten. Da auch lichtgeschützte Areale wie z.B. die Achselhöhle betroffen sein können, hat die Sonnenbestrahlung keine pathogenetische Bedeutung. Eine Sonderform der Vitiligo ist die *Vitiligo circumnaevalis* (= Morbus Sutton = Leucoderma acquisitum centrifugum circumnaevale), die sich progredient um einen Pigmentnaevus herum entwickelt (siehe hierzu Schimpf, 1976).

Über die **Ursache** der Erkrankung, bei der genetische Faktoren eine wichtige Rolle zu spielen scheinen, gibt es vier *Hypothesen*:
– eine Erkrankung des Nervensystems,
– Bildung von Hemmstoffen der Pigmentbildung,
– Bildung von biochemisch defekten Melanozyten,
– Auftreten von Anti-Melanozyten-Antikörpern.
Die Beobachtung, daß Glucocorticoide bei Vitiligo zur Repigmentierung führen, spricht dafür, daß eine **Autoimmunopathie** vorliegt.

## 15.6.2 Drogen und Präparategruppen

### 15.6.2.1 Methoxypsoralene/Ammi majus fruct.
(Siehe hierzu Kapitel 15.4 Psoriatische Erkrankungen, S. 350.)

Durch die **PUVA-Methode** (Psoralene + UV-A) können die wenigen im Vitiligoherd noch vorhandenen, geschwächten Melanozyten zur Pigmentbildung angeregt werden. Bei dieser Behandlung muß die umgebende, normale Haut exakt abgedeckt werden, um nicht den gegenteiligen Effekt auszulösen.

Als *Dosierung* wird für 8-MPO eine Menge von 0,5 mg/kg 2 Stunden vor der UVA-Bestrahlung empfohlen.

Die Repigmentierung ist aber auch bei langdauernder Behandlung nicht sehr befriedigend, weshalb die Indikation zur Photochemotherapie der Vitiligo mit Vorsicht und sorgfältiger Abwägung des Nutzen/Schaden-Risikos gestellt werden muß (Raab, 1981). Anstelle von 8-MOP wurde kürzlich auch β-*Phenylalanin* mit gutem Erfolg angewendet (100 mg/kg 3 × wöchentlich).

### 15.6.2.2 β-Carotin, Canthaxanthin

Die Behandlung mit Karotinoiden führt *nicht* zur Behebung des Defektes, *kompensiert* aber durch Einlagerung der Karotinoide in die Epidermis das Pigmentdefizit und mindert so die erscheinungsmedizinische Entstellung.

Die **Behandlung** sollte 7–10 Tage lang mit 3 × 15–20 mg β-Carotin + 3 × 25–40 mg Canthaxanthin/Tag begonnen werden. Je nach erzieltem Pigmentierungsgrad kann dann auf ⅔ bis ⅓ der genannten Dosis reduziert werden. Die Behandlung ist absolut gefahrlos und kann über Jahre durchgeführt werden. Durch die Karotinoideinnahme wird gleichzeitig ein *Lichtschutz* erreicht, (Pietzacker u. Kuner-Beck, 1977).

### 15.6.2.3 Harnstoff-Präparate

Harnstoff wirkt *keratoplastisch*, die Hornschicht wird aufgelockert, trockene Schuppen abgestoßen. Außerdem bindet Harnstoff Wasser, so daß der Feuchtigkeitsgehalt der Haut ansteigt und die Haut wieder elastisch wird. Gleichzeitig mindert Harnstoff auch den *Juckreiz*.

### 15.6.2.4 Phytopräparate

**Methoxypsoralene/Ammi magni fruct.**

Siehe Kap. 15.4: Psoriatische Erkrankungen.

**Carotin, Canthaxanthin**

Carotaben-Kaps.,
BellaCarotin mono-Kaps.

**Harnstoffpräparate**

Z. B. Hyanit N-Salbe,
Balisa-Creme,
Onychomal Creme u. a.

# 15.7 Akne, Seborrhoe

## 15.7.1 Pathophysiologie und Behandlungskonzept

**Pathophysiologie**

Die pathogenetischen Säulen der **Akne** sind der gesteigerte Talgfluß (**Seborrhoe**), die Follikelhyperkeratose (**Komedo**) und die **perifollikulären Entzündungsreaktionen** (Luderschmidt, 1987). Die Ursachen für die Entwicklung der verschiedenen Akneformen sind zwar noch nicht in vollem Umfang geklärt, doch scheint so viel sicher, daß sie mit einem *veränderten Androgenstoffwechsel* zu tun haben.

*Androgene steuern die Talgsynthese.* Das an der Talgdrüse wirksame Androgen ist das Dihydrotestosteron, das durch eine in der Mikrosomenfraktion lokalisierte 5α-Reductase aus Testosteron entsteht. Unter dem Einfluß dieses Androgens erhöht sich die Mitosefrequenz der Hornzellen und die intrazelluläre Talgsynthese. Bei der Akne scheint eine genetisch-kontrollierte, gesteigerte Bereitstellung von Androgenrezeptoren und damit ein erhöhtes intranukleäres Hormonangebot zu bestehen. Für die Entzündungsreaktionen sind auch die Bakterienbesiedelung der Haarfollikel mit Propionobakterien, Corynebacterium acnes und Staphylococcus epidermidis mitverantwortlich. Die im Talg normalerweise nicht vorkommenden freien Fettsäuren werden durch die Bakterienlipasen aus Glyzeriden der Sebumfraktion gebildet. Die Fettsäuren unterhalten die Follikelhyperkeratose. Andererseits wird die Entzündung durch Chemotaxis und Attraktion neutrophiler Granulozyten aufrechterhalten.

Darüber hinaus gibt es auch noch rein **chemisch** oder **physikalisch induzierte Akneformen** z.B. *Ölakne*, *Chlor-* und *Jod-Akne* oder *Medikamenten-Akne* (z.B. Steroidhormone, Vitamin B 12 u.a.)

Unter **Seborrhoe** versteht man Störungen der Talgdrüsenfunktionen, die sich in erhöhtem Talgfluß ändern.

### Behandlungskonzept

Dieses *orientiert sich an den drei wichtigsten pathologischen Prozessen der Akne*: 1. Talg. 2. Komedo und 3. Entzündung. Bei den relativ umschriebenen kutanen Lokalisationen wird man der topischen Anwendung vor der systemischen den Vorzug geben (Luderschmidt u. Plewig 1986; Luderschmidt, 1987).

Zur *Reduktion der Talgdrüsensekretion*, d.h. zur **antiseborrhoischen Behandlung** stehen heute die Vitamin-A-Säure und die Antiandrogene zur Verfügung.

Zur Beseitung und Vorbeugung von Komedonen, d.h. zur **keratolytischen Behandlung** werden außer Salicylsäure und Benzoylperoxid Vitamin-A-Säure und 13-cis-Retinsäure eingesetzt (siehe 15.7.2.1).

Zur **antiphlogistischen Behandlung** setzt man häufig systemisch oder topisch Antibiotika (z.B. Erythromycin, Tetracyclin) ein, da die von den Propionbakterien produzierte Lipase und die durch sie gebildeten freien Fettsäuren für die Entzündungsreaktionen mitverantwortlich sind.

Als *adjuvante Maßnahmen* gelten:
– das mechanische Entfernen der Mitesser,
– desinfizierende Mittel,
– Entfettung der seborrhoischen Haut (= Akne-Toilette).

## 15.7.2 Drogen und Präparategruppen

### 15.7.2.1 Vitamin-A-Säure, 13-cis-Retinsäure (Isotretinoin) (vgl. Abb. 15.9)
(Siehe hierzu Schäfer-Korting, 1989.)

Extern applizierte **Vitamin-A-Säure** *hemmt die Komedonenbildung* durch Lockerung der Hornzellverbindungen. Auftretende entzündliche Reaktionen sind als resorbierende Entzündungen zu werten, die zur Heilung beitragen. Vitamin-A-Säure wirkt demnach als *Schälmittel*.

Die *Applikation* erfolgt in 0,02- bis 0,2 %igen Darreichungsformen (alkoholische Lösung, Salben, Cremes und Gele).
Je nach dem Schweregrad der Akne ist erst nach 2–3 Monaten Behandlung eine Besserung zu erwarten.

Die **13-cis-Retinsäure** (Isotretinoin) wird demgegenüber *oral* angewendet. Es kommt zu einer Verringerung der Talgproduktion, Verkleinerung der Talgdrüsen bis zur kompletten Erscheinungsfreiheit.

Da die *Nebenwirkung* in einer Austrocknung der Haut besteht (Vorsicht: Sonnenbrand!), ist diese Therapie nur *bei schwersten Fällen* indiziert (Plewig et al., 1980). **!**

Infolge der *hohen Teratogenität* der 13-cis-Retinsäure besteht eine *Kontraindikation bei Frauen im gebärfähigen Alter*. Wegen des Nebenwirkungsrisikos bedarf die Therapie allgemein einer intensiven Beobachtung durch den Arzt (siehe hierzu auch Neubert, 1989). **!**

### 15.7.2.2 Salicylsäure
(Siehe Kap. 15.4: Psoriatische Erkrankungen.)

### 15.7.2.3 Schieferöle
(Siehe Ichthyol-Literatur 1976.)

#### Chemie

Durch Sulfonierung von wasserlöslichen Schieferölen und Neutralisation mit Ammoniak erhält man wasserlösliche **Ichthyole** (= Tumenol Ammonium = Ammonium-bituminosulfonat). Leukichthol erhält seine hellere Farbe durch vorsichtig durchgeführte Sulfonierung. Die sulfonierten Schieferöle enthalten alkylsubstituierte Thioether, Thiophen, Aliphate, Basen wie Alkylpyridine und Alkylchinoline, alkylsubstituierte Verbindungen und sauerstoffhaltige Heterocyclen.

#### Pharmakologie

Ichthyol *hemmt die Talgdrüsensekretion und die Hyaluronidase*, wirkt *antibakteriell* und verbessert die *Durchblutung*. Im Gegensatz zu Steinkohlenteer wirkt es nicht lichtsensibilisierend.

Ichthyole *dosiert* man 5- bis 10 %ig bei oberflächlichen, und 20- bis 50 %ig bei tiefer gelegenen Prozessen.

### 15.7.2.4 Teere (Pices)

(Siehe Firmenschrift Ichthyol-
Gesellschaft und Kapitel Psoriatische
Erkrankungen, S. 350.)

### 15.7.2.5 Aloesaft

Aloeblätter von Aloe ferox und anderen Aloearten
werden aufgeschnitten und der gelbe Milchsaft wird
direkt auf die Haut gebracht. Die gute Wirkung
dürfte primär auf den Gehalt an *Anthranoiden* zurückzuführen sein (siehe auch Dianthrole in der
Psoriasis-Behandlung S. 352).

### 15.7.2.6 Drogen für Teemischungen und Auflagen

Stellariae Herba (Vogelmiere), Spiraeae Herba (Mä-
desüß), Chelidonii Herba (Schöllkraut), Equiseti
Herba (Schachtelhalm), Violae tricoloris Herba
(Stiefmütterchen), Ononidis Radix (Hauhechel),
Galii Herba (Labkraut) und Fumariae Herba (Erd-
rauch) sind die häufigsten Bestandteile von Teemischungen.

**Bellis-perennis-Tinktur**

Ca. 100 frisch gepflückte Blütenköpfchen des Gän-
seblümchens werden in 100 ml 40 %igem Alkohol
3–4 Wochen in einem geschlossenen Glas an der
Sonne stehen gelassen. Nach dem Abseihen wird die
Lösung ohne weitere Verdünnung aufgetragen. Die
flavonreiche Tinktur wirkt ähnlich wie Kamillen-
tinktur entzündungshemmend.

**Beispiele für Teemischungen** (Potempa, 1989)

1. Rp:
Herba Equiseti
Radix Ononidis
Herba Chelidonii
Herba Fumariae             aa ad 200,0

2. Rp:
Flos Bellidis              20,0
Herba Viol. tric.          30,0
Herba Galii                40,0
Herba Fumariae             90,0

**Beispiel für die Herstellung einer Auflage**

Oleum Propolis 30 %        2,0
Oleum Calendulae          48,0
Oleum Melissae             1,0
Mel depuratum             25,0
Cera flava                24,0

### 15.7.2.7 Phytopräparate

**Vitamin-A-Säure, 13-cis-Retinsäure**

Z. B. Roaccutan-Kaps.,
Airol Roche Creme,
Cordes VAS-Creme,
Eudyna Creme.

**Schieferöle**

*Mono-Präparate*
Z. B. Ichtholan 10 %, 20 %, 50 %,
Ichthyol-Flüssigkeit
Aknichthol N Lotio.

*Ichthyol-Kombinationspräparate*

| | |
|---|---|
| Ichtho-Cortin | Ichthyol + Hydrocortison + Dichlorpophen |
| Lugro 10 | Ichthyol + Resorcin + Zinkoxid |
| Aknichthol | Ichthyol-Na hell + Salicylsäure + Schwefel Hexachlorophen |
| Ichthocadmin | Ichthyol-Na hell + Cadmium-sulfid |
| Ichthoseptal | Ichthyol-Na hell + Chloram-phenicol |
| Solutio Cordes | Ichthyol-Na hell + Triäthanol-aminlaurylsulfat + 1,2-Propylen-glykol |

**Aloesaft**

**Kombinationspräparate**
Die wichtigsten in äußerlich anwendbaren Aknepräpa-
raten und Antiseborrhoika vorliegenden Wirkstoffe sind:
*nichtpflanzlicher* Herkunft sind:
Kortikoide, Antiseptika (z. B. Hexachlorophen oder
Hexylresorcin), Schwefel, Östrogene, Antibiotika
(z. B. Erythromycin, Clindamycin oder Tetracyclin)
mit Tensidzusätzen.

## 15.8 Pruritus

### 15.8.1 Pathogenese, Pathophysiologie, Behandlungskonzept

*Juckreiz begleitet die meisten Hautkrankheiten.* Er
kann aber auch Anzeichen einer *Stoffwechselstörung sein* (z. B. Diabetes, Ikterus, Niereninsuffizienz, Gicht).
*Weitere auslösende Faktoren können sein:*
Arzneimittelallergien, Insektenstiche, Überempf-
findlichkeiten gegen Textilien, Waschmittel etc.
Die Empfindung Juckreiz wird ausgelöst, wenn
durch bestimmte *Noxen* Mediatoren und Gewebs-
hormone (z. B. Bradykinin, Histamin, Prostaglan-

din E, Proteasen) freigesetzt werden und diese auf einen entsprechenden Rezeptor treffen. Die Vorgänge sind denen der Schmerzauslösung durch Nozirezeptoren sehr verwandt.

Die **topische Behandlung** besteht in der Linderung des Juckreizes durch Präparate mit *Kühlwirkung*, *lokal anästhetischer* und *analgetischer, antiphlogistischer* sowie *adstringierender* Wirkung.

Die äußerliche Anwendung kann durch eine **systemische** unterstützt werden. Hierfür sind praktisch alle Präparate geeignet, die bei den psoriatischen und ekzematischen Hautkrankheiten (S. 350/354) beschrieben wurden.

## 15.8.2 Drogen und Präparategruppen

### 15.8.2.1 Ätherischöle zur externen Anwendung (Abb. 15.11)

**Menthol** ist Hauptterpenbestandteil des ätherischen Öles von *Menthae piperitae folium (Pfefferminzenkraut)*.
Menthol erzeugt auf der Haut in niedriger Konzentration einen *Kühleffekt*, der durch Erregung der Kälte- bzw. Wärmerezeptoren zustande kommt. Dadurch wird gleichzeitig die Empfindungsschwelle für Hautreize herabgesetzt. Anwendung in Form 0,5- bis 1 %iger Lösungen.

**Thymol** ist neben Carvacrol Hauptbestandteil des ätherischen Öles von *Thymi vulgaris herba (Thymiankraut)*.
Thymol *hemmt* in vitro stark die *Arachidonsäure-Cyclooxygenase*. Bei Anwendung in 0,5- bis 2,0 %iger Lösung erzeugt Thymol einen *analgetisch-anästhesierenden* Effekt. Daneben besitzt es eine 20mal stärkere *antiseptische* Wirkung als das Phenol.

**Kampfer** ist Hauptbestandteil des Kampferöls, gewonnen aus dem Kampferbaum *Cinnamomum camphora*.
Kampfer wirkt in 0,1- bis 0,3 %iger Lösung *lokal analgetisch* und *anästhetisch*.

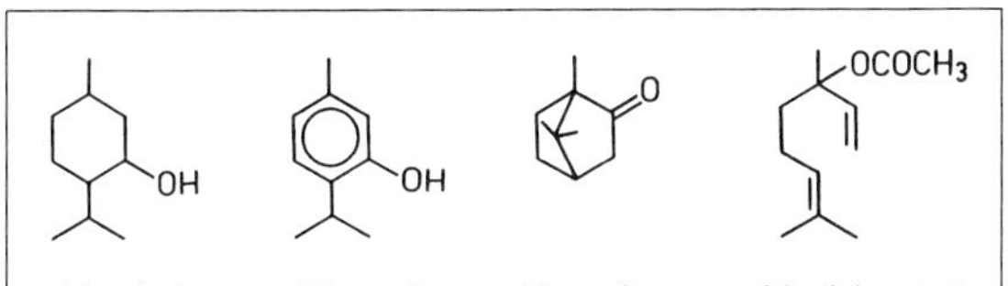

**Abb. 15.11:** Ätherischölverbindungen mit Juckreizstillender Wirkung.

**Lavendöl** von *Lavandulae flos (Lavendelblüten)* enthält als Hauptbestandteil *Linalylacetat*, ferner Kampfer, Borneol und Terpen-KW.
Es wirkt *schwach analgetisch*. Anwendung in Kombinationspräparaten zur externen Anwendung.

### 15.8.2.2 Phytopräparate

**Ätherischölhaltige Externa**

Z. B. Pruricalm (Kampfer, Menthol), Retterspitz Gelee.

**Sonstige Externa**

Z. B. Dolexaderm S (Extr. Violae tric.), Sensicutan-Salbe (Levomenol = α-Bisabolol + Heparin-Na).

**Phytobalneotherapeutika**

Siehe auch Kap. 17.
Z. B. Balneum Hermal, (F, mit Schwefel, mit Teer oder Plus),
Dr. Hotz Kinderbad/-Vollbad.

### 15.8.2.3 Andere Drogenpräparate zur äußerlichen und inneren Anwendung

**Hamamelis**-Präparate (Salben, Puder) (siehe Kap. 14, S. 342).

**Kamillen**-Präparate (siehe Kap.: 14 + 15, S. 335/342/357).

**Sarsaparilla**- und **Viola tric.-Extrakte** enthaltende Präparate (siehe Kap.: 15, S. 353/357).

## 15.9 Hyperhidrosis

### 15.9.1 Behandlungskonzept

Die übermäßige Schweißsekretion kann extern oder systemisch behandelt werden.

### 15.9.2 Drogen und Präparategruppen

#### 15.9.2.1 Gerbstoffhaltige Drogen

Die zumeist aus *Eichenrinde (Quercus cortex)* gewonnenen Gerbstoffe wirken durch ihre eiweißfällenden Eigenschaften und den dadurch erreichten mechanischen Verschluß der Schweißdrüsen *antihydrotisch*.

Die *Anwendung* erfolgt als Puder, Lotio oder als Bad.

### 15.9.2.2 Salicylsäurehaltige Drogen

Salicylsäure wirkt in niedriger Dosierung (bis zu 2 %) *keratoplastisch* durch Verdickung des Stratum corneae. Da es außerdem *antimikrobielle* Eigenschaft besitzt, wirkt es der durch Hautbakterien ausgelösten enzymatischen Bildung unangenehm riechender Abbausäuren entgegen (siehe auch Kapitel Ekzembehandlung S. 354).

### 15.9.2.3 Kampfersäure

Die durch Oxidation aus dem natürlichen Kampfer erhaltene Säure ist im Gegensatz zum Kampfer wasserlöslich. Sie wirkt *ähnlich wie Kampfer*.

### 15.9.2.4 Salviae offic. folium/ extractum    M

Die Blattdroge enthält ein an *Thujon, Kampfer und 1,8-Cineol (Eukalyptol) reiches ätherisches Öl*.

Die *Anwendung* des *antibakteriell* und *adstringierend* wirkenden Extraktes als Gurgelmittel und bei Mund- und Rachenentzündungen ist bekannt. Worauf die innerliche Anwendung als Antihydrotikum beruht bzw. wie die Wirkung zustande kommt, ist unbekannt.

### 15.9.2.5 Atropin

Atropin, das Alkaloid der Blätter von Atropa belladonna, wirkt als *Parasympatholytikum anticholinergisch* und unter anderem *hemmend* auf Speichel- und Schweißsekretion.

### 15.9.2.6 Balneotherapeutika (siehe Kapitel 17 S. 379)

### 15.9.2.7 Phytopräparate

#### Gerbstoffhaltige Drogen

Z. B. Tannosynt flüssig, Lotio od. Puder; Tanno-lact-Puder od. Creme,
Silvapin-Eichenrinden-Extrakt als Badezusatz.

#### Salicylsäurehaltige Drogen

*Kombinations-Präparate*
Z. B. Pinal N-Paste (siehe Kap. 8, S. 232/244).

#### Salviae offic. extr.

Salvysat Tropfen Bürger,
Salus Salbei-Tropfen,
Sweatosan N (Extr. Salviae aqu.),
Teeanwendungen.

#### Atropin

Z. B. Atropin sulf. Compretten

# 15.10 Warzen, Condyloma acuminata, Hyperkeratosen

## 15.10.1 Pathophysiologie und Behandlungskonzept

Vulgäre Warzen und Condyloma acuminata *(Genital- oder Feigwarzen)* werden durch eine Infektion mit *Viren der Papillomgruppe* (HPV = Human Papilloma Virus) ausgelöst. Bei den Hyperkeratosen handelt es sich um eine exzessive Verhornung der Handflächen und Fußsohlen. Abzugrenzen davon sind Genodermatosen (z. B. Ichthyosis-Arten) und präkanzeröse Hyperkeratosen des Epithels.

**Therapie.** Abgesehen von der *operativen* Behandlungsform, angezeigt z. B. bei schmerzenden Dornwarzen an den Fußsohlen, besteht die *konservative* Behandlungsform in einem *lokalen schälenden oder ätzenden Verfahren*. Zusätzlich kann auch versucht werden die Immunabwehr zu stimulieren.
*Bei einer Lokalbehandlung ist unbedingt darauf zu achten, daß die umgebende Haut durch eine Fettsalbe geschützt wird!* **!**

## 15.10.2 Drogen und Präparategruppen

### 15.10.2.1 Salicylsäure

Die Salicylsäure besitzt in höherer Dosierung eine *keratolytische* Wirkung. Das exzessiv gebildete Keratin, ein fibrilläres, schwefelreiches Protein der Hornschicht, wird aufgeweicht und zur Quellung gebracht, so daß es abgelöst werden kann. Dieser Effekt wird dadurch erreicht, daß die Salicylsäure die Disulfid- und Wasserstoffbrücken der Keratinfibrillen spaltet.

Die *Anwendung* erfolgt in Form von 5 %igen oder höher konzentrierten Lösungen oder Salben. Die Präparate enthalten oft Zusätze von Harnstoff, Milchsäure, Essigsäure oder Dimethylsulfoxid zur Lösungsvermittlung.

### 15.10.2.2 Thujae occidentalis summitates/ extractum (Thuja-Zweigspitzen/ Extrakt)

Verwendung finden die Zweigspitzen (Thujae summitates (folium). Die Droge enthält ein ätherisches Öl mit dem örtlich stark reizenden und in hohen Dosen toxischen α,-β-**Thujon** *als Hauptterpen.*

Die für die Droge beschriebene *virustatische* Wirkung ist mit großer Wahrscheinlichkeit auf das erst kürzlich im Thuja-Extrakt aufgefundene *Deoxypodophyllotoxin* (Abb. 15.12) zurückzuführen (Gerhäuser et al., 1992; siehe auch Podphylli resina Kap. 15.10.2.3).

*Angewendet* wird eine alkoholische Tinktur zur Pinselung. Erfolgreich ist die Anwendung nur bei kleineren Warzen.

### 15.10.2.3 Podophylli resina (Podophyllharz = Podophyllin)   M
Podophyllum peltatum

Verwendung findet das Rhizom bzw. daraus gewonnene Harz «Podophyllin» (Resina Podophylli). Da die darin enthaltenen Lignanverbindungen Podophyllotoxin und α,-β-Peltatin eine *zytotoxische* (antimitotische) bzw. *antitumorale* Wirkung besitzen, hat man aus diesen Verbindungen effektive Zytostatika entwickelt (z. B. Proresid, Etoposid, Teniposid).

Tinktur und Drogenpulver (Podophyllin) und neuerdings reine Podophyllotoxin-Lösungen werden wegen erwiesener virustatischer Wirkung topisch bei Condyloma acuminata verwendet (Abb. 15.12).

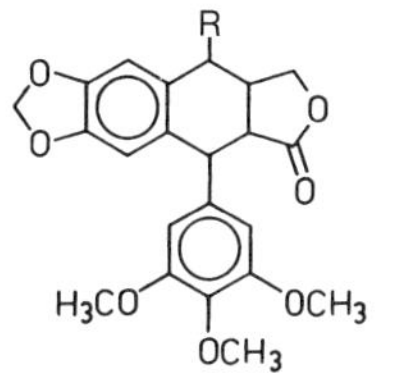

R = OH Podophyllotoxin
R = H Deoxypodophyllotoxin
(Podophyllum peltatum)

**Abb. 15.12:** Antivirale Lignanverbindungen aus Podophyllum und Thuja.

## Klinische Studien: Übersicht

Wie Untersuchungen von Mazurkiewicz und Jablonska (1986) und Edwards et al. (1988) gezeigt haben, führt die Verwendung einer reinen 0,5 %igen Podophyllotoxin-Lösung (Condylox-Lsg.) zu einer schnelleren Abheilungsrate als die früher verwendete 20 %ige Podophyllin-Lösung (Abb. 15.13). Neben den Vorteilen in der Therapie kann durch Anwendung von Podophyllotoxin im Vergleich zu Podophyllin die applizierte Wirkstoffmenge stark reduziert werden. Dies bedeutet für einen kompletten Behandlungszyklus von 6 Applikationen, über drei Tage verteilt, eine Gesamtwirkstoffmenge von nur 3 mg gegenüber 12–45 mg Podophyllotoxin der Podophyllin-Lösung. Damit verringert sich gleichzeitig das Risiko systemisch toxischer Effekte.

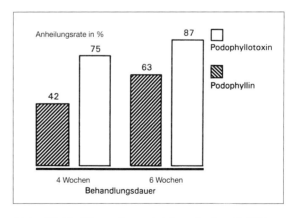

**Abb. 15.13:** Therapievergleich zwischen 0,5%iger Podophyllotoxin-Lösung und 20%iger Podophyllin-Lösung. Podophyllotoxin-Gruppe (32 Patienten), Podophyllin-Gruppe (19 Patienten). (Mazurkiewicz u. Jablonska, 1986)

**Hauptindikation.** Frische kleine, nicht entzündete Genitalwarzen auf nichtverhornenden Epithelien bei Männern.

! Nach **M** sind von Podophyllum-Extrakten bzw. «Podophyllin» 2- bis 25%ige alkoholische, ölige Suspensionen oder Salben zu verwenden. Die behandelte Hautfläche darf 25 cm³ nicht überschreiten.

### 15.10.2.4 Retinoide

Die Anwendung von Retinoiden bei Hyperkeratosen geht auf die Beobachtung zurück, daß die Epidermis bei Vitamin-A-Mangel zu Hyperkeratosen neigt. Die Vitamin-A-Säure (Tretinoin) wirkt *hemmend auf Keratinozyten* ein. In Form 0,02- bis 0,1%iger Darreichungsformen wirkt es als *Schälmittel*.

! Der *innerlichen Anwendung* von Retinoiden zur Therapie der vulgären Warzen und bei Ichthyosis vulgaris sowie bei Neoplasmen der Haut sind vor allem wegen der notwendigen hohen Dosierung und der damit verbundenen *Nebenwirkungen* Grenzen gesetzt (siehe auch 15.7.2.1, S. 359).

### 15.10.2.5 Phytopräparate

**Salicylsäurehaltige Präparate**
Z. B. Gehwol-Schälpaste,
Guttaplast Pflaster,
Cornina Hornhaut- und Hühneraugen-Pflaster u. a.

**Reine Harnstoffpräparate**

Z. B. Carbamid Creme Widmer,
Ureotrop Creme,
Balisa Creme u. a.

**Podophylli Resina**

Condylox
(5%ige Podophyllotoxin-Lsg.),
homöopathische Podophyllum Urtinktur «ad usum externum»
sowie homöopathische Kombinationspräparate.

# 15.11 Narben, Keloide

## 15.11.1 Pathologie

Diese vorwiegend bei Kindern und Jugendlichen unter 30 Jahren beobachtete überschießende Narbenbildung, z. B. nach Verbrennungen, tritt *familiär gehäuft* auf. Messungen der Enzymaktivitäten, z. B. der Prolin-Hydroxylase, ergaben in hypertrophen Narben eine 6fache, in Keloiden sogar eine 20fache Erhöhung der Aktivität im Vergleich zur unverletzten Haut.

## 15.11.2 Drogen und Präparategruppen

### 15.11.2.1 Hydrocotylidis (Centellae) asiaticae extractum (Wasserschnabelkraut-Extrakt)
Centella asiatica (syn.: Hydrocotyle asiatica)

Der Extrakt dieser aus Madagaskar stammenden und in Ostasien verbreiteten Pflanze wurde früher zur Leprabehandlung eingesetzt. Er enthält die *Triterpensaponine* **Asiaticosid** und **Hydroxyasiaticosid** sowie die *Triterpensäuren* Asiatsäure, Madecassäure und Madasiatsäure (siehe Formelbilder S. 340). Ein Gemisch von Asiaticosid und den drei Säuren war als Emdecassol im Handel.

Die Wirkstoffe besitzen eine *selektive Wirkung* auf die *Bindegewebsbildung* im Sinne einer Regulation der Fibroblastenaktivität. Eine *Hemmung* der Bindung von Prolin und Alanin an die mRNA und damit eine Hemmung der Kollagenbiosynthese wird diskutiert.

### 15.11.2.2 Allii cepae bulbus/extractum (Zwiebelextrakt)    M

Der Extrakt aus Zwiebelschalen (Allium cepa) zusammen mit Heparin und Allantoin ist als Contractubex Gel im Handel.

Das Präparat zeigte in einer bei insgesamt 120 Kindern durchgeführten Studie mit Keloidbildung nach Brandverletzungen ein ausgezeichnetes Resultat (Salbenanwendung unter Okklusivverband täglich mindestens 10 Std. über ein Jahr).

In einer Studie, durchgeführt durch Einbauversuche von ³H-Thymidin in menschliche embryonale Fibroblasten und Keloiden, zeigte der Zwiebelextrakt eine deutliche Wirkung auf das Wachstum beider Zellarten (Majewski u. Chadzynska, 1987). Das für die *antikeloide* Wirkung verantwortliche, vermutlich schwefelhaltige Wirkprinzip der Zwiebel ist nicht bekannt.

### 15.11.2.3 Phytopräparate

**Hydrocotylidis asiaticae extr.**
Ekzevowen-Salbe (Kombinationspräparat).

**Allii cepae Extr.**
Contractubex-Gel.

## 15.12 Homöopathie bei Hautkrankheiten

Dermatologische Krankheitsbilder sind eines der wichtigsten und zugleich am meisten bewährten Anwendungsgebiete für die Homöopathie. Auch läßt sich am Beispiel für Hautkrankheiten und ihren Verläufen die Wirksamkeit der homöopathischen Behandlung sehr gut demonstrieren.

Die homöopathische Therapie ist in *erster Linie eine interne Therapie*, die somit systemische, «regulationstherapeutische» Effekte auslöst. *Externa haben nur adjuvanten Charakter*; sie sollten möglichst sparsam eingesetzt werden und dann nur in Form von pflanzlichen Externa.

Zur *Initial- und Intervalltherapie* haben sich gerade die *organotropen Homöopathika* bewährt, während eine Restitutio ad integrum auch bei chronischen Hauterkrankungen nur über eine *individuelle Konstitutionsbehandlung* möglich ist.

*Grenzen der Homöopathie* sind schwere infektiöse Hauterkrankungen sowie Malignome. Bei den nachstehend genannten, in der Praxis häufig vorkommenden Krankheiten ist eine homöopathische Behandlung sinnvoll, was auch die Literatur belegt. Aus didaktischen Gründen wird das Kapitel wie folgt gegliedert:
- Infektiöse Hauterkrankungen
- Akne vulgaris
- Psoriasis
- Neurodermitis/Ekzem
- Hautverletzungen
- Keloide
- Pruritus
- Hyperhidrosis
- Hyperkeratosen

### 15.12.1 Homöotherapie infektiöser Hautkrankheiten

Homöopathika werden vor *allem bei viralen Hauterkrankungen* eingesetzt, auch im Sinne einer Prophylaxe bei Rezidivneigung (z.B. Herpes labialis).

Bei *bakteriellen Hautinfektionen* (Impetigo, Erysipel, Furunkel) können Homöopathika je nach Progredienz allein aber auch zusätzlich zur Chemotherapie angewendet werden. Bei parasitären und fungalen Hauterkrankungen hat die Homöotherapie ihren Schwerpunkt in der Konstitutionsbehandlung unter der Vorstellung einer «Terrain-Sanierung».

#### Pflanzliche Homöopathika

**Clematis recta D6, Dil.**
Gerötete Haut mit Brennschmerz; Bildung von kleinen Bläschen sowie Krusten.

**Solanum dulcamara (Dulcamara) D6, Dil.**
Herpes als Folge thermischer Einflüsse wie z.B. rascher Temperaturwechsel, Erkältung, Durchnässung etc.

**Rhus toxicodendron D12, Dil.**
Herpes im Verlaufe eines fieberhaften Infektes; Neigung zur Eiterbildung.

**Atropa belladonna (Belladonna) D6, Dil.**
Zur Initialtherapie bei viralen und bakteriellen Hauterkrankungen in der Entzündungsphase.

**Myristica sebifera D6, Dil.**
Zur beschleunigten Abzeßreifung

#### Tierische Homöopathika

**Apis mellifica D6, Dil.**
Hochakute Entzündungsphase mit Ödembildung.

**Lachesis mutus D12, Amp.**
Hochentzündlicher Hautprozeß mit septischer Tendenz.

**Lytta vesicatoria (Cautharis) D6 Dil.**
Entzündliche Hauterkrankungen mit Blasenbildungen.

### Mineralische Homöopathika

**Acidum arsenicosum (Arsenicum album) D12, Dil.**
Herpes mit Brennschmerz.

**Natrium chloratum D12, Dil.**
Herpes bei deutlicher Verschlechterung durch thermische Einflüsse.

**Hepar sulfuris D6, Tbl.**
Abszedierende Hauterkrankungen.

**Acidum silicicum (Silicea) D12, Tbl.**
Chronisch eiternde Prozesse; Fistelbildungen.

## 15.12.2 Akne vulgaris

Die *Akne vulgaris* wie auch das *seborrhoische Ekzem* sind einer Homöotherapie gut zugänglich; auch bei schweren Verlaufsformen *(Akne conglobata)* können Homöopathika oft unter Einsparung der sonst üblichen Therapie (Retinoide) eingesetzt werden.
Als *Basisbehandlung* hat sich dabei Echinacea D2 zusammen mit Eigenblut bewährt. Es wird der Kubitalvene entnommen (0,2–0,5 ml) und nach Durchmischung mit Echinacea intraglutäal injiziert (1- bis 2mal wöchentlich für 2–3 Monate).

### Pflanzliche Homöopathika

**Delphinium staphisagria (Staphisagria) D12, Dil.**
Seborrhoische Haut mit Entzündungsneigung; übelriechende Schweißsekretion.

**Juglans regia D4, Dil.**
Akneforme Effloreszenzen mit papulo-pustulösem Hautbild.

**Mahonia aquifolium D2, Dil.**
Entzündliche Hauterscheinungen; Komedonen.

**Pulsatilla pratensis D12, Dil.**
Akneformes Hautbild mit deutlicher Verschlechterung bei hormoneller Umstellung (prämenstruell, klimakterisch).

### Mineralische Homöopathika

**Bromum D12, Tbl.**
Akne conglobata.

**Graphites D12, Tbl.**
Akne vulgaris.

**Hepar sulfuris D6, Tbl.**
Eitrige Hautprozesse.

**Natrium chloratum D12, Tbl.**
Seborrhoe, Akne.

**Selenium D12, Tbl.**
Komedonen-Akne.

**Sulfur D12, Tbl.**
Akne, Seborrhoe.

**Sulfur jodatum D6, Tbl.**
Akne conglobata.

## 15.12.3 Psoriasis

Zur *Anfangsbehandlung* werden pflanzliche Homöopathika eingesetzt; *längerfristig* muß mit individuell gewählten *Konstitutionsmitteln* therapiert werden. Es handelt sich dabei überwiegend um mineralische Homöopathika.
Im Hinblick auf den schubweisen Verlauf sowie die unklare Ätiologie der Psoriasis ist der therapeutische Effekt der Homöopathika oft schwer zu beurteilen; in der Literatur wird eher zurückhaltend berichtet, wobei die Vielzahl an Präparateempfehlungen für sich spricht.

### Pflanzliche Homöopathika

**Hydrocotyle asiatica D4, Dil.**
Stark schuppende Herde.

**Mahonia aquifolium D2, Dil.**
Bei Psoriasis zur Initial- und Intervallbehandlung.

**Mahoniae aquifolii cortex (Urtinktur)**
Die Mahonie ist ein in Nordamerika beheimateter und in Mitteleuropa vielfach angepflanzter Zierstrauch. Der Extrakt aus Rinde und Wurzel wird in der traditionellen Literatur bei chronischen Hautausschlägen empfohlen. Neuerdings ist eine standardisierte Mahonia-Urtinktur enthaltende 10 %ige Salbe im Handel (Rubisan). (Wiesenauer, 1992).

Die Wirkung ist vermutlich auf die in der Pflanze enthaltenen **Alkaloide Berbamin, Berberin** und

Oxyacanthin zurückzuführen. Experimentelle Untersuchungen belegen die *antiphlogistische* Wirkung von Berberin. In vitro konnte außerdem nachgewiesen werden, daß Berberin mit der DNA interagiert und dabei die räumliche Struktur der DNA-Doppelhelix verändert. Dadurch wird die DNA-, RNA- und Proteinbiosynthese beeinflußt. Auf diese Weise erfolgt durch die in Mahonia aquifolium enthaltenen Alkaloide vermutlich eine *Regulation der Zellproliferation und der entzündlichen Prozesse in der psoriatischen Epidermis*.

## Therapiestudie

Neben sorgfältig dokumentierten Kasuistiken liegt eine Langzeituntersuchung vor, in der Wirksamkeit und Unverträglichkeit der Mahonienrinde geprüft wurden. Die Behandlungsdauer betrug zwischen 3 und 6 Monaten, mit dem Ziel der individuellen Erfassung von Schuppung und Rötung der psoriatischen Plaques. Dabei waren 11 von 15 Patienten mit Psoriasis vulgaris unterschiedlicher Schweregrade deutlich gebessert im Sinne eines stetigen Rückgangs von Schuppung und Rötung. Über unerwünschte Wirkungen wurde nicht berichtet.

**Anwendungsgebiete** von Mahonienrinde sind nicht die akuten Exazerbationen der Psoriasis vulgaris (Schübe), sondern primär die Intervall- und Langzeittherapie. Ob durch eine Langzeitapplikation die Rate der akuten Schübe reduziert werden kann, ist noch nicht untersucht. Eine randomisierte Doppelblindstudie liegt inzwischen vor (Wiesenauer, 1992).

## Therapiestudie

**Indikation.** Psoriasis vulgaris Typ I und II.

**Präparat.** Mahonia aquifolium-Urtinktur, 10%ige Salbe (Rubisan-Salbe).

**Studienart.** Multizentrische, randomisierte Doppelblindstudie nach der double-dummy-Technik:
Gruppe A (n = 49): Verum-Salbe und Placebo-Tinktur.
Gruppe B (n = 44): Verum-Tinktur und Placebo-Salbe (= wirkstofffreie Salbengrundlage). Eine zusätzlich antipsoriatische Therapie (medikamentös/nicht-medikamentös) war nicht erlaubt.

**Behandlungsart.** 3mal täglich Applikation der Salbe und 2mal tägliche Einnahme von 10 Tropfen Tinktur.

**Prüfkriterien.** Der Behandlungserfolg wurde anhand der Kriterien «Schuppung», «Rötung» sowie einer dreistufigen Einteilung der psoriatischen Plaques («leicht, mittel, stark») überprüft. Die statistische Datenauswertung wurde mit deskriptiver Intention vorgenommen.

**Bewertung und Ergebnis.** Bei vergleichbarer Gruppenzusammensetzung zeigte Gruppe A tendenziell eine raschere Besserung; in beiden Gruppen kam es nach 10- bis 14tägiger Studiendauer zu einer Reduktion der Schuppung und einer Abnahme der Rötung und somit zu einer Verkleinerung der psoriatischen Plaques. Unter der gesamten Studiendauer von 2 Monaten kam es in zwei Fällen zu einer Verschlechterung, während bei über 70 % der Patienten der Abschlußbefund «Besserung» resp. «Abheilung» lautete. (Abb. 15.14). (Wiesenauer 1992)

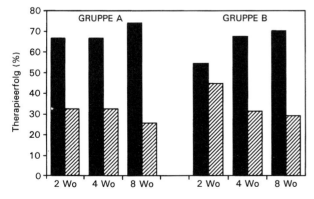

**Abb. 15.14:** Therapieerfolg des homöopathischen Präparates Rubisansalbe bei Psoriasis. (Wiesenauer 1994)

gebessert bis abgeheilt
unverändert bis kaum gebessert

Sarsaparilla D6, Dil.
Stark juckende Effloreszenzen.
Ein homöopathisches Sarsaparilla D2 enthaltendes Kombinationspräparat ist das Sarsaparol (Galmeda).

### Mineralische Homöopathika

(Konstitutionsmittel) siehe 15.12.4.

## 15.12.4 Entzündliche Hauterkrankungen (Neurodermitis, Ekzeme)

Akut und chronisch entzündliche Hauterkrankungen sind im allgemeinen *homöotherapeutisch gut zu beherrschen*. Der klassische Ansatz vor allem bei Neurodermitis und Ekzem liegt bei den *Konstitutionsmitteln*.

Bewährt haben sich hier auch – insbesondere bei längerer Kortikoid-Vorbehandlung – pflanzliche Homöopathika zur *Initial- und Intervallbehandlung*. In der Regel sind bei Erstellung des längerfristigen Therapieplanes zusätzliche Behandlungsmaßnahmen (s. o.) unumgänglich.
In der homöopathischen Literatur erscheinen häufiger kasuistische Beiträge über Therapieerfolge bei Ekzem und Neurodermitis. Systematische Untersuchungen fehlen aber auch hier. Neuere Erkenntnisse liegen zu den beiden auch extern eingesetzten pflanzlichen Dermatotherapeutika Cardiospermum halicacabum (Halicar) und Mahonia aquifolium (Rubisan, s. 15.12.3) vor, die bei Ekzem und Psoriasis angewendet werden.

### Pflanzliche Homöopathika

Daphne mezereum (Mezereum) D6, Dil.
Stark juckendes, nässendes Ekzem. Bildung von Bläschen, die sezernieren und verkrusten.

Nerium oleander (Oleander) D6, Dil.
Juckendes und nässendes Ekzem, insbesondere im Kopfbereich; dabei auch Befall des Gehörgangs.

Cardiospermum halicacabum D3, Dil.
Ekzematöse Hauterscheinungen mit starkem Juckreiz (auch als Externum im Handel).

Solanum dulcamara (Dulcamara) D6, Dil.
Herpetiforme, pustulöse Exantheme; Kälteurtikaria.

Croton tiglium D6, Dil.
Hochentzündliche Haut mit Bläschenbildung, insbesondere im Genitalbereich.

Anacardium occidentale D6, Dil.
Stark juckende Hautentzündungen mit Pusteln; schleimig-eitriges Sekret mit Schorfbildung.

Viola tricolor D3, Dil.
Ekzem mit krustig-borkigem Sekret bei insgesamt trockener Haut; Papeln und Pusteln.

### Dermatotrope Konstitutionsmittel

Acidum arsenicosum (Arsenicum album)

Acidum silicicum (Silicea)

Alumina

Antimonium crudum

Barium carbonicum

Calcium carbonicum

Graphites

Lycopodium

Petroleum

Sepia

Sulfur

*Hinweis:* Ihre Anwendung erfolgt nach klassischen Kriterien der Homöopathie (vgl. Spezial-Literatur S. 373).

In Tab. 15.6 sind Externa zur adjuvanten Behandlung aufgeführt.

**Tab. 15.6:** Externa zur Behandlung von entzündlichen Hauterkrankungen.

| Arzneimittel | Symptomatik |
|---|---|
| Cardiospermum-Salbe (Halicar) | Hochentzündliche, stark juckende Dermatitis |
| Mahonia-Salbe (Rubisan) | Trockenes, schuppendes, psoriatiformes Ekzem |
| Ekzevowen-Salbe | Juckende Ekzeme, Pruritus ani et vulvae |

## 15.12.5 Hautverletzungen

Einen wichtigen Stellenwert besitzt die Homöotherapie in der Behandlung von *Hautverletzungen (Ulzerationen)* und *Läsionen (Verbrennungen)* sowie deren Folgezustände. Dabei werden viele der auch phytotherapeutisch eingesetzten Pflanzen verwendet, insbesondere Arnika, Calendula und Hamamelis. Ein bedeutender Unterschied liegt allerdings darin, daß in der Homöotherapie diese Stoffe *fast ausschließlich als Interna* zur Anwendung gelangen, während ihr Einsatz als Externa nur eine marginale Rolle spielt (ad us ext.). Bemerkenswert ist ebenso, daß die Kamille als Homöopathikum bei Hautverletzungen keine Bedeutung besitzt.
Die *Grenze* liegt, ähnlich wie in der Phytotherapie, bei infektiösen Wunden mit Neigung zur Sepsis.

Die Behandlung des *Ulcus cruris varicosum* kann im Sinne einer *Initialtherapie* durchaus mit den unter Hautverletzungen genannten Homöopathika begonnen werden (Arnika, Calendula, Hamamelis). Längerfristig sind jedoch bei diesem häufig therapierefraktären Krankheitsbild *personotrope Homöopathika* notwendig (vgl. Kapitel Venenerkrankungen S. 83).

### *Pflanzliche Homöopathika*

**Arnica montana D6, Dil.**

Großflächige Weichteilverletzungen mit Hämatombildung; Muskelfaserriß. Allgemeines Wundheilmittel. Postoperative Blutungen; auch bei Wundheilungsstörungen.

**Calendula officinalis D3, D4, Dil.**

Traumatische Gewebsläsion, insbesondere bei schlecht granulierenden Wunden.

**Hamamelis virginiana D2, Dil.**

Hautverletzungen mit starken Blutungen, Hämatombildung.

**Hypericum perforatum D4, Dil.**
Verletzung von Nervengewebe; auch bei Commotio cerebri sowie nach HWS-Schleudertrauma.

**Ledum palustre D6, Dil.**
Punktförmige Wunden; Insektenstiche, auch bei beginnender Entzündung und starkem Juckreiz.

**Ruta graveolens D4, Dil.**
Zustand nach Distorsion mit Bänderzerrung und Kapseldehnung; Hämatombildung.

**Symphytum officinale D6, Dil.**
Zur Anregung der Kallusbildung bei Frakturen sowie zur Resorption von Hämatomen.

In Tab. 15.7 sind einige *homöopathische Kombinationspräparate* aufgelistet.

**Tab. 15.7:** Homöopathische Kombinationspräparate

| |
|---|
| Ruta – Gastreu R55 |
| Symphytum – Komplex – Rödler |
| Traumeel |

### *Extern anwendbare Homöopathika*

Die Homöopathie versteht sich als eine systemische Therapie, weshalb eine äußerliche Behandlung nur adjuvanten Stellenwert besitzt. Dazu werden bevorzugt pflanzliche Homöopathika in Form von Salben oder Tinkturen verwendet; die Anwendungs- und Dosierungshinweise sind wie folgt zu beachten:
*Salbe, Creme:* 2- bis 3mal täglich großflächig in die Haut einreiben.
*Tinktur:* mit abgekochtem Wasser 1:10 verdünnt zu Umschlägen.

**Artemisia abrotanum (Abrotanum)** – Salbe
Perniones; Dekubitusneigung; Gangrän.

**Arnica montana** – Salbe und Tinktur
Hämatom, traumatisch bedingt; Hautverletzungen ohne Hautdefekt.

**Bellis perennis** – Tinktur
Quetschung, Verstauchung, Verrenkung, Verletzungen und Wunden mit Hautdefekt.

**Calendula officinalis** – Salbe und Tinktur
Verletzungen und Wunden mit Hautdefekt; Ulcus cruris varicosum.

**Cardiospermum halicacabum** – Salbe
Allergische Hauterkrankungen; Sonnenallergie.

**Echinacea angustifolia** – Salbe und Tinktur
Entzündliche Hautverletzungen; Ulcus cruris varicosum.

**Hamamelis virginiana** – Salbe und Tinktur
Venenentzündungen; leichte Hautverletzungen.

**Hypericum perforatum** – Salbe und Tinktur
Verletzungen mit Beteiligung des Nervengewebes; Nervenschmerzen.

**Ledum palustre** – Tinktur
Infizierte Stichwunden, z. B. Insektenstiche; schmerzende Gichtknoten.

**Mahonia aquifolium** – Salbe
Trockene, schuppende Hauterkrankungen.

**Ruta graveolens** – Tinktur
Stumpfe Traumen; Distorsionen.

## 15.12.6 Keloide

Die Behandlung von Kelloiden erfolgt mit mineralischen Homöopathika, die längerfristig anzuwenden sind.

*Hinweis.* Bewährt hat sich die Neuraltherapie von Narbengewebe unter der Vorstellung einer Störfeldbehandlung. Dabei kann das Lokalanästhetikum zusammen mit dem Homöopathikum als Mischampulle in das Narbengewebe injiziert werden.

### *Mineralische Homöopathika*

**Acidum hydrofluoricum D12, Tbl.**

**Acidum silicicum D12, Tbl.**

**Calcium fluoratum D12, Tbl.**

**Graphites D12, Tabl.**

## 15.12.7 Pruritus

Die Auswahl des Homöopathikums richtet sich in erster Linie nach dem Gesamtbefund. Somit orientiert sich die homöopathische Differentialtherapie an der Morphologie des Pruritus, die ein häufiges Begleitsymptom verschiedenster Hauterkrankungen ist.
*Konstitutiotrope Homöopathika* werden unter anderen dann notwendig, wenn die Pruritis als selbständige Krankheit auftritt. Nachstehende pflanzliche Homöopathika können *probatorisch* eingesetzt werden.

**Cardiospermum halicacabum D3, Dil.**

Sehr starker Juckreiz bei ekzematösem Hautbild.

**Dolichos pruriens D3, Dil.**

Bei Juckreiz jeglicher Genese.

**Fagopyrum esculentum D3, Dil.**

Juckreiz beim Ekzem; auch allergischer Genese.

## 15.12.8 Hyperhidrosis

Der homöopathische Therapieansatz erfolgt im wesentlichen als *Konstitutionsbehandlung.* Nachstehende *pflanzliche Homöopathika* können probatorisch eingesetzt werden.

**Pilocarpus jaborandi D3, Dil.**

Hyperhidrosis jeglicher Genese.

**Sanguinaria candensis D6, Dil.**

Hyperhidrosis, auch klimakterisch bedingt.

## 15.12.9 Hyperkeratosen

Die Behandlung von Warzen oder Hyperkeratosen erfolgt *bevorzugt mit Konstitutionsmitteln.* Auffallend sind hierbei die Literaturhinweise, demnach das (mineralische) Homöopathikum in hohen Potenzen (z. B. D 1000) als Einmalgabe angewendet werden kann.

Die stereotype Anwendung von Thuja als Homöopathikum bei Warzen bringt erfahrungsgemäß wenig Erfolg (s. u.).

## Pflanzliche Homöopathika

**Thuja occidentalis D12, Dil.**
Weiche, relativ große Warzen mit dunkler Pigmentierung; isoliert stehend.

**Lycopodium D12, Dil.**
Verrucae senilis mit dunkler Pigmentierung.

## Mineralische Homöopathika

**Acidum nitricum D12, Dil.**
Weiche, gestielte Warzen.

**Antimomium crudum D12, Dil.**
Verhornte Warzen.

**Causticum D12, Dil.**
Verhornte Warzen.

## Fixe Kombinationen aus homöopathischen Einzelmitteln (Tab. 15.8)

**Tab. 15.8:** Homöopathische Kombinationspräparate.

| |
| --- |
| Apis Homaccord |
| Cefasulfon N |
| Elha-Dermazit |
| Remedium Psoriaticum EKF |
| Silicea-Wecoplex |

# Literatur

## Allopathie

### Allgemeines

Fröhlich, H. H.: Externa zur Pflege und Behandlung der Haut. In: Die Haut. Teil A: Pflege und Behandlung, sowie: Wirkstoffaufnahme und dermatologische Wirkstoffe. Teil B Spezifische dermatologische Wirkstoffe. Schriftenreihe der Bayer. Apothekerkammer, Hefte 17 + 22 (1981).

Gloor, M.: Über die Bedeutung der Rezeptur in der modernen dermatologischen Therapie. Pharmaz. Z. 3: 89–95 (1986).

Gloor, M.: Pharmakologie dermatologischer Externa. Springer, Berlin–Heidelberg–New York (1982).

List, H.: Arzneiformenlehre 4. Aufl. Wissenschaftl. Verlagsges., Stuttgart (1985).

Morck, H.: Wundversorgung – keine einfache Behandlung: Pharmaz. Z. 49: 9–14 (1988).

Schöpf, E.: Nebenwirkungen externer Corticoid-Therapie. Hautarzt 23: 295 (1972).

Tronnier, H.: Arzneitherapie an der Haut. Pharmaz. Z. 122, 45: 2021–2027 (1977).

Tronnier, H, Schmohl, U.: Dermatologische Rezepturen und Wirkstoffe. Thieme, Stuttgart (1990).

Voigt, R.: Lehrbuch der pharmazeutischen Technologie 3. Aufl. Verlag Chemie, Weinheim–New York (1979).

Willuhn, G.: Pflanzliche Diuretika, DAZ Fortbildung 19. Dtsch. Apoth. Z. 132: 1873–1882 (1992).

## Virale, bakterielle, fungale und parasitäre Hautkrankheiten

Che, C. T.: Plants as a source of potential antiviral agents. In: Wagner, H., Farnsworth, N. (eds.): Economic and Medicinal Plant Research Vol. V. Academic Press, London–New York–Tokyo (1991).

Cohen, R. A., Kucera, L. S., Herrmann, E. C. Jr.: Antiviral activity of Melissa officinalis extract. Proc. Soc. exp. Biol. Med. 120: 431–434 (1964).

Deininger, R.: Neues aus der Terpenforschung. Kassenarzt 7: 47–55 (1985).

Herrmann, E. C. Jr., Kucera, L. S.: Antiviral substances in plants of the mint family (Labiatae). II. Nontannin polyphenol of Melissa officinalis. Proc. Soc. exp. Biol. Med. 124: 869–874 (1967).

Kleine, M. W.: Therapie des Herpes zoster mit proteolytischen Enzymen. Therapiewoche 37: 1108–1112 (1987).

Kleine, M. W.: Comparison between oral hydrolytic enzyme combination and oral acyclovir in the treatment of acute zoster: a double-blind, controlled multicentre trial. J. Eur. Acad. Dermatology and Venerology 2, 296–307 (1993)

Krutmann, I.: Das Immunsystem Epidermis. Z. Allg. Med. 66: 369–372 (1990).

Kucera, L. S., Herrmann, E. C.: Antiviral substances in plants of the mint family (Labiatae). I. Tannin of Melissa officinalis. Proc. Soc. exp. Biol. Med. 124: 865–869 (1967).

May, G.: Willuhn, G.: Antivirale Wirkung wäßriger Pflanzenextrakte in Gewebekulturen. Arzneimittel-Forsch. (Drug Res.) 28: 1–7 (1978).

Vogt, H.-J., Tausch, I., Wölbling, R. M., Kaiser, P. M., Melissenextrakt bei Herpes simplex (Eine placebo-kontrollierte Doppelblind-Studie), Der Allgemeinarzt 13, 832–841 (1991).

Wölbling, R. H., Milbradt, R.: Klinik und Therapie des Herpes simplex, Vorstellung eines neuen phytotherapeutischen Wirkstoffes. Therapiewoche 34: 1193–1200 (1984).

Wölbling, R. H., Rapprich, K.: Herpes simplex. Zur Verträglichkeit von Lomaherpan Creme bei der Behandlung des Herpes simplex. Therapiewoche 35: 4057–4058 (1985).

## Psoriasis

Born, W.: Teer und Teerprodukte in der Psoriasistherapie. Akt. Dermatol. **9:** 151–154 (1983).

Bray, M. A.: Retinoids are potent inhibitors of the generation of rat leukocyte leukotriene B4-like activity in vitro. Europ. J. Pharm. **98:** 61 (1984).

Faber, E.: Die molekularen Ursachen der durch UV-Strahlung ausgelösten biologischen Wirkungen. Pharm. Z. **124:** 2464–2472 (1979).

Hobbs, Chr.: Sarsaparilla. In: Blumenthal, M. (Hrsg.): Herbalgram No. 17, 1, 10–15, (1988).

Müller, K., Seidel, M., Braun, C., Ziereis, K., Wiegrebe, W.: Dithranol, Glucose-6-phosphate dehydrogenase inhibition and active oxygen species. Arzneimittel-Forsch. (Drug Res.) **41:** 1176–1181 (1991).

Raab, W.: Zur antispsoriatischen Wirkung von Dithranol (Anthralin). Hautarzt **26:** 452 (1975).

Raab, W.: Psoriasis und Schuppenflechte. Apoth. J. **6:** 24–33 (1981).

Randell, R. W., Tateson, J. E., Dawson, J. E., Garland, L. G.: A commentary on the inhibition by retinoids of leukotriene B4 production in leukocytes. FEBS Lett. **214** (1): 167 (1987).

Runne, U.: Zur Anthralin-Salicylsäure-Therapie der Psoriasis. Hautarzt **25:** 199 (1974).

Schimmer, O.: Die mutagene und kanzerogene Potenz von Furocumarinen. Pharmazie in unserer Zeit **10:** 18–28 (1981).

Schröpl, F.: Moderne Psoriasis-Therapie. Fortschr. Med. **101:** 924–930 (1983).

Szeimies, R. M., Grimm, W., Ruzicka, Th.: Psoriasis und ihre medikamentöse Therapie. Dtsch. Apoth. Z. DAZ Fortbildung 23/**130:** 2617–2624 (1990).

Tronnier, H.: Die Verordnung der Lichttherapie. Therapiewoche **29:** 7498–7508 (1979).

Tronnier, H.: Indikationen der Lichttherapie in der Dermatologie. Therapiewoche **30:** 1273–1292 (1980).

Voigtländer, V.: Phytopharmaka in der Dermatologie. Ärztezeitschr. Naturheilverf. **27:** 9–14 (1986).

Weber, G., Frey, H., Neugebauer, D.: Neue systemische Therapien der Psoriasis. Hautarzt **36:** 20–24 (1985).

## Ekzeme, Neurodermitis, allergische Reaktionen

Agatho, M.: Allergie in der Klinik. Ärztezeitschr. Naturheilverf. **30:** 371–374 (1989).

Bähr, V., Hänsel, R.: Immunmodulating properties of 5,20 α (R)-Dihydroxy-6α, 7α epoxy-1-oxo-(5α)-witha-2,24-dienolide and solasodine. Planta med. **44:** 32–33 (1982).

Barnford, J. T., Burton, R. W., Renier, C. M.: Atopie eczema unresponsive to evening primrose oil (linolenic and -linolenic acids). J. Amer. Acad. Dermatol. **13:** 959–965 (1985).

Becker, H.: Das Öl der Nachtkerze Oenothera biennis. Z. Phytother. **4:** 531–536 (1983).

Cefak – Firmenbroschüre (Cefabene) April 1992.

Gloor, M.: Neurodermitis atopica. Fortschr. Med. **101:** 919–923 (1983).

Hölzer, I.: Dulcamara-Extrakt bei Neurodermitis. Jatros Dermatol. **6:** 32–36 (1992).

Kleijnen, J., Gerben ter Riet, Knipschild, P.: Evening primrose oil. Pharm. Weekbl. **124:** 418–423 (1989).

Koch, R.: Die externe Anwendung von Phytosterolen bei durch erhöhte Leucotrienspiegel verursachten Dermatosen. Hautnah. **6:** 66–70 (1987).

Korting, G. W.: Wichtige Probleme der Ferien-Dermatologie. Apoth. J. **4:** 48–53 (1985).

Kuhlwein, A.: Phytosterole in der Ekzemtherapie. Therapeutikon **11:** 644–649 (1988).

Raab, W.: Lichtkrankheiten der Haut: Photodermatosen. Pharmaz. Z. **134:** 48–52 (1989).

Schauder, S.: Lichtdermatosen. Apoth. J. **4:** 35–40 (1991).

Tympner, K. D., Wechsler, M.: Diagnose und Behandlung von Neurodermitis im Kindesalter. Natura-med. **4:** 161–168 (1989).

Wendt, B.: Gerbstoffe bei Ekzem und superinfizierter Dermatitis. Ärztl. Praxis **41:** 12–14 (1990).

Wright, S., Burton, J. L.: Oral evening primrose-seed oil-improves atopic eczema. Lancet 2: 1120–1122 (1982).

## Vitiligo

Pietzacker, F., Kuner-Beck, V.: Behandlung der akralen Vitiligo mit β-Carotin. Med. Welt **28:** 1407–1408 (1977).

Raab, W.: Vitiligo – nur ein kosmetisches Problem. Apoth. J. **12:** 54–60 (1981).

Schimpf, A.: Vitiligo. Fortschr. Med. **94:** 1595–1600 (1976).

## Akne, Seborrhoe

90 Jahre Ichthyoltherapie. Firmenschrift Ichthyol-Ges. Cordes, Hermani u. Co., Hamburg (1976).

Derm. Rezeptur, Folia Ichthyoli Heft 10, Ichthyol-Ges. Cordes, Hermani u. Co., Hamburg (1976).

Luderschmidt, Chr.: Acne vulgaris. Dtsch. Apoth. Z. **127:** 2589–2591 (1987).

Luderschmidt, Chr., Plewig, G.: Differente Therapie der Acne vulgaris. Dtsch. Ärztebl. **83:** 258–264 (1986).

Neubert, U.: Die Akne und ihre medikamentöse Therapie. Dtsch. Apoth. Z. **129:** 2555–2766 (1989).

Plewig, G., Wagner, A., Braun-Falco, O.: Orale Behandlung schwerster Akneformen mit 13-cis-Retinsäure. Münch. med. Wschr. **122:** 1287–1293 (1980).

Potempa, K.-H.: Ein Landapotheker berichtet über seine praktischen Erfahrungen. Natura-med. **4:** 194–198 (1989).

Schäfer-Korting, M.: Retinoide. Dtsch. Apoth. Z. **129:** 2039–2044 (1989).

## Warzen

Edwards, A. Atma-Ram, A., Thin R. N.: Podophyllotoxin 0.5 % v. podophyllin 20 % to treat penile warts. Genituourin. Med. **64:** 263–265 (1988).

Gerhäuser, C., Leonhardt, K., Tan, G. T., Pezzuto, J. M., Wagner, H.: What is the active antiviral principle of Thuja occidentalis L.? Pharm. Pharmacol. Lett. **2:** 127–130 (1992).

Mazurkiewicz, W., Jablonska, St.: Vergleichende Untersuchungen zwischen 0,5 % Podophyllotoxin-Präparaten (Condyline) und 20 % Podophyllin, gelöst in Alkohol, bei der Therapie von spitzen Kondylomen. Z. Hautkr. **61:** 1387–1395 (1986).

## Narben, Keloide

Majewski, S., Chadzynska, M.: Effects of heparin, allantoin and cepae extract on the proliferation of keloid fibroblasts and other cells in vitro. Dermatol. Mschr. **174**: 106–129 (1988).

# Homöopathie

## Allgemeines

Körfgen, G.: Hautbehandlung als Ganzheitsmedizin. Biologisch-Medizinische Verlags GmbH, 2. Aufl. Schorndorf 1979.

Wiesenauer, M.: Dermatologisch-allergologische Praxis der Homöopathie. Hippokrates, Stuttgart (1994).

## Spezielles

Buchmann, W.: Homöopathische Behandlung von Hautkrankheiten in der Umgebung des Mundes. Ärztezeitschr. Naturheilverf. **28**: 460–465 (1987).

Goldmann, H.: Homöopathie und Hautkrankheiten. Z. Haut- Geschl.-Kr. **37**: 242–263 (1962).

Hauptmann, H.: Homöotherapie der Neurodermitis. Erfahrungsheilk. **37**: 379–383 (1988).

Klaschka, F.: Ekzembehandlung mit Cardiospermum. Der inform. Arzt **6**: 42–45 (1978).

Mössinger, P.: Untersuchung über die Behandlung von Furunkeln und Pyodermien mit Hepar sulfuris calcareum D4. Allg. homöop. Z. **221**: 137–146 (1976).

Mössinger, P.: Zur therapeutischen Wirksamkeit von Hepar sulfuris calcareum D4 bei Pyodermien und Furunkeln. Allg. homöop. Z. **225**: 22–27 (1980).

Ostermayr, B.: Die biologische Arzneimitteltherapie der Psoriasis, 2. Aufl. Sonntag, Regensburg (1988).

Wiesenauer, M.: Behandlungsmöglichkeiten der Acne vulgaris. Ärztezeitschr. Naturheilverf. **25**: 152–156 (1984).

Wiesenauer, M.: Die Behandlung pruriginöser Dermatitiden mit Cardiospermum. Therapiewoche **34**: 5089–5090 (1984).

Wiesenauer, M.: Behandlungsmöglichkeiten ekzematöser Hauterkrankungen. Erfahrungsheilk. **34**: 275–278 (1985).

Wiesenauer, M.: Behandlungsmöglichkeiten des chronischen Ekzems. Ärztezeitschr. Naturheilverf. **27**: 403–406 (1986).

Wiesenauer, M.: Behandlungsmöglichkeiten dermatologischer Erkrankungen. Ärztezeitschr. Naturheilverf. **27**: 460–466 (1986).

Wiesenauer, M.: Mahonia aquifolium-Salbe bei Psoriasisvulgaris. Z. Allg. Med. **68**: 670–674 (1992).

Wiesenauer, M.: Psoriasis-Therapie mit Mahonia aquifolium. Eine plazebokontrollierte Doppelblindstudie unter Praxisbedingungen. Extract. Dermatol. **16**: 23–31, 12(1992)

# 16 Augenkrankheiten

Hauptindikationen für pflanzliche Reinstoffe und Drogenextrakte:

| Indikationen | Reinstoff/Droge | |
|---|---|---|
| Glaukom | Pilocarpin | 16.1.1.1 → Seite 375 |
| | Physostigmin (Eserin) | 16.1.1.2 → Seite 375 |
| Iritis, Uveitis, Keratitis | Atropin | 16.1.1.3 → Seite 376 |
| | Scopolamin | 16.1.1.4 → Seite 376 |
| Reizzustände der Bindehaut und des Lidrandes (Blepharo-Konjunktivitis) | Berberin | 16.1.1.4 → Seite 376 |
| | Drogenextrakte (z. B. von Euphrasia, Hamamelis, Rosa, Melissa, Foeniculum und Chamomilla) | 16.1.2 → Seite 376 |
| Asthenopie, Alters- und Weitsichtigkeit | Digitalis | 16.1.2.5 → Seite 377 |
| Diabetische Retinopathien | Rutin | 16.1.1.5 → Seite 376 |
| | Anthocyane (Vaccinium myrtillus) | 16.1.2.7 → Seite 377 |

Keine Indikationen für Phytopharmaka:
    Bakterielle und Virus-Infektionen des Auges,
    Hornhautverätzungen und Katarakte

## 16.1 Phytotherapie von Augenkrankheiten

### 16.1.1 Pflanzliche Reinstoffe
*(Siehe Aye, 1981; Krieglstein, 1986).*

#### 16.1.1.1 Pilocarpin

Pilocarpin ist ein *Imidazol-Alkaloid*, das auch heute noch aus den Blättern von *Pilocarpus jaborandi* (Jaborandi folium), einem in Südamerika heimischen Strauch, isoliert wird. (Abb. 16.1).

**Anwendung.** Es ist ein **direkt** *wirkendes Parasympathomimetikum mit muscarin- und acetylcholinartiger Wirkung.* Es bewirkt am Auge eine Kontraktion des M. ciliaris und M. sphincter pupillae und führt zu einer Herabsetzung des intraokularen Drucks.

Pilocarpin wird in 0,5-, 1,0- oder 2%iger Lösung bzw. Salbe zur Behandlung des *Glaukoms* eingesetzt.

#### 16.1.1.2 Physostigmin (Eserin)

**Chemie**

Das *Hauptalkaloid* wird ebenfalls noch aus der Droge, den Calabarbohnen, den Samen von *Physostigma venenosum*, einer afrikanischen Schlingpflanze, durch Isolierung gewonnen. Chemisch ist es der Methylcarbaminsäureester einer *trizyklisch aufgebauten Indolbase*. (Abb. 16.1).

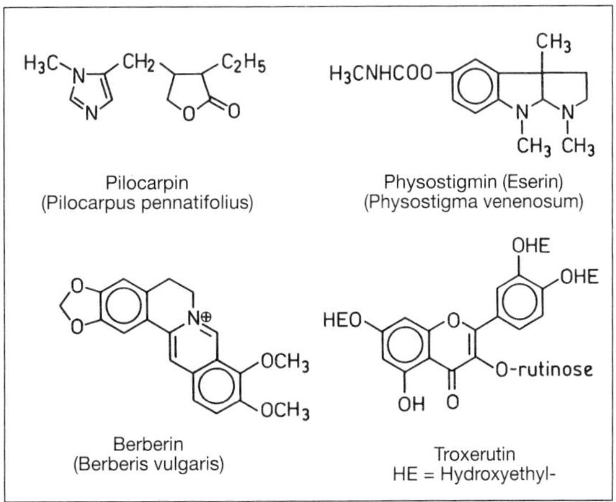

**Abb. 16.1:** Pflanzenreinstoffe zur Anwendung bei Augenkrankheiten.

## Pharmakologie

*Physostigmin* ist ein **indirekt** *wirkendes Parasympathomimetikum*, d.h. es wirkt im Gegensatz zum direkt wirkenden Pilocarpin über eine Hemmung der Cholinester-Hydrolase.

Physostigmin und das razemische Eserin werden als Miotika nur in *Kombinationspräparaten zur Glaukombehandlung* eingesetzt. Als Augentropfen in 0,2 %iger Lösung.

### 16.1.1.3 Atropin, Scopolamin

#### Chemie

Atropin und Scopolamin werden gleichfalls noch durch Isolierung aus den Drogen Fol. Belladonnae *(Atropa belladonna)* und Fol. Stramonii *(Datura stramonium)* gewonnen. Atropin ist der Tropasäureester des Alkamins Tropan-3-ol, Scopolamin der entsprechende Ester des Scopins (Formelbilder S. 109). Atropin ist ein Razemat (DL), Scopolamin die L-Form. Beide Alkaloide leiten sich biosynthetisch von der Aminosäure Ornithin ab.

#### Pharmakologie

Beide Wirkstoffe lähmen den M. sphincter pupillae und wirken dadurch *mydriatisch.* Anwendung in Form 0,1-, 0,2-, 0,5- oder 1 %iger Lösungen bei *Iritis, Uveitis, Keratitis.*

### 16.1.1.4 Berberin

Berberin ist ein *Alkaloid vom sogenannten Protoberberin-Typ*, das in der Berberitzenrinde (Berberis vulgaris) und verschiedenen anderen Papaveraceen-Drogen vorkommt. (S. Abb. 16.1).

Berberin besitzt neben seiner *spasmolytischen* und *cholekinetischen* Wirkung eine *lokal bakterizide* und *antimykotische* sowie *leicht tonisierende* Wirkung.

**Anwendung** in Form von Berberin-Hydrochlorid bei *Reizzuständen der Bindehaut* und des *Lidrandes*, bei Überempfindlichkeit der Augen, sowie chronischen und allergisch bedingten *Bindehautentzündungen.*

### 16.1.1.5 Rutin

Rutin ist ein von dem *Flavonol Quercetin* abgeleitetes *Rhamnoglucosid*, das erstmals aus *Ruta graveolens* isoliert wurde (Formelbild siehe S. 79). Es kommt weitverbreitet in Pflanzen vor und wird heute im großtechnischen Maßstab aus einigen Pflanzen mit hohem Rutingehalt isoliert. Zur Verbesserung der Wasserlöslichkeit wird heute aus Rutin durch Ethylenoxidbehandlung *Hydroxyethylrutin* (z.B. Troxerutin) hergestellt.

**Anwendung.** Rutinverbindungen sind *gefäßaktiv* und wirken *antihämorrhagisch, antiödematös* und *antiphlogistisch* (siehe Kap. 3, S. 79). In der Ophthalmologie zur äußerlichen oder adjuvanten innerlichen **Anwendung** bei *diabetischen Retinopathien* (Retinal- und Glaskörperblutungen und Thrombosen).

### 16.1.1.6 Phytopräparate

#### Pilocarpin

Z.B. Pilocarpol (1 %, 2 %),
Pilomann-Tropfen u. Öl,
Pilopos-Tropfen u. Salbe,
Spersacarpin-Tropfen u. Salbe
und verschiedene Kombinationspräparate.
Kombiniert wird z.B. mit Physostigmin, Epinephrin u.a.

#### Atropin, Scopolamin

Z.B. Atropinol, Atropin-POS (Atropin),
Z.B. Boro-Scopol (Scopolamin).

#### Berberin

Z.B. Berberil-Augentropfen.

#### Rutin (Troxerutin)

*Mono- und Kombinations-Präparate* (zur innerl. Anw.)
Antimyopikum-Drag.,
Pherarutin-Drag.,
Posorutin-Tabl. und Tropf.

## 16.1.2 Drogenextrakte

### 16.1.2.1 Euphrasia officinalis

Die Krautdroge enthält die bitter schmeckenden *Iridoidglykoside* Aucupin, Catalpol, Euphrosid u.a., sowie *Lignane* und *Phenylpropanoidglykoside.*

Auf welche Wirkstoffe die schon alte Anwendung in der Ophthalmologie bei akuten und subakuten Entzündungen (Konjunktivitis, Blepharitis) zurückzuführen ist und welche Wirkmechanismen diesen zugrunde liegen, ist noch unbekannt.

**Anwendung.** Die Krautdroge, Herba Euphrasiae, wird zu *Augenumschlägen* (1 Eßlöffel Droge mit ½ l Wasser gekocht) oder auch als *Tee* verwendet. Außerdem ist die Tinctura Euphrasiae Bestandteil zahlreicher Kombinationspräparate.

### 16.1.2.2 Gerbstoffdrogen

**Hamamelis virg.** (Hamamelidis folium), **Quercus robur** (Quercus cortex) und **Rosa canina** (Rosae flos) gehören zu den Gerbstoffdrogen.

Die gerbstoffhaltigen Extrakte dieser Drogen wirken *schwach adstringierend, antiseptisch* und *lokal entzündungswidrig.*

**Anwendung** dieser Drogen in Formen von Extrakten, Tinkturen oder Augenwässern, zusammen mit anderen antiphlogistisch wirkenden Zubereitungen.

### 16.1.2.3 Chamomilla recutita oder Foeniculum vulgare

Aqua Foeniculi ist z.B. neben Borwasser und Zinc. sulf. Bestandteil des früher viel verwendeten *Ramenshausener Augenwassers.*

### 16.1.2.4 Melissen-Extrakt

Der Melissen-Extrakt wirkt aufgrund seiner *Phenolcarbonsäurederivate* vom Typ der *Rosmarinsäure antimikrobiell* bzw. *antiviral.*

**Anwendung.** Die Extrakte dienen verdünnt zu *Umschlägen.*

### 16.1.2.5 Digitalisblatt-Extrakt und Digitalisglykoside

Sie wirken lymphflußsteigernd. Entsprechende Präparate werden bei *asthenopischen* Beschwerden eingesetzt.

### 16.1.2.6 Weitere gelegentlich verwendete Drogen

**Extrakte aus Aesculus hipp.** und **Cineraria maritima** (antiödematös, antiphlogistisch), **Ruta graveolens** und **Prunus spinosa** (antihämorrhagisch) (siehe auch Homöopathika).

### 16.1.2.7 Anthocyane

Die Anthocyane der Heidelbeerfrüchte (Vaccinium myrtillus), blau bis rot gefärbte Glykoside des Pelargonidins, Malvidins und Cyanidins besitzen wie das Rutin eine *antihämorrhagische Wirkung.*

Die **Anwendung** beschränkt sich auf *Retinopathien* diabetischer oder vaskulärer Genese.

### 16.1.2.8 Phytopräparate

**Euphrasia officinalis**

*Kombinationspräparate*
Z.B. in Ophthol-N-Tropfen.

**Digitalisblattextrakt bzw. Digitalisglykoside**

Z.B. Augentropfen Stulin Mono (Digitalisblattextrakt u. Aesculin),
Digophton (Digitalisglykoside).

**Anthocyane**

*Kombinations-Präparate*
Difrarel 100-Drag.,
Dynef-Drag.,
Salus Augenschutz-Kapseln.

## 16.2 Homöopathie bei Augenkrankheiten

Homöopathisch lassen sich eine Reihe von Augen-
erkrankungen, z. B. *Hordeolum, Chalazion* oder die
*Blepharo-Konjunktivitis* behandeln.

Bei *Iridozyklitis* oder *Glaukom* hat die Homöotherapie *nur adjuvanten* Charakter. Hier werden bevorzugt mineralische Homöopathika eingesetzt.

Im Sinne einer Lokalbehandlung stehen mehrere
pflanzliche Homöopathika auch als Augentropfen
zur Verfügung (s. u.). (Tab. 16.1)

**Tab. 16.1:** Homöopathische Augentropfen.

| Arnica montana D3 | Blutungen am Auge |
|---|---|
| Euphrasia officinalis D3 | Konjunktivitis |
| Ruta graveolens D3 | Augenbeschwerden infolge Überanstrengung |
| Bewährte Kombinationen: Bulbotruw, ISO-Augentropfen. | |

*Hinweis:* Tropfen zur Anwendung am Auge bestimmt (isotonisch hergestellt nach Vorschrift 15,
HAB 1).

### Pflanzliche Homöopathika

**Atropa belladonna (Belladonna) D6, Dil.**
Konjunktiven hochrot entzündet mit starken
Schmerzen. Lichtscheu, Tränenfluß.

**Allium cepa D6, Dil.**
Blepharo-Konjunktivitis viraler und allergischer
Genese. Brennend scharfes Nasensekret.

**Euphrasia officinalis D3, Dil.**
Blepharo-Konjunktivitis viraler und allergischer
Genese. Starke Lichtempfindlichkeit mit brennen-
dem Tränenfluß.

**Delphinium staphisagria (Staphisagria) D6, Dil.**
Akutes oder akut rezidivierendes Hordeolum oder
Chalazion.

**Ruta graveolens D3, Dil.**
Gereizte Augenbindehäute mit Brennen und Trä-
nen, auch in Folge von Überanstrengung.

## Literatur

### Allopathie

Aye, R. D.: Das Auge – der heutige Wissensstand über medikamentöse Behandlung von Augenkrankheiten. Apo-
thek.-J. 7: 44–57 (1981).
Krieglstein, G. K.: Glaukom und Antiglaukomatosa.
Dtsch. Apoth. Ztg. **126**: 2339–2346 (1986).

### Homöopathie

Zimmermann, A.: Homöotherapie der Augenkrankheiten. Sonntag, Regensburg (1983).
Stauffer, K.: Homöotherapie, 6. Aufl. SonntagVerlag Regensburg 1975

# 17 Phyto-Balneotherapie

Hauptanwendungsbereiche für Phyto-Balneotherapeutika:

## 17.1 Allgemeine Wirkungen des medizinischen Bades

Die Verwendung von Arzneipflanzen oder deren Auszügen als Zusätze zu Voll- oder Teil-Bädern ist uralt und durch Kneipp wieder stark belebt worden. Sie geht von der heute wissenschaftlich belegten Vorstellung aus, daß Arzneistoffe, in dem Trägermedium Wasser gelöst, nicht nur auf die Haut selbst wirken, sondern nach perkutaner Resorption auch systemisch-pharmakologische Wirkungen im Organismus entfalten können.

Der Vorteil eines medizinischen Bades wird darin gesehen, daß sich die Effekte des Arzneistoffes zu den mechanischen und thermischen Einflüssen eines reinen Wasser-Bades in synergistischer Weise addieren. So ist bekannt, daß allein die Wasseranwendung durch den ausgeübten hydrostatischen Druck positive Wirkungen auf das Herzkreislaufsystem (z. B. Steigerung des Herzzeitvolumens), die Nierenfunktion (z. B. erhöhte Harnbildung und Salzexkretion), endokrine Funktionen (Regelung der Katecholamin-, Renin-, Angiotensin-, Aldosteron- und ANF-Produktion) und den Tonus der Haltemuskulatur (z. B. Muskelentspannung) ausübt, die man medizinisch nützen kann.

Lit.: Siehe hierzu auch Brandtner et al., 1970; Brüggemann, 1973; Dirnagel u. Drexel, 1968; Hentschel, 1957; Hoppe, 1967; Pratzel, 1977; Souci u. Schöppe, 1960; Weiß, 1985.

## 17.2 Arten von Badezusätzen

*Für Voll- oder Teilbäder kommen folgende Phytopräparate als Zusätze in Frage:*

**Ganzdrogen** in geschnittenem oder pulverisiertem Zustand (direkt in das Bad gegeben oder in Leinensäckchen eingebunden) (z. B. Heublumen).

**Gesamt- oder Vollextrakte,** die industriell hergestellt aus der Apotheke beziehbar sind oder durch Wasserextraktion aus den geschnittenen Drogenteilen selbst hergestellt werden können. In der Regel verwendet man 50 bis 100 g Droge pro ½–1,0 l Wasser, kocht das Ganze für 10–15 Minuten und verwendet die Abkochung nach dem Abseihen direkt oder bei Drogen mit nichtflüchtigen Bestandteilen nach Einkochen auf etwa die Hälfte der ursprünglichen Wassermenge. Der Extrakt wird direkt in das Vollbad gegeben. Für ein heißes Dampfbad wird die Drogenmenge in einem entsprechenden Gefäß mit 2–3 l kochenden Wassers übergossen.

Im Mittel gelten folgende *Dosierungen* für ein Dampfbad: ca. 2 g Droge/Lit.; Drogenextrakt = 0,1–0,5 g/l.

*Beispiele:* Extrakte von Kamille, Baldrian, Hopfen, Heublumen, Rosmarin, Thymian, Schafgarbe, Kalmus, Eichenrinde, Fichtennadel, Zinnkraut u. a.

**Ölbäder.** Gemeint sind Zusätze von *ätherischen Ölen (Aetherolea)*, wie sie durch Destillation aus Drogen gewonnen werden, oder solche Öle, die durch Kombination von ätherischen Ölen mit isolierten Einzelterpenen hergestellt werden. Häufig enthalten diese Ölpräparate *auch fette Öle* (z. B. Sojaöl, Erdnußöl oder Paraffin, wie sie speziell bei trockener Haut in der Dermatologie verwendet werden (siehe Kapitel 15 Hautkrankheiten S. 346)). Die pharmazeutischen Handelsprodukte enthalten häufig Emulgatorzusätze (z. B. Cetylstearylalkohol, Sorbitanmonooleat, Propylenglykol oder Saponin), die eine Mischbarkeit mit Wasser gewährleisten.

*Dosierung:* In der Regel rechnet man zwischen 25 und 50 mg reinen ätherischen Öls/Vollbad.

*Beispiele:* Ätherische Öle von Rosmarin, Thymian, Lavendel, Kamille, Fichtennadel u. a.

## 17.3 Wirkmechanismen

Für Badezusätze ist die **Haut** *mit einer Gesamtfläche von ca. 1,5 m² die Haupteinwirkungsfläche.*
Bei Verwendung von ätherischölhaltigen Badezusätzen kann ein geringer Teil der Wirkung auch nach **Inhalation** durch Reizung von Rezeptoren in der Riechschleimhaut (über das limbische System) oder durch Resorption in der Lunge auf systemischem Wege zustande kommen.

Für Badezusätze kommen wie bei den Dermatologika in etwa **drei Wirkmöglichkeiten** in Betracht:
1. *Topische Wirkungen* direkt auf die Haut und deren Stoffwechsel.
2. *Fernwirkungen*, ausgelöst z. B. durch Reizung von Thermorezeptoren der Haut und Reflexmechanismen.
3. *Systemische Wirkungen* nach kutaner Resorption oder Inhalation.

Es ist wie bei den Dermatologika kaum möglich, anzugeben, welche der drei Wirkmechanismen bei einem bestimmten Badezusatz zum Tragen kommt und dominiert. Es ist aber wissenschaftlich belegt, daß bestimmte Arzneistoffe wie z. B. ätherische Öle oder Huminsäuren im Badewasser gelöst Reizwirkungen auf der Haut auslösen und dadurch Fernwirkungen induzieren können. Eine exakte Quantifizierung solcher Wirkungen ist nur über die Messung von Immun- oder Hormon-Parametern, Enzymaktivitäten oder Biosyntheseraten von DNA- oder Proteinen möglich (siehe Kap. 15: Hautkrankheiten).

Die Hauptfrage ist, wieviel Arzneistoffe aus einem Vollbad kutan resorbiert werden, um **systemisch** noch eine arzneiliche Wirkung auszulösen.

## 17.4 Resorption von Arzneistoffen aus Vollbädern

Hierzu gibt es eine Vielzahl von Untersuchungen, die an Tieren und Probanden teils mit oder ohne radioaktiv markierten Pflanzeninhaltsstoffen und vor allem mit Ätherischöl-Einzelbestandteilen und Huminsäuren durchgeführt wurden.

Literatur: Römmelt et al., 1974, 1978; Schäfer u. Schäfer, 1982; Römmelt u. Dirnagel, 1976, 1977; Pratzel u. Artmann, 1988; Kaemmerer u. Kietzmann, 1987.

### 17.4.1 Experimentelle Untersuchungen

**1. Versuch**

Bei perkutanen Resorptionsversuchen an der Maus mit *Tritium-markierten Terpenen* (Campher, Menthol, α-Pinen, Isobornylacetat und Limonen) aus einem Badekonzentrat (Pinimenthol) in einer für ein normales Schaumbad üblichen Konzentration (0,02 % Badkonzentrat = 20 ml/100 l Wasser) wurde festgestellt:
– Die *Blutspiegelwerte* der Wirkstoffe waren annäherungsweise den Wirkstoffkonzentrationen im Schaumbad direkt proportional, so daß keines der 5 Terpene von der Haut vorzugsweise resorbiert wurde. Maximale Blutspiegelwerte wurden bereits nach 10minütiger Resorptionszeit erreicht (siehe Abb. 17.1).
– Die *Terpenkonzentrationen* nahmen im Blut *linear* mit der Größe der *Hautresorptionsflächen* zu.
– Die *resorbierte Substanzmenge* hängt in erster Linie von der *Größe der Hautfläche*, der *Hautbeschaffenheit* und der *Substanzkonzentration* im Badewasser ab, während die Badedauer nur eine untergeordnete Rolle spielt.
– Daraus folgt, daß ätherische Öle bei Einsatz üblicher Mengen durch perkutane Resorption aus einem Vollbad die für einen therapeutischen Effekt notwendige Schwellenkonzentration im Blut erreichen (Schäfer u. Schäfer, 1982).

**2. Versuch**

In diesem Versuch wurde bei Versuchspersonen die *Resorption von Fichtennadel-Latschenkiefernöl aus einem Vollbad* über die gaschromatographische Bestimmung der Terpene in der Ausatmungsluft bestimmt.
– Wie aus der Abb. 17.2 hervorgeht, wurde das Maximum an abgeatmeten Terpenen bereits nach 50 bis 75 Minuten erreicht.

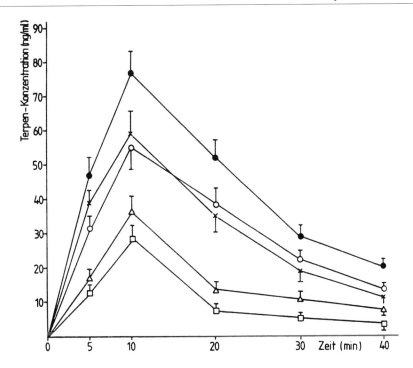

**Abb. 17.1:** Blutkonzentrationswerte von 5 perkutan resorbierten Terpenen zu verschiedenen Zeiten während des Bad-Hautkontaktes. Die Hautresorptionsfläche betrug 3 cm$^2$. Die Meßpunkte sind Mittelwerte ± Standardfehler aus Proben von je 3 Versuchstieren (pro markierte Substanz wurden 3 Versuchstiere eingesetzt; n = 15). ● Campher, (4,50), x Isobornylacetat (3,18), ○ Limonen (2,62), △ Menthol (1,50), □ α-Pinen (1,50). Der eingeklammerte Wert ist die Terpen-Konzentration in μg/ml Badewasser (Schäfer und Schäfer, 1982).

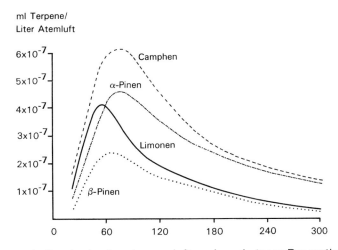

**Abb. 17.2:** Terpenkonzentration in der Ausatmungsluft nach perkutaner Resorption. Konzentrationsverlauf der vier Terpene in der Atemluft während und nach einem 30-minütigen Vollbad in 450 l Badewasser mit 100 ml Fichtennadelöl (α-Pinen 0,000575 ml, Camphen 0,000670 ml, β-Pinen 0,000210 ml, Limonen 0,000364 ml) (Römmelt et al. 1974).

– Unter Zugrundelegung der ermittelten durchschnittlichen Resorptionszahl von 87 $\mu l/cm^2$ für die vier Hauptterpene errechnet sich, daß von einem Erwachsenen während eines 20minütigen Vollbades rund 0,04 mg ätherisches Öl (1 ml Badeöl/10 l Badewasser) des Fichtennadelöls perkutan aufgenommen wurden (Römmelt et al., 1974).

### 3. Versuch

In diesem wurden die *perkutane und pulmonale Resorption von sechs Terpenen* (α-Pinen, Camphen, β-Pinen, Limonen, Campher, Borneol) und *zusätzlich Cumarin* aus einem Fichtennadelbadeöl, Rosmarinbadeöl und Heublumenbadeöl durch Messung der Terpenkonzentrationen im Blut der Probanden gaschromatographisch bestimmt (Römmelt et al., 1978). Bei einer Badezusatzmenge von ca. 10 ml/100 l Badewasser wurden nach einem 20minütigen Vollbad die nachfolgenden *Terpenmengen* bestimmt:

| | |
|---|---|
| α-Pinen | ca. 33,2 mg |
| Limonen | ca. 15,6 mg |
| Campher | ca. 1,3 mg |
| Borneol | ca. 5,8 mg |
| Cumarin | ca. 3,0 mg |

– Die *pulmonale Resorption* nach der gleichen Zeit war minimal.
   Auch hieraus wird deutlich, daß die für einen therapeutischen Effekt notwendigen Grenzkonzentrationen an Wirkstoffen durch ein Vollbad aufgenommen werden.
– Bei einem Vergleich der perkutan aus dem Vollbad aufgenommenen Terpenmenge mit der oral zugeführten Wirkstoffmenge aus entsprechenden im Handel befindlichen Präparaten erhält man folgende Relationen:

| Terpen | Vollbad | p. o. Tagesdosis |
|---|---|---|
| α-Pinen | 33 mg | 50 mg |
| Camphen | 14 mg | 20 mg |
| β-Pinen | 12 mg | 12 mg |
| Borneol | 6 mg | 20 mg |

### 4. Versuch

In Badeversuchen mit Ratten wurde gezeigt, daß Moorbäder die an der *Proliferation und Differenzierung der Epidermis* beteiligten biochemischen Prozesse beeinflussen (Kaemmerer u. Kietzmann, 1987).
– Gegenüber bloßer Wasseranwendung waren die *DNA-Polymerase-Aktivität* und die *Proteinsyntheseraten* sowie *Leucin- und Histidin-Einbauraten* in der Epidermis deutlich *erhöht*.

– Es wird gefolgert, aber durch keine exakten Daten belegt, daß über die Beeinflussung der Haut auch hormonelle sowie vegetative Steuerungsfunktionen positiv beeinflußt werden können.

## 17.4.2 Therapierelevanz

Trotz zahlreicher Untersuchungen, die eine Therapierelevanz wahrscheinlich machen, gibt es eine Reihe von terpenhaltigen Badezusätzen, die von den Aufbereitungskommissionen des BGA ganz oder teilweise «negativ» bewertet wurden. Hierzu zählen Borneol, Bornylacetat, Guajazulen, Linalool, Hopfenextrakt, Kalmusextrakt, Lavendelextrakt, Lavandinöl, Roßkastanienextrakt und Salbeiextrakt (Thesen et al., 1992) !

# 17.5 Anwendungsbereiche

## 17.5.1 Gynäkologische Erkrankungen

Es kommen in der Regel **Teilbäder** (Sitzbäder oder Fußbäder) und **Packungen** zur Anwendung. Wir unterscheiden
– *Resorptionskuren* bei chronisch entzündlichen Genitalerkrankungen.
– *Stimulationskuren* zur Anregung der Eierstockfunktionen bei Amenorrhoe.
– *Regulationskuren* bei neurovegetativen Störungen des Kleinen Beckens.
– *Rekonvaleszenz- und Präventivkuren* nach schweren Operationen und Geburten sowie infolge konstitutioneller Schwächezustände bei jungen Frauen.

**Hauptindikationen** (siehe auch Wieck 1987)
– entzündliche und ekzematöse Prozesse im Genital-Analbereich
– Gutartige chronische Erkrankungen mit Folgeerscheinungen
– Zyklusstörungen bzw. ovarielle Dysfunktionen
– Neurovegetative Störungen des Kleinen Beckens, z. B. Parametropathien, Beckenneuralgien, Pelvic Congestion.

### Drogen und Drogenextrakte als Badezusätze (Tab. 17.1)

Diese werden bevorzugt bei entzündlichen Prozessen der Haut und der Genitalorgane, bei Spasmen im Kleinen Beckenbereich oder bei vegetativen Störungen verwendet. Soweit es sich um *Ätherischöl-*

**Tab. 17.1:** Drogen und Drogenextrakte als Badezusätze zur Anwendung bei Frauenkrankheiten.

| | |
|---|---|
| – Kamillenblüten | – Zinnkraut |
| – Schafgarbenblüten | – Baldrianwurzel |
| – Eichenrinde | – Melissenblätter |
| – Kleie von Weizen und Hafer (Mettler, 1976) | – Hopfenzapfen |
| – Rosmarin-Blätter | – Lavendelblüten |
| – Kalmus-Rhizom | – Senfmehl u. entsprechende Extrakte |

*drogen* handelt, ist auch eine *emmenagoge,* d.h. die Menstruation fördernde Wirkung zu erwarten.

**Fertigpräparate**
Z. B. Medizinisches Badekonzentrat Schafgarbe (Hübner),
Kamillobad,
Kneipp-Sedativ-Bad, Baldrian-Melisse-Aquasan Badezusatz flüssig,
Silvapin Heublumen/Kräuter Extrakt N Badeextrakt, u.a.
(siehe auch Balneotherapeutika Rote Liste).

### Moorbäder

Die hierfür verwendeten **Badetorfe** (Sphagnumtorf) gehören zusammen mit anderen Produkten, die durch geologische Veränderungen aus Pflanzen und tierischem Material unter anaeroben Bedingungen entstanden sind (Fango, Schlick etc.), zu den *Peloiden.*

Als **Hauptinhalts- und Wirkstoffe** der Torfe gelten die aus Pflanzenprodukten (z.B. Ligninen) durch Abbau entstandenen *Huminsäuren* (Ziechmann, 1985). Diese stellen ein kompliziertes Gemisch von polyzyklischen Polymerverbindungen mit locker gebundenen Polysacchariden und Proteinen dar.

**Wirkung.** Torfe sind Produkte mit sehr hoher Wärmekapazität aber sehr schlechter Wärmeleitung. Die dadurch bedingte langsame Abgabe der Wärme im Moorbad wird therapeutisch zur *Erwärmung des Hypogastrium-Splanchnikus-Gebietes* genützt. Über kutisviszerale Reflexe kommt es zu einer *Hyperämisierung* der Organe des Kleinen Beckens. Dadurch wird ein Reiz auf Uterus und die Östrogenbildung im Ovar ausgeübt. Da den Huminsäuren selbst östrogene Eigenschaften zugeschrieben werden, ist ein zusätzlicher *stimulierender Effekt auf Ovarien und die Follikelreifung* denkbar. Über direkte Einflüsse auf den Stoffwechsel der Haut

wurde bereits berichtet (Kaemmerer u. Kietzmann, 1987; Lüttig, 1985).

**Präparate**
Z.B. Salhumin Sitz- und Teilbad N,
Moorbad Saar,
Moorlauge Bastian,
Pela Moorlauge

## 17.5.2 Rheuma und Gelenkerkrankungen

Die Anwendung von «Rheumabädern» zur unterstützenden Therapie entspricht in etwa der von extern angewendeten Salbenpräparaten oder Einreibemitteln, mit dem Unterschied, daß z.B. die Behandlung eines begrenzten Schmerzbereiches wegen der durch den Badezusatz erreichbaren geringeren Substanzkonzentration am Ort des Geschehens weniger effektiv sein wird als ein Rheumaeinreibemittel. Andererseits hat hier die Kombination des Arzneistoffes mit der Wasseranwendung den Vorteil, daß der hydrostatische Druck und die Wärme des Wassers zusätzlich auf den Bereich des Bewegungsapparates einen entspannenden Effekt ausüben und den Bewegungsspielraum der Muskulatur erhöhen.

### Ätherischöldrogen, Ätherischöle und andere Drogen als Badezusätze

– Eukalyptusöl
– Wacholderöle
– Fichtennadelöl
– Terpentinöl
– Salicylsäurederivate
– Rosmarinblätter und -Öl
– Heublumen
– Schachtelhalmkraut
– Haferstroh
– Torf-Präparate

Die **Hauptwirkeigenschaften**, die von diesen Badezusätzen erwartet werden können, sind
– *hyperämisierend* und *durchblutungsfördernd,*
– *antiphlogistisch,*
– *analgetisch* und
– *muskelrelaxierend.*

Über die diesen Pflanzenwirkstoffen zugrundeliegenden Wirkmechanismen wurde bereits im Kap. 8: Rheumaerkrankungen das Wichtigste gesagt.

In einer Versuchsreihe haben Knorr et al. 1987 eine Reihe von ätherischen Ölen durch Laser-Doppler-Fluxmetrie auf ihre Fähigkeit, die *Durchblutung der*

*Rückenhaut nach einem Vollbad zu steigern*, untersucht.

Deutliche Steigerungen der Durchblutung wurden beobachtet bei:

Eukalyptusöl, Wacholderbeeröl, Wacholderholzöl, Latschenkieferöl, Kiefernadelöl, sibirisches Fichtennadelöl, gereinigtes Terpentinöl, Senföl und den Verbindungen α-Pinen, β-Pinen, Limonen, Camphen, α-Phellandren, 1,8-Cineol und Benzylnicotinat.

Gering war die hyperämisierende Wirkung des Rosmarinöls.

Keinen Effekt zeigten:

Kalmusöl, Johanniskrautöl, Brennesselöl, Heublumenöl, Campher, Borneol, Bornylacetat, Menthol, 3-Caren, Eugenol, β-Asaron und Eugenolmethylether.

Von den **Salicylsäurederivat-Zusätzen** schreibt Pratzel (1989), daß *Wirkungen nur in hautnahen Zonen* im Bereich der Finger-, Knie- oder Ellenbogengelenke zu erwarten sind, da die erforderlichen Blutspiegelwerte für eine systemische Wirkung kaum erreicht werden.

> **Präparate**
> Z. B. Rheumasan-Bad N-Badezusatz,
> Kneipp Rheuma Bad flüssiges Badekonzentrat,
> Pernionin Voll-Bad,
> Salhumin-Rheuma-Bad,
> Silvapin Heublumen/Kräuterextrakt N Badeextrakt,
> Leukona-Rheumabad N Badezusatz,
> Contrarheuma V + T Bad N. u. a.
> (siehe auch Balneotherapeutika – Rote Liste).

## 17.5.3 Nervenkrankheiten

Die meisten als Badezusätze verwendeten Drogen sind *Ätherischöldrogen* bzw. daraus gewonnene reine Öle und deren Kombinationen.

Ihre Wirkung wird als allgemein *entspannend, spasmolytisch* und *schlafanstoßend* beschrieben.

### Drogen- und Ätherischöl-Präparate als Badezusätze

- Baldrianwurzel
- Melissenblätter
- Hopfenzapfen
- Lavendelblüten
- Rosmarinblätter
- Kalmuswurzel
- Heublumen
- Citronellöl

Untersuchungen über die Bewertung von Sedativ-Bädern, speziell mit baldrian- und heublumenhaltigen Präparaten, liegen vor von Fröhlich und Müller-Limroth 1975, Bühring 1976, Müller-Limroth und Ehrenstein 1977 und Schäfer et al. 1982.

> **Präparate**
> Z. B. Leukona-Sedativ-Bad Badezusatz,
> Silvapin Baldrianwurzel-Extrakt N Badezusatz,
> Silvapin Kamillenblüten-Extrakt N-Badezusatz u. a.

## 17.5.4 Hautkrankheiten

Die Indikationen für die als Badezusätze verwendeten Drogen oder Pflanzenextrakte (Tab. 17.2) decken sich in etwa mit denen, die auch in Salben und Gelen verwendet werden (siehe dazu Kap. 15: Hautkrankheiten).

**Tab. 17.2:** Drogen und Pflanzenextrakte als Badezusätze zur Behandlung von Hautkrankheiten.

| Drogen/Pflanzenextrakte | Indikationen |
| --- | --- |
| Kamillenblüten (Extrakte) | Schlecht heilende Wunden, Entzündungen, Furunkulose, Dekubitus |
| Schafgarbenkraut (Extrakt) | Entzündungen, schlecht heilende Wunden |
| Salbei (Extrakt) | Hyperhidrosis, Hautunreinigkeiten |
| Schachtelhalmkraut (Extrakte) | Chronische Ekzeme, Neurodermitis, postthrombotische Schwellungen |
| Teere und Schieferöle | Ekzeme, juckende und entzündliche Dermatosen |

Zusätzlich in Bädern zur Anwendung kommende Drogen sind:

### Eichenrinde, Kleie und Haferstroh

**Eichenrinde** besitzt wegen des hohen Gerbstoffgehaltes (25–30 %) eine lokale *adstringierende* Wirkung, die man bei allen chronischen Hauterkrankungen (z. B. nässende Ekzeme, Schweißfüße, Entzündungen im Genital- und Anal-Bereich, Hämorrhoiden) ausnutzt (siehe hierzu Nikolowski, 1965; Schneider, 1981).

**Kleie und Haferstroh** (wäßrige Extrakte)
Nach Pratzel 1985 können sich Kleieinhaltsstoffe vor allem durch wiederholte Bäder in die Hornschicht der Haut einlagern und z. B. bei Verletzungen die *Regeneration der Keratinschicht beschleunigen*. Kleiebäder, oft mit Molkezusatz, eignen sich wegen ihrer *antiphlogistischen* und *antipruriginösen* Wirkung vor allem zur adjuvanten Behandlung von allen Arten von Dermatosen.
Man verwendet ca. 150 g Kleieprodukt auf 200 ml Badewasser, manchmal auch mit Essigzusatz (Johne, 1982; Mettler, 1976; Weitgasse, 1976).

**Anmerkung.** In der adjuvanten Badetherapie von Dermatosen spielen Zusätze von *fetten Pflanzenölen* mit oder ohne Paraffinzusatz speziell bei Patienten mit trockener, sensibler oder Altershaut eine wichtige Rolle. Es existieren eine Reihe von Untersuchungen über die *antipruriginöse* Wirkung und die Anwendung bei endogenen Ekzemen, Psoriasis und Ichthyosis (Duschmann, 1981; James, 1961; Nürnberg et al. 1993).

**Präparate**
Z. B. Kneipp Milch-Molkebad Badezusatz,
Leukona-Stoffwechsel-Bad Badezusatz,
Kamillenbad «Robugen» Lösung,
Silvapin Weizenkleie-Extrakt N Badezusatz,
Silvapin Eichenrinden-Extrakt,
«Töpfer»-Kinderbad mit Teer Pulver,
«Töpfer» Teerkleiebad Pulver,
Schwefelbad-Dr.-Klopfer N Badezusatz.

### 17.5.5 Atemwegserkrankungen

Als Badezusätze kommen praktisch die gleichen *ätherischen Öle* zur Anwendung wie sie im Kap. 4: Atemwegserkrankungen zu Inhalationszwecken oder als Einreibemittel beschrieben wurden.
Wie im allgemeinen Kapitel ausgeführt, werden nach Untersuchungen von Römmelt et al. (1982) und Schäfer und Schäfer (1982) durch den Zusatz von vorgeschriebenen Mengen an ätherischen Ölen zu Badewässern die für eine systemische Wirkung

nötigen Wirkstoffkonzentrationen erreicht. Trotzdem wurden eine Reihe von terpenhaltigen Extrakten und Reinterpenen von den Aufbereitungskommissionen der BGA negativ bewertet (siehe allgemeine Kapitel S. 18).

| **Beispiele für eine Badeöl-Zusammensetzung** (Pinimenthol Bad) | |
| --- | --- |
| Rp: | |
| Eukalyptusöl | 3,3 |
| Latschenkiefernöl | 2,0 |
| Edeltannenzapfenöl | 1,2 |
| Terpentinöl | 2,70 |
| Pomeranzenöl | 0,35 |
| Campher | 2,15 |
| Menthol | 0,65 |
| Bornylacetat | 1,35 |
| L-Limonen | 0,3 |
| Laurinaldehyd | 0,004 ad 100,0 g Grundlage |

Weitere mögliche Bestandteile: Thymianöl, Cineol, α-, β-Pinen.

**Andere Präparate**
Stas Erkältungsbad,
Pinoidal Erkältungsbad Flüssiger Badezusatz.

### 17.5.6 Kreislauferkrankungen, Durchblutungsstörungen

Zu unterscheiden sind *reine kreislaufstimulierende Bäder* für Patienten mit orthostatischen, hypotonen Zuständen, und solche, die zusätzlich Wirkungen z. B. *bei Venenleiden* besitzen.

*Cave:* Für Patienten mit Herzerkrankungen oder Hypertonien sind Bäder dieser Art, wenn überhaupt, nur nach genauer ärztlicher Anweisung anzuwenden. **!**

### Ätherischöle als Badezusätze

– Rosmarinöl
– Wacholderöl
– Fichtennadelöle
– Eukalyptusöl
– Kalmusöl
– Kampfer

Für die Behandlung der genannten Beschwerden nützt man die durchblutungsfördernde Wirkung der hautreizenden ätherischen Öle aus. Als *Zusätze bei Venenerkrankungen* kommen Extrakte der Roßkastanie (Extr. Aesculi hippocastani) in Frage.

**Präparate** Z. B. Silvapin Sauerstoffbad mit Fichtennadelöl Badezusatz,
Silvapin Rosmarinblätter-Extrakt E Badeextrakt,
Pinimenthol Bad,
Thermo-Menthoneurin Bad Lösung.

# Literatur

## Allgemein

Brandtner, F., Hohlfeld, R., Schöpp, K., Weiß, R. F.: Medizinische Bäder mit Pflanzenextrakten. Allg. Ther. **10**: 148 (1970).

Brüggemann, W.: Moderne Phyto-Balneotherapie. Physik. Med. Rehab. **13**: 262–267 (1973).

Dirnagl, K., Drexel, H.: Die objektive Beurteilung von Behandlungsergebnissen in der Bäder- und Klimatherapie. Arch. phys. Ther. **5**: 253–262 (1968).

Hentschel, H. D.: Wirkung und Anwendung pflanzl. Badeextrakte. Fortschr. Med. **75**: 101 (1957).

Hoppe, K. A.: Pflanzliche Badeextrakte, ein therapeutisches Hilfsmittel der Dermatologie. Derm. Wschr. **153**: 1057 (1967).

Kaemmerer, K., Kietzmann, M.: Wirkungen von Badetorf im Grundlagenexperiment III. Reaktionen an der Epidermis. Z. Phys. Med. Baln. Klim. **16**: 145–156; ibid 215–222 (1987).

Pratzel, A.: Haut und Wasser – biochemische und biophysikalische Phänomene, Z. angew. Bade-Klimahlbd. **24**: 123–126 (1977).

Pratzel, H., Artmann, K.: Einfluß von (-)-α-Bisabolol auf immunkompetente Epidermiszellen. Vortrag auf der 2. Tagung der Gesellschaft für Phytotherapie Münster 1988.

Römmelt, H., Zuber, A., Dirnagl, K., Drexel, H.: Zur Resorption von Terpenen aus Badezusätzen. Münch. med. Wschr. **116**: 537–540 (1974).

Römmelt, H., Drexel, H., Dirnagl, K.: Wirkstoffaufnahme aus pflanzlichen Badezusätzen. Heilkunst **91**: 240–256 (1978).

Römmelt, H., Dirnagl, K.: Experimentelle Untersuchungen zur Resorption, Verteilung und Ausscheidung von ätherischen Ölen bei Anwendung als Badezusatz, – Würzburger Gespräche über die Kneipptherapie, Band 3, Phytotherapie S. 125–133 (1976). Sebastian Kneipp Verlag, Zentral-Institut, das Kneipp-Forschungszentrum des Kneipp-Heilmittelwerkes, D-8939 Bad Wörishofen 1976.

Römmelt, H., Dirnagl, K.: Pulmonale Resorption von sechs Kohlenwasserstoffen, Münch. med. Wschr. **11**: 119 (1977).

Schäfer, R., Schäfer, W.: Die perkutane Resorption verschiedener Terpene – Menthol, Campher, Limonen, Isobornylacetat, α-Pinen aus Badezusätzen. Arzneimittel-Forsch. (Drug Res.) **32**: 56–58 (1982).

Souci, S. W., Schöppe, K.: Medizinische Bäder. In: Uhlmanns Enzyklopädie der technischen Chemie, 3. Aufl. Bd. 12. Urban u. Schwarzenberg München–Berlin (1960).

Thesen, R., Schulz, M., Braun, R.: Ganz oder teilweise «negativ bewertete» Arzneistoffe. Pharmaz. Z. **137**: 416–424 (1992).

Weiß, R. F.: Phyto-Balneologie in Phytotherapie, 6. Aufl., Hippokrates, Stuttgart (1985), S. 427.

## Gynäkologie

Lüttig, G.: Wirkmechanismen der Moortherapie. Z. Phys. Med. Baln. Med. Klim. **14**: 392-394 (1985).

Wieck, W. P.: Balneotherapie gynäkologischer Erkrankungen. Therapeutikon **2**: 124–127 (1987).

Ziechmann, W.: Torfinhaltsstoffe und Balneotherapie – Realitäten und Möglichkeiten. Z. Phys. Med. Baln. Med. Klim. **14**: 350-356 (1985).

## Rheumaerkrankungen

Knorr, H., Schöps, P., Seichert, N., Schnizer, W., Pratzel, H.: Hyperämisierende Wirkung von Badezusätzen. Z. Phys. Md. Baln. med. Klim. **16**: 282 (1987).

Pratzel, H.: Stellenwert der Balneologika in der Rheumatherapie. Pernionin-Pressemitteilung. 75/310-01/89 – 28. 10. 1989.

## Nervenkrankheiten

Bühring, M.: Zur Wirkung eines Baldrian-Hopfenpräparates auf die Reaktionsgeschwindigkeit bei Kurpatienten. Kassenarzt **16**: 2232-2234 (1976).

Fröhlich, H. H., Müller-Limroth, W.: Zur sedativen Wirkung der Kneippschen Heupacks und balneologischer Heupräparate, Münch. med. Wschr. **117**: 443, ibid. **118**: 317 (1975).

Müller-Limroth, W., Ehrenstein, W.: Untersuchungen über die Wirkung von Seda-Kneipp auf den Schlaf schlafgestörter Menschen. Med. Klinik **72**: 1119–1125 (1977).

Schäfer, D., Schäfer, R., Schäfer, W.: Untersuchungen zur pharmakologischen Wirkung eines Baldrianbades. Z. Phys. Med. Baln. Med. Klim. **11**: 391–395 (1982).

## Hautkrankheiten

Duschmann, M.: Experimentelle Untersuchungen zur Wirkung von Balneum Hermal und Balneum F stärker fettend im Vergleich zu einem nicht fettenden Schaumbad. Derm. Kosmet. **22**: 40–43 (1981).

James, A. P. R.: Bath oils in the management of dry pruritic skin. J. Am. Geriatr. Soc. **9**: 367 (1961).

Johne, H. G.: Experimentelle und klinische Erfahrungen mit einer Molke-Kleie bei Hautkranken und Hautgesunden. Med. Klin. **57**: 1754–1756 (1982).

Mettler, L.: Kleie Hautbad in der Geburtshilfe und Gynäkologie. Ärztl. Praxis **28**: 3308–3309 (1976).

Nikolowski, L. N.: Hydro-, Balneo- und Klimatherapie bei Haut- und Geschlechtskrankheiten. Münch. med. Wschr. **11**: 533 (1965).

Nürnberg, E., Gassenmeier, T., Albrecht, H. P., Hornstein, O. P., Oleobalneologika, Dtsch. Apoth. Z. **133**, 3715 (1993).

Pratzel, H.: Grundlagen des perkutanen Stofftransportes in der Pharmako-Physio-Therapie und Balneotherapie. Habilitationsschrift, Ludwig Maximilian-Universität München (1974).

Schneider, G.: Gerbstoffe sind in der Dermatologie noch zeitgemäß. Ärztl. Praxis **333**: 2468–2470 (1981).

Weitgasse, H.: Erfahrungen mit Molke-Kleie-Bädern in der Dermatologie. Prakt. Arzt **23**: 1323–1326 (1976).

# Sachregister

## Drogenwirkstoffe, Pharmakologie, Klinik, Indikationen

# Präparateregister

## Arzneidrogen, Stammpflanzen, Arzneipräparate (allopathisch und homöopathisch)

Die Seitenverweise für Arzneidrogen und Stammpflanzen sind bei den wissenschaftlichen (lateinischen) Bezeichnungen aufgeführt, unabhängig davon, ob im Text der lateinische oder der deutsche Name verwendet wird. Im Register wird daher bei den deutschen Bezeichnungen in der Regel ohne Angabe einer Seitenzahl auf die lateinische Bezeichnung verwiesen. Das Unterstichwort «Tee» bei einer Arzneidroge verweist auf die Droge als Bestandteil einer Teerezeptur. In der Homöopathie verwendete Drogen bzw. Drogenbezeichnungen sind durch (H) gekennzeichnet.

Orphol 55
Orthangin N 43, 47
Orthosiphon 189
Orthosiphonis folium (Orthosiphon-
blätter) 184
– Tee 169, 186, 187
Ortitruw 272
Oxacant 47
– forte 43

Paeoniae flos (Pfingstrosenblüte)
– Tee 245
Panax ginseng (s.a. Ginseng) 308
Panchelidon 152
Panchol-truw 136
Papain 336
Papaver somniferum (Schlafmohn)
46, 106
Papaverin Isis Chemie 55
Pappelrinde (s. Populi cortex)
Paprika (s. Capsicum annuum)
Paprikafrüchte-Extrakt (s. Capsici
fructus extractum)
Pascoletten 169
Pascomag 139
Pascomucil 163
Pascopankreat 136
Pascotox 272
Pascotox forte Injektopas 117
Pascotox N 272
Pascotox 100 Tabl. 272
Pascovegeton 100 135
Pascovenol S 80
Passiflora incarnata 44
Passiflora incarnata (H) 228
Passiflorae herba (Passionsblumen-
kraut) 215, 329
– Tee 329
Passiflora-Tropfen Curarina 226
Passionsblumenkraut (s. Passiflorae
herba)
Pausinystalia yohimba 292
Pascotox forte Injektopas 272
Pectine 62, 70, 72
Pectin-K
– Dr. Ritter 72
Pektan M 163
Pela Moorlauge 383
Pelvichthol-Supp. 316
Peracon-Hustentee 104
Percoffedrinol 291
Perenterol 163
Peridiphen-N 105
Perkamillon 117
Perkamillon-Liquidum 139, 326
Perkamillon-Salbe 342
Pernionin Voll-Bad 384
Pernionin-Bad N 245
Perspiran N 111
Pertussin 104
Pertussin Hustenbalsam 104
Pertussin Hustensaft 105, 107, 325
Perubalsam 336, 348
Peru-Lenicet-Salbe 342
Peruviani balsamum (Perubalsam)
341, 342

Petadolex 193, 204
Petasites-Extrakt 204
Petasitidis radix (Pestwurz) 190
Petersilienöl 183
Petroselinum (H) 333
Petrosilini fructus (Petersilien-
Früchte) 183
Petrosilini herba (Petersilien-Kraut)
183
Petrosilini radix (Petersilien-Wurzel)
183
– Tee 186
Petrosilinum sativum 306
Pfefferminzblätter (s. Menthae pip.
folium)
Pfefferminzöl (s. Menthae pip. aethe-
roleum)
Pfingstrosenblüte (s. Paeoniae flos)
Phaseoli fructus 353
– Tee 186
Phaseoli pericarpium (Bohnen-
hülsen) 185, 189
– Tee 245
Pherarutin-Drag. 376
Phlebodril 80
Phlogenzym 245
Phönix Plumbum (H) 174
Phönix Ulcophön (H) 173
Phönix-Arthrophön (H) 252
Phospholipide
–, essentielle 72
Phosphorus (H) 83, 119, 121, 175,
205, 228, 302
Phyllanthus niruri 146
Phytobronchin N 104
Phytodolor N 245, 324
Phytoestrol N 313
Phytolacca americana (H) 122, 249,
320, 332
Phytolaccae radix (Kermeswurzel)
239
Picea-Arten 95
Piceae aetheroleum (Fichtennadelöl)
95, 113, 383, 385
Pices
– Teere 351, 352
Picrorrhiza curroa 146
Pilocarpol 1%/2% 376
Pilocarpus jaborandi (H) 370
Pilomann-Öl 376
Pilomann-Tropfen 376
Pilopos-Salbe 376
Pilopos-Tropfen 376
Pimpinella anisum (Anis) 95
Pimpinella saxifraga 95
Pimpinellae radix (Bibernellwurzel)
95, 183
Pinaceae pix 348
Pinal N-Paste 362
Pinguicula vulgaris (Fettkraut) 107
Pini pumilionis/silvestris aethero-
leum (Latschenkieferöl) 95, 235,
385
Pinimenthol Bad 385
Pinimenthol S/N Salbe 104
Pinimenthol oral N Kaps. 104

Pinimenthol S Salbe 104
Pinoidal Erkältungsbad Flüssiger
Badezusatz 385
Pinus-Arten 95
Pinus-Öle 96, 104, 113, 336
Piper methysticum 308
Piperis methystici radix (Kava-Kava-
Wurzel) 195, 329
Piperis methystici rhizoma (Kava-
Kava-Wurzelstock) 312
Piscidiae cortex (Piscidiarinde) 214,
215
Pix Abietarum (Nadelholzteer) 348
Pix Betulinae (Birkenteer) 352
Pix Fagi (Buchenteer) 352
Pix Juniperi (Wacholderteer) 352
Pix liquida (Nadelholzteer) 352
Pix Lithranthracis (Steinkohlenteer)
352
Pix Pinaceae (Nadelholzteer) 348
Plantaginis folium (Spitzwegerich-
Blätter) 99
Plantaginis herba (Spitzwegerich-
Kraut) 99, 116
–, Tee 104, 108
Plantaginis ovatae semen (Floh-
samen, s.a. Psyllii semen) 156,
167, 168
Plantago lanceolata 99
Plantival N 227
Platinum metallicum (H) 317
Plenosol N 244
Plesial 2%-Stift 353
Plumbum metallicum (H) 83, 174,
302
Podophylli extractum 342
Podophylli resina
–, Podophyllharz 147, 363
–, Podophyllin 363
Podophylli rhizoma (Fußblatt-
wurzel) 147, 278
Podophyllum peltatum 147
POHO-Öl
–, Pfefferminzöl 104
Poikicholan 100 146, 152
Poikigastran 135
Pollen(extrakt)-Präparate 198, 202
Polygala senega 101
Polygala senega (H)
–, Senega (H) 119
Polygoni avic. herba (Vogelknöte-
richkraut) 184
–, Tee 315, 316
Polygoni hydropiperis herba
(Wasserpfeffer) 314
Pom 327
Pomeranzenöl 385
Pomeranzenschalen (s. Aurantii
pericarpium)
Pomeranzenschalen-Tinktur
(s. Aurantii amarae Tinct.)
Pontischer Rhabarber (s. Rheum
raponticum)
Populi cortex (Pappelrinde) 198, 233
Populi folium (Pappelblätter) 198,
233

### Pharmazeutische Biologie

Herausgegeben von E. Stahl,
F. Deutschmann, B. Hohmann,
E. Reinhard, E. Sprecher,
H. Wagner

**2 • Wagner • Drogen und ihre Inhaltsstoffe**
5. Aufl. 1993. XII, 522 S., 330 Abb.,
geb. DM 86,–

**3 • Deutschmann/Hohmann/Sprecher/Stahl • Drogenanalyse 1: Morphologie und Anatomie**
3. Aufl. 1992. XIV, 449 S., 444 Abb.,
geb. DM 78,–

**4 • Stahl/Schild • Drogenanalyse 2: Inhaltsstoffe und Isolierungen**
1981. X, 461 S., 109 zum größten
Teil farbige Abb., 14 Tab.,
geb. DM 88,–

Stahl/Schild
### Isolierung und Charakterisierung von Naturstoffen
1986. X, 180 S., 26 Abb., 2 Tab., 53
Formeln, 53 Spektren, kt. DM 48,–

Frohne/Jensen
### Systematik des Pflanzenreichs
Unter besonderer Berücksichtigung
chemischer Merkmale und pflanzlicher
Drogen
4. Aufl. 1992. X, 344 S., 165 Abb.,
29 Baupläne, 281 Formelbilder,
kt. DM 69,–

Bässler/Grühn/Loew/Pietrzik
### Vitamin-Lexikon
für Ärzte, Apotheker und Ernährungs-
wissenschaftler
1992. VIII, 432 S., 56 Abb., 57 Tab.,
geb. DM 68,–

Spielmann/Steinhoff/Schaefer/Bunjes
### Taschenbuch der Arzneimittelverordnung in Schwangerschaft und Stillperiode
Ein Nachschlagewerk für die tägliche
Praxis
4. Aufl. 1992. XII, 328 S.,
geb. DM 58,–

Fülgraff/Palm
### Pharmakotherapie – Klinische Pharmakologie
8. Aufl. 1992. XXVI, 486 S., zahlr.
Abb. u. Tab., kt. DM 64,–

Scheler
### Grundlagen der Allgemeinen Pharmakologie
3. Aufl. 1989. 495 S., 305 Abb.,
118 Tab., geb. DM 115,–

Hofmann/Kleinsorge
### Kleine Pharmakologie
6. Aufl. 1993. XVI, 364 S., 31 Abb.,
43 Tab., kt. DM 29,80

Pfänder
### Farbatlas der Drogenanalyse
unter Verwendung des Stereo-
mikroskops
1991. VIII, 180 S., 152 Abb. davon
150 vierfarb., kt. DM 54,–

Eschrich
### Pulver-Atlas der Drogen
des Deutschen Arzneibuches
5. Aufl. 1988. X, 335 S., 842 Abb. auf
164 Bildtaf., kt. DM 48,–

Richter/Böhm
### Pharmazeutisch-Medizinisches Lexikon
In 2 Bänden. 1990. 1012 S.,
214 Abb., 1120 Formeln, 110 Tab.,
geb. DM 98,–

Raab/Kindl
### Pflegekosmetik
Ein Leitfaden
1991. XVIII, 301 S., 75 Abb., 41 Tab.,
zahlr. Formelbilder, geb. DM 86,–

Schwabe/Paffrath
### Arzneiverordnungs-Report '94
1994. XII, 631 S., kt. DM 36,–

Preisänderungen vorbehalten.

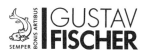

SEMPER BONIS ARTIBUS · GUSTAV FISCHER

# LITERATURTIPS

## Phytomedicine
International Journal of Phytotherapy
and Phytopharmacology
**ISSN 0944-7113**

### 1995. Volume 2
4 issues form one volume. Total
annual price DM 356,– (Germany).
Single issue DM 105,– plus postage.
Preference price for personal
subscribers US $ 98.00.

Edited by Hildebert Wagner, Ph.D.,
Inst. of Pharmaceutical Biology,
University of Munich, and Norman R.
Farnsworth, Ph.D., College of
Pharmacy, University of Illinois at
Chicago (U.S.A.)

This journal is put forth not only as an
outlet to attract and distribute quali-
fied and innovative findings in the field
of phytopharmacology, phytotherapy
and phytotoxicology, but also as a
guideline for researchers interested in
this field and to set international standards for methodology in the subjects
above mentioned. The journal publi-
shes results of research on phytotherapy, phytopharmacology and phytotoxicology obtained with plant extracts
as well as isolated compounds from
these extracts.

„Phytomedicine" will target towards
papers of a practical nature. The
papers published in this journal will
also be useful to drug regulatory
authorities in deciding whether to
afford approval to some phyto-
medicines or not.

The journal will consist of sections as
follows:
– Reviews
– Clinical studies
– Pharmacological and biochemical
  studies
– Screening studies
– Screening methodology studies
– Case reports
– Letters to the editors
– Chemistry
– Structure-activity studies
– Editorials

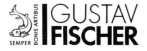

**GUSTAV FISCHER** Preisänderungen vorbehalten.

Braun/Frohne
## Heilpflanzenlexikon
Wirkungen - Verordnung - Selbstmedikation

Begründet von Dr. Hans Braun.
Neubearbeitet von Prof. Dr. Dietrich
Frohne, Kiel

6., völlig neubearb. Aufl. 1994.
XII, 692 S., geb. DM 58,–
ISBN 3-437-**11551**-0

**Inhalt:** Heilpflanzen - Arzneidrogen -
Phytopharmaka - Alphabetische
Übersicht der Heilpflanzen - Indikatio-
nen - Wirkungen - Verzeichnis der
Fertigarzneimittel - Verzeichnis der
Arzneipflanzen, Drogen, Inhaltsstoffe

Das bewährte Heilpflanzenlexikon
beschreibt etwa 300 Heilpflanzen mit
ihren arzneilichen Wirkungen, ihren
relevanten Inhaltsstoffen und ihrer
Anwendung als Teedrogen sowie galenische Zubereitungen. Dabei werden
stets die Grenzen zwischen wissenschaftlich gesicherten Erkenntnissen
und einer auf traditioneller Überliefe-
rung beruhenden volksmedizinischen
Verwendung aufgezeigt. Besondere
Beachtung finden auch Fertigarzneimittel mit pflanzlichen Bestandteilen,
dabei vor allem Monopräparate und
sinnvolle Kombinationspräparate.
Die Neuauflage des Heilpflanzenlexi-
kons berücksichtigt die neuen Erkenntnisse über Heilpflanzen, ihre Inhaltsstoffe und ihre Wirkungen ebenso wie
die weitreichenden Veränderungen auf
dem Gebiet der pflanzlichen Fertigarzneimittel. Bei den Pflanzenmono-
graphien wurden die Abschnitte zu
Indikationen, Wirkungen/unerwünsch-
te Wirkungen und Anwendungen
überarbeitet und zusätzlich eine Rubrik
„Herkunft" sowie Hinweise auf leicht
zugängliche Literatur eingefügt. Die
Teerezepturen wurden aktualisiert und
23 Heilpflanzenmonographien neu
aufgenommen. Ein neues Einführungs-
kapitel über „Heilpflanzen, Arzneidrogen und Phytopharmaka" ergänzt
die Informationen in den Pflanzen-
monographien.

*Dieses Buch sollte eine Pflichtlektüre
eines jeden sich mit Phytotherapie
beschäftigenden Arztes sein und auf
keinen Fall bei Ärzten für Naturheilverfahren fehlen.* (Ärztezeitschrift
für Naturheilverfahren)